神经内科
常见病诊疗学

曲 艺 主编

云南出版集团公司
云南科技出版社

图书在版编目（CIP）数据

神经内科常见病诊疗学 / 曲艺主编. -- 昆明：云南科技出版社，2018.3
　　ISBN 978-7-5587-1240-1

　　Ⅰ．①神… Ⅱ．①曲… Ⅲ．①神经系统疾病－常见病－诊疗 Ⅳ．①R741

中国版本图书馆CIP数据核字(2018)第061870号

神经内科常见病诊疗学
曲　艺　主编

责任编辑：王建明　蒋朋美
责任校对：张舒园
责任印制：蒋丽芬
装帧设计：庞甜甜

书　　号：978-7-5587-1240-1
印　　刷：廊坊市海涛印刷有限公司
开　　本：889mm×1194mm　　1/16
印　　张：35.5
字　　数：1128千字
版　　次：2020年6月第1版　2020年6月第1次印刷
定　　价：169.00元

出版发行：云南出版集团公司云南科技出版社
地址：昆明市环城西路609号
网址：http://www.ynkjph.com/
电话：0871-64190889

前　　言

　　神经系统是统率和协调全身各系统器官的重要部分,神经系统疾病对人们的生命和社会活动有着不可忽视的影响。其中神经内科患者发病率高,死亡率高、致残率高,给个人、家庭、社会带来了沉重负担。随着医学科学的发展,人们对人体各系统、各器官疾病在病因和病理方面认识的逐渐明确,加之诊断方法和手术技术地不断改进,神经内科学的范畴也在不断地更新变化。为了更好的学习神经内科的知识,也为了与其他临床医师交流经验,我们特组织了一批经验丰富的临床医师编写了本书。

　　全书系统阐述了神经内科常见疾病的病因、临床的基本症状和体征、诊断方法、治疗措施及用药原则等内容,重点介绍了近年来用于临床的现代诊断和治疗新方法、新技术。本书以实用性为原则,以循证医学的方法和观点为基础,内容新颖、全面,理论与实践结合紧密,科学性和可操作性高,有较好的参考价值。

　　本书是由多位临床医师编写而成,由于编写风格不同,可能会存在内容衔接不连贯、文笔叙述不一致等问题,外加编者水平有限,书中如有疏漏和不足,还望广大读者批评指正。

目 录

第一章　常见症状与体征

第一节　意识障碍

意识是指人们对自身和周围环境的感知状态,可通过言语及行动来表达。意识障碍系指人们对自身和环境的感知发生障碍,或人们赖以感知环境的精神活动发生障碍的一种状态。

【病因】

1.颅内疾病

(1)局限性病变:脑血管病如脑出血、脑梗死、暂时性脑缺血发作等;颅内占位性病变如原发性或转移性颅内肿瘤、脑脓肿、脑肉芽肿、脑寄生虫囊肿等;颅脑外伤如脑挫裂伤、颅内血肿等。

(2)脑弥漫性病变:颅内感染性疾病如各种脑炎、脑膜炎、蛛网膜炎室管膜炎、颅内静脉窦感染等;弥漫性颅脑损伤;蛛网膜下腔出血;脑水肿;脑变性及脱髓鞘性病变。

(3)癫痫发作。

2.全身性疾病

(1)急性感染性疾病:各种败血症、感染中毒性脑病等。

(2)内分泌与代谢性疾病(内源性中毒):如肝性脑病、肾性脑病、肺性脑病、糖尿病性昏迷、黏液性水肿性昏迷、垂体危象、甲状腺危象、肾上腺皮质功能减退性昏迷、乳酸酸中毒等。

(3)外源性中毒:工业毒物、药物、农药、植物或动物类中毒等。

(4)缺乏正常代谢物质:①缺氧:血氧分压正常而含氧量降低者有一氧化碳中毒、严重贫血及变性血红蛋白血症等;血氧分压及含氧量降低者有肺部疾病、窒息及高山病等。②缺血:见于心输出量减少的各种心律失常、心力衰竭、心脏停搏、心肌梗死;脑血管阻力增加的高血压脑病、高黏血症;血压降低等。③低血糖:如胰岛素瘤、严重肝脏疾病、胃切除术后、胰岛素注射过量及饥饿等。

(5)水、电解质平衡紊乱:如高渗性昏迷、低渗性昏迷、酸中毒、碱中毒、高钠血症、低钠血症、低钾血症等。

(6)物理性损害:如日射病、热射病、电击伤、溺水等。

【病理生理】

意识的内容包括"觉醒状态"及"意识内容与行为"。觉醒状态有赖于所谓"开关"系统-脑干网状结构上行激活系统的完整,而意识内容与行为则有赖于大脑皮质的高级神经活动的完整。当脑干网状结构上行激活系统抑制或两侧大脑皮质广泛性损害时,使觉醒状态减弱,意识内容减少或改变,即可造成意识障碍。

颅内病变可直接或间接损害大脑皮质及网状结构上行激活系统,如大脑广泛急性炎症、幕上占位性病变造成钩回疝压迫脑干和脑干出血等,均可造成严重意识障碍。全身性疾病主要通过影响神经递质和脑的能量代谢而影响意识。例如:肝脏疾病时的肝功能不全,代谢过程中的苯乙胺和酪胺不能完全被解毒,形成假介质(去甲新福林、苯乙醇胺),取代了去甲肾上腺素(竞争性抑制),从而发生肝昏迷;各种酸中毒情况下,突触后膜敏感性极度降低,亦可致不同程度的意识障碍;低血糖时由于脑部能量供应降低及干扰了能量代谢,可致低血糖性昏迷等。

【临床表现】

1.意识障碍　意识状态根据严重程度分为嗜睡、昏睡、浅昏迷、深昏迷、极度昏迷(又称脑死亡)。特殊意识障碍包括去大脑皮质状态、谵妄。

2.意识障碍伴其他症状、体征

(1)呼吸功能紊乱:幕上占位病变呈现潮氏呼吸,渐增、渐减的过度换气功能,与短暂无呼吸规律交替。中脑下部引起中枢性过度换气,深快均匀的过度换气。脑桥引起长吸性呼吸,充分吸气后暂停 2～3s 再呼气。延髓背侧引起呼吸深浅规律完全不规则。

(2)眼球激动:大脑广泛受损,两眼球来回急速活动。

(3)眼球浮动:脑桥局部病变。双眼迅速向下移动,超过俯视范畴,缓慢回升到正常眼位。

(4)瞳孔变化:①丘脑、丘脑下部受损,可见瞳孔中度缩小,光反射存在。②中脑不完全损害(天幕疝),可见瞳孔明显扩大,光反射消失。③脑桥受损,可见瞳孔小如针尖。④延髓外侧损害,可见同侧瞳孔缩小,光反射存在。

(5)反射变化:①强直性颈反射:提示中脑深部或间脑水平病变。②强握反射;提示大脑额叶后部损害。③吸吮反射:提示大脑弥漫性病变。

3.颅内压增高与脑水肿　颅内压增高与脑水肿在意识障碍发展过程中占有和重要地位。

(1)颅内压增高症候群:头痛、呕吐、视神经盘水肿,意识与精神障碍,惊厥-抽搐,或去大脑强直发作。

(2)生命体征变化:急性颅内压增高脑水肿期,生命体征血压、脉搏、呼吸明显变化。而慢性颅内压增高生命体征则无变化。

(3)体温变化:体温调节中枢位于下丘脑。下丘脑前区散热,后区产热。一旦体温调节中枢受损,呈现中枢性高热或低温状态。其次脑干参与体温调节。

(4)胃肠功能紊乱:急性意识障碍易并发消化道出血。

4.脑死亡　系意识障碍发展的最终表现。脑死亡含义指全脑功能不可逆性丧失,或为严重不可逆性缺氧性损害。通常以美国脑死协会哈佛标准(1968)为主。包括对外界无任何反应;自发或被动动作缺失;自主呼吸停止靠呼吸机维持被动呼吸。同期心跳存在;脑干各种反射消失(角膜、瞳孔反射等);脑电图呈静息电位脑电图(脑波波幅低于 2mV 以下)。

【辅助检查】

全面的检查有助于发现病因。如血液(血生化、血常规、血糖、肝功能、肾功能等)、放射线、B 超、心电图、脑电图、CT 等

【诊断与鉴别诊断】

1.确定是否有意识障碍　通过详询病史及临床检查,意识障的判断多无困难。但在诊断中应注意与一些特殊的精神、意识状态相鉴别。

(1)木僵:见于精神分裂症的紧张性木僵、严重抑郁症的抑郁性木僵反应性精神障碍的反应性木僵等。表现为不言不动,甚至不吃不喝,面部表情固定,大小便潴留,对外界刺激缺乏反应,可伴有蜡样屈曲、违拗症或言语刺激触及其痛处时可有流泪、心率增快等情感反应。缓解后多能清楚回忆发病过程。

(2)癔症发作:起病多有精神因素,病人发病时仍有情感反应(如眼角噙泪)及主动抗拒动作(如扒开其

上眼睑时眼球有回避动作或双睑闭得更紧)。四肢肌张力多变或挣扎、乱动。神经系统无阳性体征。心理治疗可获迅速恢复。

(3)闭锁综合征:由于脑桥腹侧病变,损及皮质延髓束和皮质脊髓束所致。表现为除眼睑及眼球垂直运动外,头面及四肢运动功能丧失,不能说话,貌似意识障碍。但实际意识清楚,可以通过残存的眼睑及眼球运动回答"是"与"否"。见于脑桥肿瘤、血管病及脱髓鞘疾病等。

(4)发作性睡病:是一种不可抗拒的病理性睡眠。常在正常人不易入睡的场合下,如行走、骑车、工作、进食等情况下入睡,持续数分钟至数小时,可被唤醒,多伴有睡眠瘫痪、入睡幻觉及猝倒发作。

2.确定意识障碍的程度或类型 临床分为嗜睡、昏睡、浅昏迷、深昏迷、极度昏迷(又称脑死亡)、去大脑皮质状态和谵妄。也可按 Glasgow 昏迷量表得分多少评定其意识障碍程度:总分 15 分,最低 3 分。13～14 分为轻度障碍,9～12 分为中度障碍,3～8 分为重度障碍(多呈昏迷状态)。

3.确定意识障碍的病因 意识障碍的病因繁多,诊断有时比较困难,但只要注意详询病史及仔细检查多可获得正确诊断。通常具有神经系统定位体征和(或)脑膜刺激征者多为颅内疾病引起,反之,多为颅外全身性疾病引起。

【治疗】

1.病因治疗 迅速查明病因,如脑肿瘤行手术切除、糖尿病用胰岛素、低血糖者补糖、中毒者行排毒解毒等。

2.对症治疗

(1)保持呼吸道通畅,给氧,注射呼吸中枢兴奋药,必要时行气管切开或插管辅以人工呼吸。适当过度通气,降低 $PaCO_2$ 后可使脑血管收缩,中心静脉压降低。脑静脉血回流,促使脑容积减少,颅内压降低。

(2)降温治疗:头部重点降温和持续全身降温,要求体温达 32～33℃ 为宜,及时注意寒战反应,避免增加脑耗氧量。

(3)控制癫痫发作:急性脑缺血、缺氧后常出现癫痫。据报道局灶性脑缺血病人的癫痫发生率为 10%～30%,而全脑缺血病人可增至 30% 以上。癫痫发作时影响呼吸功能,增加组织耗氧量,并使颅内压增高,无疑加重脑衰竭病人脑水肿。因而需积极控制癫痫。抗癫痫药物可选用氯硝西泮肌注或静注,日量不超过 4mg。10% 苯妥英钠 10ml 稀释静脉滴注,控制滴注速度,防止心律失常。苯妥英钠是常用抗癫痫药物,它降低脑耗氧量,减少脑乳酸积聚,还能扩张脑血管,增加脑血流量。其他各种抗癫痫药物可酌情选用或联合应用。

(4)脱水治疗,必须时行脑室穿刺引流等。用 20% 甘露醇 1～1.5g/kg 体重,通常静脉快速注入。50% 盐水甘油 1～2g/kg 体重,可口饲注入。间歇输血浆以提高胶体渗透压胶水,减轻脑水肿获效显塞米尤其适用于老年病人抢救,20～40mg 静推。

(5)促进微循环改善脑低灌注状态:采用低分子右旋糖酐或输化合物血液代用器稀释血液,降低血黏度,改善微循环。近年来主钙通道阻滞药。

(6)高压氧治疗:无论脑外伤、脑水肿或颅内压增高,在 2～3 压下吸氧,远较一般氧疗效果好。

(7)其他:维持有效的循环功能,给予强心,升压药物,纠正休制过高血压:抗菌药物防治感染、纠正水电解质平衡紊乱,补充营予脑代谢促进剂、苏醒剂等。前者如 ATP、辅酶 A、胞二磷胆碱等,后者如氯酯醒、醒脑静(即安宫牛黄注射液)等。

【预后】

预后不佳,死亡率极高。

(董礼全)

第二节　颅内压增高

一、颅内压增高综合征

颅内压增高症是临床常见的许多疾病共有的一组症候群。侧卧位测量成年人平均脑脊液压力超过 $200mmH_2O$ 时,称为颅内压增高。颅内压增高有两种类型,即弥漫性颅内压增高和局部性颅内压增高。

【病因】

1.颅腔狭窄　先天性、增生性、外伤等。

2.颅内占位　性变肿瘤、出血、血肿、脓肿、肉芽肿、寄生虫等。

3.脑血流量增加　脑外伤,颅内血管性疾病,颅内占位性病变,高血压脑病,呼吸道梗阻、呼吸中枢衰竭时 CO_2 积聚(高碳酸血症)等可引起的脑血管扩张、脑血容量增加。

4.脑脊液过多　脉络膜丛乳头状瘤、侧脑室内炎症等使脑脊液循环通路阻塞或脑脊液生成过多;颅内静脉窦血栓形成、蛛网膜下腔出血、蛛网膜粘连等使脑脊液吸收减少。

5.脑水肿

(1)血管源性脑水肿:以脑白质部分水肿为著。常见于脑外伤、脑肿瘤、脑血管意外、脑炎和脑膜炎等病变的脑水肿早期。

(2)细胞毒性脑水肿:以灰质水肿明显。常见于脑缺血缺氧、一氧化碳及有机磷中毒、败血症、毒血症及水电解质失衡等。

(3)间质性脑水肿:见于阻塞性脑积水。

(4)渗透压性脑水肿:血浆渗透压急剧下降,水分子由细胞外液进入细胞内,引起脑水肿。常见于各种低蛋白血症。

【病理生理】

根据 Monroe-kellie 原理,除了血管与颅外相通外,基本上可把颅腔(包括与之相连的脊髓腔)当作不能伸缩的容器,其总容积是不变的。颅内有三种内容物组成,即脑组织、血液及脑脊液,它们的体积虽都不能被压缩,但在一定范围内可互相代偿。由于颅腔的总容积不变而在不同的生理和病理情况下颅内容物的体积可变,于是就形成了两者之间的矛盾。需要有精确的生理调节来保证两者之间的平衡。如果颅内容物中某一部分体积增加时,就必然会导致其他部分的代偿性缩减来适应。这是维持正常颅内压的基本原理,若超过了一定的限度破坏了这一机制就可导致颅内压增高。三种内容物中,脑组织体积最大,但对容积代偿所起的作用最小,主要靠压缩脑脊液和脑血流量来维持正常颅内压。一般颅腔内容物容积增加5%尚可获得代偿,超过8%～10%时则出现明显的颅内压增高。

【临床表现】

1.头痛　急性颅内压增高者突然出现头痛,慢性者头痛缓慢发展。多为跳痛、胀痛或爆裂样痛,用力、咳嗽、喷嚏、排便可使头痛加重。平卧或侧卧头低位亦可使头痛加重,坐姿时减轻。早期头痛在后半夜或清晨时明显,随后头痛为持续性伴阵发性加剧。如果头痛突然缓解,有两种可能:一种是出现了颅缝分离,暂时地缓解了颅内压增高,这种情况在小儿多见;另一种情况多见于蝶鞍内肿瘤,当其突破鞍隔后头痛也可立即缓解。

2.呕吐　多在头痛剧烈时发生,常呈喷射状,与进食无关,伴有或不伴有恶心。乳幼儿出现频繁呕吐时,提示第四脑室或颅后窝有占位性病变,有时也见于脑积水或硬膜下血肿。

3.视神经盘水肿　患者多无明显自觉症状,一般只有一过性视力模糊、色觉异常,或有短暂的视力丧失(称为弱视发作)。弱视发作常见于慢性颅内压增高晚期,常与头痛程度平行。如果弱视发作频繁时提示颅内压增高持续存在,最终导致视力永久性丧失。视神经盘水肿早期表现为眼底视网膜静脉扩张、视盘充血、边缘模糊,继之生理凹陷消失,视盘隆起(可达 8～10 屈光度),静脉中断,网膜有渗出物,视盘内及附近可见片状或火焰出血。

4.脑疝形成　急性和慢性颅内压增高者均可以引起脑疝。生较快,有时数小时就可出现;后者发生缓慢,甚至不发生。常见为小脑幕切迹疝及枕骨大孔疝。

5.意识障碍　颅内压急剧增高时可致昏迷,或呈不同程度度的意识障碍,如意识模糊、嗜睡等,慢性颅内压增高时,轻者记忆力减退、注意力不集中,重者可呈进行性痴呆、情感淡漠、大小便失禁。老年及中年患者精神症状多见。

6.其他　癫痫发作、眩晕、一侧或两侧外展神经麻痹、双侧病理反射或抓握反射阳性等。急性或亚急性颅内压增高时,脉搏缓慢(50～60/min),若压力继续增高,脉搏可以增快。颅内压迅速增高时血压亦常增高。呼吸多为频率改变,先深而慢,随后出现潮式呼吸,也可浅而快,过度换气亦不少见。

【辅助检查】

1.脑脊液检查　压力增高达 1.96kPa(200mmH$_2$O 以上,一般不超过 500mmH$_2$O)。颜色及其常规检查结果常能获得病因学诊断。

2.实验室检查　X 线头颅平片可显示颅内压增高的非特异性改变[颅骨内板压迹增多和(或)鞍背吸收等某些原发病的征象];脑电图可出现弥漫性异常;脑超声检查、脑血管造影、脑核素扫描以及 CT 对病因诊断很有帮助。

【诊断】

1.本病"三大主征"　头痛、呕吐、视神经盘水肿。

2.脑脊液检查　压力在 1.96kPa 以上者。对疑有严重颅内压增高,特别是急性、亚急性起病,有局限性脑损害症状的患者,切忌盲目穿检查。只有在诊断为脑炎或脑膜炎和无局限性脑损害的蛛网膜下腔出血症,方可在充分准备后行腰穿检查。

3.眼底检查　在典型的视盘水肿出现之前,常有眼底静脉充盈扩张、搏动消失,眼底微血管出血,视盘上下缘可见灰白色放射状线条等改变。

4.体征　婴幼儿颅内压增高早期可发现前囟的张力增高,颅缝分离,叩诊如破水壶声音。

5.脱水试验治疗　20％甘露醇 250ml 快速静脉滴注或呋塞米 40mg 静脉推注后,若头痛、呕吐等症状减轻,则颅内压增高的可能性较大。

6.影像学检查　头颅平片可发现颅骨内板压迹增多和(或)鞍背吸收等某些原发病的征象。脑血管造影对脑血管病、多数颅内占位性病变有相当大的诊断价值。有条件可行头颅 CT 扫描和 MRI(磁共振)检查,它对急性、亚急性颅内压增高而无明显视盘水肿者是安全可靠的显示颅内病变的检测手段。

【鉴别诊断】

各型颅内压增高的病因和病理过程不一样,除基本症候为前述"三大主征"外,其具体表现仍不同。仔细鉴别各型颅内压增高的症候特点,对于病因及预后判断是非常必要的。慢性颅内压增高早期出现的头痛,须与神经血管性头痛相鉴别,后者虽然也可出现呕吐,但不随病情进展而逐渐出现头痛、呕吐、视神经盘水肿"三大主征",亦无意识障碍等可资鉴别。

【治疗】

1.一般治疗

(1)限制液体入量:起病及手术后的急性期,摄入量限制在 2000ml 左右,对减轻脑水肿和对抗颅内压增高有帮助。输液速度亦不可过快。

(2)脱水疗法:成人常用 20％甘露醇 250ml,快速静滴,每 4～6h 1 次。10％甘油葡萄糖液或 10％甘油生理盐水溶液 500ml 静滴,于 2～3h 静脉滴完,1～2/d,或按每日 1g/kg 计量,与等量盐水或橘汁混匀,分 3 次口服或鼻饲。甘油静脉滴注或口服多用于慢性颅内压增高患者。高渗性脱水药的剂量应适当掌握,并非越大越好,严重休克、心肾功能不全患者慎用。

(3)利尿:呋塞米 40～60mg 静脉注射或 50％葡萄糖 40mg＋呋塞米 40～60mg 静推 1～3/d,也可加入甘露醇内快速静滴;口服剂量一次 20～40mg,3/d。利尿酸钠,成人一次用量 25～50mg 加入 10％葡萄糖 20ml 中缓慢静注。还可应用醋唑磺胺,成人 0.25～0.5g,2～3/d,口服,用于慢性颅内压增高患者。利尿药和脱水药的应用,因排钾过多,应注意补钾。

(4)肾上腺皮质激素:常用药物有地塞米松 20～40mg 加入 5％～10％葡萄糖液 250～500ml 静脉滴注,1/d;或氢化可的松 200～300mg 加入 5％～10％葡萄糖 250～500ml 静脉滴注,1/d;短期应用后,改为口服,并逐渐减量停药。

(5)氧疗或含二氧化碳混合气体吸入。

(6)低温疗法:常用脑局部降温,用冰帽或冰袋、冰槽头部降温。也可用冬眠低温疗法。

(7)其他:纠正水电解质、酸碱平衡失调等。

2.病因治疗　主要是剔除致病原因而使颅内压增高恢复正常。

3.手术治疗　减压手术在应用脱水药和利尿药无效后或颅内压增高发生脑危象早期时应用,可选用颞肌下减压、枕下减压。也可行刺引流或脑室分流术。

【预后】

弥漫性颅内压增高通常预后较好,能耐受的压力限度较高可以通过生理调节而得到缓冲,压力解除后神经功能恢复较快;而局部性颅内压增高调节功能较差,可耐受的压力限度较低,压力解除后神经功能恢复较慢。临床上各种颅内占位性病变引起的颅内压增高都属于这一类。

二、良性颅内压增高综合征

良性颅内压增高症或假脑瘤是指一组有颅内压增高的临床表现,但无颅内占位性病变,脑室或蛛网膜下腔脑脊液通路的阻塞、感染,或高血压脑病的任何证据的高颅压综合征,除了视力可有不同程度影响外,预后通常良好,故冠以"良性"之称。以成年人为多见,女性占优势,肥胖者居多,常有月经的不规则而内,分泌检查正常。

【病因】

1.内分泌和代谢障碍　如肥胖(可能为肾上腺皮质或雌激素的失调),月经初潮及月经失调;妊娠及产后,甲状腺功能不足,艾迪生病,撤停肾上腺皮质激素时以及慢性肾上腺皮质功能减退等。

2.颅内静脉窦的引流障碍　如中耳炎并发横窦血栓形成、乳突炎、外伤、妊娠、产后及原发性静脉窦血栓形成。

3.药物作用　如维生素 A 过多,以及婴儿服用四环素偶有颅内压增高。

4.其他　如缺铁性贫血、结缔组织疾病等。

【临床表现】

常有头痛及视觉障碍。头痛为弥漫性,咳嗽及用力时加重。视力减退多为双侧性,病情严重者甚至失明,视力减退系由颅内压增高视盘水肿所引起,视盘水肿为双侧性,严重者可伴有视网膜出血,可出现继发性视神经萎缩,可有视野缺损,常见者为生理盲点扩大,视野呈向心性缩小。

【辅助检查】

1.脑脊液压力增高,但脑脊液成分正常。

2.CT 与 MRI 一般都正常,或者显示脑室系统略小。脑电图正常。

【诊断】

对于良性颅内压增高的诊断必须慎重,要通过详细、全面的检查,并密切地连续观察与随访,排除了可引起颅内高压的其他原因之后,再根据下列条件做出诊断。

1.具备颅内压增高的症状及体征,并经脑脊液压力测定,压力至少在 1.96kPa 以上而且至少重复数次都证明压力确属增高,必要时须做连续颅内压描记。

2.X 线检查,除头颅平片少数有鞍背或鞍底脱钙现象外,成年患者无异常,儿童可有骨缝分离等颅内压增高征象。全脑或脑室造影除少数侧脑室轻度扩大或缩小外,脑室系统不存在梗阻、移位变形、不对称等现象,脑血管造影正常。

3.脑脊液成分正常。

4.脑超声波检查无移动,脑核素扫描正常。

【治疗】

治疗根据病因而定。

1.对症处理　适当的解释与安慰,配合轻镇痛药以治疗头痛。

2.药物治疗　当症状持续不见减轻,可应用乙酰唑胺,每天总量 750mg,分次口服,进行系列性的腰穿释放脑脊液可能有效。肾上腺皮质激素无效,而且能助长体重增加,这些病人中有许多本来就都已属于肥胖;目标应该是使体重减轻,应定期复查视力与视野。

3.手术治疗　若出现生理盲点扩大以外的视野缺损,或虽经内科药物治疗视力仍进展性下降,应考虑采用外科措施来降低颅压。常采用腰段椎管-腹膜腔分流手术与视神经开窗术。

【预后】

预后通常良好,10%～20%的病例有一次或多次复发,有时候病情稳步进展加重直至引起失明。一旦发生失明,可能成为永久性,各种治疗都无效。

（代　杰）

第三节　晕厥

晕厥是大脑半球或脑干血液供应减少,导致发作性短暂意识丧失伴姿势性张力丧失综合征。可因血管迷走反射、直立性低血压、心输出量减少引起全脑低灌注,或由于椎基底动脉缺血引起脑干选择性低灌注所致。意识丧失前出现头重脚轻的前驱症状,提示脑灌注不足引起晕厥,通常由血管迷走反射、直立性低血压或心功能不全所致;卧位时出现发作性意识丧失可排除血管迷走反射和直立性低血压等,可能由于心功能不全或为癫痫发作;运动诱发晕厥提示为心源性。

【病因】

1.脑性晕厥　是由于脑部血管或主要供应脑部血液的血管发生循环障碍,导致一时的广泛性脑供血不足所致。常见原因有严重脑血管闭塞疾病、主动脉弓综合征、高血压病、基底动脉型偏头痛,多发性大动脉炎以及脑干病变如肿瘤、炎症和延髓血管运动中枢病变等所致。

2.心源性晕厥　是由于心脏功能异常,心排血量突然减少引起。发病突然,持续时间较长,病情凶险。发作前一般无前驱症状,与体位无关多有气短,胸闷,发绀,心律不齐,可有心电图的异常。①心律失常:如动过缓、心动过速或 Q-T 间期延长综合征等;②急性心腔排出受阻:如心瓣膜病、冠心病和心肌梗死、先天性心脏病如 Fallot 四联症、原发性心肌病、左房黏液瘤及巨大血栓形成、心包填塞等;③肺血流受阻:如原发性肺动脉高压症、肺动脉栓塞等。

3.反射性晕厥　是由于压力感受器反射弧传入通路功能上的障碍,通过血管迷走反射引起心率减慢,全身血管扩张和心输出量减少,脑灌流量急骤下降而发生晕厥。①直立性低血压性:多见于老年人或久病卧床者。原因是体位的突然改变出现暂时性脑缺血,表现为眼前发黑,眼冒金星。②颈动脉窦性晕厥:颈动脉窦过敏或颈动脉窦硬化。突然转颈,吞咽动作,颈部手术可导致发作。③排尿性晕厥:突然起床和用力排尿后腹压急骤下降,以致上身血液回流腹腔,导致脑缺血引起。④剧咳性晕厥:剧烈咳时,胸腔和腹腔内压增高,妨碍静脉血回流,使心脏输出血量减少,导致脑部缺血、缺氧。咳嗽时,颅内压增高,也会引起脑部一过性缺血,从而导致晕厥。

4.血液代谢成分改变性晕厥　低血糖和过度换气综合征。多见于严重饥饿、糖尿病酮症酸中毒低血糖患者。①低血糖:血糖<2.8mmol/L,便出现头晕,乏力,出汗,神志恍惚甚至晕厥。②过度换气综合征:因任何原因吸气过度或呼吸急促时,体内二氧化碳排出过多,发生呼吸性碱中毒,引起脑毛细血管收缩,脑细胞缺血缺氧,患者头部不适,甚至晕厥。

5.血管抑制性晕厥　最常见,常以情绪紧张、焦虑、恐惧、站立过久而诱发。常见的有:①紧张恐惧性晕厥;②药物过敏性晕厥;③体质虚弱性晕厥;④天气闷热,空气污染性晕厥;⑤注射药物疼痛性晕厥。预防措施为避免紧张,增强体质,用药谨慎。

6.心因性晕厥　是指在一定精神刺激和紧张的情况下突然晕倒。发作时不伴有血压、脉搏、出汗的改变。

【临床表现】

晕厥发作起病突然,持续时间短。典型可分为三期。

1.发作前期　晕厥前驱症状通常持续 10s 至 1min,表现倦怠、头晕目眩、恶心、苍白、出汗、流涎、视物模糊、恍惚和心动过速等。有预感时立即躺下可减少损伤。

2.发作期　患者感觉眼前发黑,意识丧失而跌倒,伴面色苍白、大汗、血压下降、脉缓细弱和瞳孔散大、心动过速变为心动过缓,可发生尿失禁。偶见强直或角弓反张,强直-阵挛样发作,可误诊为癫痫。数秒至数十秒恢复,神经系统检查无阳性体征。

3.恢复期　患者平卧后意识迅速(数秒至数分钟)恢复,可遗留紧张、头晕、头痛、恶心、苍白、出汗、无力和便意感等。休息数分或数十分钟缓解,不留任何后遗症,偶有极短暂的(<30s)发作后模糊状态伴定向力障碍和易激惹。

【辅助检查】

1.心电图　12 导联心电图可表明心律失常、传导异常、心室肥厚、预激综合征、QT 延长、起搏器失灵或心肌缺血及心肌梗死。如果无临床证据,至少应行 24h 动态心电图测定。任何能捕捉到的心律失常都可能是神志改变的原因,但多数病人在监测中未出现反复晕厥。如果晕厥前有先兆症状,则记录仪的回放很有价值。平均信号心电图有助于发现室性心律失常。如果无伤性方法无法诊断怀疑反复发作的心律失常性晕厥,则可考虑采用有创性电生理检查。除非是用于无法解释的反复发作的晕厥,否则电生理试验的作用存在着争议,其反对意见认为大多数晕厥是能够恢复的,而且属于低危险性亚组疾病。

2.运动试验　价格较小,除非患者是在生理活动下突然发生的晕厥。

3.倾斜试验　有助予诊断血管抑制性晕厥或其他反射诱发晕厥。

4.超声心动图　可明确可疑的心脏病或人工心脏瓣膜功能异常。如果经胸壁超声无法明确人工心脏瓣膜功能异常,则经食管超声心电图有助于诊断,超声心动图也能诊断心包渗出并可提示心包填塞。

5.常规实验室检查　空腹血糖测定可证实低血糖。血细胞比容可判定贫血、低钾血症、低镁血症,可以识别为心律失常的致病因素。少数晕厥病人伴有血清肌钙蛋白或磷酸肌酸激酶升高,要考虑为急性心肌梗死,如果有氧分压降低,心电图有急性肺源性心脏病伴肺栓塞的证据,则肺灌注及通气扫描的监测是一种极好的筛选技术。

6.其他　如果怀疑是癫痫发作,则应做脑电图检查。在诊断尚未明确时,如怀疑颅内病变或局灶性神经病变,作为鉴别诊断时则需行头颅和脑 CT 及磁共振检查。

【治疗】

在无心血管疾病的年轻病人,原因不明的晕厥预后较好,不必过多考虑其预后。相反,在老年人,晕厥病人可能合并有心血管代偿机制的减退。如果水平位可以终止晕厥发作,则不需要做进一步的紧急处理,除非患者原有基础疾病需要治疗。给患者抬高下肢可加快重建脑灌注。如果让患者快速改为坐位,则晕厥又可能再发生,而如果病人被支撑直立或处于直立位置,有时可加重病情。

缓慢性心律失常需要安装起搏器,快速性心律失常需要特殊药物治疗。如果是室性心律失常,则需要置入除颤器。颈动脉窦过敏病人需安装起搏器以改善缓慢性心律失常,也可进行颈动脉窦照射以改善压成分。对血容量不足、低血糖、贫血、电解质紊乱或药物中毒可处理。老年人不是做主动脉瓣手术的禁忌证,这是老年人中最常膜手术,有肥厚型梗阻性心肌病的病人需要用 β 受体阻滞药、维拉药物治疗,或行中膈肌切除术,伴有心律失常者可用胺碘酮治疗。

(吴红国)

第四节　眩晕

眩晕是因机体空间定向和平衡功能失调所产生的自我感觉,运动性错觉。临床上可分为前庭系统性眩晕(真性眩晕)和非前庭系统性眩晕(头昏)。“真性眩晕”有明显的自身或他物旋转感或倾倒感,呈阵发性,伴有眼震、平衡失调(指物偏斜、站立不稳或倾倒)和自主神经症状(面色苍白、恶心、出汗、血压脉搏改变等)。“假性眩晕”(昏晕)为自身或外物的晃动不稳感,常较持续,但也可为阵发性,伴发症状较轻或不显,外物纷杂时症状加重。“动”的感觉是其和“头晕”的鉴别标志。

【病因】

1.内耳病变(耳源性眩晕)　梅尼埃病、急性迷路炎、内耳损伤、鼓膜内陷或受压、耳石和前庭终未感受器病变等。

2.前庭神经病变　药物中毒、小脑脑桥角肿瘤或蛛网膜炎、前庭神经外伤等。

3.前庭神经元炎

4.脑血管病　如脑动脉硬化、后下小脑动脉血栓、小脑出血、椎-基底动脉短暂缺血发作等。

5.占位性病变　脑干、小脑或顶颞叶的肿瘤、脓肿、结核瘤、寄生虫等。

6.变性和脱髓鞘疾病　如延髓空洞症、多发性硬化、遗传性共济失调等。

7.炎症　如脑干脑炎等。

8.其他　眼源性眩晕、本体感觉性眩晕、全身疾病、精神性眩晕。

【临床表现】

1.前庭周围性眩晕　均为真性眩晕,一般均有眼震和前庭功能改变。

(1)内耳病变(耳源性眩晕):除眩晕、眼震和前庭功能改变外,伴有耳鸣和听力减退,多为单侧性。无其他神经系统体征。①梅尼埃病:耳鸣和听力减退呈波动性,即间歇期可恢复,但发作愈多恢复愈差(偶有一次发作后几成全聋者)。②急性迷路炎:见于中耳炎或迷路手术后。鼓膜穿孔后症状加重。

(2)前庭神经病变:①药物中毒。②小脑脑桥角肿瘤或蛛网膜炎。③前庭神经外伤,症状同前庭出血,但少见。

(3)前庭神经元炎:无听力改变,仅有前庭神经症状。常在上呼吸道或消化道感染后发病,或有头部慢性感染灶。有时呈小流行,数日自愈,且少有复发。

2.前庭中枢性眩晕　为脑干、小脑病变引起。

(1)脑血管病:眩晕同时伴有闪辉、复视、视物变形、颜面和肢-感、头痛、晕厥、猝倒等其他椎-基底动脉缺血发作症状。

(2)占位性病变:上述部位的肿瘤、脓肿、结核瘤、寄生虫等,也眩晕。

(3)变性和脱髓鞘疾病:如延髓空洞症、多发性硬化、遗传性调等。

(4)炎症:如脑干脑炎等。

3.眼源性眩晕　一般为假性眩晕(视动性眩晕例外),在注视加重,闭眼或闭眼后症状消失(先天性眼震例外),无前庭型眼震。

4.本体感觉性眩晕　为假性眩晕,伴有肢体深感觉减退,感济失调和肌张力减退等。

【诊断】

1.病史提问

(1)应着重了解头晕的性质,真性眩晕有明显的自身或他感、倾倒感或视物摇晃不稳:呈阵发性,伴有眼震、平衡失调、稳、指物偏斜及恶心、呕吐、面色苍白、出汗、脉搏、血压改变等经症状。头晕常为头重脚轻、眼花等,并无外境或自身旋转的觉,可由心血管系统疾病、全身中毒、代谢性疾病、眼病、贫血引起。

(2)应鉴别眩晕为中枢性或外周性,一般前庭外周性眩晕的自症状明显,眼震多为水平性眼震、无神经系统体征,而中枢性的自症状轻或不明显,多有脑干、小脑或顶颞叶损害的症状。

(3)应了解头晕的诱因和伴发症状:耳源性眩晕常伴有耳鸣和听力减退,常见于梅尼埃病、急性迷路炎、内耳损伤、鼓膜内陷或受压及耳石和前庭终末感受器病变(如颅脑外伤、噪声性损伤、药物中毒及椎-基底动脉缺血引起的半规管壶腹的退行性变等);小脑脑桥角病变伴有Ⅴ、Ⅶ、Ⅸ、Ⅹ脑神经和锥体束等症状;前庭神经元炎多有上呼吸道或消化道感染诱因,而无听力改变;椎-基底动脉短暂缺血发作多因头位改变诱发同时伴有复视、视物变形、头面和肢体麻木感、晕厥、猝倒等症状;眩晕性癫痫发作时,可伴有意识丧失、癫痫大发作或其他癫痫症状;占位病变、炎症、变性和脱髓鞘病变所致中枢性眩晕,常伴有脑干、小脑或顶颞叶损害体征。

2.查体发现

(1)神经科方面:除一般的神经系统检查外,特别应注意有无自发性眼震、共济失调、听力障碍、眼底水肿及颅内压增高征。

(2)内科方面:应检查有无高血压、低血压、心律不齐、心力衰竭,有无贫血、全身感染、中毒、代谢紊乱等。

（3）耳科方面：应检查外耳道、鼓膜、中耳、鼻咽部，注意有无耵聍阻塞外耳道，有无胆脂瘤性中耳炎及耳硬化症。音叉试验了解听力情况、听力障碍的性质及程度。

3.辅助检查

（1）听力测试：常能提示伴有听力障碍眩晕患者存在的耳科障碍。

（2）头部 X 线片、CT、MRI 检查：可发现骨骼及神经方面的异常（如肿瘤压迫）。

（3）怀疑为感染性疾病时，可查耳、鼻旁窦或做腰穿查脑脊液。

（4）怀疑为脑供血不足时可做血管造影检查以发现可能的血管阻塞。

（5）前庭功能检查：变温试验、指物偏向、直流电试验、位置试验及眼震电图等有助于眩晕症的定位定性诊断。

【治疗】

1.一般治疗　急性眩晕发作的病人，应静卧，避免光刺激，解除精神紧张。

2.病因治疗　有明确病因者，应积极对因治疗。

3.对症治疗

（1）镇静药和安定药：鲁米那、地西泮等。

（2）抗组胺药物：盐酸异丙嗪、盐酸苯海拉明、扑尔敏等。

（3）止吐药：氯丙嗪、胃复安等。

（4）抗胆碱药物：氢溴酸东莨菪碱、阿托品。

（5）血管扩张药物：烟酸、地巴唑等。

4.手术治疗　内耳病变听力已丧失而久治不愈者，可行迷路破坏手术或前庭神经切断术。

（吴　怡）

第五节　失语症、失用症和失认症

一、失语症

失语症是脑损害导致的语言交流功能障碍，包括各种语言符号（口语、文字、手语等）表达或理解能力受损或丧失。患者意识清楚、无精神障碍及严重认知障碍，无视觉、听觉缺损和口、咽喉、舌等发音器官肌肉瘫痪及共济失调，却听不懂别人和自己讲的话，也不能表达，不理解或写不出病前会读、会写的字句等。

【临床分类】

语言表达或理解障碍传统上根据语言损害的临床特点和病变部位进行分类。

1.外侧裂周围失语症　病灶都在外侧裂周围区，共同特点是均有复述障碍。包括：①Broca 失语；②Wernicke 失语；③传导性失语。

2.经皮质性失语　病灶位于分水岭区，又称分水岭区失语综合征，共同特点是复述相对保留。包括：①经皮质运动性失语；②经皮质感觉性失语；③经皮质混合性失语。

3.完全性失语。

4.命名性失语。

5.皮质下失语综合征　包括：①丘脑性失语；②底节性失语。

【临床常见失语症特点】

语言交流的基本形式是口语理解(听、说)、文字理解及表达(读、写),口语表达包括复述和命名。脑致的失语症可表现为自发谈话、听理解、复述、命名、阅读、书写等本障碍。

1.Broca 失语　口语表达障碍最突出,呈非流利型口语。表现语量少(每分钟讲话字数少于 50 个),讲话费力、发音和语调障碍和找词困难等,因语量少仅限于实质词且缺乏语法结构而呈电报式语言,口语理解相对好,对语法词和秩序词句子理解困难,如分不清"狗比马大与马比狗大"有何差异;复述、命名、阅读和书写均不同程度受损。病变位于优势半球 Broca 区(额下回后部),以及相应皮质下及脑室周围白质。

2.Wernicke 失语　口语理解严重障碍最突出,呈流利型口语。表现患者对别人和自己讲的话均不理解或仅理解个别词或短语;表现语量多、讲话不费力、发音清晰、语调正常和有适当的语法结构,患者滔滔不绝地说,但有较多的错语(多为语义错语,如将"帽子"说成"袜子")或不易理解的新语且缺乏实质词而表现空话连篇,难以理解,答非所问;同时可有与理解障碍大体一致的复述和听写障碍,以及不同程度的命名、阅读障碍。病变位于优势半球 Wernicke 区(颞上回后部)。

3.传导性失语　突出特点是复述不成比例受损,表现口语清晰,能自发讲出语义完整、语法结构正常的句子,听理解正常,但却不能复述自发讲话时轻易说出的词或句,或以错语复述(多为语音错语,如将"铅笔"说成"先北");自发谈话常因找词困难有较多的语音错语出现犹豫、中断,命名和朗读中出现明显的语音错语,伴不同程度的书写障碍。病变位于优势半球缘上回皮质或深部蛋白质内弓状纤维。

4.经皮质性失语　因病变位于优势半球不同部位,临床可分为经皮质运动性失语(TCMA)、经皮质感觉性失语(TCSA)、经皮质混合性失语(MTA)。共同特点是复述较其他语言功能不成比例地好。①TCMA:表现非流利型口语,语言启动及扩展障碍,理解相对好;病变位于 Broca 区前上部。②TCSA:为流利型,有错语及模仿型言语,理解严重障碍,病变位于颞、顶分水岭区。③MTA:为非流利型,可有模仿型言语,理解严重障碍,病变为分水领区大病灶。

5.命名性失语　以命名不能为突出特点。口语表达表现找词困难,缺乏实质词,常描述物品功能代替说不出的词,赘语和空话比较多。言语理解及复述正常或近于正常是与 Wernicke 失语的不同点。病变位于优势半球颞中回后部或颞枕交界区。

6.完全性失语　又称为混合性失语。特点是所有语言功能均障碍,口语表达障碍可表现哑和刻板性语言(只能发出无意义的吗、吧、哒等声音),预后差。患者可逐渐学会结合语境,并通过非口语方式(如表情、手势、姿势、语调变化等)进行交流。病变为优势半球大脑中动脉分布区大面积病灶。

【鉴别诊断】

临床上失语症须注意与构音障碍区别,二者有本质的不同。构音障碍是纯口语语音障碍,患者具有语言交流必备的语言形成及接受能力,听理解、阅读和书写正常,只是由于发音器官神经肌肉病变导致运动不能或不协调,使言语形成障碍,表现发音困难,语音不清、音调及语速异常等。见于上、下运动神经元病变所致的球麻痹,小脑病变、Parkinson 病以及肌肉疾病如肌营养不良症、重症肌无力等。

【治疗】

1.传统方法或直接法　针对患者的听、说、读、写等某一言语行为,利用组织好的作业进行训练。

2.实用法或间接法　只着重交流能力的改善,并不限定采用流方式,也不针对患者特定的言语技能或行为,目的在于恢复患者活中的交流技能的方法。

3.代偿法　主要用对侧大脑半球功能或体外仪器设备来补功能不足的方法。

二、失用症

失用症是脑部疾病患者既无瘫痪、共济失调、肌张力障碍认知障碍,当企图做有目的或精细动作时不能准确了解的随意动作,或不能在全身动作配合下正确运用部分肢体完形成的习惯动作,如不能完成伸舌、吞咽、洗脸、刷牙、划火柴和开单动作,但病人在不经意情况下却能自发地做这些动作。完成任的随意运动,不仅需要上、下运动神经元与小脑系统及锥体外系自还需要有高级神经活动如运动意念(观念)参与,是联络区皮质自一般认为,左侧缘上回是运用功能皮质代表区,发出纤维至同侧回,再经胼胝体到达右侧中央前回。因此,左顶叶缘上回病变产生用症,从左侧缘上回至同侧中央回间病变引起右侧肢体失用,胼胝或右侧皮质下白质受损时引起左侧肢体失用。

【临床类型及表现】

1.观念运动性失用症　是最常见的失用症。患者可以自动、完成动作,知道并可说出如何做,但不能按指令完成复杂的随意或作如伸舌、刷牙等,却可以在进食时无意地自动伸舌舔摄唇边的正常生活多不受语言影响。病变多位于左侧缘上回,运动区及运动变也可引起,可能是动作观念形成区(缘上回)与执行动作的运动纤维通路中断所致。

2.观念性失用症　失去执行复杂精巧动作的观念,只能做系中单一或分解动作,不能把各分解动作按次序以及有机地组合成整动作,将动作前后程序弄错,如把应最后做的动作首先执行。模一般无障碍,可与其他失用症并存。多为左侧顶叶后部、缘上回及胼胝体病变。多为脑部弥漫性病变如中毒、动脉硬化性脑病、帕金森综合征,也见于神经官能症。

3.结构性失用症　是主要涉及空间关系的结构性运用障碍,如排列、建筑和绘画。患者认识各构成部分,理解相互位置关系,但构成完整体的空间分析和综合能力障碍,也可能与视觉性失认有关。多为非优势半球枕叶与角回间联系纤维中断所致。

4.肢体运动性失用症　仅限于上肢远端,失去执行精巧、熟练动作能力,患者执行口令、模仿及自发动作均受影响,如不能书写、扣衣、擦燃火柴等精细动作。为双侧或对侧运动区(4区及6区)及其纤维或胼胝体前部病变所致。

5.面口失用症　不能按指令或模仿完成面部动作,如眨眼、舔唇、伸舌、吹灭火柴等,不经意时自发完成,但运用实物的功能较好。病变局限于左运动皮质面部区,可伴言语失用或 Broca 失语。

6.穿衣失用症　不能正确地穿脱衣裤,多由于右顶叶病变,与视觉空间定向障碍有关,可合并结构性失用、偏侧忽视或失语等。

【诊断】

失用症只能在没有明显意识障碍、言语障碍(理解障碍)的情况下被诊断。其诊断前提条件还有:患者无任何运动障碍,没有瘫痪、肌张力不全、不随意运动或共济失调,患者也并非各类型痴呆的患者。

【治疗】

主要是针对脑部原发病的治疗及康复训练。康复训练包括行为训练和康复治疗,目的是教患者一些日常生活活动能力,使其尽可能能生活自理。

三、失认症

失认症是脑损害患者无视觉、听觉、躯体感觉、意识及认知障碍,但不能通过某一种感觉辨认以往熟悉的物体,却能通过其他感觉识别。例如,患者看到手表不知为何物,但触摸表的外形或听表走动的声音立刻就辨认是手表。

【临床类型及表现】

1.视觉失认　患者无视觉障碍,看到原来熟悉的物品却不能正确识别、描述和命名,包括物品、颜色和面孔失认以及纯失读等。病变位于枕叶、纹状体周围和角回。

2.听觉失认　患者听力正常,却不能辨别原来熟悉的声音。病变位于双侧听觉联络皮质(如精神聋)、双侧颞上回中部皮质。

3.触觉失认　患者触觉、本体觉和温度觉均正常,却不能通过手触摸识别原来熟悉的物体。

4.体象障碍　患者视觉、痛温觉和本体觉完好,却不能感知躯体各部位的存在、空间位置及各组成部分间的关系,表现自体部位失认、偏侧肢体忽视、痛觉缺失和幻肢症等。多见于非优势(右侧)半球顶叶病变。表现双侧手指失认、肢体左右失定向、失写和失算。见于优势半球顶叶角回病变。

【鉴别诊断】

失认和失命名是两种不同的心理障碍,不能命名并不意味着不能认知,能命名只表示认知的一部分。失认症患者对物品的名称、用途的描述、使用方法的演示以及物与物的匹配试验均不能完成,而命名性失语患者除不能称呼名称外,能正确地完成物品的使用及上述试验方法。

【治疗】

主要是针对脑部原发病的治疗及康复训练。

(刘殿勋)

第六节　瘫痪

瘫痪是随意运动功能的减低或丧失,是神经系统常见的症状是上、下运动神经元,锥体束,周围神经以及肌肉病变所致。根据因可分为三类:神经源性瘫痪、肌源性瘫痪和功能性瘫痪。神经源又可分为上运动神经元瘫痪和下运动神经元瘫痪。

【病因】

1.颅脑病变　①脑血管病变,如短暂性脑缺血发作、脑梗死、脑出血、脑动脉炎、脑动脉瘤和脑血管畸形等。②颅内感染,如脑炎、脑膜炎等。③脱髓鞘病变,如多发性硬化等。④颅内占位性病变,如各种肿瘤、血肿和脓肿等。⑤颅脑外伤。⑥先天性疾病,如脑性瘫痪、脑穿通畸形脑脊髓空洞症、结节性硬化和扁平颅底等。

2.脊髓病变　①各种炎症,如急性脊髓炎、急性脊髓灰质炎和脊髓蛛网膜炎等。②变性疾病,如运动神经元病(原发性侧索硬化、肌萎缩侧索硬化、进行性脊肌萎缩症)、亚急性联合变性等。③脊髓压迫症,如髓内肿瘤、髓外肿瘤和椎间盘突出等。④放射性脊髓病。⑤脊髓外伤。

3.周围神经病变　①脑神经炎,如面神经炎等。②脊神经,如急性感染性神经根神经炎、臂丛神经炎、尺神经麻痹、桡神经麻痹、腓总神经麻痹和多发性神经炎等。③神经系统中毒,如药物中毒、酒精中毒、重金属中毒以及各种生物和细菌毒素等。④代谢障碍及肝、肾疾病引起的神经系统损害等。

4.肌源性瘫痪　重症肌无力、周期性麻痹、肌营养不良症、多发性肌炎、癌性肌病和内分泌性肌病等。

5.功能性瘫痪　癔症。

【定位诊断】

1.上运动神经元病变

(1)皮质运动区:局限性病损导致对侧单瘫,亦可为对侧上肢瘫合并中枢性面瘫。刺激性病灶引起对侧躯体相应的部位局灶性抽动发作,口角、拇指皮质代表区范围较大、兴奋阈较低,常为始发部位,若抽动沿运动区排列顺序扩散称为 Jackson 癫痫。

(2)皮质下白质:为皮质与内囊间投射纤维形成的反射冠,愈接近皮质的神经纤维分布愈分散,可引起对侧单瘫;愈深部的纤维愈集中、可导致对侧不均等性偏瘫。

(3)内囊:运动纤维最集中,小病灶也足以损及整个锥体束,引起三偏征,内囊膝部及后肢 2/3 受累引起对侧均等性瘫痪(中枢性面瘫、舌瘫、肢体瘫),后肢后 1/3 受累引起对侧偏身感觉障碍,视辐射受累引起对侧同向性偏盲。

(4)脑干:一侧脑干病变累及同侧脑神经运动核和未交叉的皮质脊髓束和皮质脊髓束,产生交叉性瘫痪综合征,即病灶同侧脑神经瘫,对侧肢体瘫及病变水平以下脑神经上运动神经元瘫。

1)Weber 综合征(大脑脚底综合征):损害部位在大脑脚底(中脑),出现病灶侧动眼神经周围性瘫,对侧面神经、舌下神经及肢体中枢性瘫。

2)Millard-Gubler 综合征(脑桥基底外侧综合征):为脑桥基底部外侧病损,出现病灶侧外展神经麻痹、面神经核性瘫痪,对侧舌下神经、肢体中枢性瘫痪。

3)Foville 综合征(脑桥基底内侧综合征):为脑桥基底部内侧病损,常见于基底动脉旁正中支闭塞,出现病灶侧外展神经麻痹、双眼向病灶侧凝视麻痹,对侧舌下神经、肢体中枢性瘫痪。

4)Jackson 综合征:延髓前部橄榄体内侧病损,多因脊髓前动闭塞所致。病灶侧周围性舌下神经瘫(伸舌偏向病灶侧)、舌肌萎缩偏瘫。

(5)脊髓

1)半切损害:病变损伤平面以下同侧痉挛性瘫痪及深感觉障,痛温觉障碍,病损同节段征象常不明显。

2)横贯性损害:脊髓损伤常累及双侧锥体束,出现受损平面以下两侧肢体痉挛性瘫痪、完全性感觉障碍和括约肌功能障碍等。颈膨大水平以上病变出现四肢上运动神经元瘫,颈膨大病变出现双上肢下运动神经元瘫、双下肢上运动神经元瘫;胸髓病变导致痉挛性截瘫;腰膨大病变导致双下肢下运动神经元瘫。

2.下运动神经元病变

(1)前角细胞:瘫痪呈节段性分布,无感觉障碍,如 C_5 前角细胞病变引起三角肌瘫痪和萎缩,$C_8 \sim T_1$ 病变可见手部小肌肉瘫痪萎缩,L_3 病变股四头肌萎缩无力,L_5 病变踝关节及足趾背屈不能。急性起病多见于脊髓灰质炎,慢性者因部分损伤的前角细胞受病变刺激出现肉眼可识别的肌束震颤或肉眼不能分辨而仅肌电图上可见的肌纤维颤动,常见于进行性脊肌萎缩症、肌萎缩侧索硬化症和脊髓空洞症等。

(2)前根:呈节段性分布弛缓性瘫痪,多见于髓外肿瘤压迫、脊髓膜炎症或椎骨病变,因后根常同时受累,可伴根痛和节段性感觉障碍。

(3)神经丛:引起单肢多数周围神经瘫痪、感觉及自主神经功能障碍,如臂丛上从损伤引起三角肌、肱二头肌、肱肌和肱桡肌瘫痪,手部小肌肉不受累,三角区、手及前臂桡侧感觉障碍。

(4)周围神经:瘫痪分布与周围神经支配区一致,可伴相应区域感觉障碍,如桡神经受损导致伸腕、伸指及拇指肌瘫痪,手背部拇指和第一、二掌骨间隙感觉缺失;多发性神经病出现对称性四肢远端弛缓性瘫,伴肌萎缩、手套-袜子形感觉障碍及皮肤营养障碍等。

此外,判定瘫痪时应首先排除某些疾病导致的运动受限,如帕金森病及其他疾病引起的肌肉强直或运动弛缓,因肢体疼痛不敢活动等。

3.肌源性瘫痪　由于神经肌肉接头处或肌肉本身病变所引起的运动障碍。其瘫痪的部位常不符合神经支配区域的解剖规律,可呈局限性或全身性,除了重症肌无力及周期性麻痹外,常有肌萎缩或肌萎缩与肌肥大同时并存(如假肥大型肌营养不良症)。肌张力低、腱反射减弱或消失,无病理反射。一般无感觉障碍及疼痛(除多发性肌炎及缺血性肌病外)。

肌病的诊断除了根据临床表现外,生化、电生理及肌肉组织活检也很重要。

(1)血清酶、尿肌酸、肌酐的测定:血清酶中,醛缩酶、肌酸磷酸激酶的升高对诊断多发性肌炎及进行性肌营养不良症有较大意义。尿中肌酸增高及肌酐减少有助进行性肌营养不良症的诊断。

(2)肌电图检查:能明确鉴别肌源性瘫痪与神经源性瘫痪。此外,还有助于多发性肌炎和先天性肌强直的诊断。

(3)肌肉组织活检:有助于区别神经源性与肌源性肌萎缩、炎症性肌病与非炎症性肌病、先天性肌强直症与萎缩性肌强直症等。

4.功能性瘫痪　患者多见于女性,常有癔症样性格,如感情用事、富于幻想和好表现自己。发病多与精神刺激和暗示有密切关系。临床表现夸张、做作、易受暗示、症状复杂多变,可有各种类型瘫痪、感觉障碍,肌张力、腱反射可正常,无病理反射。内脏器官自主神经功能失调。呈发作性,间歇期正常。经详细多方检查没发现相应器官有器质性病变。经暗示治疗可恢复正常。

【痉挛性瘫痪与弛缓性瘫痪的鉴别】

根据各种瘫痪类型的临床表现特点,瘫痪的诊断不难,个别诊断困难病例可行肌电图检查、生化检查和肌肉组织活检。肌电图检查能鉴别神经源性与肌源性瘫痪,器质性与功能性瘫痪,并能确定周围神经病变的部位。

1.痉挛性瘫痪　又称为上运动神经元瘫、中枢性瘫痪。痉挛性瘫痪因瘫痪肢体肌张力增高而得名。是由于上运动神经元,即中央前回运动区大锥体细胞及下行锥体束(皮质脊髓束、皮质延髓束)病变所致。

上运动神经元瘫痪特点:由于皮质运动区及下行的锥体束较集中地支配肌群,故病损常导致整个肢体瘫痪(单瘫)、一侧肢体瘫痪(偏瘫),双侧病变可引起双下肢瘫痪(截瘫)或四肢瘫。患肢肌张力增高、腱反射亢进、浅反射减弱或消失,出现病理反射,无肌萎缩和肌束震颤,但长期瘫痪后可见失用性肌萎缩。肌电图显示神经传导速度正常,无神经电位。

急性严重病变如急性脑卒中、急性脊髓炎,由于锥体束突然中断出现脊髓休克期,肌肉牵张反射受抑制呈现软瘫,腱反射减低或消失。持续数日或数周后牵张反射恢复,转为肌张力增高、腱反射亢进。休克期长短取决于受损程度及是否合并感染等并 Guilain-Barr 棱对牵张反射敏感性较病前更灵敏,尤其上肢屈肌和下肢伸肌的肌张力更高,表现起始阻力大,以后阻力迅速下降,呈折刀现象。

2.弛缓性瘫痪　又称为下运动神经元瘫、周围性瘫痪。是由于下运动神经元,即脊髓前角细胞或脑干神经运动核及其发出的神经纤维病变所致。它是接受锥体束、锥体外系和小脑系各冲动的最后共同通路,经前根、周围神经传递到骨骼肌的运动终板。

下运动神经元瘫痪特点:瘫痪肌肉的肌张力降低,腱反射减弱或消失(下运动神经元损伤使单突触牵张反射中断),早期(约数周)出现肌萎缩(前角细胞的肌营养作用障碍),可见肌束震颤,无病理反射。肌电图显示神经传导速度减低和失神经电位。

下运动神经元病变多由一个或数个相邻脊神经根、周围神经或神经丛病变所致,常仅侵犯某一肌群,引起部分肌肉瘫痪和单肢瘫;多发性神经根或神经病变也可引起四肢瘫如 Guilain-Barr 综合征。

【治疗】

按病因诊断针对导致随意运动障碍的原发病进行治疗。

1.药物治疗　可应用脑活素、胞二磷胆碱、神经生长因子等脑神经细胞营养药物。

2.针灸治疗。

3.手术治疗　脑性瘫痪手术包括矫形手术和神经手术,神经手术主要为选择性脊神经根切断术。

4.物理康复治疗　包括推拿、按摩。

5.其他　高压氧、光量子疗法等。

（刘　坤）

第七节　痴呆

痴呆是指获得性的持续的智能减退,包括记忆功能显著损害和至少另一领域的精神活动功能损害,基本日常生活能力受损的一组疾病。至少有一半的痴呆,一些文献报道将近70%的痴呆是由 AD 引起的。单纯由血管性因素引起的痴呆很少,占2%~3%,但如果合并 AD 则引起痴呆者占10%~20%。在相当一部分患者中,AD 和血管性痴呆共存:18%~46%的痴呆患者既有 AD,又有血管性损害。而这部分重叠的比例随着年龄的增长而增大。

痴呆患者的临床病程在3~20年之间,平均7年。但是由于很难明确其起病时间,该数字并不准确。AD 使患者的死亡危险性增加1.4~3倍。根据 WHO《世界健康报告》估计,痴呆已是全球继肿瘤、心血管病、脑血管病之后的第四位致死原因。据估计,在美国,仅 AD 每年的消耗就高达1120亿美元。我国目前尚无相关卫生经济学数据,但痴呆相关的直接和间接卫生资源消耗相当庞大。

一、患病率

痴呆的患病率与年龄密切相关。纵观世界各国既往患病率研究,其结果虽有差异,但总体趋势都较为接近:65岁以上老年人中,痴呆的时点患病率多在2%~7%之间。我国"九五"期间调查结果显示,65岁及以上老年期痴呆年龄调整患病率在北方地区为6.9%,AD 为4.2%,血管性痴呆(VaD)为1.9%;南方地区分别为3.9%、2.8%、0.9%。AD 在老年期痴呆的比例北方和南方地区分别为49.6%,71.9%。虽然北方地区的痴呆患病率高于南方,但我国总体水平介于世界各国中等水平之间。分布特征上比较肯定的是:各年龄段女性 AD 的患病率均高于男性;不同文化程度人群差异显著。AD 患病率随年龄增长的变化趋势也与国外研究结果一致:即年龄每增5岁,患病率几乎增加1倍。而不同职业、城乡的患病率差别仍未有定论。洪震等还发现,尽管 AD 占老年期痴呆的多数,但 VaD 的患病率仍可能对老年期痴呆总患病率产生相当的影响。因此,老年期痴呆的地理差异中,VaD 起到重要作用,这也将成为今后痴呆预防工作的重点。据报道,所有痴呆患者有60%~80%居住在社区,其余则收治于医院或养老院中。在美国,所有住院的患者中,约有50%为痴呆患者。

多数研究均发现女性更易患 AD,在老年组更为显著。低教育程度、低社会地位、头围小、低雌激素水平等均会使妇女发生痴呆和 AD 临床表现的危险性提高,但男性和女性发生 AD 病理表现的危险性是相等的。有学者研究发现,雌激素水平随年龄增长呈下降趋势,与此同时 AD 患病率逐渐升高,但该研究仍无法确定雌激素水平下降是在 AD 患病之前或之后,或者两者是平行的,因此雌激素水平下可能仅是 AD 患病过程的一个伴随症状。

尽管方法不同,大多数研究报道的痴呆的总患病率是相似的。但是,AD 和血管性痴呆的构成比差异很大。亚洲研究显示,30%～60%的痴呆由血管性因素引起,近一半是由 AD 引起。在西方,50%～75%的痴呆由 AD 引起。Davignon 提出,东方人 AD 比例低,可能与人群中载脂蛋白 E-ε4(ApoEε4)等位基因频率较低(9%～10%)有关。有研究比较了印第安纳的非洲裔美国黑人与居住在尼日利亚的非洲黑人,结果表明非洲裔美国黑人的痴呆患病率 8.29%(95% CI 为 7.1～9.4)是非洲黑人 2.29%(95% CI 为 1.2～3.4)的 3.6 倍。然而,尽管尼日利亚黑人的 ApoEε4 等位基因频率较其他人群高两倍,其痴呆或 AD 的患病率仍然处在较低的水平。Osuntokun 等的研究也并未发现尼日利亚人群中 ApoEε4 等位基因与 AD 的关系。

二、发病率和死亡率

在 80 岁年龄组中痴呆的发病率在北美洲(2.06%每年)和欧洲(1.51%每年)较高。女性的痴呆发病率(1.37%每年)高于男性(1.06%每年)。一项对全球范围内痴呆发病率研究的荟萃分析表明,痴呆的发病率随着年龄的增加而上升,一般年龄每增加 5.9 岁,发病率就成倍增加,从 60～64 岁组的 0.31%每年增加到 95 岁以上组的 17.50%每年。发展中国家和发达国家间痴呆发病率的比较因诊断标准或研究方法不同结果并不一致。在欧美地区,发病的高峰在 80～89 岁年龄组,在亚洲和非洲,发病高峰分别在 75～84 和 70～79 岁年龄组。由此可推测每年全球有 770 万新发痴呆病例,其中 360 万(46%)在亚洲,230 万(31%)在欧洲,120 万(16%)在美洲,50 万(7%)在非洲。

有关痴呆的独立致死因素很难确定。由于痴呆很少作为直接的致死原因,多数患者死于各种并发症,死亡证书并不能提供完整的证据。有一项研究表明 AD 患者的中位存活时间为 7.1 年(95% CI 为 6.7～7.5 年),而 VaD 患者为 3.9 年(95% CI 为 3.5～4.2 年)。EURODEM 研究报告痴呆患者死亡的相对危险度由 90 岁以下组的 2.38 下降到 90 岁以上组的 1.7。发展中国家则报告稍高的死亡相对危险度为 2.77～5.16。英国的研究报告因痴呆死亡的比例随年龄增加而升高。65 岁以上男性有 10%死于痴呆,而 65 岁以上女性则有 15%死于痴呆。因痴呆所致的死亡大部分发生在 80～95 岁年龄组。

三、病理的危险因素

(一)遗传因素

最早发现的 AD 危险因素是痴呆家族史。遗传因素在 AD 的病因学中占有一定的比重,其中部分遗传因素的机制已经明了,但还有一些尚待阐明。

阳性家族史将使患 AD 的危险性变为原来的 2～4 倍。家族中痴呆患者愈多,风险就愈高,但随着年龄增长,该风险逐渐减弱。目前已知,极少数 AD(1%～5%)是有某些染色体上的单基因突变导致(第 1、14、21 号染色体,其中又以 1 号染色体突变最为常见)。多表现为在 40～50 岁的早发 AD,家系研究发现其呈常染色体显性遗传,外显率为 100%。换言之,如果家族成员的寿命够长,每个人最终都会发生 AD。第 1、14、21 号染色体的突变导致脑内 Aβ 的快速沉积。在占绝大多数的晚发散发性 AD 中,除了 ApoEε4 等位基因外,尚无其他肯定的遗传基因。

1993 年,通过报道了 19 号染色体与 AD 的关联。此后,有学者又发现 ApoEε4 等位基因与 AD 起病年龄有关,并且呈现出剂量依赖的作用模式。此后,大量学者均以不同研究证实了晚发性 AD 与 ApoE 的关联。例如:在 AD 患者中,ApoEε4 等位基因的频率为 30%～40%,而正常人群中仅为 11%～15%。不过,由于 AD 患者均来源于临床,可能家族史阳性的比例较高,可能高估了 AD 患者中 ApoE 等位基因的频率。有学者认为,ApoEε4 等位基因并非决定了一个人是否罹患 AD,而是决定了患者在何时起病。此外,有学者发现,同样在携带 ApoEε4 等位基因的人群中,女性较男性罹患 AD 的风险更高。此外,ApoEε4 等位基因与年龄、脑外伤、吸烟等环境危险因素也存在交互作用。Toll 等预计 17%～19% 的 AD 患者可归因于携带 ApoEε4 等位基因,有学者甚至估计 40%～50% 的 AD 的发病与 ApoE 有关。然而,有学者则发现约有一半以上的 ApoEε4 等位基因携带者终身不发生 AD。Lendon 等认为,ApoE 基因分型仅对诊断有参考价值,但不适宜作为遗传咨询检测。显然,AD 是遗传因素与环境因素交互作用的结果。

(二)颅脑外伤

有学者在 20 世纪 80 年代的病例对照研究中就已发现脑外伤是 AD 的危险因素,OR 值为 1.8(95% CI 为 1.3～2.7)。前瞻性研究也支持这一发现。有学者认为脑外伤并不增加 AD 风险,但可使其起病年龄提前。一项汇总了 2233 名肯定或很可能患 AD 及其 14668 名一级亲属的病例对照研究的荟萃分析显示,伴有意识丧失的脑外伤对于 AD 的 OR 值为 9.9(95% CI 为 6.5～15.1)。但经过对 ApoEε4 等位基因分层后,在不携带 ApoEε4 等位基因的亚人群中,脑外伤与 AD 关联的 OR 值为 3.3,然而这种关联在 ApoEε4 等位基因携带人群中不存在。因此,有关脑外伤与 ApoEε4 等位基因间的相互作用还有待进一步研究。通过研究表明,脑外伤后 Aβ 沉积增加、ApoE 合成增加、ApoEε4 与 Aβ 结合增加,均可能参与了 AD 的发生。有学者提出,ApoEε4 可能作为 Aβ 的伴侣蛋白,而参与了 Aβ 进入脑内的过程。有学者发现大约有 30% 的严重颅脑外伤患者其脑组织内有 Aβ 的聚集,并且颅脑外伤患者脑内 ApoEε4 过多表达者其病理上发现了 Aβ。这个证据是首次将 AD 遗传基因的易感性因素与环境危险因素联系起来了。

四、临床表现的危险因素

(一)早年脑发育

许多研究发现低教育程度与痴呆和 AD 的流行与发生有关。受教育的年份比较容易了解到,但是教育是不均等的,也就是说一些个体由于其童年时期的社会地位而接受了教育,而其他个体则没有接受教育。因此,应用受教育程度来预测痴呆和 AD 的发生会低估疾病的发生。但是,教育是与智力以及其他早期因素例如童年社会经济地位和后天的头围和脑组织的大小、身高和语言功能密切相关的。

近年来有研究显示早年生活条件使童年成长达到最佳,则青年时期会减小或延缓痴呆和 AD 临床表现的发生。脑发育主要是在孕期最后阶段和出生后的 2～3 年内,是头颅生长的主要决定因素,而头颅生长在 6 岁以前完成。脑体积与最终的智商密切相关。

小头围被认为与早发 AD 密切相关,也与 AD 患者的脑功能损害密切相关。一项大规模人群研究中发现,头围最小的 20% 的个体,女性患 AD 的危险性是其他人的 3 倍[经过年龄、教育程度和种族校正,OR 值为 2.9(95% CI 为 1.4～6.1)],男性的 OR 值为 2.3(95% CI 为 0.6～9.8)。在一项社区的非痴呆人群研究中发现,小头围还与认知功能测验得分低相关。最近一项人群研究显示,携带有 ApoEε4 等位基因的小头围(HC)者,患 AD 的危险性增加[风险比(HR)=14.1,95% CI 为 3.0～65.2],并发现小头围与 ApoEε4 等位基因之间存在着复杂的相互作用。有学者未能在明尼苏达州罗彻斯特市的 Mayo 诊所重复出该试验结果。在该研究中,并没有给出平均教育程度,但是在 Mayo 医学中心就诊的患者文化程度都是很高的。近来研究显示,仅有低教育程度和小头围共同存在时,其痴呆危险性才增加。另有报道认为身高与 AD 之间存在相似的危险性。通过报道了身高为 154cm 或更矮(4.7%)的男性患 AD 危险性要高于较高的男性(2.9%)。

以上关于后天脑组织、头围的大小,身高和语言能力的讨论提示恶劣的早期生活状态,如贫穷、营养差、父母低教育和职业则预示着痴呆与 AD 的早发。通过研究发现具有 AD 家族史、童年时期低社会经济地位者患 AD 的危险性是无家族史和社会经济地位高者的 32 倍(95% CI 为 6.9～147)。没有家族史患者目前尚未发现与 AD 之间的相关性,这提示仅仅那些具有遗传背景的人需要预防。洪震等调查人群中 25 岁以前的出生地、教育情况、出生时父母年龄、同胞个数、家中排行等早期生活因素与 AD 的关系,发现 AD 与居住在农村、低教育、排行增加、出生时母亲年龄大等因素均有关联。因上述因素都直接间接反映了社会经济水平和生活环境质量,可见较差的社会经济环境可能是 AD 的危险因素之一。

早期具有高智商的个体以后认知测验得分也较高。智商可以比教育程度更好地预测痴呆的发生和认知功能的下降。具有较高智商的人成年后可能有更多的智能活动。成年时期的思维活动具有一定的神经保护作用。因此,由于思想活动的持续性,儿童时期给予的思维保护很有可能一直持续到成年。

(二)脑功能储备

任一年龄特定的脑损伤决定了具有功能的相对脑组织量。脑储备逐渐衰退,导致正常认知功能难以维持。防止痴呆/AD 的发生既可以通过减慢 AD 病理损害的聚集速度,也可以通过增加脑储备来进行。能够增强脑储备(儿童时期良好的环境和营养,成人时期良好的精神激励)功能的因素和阻止发生疾病临床表现的因素(如激素替代治疗、非甾体类抗炎药、解毒治疗等)被认为是将来有效的预防因素。相反的是,环境和既往经历会加速损害的聚集以及脑储备衰减的速度,从而加速疾病临床表现的发生(如具有动脉粥样硬化危险因素、暴露于神经毒性物质环境中)。

(三)心血管危险因素

早期的病例对照研究将 AD 限定为"纯 AD"患者,将有血管性因素的患者排除在外。而新近社区人群的前瞻性研究数据显示 AD 的严重认知功能损害与血管性损伤密切相关。

有证据提示心血管危险因素的减少可以降低痴呆发生的可能性。在修女研究中,没有皮质下脑梗死并且不符合 AD 的神经病理诊断标准的修女,简明精神状态量表(MMSE)在调整年龄、死亡时间、教育程度后得分为 26 分(满分 30 分),具有皮质下梗死并且不符合 AD 的神经病理诊断标准的修女 MMSE 为 25 分,两者相似。相反的是,符合 AD 诊断标准但是没有皮质下梗死病灶的修女其 MMSE 调整后的得分为 15 分,既符合 AD 诊断标准,也具有皮质下梗死病灶的修女其 MMSE 调整后的得分为 3 分。该研究提示如果 AD 损害伴发血管性损害的话,患者更容易患痴呆。

ApoEε4 等位基因同时也是心血管疾病的危险因素。既往有研究调查了心血管病危险因素在痴呆和 AD 发病中的作用,以及 ApoEε4 等位基因是否会影响这些危险因素的作用。通过研究发现收缩压高、颈内动脉粥样硬化和糖尿病患者认知功能下降的可能性更高,如果这些人同时携带有 ApoEε4 等位基因的话,这些危险性将增大。在另一项人群研究中,有学者对 284 位痴呆患者(其中 207 位是 AD 患者)与 1698 位非痴呆者作了比较。患有严重动脉粥样硬化的患者患 AD 的 OR 值为 3.0(95% CI 为 1.5～6.0),而其中同时携带有 ApoEε4 等位基因的患者其 OR 值为 3.9(95% CI 为 1.6～9.6)。而对于血管性痴呆来说,患有动脉粥样硬化同时携带有 ApoEε4 等位基因的患者其估计的危险性可达 19.8(95% CI 为 4.1～9.5)。在男性双生子的研究中发现中年高血糖和高血压与认知功能下降也显示了一定的联系,但并未发现上述危险因素与 ApoEε4 等位基因之间的相互作用。

鹿特丹研究发现,糖尿病是痴呆的预测因子。此相关性在胰岛素抵抗的糖尿病患者中较为密切(OR=3.2,95% CI 为 1.4～7.5),而在血管性痴呆患者中此相关性则更显著(OR=5.4,95% CI 为 1.2～23.8)。在火奴鲁鲁-亚洲老化研究中,糖尿病与 AD 的发病率相关[相对危险度(RR)=1.8,95% CI 为 1.1～2.9],而携带有 ApoEε4 等位基因的患者发病的危险性更高(RR-5.5,95% CI 为 2.2～13.7)。患有糖尿病且携带 ApoEε4 等位基因者，海马神经炎性斑块的数目更高（RR＝3.0，95％ CI 为 1.2～7.3），皮质（RR＝3.5，95％ CI 为 1.6～7.5）和海马（RR＝2.5，95％ CI 为 1.5～3.7）神经纤维缠结数目也更多。纽约一项多民族研究显示糖尿病与 AD 发病增高密切相关（RR＝1.6，95％ CI 为 1.2～2.1），但是在高加索关于健康和老化的研究中发现糖尿病与血管性痴呆密切相关（RR＝2.0，95％ CI 为 1.2～3.6），与 AD 没有相关性（RR＝0.9，95％ CI 为 0.3～2.2），与其他痴呆类型也没有相关性（RR＝1.3，95％ CI 为 0.9～1.8）。因此，即使是设计相仿的前瞻性研究，也会得出完全有关痴呆和 AD 相反的结果。HAAS 研究中在个体中年就检测了许多暴露因素例如糖尿病，由此可以在 30 年或更久以后观察痴呆结果，因而成为一项大受欢迎的研究。熊云云等对上海市某社区 50 岁以上常住居民的糖尿病患者及与其年龄、性别相匹配的，1∶1 对照的非糖尿病患者进行调查。糖尿病患者中痴呆患病率为 4.75％（95％ CI 为 3.03～7.04），高于非糖尿病患者中痴呆患病率 2.24％（95％ CI 为 1.13～3.98）（P＝0.03）。两组痴呆患病率均随着年龄增大而升高，糖尿病组 60～69 岁、70～79 岁和 80 岁以上各年龄段的痴呆患病率分别为 1.94％，4.43％和 14.12％；非糖尿病组相应年龄段痴呆患病率分别为 1.43％、2.86％和 5.00％。糖尿病组女性和男性痴呆患病率分别为 6.55％和 2.06％；非糖尿病组女性和男性痴呆患病率分别为 3.01％和 1.05％。提示，糖尿病患者中的痴呆患病率显著高于非糖尿病患者，两组痴呆患病率均随年龄增大而升高，并且女性痴呆患病率高于男性。

收缩期高血压增加了晚年认知功能下降的危险性，并且可以预测脑萎缩和 AD 样神经病理损害。有学者还曾提出高血压和 AD 之间具有争议的相关性结果主要是来自不同的研究设计。一般来说，随访时间长的研究，例如 HAAS，显示高血压与 AD 及其病理损害是相关的。

有学者研究，总脂肪摄入量高可以使痴呆发病的危险性增加至 2.4 倍（95％ CI 为 1.1～5.2），该相关性在血管性痴呆的发病中更显著。吃鱼是与痴呆和 AD 的发病呈负相关的（RR＝0.3，95％ CI 为 0.1～0.9）。动物研究中有证据显示高脂肪饮食可以上调 ApoEε4 的活性。在曼哈顿北部的一项研究对 980 位老人随访了 4 年，242 位患者发展为痴呆。该研究应用半定量的饮食频率问卷调查参加者的热量摄入情况，发现热量摄入最高的 1/4 参加者其风险比为 1.5（95％ CI 为 1.0～2.2），ApoEε4 等位基因携带者为 2.3（95％ CI 为 1.1～4.7）。

血浆同型半胱氨酸浓度是一个重要的血管病危险因素，同样也可以增加 AD 的危险性。有学者研究随访了 1092 名男性和女性，平均耗时 8 年，111 名参加者发展为痴呆，其中 83 位是 AD。血浆同型半胱氨酸浓度＞14μmol/L 者患 AD 的相对危险度是其他人的 2 倍。越来越多的证据显示了高胆固醇血症与 AD 发病之间的相关性。

有研究提示服用他汀类药物（降脂药）者患 AD 的危险性降低（RR＝0.29，95％ CI 为 0.13～0.63）；加拿大健康与老化研究得到了相似的 RR 值（RR＝0.26.95％ CI 为 0.08～0.88）。当时人们认为，该项研究在药物干预方面是一个非常有前景的领域。基于此，近年来多项随机双盲对照临床试验研究了各种他汀类药物对痴呆的作用，但很遗憾，最终得到的却是阴性结果。目前的数据显示，在有血管性危险因素的老年人群中应用他汀类药物，并无预防 AD 或痴呆的作用。

（四）神经毒性物质——铝

铝是否是 AD 的危险因素这一问题是有争议的，即使是最初发现的假设（铝在斑块和神经纤维缠结处的浓度增高）也有争议。近来研究显示 AD 患者脑组织铝的浓度并没有增高。通过总结所有支持和反对铝的假说，认为铝的确是一种神经毒剂，但是铝并不一定是引起 AD 的原因。有一些学者支持该观点，但仍有一些学者认为尚不能否认铝是 AD 发生的可能危险因素。

（五）有机溶剂

早期职业研究发现应用有机溶剂与神经行为障碍之间具有一定的联系。在 1991 年，一组病例对照研究的荟萃分析没有发现职业性的暴露于有机溶剂与 AD 发病之间的相关性（OR＝0.76,95％ CI 为 0.47～1.23）。但是,在华盛顿州西雅图大型健康维护中心（HMO）进行的一项病例对照研究,比较了 193 位可能患有 AD 的患者和 243 位对照组成员,最后报道的 OR 值为 2.3,高于对照组（95％ CI 为 1.1～4.7）,其中男性更明显（OR＝6,95％ CI 为 2.1～17.2）。此项研究不仅询问了职业特征,包括可能接触的有机溶剂,还询问了既往特异的溶剂暴露史。有学者比较了 170 例 AD 患者与 170 例对照者,没有发现有机溶剂暴露与 AD 间存在相关性。同样,通过报道职业中接触有机溶剂的个体,其患 AD 的危险度较未暴露者仅有轻度增高（OR＝1.8,95％ CI 为 0.8～3.9）,但是该 OR 值和量一效关系无显著统计学意义。

（六）电磁场

有学者研究发现暴露于电子磁场（EMF）会引发影响病理变化的瀑布式炎症反应,最终导致 AD 的选择性的神经元死亡。有学者发表了 3 个不同的病例对照研究的结果,这些研究显示了 EMF 与可能 AD 之间存在具有统计学意义的联系,其 OR 值为 3.0。作者在紧接着的另一项病例对照研究重复出了他们的试验结果（OR＝3.9,95％ CI 为 1.5～10.6）,该研究应用痴呆患者与对照者比较而不是血管性痴呆患者与对照者比较。有学者在一项电工的人群研究中并没有发现 EMF 与 AD 死亡率间存在密切联系。在第三个研究中,有学者比较了来自瑞典孪生子注册处的 77 名痴呆患者和 2 组对照者。发现最后从事的工作如果暴露程度在或者超过 $2\mu T$,则其 OR 值会增高,但是对于职业接触最高电磁场的个体来说,其 OR 值接近1.0。进一步的研究需要应用前瞻性的方法来证实观察到的联系性。

（七）吸烟

吸烟与 AD 之间的联系是复杂的。病例对照研究发现吸烟与 AD 之间存在着相反的联系,尽管这些结果并不总是一致。前瞻性研究中既有显示吸烟与 AD 无相关性,也有研究显示吸烟可以增加 AD 发病的危险性。在对 8 项纯的 AD 患者病例对照研究的荟萃分析显示 R 值为 0.78（95％ CI 为 0.66～0.84）。在病例对照研究中,该负相关会由于有痴呆的家族史或者携带有 ApoEε4 而改变（OR＝0.1,95％ CI 为 0.01～0.87）。在具有明显遗传背景的家族中,吸烟者 AD 的起病要比非吸烟者晚。

目前有学者认为病例对照研究得出的负相关联系主要是由于死亡的选择性引起的。吸烟的 AD 患者可能比不吸烟的 AD 患者或者不吸烟的对照组死亡的时间早,从而导致该病例对照研究的估计值降低。在病例对照研究中观察的保护作用可能也是混杂有遗传的作用。有学者认为,考虑到吸烟者存活时间长到足够患 AD,其基因可能与那些存活时间不长的吸烟者是不同的,老年患病者的基因库与老年对照组的基因库是不匹配的。通过研究与该观点一致,他们的研究显示异卵双生子（他们有一半的基因是相同的）吸烟者患 AD 的 OR 值为 0.55（95％ CI 为 0.18～1.59）,同卵双生子（其基因完全相同）,此 OR 值为 2.0（95％ CI 为 0.45～10.06）。

前瞻性研究通常显示吸烟与认知功能评分较低相关,并且患 AD 的危险性要高,但是另有一些研究没有发现其中的相关性。通过报道患有痴呆的吸烟者随访 3 年的死亡率是痴呆的非吸烟者的 3.4 倍,该发现支持差异生存理论,但是并非所有研究都发现了该结果。

在发病率研究中,可能存在有患病率-发病率偏倚。换言之,即将那些尚未发展为痴呆的吸烟者错误分类,而这些吸烟者随着年龄的增长或在叠加血管性因素损害时会逐渐发展为痴呆。这可能是在许多发病率研究发现吸烟是认知功能损害和 AD 的危险因素的原因。

两项前瞻性研究发现不携带 ApoEε4 等位基因的吸烟者,其患 AD 的危险性（RR＝2.1,95％ CI 为 1.5～14.2）要高于那些携带有该等位基因的人（RR＝1.4,95％ CI 为 0.6～3.3；RR＝0.6,95％ CI 为 0.1～4.8）。因此,在前瞻性研究中,正如病例对照研究中所见,吸烟可以弱化 ApoEε4 对 AD 的作用。关于吸烟的争论主要涉及以下两个方面:第一方面是在携带有 ApoEε4 等位基因或者具有其他遗传上患 AD 的危险性时,吸烟可能具有保护作用;另一方面,吸烟可能成为未携带该等位基因而血管性损害不断增多的个体的危险因素。因此,尽管回顾性的病例对照和前瞻性研究在表面上并不一致,这种不一致可能缘于这些辅助因素的不同,而其潜在的生物作用机制是相同的(例如基因和血管性疾病)。

(八)酒精

少量到中等量的饮酒可能会减少心血管病理损害的发生,其机制可能是阻止了酒精对血小板聚集的作用或者改变了血脂的结构。考虑到过度饮酒会引起认知功能下降,并且可能是引起痴呆的基本原因,也有研究发现少量到中等量的饮酒可能是认知功能和痴呆的保护性因素。一项 98 例晚发型 AD 病例对照研究,将过量饮酒与没有饮酒者相比较发现过量饮酒者患 AD 的危险度是升高的($OR=4.4$,95% CI 为 $1.4\sim13.8$)。而许多研究并没有发现饮酒与 AD 之间具有相关性。特别要提出的是,早年病例对照研究采用的病例定义是不包括酗酒者的。近来研究酒精在认知功能中的作用。在 $1990\sim1992$ 年间,14000 位中年人参加的小区动脉粥样硬化危险因素的研究(ARIC),该研究检测了参加者的延迟记忆、数字符号转换测验和言语流畅性。横断面分析显示饮酒者其数字符号测验和言语流畅性测验要比非饮酒者强。有学者研究检测了饮酒和发生痴呆、AD 和 VaD 危险性之间的相关性。他们在对 7983 位参与者随访了 6 年后鉴定出 197 位痴呆患者(146 例 AD,29 例 VaD)。在经过调整年龄、性别、收缩压、教育程度、吸烟和体重指数后,发现少量至中等量饮用任一类型的酒都会增加任一类型痴呆的危险性($HR=0.58$,95% CI 为 $0.38\sim0.90$),而这在血管性痴呆中危险性更明显($HR=0.29$,95% CI 为 $0.09\sim0.93$),在 AD 中未发现该相关性。关于该理论仍需要进一步的队列研究来证实。

五、可能的保护性因素

(一)非甾体类抗炎药

AD 的尸检结果显示 AD 存在炎症介导的自我凋亡过程,并且在神经炎性斑块中存在活化的小胶质细胞和细胞因子。多项研究结果使得人们提出了一项假说:抗炎制剂可能具有预防 AD 的发生并且延缓病程进展的作用。非甾体类抗炎药(NSAIDs)可以抑制环氧合酶(COX)的作用。一种类型的 COX 在被白介素 1β(IL-1β)和相关的细胞因子启动后诱导炎症的发生;IL-1β 在 AD 患者脑内水平增高。双生子患 AD 存在不一致的现象的研究显示,应用 NSAIDs 可以延缓 AD 的发生至少 $5\sim7$ 年,并减少一半的发病率。一项双盲的安慰剂对照的随机试验,入组了 28 例 AD 患者,给予吲哚美辛或者安慰剂治疗 6 个月,发现吲哚美辛治疗组患者 MMSE 上升了 1.3%,而安慰剂治疗组其 MMSE 下降了 8.4%($P<0.003$)。许多观察性研究都发现了 NSAIDs 可以对抗认知功能下降和 AD 的发生,但是并不是所有的结果都具有统计学的差异。在巴尔的摩衰老的队列研究中,共有 1686 名参与者,自 1979 年开始每 2 年随访一次,每一次访视每一位参与者都会被要求列出自上次访视以来服用的所有药物。应用阿司匹林、NSAIDs 和对乙酰氨基酚被定义为 COX 成比例受损模型中的时间依赖性的积累暴露变量。在这三种模型中,仅有 NSAIDs 是有显著意义的($RR=0.46$,90% CI 为 $0.24\sim0.86$)。有学者研究随了 6989 位入选者,其年龄在 55 岁左右,平均随访了 7 年;394 位发展为痴呆,其中包括 293 位 AD 患者。这是一个在应用 NSAIDs 和发展为 AD 之间具有量效关系的联系:应用少于或等于 1 个月,其 $RR=0.95$(95% CI 为 $0.7\sim1.3$);应用 $1\sim24$ 个月,$RR=0.83$(95% CI 为 $0.6\sim1.1$);应用超过 24 个月,其 $RR=0.20$(95% CI 为 $0.05\sim0.8$)。该研究并没有明显显示与此相关性有特异关系的 NSAID 类型,但是该研究组随后进行的研究显示一些 NSAIDs,例如布洛芬、吲哚美辛和舒林酸,可以降低淀粉样蛋白 β-42 的产生。

(二)激素替代治疗

关于雌激素在记忆、认知和中枢神经系统的作用已经得到深入研究,早期病例对照研究普遍没有发现应用雌激素与 AD 存在相关性。显然这些研究都向知情者询问了情况并且都对对照者进行了直接的访视。2 个病例对照研究使用了用药记录以确保发现不一致的暴露情况,其中一项研究没有发现相关性,另一项研究则显示 OR 为 0.42(95% CI 为 0.18~1.96)。有学者发表声明,认为这些研究没有调整教育程度这一众所周知的混杂因素。近来一项成套的病例对照研究在意大利进行,参加者为 2816 名妇女,在调整了年龄、教育程度、初潮和绝经年龄、吸烟、饮酒、50 岁的体重和生产孩子的数目后,发现 OR 值为 0.28(95% CI 为 0.08~0.98)。该研究同样也向可疑痴呆病例的知情者询问了有关情况,并向未受影响的妇女询问了激素替代治疗(HRT)的情况,可能由此增强了相关性。Yaffe 等对 8 项病例对照研究进行了荟萃分析,由此产生的各型痴呆和 AD 的综合 OR 为 0.8(95% CI 为 0.56~1.12)。两项前瞻性研究从非痴呆妇女得到了关于 HRT 的信息。COX 部分损害模型被用来估计 AD 的 RR 值。在第一个研究中,RR 值为 0.40(95% CI 为 0.22~0.95),第二个研究的 RR 值为 0.46(95% CI 为 0.21~0.98)。但是,尽管第一个研究发现妇女应用时间较长 HRT 是有利的(RR=0.13,95% CI 为 0.02~0.92),第二个研究没有发现应用的持续时间的效果。Tang 等发现携带有 ApoEε4 等位基因并且接受了 HRT 者最不易于患 AD(RR=0.13,95% CI 为 0.02~0.95)。这些研究中的大多数 HRT 是包括孕酮的。一项前瞻性研究的初步结果显示孕酮会减少雌激素的有益处的有效作用,而雌激素对于那些具有多种已经显露的危险因素例如低收入、具有记忆障碍的家族史和轻度认知功能损害的妇女可能是具有很重要意义的。一项在犹他州 Cache 小镇的大规模前瞻性人群研究显示 HRT 可以减少患 AD 的危险度,平均每 3 年减少 41%,调整后的 HR 为 0.59(95% CI 为 0.36~0.96),但是该效果仅仅体现在既往至少已经应用 HRT10 年的妇女。近来有包括该项研究的结果提示,妇女在绝经期就开始应用 HRT 可以使 AD 的发病减少。因此,目前仍旧存在于 HRT 和痴呆之间的问题是单用雌激素治疗是否比联合应用雌激素和孕激素效果更好,HRT 开始应用的最佳时间窗,以及应用的时间为多长才能获得危险度的减少。

(三)抗氧化剂、叶酸、银杏制剂

有确切的证据表明氧化应激会引起一系列的级联反应,最终导致 AD 的发生。一个规模较小的研究应用了司来吉兰、α-生育酚(维生素 E)或联合应用两者与安慰剂组相比可以延缓 AD 的发生。美国国家健康和营养监测调查的数据显示,血浆每个单位胆固醇维生素 E 浓度的减少与记忆功能下降之间在调整了相关变数后,在横断面上是具有相关性的。然而,没有其他抗氧化剂与记忆功能下降有相关性(包括维生素 A,维生素 C 和 β-胡萝卜素)。另一项研究尽管样本量较小,在对参加者随访了 4 年后,发现补充维生素 E 和维生素 C 可以减少 AD 的发病。这些暴露因素的检测是有难度的,并且可以由主观的报告而产生偏倚,依从性问题并且是随着时间而变化的。尽管并不是所有的研究都显示了保护性的效果,应用抗氧化剂来减少痴呆和 AD 的发病还是很有发展前景的。

Oken 等针对银杏制剂对 AD 认知功能起的作用进行了荟萃分析,他们报道了在对患者应用了 3~6 个月 120~240mg 的银杏叶片提取物后,较低程度地改善了认知功能,但是该改变具有统计学差异。这是一项处于萌芽状态的研究领域,还需要进一步地证实这些相关性。

其他人们较感兴趣的药物包括叶酸、同型半胱氨酸和褪黑激素。今后会有更多的科学研究以发现更多的药物来延缓 AD 的病理变化进展,从而延缓 AD 型痴呆临床表现的发生。

正如前文所提到的,低教育程度是痴呆/AD 和血管性事件引起痴呆的危险因素。一些研究也发现其他一些与成人教育和收入相关的因素和职业地位,这些因素同样也与痴呆和 AD 相关。动物研究显示环境和丰富的思想活动可以阻止自发的凋亡,并能保护以防受到兴奋性毒素的损伤。流行病学研究显示经常参加认知刺激活动可以减少 AD 发生的危险性。

一些研究已经发现具有较高社会经济指数的个体比低 SES 者表现痴呆临床表现要晚,如果他们具有了痴呆的临床表现,说明他们的病理变化已经很严重了。这一现象可能是认知功能保留的原因引起的,当个体在解决问题时能想到多种解决办法,进行神经心理学测验检测,他们可以在已经具有潜在痴呆病理表现的情况下测验结果仍在正常范围内。认知保留在社区筛查痴呆时具有重要的意义。在测验成绩较高的人中发现的病例可能性较小,这就需要投入更多的资源来寻找到可能的病例。

(曲　艺)

第八节　感觉障碍

虽然感觉障碍的检查在神经科临床定位诊断中有重要的价值,但在实际操作中比运动障碍的检查更难把握。因为感觉带有很大的主观性,患者对不同性质感觉障碍的感知和描述会出现偏差而不一致。临床上通常把感觉分为特殊感觉(视、听、嗅、味觉等)和一般感觉。一般感觉包括:①浅感觉(来自皮肤和黏膜):痛觉、温度觉和触觉。②深感觉(来自肌腱、肌肉、骨膜和关节):运动觉、位置觉和振动觉。③复合感觉(皮质感觉):定位觉、两点辨别觉、图形觉、重量觉等,系由大脑顶叶皮质对深、浅等各种感觉进行分析比较和综合而形成的。

一、感觉的神经解剖基础

一般感觉(如浅感觉、深感觉)的神经末梢均有其特有的感受器,它们接受刺激后分别传向中枢。

痛觉、温度觉和一般轻触觉虽由不同的神经纤维传导,但其途径基本相同。支配躯干和肢体的Ⅰ级神经元位于脊髓背根神经节内,其周围突经周围神经至皮肤及黏膜的感受器,中枢突经后根进入脊髓,于脊髓后角细胞(Ⅱ级神经元)换元,自后角细胞发出的纤维经脊髓前联合交叉至对侧脊髓的前索和侧索,组成脊髓丘脑束上行达丘脑腹后外侧核(Ⅲ级神经元)。面部的一般感觉由三叉神经传导,Ⅰ级神经元位于三叉神经半月神经节内,Ⅱ级神经元位于中脑至第2颈髓之间的三叉神经感觉核内,Ⅲ级神经元位于丘脑内。交叉亦发生于Ⅱ级神经元,即由该神经感觉核发出三叉丘脑束交叉至对侧后加入内侧丘系,上行并终止于丘脑。从丘脑发出的纤维(丘脑皮质束或丘脑辐射)通过内囊后肢后1/3部分,抵中央后回和顶叶皮质的感觉代表区。

深感觉和识别性触觉的传导通路有所不同,Ⅰ级神经元的胞体亦在后根神经节,其周围突分布于肌腱、关节、骨膜及皮肤的感受器,中枢突经后根进入脊髓后,在同侧后索(薄束及楔束)上行,于延髓下部的薄束核和楔束核(Ⅱ级神经元)换元。由此两核所发出的纤维(内弓纤维)交叉至对侧中线旁,组成内侧丘系(来自舌咽、迷走及三叉神经的感觉纤维在脑干交叉后亦加入内侧丘系),经脑桥及中脑的腹内侧部上行,止于丘脑腹后外侧核(Ⅲ级神经元),由此再发出纤维(丘脑皮质束或丘脑辐射)通过内囊后肢到达中央后回及顶上小叶。

在脊髓内各种感觉纤维按功能分类,各有自己的传导束,在病变时按受损部位及损害传导束的不同而出现不同类型的感觉障碍。

二、感觉障碍的分类

感觉障碍可因不同性质或不同解剖部位的病损而表现主观的疼痛和其他不适感,或是客观的麻木和分析能力的失常。

(一)根据感觉障碍性质分类

感觉系统被损害或功能受抑制时出现感觉减退或缺失症状。感觉系统受到刺激或兴奋性增高时,引起感觉过敏、感觉过度、感觉异常、感觉倒错及疼痛等症状。

1.感觉减退或缺失　表现为痛、温、触或深感觉阈值增高,需要比正常增强的刺激才能感受,感知不如正常部位清晰时为感觉减退,完全不能感知者为感觉缺失。痛觉减退或缺失的患者多描述为"麻木",深感觉减退或缺失者多出现感觉性共济失调。

2.感觉过敏　一种或数种浅感觉及(或)深感觉的感觉阈值降低,患者对轻微刺激也有强烈感受。

3.感觉过度　一般对浅感觉而言,感觉过度的部位感觉阈值增高与反应时间延长,刺激必须达到很强的程度方有感觉,在刺激后需经一潜伏期才能感到强烈的、定位不明确的不适感觉,患者不能正确指出刺激部位,也不能判明刺激的性质与强度。有时患者尚感到刺激点会向四周扩散并有"后作用",即持续一段时间后才消失。

4.感觉倒错　对感觉的认识完全倒错,例如触觉刺激被错误认为是痛觉刺激,冷觉刺激被误认为是热觉刺激等。

5.感觉异常　没有外界刺激即可发生感觉,例如麻木感、蚁走感、触电感、针刺感、灼热感、冷水滴在皮肤上的感觉等。

6.疼痛　感受器、感觉传导通路或感觉中枢受损或对痛觉起到抑制作用的正常结构受损都会发生疼痛。不受外界刺激而感受到的疼痛称为自发性疼痛,系由机体内的病灶刺激痛觉结果所致。最明显的疼痛现象发生于周围神经、脊髓后根、脑脊膜和丘脑等部分损害时。

(二)根据解剖部位分类

1.神经末梢型　当多数周围神经末梢受损时,出现对称性四肢远端的各种感觉障碍,呈手套-袜套样分布,且常伴有运动及自主神经功能障碍,见于吉兰-巴雷综合征。

2.神经干型　某一周围神经受损时,其支配区皮肤的各种感觉呈条、块状障碍,常伴有疼痛、肌肉瘫痪、萎缩及自主神经功能障碍。正中神经受损时出现手掌桡侧三指和无名指桡侧一半的感觉障碍,尺神经受损时出现手掌和手背尺侧整个小指和无名指尺侧一半的感觉障碍。

3.神经丛型　感觉障碍的分布范围较神经干型大,包括受损神经丛在各神经干内感觉纤维所支配皮肤区域,例如臂丛神经损害时,肩部以下整个上肢的各种感觉都可发生障碍,并与神经干型一样,伴有疼痛和运动障碍等表现。

4.神经根型　脊神经后根或后根神经节受损时,其支配区内皮肤出现节段性带状分布的各种感觉缺失或减退,并常伴发神经根痛,如脊髓髓外肿瘤。疱疹病毒感染累及神经节时则可在相应节段的皮肤上发生带状疱疹。

5.脊髓后角型　脊髓后角损害产生节段性的痛、温觉障碍,受损区域的触觉和深感觉仍保存(分离性感觉障碍),因为痛觉、温度觉纤维进入后角,而触觉和深感觉的纤维绕过后角直接进入后索。后角受损时,疼痛不如后根受损那样明显,但有时也可达到强烈的程度。后角型最多见于脊髓空洞症或髓内肿瘤早期。

6.脊髓前连合型　脊髓中央部的前连合主要是两侧脊髓丘脑束的交叉纤维,损害时即发生两侧对称的节段性痛、温度觉缺失或减退,而触觉仍保存的分离性感觉障碍。前连合型最多见于脊髓空洞症或髓内肿瘤早期。

7.脊髓传导束型　脊髓感觉传导束损害后产生的感觉障碍时受损节段平面以下的感觉缺失或减退,与后根、后角或前连合的节段性分布不同。脊髓后索(薄束、楔束)受损时,患侧病变平面以下的深感觉缺失,并出现感觉性共济失调症状。触觉的脊髓传导纤维经后索和脊髓丘脑束两条径路上行,故该两束的任何单独一束受损时,都可不出现触觉缺失,但可有轻度触觉减退。脊髓侧索病变时,损害脊髓丘脑束,产生对侧损害平面以下的皮肤痛,温度觉缺失,触觉和深感觉仍保存(分离性感觉障碍)。半侧脊髓损害如髓外肿瘤早期、外伤时,产生损害平面以下同侧中枢性瘫痪和深感觉缺失;对侧痛、温觉缺失,称为布朗-塞夸综合征。脊髓全部横贯性损害如横贯性脊髓炎、脊髓压迫症时,产生损害平面以下的各种感觉缺失,同时出现截瘫或四肢瘫和大小便功能障碍。

8.脑干型　延髓中部病变损害内侧丘系,产生对侧肢体的深感觉缺失,因位于延髓外侧部的脊髓丘脑束未受损害,故痛、温觉并无障碍,触觉障碍亦不明显,此称为深浅感觉的分离性感觉障碍。延髓外侧部的病变损害三叉神经脊束核和脊髓丘脑束,产生病灶侧面部的感觉障碍和对侧躯体的痛、温觉障碍,称为交叉性感觉障碍。脑桥和中脑的内侧丘系、脊髓丘脑束和脑神经的感觉纤维已经合并在一起,故损害时产生对侧面部和偏身深浅感觉障碍。

9.丘脑型　丘脑为深浅感觉的第三级神经元起始部,受损后产生对侧偏身(包括面部)深、浅感觉缺失或减退,深感觉和触觉的障碍常较痛、温觉障碍更明显。此外,丘脑损害尚可有自发性疼痛和感觉过度或感觉倒错的特点。

10.内囊型　丘脑皮质束经内囊后肢的后1/3投射到中央后回及顶上小叶,内囊损害时,产生对侧偏身深、浅感觉缺失或减退,如同时损害内囊后肢的锥体束和视觉纤维时则伴有偏瘫和偏盲,称为三偏综合征(偏身感觉缺失、偏瘫和偏盲)。

11.皮质型　身体各部在顶叶皮质的感觉代表区的排列和中央前回运动区一样,头足倒置,且由于顶叶皮质感觉区范围甚广,因此感觉障碍常可局限于对侧躯体的某一部分,因而常表现为对侧的面部或一个上肢或一个下肢分布的感觉减退,称单肢感觉缺失。此外,皮质型感觉障碍可表现为精细性感觉障碍,如形体觉、两点辨别觉、定位觉、图形觉以及对各种感觉强度的比较等。皮质感觉中枢的刺激性病灶可引起对侧躯体相应区域发生感觉异常,并可向邻近各区扩散形成感觉性局限性癫痫发作。

三、感觉障碍的诊断

感觉障碍与运动系统的症状和反射的改变不同,不能用客观的方法进行观察和测定,主要是根据患者的主观叙述,并且受患者的精神状态、辨别能力、语言表达等许多因素的影响。对于患者主诉或检查所发现的感觉障碍,首先应鉴别是功能性还是器质性。两者的鉴别必须综合相关病史、其他症状与体征一起进行分析。

与其他症候的诊断一样,感觉障碍的诊断同样遵循定位、定性的步骤。首先根据感觉障碍的区域和分布特点确定解剖位置,各种常见的解剖类型已在前文详细阐述。其次根据病史和相关检查确定感觉障碍的病因。

四、感觉障碍的治疗

感觉障碍系由各种病因累及感觉系统所致,在积极针对病因治疗的基础上辅以对症治疗是最合理的策略。在对症治疗方面,感觉减退或缺失无有效治疗,目前临床上采取的措施还是以改善各种神经病理性疼痛为主。根据国际疼痛学会(IASP)最近的建议,治疗神经病理性疼痛的一线药物包括三环类抗抑郁药

（阿米替林、地昔帕明）和去甲肾上腺素/5-HT 双通道再摄取抑制剂（文拉法辛、度洛西汀等）、钙离子通道 $\alpha_2\delta$ 亚基配体（普瑞巴林、加巴喷丁）和外用利多卡因，二线药物包括曲马多和阿片类止痛药，而其他一些抗抑郁药物（如安非他酮、西酞普兰和帕罗西汀）和抗癫痫药物（卡马西平、拉莫三嗪、奥卡西平、托吡酯和丙戊酸）作为三线药物推荐。

由于感觉症状具有一定主观性并容易受情绪影响，因而做好心理疏导和家庭社会支持也非常重要。

（赵　婷）

第九节　眼球运动障碍

一、眼球运动的神经支配

与眼球运动相关的结构主要有三个部分，一是和控制眼球协同运动相关的神经结构，包括大脑和脑干中的侧视中枢以及脑干中的内侧纵束；二是支配眼外和眼内肌的眼球运动神经，包括动眼神经、滑车神经和外展神经；三是神经肌肉连接点和眼外肌。

（一）眼球协同运动中枢

控制眼球侧视协同运动的神经结构包括大脑皮质侧视中枢、脑干的侧视协同运动中枢、脑桥旁正中网状结构（PPRF）以及内侧纵束。

大脑皮层侧视中枢位于额中回后部（8 区），是眼球随意协同运动的控制中枢，发出的神经纤维下行至脑干交叉至对侧，支配对侧的位于外展神经核附近的脑桥旁正中网状结构。内侧纵束位于脑干背侧近中线处，内侧纵束和支配眼外肌的各个神经核有相互联系，并接受来自前庭核、上颈段脊髓前角的神经纤维，负责颈部肌肉本体感受器和前庭神经传入刺激引起的头眼协调反射活动。内侧纵束中有部分纤维将同侧脑桥旁正中网状结构与支配同侧外直肌的神经核与对侧内直肌的神经核互相联系，从而控制眼球的侧向协同运动。

另外在四叠体及其附近的核有控制眼球垂直协同运动的垂直性协同运动中枢。

（二）眼球运动神经的解剖和生理

1.动眼神经　动眼神经核位于中脑上丘水平的导水管周围腹侧灰质中，含躯体运动和内脏运动（副交感）两种纤维，分别起自动眼神经核和 Edinger-Westphal 核（EW 核）。由动眼神经核发出的神经纤维向腹侧穿过内侧纵束、红核及黑质，在大脑脚间窝出脑，在大脑后动脉及小脑上动脉之间穿出后，与后交通动脉平行向前，经过天幕孔，在蝶鞍后床突外侧穿过硬脑膜进入海绵窦，经眶上裂进入眼眶内，分为上下两支，上支支配上直肌和提上睑肌，下支支配内直肌、下直肌和下斜肌。副交感纤维自中脑 EW 核发出后进入睫状神经节，交换神经元后，节后纤维组成短睫状神经支配瞳孔括约肌和睫状肌。此二肌收缩分别使瞳孔缩小、晶体变突。

2.滑车神经　滑车神经核位于中脑下丘水平的导水管周围灰质中，与动眼神经的外侧核相连续。滑车神经纤维绕导水管行向中脑背侧，在前髓帆交叉到对侧，然后在下丘下缘、中脑的背侧出脑干，围绕中脑的外侧方走向腹侧，经中脑和颞叶之间，在后床突的后外侧穿过硬脑膜进入海绵窦，经眶上裂进入眼眶支配上斜肌。

3.外展神经　外展神经核位于脑桥被盖部，第四脑室上端后面，靠近中线的面神经丘内。外展神经纤维向腹侧进行,在桥延沟出脑干,向前向外经颞骨岩尖,于鞍背旁穿过硬脑膜进入海绵窦,在海绵窦的外侧壁前行经眶上裂人眼眶支配外直肌。

(三)眼外肌的神经支配和功能

除提上睑肌作用是上提眼睑,主司睁眼动作外,其他眼外肌则参与眼球各向运动的调节。在眼球运动肌中,外直肌/内直肌只分别产生单一外展/内收的水平方向运动,其他眼肌在两眼平视前方时都有几个方向的运动功能。但当眼球处于外展位时,上/下直肌功能仅为上视/下视;而当眼球内收位时,上/下斜肌的功能仅为下视/上视。

二、眼球运动障碍分述

(一)复视

当有某一眼外肌麻痹导致两眼球向麻痹肌收缩的方向运动受限时,患侧眼轴偏斜,目的物映像不能像健眼那样投射到黄斑区,而是黄斑区以外的视网膜上,由于视网膜和枕叶皮质间有固定的空间定位关系,不对称的视觉刺激在皮质上引起两个映像的冲动,不能融合,即形成复视。其中来自黄斑区的映像为目的物的实像,黄斑区外的映像为虚像。

复视成像的规律是越向麻痹肌运动的方向注视时,虚像与实像的间距越远,虚像的偏离总是处于麻痹肌应起作用的方向上,是位于注视侧两个映像的外围映像。当外直肌麻痹时,虚像位于患眼同侧,称为同向性复视;当内直肌麻痹时,虚像位于患眼对侧,称为交叉性复视。

眼外肌麻痹:眼球运动由动眼、滑车及展神经支配,上述神经损害引起眼外肌麻痹或神经肌肉连接点的病变和眼外肌本身的病变都将导致部分性或完全性眼球运动障碍。

1.神经源性眼球运动障碍 眼球运动神经的损害可以是动眼神经、滑车神经及展神经在脑干内的神经核受损引起,也可以是眼球运动神经核发出的神经纤维受损所致,前者称之为核性损害,后者称之为核下性损害。无论是核上性还是核下性损害的共同特点都是相应神经支配的眼外肌运动障碍和复视,但核性损害多为双侧性,常伴邻近脑干结构的损害,特别是动眼神经核病变常为不完全性,而核下性损害一般以单侧及完全性损害多见。

(1)动眼神经损害的临床表现:完全性动眼神经麻痹表现为眼睑下垂,病侧眼球外展位,眼球向内、向上、向下运动受限,交叉性复视,瞳孔扩大,对光反射消失。部分性动眼神经麻痹可以是眼外肌的不完全麻痹,也可以是眼外肌完全性麻痹,而眼内肌正常,即瞳孔大小、对光反射及调节反射保持正常,或者是眼内肌功能障碍而眼外肌功能正常。由于动眼神经核群为一细长的细胞团块,位于中脑的上丘水平大脑导水管周围,双侧自上而下排列有提上睑肌核、上直肌核、内直肌核、下斜肌核和下直肌核,各核两侧相距甚近,而上下距相对较远。因此,中脑病变引起动眼神经核损害时,常为部分核受损,表现为双侧的某些眼肌单个麻痹,前端的 EW 核常不累及,故瞳孔多正常,呈不完全性动眼神经麻痹。见于中脑梗死、炎症、肿瘤、脱髓鞘及 Wernicke 脑病等。

动眼神经核下性损害因动眼神经走行各段邻近结构的不同,表现也有所不同。①中脑病变:导致髓内段动眼神经纤维受损,常累及同侧尚未交叉的锥体束,故出现病灶动眼神经麻痹,伴对侧中枢性面、舌瘫及肢体上运动神经元瘫痪(Weber 综合征)。病因同核性病变。②颅底蛛网膜下腔段病变:仅为一侧动眼神经麻痹,多见于基底动脉环及后交通动脉瘤,颅高压所致的颞叶沟回疝压迫动眼神经,由于动眼神经的副交感神经纤维包绕在动眼神经干外侧,因此首先表现的往往是瞳孔扩大,继而出现眼外肌麻痹症状。也可见于脑膜炎症、肉芽肿等。③海绵窦病变:见于海绵窦血栓形成、海绵窦动静脉瘘、糖尿病性动眼神经梗死、颈内动脉瘤、垂体卒中、鼻咽癌等。如眼球静脉回流受阻,尚有眼球突出、结合膜充血、水肿等。糖尿病性动眼神经病变往往不累及眼内肌,瞳孔正常。④眶上裂病变:同海绵窦病变,但无眼球静脉回流受阻症状,并因动眼神经入眶上裂分为上、下两支,故有时仅表现为部分眼肌麻痹。见于该处肿瘤、外伤等。⑤眶尖及眶内病变:见于眶内肿瘤和肉芽肿、炎症、外伤以及霉菌(毛霉菌)感染等。眶尖部的病变因同时累及视神经,常伴有视力减退、视盘水肿,当动眼神经进入眶内,末段分散支配各眼肌,因此受损时常引起不完全性麻痹。

(2)滑车神经损害的临床表现:滑车神经麻痹表现向下看困难,除上视外,各向均有复视,平视时,患侧眼球位置偏上。患者喜头部歪向对侧肩部,使患侧眼球位置得以改善,减轻复视。滑车神经核性病变见于中脑出血/缺血、动静脉畸形、肿瘤及脱髓鞘。滑车神经髓内及蛛网膜下腔段病变见于松果体瘤、脑膜瘤、转移瘤、脑积水、颅高压、乳突炎、脑膜的炎症和肉芽肿等病变;滑车神经海绵窦及眶内段病变见于肿瘤、颈内动脉瘤、Tolosa-Hunt 综合征、带状疱疹、糖尿病、外伤及肉芽肿等。

(3)展神经损害的临床表现:展神经麻痹表现为眼球内斜、外展运动受限,同向性复视,头部常转向病侧。展神经核位于脑桥面丘水平,被面神经所环绕。因此展神经核或脑干内核下性损害时常伴有面神经的损害,出现同侧的周围性面瘫;因病变常累及同侧位未交叉的锥体束,故还出现对侧肢体上运动神经元瘫痪(Millard-Gubler 综合征)。展神经核性损害多见于脑干梗死、肿瘤、Mobius 综合征、Wernicke 综合征、脱髓鞘、红斑狼疮等。

2.神经肌肉接点病变导致的眼球运动障碍　眼肌型或全身型重症肌无力常有复视、眼睑下垂等症状。但症状多变,表现受累肌的极度易疲劳,休息后好转,晨轻暮重,复发缓解等特点。疲劳试验及新斯的明试验阳性可协助诊断。

3.肌源性眼球运动障碍

(1)眼肌营养不良症:又称慢性进行性核性眼肌麻痹,为一罕见的遗传性疾病,早期表现为双侧眼睑下垂,以后逐渐发生双侧眼外肌的麻痹。

(2)内分泌疾病:如甲状腺功能亢进或垂体功能失常也可产生眼肌麻痹和眼球突出等症状,甲状腺突眼性麻痹又称 Graves 病,单眼或双眼亚急性起病,逐渐进展,眼球上视和内收最易受累,常伴肌无力。球后 B 超、眼眶 CT/MR 检查有助于诊断。对甲状腺功能正常患者因做 T_3 抑制试验及甲状腺素释放激素刺激试验进一步排除。

(二)同向凝视障碍

同向凝视是眼球协调运动的重要功能,双侧同向侧视运动障碍,系脑干或皮质眼球同向协调运动中枢病变引起。又称核上性眼球运动麻痹。

神经兴奋从额中回后部的皮质侧视中枢发出的下行纤维支配对侧脑桥侧视中枢,脑桥侧视中枢发出纤维经内侧纵束至同侧外展神经核及对侧动眼神经核的内直核,使同侧外直肌和对侧内直肌同时收缩,产生双眼球向同侧视运动。上述两个侧视中枢的病变均可引起同向侧视麻痹。

皮质侧视中枢破坏性病变时,双眼不能受意志支配而向病灶对侧注视,且因受对侧(健侧)侧视中枢功能占优势的影响,双眼向病灶侧偏斜;当病变产生刺激症状时,则双眼向病灶对侧偏斜。由于皮质其他部位的代偿作用,皮质侧视中枢产生的侧视麻痹多为一过性。多见于急性脑血管病、额叶肿瘤等。

脑干侧视中枢病变时,双眼不能向病灶侧注视而凝视病灶对侧(瘫痪侧),因常损及邻近的面神经核和未交叉的皮质脊髓束,而出现同侧周围性面瘫和对侧肢体上运动神经元性瘫痪,即脑桥内侧部综合征(Foville 综合征),见于脑桥梗死、炎症、肿瘤和脱髓鞘病。

(三)两眼上视不能

两眼垂直性协同运动的下级中枢位于中脑四叠体和导水管周围灰质,皮质中枢不明。该部位病变时表现为双眼不能同时向上仰视或（和）向下俯视，可伴瞳孔调节障碍和两眼会聚障碍（Parinaud 综合征）。见于中脑的血管病变和脱髓鞘病以及肿瘤（松果体肿瘤和四叠体神经胶质瘤）。正常老年人通常亦会有轻度的上视受限。

进行性核上性麻痹（PSP）患者，主要表现上视困难和少动—强直的帕金森症状，也可伴有假性球麻痹和锥体束征。

动眼危象是偶见的该部位的刺激症状，表现双眼痉挛性上视，持续数秒甚至数小时，同时可以伴有瞳孔扩大和固定，并可伴有颈后仰，强迫性奔跑、幻觉和其他精神症状。见于脑炎后帕金森综合征晚期，或服用酚噻嗪类药物的患者。

在昏迷患者，当头部迅速地前屈或后仰时，有两眼反射性仰视或俯视运动，称玩偶眼现象，提示上脑干功能保存。

（四）眼球会聚不能

当看一个由远而近的物体时，两眼产生会聚，晶体变凸及瞳孔缩小，称为调节反射。调节反射通路可能通过枕叶视皮质，由此发出纤维下行到中脑顶盖部的 EW 核腹侧的副交感核区即 Perlia 核，该核发出的冲动经两侧动眼神经支配两侧内直肌（辐辏运动），到 EW 核，再通过睫状神经节支配睫状肌（调节反射）及瞳孔括约肌（收缩瞳孔）。中脑的炎症、外伤、脑血管病变导致 EW 核尾部受损时，表现为侧视时内收运动正常，而视近物时会聚不能，可伴瞳孔收缩障碍。

帕金森病患者由于肌强直也会出现会聚动作不能，但缩瞳效应正常。一眼的视力障碍而缺乏强迫两眼物像合一的要求、严重近视、疲劳，甚至某些神经症患者也可有会聚运动障碍。

（五）核间性眼肌麻痹

核间性眼肌麻痹又称内侧纵束综合征，是由于脑干病变导致内侧纵束受损引起的不完整的眼球水平同向凝视障碍。

根据内侧纵束受损的部位及表现，临床上又分为前核间性眼肌麻痹、后核间性眼肌麻痹、一个半综合征等。

1.前核间性眼肌麻痹　是脑桥凝视中枢到对侧动眼神经核的内侧纵束上行纤维受损所致，表现双眼向病侧凝视时，同侧眼球可以外展（常伴有眼震），对侧眼球不能内收，但辐辏运动正常。

2.后核间性眼肌麻痹　是脑桥凝视中枢至同侧外展神经核的内侧纵束下行纤维受损所致，表现双眼向病侧注视时，同侧眼球不能外展，但反射刺激仍可使该眼球外展。

3.一个半综合征　脑桥侧视中枢受损同时累及双侧内侧纵束时，出现一个半综合征。即向病灶侧注视时，同侧眼球不能外展，对侧眼球不能内收；向病灶对侧注视时，同侧眼球不能内收，对侧眼球可以外展；两眼会聚运动正常。

另外核间性眼肌麻痹也可以表现为靠边眼（两眼外展位，但会聚运动存在）、分离性斜视（患侧眼向内向下，健侧眼向外向上）。

核间性眼肌麻痹可见于多发性硬化、脑干肿瘤及血管性病变。

（六）眼肌固定

当多眼球运动神经或眼外肌损害时将导致眼球各向活动功能丧失，眼球固定。解剖特点使得多眼球运动神经病损往往和病变部位有关，由于海绵窦、眶上裂、眶尖是这三组神经行进中最相邻的部位，因此这些部位的病变最易导致眼肌麻痹和眼球固定。

三、眼球运动障碍的诊断与治疗

(一)眼肌麻痹性偏头痛

眼肌麻痹性偏头痛(OM)是偏头痛的一种,临床较为少见,是指在头痛发作期或发作后并发眼球运动受限。眼肌麻痹性偏头痛是与眼外肌肉松弛相关的一种复发性单侧头痛。无论瞳孔是否受影响,伴有上睑下垂的短暂性动眼神经麻痹是常见的表现,展神经很少受累。该病儿童较常见,眼外肌麻痹持续时间常超过头痛几天或几周。多次发作后,出现轻微的瞳孔散大,罕见眼外肌麻痹成为永久性损害。其临床特征有:

1.偏头痛　出现于眼肌麻痹之前,头痛的部位多在单侧额顶部、额颞部或额眶部。头痛的性质为阵发性搏动性痛或跳痛,常伴有恶心、呕吐。

偏头痛减轻时眼球运动障碍反而加重:如同时累及第Ⅲ和第Ⅵ脑神经,则眼球固定。

头痛、恶心、呕吐、眼肌麻痹等症状可持续数小时至 10 周不等,多为单眼发病,亦可双眼或交替发病。

2.眼肌麻痹　偏头痛过后随之出现眼肌麻痹,常累及第Ⅲ脑神经,表现为完全性动眼神经麻痹症状,眼睑下垂,眼球偏外下方,眼球向上、下、内运动明显受限,伴有瞳孔散大。少数亦可累及第Ⅵ脑神经。

眼肌麻痹是暂时性的,但可反复发作,发作次数多在 2～4 次或更多。发作间隔时间变化不大,可为数日或数年,复发频率越高,其间隔时间越短,对于少数眼肌麻痹性偏头痛出现动眼神经永久性损伤的必要时进行全面检查,如数字减影血管造影术(DSA),以排除动脉瘤等病变。眼肌麻痹性偏头痛临床上不多见,依据偏头痛、眼肌麻痹、反复发作及临床检查无明显器质性病变为主要特征即可做出诊断。

治疗:可以使用血管扩张剂和消炎镇痛剂治疗。

(二)眶尖综合征

眶尖综合征是以第Ⅱ、Ⅲ、Ⅳ、Ⅴ1(三叉神经第一支)及Ⅵ脑神经受侵犯为其特征。

临床表现:患者视盘水肿及视神经萎缩,视力严重减退或失明,上眼睑下垂,轻度突眼,眼球运动障碍,瞳孔散大,对光反射减弱或消失,调节麻痹,三叉神经第一支分布区感觉障碍及眶静脉回流障碍。这是由于视神经孔位于眶上裂内,在解剖学上两者关系极为接近所致。常见病因有:炎症和肿瘤等。除外肿瘤病变者应予相应抗感染治疗。

(三)眶上裂综合征

眶上裂综合征是指Ⅲ、Ⅳ、Ⅴ1、Ⅵ脑神经及交感神经纤维受损引起上眼睑下垂,眼球向正前方突出与运动障碍,瞳孔散大,对光反射消失,调节麻痹,角膜触觉消失,面部皮肤感觉障碍。一般早期Ⅵ受损,可能为眶上裂综合征,而海绵窦综合征发生Ⅵ受损较晚,由于Ⅵ在Ⅲ、Ⅳ、Ⅴ1 的内侧关系。常见病因有:肿瘤、蝶骨小翼骨折、颈内动脉瘤、蛛网膜炎等。眶上裂综合征炎症最为多见,应作病因诊断和抗感染治疗。

(四)海绵窦综合征

海绵窦综合征又称 FoixⅠ型综合征,为Ⅲ、Ⅳ、Ⅵ和Ⅴ的第 1 支受累,病变偏后者可有Ⅴ的 2、3 支受累,可分为前、中、后三组。前海绵窦综合征表现为Ⅲ、Ⅳ、Ⅵ和Ⅴ1脑神经受损并伴有眼球突出。中海绵窦综合征表现为Ⅲ、Ⅳ、Ⅵ和Ⅴ的 1、2 支脑神经受损症状。后海绵窦综合征表现为Ⅲ、Ⅳ、Ⅵ和Ⅴ的 1,2,3 支脑神经受损症状。其主要临床表现为:①一般有全身感染症状,同侧眼球突出,上、下睑和球结膜充血、水肿。②眼球向各方向运动麻痹,上睑下垂,瞳孔散大,对光反射和调节反射消失。③三叉神经麻痹症状:引起同侧眼及额部疼痛、麻木、角膜反射减弱或消失。常见头面部炎症、海绵窦血栓(一般为单侧,由于双侧海绵窦有环窦相连,常有一侧病变引起对侧受累而出现两侧症状)、外伤、肿瘤、颈动脉瘤等病变。头颅

MRI 检查,病变侧眼眶周围常有炎症改变。诊断成立后应做相应抗感染治疗。

（五）Tolosa-Hunt 综合征

Tolosa-Hunt 综合征（THS）,又称痛性眼肌麻痹综合征,由 Tolosa 和 Hunt 等首先报道,是指海绵窦、眶上裂或眶尖部位非特异性炎症所致的痛性眼肌麻痹,多认为病因与海绵窦非特异性炎症肉芽肿有关。

其临床诊断标准:①急性或亚急性起病,一侧眼眶或眶后持续性疼痛。②以第Ⅲ、Ⅳ、Ⅵ脑神经损害为主,可合并第Ⅴ脑神经第 1 支眼神经,第 2 支上颌神经及第Ⅱ脑神经损害,有或无瞳孔改变。③症状可持续数天、数周,可自然缓解。但可遗留神经功能损害。亦可间隔数月、数年复发。④类固醇激素（泼尼松）治疗有效。⑤除外海绵窦附近病变（DSA 检查）。

（六）Weber 综合征

Weber 综合征,又称动眼神经交叉瘫综合征或大脑脚综合征;系由一侧中脑大脑脚脚底病变而导致损伤动眼神经和锥体束,表现为同侧动眼神经麻痹（眼睑下垂,眼球外展位,眼球向上、内收及向下运动麻痹,瞳孔散大,对光反射消失）和对侧偏瘫（对侧中枢性面瘫、舌肌麻痹及上下肢瘫痪）。常见病因:肿瘤、炎症、外伤、动脉瘤等。另外,在脑疝早期常有 Weber 综合征表现。

（七）Parinaud 综合征

Parinaud 综合征,又称上丘脑综合征、中脑顶盖综合征、上仰视性麻痹综合征。系由中脑上丘的眼垂直同向运动皮质下中枢病变而导致的眼球垂直同向运动障碍,累及上丘的破坏性病灶可导致两眼向上同向运动不能。

临床特征为两眼同向上视不能、两侧瞳孔散大或不等大,光反应、调节反射存在,可表现为眩晕,有时共济失调。睑下垂,复视,双眼同向上视运动麻痹,但无会聚性麻痹。常见病因:松果体瘤、PD 综合征、服用酚噻嗪类药物等。

眼球活动神经在受损时,由于其损伤部位不同而产生不同的综合征症状,应寻找病因积极治疗,如炎症感染,则应用足量抗生素,必要时加用激素治疗,对脓肿形成者,可作引流处理,肿瘤手术治疗,动脉瘤可作介入疗法等。

（李晓霞）

第十节　眼球震颤

眼球震颤（简称眼震）是眼球的不自主、节律性、短促的双相振荡。眼震的形态主要分为钟摆性和冲动性,后者更为常见。方向多为水平性,少数为垂直性。钟摆性眼震的眼球来回震荡的速度相等。冲动性眼震有快相和慢相之分,通常以快相作为眼震的方向。慢相是壶腹嵴的冲动通过前庭核作用于眼球运动神经核的结果,提示眼震的始发和产生,快相是大脑皮质对慢相的矫正作用。根据眼震图中慢相的形状分为四种类型:①钟摆性眼震（正弦波形）;②向左冲动性眼震伴慢相速度恒定;③向左冲动性眼震伴慢相速度呈指数性下降;④向左冲动性眼震伴慢相速度呈指数性升高。

【发生机制】

眼震可能起源于前庭终末器官、前庭神经、脑干、小脑或皮质中枢（负责眼球扫视）的功能异常。钟摆性眼震是中枢源性的（脑干或小脑）,而冲动性眼震可能为中枢性或周围性。慢相期呈速度恒定的冲动性眼震是由周围前庭功能失调导致其至脑干凝视中枢的输出不平衡引发的。慢相期呈速度下降的冲动性眼震是脑干神经整合器出错引起的。整合器不能维持对凝视中枢的持续输出以保持眼球的偏中心位,导致凝视一轻瘫性眼震。水平眼震呈慢相期速度加快,则提示是中枢源性的,是先天性眼震(即婴儿型眼震综合征)的常见类型。

【临床类型和意义】

1.生理性眼震 眼球处于极度侧视或垂直注视时可观察到的眼震为生理性(终末性),易于消退。如果鼻梁阻挡了眼球内收的活动,导致眼球外展的幅度更为明显,可观察到分离性眼震。有时可观察到旋转性成分。生理性眼震通过以下特点与病理性眼震鉴别:侧向注视时眼震对称,缺乏其他神经系统体征,和在正中位的眼球注视角度超过30度以上时出现。眼震图的记录表明生理性眼震的慢相速度呈线性,可伴短暂性小幅反跳性眼震。

2.病理性眼震

(1)先天性眼震:发生在出生后、婴儿早期、青少年期或成年人,多为特发性,常由代谢异常和脑的结构性损害包括眼球和前视路的异常引起。先天性眼震与凝视诱发的眼震不同,前者当眼球移向慢相方向时,慢相的速度呈指数性增加。眼震常为完全摆动性或带有冲动性成分,通常为水平同向性,也可垂直性,凝视使之增强,眼睑闭合或辐辏活动使之减弱,无振动幻觉。

婴儿期先天性眼震有三种类型,首先是婴儿眼震综合征,出生时即伴有,但往往数周或数年后才发觉。眼球在原始位置时表现为水平摆动性或冲动性眼震,侧视时眼震由摆动性转为冲动性。眼震图表明尚具有旋转性成分。一般不影响视力,除非存在视觉输入的障碍。眼球会聚时眼震减弱。其次是融合子发育不良眼震综合征(FMNs),包括延迟型(LN)和表现型(MLN)。第三是点头样痉挛综合征(SNS)。

(2)钟摆性眼震:钟摆性眼震常为先天性,往往伴有弱视(如视神经病变),多为单侧。获得性摆动性眼震(APN)多混合有水平、垂直或旋转性成分,以一种成分为主,可为单眼性。最常见的 APN 是多发性硬化,其次为脑干血管性病变,还有 Cockayne 综合征、Pelizaeus-Merzbacher 病、线粒体细胞病、脊髓小脑变性、缺氧性脑病和 Whipple 病。钟摆性眼震的病因可能与影响小脑至神经整合器的正常反馈有关。

(3)眼咀嚼肌节律收缩病:眼咀嚼肌节律收缩病仅发现于 Whipple 病,以双眼钟摆样、分离性眼球震荡伴咀嚼肌节律性的同步收缩为特点。双眼发生节律性辐辏运动,频率每秒 1 次,随后眼球分开回到初始位置;节律性下颌上提、下降与眼震荡同时发生,持续存在于睡眠中,不受刺激的影响。偶尔可伴有夜间磨牙引起的严重牙齿磨损。常常伴有核上性垂直凝视麻痹、智能衰退、嗜睡、轻度葡萄膜炎或视网膜病变。面、上肢的节律性收缩可见于桥本脑病。

(4)注视不全麻痹性眼震:是最常见的眼震类型,在侧向凝视时出现对称性眼震。当中枢神经系统病变不对称时,如肌无力,眼震也可不对称。具有冲动性波形,快相指向凝视侧。眼震图显示慢相速度呈指数性递减。注视不全麻痹性眼震的发生与整合器的功能失调有关,一般由酒精或药物(抗惊厥药物或镇静剂)中毒引起。如果由于结构性病变而产生的,多为不对称。

(5)前庭性眼震:起源于对迷路、前庭神经、前庭神经核及其与脑干、小脑联系通路的损伤,可分为中枢性或周围性。周围性前庭性眼震是由前庭神经或其终末功能失调引起的,在头部姿势改变后存在一定的潜伏期,且易于疲劳;慢相速度呈线性,伴严重的自主神经反应,如恶心、呕吐、出汗、腹泻、耳鸣、听力下降等。而中枢病变时,慢相速度易变,自主神经反应较小,常伴头痛、不良共轭凝视和锥体束征。中枢性与周围性前庭性眼震的鉴别点为:凝视的影响和眼震的方向。凝视可抑制周围性眼震,但对中枢性眼震无影响;周围性眼震尤其是垂直性,常伴旋转性成分,而中枢性眼震表现为单纯的垂直性或旋转性眼震。

(6)会聚不良性眼震:即分离性眼震,双眼的眼震方向各异。常见于核间性眼肌麻痹、其他脑干病变、点头样痉挛。单眼眼震也是会聚不良,可能伴有弱视、其他形式的视力下降。

（7）单眼性眼震：单眼性眼震可为摆动性或冲动性，方向可为水平性、垂直性或斜向性。眼震图记录显示单侧眼球小幅震荡，可出现于弱视、斜视、单眼盲、点头样痉挛、核间性眼肌麻痹、多发性硬化至癫痫患者，当然也可出现于另一眼眼肌完全麻痹或摘除后的情况下。Heimann-Bielschowsky现象是一种极为罕见的类型，表现为单眼垂直摆动性震荡，频率1~5Hz，出现于弱视的眼球或获得性视力减退的眼球，如白内障。在后一种情况下，经积极治疗后状况可能改善。上斜肌颤搐可能被误诊为单眼旋转性或垂直性眼震。

（8）上跳性眼震：表现为垂直眼震伴快速向上的成分，侧视时眼震无变化。前半规管介导向上性眼前庭反射，其中枢通路有前庭上核经结合臂到中脑，当此通路受累及时，向上性眼前庭反射损害而引起纠正性快速扫视运动。眼震的振幅和强度随着上视而增强。这强烈提示双侧脑干中央旁病变，常位于脑桥-延髓或脑桥-中脑连接处、下位延髓的中央旁神经通路或小脑蚓部。可为小脑星形细胞瘤的早期征象，也可见于Wernicke脑病、抗癫痫药物中毒、有机磷酸盐中毒、锂中毒、尼古丁中毒、铊中毒、脑干脑炎、脑干肿瘤、小脑变性、脱髓鞘性疾病、血管性疾病等。在婴儿中，上跳性眼震可能是视觉通路前部病变的体征，如Leber先天性黑矇、视神经发育不全、虹膜缺失和白内障。小幅上跳性眼震可能见于蓝色锥体全色盲的携带者，患者会出现阵发性斜向摆动性眼震。若下视时眼震的强度减弱，辅以佩戴棱镜可能改善震动幻觉，加巴喷丁也有相当作用。

（9）下跳性眼震：自发向下冲动性眼震可出现于初始位置，当向下或一侧凝视时更明显，而向上凝视时减弱或消失。它的发生主要与中枢投射经四脑室底部的后半规管的驱动缺乏有关。向下眼前庭反射通路的破坏可导致向上平稳眼球运动和向下纠正性快速扫视运动。小脑绒球蚓垂和小结的损害则可导致小脑对前庭核的抑制脱失，小脑绒球包含浦肯野细胞，后者发出抑制性纤维至前半规管，但不经后半规管中枢通路。体位改变特别是头位下垂时下跳性眼震尤为明显。下跳性眼震主要见于颈-延髓连接部的病变，也可见于第四脑室底中线部位和小脑中线部位（绒球-小结、悬雍垂）的病变。对枕大孔区域矢状位的MRI扫描可能有助于诊断。

（10）周期性交替性眼震（PAN）：周期性交替性眼震是水平冲动性眼震，眼球在初始位置发生震颤，快相朝向一侧并逐步减弱或停止数秒，后转向对侧。在短暂的转换过程中，可出现垂直性眼震或正弦波型冲动性眼震。可伴有周期性交替性振动幻觉，一个循环持续约3min。可为先天性或后天获得性，临床意义同下跳性眼震，有时两者同时并存。临床见于颅颈交界处病变、肿瘤、外伤、脑炎、神经梅毒、多发性硬化、先天性白化病、克-雅病（CJD）等。治疗针对病因，如纠正Chiari畸形，GABA-b激动剂巴氯芬可能有效。

（11）反跳性眼震：反跳性眼震是侧向凝视时诱发的水平性眼震，快相方向快速回复到中间位置或继续向另一侧震荡，后者有时是生理性的。病因与小脑或延髓舌下神经核的功能失调有关。反跳性眼震有时伴旋转性的成分。

（12）向心性眼震：小脑功能失调可产生快相指向正中位、慢相指向外侧的向心性眼震。病因与反跳性眼震相似，是小脑结的过度代偿和蚓部的纠偏作用，可见于CJD。

（13）辐辏诱发性眼震：常为摆动性，由辐辏动作所诱发，向上垂直性成分为主。最常见于多发性硬化、Chiari 1型畸形。辐辏运动可改变眼震的方向、幅度，诱发水平性或垂直性眼震。需与随意性眼震和辐辏式回缩性眼震鉴别。

（14）拉锯状眼震：是一种奇异的摆动性眼球震荡，表现为周期性同向旋转成分和分离性垂直成分。如一眼上视及内旋伴另一眼下视及外旋，然后向相反方向运动，完成一个周期。向上凝视时眼震呈加速和幅度变小，向下凝视时变慢和幅度变大，在黑暗中眼震消失。眼的旋转计数器反射的功能障碍是病因。鞍上肿瘤、脑干病变等可产生拉锯状眼震。

(15)旋转性眼震:旋转性眼震可出现于眼球初始位或各种头位、侧向凝视时,多由中枢前庭通路上的病灶产生。单纯旋转性眼震是由中枢前庭病变引起,可见于脑干损害、僵人综合征;而混合性(水平-旋转)眼震由周围性前庭病变产生。当旋转性眼震为摆动性时,病灶多在延髓。常伴眼球偏斜。旋转性眼震为冲动性时,可由眼球的垂直扫视活动或小脑-中脑脚的病灶产生。快相的方向随凝视侧而变化,多指向负责向下扫视的病灶或向上扫视病灶的对侧。

(16)痫性眼震:痫性眼震常继发于癫痫发作后,并指向病灶的对侧。伴瞳孔扩大和眼球外展。眼震作为癫痫的唯一临床表现罕见。眼震可为水平性或垂直性。在昏迷患者中发现周期性眼球活动可能提示症状性癫痫的存在。

(17)Brun眼震:可见于桥小脑角部位较大的肿瘤患者。眼震呈双侧性、不对称的冲动性波形。向病灶侧凝视时,为大幅、低频的震荡,向对侧凝视时,为小幅、高频的震荡。

(18)发作性眼震:多见于发作性眩晕、共济失调患者,常持续24h。眼震可为旋转性、垂直性或分离性。发作的频率不定。疾病可为遗传性代谢缺陷(离子通道病)、基底型偏头痛和多发性硬化。乙酰唑胺可试用于有家族史的患者。

(19)倒错性眼震:倒错性前庭性眼震发生于与前庭刺激非一致的平面上,为中枢源性。如多发性硬化患者左右摇头时会产生短暂的向下眼震。

(20)眼睑眼震:以上眼睑节律性冲动样运动为特征,可出现于下列情况:①垂直性眼病性眼震;②某些延髓背外侧综合征的患者;③部分中脑肿瘤患者;④部分小脑或延髓病变患者的会聚动作时。

【眼球震颤的诊断】

首先要确定眼震是先天性、后天获得性及是否有家族史。同时,要注意有无弱视和相关药物应用史。先天性眼震通常是无症状的,极少影响患者的生活或引起震动幻觉。头痛、复视、视力下降、震动幻觉、头晕和其他神经系统症状也要引起重视。检查应包括视敏度、视野、瞳孔反射、眼白化病、眼球活动和眼底检查。眼底检查对裸眼检查未能发现的细小眼震特别有价值,同时需要检查眼球运动。以下临床特征有助于临床诊断:有无眼白化病的特征;有无自发的头部倾斜或扭转;眼震的诱发形式(自发性抑或侧向凝视诱发);眼震是双侧性的、共轭性的抑或分离性的;摆动性抑或冲动性眼震,后者的快相方向;有无潜伏期;有无旋转性成分;是否会自发改变眼震方向,即周期性交替性眼震,须与反跳性眼震鉴别;侧视诱发的眼震是否细微或可消失;会聚是否减弱眼震或改变其方向;头位、体位改变或摇头是否加强或减弱眼震;视动刺激的效果如何;是否伴有面、舌、耳、颈部、上颚、肢体的节奏性运动。

【治疗】

一些药物可试用于各种眼震,见表1-1。首先要纠正视敏度。INS可用棱镜、接触镜或手术矫正。佩戴棱镜有助于获得性眼震的改善。也可试用地西泮、巴氯芬、异烟肼、苯海索、丁苯那嗪、丙氯拉嗪、卡马西平、左旋多巴、酒精、卡立普多等药物。对获得性摆动性或下跳性眼震,中枢毒蕈碱拮抗剂苯甲托品、东莨菪碱可能有效。加巴喷丁、左乙拉西坦、美金刚、丙戊酸钠可能对获得性摆动性眼震有效。氯硝西泮、巴氯芬、3,4-二氨基嘧啶、4-氨基吡啶、加巴喷丁可能对下跳性眼震有效,加巴喷丁也可试用于上跳性眼震。除了氯硝西泮、巴氯芬对获得性PAN、上跳性或下跳性眼震有效外,苯海索用于多发性硬化的摆动性眼震可能有效,其他药物治疗的疗效欠佳。

表 1-1 眼震的治疗

眼震综合征	治疗
先天性眼震	棱镜,接触镜,眼外肌手术,加巴喷丁,基因治疗
获得性摆动性眼震	苯海索,苯甲托品,氯硝西泮,加巴喷丁,异烟肼,美金刚,丙戊酸钠,安非泼拉酮
辐辏诱发性眼震	棱镜
下跳性眼震	棱镜,巴氯芬,氯硝西泮,加巴喷丁,东莨菪碱,3,4-二氨基嘧啶,4-氨基吡啶
周期性交替性眼震	
先天性	右旋苯丙胺,巴氯芬,5-HT
获得性	巴氯芬,苯妥英钠,美金刚
上跳性眼震	棱镜,加巴喷丁,4-氨基吡啶
眼肌阵挛	眼贴,巴氯芬,卡马西平,蛙皮素,氯硝西泮,美金刚,加巴喷丁,东莨菪碱,苯海索,丙戊酸钠
跷跷板状眼震	巴氯芬,氯硝西泮,棱镜底向外
痫性眼震	抗癫痫治疗
发作性眼震	
共济失调 1 型	乙酰唑胺
共济失调 2 型	乙酰唑胺,4-氨基吡啶

（白　雪）

第二章　脑血管疾病

第一节　脑血管性疾病概述

心脏通过主动脉弓供应脑的血液。主动脉弓分出无名动脉(现称头臂干)、左颈总动脉和左锁骨下动脉。头臂干上升至胸锁切迹水平再分为右颈总动脉和右锁骨下动脉。锁骨下动脉发出椎动脉。左、右成对的椎动脉和颈内动脉经颈部上升,进入颅腔,对脑供血。

脑动脉供血的基本模式:颅腔被小脑天幕分隔为幕上、幕下结构,幕上结构中的大脑额叶、顶叶和颞叶大部,基底节和下丘脑大部,以及眼部接受颈内动脉的血供。幕下结构包括丘脑大部、脑干和脊髓上部,整个小脑以及内耳接受椎动脉和基底动脉供血。但椎-基底动脉的终末分支——大脑后动脉升至幕上,供应部分颞叶和整个枕叶。故幕上、幕下结构的血供来源并非截然分开的。颈动脉和椎动脉之间,通过颅内、颅外的许多侧支吻合血管,特别是脑底动脉环的形成,使脑的幕上、幕下结构的血供相互融通和调剂,成为统一的整体。

一、全脑的动脉供血模式

全脑的动脉供血模式基本相同,共有三种血管类型。

1.长旋动脉　自起源动脉发出后,在半球或脑干表面,绕其腹侧和外侧而行至背侧,在该处又与其他长旋动脉的末梢支相吻合,同时发出很多无名穿支进入脑实质,长距离运血供应较浅的脑组织。

2.短旋动脉　又称外侧穿支,自起源动脉发出,行程较短,穿入脑部供应灰质和白质。

3.旁中央动脉　又称中央穿支,从起源动脉发出后即在中线的一侧近旁穿入脑内供应近中线的核区等中央结构。

短旋动脉供应旁中支供应区和长旋支供应区之间的区域。旁中央动脉和短旋动脉不同于长旋支,几乎没有吻合而形成功能上的终动脉。

二、脑的血液供应及其障碍

脑部的血液由颈动脉系统和椎-基底动脉系统供应。颈动脉系统主要通过颈内动脉、大脑前动脉和大脑中动脉供应大脑半球前 3/5 部分的血液。椎-基底动脉系统主要通过两侧椎动脉、基底动脉、小脑上动脉、小脑下前及下后动脉和大脑后动脉供应大脑半球后 2/5 部分(枕叶和颞叶的底部)、丘脑后半部、脑干和小脑。

两侧大脑前动脉之间由前交通动脉使之互相沟通,大脑中动脉和大脑后动脉之间由后交通动脉使之沟通,这就在脑底部形成脑基底动脉环,或称 Willis 动脉环。

引起脑血管疾病各种临床表现的根本原因是脑部血液循环的障碍。急性脑血液循环障碍即脑卒中的临床表现有两个特点,一是起病急骤,经常在瞬间、数分钟、数小时,至多 1～2d 内脑部损害症状即达到高峰。如病情好转,常可在短时间内或数分钟、数小时或 1～2d 内见到症状部分或全然缓解。大多数患者在数周内可有不同程度的明显好转。以后,功能进一步缓慢地恢复。另一特点为脑部受损的局灶性症状。不论缺血或出血都与脑部血管和血液供应的分布以及病变的好发部位有密切联系。

现将脑部的血液供应及其障碍的主要临床表现,简述如下。

(一)颈动脉系统

颈总动脉在颈部甲状软骨上缘水平分成颈外动脉和颈内动脉。颈内动脉在颈部垂直上升,进入颅腔后分出眼动脉、后交通动脉、脉络膜前动脉、大脑前动脉及大脑中动脉。颈内动脉病变的典型症状是患侧视觉障碍和病变对侧偏瘫及感觉减退,若有眼动脉受累则可出现患侧单眼视力减退或失明,病变对侧的偏瘫常以面部及上肢为重;感觉障碍常较轻,主要为形体觉、两点辨别觉等皮质感觉障碍;由于视神经束和视放射受累可出现病变对侧同向偏盲。颈动脉听诊出现杂音以及视网膜动脉压低于健侧 25％ 以上时,有助于脑内动脉病变的诊断。

1.大脑前动脉　供应整个额叶前端、额叶、顶叶内侧面以及额顶叶上外侧凸面一狭长区,即小腿和足部的运动和感觉皮质以及辅助(副)运动皮质区,而其深支,即前内侧丘纹动脉供应尾状核头部、壳核前部、丘脑前部、苍白球外侧核、内囊前支等大脑前动脉病变主要表现为病变对侧肢体瘫痪,以小腿和足部的瘫痪为明显,可伴感觉障碍。小腿和足部的肌张力不高,但腱反射活跃,锥体束征阳性。其他尚可有精神改变、失用症、嗅觉障碍等。失语症少见。面部和上肢常无影响,前内侧纹丘动脉病变由于内囊前支以及基底神经节的受累可发生对侧上肢和面部中枢性瘫痪,上肢瘫痪以近端为主。还可由于旁中央小叶的受累而出现排尿障碍。

2.大脑中动脉　自颈内动脉分出后即发出深支供应内囊和基底节。大脑中动脉主干分出分支供应除额极和枕叶以外的整个大脑半球外侧面,包括支配面部、手和上肢的运动和感觉的皮质区、视放射以及主侧大脑半球的语言皮质区。如大脑中动脉起始处主干完全阻塞,即深、浅动脉均受累时,则出现病变对侧偏瘫、对侧感觉障碍、对侧同向偏盲(三偏症状)。病变在主侧大脑半球时常出现失语。累及非主侧大脑半球可伴失用症、失认症、体像障碍等顶叶症状。大脑中动脉各浅表分支阻塞的症状视病变部位而定,以病变对侧上肢和面部瘫痪较多见。

3.大脑后动脉　由基底动脉分出,供应大脑半球后部包括枕叶距状裂视觉中枢、颞叶底部。其深支分布于脑干,包括红核、丘脑底核、黑质、大脑脚内侧部。其他如丘脑、海马膝状体、部分视放射、内囊后肢等也接受来自大脑后动脉深穿支的供应。由于后交通动脉和软脑膜动脉的侧支供应,大脑后动脉阻塞的临床症状较轻。常因影响枕叶距状裂而发生对侧同向偏盲,但中心视力常可保存。主侧半球的大脑后动脉病变,还可累及顶颞区皮质而出现失写、失读、失认等症状。深穿支阻塞影响丘脑和上脑干,可出现对侧半身感觉减退伴丘脑性疼痛、动眼神经麻痹、小脑性共济失调、偏身舞动症等。基底动脉阻塞可影响两侧大脑后动脉而发生两侧枕叶梗死,其临床表现为两眼皮质性失明,患者对自己失明全然无知甚至加以否认。

(二)椎-基底动脉系统

椎动脉在第 6 颈椎横突平面进入颈椎横突管后,上升至第 2 颈椎横突后绕过寰椎椎板,进入枕大孔,到达颅内。入颅腔后发出下行支与对侧椎动脉发出的下行支合成脊髓前动脉。然后椎动脉又分出小脑下后动脉以及供应脑干腹内侧的旁正中动脉。椎动脉或基底动脉发出的短旋动脉分布于脑干腹外侧。小脑下后动脉、小脑下前动脉以及小脑上动脉供应脑干的背外侧和小脑。

1.延髓的血供 主要由椎动脉供应。延髓腹外侧的椎动脉及旁中央动脉供应延髓部分的锥体束、内侧丘系、内侧纵束、舌下神经等结构。椎动脉的较长分支和小脑下后动脉的分支分布于延髓较背侧,包括脊髓丘脑束、前庭神经核、三叉神经感觉核、绳状体、迷走与舌咽神经等结构。小脑下后动脉供应延髓背侧前端,包括前庭和耳蜗神经核,以及小脑后部。延髓腹内侧由椎动脉及其旁正中动脉所供应,当其发生阻塞时可引起症状,表现为病变对侧上、下肢瘫痪,对侧上、下肢躯体触觉、位置觉、震动觉的减退或丧失,病变同侧舌肌瘫痪,称为延髓前部综合征。小脑下后动脉闭塞常引起延髓外侧梗死,表现为眩晕、讲话含糊不清、吞咽困难,病侧软腭声带瘫痪,病侧小脑性共济失调,病侧面部和对侧肢体痛觉减退或消失,眼球震颤、病侧 Horner 征等,称为延髓外侧综合征(Wallenberg 综合征)。同时具有上述两综合征的部分或全部症状者称延髓外侧联合综合征。

2.脑桥的血供 主要由基底动脉供应。两侧椎动脉在延髓、脑桥接壤处腹侧合成一支基底动脉。其旁正中动脉供应脑桥旁中线结构,包括皮质脊髓束、内侧丘系、脑桥小脑束、内侧纵束、滑车神经核、展神经核等。其短旋动脉供应脑桥外侧结构,包括面神经、听神经、三叉神经核、前庭神经核、耳蜗神经核、脊髓丘脑束等。其长旋支,即小脑下前动脉在走行到小脑前也发出分支供应脑桥前端外侧部,即脑桥被盖部、脑桥臂。在旁正中动脉闭塞引起脑桥梗死时,影响皮质脊髓束、内侧丘系、内侧纵系、脑桥小脑束、展神经核等。临床上表现为病变侧展神经麻痹、面神经麻痹及对侧上、下肢瘫痪,称脑桥腹侧综合征。有时伴有向病侧凝视障碍,称为脑桥旁正中综合征。如果两侧均发生病变就出现四肢瘫痪、展神经麻痹、昏迷、两侧瞳孔缩小、眼肌瘫痪、高热、呼吸障碍。如果供应脑桥外侧的动脉发生闭塞时就出现眩晕、耳鸣、听力减退、眼球震颤、向病侧凝视障碍、病侧面部感觉障碍、病侧 Horner 征、对侧面部以下肢体痛、温觉减退或缺失(小脑下前动脉综合征)。基底动脉本身的闭塞比较少见,一旦发生,情况严重,有四肢瘫、延髓麻痹、昏迷。个别患者表现为闭锁综合征,患者意识尚存在,但由于四肢、两侧面瘫和延髓麻痹,只能依靠眼球上、下运动来表达意识。

3.中脑的血供 主要由基底动脉供应。基底动脉位于大脑脚间窝,发出短支分布于中脑两侧侧面和背部,供应大脑脚、动眼神经、内侧纵束、红核、动眼神经核、中脑网状结构等。大脑后动脉也发出分支供应大脑脚外侧面、内侧面、红核等。小脑上动脉供应包括四叠体的中脑背盖部和小脑的前部。中脑梗死的临床表现常见为:①病变侧动眼神经麻痹伴对侧偏瘫,称中脑下脚综合征(Weber 综合征);②病变侧动眼神经麻痹,病变侧步态呈共济失调以及上肢动作不稳。双侧中脑梗死较为严重,患者神志不清,四肢瘫痪,两侧瞳孔散大,对光反应消失,两眼位置正中或外斜,眼球向上运动受限制,上肢可出现粗大而不自主的舞动样动作。当大脑后动脉供应的中脑背部发生梗死时,可出现病侧眼睑下垂和瞳孔缩小的 Honer 征,病侧上、下肢共济失调以及舞蹈样不自主动作,病变对侧半身感觉障碍。

基底动脉干闭塞并不多见,梗死主要分布在脑桥、中脑腹侧以及两侧枕叶,梗死也影响脑干背盖部。常出现意识模糊而后陷于昏迷并逐步加重。四肢瘫痪先为弛缓性而后痉挛性。常有面神经、展神经、三叉神经、迷走神经、舌下神经等脑神经麻痹症状,以及视野缺损或皮质性失明的视觉障碍等。

脑部血供障碍引起的脑部病变,其严重程度取决于:①血供障碍发生的速度和持续时间:供应障碍发生越急,持续越久,越完全,则病变越重。②受损区域的大小及其功能重要性:一般是病变范围越大,功能丧失越重,但又与受损部位的功能重要性有关,如在内囊神经纤维集中处,虽仅小量出血,引起的神经功能缺失却重;反之,在大脑皮质中出血的范围即使比内囊大几倍,而影响的神经功能却较局限。③脑血管的解剖结构上的个体特点与侧支循环建立的速度和程度:建立得越快、越充分,病变和症状越易恢复,甚至可完全不发生临床症状。

(三)脑动脉侧支循环

脑部动脉通过以下几组吻合支,在一定条件下可以建立丰富的侧支循环。如有某种血管发育畸形,虽在一般情况下并无症状,但当脑血供发生障碍而不能及时建立起侧支循环时,可发生病变和临床症状。

1.脑基底动脉环(Willis 环) 脑部这一环状动脉吻合对颈动脉与椎-基动脉两大血供系统之间,特别是两侧大脑半球血液供应的调节、平衡以及病态时形成侧支循环极为重要。但是,脑底动脉环的发育异常相当多见。这一具有重要临床意义的事实,往往为人们所忽视,如曾有人研究 350 个人脑检查资料发现,约有 48% 的脑底动脉环有发育异常。其中较多见的是一侧后交通支管径小于 1mm(约 27%);大脑后动脉起源于颈内动脉(约 14%);前交通支口径小于 1mm 或竟缺如而两侧大脑前动脉起源于一侧的颈内动脉干等。由于种种畸形的存在,脑底动脉环中或动脉环之前发生动脉粥样硬化等病变时,侧支循环的建立势必大受影响。这与临床表现也密切相关,例如同为颈内动脉闭塞时,如动脉环发育正常,因侧支循环迅速建立症状较易恢复或竟不发生任何症状;反之,如有发育异常影响侧支循环的建立,则可能发生同侧大脑半球的严重梗死。

2.颈外颈内动脉的吻合支 可存在于颈外动脉的面动脉与颈内动脉的眼动脉支之间。枕动脉的脑膜支与大脑后动脉分支之间,颈外动脉的上颌动脉通过鼓室前动脉、脑膜中动脉与颈内动脉的颈鼓室动脉及大脑中动脉分支之间均可建立侧支循环,有时可在脑血管造影中显示出来。

3.软脑膜动脉 在大脑前、中、后动脉的软脑膜分支之间也存在吻合支。这种吻合虽然不能建立颈内与颈外动脉之间的有效侧支循环,但在颈内动脉某一分支闭塞时,颇能发挥防止或减轻血供障碍的作用。

总之,对于脑的血液供应及其障碍,不可机械地从一般解剖图谱所述的典型血管分布关系上去理解。解剖类型变异很多。实际上脑血管解剖结构的个体特点、侧支循环的建立以及脑血液循环的生理和病理生理因素等,对脑血管病变的发生和临床表现都有密切关系,应全面地予以分析和认识,才能有利于对患者的处理。

三、脑血液循环的生理与调节

脑是人体中最娇嫩的器官。脑组织几乎没有能源的储备,需要血液循环连续地供应氧和葡萄糖。尽管脑的血液供应有很强的自动调节能力,一旦受到障碍,其后果仍是严重的。脑部血液供应的障碍造成氧和葡萄糖的缺乏,迅速引起脑功能紊乱及脑组织的破坏。在常温时,脑血液供应停止 6～8s 后,脑灰质组织内即无任何氧分子并迅即(10～20s)出现脑电图异常和意识障碍。停止 3～4min 后脑组织内游离葡萄糖消耗殆尽。停止 5min 后脑神经元开始完全依靠蛋白质分解来维持能量代谢,但仍可能存活达 30min。如果血液受阻而非完全中断,则丧失功能的神经元可存活达 6～8h,偶可长达 48h。按平均脑重量为 1500g 计算,健康成年人的脑血流量每 100g 脑组织为 40～50ml/min,即 24h 约为 1100L。脑各部位的血流量也不完全相同。以每分钟每克脑组织的脑血流量计算,大致感觉和运动中枢皮质为 1.38ml,尾状核为 1.10ml,视觉中枢皮质为 1.25ml,丘脑为 1.03ml,小脑神经核为 0.87ml。脑灰质的均数为 $0.8\text{ml}/(\text{g}\cdot\text{min})$,而脑白质为 $0.20\sim0.23\text{ml}/(\text{g}\cdot\text{min})$,可见脑灰质结构的血流量远较白质来得高。脑组织仅占整个体重的 2%～3%,然而需用的血液供应占心搏出量的 15%～20%(静态时),这是与脑组织的较高代谢率相适应的。每 100g 脑组织的氧消耗量($CMRO_2$)为 3ml/min,也就是整个脑组织每分钟氧消耗量为 45ml 或 24h 为 65L,要占全身组织氧消耗量的 25% 左右。同样的,氧消耗量与脑血流量类似,在脑灰质组织中要比脑白质中来得高。整个脑组织的葡萄糖消耗量为 4～8g/h,即 24h 约 115g。当血糖持续低于 $2.2\mu\text{mol}/\text{L}$(相当 0.4g/L)时,脑的意识活动就出现障碍。

（一）生理条件影响下的脑血流量变化

1.年龄　10岁以前的儿童脑血流量和脑氧消耗率为最高,例如6岁儿童的脑血流量为1.06ml/（g·min)。到发育期后很快锐减,例如25岁的成年人,脑血流量为0.54～0.62ml/（g·min)。至50岁以后又逐渐减少,一般均在0.5ml/（g·min),同时脑氧消耗率减少20％,葡萄糖消耗率减少40％。

2.脑功能状态　脑血流量在睡眠时约为0.65ml/（g·min),较平时略微增加,但脑氧消耗率并无明显变化。各种感觉性刺激可增加有关脑皮质、皮质下灰质结构的脑血流量。脑皮质电刺激、脑干刺激诱发的脑电醒觉反应、癫痫发作、致病药物的应用,均可使脑血流量显著增加。精神情绪紧张或高度脑力劳动时可引起整个脑血流量或脑局部血流量(rCBF)的增加。脑干损害、巴比妥类药物中毒、低温时,大脑的血流量和氧消耗率均降低。在昏迷时脑氧消耗率降低,但脑血流量不一定降低。高热时脑血流量可稍增加,但高热或低温所伴的脑血流量改变并不一定伴有脑氧消耗率的变化。

（二）脑血流量的调节

脑血流量的调节受到很多因素的影响,相互间的关系错综复杂,最主要的因素大致为动脉压、动脉静脉压力差及脑血管阻力。

1.脑血流量自动调节的血压因素　脑血流量并不是消极被动地随血压的升降而随涨随落。脑血流量的自动调节功能在一定范围内是很有效的,这对脑的营养供应极为重要。血压的升高使脑的小动脉管腔内压增高而发生小动脉收缩,反之血压的下降可发生脑的小动脉扩张。小动脉收缩时脑血流量减少,小动脉扩张时脑血流量增加。因此血压变化时动脉灌注压虽有变化,但总的血流量维持不变,这是脑血流量自动调节的血压因素,称为Bayliss效应。这种效应限在平均动脉压（MABP)介于93～24kPa（70～180mmHg)时起作用。血压下降超过一定限度就失去自动调节能力。这在心源性脑缺氧综合征、外科休克、颈动脉窦过敏、直立性低血压等各种原因的血压严重下降中均可遇到。平均动脉压低于8kPa（60mmHg)时脑血流量锐减到仅为正常的60％,该时就出现脑组织缺氧的临床表现。在高血压患者中,动脉血压只要较平时降低30％以上,自动调节的能力就发生影响,脑血流量就有减少。脑血管疾病、颅脑损伤、脑瘤等脑组织病变、脑水肿、脑缺氧、深度麻醉、碳酸过多均影响脑血流量的自动调节功能。

2.静脉压的作用　在通常情况下静脉压对脑血流量的调节作用是微不足道的。在脑部血液供应受引力影响时,静脉压却起着相当重要的作用。在头部垂直位,尤其是在头部血液受到高速离心影响时,头部水平的动脉压可明显下降,但可不伴脑血流量的减少。这是因为静脉压同时也有下降,起了类似虹吸的作用,使得脑血流量勉力维持。

3.脑血管阻力因素

(1)颅内压:在正常动静脉压力差的情况下,颅内压力过高如超过5kPa（500mmH₂O)就显著增大脑血管阻力,严重减少脑血流量。颅腔内空间固定,如有脑水肿或占位病变即会迫使总的脑血液容积和脑血流量减少。颅内压增高到一定程度时脑血流量可逐步减少,颅内压增高到接近平均动脉压时,脑血流量可以完全阻断。

(2)血黏稠度:脑血管阻力不仅与动静脉压力差有关,还与血黏稠度有关。原发性红细胞增多症、高脂血症等可降低脑血流量,甚至可降至正常的一半程度。严重贫血,如血红蛋白低于70g/L时,脑血流量可显著增加,可达到0.79ml/（g·min)。右旋糖酐40的治疗作用主要是由于减少血黏稠度,改善微循环,使流速增快而增加脑血流量。

(3)脑小动脉管径:脑血管阻力因素中最主要和影响最大的是脑血管管径的改变,尤其是脑部小动脉的收缩和扩张。这种脑血管管径的变化受下列因素的影响。

1)自主神经调节:颈动脉、椎动脉、基底动脉及其他较大的动脉分支均有颈交感神经末梢的分布。脑动脉的副交感神经支配迄今还不清楚。刺激交感神经引起的脑动脉收缩和脑血流量的减少并不明显也不恒定。星状交感神经节阻滞虽然引起皮肤血管扩张,但并不引起脑血管张力或脑血流量的改变。刺激迷走神经的近端所引起的脑血管扩张,是由于血压下降所引起的自动调节反应。

2)体液调节:①动脉内氧分压(PaO_2):氧吸入可使脑动脉收缩和脑血流量减少。在一个大气压下吸入85%~100%的氧气时脑血流量减少13%~5%,在三个半大气压下吸氧可使脑血流量减少达35%,氧气压力越高脑血流量越减少,这就使脑组织内氧分压维持在较恒定的状态,使中枢神经系统避免受高度压力下氧的危害。氧分压的降低可使脑血管扩张,减少脑血管阻力,从而增加脑血流量。但这种反应一般不显著,除非吸入的空气内含氧低达11%~15%。当颈静脉氧分压低于2.5kPa(19mmHg)时脑氧消耗率下降,葡萄糖代谢处于无氧糖原分解。这种无氧糖原分解产生乳酸,致使脑皮质pH降低。脑血管的扩张并非缺氧本身引起,而是由于缺氧所造成的这种酸中毒引起。②动脉内二氧化碳分压($PaCO_2$):二氧化碳是迄今所知的使脑血管扩张、血管阻力减少、脑血流量增加最强的因素。二氧化碳吸入使整个脑(除脑梗死区外)的血管均得到扩张。如吸入5%~7%二氧化碳时脑血流量可达到$0.93ml/(g \cdot min)$。在老年高血压患者或动脉硬化患者中,二氧化碳吸入引起的脑血管扩张不若在年轻者中明显。③器官本身内在因素:这指小动脉管腔改变的自动调节功能。其原理不明,似不能以自主神经,PCO_2的影响因素来解释,可能与动脉内pH有关。血管内注入酸或碱改变动脉血的pH,即代谢性酸中毒或代谢性碱中毒时,并不引起明显的脑血流量改变。动脉内PCO_2变化,即呼吸性酸中毒或碱中毒,所引起的动脉血的pH改变就可明显影响脑血流量。因此二氧化碳引起的血管扩张,可能并非由气体直接作用于血管壁,而是由于二氧化碳改变了小动脉周围组织液的pH。二氧化碳虽然很容易渗透管壁影响血管周围的pH,但主要是[HCO_3^-](碳酸氢根浓度)和[H^+](氢离子浓度)来维持内环境的稳定。这就可说明为何在糖尿病酸中毒时面对动脉血内二氧化碳张力低,或严重慢性肺气肿时面对动脉血内二氧化碳分压比正常成倍增加的情况下,仍能使脑血流量维持在较正常的范围内。

(三)血管病变时脑血流量的变化

脑血管自动调节功能使脑血液供应在一定范围内的灌注压(灌注压或灌流压=平均动脉压-平均静脉压)改变时仍得以维持。但在脑血管病变脑组织功能受损或短暂缺血后,可使自动调节功能受损,此时该局部脑血管内的血流随血压的升降而被动地增减。高血压患者的脑血管自动调节有效功能,处在血压较高的水平进行。如果血压降低时,这种调节功能就较差。血压过分升高并超越一定限度,如平均动脉压突然升高越过平时的40%(相当于升高6.7kPa左右)时,则会影响脑血管自动调节功能。在这种情况下脑血管并不收缩,脑血流量不仅没有减少,反而显著增加。这种在高血压作用下的过度灌注,导致毛细血管内压力增加,毛细血管破坏,可引起严重脑水肿及出血。此时应用任何扩张血管的治疗显然是有害无益。

在脑动脉硬化时,脑血管阻力比正常显著增大,脑血流量和脑氧消耗平均较正常为低。虽然脑血管阻力主要存在于小动脉和毛细血管,一般较大动脉的血管阻力作用较小,然而较大动脉管腔变狭而影响远端动脉血压时,就可显著降低灌注压。对已有明显血管阻力增高的脑组织,这种灌注压的显著降低可产生急性的缺血症状。

缺血性卒中时脑局部血流量的变化有以下几方面。

1.局灶性充血　病灶局部血流量可明显增加,约超过病变半球平均血流量的30%~40%。局灶性充血常仅见于起病的1~2d内,并常伴局灶血管麻痹现象。局灶性充血的现象,在脑血管造影上,未见到血管阻塞的缺血性卒中,远比见到阻塞的要多。

2.局灶性缺血　在有血管阻塞的缺血性卒中急性期,大多数表现为局灶性缺血。常在起病初2~3d内,不仅可记录到病变区局灶性缺血,病侧大脑半球的血流量也普遍减少,严重者甚至波及健侧大脑半球。

在无血管阻塞的缺血性卒中患者中,局灶性缺血现象不显著。

3.局灶性血管麻痹　在脑血管正常情况下,脑血流处于自动调节状态,即脑血流量在相当大的范围内保持一定的稳定性,不轻易受血压波动的影响。当 $PaCO_2$ 增高时脑血管就扩张,当 $PaCO_2$ 降低时脑血管就收缩。在缺血性卒中时,大多数脑血管阻塞的患者以及约半数脑血管未见阻塞的患者均在局灶性充血或局灶性缺血区发生局灶性血管麻痹现象,该处血管随着血压处于被动舒缩状态,并对二氧化碳的扩张血管作用失去反应。这种自动调节功能的丧失,可能是由于二氧化碳或乳酸所造成的脑组织局部酸中毒所致。局灶性血管麻痹严重者可导致血液逆流反应。因缺血病灶区血管已极度扩张,对二氧化碳吸入不能再起反应。在应用脑血管扩张药物使病灶周围正常脑组织血管扩张时,血液反而从病灶区分流入它周围的正常脑组织,以致病灶区更加缺血("脑内盗血症")。反之,在应用脑血管收缩药物或过度换气时,正常脑部血管收缩,使有较多血液自正常脑组织流入缺血病灶区("逆盗血症")。大多数局灶性血管麻痹持续1～2周后消失。

4.广泛性异常　广泛性异常表现为整个半球血流量减少,主要为病侧大脑半球的自动调节丧失,见于不论血管有无阻塞的缺血性卒中患者中。一般在起病初两周内发生,大多数还伴有局灶性血管麻痹。

5.短暂脑缺血发作　在间歇期进行脑局部血流量测定,未能发现异常。在急性发病短时间内,可能有轻度的局灶性充血、局灶性缺血、局灶性自动调节障碍等异常,但很少持续三四天者。没有广泛性异常。

6.对二氧化碳的反应　在吸入5%二氧化碳以及过度换气时,测定脑局部血流量的结果,显示脑梗死局部血流量大多在二氧化碳吸入时有所增加,在过度换气时有所降低,这可能与侧支循环有关。少数出现脑盗血症和逆盗血症,即脑梗死局部血流量在二氧化碳吸入时显著减少,在过度换气时有所增加。还有少数由于缺血区的脑局部血流过低,以致不能测定对二氧化碳吸入或过度换气的反应。总之,通过近年来对脑局部血流量的研究,一般认为高碳酸血症在正常情况下可增加脑血流量达60%以上,在脑血管弥漫性病变时脑血流量稍有增加但不明显。在局灶性脑血管病变时,高碳酸血症一般也使脑平均血流量有所增加,但在病灶区不明显。对二氧化碳吸入的反应情况,在一定程度上反映了脑部病变的严重程度、影响范围以及不同病期。"脑内盗血症"在局灶性脑血管病变中虽不一定存在,但在起病的开始数天内,尤其在缺血性卒中梗死病灶范围较大、水肿较明显、脑组织坏死较重的情况下,还是较常遇到的,过了急性期就很少见。

四、脑血管疾病的病因和危险因素

(一)病因

脑血管疾病是血管源性脑部病损的总称。从病因上看,大多数是全身性血管和血液系统疾病的脑部表现,只有一小部分是脑血管的局部病损如先天畸形、创伤或肿瘤所致。如就造成脑血管病损的直接致病作用而言,脑血管疾病的病因,主要有以下10种。

1.动脉硬化　是动脉的一种非炎症性、退行性和增生性的病变,导致管壁增厚变硬,失去弹性和管腔缩小,甚至完全闭塞,或易于破裂。有多种类型,其中与脑血管病密切相关的是:①动脉粥样硬化:主要累及大动脉和中等管径的动脉如冠状动脉、脑动脉和肾动脉。②高血压性细小动脉硬化:持续的高血压尚可促使中等动脉和大动脉内膜沉积,促进动脉粥样硬化,故两者常伴同发生。

2.动脉栓塞　来自心脏和大动脉或其他器官的不溶于血液中的栓子,随脑动脉进入颅内而阻塞脑的血液循环。

3.动脉炎　包括感染性如风湿、结核、梅毒、寄生虫等动脉炎,非感染性的结缔组织病性脉管炎、巨细胞动脉炎等。

4.发育异常　如先天性颅内动脉瘤、脑动静脉畸形。

5.血管损伤　颅脑损伤、手术、插入导管、穿刺等直接损伤。

6.心脏病　除瓣膜病变易发生心源性栓子外,心律失常、心肌梗死亦可影响脑血液循环,导致脑卒中。

7.血液病和血液流变学异常　如白血病、严重贫血、红细胞增多症、血液凝固状态改变、血黏度异常等。

8.代谢病　糖尿病、高脂血症可促进或造成动脉硬化等血管损害。

9.药物反应　过敏、中毒,影响血液凝固,伴发血管改变等。

10.肿瘤　血管肿瘤、肿瘤并发血管病变。

(二)危险因素

脑血管病的病因如此之多,但其中最主要的动脉硬化,其本身的病因尚未阐明。由此可见,企图消除病因以防治脑血管病,在现阶段的医疗实践中,尚难以达到。近代流行病学调查研究证明,一些因素对脑卒中的发生有密切的相关关系,被认为是本病的致病因素,又称危险因素。危险因素可分两类,一类是无法干预的,如年龄、基因遗传等,而另一类是可以干预的。如对其中一些确定的,可改变的危险因素,予以有效的干预,则脑卒中的发病率和死亡率就能显著降低。我国近年来在城市和农村广泛进行的神经流行病学调查和病例对照调查分析,对这些危险因素获得了进一步的了解。

1.年龄与性别　脑卒中的发病率、患病率和死亡率均随年龄的增长而增高。尤其是 55 岁以后至 75 岁各年龄组中,增高更为明显,几乎呈对数直线上升。年龄的增长确是脑卒中的一种不可干预的危险因素,足以说明脑卒中是 55 岁以上人群中应予重点防治的疾病。与冠状动脉硬化性心脏病不同,脑卒中的发病在两性别间无明显差异。

2.脑血管病家族史　近代遗传学研究者多数认为有关脑血管病的遗传因素属多基因遗传,其遗传度受环境等各种因素的影响很大。有的研究显示本病患者的父母死于脑卒中者比对照高 4 倍。我国调查表明直系亲属中有脑血管病史的人患脑卒中的机会多(相对危险度 3.55,$P<0.005$),家族遗传因素有非常显著意义。

3.高血压　高血压是最重要的脑卒中危险因素。不论年龄和性别以及何种卒中类型,血压与卒中的发生均呈正比相关关系。国内资料示卒中发病前有高血压病史者占 42.4%,发病后体检时血压增高者占 63.9%。无论收缩压或舒张压增高均可增加发生脑出血和脑梗死的危险性。本因素的相对危险度为 18.18($P<0.005$)。说明高血压与脑卒中的发病有非常密切的关系。有报告,一组 60 岁男性老年人仅收缩压为$\geq21.3kPa(160mmHg)$而无糖尿病、吸烟史和血脂异常,随访 8 年内有 20% 发生缺血性卒中。

4.低血压　突发的血压明显降低,如见于心搏骤停、大量失血等,可能促发脑梗死。但经常性低血压尚未能被证实是脑卒中的一种危险因素。

5.心脏病　许多研究已证实伴有心脏病可增加脑卒中的危险性,包括风湿性、缺血性等心脏病和二尖瓣脱垂、心脏黏液瘤等病变。尤其以伴发亚急性细菌性心内膜炎和心律失常时,发生卒中的机会更大。国内调查结果显示患有心脏病者发生脑卒中的相对危险度为 9.75,伴无症状的心脏异常,仅在体检时发现心脏扩大、心脏杂音、心律失常等体征者发生脑卒中的相对危险度为 5.44。病例对照分析均有显著的统计学意义($P<0.05$)。

6.眼底动脉硬化　国内外调查资料均表明伴有眼底动脉硬化者发生脑卒中的危险性显著增加,其硬化程度越高,危险度越大,合并高血压者差别更为明显。评估眼底动脉硬化的程度,需按统一的分级标准。

7.糖尿病　糖尿病患者发生脑卒中的危险性比血糖正常者增高约一倍。糖尿病对脑血管的致病影响不如其对周围血管的作用明显,而且糖尿病患者常伴有其他疾病,如高血压、动脉粥样硬化、心脏病等,但研究表明糖尿病仍然是发生脑卒中的一种独立的危险因素。

8.高脂血症　高胆固醇血症与动脉粥样硬化和缺血性心脏病的发生密切相关。历来被认为与脑血管病也会有关系。但是,各家研究至今尚不能肯定发生脑卒中与不发生者之间同血胆固醇含量有何相关。近年来,有研究者认为低密度脂蛋白的增高和高密度脂蛋白的降低可能影响脑卒中的发生。

9.血液学因素　血液病和血液流变学异常无疑是促发脑卒中的重要危险因素。有时不少血液病可为脑卒中的直接病因,如真性红细胞增多症时血细胞比容增高促发脑血栓形成,白血病并发脑出血都是临床熟知的实例。但是正常范围内的血细胞比容改变与脑卒中密切相关则是晚近才阐明的事实。血细胞比容在一定范围内与脑血流量呈直线型负相关。血细胞比容增高将同时升高血的携氧能力和黏度,前者降低血流量,后者影响脑的微循环。这些改变都将促进血栓形成,增高脑卒中的危险度。

10.无症状性颈动脉杂音　颈部听诊可能听到颈动脉起源处有杂音,见于任何年龄,不一定有临床症状。年轻者提示血流速度增快,年老者可能是因动脉变窄,在 45 岁以上年龄组中,约有 5% 的无症状杂音。随访研究表明有杂音组和无杂音组的脑卒中发生率分别为 14% 和 3.6%。因此,在中老年人中出现无症状颈动脉杂音应被视为是一种脑卒中的危险因素。

11.吸烟　吸烟有害健康,特别是与癌症、冠心病、气管炎等病的发生密切有关。与脑卒中的关系亦已肯定。近代研究发现长期吸烟者与对照组相比,脑血流量明显降低。可能有加速脑动脉硬化,减低脑血管的舒缩功能等不良影响。国内研究表明吸烟是脑卒中的一种轻度危险因素(相对危险度为 2.1)。

12.肥胖　肥胖历来被视为卒中患者的常见体型,但近代深入研究认为肥胖与高血压、高血糖可能有关。如排除高血压、高血糖的影响,肥胖本身不能被证实是脑卒中的危险因素。

13.口服避孕药　虽然有很多文献报道认为口服避孕药显著增高育龄妇女的脑卒中发病率,但因药物的组成、剂量、服用时间的长短,服用者的年龄、体质等因素众多易变,难以形成严格的对照研究,所以口服避孕药与脑卒中的关系究竟有多大,还不很明确。目前比较一致的倾向是对年龄偏大、血压偏高、有偏头痛病史、吸烟史和其他危险因素者,不推荐口服避孕药特别是雌激素含量较大的药品,而以采用其他避孕方式为宜。

14.饮食因素　主要指摄盐量、肉类和含饱和脂肪酸的动物油食用量等。国内调查提示每日摄盐量、食肉量偏多者,对脑卒中的发生有显著性意义。摄盐量增高可引起高血压则是早已证明的事实。但是饮食调查受众多因素的干扰,很难精确。所得资料,矛盾很多。如以肉食为主的蒙古族、摄盐量很高的维吾尔族(喜饮加食盐的奶茶),其脑血管病发病率并不比其他民族或地区为高。这说明各地区、各民族的饮食习惯,内容差别极大,其中包括许多需要进一步研究的因素。但是,大多数研究者认为,高盐、高肉类、高动物油的摄入,是促进高血压、动脉硬化的因素,因此对脑卒中也将是不利因素。

15.其他因素　还有许多因素与脑卒中的关系曾被人加以研究。如酗酒、过高热量饮食、软质饮用水、饮咖啡、饮茶、体力活动量、心血管系统创伤性检查等,多数尚未能被认定是脑卒中的危险因素。其中长期大量酗酒、血管造影创伤可能是促发脑卒中的危险因素。国内研究已证明饮茶与脑卒中的发生无关。

1985 年我国从大量神经流行病学调查资料中,对可能影响脑血管病发病的 19 个项目,应用数量化理论进行了综合评定、筛选。按偏相关系数顺序列出以下 9 项因素:①眼底动脉有硬化;②有高血压病史;③体检时有高血压;④有心脏病史;⑤家族有脑血管病史;⑥有吸烟史;⑦体检示心脏异常;⑧饮食偏咸;⑨家族有高血压病史。作为实际工作中综合评判某一调查对象有无脑卒中"危险"的定量依据,按单因素统计分析的结果发现:年龄、高血压、心脏病、眼底动脉硬化相对危险度高,是脑卒中重要的危险因素。遗传、吸烟、酗酒、咸食对脑血管病的发生也有一定的作用。

五、脑卒中的发病机制

脑神经元的代谢需求远较其他组织为高,而能源的贮存极为有限,需靠不间断的血液循环随时供应。发生脑卒中的最后原因是神经元的代谢需求与局部血循环所能提供的氧及其他营养物(主要是葡萄糖)之间骤然供不应求所致。局部血循环的紊乱可能来包供应血管的破裂而出血,更为常见的则是血管的狭窄、闭塞而使血流中断。出血点如位于脑内,则形成或大或小的血肿即脑出血,如位于脑室内或蛛网膜下腔,则血液与脑脊液混合流散,形成脑室内出血或蛛网膜下腔出血。因血管闭塞致供应区缺血而超过一定时限后,即发生脑梗死,其病灶中央部神经元坏死,周边部存在神经元尚可恢复的缺血半暗带。梗死灶的大小和可逆程度,取决于闭塞动脉口径的大小和侧支循环建立时间的有效性。动脉闭塞的病理基础可能是较大动脉的粥样硬化和血栓形成(血栓性脑梗死或称脑血栓),来自心脏或大血管栓子的栓塞(栓塞性或血栓栓塞性脑梗死,或称脑栓塞);或是小动脉(口径为 $2\sim100\mu m$)的退行变性(高血压、糖尿病、脉管炎等所致)。但在个别患者脑中,出血与缺血性病损可能先后或同时发生而并存。血流动力学因素如血压的突然升高或降低、血流速度的缓慢和血液流变学因素如血红细胞增多、血小板聚集性及血液黏度增高或降低,常成为脑卒中发病的激发机制。而另一方面,机体的代偿保护性机制,如脑血流量的自动调节、侧支循环的开放、血液流变学因素的代偿调节,均有助于限制甚至避免脑卒中的发生。

六、脑血管病的分类

随着对脑血管疾病的病因、病理、发病机制、临床、实验室和仪器检查诸方面的长足进步,脑血管病的分类也不断发展,日臻完善,以适应临床和研究工作的需要。

(一)Whisnant 的脑血管疾病分类

1990 年,以 Whisnant JP 为主席的、美国国立卫生研究所下设的、国立神经疾病与卒中研究所领导的一个专门委员会发表了一份《脑血管疾病分类(第三版)》。该分类按以下七个方面,即临床障碍、病理学、危险因素与预防、临床评检(病史、体格检查)、实验室和仪器评检(包括各种特殊检查)、卒中后患者状况及解剖学(血管、脑、脊髓)等对脑血管疾病进行了当代最为全面而详细的分类。但在日常临床工作中应用,则失之烦琐。本节仅将该分类的第一方面即临床障碍节详细介绍,以便与我国现行的《分类方案》相互参照、应用。

1.无症状型　包括:①血管病性脑部或视网膜症状者;②局灶脑功能紊乱,常见于短暂脑缺血发作。

2.脑卒中　包括脑梗死、脑出血和蛛网膜下腔出血。

(1)时相

1)好转型:卒中后病情进行性好转、缓解。

2)恶化型:卒中后病情进行性恶化,相当于进展型卒中。恶化的时间可持续数分钟、数小时或更长,又分为渐进型、阶梯型、波动型恶化等病程类型。

3)稳定型:卒中后神经缺损症状在一段时间内(分类诊断时应注明具体时间)少有变化,相当于旧分类名词的"完全型卒中"。如缺损持续超过 24h 而又在 $1\sim3$ 周内消失,亦称为可逆性缺血性神经功能缺损(RIND)。

(2)卒中的类型

1)脑出血:又分基底节区、丘脑、壳核、脑叶、小脑、脑桥等部位的出血。

2)蛛网膜下腔出血:原发性、非损伤性蛛网膜下腔出血的常见病因为动脉瘤破裂,其他病因为动静脉畸形(AVM)和新生物,有 10%～15% 的病例查不出病因。

3)脑动静脉畸形(AVM)所致颅内出血:AVM 可引起脑内、蛛网膜下腔或两者混合存在的颅内出血。

4)脑梗死:①缺血性梗死:包括血栓性、栓塞性、血流动力性脑梗死,因供应脑局部的某段动脉已有严重狭窄或闭塞而当全脑血液灌流严重降低(例如心输出量降低)时侧支代偿血流不足所致。脑梗死通常考虑为粥样硬化血栓性、心源栓塞性和腔隙性。但有 30%～40% 的脑梗死患者在临床上不易分清为哪一类而被称为难分类型脑梗死。粥样硬化血栓性脑梗死因硬化斑增大而使动脉管腔严重狭窄或在其上附加血栓而引起,另一方式为斑块或血栓碎片形成栓塞造成梗死(动脉栓子)。心源栓塞性脑梗死产生栓子的心脏情况有心房颤动或扑动、近期的心肌梗死、充血性心力衰竭、瓣膜病变等,周围静脉血栓可成为右心左心瘘管所致经心脏性脑栓塞的栓子来源(反常性栓子)。②腔隙性脑梗死:由小穿通动脉病损所致脑深部的微小梗死,其直径一般不超过 1.5cm。

(3)按病理、病因,定位症状和体征:通常按脑血液供应来归纳脑梗死的定位症状和体征而分为颈内动脉、大脑中动脉、大脑前动脉、椎-基底动脉系统(椎动脉或小脑后下动脉、基底动脉、大脑后动脉)等类型的脑梗死及综合征。

3.血管性痴呆 单个大块的,或多个较小的梗死灶致使大量脑组织损害,无疑都可造成认知能力衰退,然而血管疾病作为痴呆病因的发病频率,在认识上仍有分歧。痴呆和卒中一样,其发病率随着老龄化而增高,痴呆患者常伴有脑梗死是不足为奇的。多发脑梗死可能导致血管性痴呆。单个的小梗死一般不会成为痴呆的原因。由于慢性缺血而无脑梗死就能造成痴呆的概念,至今尚无证据予以支持。

4.高血压脑病 应与脑卒中(通常是指脑内出血)相区别。主要发生于慢性而未能很好控制的高血压患者。发病时舒张压常高于 17.3kPa(130mmHg)。头痛、意识障碍、视盘水肿等常较神经缺失体征为明显。颅内、脑内并无大片出血。脑血管疾病分类的病理学基础,包括心血管(动脉、静脉、毛细血管)的病理、病因和脑的病理、病因两方面。血管病变的原因有:①先天性、遗传性发育异常;②动脉粥样硬化;③高血压;④动脉栓塞;⑤动脉炎和脉管炎;⑥中毒、代谢和系统性疾病;⑦创伤和物理因素;⑧新生物;⑨淀粉样变性血管病,散见动脉病(纤维肌发育不良、闭塞性脉管炎、动脉壁层出血)。脑的病理改变可归纳为:①脑梗死(皮质下囊性小梗死,直径＜1.5cm 者,通常称为腔隙);②脑出血;③缺血性神经元坏死(常见原因为心脏停搏、系统性低血压及上述各种血管病病变所致);④缺血性白质脑病(皮质下动脉硬化性白质脑病伴有高血压、痴呆者称为 Binswanger 病)。一般缺血性白质脑病的原因可为:血管病变、心脏停搏、系统性低血压等。

(二)国内现行通用的脑血管病分类

国内现行通用的脑血管病分类方法系以病理、病因相结合为基础。

1.颅内出血

(1)蛛网膜下腔出血

1)动脉瘤破裂引起:①先天性动脉瘤;②动脉硬化性动脉瘤;③细菌性动脉瘤。

2)血管畸形。

3)动脉硬化。

4)颅内异常血管网症。

5)其他。

6)原因未明。

（2）脑出血

1）高血压脑出血。

2）继发于梗死的出血。

3）肿瘤性出血。

4）血液病引起。

5）动脉炎引起。

6）药物引起（抗凝剂、血栓溶解剂如尿激酶等）。

7）脑血管畸形或动脉瘤引起。

8）其他。

9）原因未明。

（3）硬膜外出血。

（4）硬膜下出血。

2.脑梗死（颈动脉系统及椎-基底动脉系统）

（1）脑血栓形成

1）动脉粥样硬化引起。

2）各类动脉炎引起。

3）外伤性及其他物理因素。

4）血液病如红细胞增多症等。

5）药物。

6）其他原因。

（2）脑栓塞

1）心源性。

2）动脉源性。

3）其他（脂肪栓、气栓、瘤栓、寄生虫栓、静脉炎栓等）。

（3）腔隙性脑梗死。

（4）血管性痴呆。

（5）其他。

3.短暂性脑缺血发作

（1）颈动脉系统。

（2）椎-基底动脉系统。

4.脑供血不足。

5.高血压脑病。

6.颅内动脉瘤。

（1）先天性动脉瘤。

（2）动脉硬化性动脉瘤。

（3）细菌性动脉瘤。

（4）外伤性假性动脉瘤。

（5）其他。

7.颅内血管畸形

(1)脑动静脉畸形(AVM)。

(2)海绵状血管瘤。

(3)静脉性血管畸形。

(4)Galen 静脉瘤。

(5)颈内动脉海绵窦瘘。

(6)毛细血管扩张症。

(7)脑面血管瘤病。

(8)颅内颅外血管交通性动静脉畸形。

(9)其他。

8.脑动脉炎

(1)感染性动脉炎。

(2)大动脉炎(主动脉弓综合征)。

(3)弥散性红斑狼疮性动脉病变。

(4)结节性多动脉炎。

(5)颞动脉炎。

(6)闭塞性血栓性脉管炎。

(7)钩端螺旋体动脉炎。

(8)其他。

9.脑动脉盗血综合征。

10.颅内异常血管网症。

11.颅内静脉窦及脑静脉血栓形成。

(1)上矢状窦血栓形成。

(2)直窦血栓形成。

(3)横窦血栓形成。

(4)其他。

12.脑动脉硬化症。

七、脑血管病的诊断

脑血管病的诊断应从临床评估和选用特殊检查两个方面来进行。力求查明:①患者的状态和病程;②脑部病损的部位(病灶定位、范围大小、数量);③脑病理性质(出血、梗死或混合存在);④血管病损的部位(大动脉、小动脉、分支、数量);⑤可能的病因。

1.缺血性脑血管疾病

(1)短暂性脑缺血发作

1)为短暂的、可逆的、局部的脑血液循环障碍,可反复发作,少者1～2次,多至数十次,多与动脉粥样硬化有关,也可以是脑梗死的前驱发作。

2)可表现为颈内动脉系统和(或)椎-基底动脉系统的症状和体征。

3)每次发作持续时间通常在数分钟至1h,症状和体征应该在24h以内完全消失。

（2）脑血栓形成

1）常于安静状态下发病。

2）大多数无明显头痛和呕吐。

3）发病可较缓慢，多逐渐进展，或呈阶段性进展，多与脑动脉粥样硬化有关，也可见于动脉炎、血液病等。

4）一般发病后 1～2d 内意识清楚或轻度障碍。

5）有颈内动脉系统和（或）椎-基底动脉系统症状和体征。

6）腰穿脑脊液一般不含血。

7）鉴别诊断困难时如有条件可作 CT 或 MRI 等检查。

（3）脑栓塞

1）多为急骤发病。

2）多数无前驱症状。

3）一般意识清楚或有短暂性意识障碍。

4）有颈动脉系统和（或）椎-基底动脉系统的症状和体征。

5）腰穿脑脊液一般不含血，若有红细胞可考虑出血性脑梗死。

6）栓子的来源可为心源性或非心源性，也可同时伴有其他脏器、皮肤、黏膜等栓塞症候。

（4）腔隙性梗死

1）发病多由于高血压动脉硬化引起，呈急性或亚急性起病。

2）多无意识障碍。

3）腰穿脑脊液无红细胞。

4）临床表现都不严重，较常见的为纯感觉性卒中、纯运动性轻偏瘫、共济失调性轻偏瘫、构音不全手笨拙综合征或感觉运动性卒中等。

5）有条件时应进行 CT 或 MRI 检查，以明确诊断。

2.出血性脑血管疾病

（1）脑出血好发部位为壳核、丘脑、尾状核头部、中脑、脑桥、小脑、皮质下白质即脑叶、脑室及其他。主要是高血压性脑出血，也包括其他病因的非外伤性脑内出血。高血压性脑出血的诊断要点如下：

1）常于体力活动或情绪激动时发病。

2）发作时常有反复呕吐、头痛和血压升高。

3）病情进展迅速，常出现意识障碍、偏瘫和其他神经系统局灶症状。

4）多有高血压病史。

5）腰穿脑脊液多含血和压力增高（其中 20％左右可不含血）。

6）脑超声波检查多有中线波移位。

7）鉴别诊断有困难时若有条件可作 CT 检查。

（2）蛛网膜下腔出血：主要是指先天性脑动脉瘤破裂、脑血管畸形和脑动脉硬化出血等引起。

1）发病急骤。

2）常伴剧烈头痛、呕吐。

3）一般意识清楚或有意识障碍，可伴有精神症状。

4）多有脑膜刺激征，少数可伴有脑神经及轻偏瘫等局灶体征。

5）腰穿脑脊液呈血性。

6）脑血管造影可帮助明确病因。

7）有条件时可进行 CT 或 MRI 检查。

3.高血压脑病　　有高血压病史,发病时常有明显的血压升高,特别是舒张压,常伴有头痛、呕吐、意识障碍、抽搐、视盘水肿等症状和体征。

（一）临床评估

主要依据详细准确的病史和全面的体格、神经系统检查。病史需直接向患者或目睹发病的护送者采取。详细了解病史通常已能初步判断患者是否发生了脑卒中和卒中的可能类型、病程、病期,以及原有的、并发的或伴发的其他有关疾病。体格检查需全面进行但重点在于发现有无心血管疾病的证据。神经系统检查则有助于脑部病损的定位。颈部动脉的叩诊,对诊断并无帮助。有时还可能引起心率的改变甚至栓子脱落。颞浅动脉的叩诊或有助于动脉炎的诊断。血管听诊可能在锁骨上窝、颈部、颅外、眼部发现杂音而提示动静脉瘘、AVM、动脉狭窄,但常有伪差,高度狭窄的动脉往往不产生杂音。眼底镜检查可直接观察到眼底视网膜的小血管。视网膜中央动脉是颈内动脉的直接分支,其直径约为 $200\mu m$。仔细检查眼底可能见到高血压动脉改变、视盘水肿、微栓子、缺血或出血性视网膜病变。

（二）特殊检查

诊断脑血管病,特别是脑卒中患者时,常常需要选用各种特殊检查。下列检查可结合临床需要而选用或列为常规检查。

1.实验室检查　　应常规检查尿分析包括尿糖定性。血常规化验,并加作血沉、血细胞比容、血小板计数。通常还需进行血液生化检查,包括血糖、血脂[总胆固醇、高和低密度脂蛋白胆固醇、三酰甘油(甘油三酯)、载脂蛋白 A1 和 B1、蛋白电泳、肝功能、肾功能、电解质（Na^+、K^+、Cl^-、HCO_3^-）。对出血、凝血时间不正常者加有关凝血因子和其他血液学、血液流变学检查。必要时选作血清梅毒反应。脑脊液测压和化验,过去曾列为常规,现仅在脑成像（CT、MRI）已经或不能进行后,或疑为蛛网膜下出血时,方可慎重选择。

2.电生理学检查　　常规脑电图、肌电图检查对脑卒中的诊断,并非必须。但是,有 TIA 发作史者,脑电图、脑电地形图、脑电功率频谱分析、听觉和体感诱发电位等电生理学常规性和系列性检查可提供重要的鉴别诊断信息。

3.心血管系统检查　　对脑血管病患者和卒中患者,只要病情允许,都应当进行标准的心电图和 X 线胸片检查。必要时还应选用心脏和颈部大血管的超声检查、放射性核素检查、心电图监测等特殊检查。对诊断不明确、血压波动大的高血压患者,应定期复查,甚至连续监测血压,以求明确诊断和病情,并采取有效治疗。

4.脑成像检查　　随着 CT、MRI 的发明和逐渐推广,脑成像检查业已成为脑血管病和卒中患者最有效、安全而精确的特殊检查方法。简易的头颅 X 线平片、脑中线超声波测定,复杂而有损伤性的脑室造影,间接了解脑损害而进行的损伤性脑血管造影现已都被取代。脑成像对颅内的出血、梗死病灶能直接、精确地显示其部位、范围、数量。新型高分辨率机器和对比剂的应用如 CT 的泛影葡胺增强,则使脑成像检查的精确度更提高一步。

5.血管检查　　超声技术的精湛进步,使得颈部和颅脑血管的非损伤检查成为脑血管病诊断的重要特殊检查法之一。利用超声波能穿透组织而又能返折的特性,已广泛应用于血管壁的结构和病灶的成像和血流流量、流速的检测,相当精确地了解颅内、外动脉血管的结构与功能,评估侧支循环状态。目前临床上最为常用的血管超声检查是颈部大动脉的多普勒超声检查和经颅多普勒超声检查（TCD）。前者可显示颈内动脉和椎动脉管壁的形态和病变。后者利用低频脉冲多普勒超声穿过颞骨鳞部、眼眶和枕大孔,可直接测定 Willis 颅底动脉环各个分支血流的流速、流量和流向。对颅内动脉分支的血管痉挛和侧支循环状态的检测提供无损伤性的血管检查法。对脑血管病变的脑成像超声波等非损伤性检查方法,虽取得很大的成功,但迄今为止尚不能完全取代经典的脑血管造影术。为求更为清晰而精确地显示颅内、外的大血管和小血管的形态与病变,而又求减轻损伤性脑血管造影术带给患者的痛苦和危险,动脉穿刺术已为经皮导管法的应用取代。近代数字减影血管造影(DSA)的发明和推广,已逐渐使血管造影术的损伤性大为减少,且能精确显示血管本身的病变如阻塞、动脉瘤、AVM 等。

6.脑血流和脑代谢检查 脑血管病和脑卒中的病理生理基础是脑局部血流量和代谢的障碍。现代已有一些方法如正电子断层扫描(PET)、单光子断层扫描(SPECT)和氙核素测定局部脑血流量等。这些方法和仪器,虽能在卒中患者的脑部测得有关局部脑血流量、脑氧代谢率($CMRO_2$)、氧摄取成分(OEF)、脑血容量(CBV)和脑葡萄糖代谢率等分布和定量资料,了解脑缺血后一系列病理生理过程,但还不能区别缺血病灶的可逆性或不可逆性,对预后和治疗效果也不能提供确切的信息,只能作为研究的手段而不能作为临床诊断的常规检查方法。

八、脑血管病的防治和康复

1.预防 各种脑血管患者在发生卒中之前,大都并无严重的临床表现。一部分可出现短暂脑缺血发作或脑动脉硬化症的症状或体征。如一旦发生卒中,不论是出血性、缺血性或是混合性的,迄今均缺乏确定有效的疗法,有较高的病死或致残率。防治的原则应为及早检查,发现各种卒中危险因素存在时,按照不同的严重程度,坚持进行干预,力求防止或推迟卒中的发生。重点措施如下。

(1)对 35 岁以上人群定期推行简要的体检和化验,着重了解:①血压。②有无下列疾病:高血压、TIA、糖尿病、心脏病。③体质指数:体重/身高^2(kg/m^2)。④血脂,特别是高密度脂蛋白、胆固醇的量及其与总胆固醇的比值。⑤有无吸烟、酗酒的习惯。

(2)对有一种或多种卒中危险因素阳性者,列为监测对象,进行强化宣传教育、定期随访和予以针对性干预。

(3)对已确诊高血压病者,收缩压≥21kPa(160mmHg)和(或)舒张压≥12.6kPa(95mmHg)必须进行规范化的抗高血压治疗,定期复查巩固疗效。避免治疗时轻时重,不规则用药和血压高低波动。对临界高血压者,即收缩压 18~20kPa(135~150mmHg)和舒张压 12~12.5kPa(90~94mmHg),参照年龄,有无高血压病直系亲属家族史、高血压过去史,有无其他危险因素等情况,加强随访,定期复查再决定治疗方案。

(4)对已确诊或拟诊为短暂脑缺血发作者,应重点干预定期随访治疗。

(5)脑血管病是心血管疾病的局部表现,糖尿病与缺血性卒中的发病有非常显著的关系。故对有糖尿病、冠心病、高血压心脏病者除应接受有关专科的治疗、监测外,同时也应列为卒中防治的重点干预对象,给予类似防治 TIA 同样的或适合的干预。

(6)监测血脂。血总胆固醇和三酰甘油水平与脑卒中之间有无直接的关系,迄无定论。据新近有关这方面的研究认为高密度脂蛋白、胆固醇的水平(定量及与总胆固醇的比值)不论过低或过高都有可能是卒中的危险因素。其正常范围视化验室和性别而定,一般定量为 0.5g/L。

(7)对有吸烟、酗酒习惯,特别是合并有其他因素者,宜规劝其戒除,或逐步减量直至戒除。

(8)对饮食偏咸、过腻的中老年人,建议改善饮食结构,保持清淡、多蔬菜水果、勿过饱等良好习惯。

(9)体力活动过少、体质指数过高(正常范围为 21~25)者宜鼓励其适当增加体力活动,多从事力所能及的轻微劳动或锻炼,保持适当的体质指数。

(10)对有多种危险因素合并存在者,应列为特别重点的干预对象。除加强对上述各项针对性措施外,还要注意保持心情舒适,切忌激动、暴怒,防治便秘,避免过劳、突然用力、负重、脱水等卒中诱发状况。

2.急性卒中处理的基本原则　是在抢救患者生命的同时,力求及早明确诊断卒中的类型和可能的病因,以便进行有针对性的措施和病因治疗。以下一般处理,适用于大多数各种类型的急性期卒中患者。

(1)保持安静:起病初期应尽可能避免搬动,特别是颠簸转运患者和进行非急需的检查。一般认为出血性卒中起病后需完全卧床,避免活动至少 1 个月,以后视病情而逐渐恢复活动。

(2)保持呼吸道通畅:间歇吸入含氧空气。意识障碍、呼吸不畅者及早采用插管或气管切开术。保持呼吸道通畅,实为抢救成败之关键。

(3)严密观察,加强护理:按病情轻重缓急,定时观察意识、瞳孔、体温、脉搏、呼吸和血压。定期翻身、吸痰,清理大小便和衣褥,保持患肢的功能位置等良好的基本护理,对治疗卒中患者,其重要性决非次于打针、服药和手术。就防止压(褥)疮、肺炎、尿路感染等并发症而言则更为重要。

(4)调控血压:不论原有或无高血压病,卒中起病后,一般都有血压偏高或波动。急性期不宜过度过速降低其血压。除非收缩压高于 27.0kPa(200mmHg),才需逐渐降压,并调控在临界高血压范围内,而不宜降至正常血压水平以下。

(5)保持营养和水电质平衡:对昏迷、重症患者可禁食 1～2d。适当补充液体。鼻饲或静脉补液,不可过多过快,每日入量不宜超过 2500ml。应用脱水、利尿药时另作计算,以维持正常尿量和尿比重为宜。按化验指标维持水电解质和酸碱平衡。急性期不可多用高渗或等渗葡萄糖静注,以免加重脑损害。以流质饮食鼻饲保持入水量、热量和电解质平衡较为稳妥。

随着康复医学的进展,康复治疗应从起病到恢复期,贯穿于医疗护理各个环节和全过程中。急性期内保持安静不等于完全制动、长期卧床。一旦病情稳定和允许,就应积极而系统地进行患肢运动和言语功能的锻炼和康复治疗,力求使能存活的卒中患者有更好的处境。

(刘美玲)

第二节　脑梗死

脑梗死是指局部脑组织由于血液供应缺乏而发生的坏死。由于其高发病率、高残障率,目前已经是引起痴呆的第二大原因,是引起老年癫痫的最常见原因,也是引起抑郁的常见原因。

【病因和病理】

脑梗死的病因主要是血液供应障碍。血管壁、血液成分和血压的改变均可造成脑供血动脉缺血(具体见 TIA 病因),其中最常见的是脑动脉粥样硬化,其次是各种原因造成的脑栓塞。动脉粥样硬化性脑梗死是脑部供应动脉病变引起脑局部血流量减少与侧支循环及血流量的代偿性增加这两种对立的病理生理过程之间矛盾发展的结果。动脉粥样硬化和血栓形成并不一定使脑血流量减少,脑血流量减少并不一定就发生脑梗死,即使发生了脑梗死也并不一定就引起临床症状。因为脑的病变和功能障碍的程度还要取决于:血供不足的发生快慢与时间长短,受损区域的大小与功能,以及个体血管结构形式和侧支循环的有效性等因素。

脑动脉粥样硬化主要发生在供应脑部的大动脉和中等动脉,管径约 $500\mu m$ 以上,是全身动脉粥样硬化的组成部分。脑动脉粥样硬化好发于颈动脉起始段、颈内动脉近分叉处和虹吸段、大脑中动脉起始段、椎动脉、基底动脉和主动脉弓。一组 432 例老年人体解剖研究发现,有至少一根以上颅外颈动脉的完全或几乎完全闭塞的个体占 9.5%。多组研究报道约 10% 的个体因动脉硬化或血栓形成而致使一根以上主要颅外动脉闭塞,20%的个体动脉有超过50%的狭窄程度;近24%的脑缺血患者中,超过2/3的病例在一根以上主要颅外动脉有50%以上的狭窄。脑动脉粥样硬化最严重的部位在颈内动脉近分叉处和基底动脉的上段,基底动脉的中、下段和椎动脉、大脑中和后动脉则较轻。通过研究脑、冠状动脉和周围血管的动脉粥样硬化,动脉粥样硬化的程度随年龄增长而加重,男性在40～50岁年龄段显著,女性则在60岁年龄段,而70岁年龄段男性超过女性。虽然颈部动脉易发生动脉粥样硬化,但通常无症状性颅内动脉的动脉粥样硬化程度低于颅外动脉、冠状动脉和周围血管动脉,颅内动脉的动脉粥样斑块与高血压相关。多普勒超声研究发现75～84岁白种男性,近50%存在动脉粥样硬化斑块并伴有轻度狭窄,仅仅有6.1%的个体存在50%以上狭窄。在伴有严重周围血管病、冠状动脉或多种危险因素的2009例无症状患者的多普勒超声研究中,周围血管动脉粥样硬化患者中32.8%有颈动脉异常,而冠状动脉异常者和多种危险因素者中仅有6.8%和5.9%,其中仅仅4%的有50%以上的颈动脉狭窄,而80%以上的狭窄是极罕见(1%)。虽然在年轻人梗死者中,动脉粥样硬化不是常见的病因,但在一组45岁以下卒中患者病因研究中,发现31%的患者有明显的动脉粥样硬化。国外研究认为在白种人中颅内动脉粥样硬化不如颅外动脉粥样硬化常见,众多研究表明黑人、亚洲人和糖尿病患者颅内动脉粥样硬化累及大脑中动脉十分常见。国内华山医院连续住院的312例脑梗死患者中,颈动脉超声检查也发现48%的患者伴有颈动脉内膜增生等异常,而颅外段颈内动脉内膜增生等异常者仅有17.4%。

　　脑动脉的粥样硬化和全身各处的动脉粥样硬化相同,主要改变是动脉内膜深层的脂肪变性和胆固醇沉积,形成粥样硬化斑块及各种继发病变,使管腔狭窄甚至闭塞。管腔狭窄需达80%～90%方才影响脑血流量。硬化斑块本身并不引起症状。如病变逐步发展,则内膜分裂、内膜下出血(动脉本身的营养血管破裂所致)和形成内膜溃疡。内膜溃疡处易于发生血栓形成,使管腔进一步变狭或闭塞,硬化斑块内容物或血栓的碎屑可脱入血流形成栓子。硬化动脉可因管壁弱化,形成梭形动脉瘤。动脉瘤内可形成血栓而闭塞血管,或因梭形扩大压迫周围神经组织而引起各种临床症状。如动脉瘤破裂,则引起脑内或蛛网膜下腔出血。

　　大体病理检查时,可见硬化血管呈乳白色或黄色,粗细不匀,管壁变硬,血管伸长或弯曲,有的部分呈梭形扩张,血管内膜下可看到黄色的粥样硬化斑块。有的血管改变明显,但脑部却无甚异常。有的脑部表现为脑回变窄,脑沟深宽,脑膜增厚而不透明。脑回表面可有颗粒状或虫咬样萎缩区。脑重量减轻。切面上可见脑室扩大,灰质变薄,白质内可见血管周围间隙扩大,并有灶性硬化小区。

　　发生脑梗死处的脑组织软化、坏死,并可发生脑水肿和毛细血管周围点状渗血。后期病变组织萎缩,坏死组织由格子细胞所清除,留下有空腔的瘢痕组织,空腔内可充满浆液。动脉硬化性脑梗死一般为血供不足引起的白色梗死。但有时亦可成为出血性梗死,如:①梗死的病因为栓塞时;②由于低血压而形成的梗死,当血压回升后,梗死区重新获得血液的灌流时;③偶尔见于经过抗凝治疗者,称为红色梗死。

【病理生理】

　　动脉粥样硬化性脑血栓形成引起急性局灶性脑缺血,基础研究揭示缺血性损害机制的主要病理生理变化集中在以下方面。

　　1.缺血半暗区和治疗时间窗脑血流量测定的研究　　研究发现缺血中心区和缺血周边区血流量不同,一定时间内在周边区血流下降而氧和葡萄糖代谢仍保留,因此称这部分受影响而仍存活的区域为缺血半暗区,半暗区细胞存在的时间为治疗时间窗。而且,缺血后大部分周边区的血流可自发恢复(有时可高于正常水平,为高灌注状态),但如不在治疗时间窗内恢复灌注,则周边区内细胞仍无法存活。不同的血流灌注,半影区细胞存活的时间也不同,如局部脑血流下降到极低水平[0～6ml/100(g·min)]约10min,半影区组织则不可逆损害;而局部脑血流下降在15ml/100(g·min)水平,则脑组织的缺血耐受时间明显延长。

　　实验动物模型揭示,脑缺血时不同的脑血流水平可发生不同的病理生理变化,说明了缺血性脑损害的不同阈值。在沙土鼠和大鼠模型,蛋白质合成是梗死周边向中心发展的敏感指标,血流在 $0.55ml/(g \cdot min)$ 时蛋白质合成抑制 50%,在 $0.35ml/(g \cdot min)$ 时完全抑制;此血流也是 mRNA 合成的阈值 $0.25 \sim 0.35ml/(g \cdot min)$ 范围;相同的水平糖利用发生改变,在 $0.35ml/(g \cdot min)$ 糖利用增加,$0.25ml/(g \cdot min)$ 时明显下降,在其上限糖利用的激活提示初期的乳酸集聚和酸中毒;低于 $0.26ml/(g \cdot min)$ 水平,组织酸中毒则极为显著,并伴有磷酸肌醇 PCr 和 ATP 的下降;PCr 耗尽的阈值[$0.18 \sim 0.23ml/(g \cdot min)$]高于 ATP 的血流水平[$0.13 \sim 0.14ml/(g \cdot min)$]。细胞外和组织中的离子改变,决定了细胞膜的去极化,其血流的阈值均较低,在 $0.10 \sim 0.15ml/(g \cdot min)$。局灶性脑缺血周围的代谢和离子失调的次序是:最初蛋白质合成抑制[$0.55ml/(g \cdot min)$],继而 RNA 合成抑制并刺激无氧糖酵解[低于 $0.35ml/(g \cdot min)$],能量状态崩溃[$0.20ml/(g \cdot min)$],细胞膜去极化[低于 $0.15ml/(g \cdot min)$]。从功能失调的角度看,首先是 EEG 变慢,继而 EEG 和诱发电位的波幅降低,完全的 EEG 活动抑制发生在 $0.15 \sim 0.23ml/(g \cdot min)$ 时,诱发电位的消失和出现自发单位电活动发生在 $0.15 \sim 0.25ml/(g \cdot min)$ 时。神经病学研究提示猴子可逆性偏瘫的血流值为 $0.23ml/(g \cdot min)$,而 $0.17 \sim 0.18ml/(g \cdot min)$ 时则为不可逆损害。综观上述血流阈值,功能失调的血流低于蛋白质合成抑制的,甚至低于无氧糖酵解的血流,均在能量代谢危机的阈值内,表明功能的抑制源于能量崩溃。

　　局灶性脑缺血代谢失调的后果是细胞的渗透压升高,水从细胞外进入细胞内,这种细胞外间隙水体积的改变可利用电阻抗或弥散 MRI 检测,两项检查对细胞体积变化极为敏感。猫脑血管阻塞 2h,血流在 $0.30ml/(g \cdot min)$ 时电阻抗信号上升,而弥散 MRI 检测信号增高则在 $0.41ml/(g \cdot min)$,此两项检查的血流阈值改变远高于伴随于缺氧细胞膜去极化的脑水肿的阈值[$0.10ml/(g \cdot min)$]。而弥散 MRI 检测已在临床开始作为超早期脑梗死的诊断手段。

　　缺血半暗区确切定义是围绕梗死中心的缺血组织,其电活动中止,但仍保持正常的离子平衡和结构完整的区域。缺血半暗区存在时间的长短和范围取决于局部脑血流下降的程度和速度,实际上对半暗区研究认识的加深,缺血半暗区的定义和含义有所进展。

　　多年来的研究已经基本明确缺血再灌注损伤的各个环节,关于缺血半暗区的界定也更为全面。

　　2.缺血半暗区和治疗时间窗　缺血半暗区的概念最早由 Astrup 于 1977 年提出,其将缺血半暗区定义为:围绕在不可逆性损伤周边的区域,表现为电生理活动消失,但尚能维持自身离子平衡的脑组织。关于半暗区还有其他多种定义方法:①血流半暗区:当脑血流下降但维持在正常水平 40% 以上时,出现脑电功能障碍。当脑血流下降到 30% 时达到细胞的电衰竭阈值,此时神经传导功能消失。当脑血流下降至正常水平的 $15\% \sim 20\%$ 时,则达到神经细胞的膜衰竭阈值。电衰竭和膜衰竭之间的脑组织称为缺血半暗区,为位于最严重缺血区和正常灌注区之间的中间区;②代谢半暗区:PET 检查发现表观扩散系数正常而脑氧代谢率异常的区域;③分子半暗区:认为梗死中心与正常脑组织之间,不同时间内多种基因表达的不同导致了选择性神经元死亡,出现变性蛋白质、低氧带和扩散性抑制等情况,出现多分子半暗区;④远隔区域损伤:近年来,有学者将远隔部位的缺血和功能联系不全也归入半暗区范畴。虽然有上述不同的界定方法,但最常用的仍是以血流状况定义的半暗区。

　　半暗区细胞存活的时间为治疗时间窗。缺血后大部分周边区的血流可自发恢复(有时可高于正常水平,为高灌注状态),但如不在治疗时间窗内恢复灌注,则周边区内细胞仍无法存活。

　　半暗区定义的最重要的意义就是指导临床治疗,特别是溶栓治疗以及治疗时间窗的观察。近年来CT、MRI 等各种影像学技术对半暗区的研究为临床治疗提供了非常有益的信息。尤其是超时间窗溶栓,基本都是根据影像学的结果进行选择。各种影像学技术由于具有不同的工作原理,所以对半暗区的界定不同,大体可以分为定量研究和半定量研究两种,其中正电子发射体层摄影术(PET)、氙气增强 CT (XeCT)是可以对脑血流量进行完全定量研究的方法,而功能磁共振技术、单光子发射计算机成像 (SPECT)和 CT 灌注成像(CTP)均为半定量分析方法。下面主要介绍一下各种影像学方法对半暗区的界定。

(1)PET 对半暗区的界定:PET 可以发现卒中早期的病理生理改变,提供重要生理指标的定量图,如:局部脑血流量(rCBF)、局部脑摄氧分数(OEF)、局部脑氧代谢率($CMRO_2$)和局部脑葡萄糖代谢率等多种指标,可以同时显示关于解剖、血流和代谢的信息。在缺血早期,PET 显示为 rCBF 下降,$CMRO_2$ 保持正常而 OEF 升高,提示组织仍有存活可能,这种代谢与血流的不平行就是缺血半暗区的特征。随着缺血时间的延长,OEF 降低,反映组织发生了不可逆损伤。

(2)XeCT 对半暗区的界定:XeCT 原理是在一定时间内脑组织所摄取的气体量为动脉血带入脑的量与随静脉血从组织中流出量之间的差值。患者在行普通 CT 检查时通过面罩吸入氧和氧气的混合气体,通过计算机进行参数图像的计算得到脑血流图像,选择感兴趣的层面和区域,可得到该区域的绝对血流量值。XeCT 仅能提供解剖和血流方面的信息,有学者将半暗区界定为:围绕缺血中心的脑组织 rCBF 为 7~20ml/(g·min)。

(3)功能磁共振对半暗区的界定:功能磁共振包括弥散加权磁共振(DWI)和灌注加权磁共振(PWI)以及磁共振波谱分析(MRS)等。DWI 观察的指标是表观弥散系数(ADC),DWI 显示的异常病变多代表不可逆损伤区;PWI 观察的指标是平均通过时间(MTT)、相对 CBF 以及脑血容量。动物实验证实,PWI 可于脑血管闭塞后立即发现相应的脑灌注下降,是最早显示脑梗死的方法之一。PWI 还可以显示脑灌注不足但尚未发生梗死的区域。缺血早期,ADC 下降,MTT 延长,相对 CBF 以及脑血容量均下降。缺血早期 PWI 多大于 DWI,PWI 和 DWI 结合可以判断缺血半暗区的范围,MRI 技术对半暗区的界定是:围绕异常弥散中心的弥散正常而灌注减少的组织,即 PWI 与 DWI 的不匹配区,也有学者将之定义为 MTT 延长 73%、相对脑血容量降低 29%的区域。

还有通过磁共振血管造影(MRA)与 DWI 的不匹配定义半暗带,方法为:MRA 显示大脑中动脉 M_1 段闭塞而 DWI 所示梗死体积<25ml 者,或 MRA 显示大脑中动脉 M_1 段狭窄而 DWI 所示梗死体积<15ml 者,发现存在 MRA-DWI 不匹配的患者更能够从溶栓治疗中受益。

MRS 能够发现组织内是否存在着某些化学物质,可用于判断病变的性质和代谢状况。脑组织在长回波时间下主要有四个峰:①N-乙酰天冬氨酸(NAA)峰:是神经元及轴索的标志。②肌酸(Cr)峰:因其含量在各种病理状态下较稳定,故常用作参考值比较其他代谢产物的变化。③胆碱峰(Cho):与细胞膜磷脂的分解和合成有关。④乳酸峰(Lac):来源于葡萄糖无氧代谢产物乳酸,当机体有短暂缺氧时,常可测到此峰。Lac 升高且 NAA 正常或轻度下降(<14%)的区域提示为缺血半暗区;Lac 升高以及 NAA 明显下降的区域(16%~34%)可能为不可逆损伤区。

(4)SPECT 对半暗区的界定:SPECT 运用放射性示踪剂显示血流的变化,是一种可靠的测量 CBF 的方法,能在症状出现最初几个小时内发现 CBF 的改变,此时 CT 甚至 MRI 可能还是阴性的,但是为半定量研究方法。将症状出现后的 3~6h 内摄取比为对侧相应区域的 40%~70%的区域界定为半暗区。

(5)CTP 对半暗区的界定:CTP 通过静脉内团注对比剂,使用快速扫描技术观察对比剂在第一次通过脑组织时的脑组织密度变化的情况,脑组织的密度变化即血液内造影剂浓度的变化,可反映出脑组织的血流动力学改变。Koenig 等计算患侧与健侧 rCBF、rCBV 的比值,发现相对 rCBF 为 0.48、相对 rCBV 为 0.6 是梗死组织与半暗区组织的鉴别指标,其预测有效率分别是 74.7%和 83.1%。

也有研究认为 CBF 比值<0.20 提示不可逆性损伤,CBF 比值为 0.20~0.35,则提示可逆性损伤,可进

行溶栓治疗。此外还有其他的方式,如非增强 CT 上的低密度影提示为缺血核心区,而密度正常或肿胀区域内伴 CBV 增高的区域为半暗带。CBV 的下降是最终梗死区的预测指标,血管闭塞区内 MTT 的延长预示其将发展成梗死区等等。不同的参数组合可以从不同的角度界定半暗带和最终梗死区。

3.脑缺血性损害的瀑布效应　急性脑缺血后神经组织的细胞能量代谢衰竭、细胞膜去极化而膜内、外离子平衡紊乱,继而兴奋性氨基酸和神经递质释放,通过各种渠道导致细胞内钙离子的超载,激活细胞的蛋白酶、磷脂酶和过氧化系统,产生蛋白质水解和各种自由基,损伤神经组织。这些改变几乎是同时或在极短的时间内次序发生,故称之为瀑布效应。钙离子在触发脑缺血后继发性神经元损害中起了十分重要的作用,Martin 等研究表明,脑缺血或缺氧的早期(3~10min),由于钾离子传导的改变引起进行性、显著的神经细胞膜电位的下降(去极化),导致突触间谷氨酸盐释放,激活谷氨酸能受体,从而打开钙通道,致使神经细胞内钙离子超载。胞内钙离子超载可使细胞内线粒体功能丧失,ATP 产生明显减少,而 ATP 依赖的离子泵功能丧失。由于膜磷脂过氧化而细胞内活性氧含量显著增加,激活钙离子依赖的蛋白水解酶。这些变化共同引起神经细胞肿胀、细胞器溶解、细胞外膜的破裂及局部针对溢出的细胞组分的炎性反应。

脑血流的下降和随后的低氧引起 ATP 水平的急剧下降,导致钠钾泵衰竭,从而细胞膜去极化和离子平衡失调。细胞膜去极化引起电压门控钙通道开放,钙离子进入细胞内。神经元内钙离子达到高摩尔浓度时将激活一系列钙依赖性系统,包括钙依赖性激酶、磷脂酶和蛋白酶,这些系统持续的激活能导致即刻或迟发性神经元死亡。同样,突触前钙离子浓度增高引起谷氨酸盐释放,作用于兴奋性氨基酸(EAA)受体,导致进一步的突触后钠离子和钙离子内流;兴奋性氨基酸受体的激活也可通过磷酸肌醇刺激引起钙离子从细胞内贮存逸出,加重钙超载。在猫局灶缺血时,细胞内钙浓度改变与最终的组织学和脑电功能改变相关;脑血流与细胞内钙浓度也有一定关系,局部脑血流量低于正常的 20% 时,细胞内钙浓度开始增高并在再灌注期仍居高不下,最后脑电恢复差并有严重的组织学损害。

许多研究提示,兴奋性氨基酸受体与钙离子通道偶联并与神经细胞变性坏死关系密切,表明具有兴奋性毒性作用,阻断其兴奋性作用可能减轻缺血性脑损害的程度。20 世纪 70 年代初期,有学者发现外源性谷氨酸盐对胎鼠有神经毒性作用,并发现其结构类似于 N-甲基-D-天冬氨酸(NMDA)。80 年代发现在脑缺血时脑细胞外谷氨酸盐水平增高,阻断谷氨酸盐受体的 NMDA 部位可抑制 NMDA 导致的神经毒性作用;而且兴奋性毒性使突触后 EAA 受体的谷氨酸盐激活,切断进入易损神经元的谷氨酸盐能传入纤维有神经保护作用。兴奋性毒性的分子机制尚未完全清楚,但是兴奋性氨基酸受体的激活,是由最初的钠离子及其更重要的钙离子内流,去极化神经元,而进一步激活钙离子通过 EAA 受体进入神经元内,钙离子在胞内积聚触发了兴奋性毒性的瀑布反应。亲代谢谷氨酸盐受体激活,通过激活 G 蛋白系统,导致蛋白激酶 C(PKC)增加而蛋白激酶 A(PKA)减少,这些第二信使在兴奋性毒性瀑布反应如 EAA 受体和电压门离子通道的开放中起重要作用,最终将激活即刻早期基因(IEGs),产生一氧化氮(NO)、酸中毒、酯酶及核酸内切酶激活,损害神经组织。

【临床表现】

动脉粥样硬化性脑血栓形成的临床表现为一组突然发生的局灶性神经功能缺失症候群,损害的症状主要根据受累及脑动脉的供血分布而定,不同供血区域损害的特征性症状出现的概率不同。

1.局灶性神经功能缺失征群　临床神经功能缺失的基础是脑缺血导致神经解剖结构的损害,依照血管供应的神经解剖结构的功能,可以将脑血管病分为以下数种血管综合征。

(1)大脑前动脉征群:大脑前动脉供应大脑皮质的内侧面,包括支配对侧小腿的运动和感觉皮质、膀胱抑制或排尿中枢。大脑前动脉供血区缺血将出现对侧小腿的瘫痪和感觉缺失,因反射性排尿抑制的损害引起急迫性排尿。临床此综合征不常见,可能是因为大脑血流主要流向大脑中动脉。

（2）大脑中动脉征群：在缺血性脑血管病中，大脑中动脉病变最多见。大脑中动脉供应绝大部分的大脑皮质（外侧面）和深部皮质下结构。大脑中动脉皮质支分上侧分支，供应支配对侧面部、手和手臂的运动、感觉皮质和优势半球的语言表达区（Broca's区）；皮质下侧分支则供应视放射、视皮质（黄斑视力）和部分感觉皮质及优势半球的语言感受区（Wernicke's区）。发自近大脑中动脉主干的豆状核纹状体动脉（豆纹动脉）则供应基底节、内囊膝部和后肢的下降运动传导束（对侧面部、手、手臂和下肢）。

大脑中动脉上侧皮质支损害时，出现对侧面部、手和手臂的偏瘫及相应的偏身感觉缺失，但是不伴有同向偏盲。如损害优势半球，可以出现Broca's失语（损害语言的表达）。单独大脑中动脉下侧皮质支病变少见，导致对侧同向偏盲，对侧肢体的图形、实体和空间感觉的障碍，可有疾病否认、肢体失认、穿着失用、结构失用等显著的皮质感觉的损害特征。如损害优势半球，可以出现Wernicke's失语（损害语言的感受）；如损害非优势半球，临床表现可出现急性精神混乱状态。

大脑中动脉分叉处，即分出皮质上下侧支或（和）大脑中动脉的病变，临床症状重，合并上、下侧皮质支综合征的表现，往往面、上肢重于下肢，优势半球损害则完全性失语（表达和感受语言障碍）。

大脑中动脉主干（发出豆状核纹状体动脉前）损害，临床表现出整个供血区的障碍，对侧偏身的瘫痪和感觉缺失，因内囊受损，上、下肢损害程度无明显差异。

（3）颈内动脉征群：颈内动脉来源于颈部颈动脉，其分支除前面讨论的大脑前、中动脉外，尚发出眼动脉供应视网膜。颈内动脉病变程度依侧支循环的情况而定，侧支循环多数是缓慢进展的动脉阻塞而代偿的结果。有作者认为缺血性脑血管病中约1/5颅内或颅外颈内动脉阻塞。近15%病例，颈内动脉的进行性动脉粥样硬化阻塞前，有短暂性脑缺血发作（TIAs）的先兆或同侧眼动脉缺血导致一过性单眼黑蒙。颈动脉阻塞可以是无症状性的。有症状的颈动脉综合征类似大脑中动脉综合征。

（4）大脑后动脉征群：一对大脑后动脉发自基底动脉的尖端，供应枕叶皮质、颞叶内侧面、丘脑和中脑头端。通常由于栓塞发生在基底动脉的尖端，可以阻塞一侧或双侧后动脉，栓子可崩解而不出现症状，或部分的大脑后动脉梗阻。

临床大脑后动脉闭塞导致对侧视野的同向偏盲，而黄斑视力保存（黄斑视力的枕叶皮质由中动脉和后动脉双重供血）。大脑后动脉起始段闭塞影响中脑上端，出现眼球运动异常，包括垂直凝视麻痹、动眼神经麻痹、核间性眼肌麻痹和眼球垂直分离性斜视。大脑后动脉闭塞影响优势侧半球（多数是左侧）枕叶，特征性表现为命名性失语、失读症（而无失写）和视觉失认。视觉失认是由于胼胝体损害切断了右侧视皮质和左侧语言皮质的联系。双侧大脑后动脉闭塞引起皮质盲和因颞叶损害的记忆障碍。

（5）基底动脉征群：基底动脉起自双侧椎动脉（某些个体仅仅有一支椎动脉），行进于脑干腹侧，并于中脑水平分叉为大脑后动脉。基底动脉分支供应枕叶、颞叶内侧面、丘脑内侧、内囊后肢和整个脑干及小脑。

基底动脉血栓形成往往因为累及多组分支动脉，临床表现通常不一致。如累及椎动脉（单侧或双侧）其表现类似基底动脉血栓形成，在颈椎关节硬化的病例中，可以因头部转动导致一过性椎动脉暂时性闭塞，出现脑干功能障碍的症状和体征。另外，发出椎动脉前的锁骨下动脉闭塞可以引起锁骨下动脉盗血综合征，往往是全身动脉硬化的一部分，并不提示椎-基底动脉的卒中。

发生在基底动脉近端的血栓形成，影响脑桥背侧部分，出现单侧或双侧滑车神经麻痹，水平性眼球运动异常，并可有垂直性眼震和眼球沉浮，瞳孔缩小而光反射存在（下降的交感神经传导束损害），偏瘫或四肢瘫和昏迷多见。基底动脉综合征易混淆于脑干出血，但临床CT或MRI可以明确鉴别。

如损害脑桥腹侧部（不影响脑桥背侧），临床出现四肢瘫痪，而意识完好，患者仅仅利用眼睛闭合和垂直眼球运动来示意，通常称为闭锁综合征。此状态多与昏迷混淆，EEG可有助于鉴别。

发生在基底动脉远端的闭塞，影响中脑上行网状结构、丘脑和大脑脚，通常出现特征性的意识障碍和单侧或双侧动眼神经麻痹、偏瘫或四肢瘫,临床称为基底动脉尖综合征,有时与天幕疝影响中脑的状况相混淆。此类情况多见于栓塞性病变。

(6)椎-基底动脉长旋分支征群:椎-基底动脉长旋分支是小脑后下动脉、小脑前下动脉和小脑上动脉,供应脑干背外侧,包括位于背外侧的脑神经核和进出小脑传导束的小脑脚。常见的是小脑后下动脉闭塞导致的延髓背外侧综合征,表现同侧的小脑性共济失调、Horner征和面部感觉缺失,对侧痛、温度觉损害,眼球震颤,眩晕,恶心呕吐,呃逆,吞咽困难和构音障碍,无运动障碍。

小脑前下动脉闭塞导致脑桥下端外侧部的损害,常见同侧面部肌肉瘫痪、凝视麻痹、耳聋和耳鸣,无Horner征、呃逆、吞咽困难和构音障碍。

脑桥上端外侧部的损害多由于小脑上动脉闭塞,临床表现相似小脑前下动脉闭塞的表现,但是无听神经损害,而出现视动性眼球震颤和眼球反侧偏斜,对侧出现完全性感觉障碍(包括触觉、振动觉和位置觉)。

(7)椎-基底动脉旁中央分支征群:椎-基底动脉旁中央分支行径于脑干腹侧至四脑室底,供应脑干的内侧面,包括大脑脚内侧、感觉传导通路、红核、网状结构和内侧的脑神经核(Ⅲ、Ⅳ、Ⅵ、Ⅻ)。

2.脑梗死的临床分型

(1)OCSP分型:主要分为四种类型。

1)完全前循环梗死(TACI):大脑高级功能障碍、同侧视野损害、同侧面部或上肢、下肢中至少两个部位的运动和(或)感觉障碍。

2)部分前循环梗死(PACI):只表现完全前循环中所列三方面中的两项,或只表现大脑高级功能障碍,或较腔隙性梗死中所规定的更局限的(如局限于一个肢体或面部和手但不是整个肢体)运动/感觉障碍。

3)后循环梗死(POCI):同侧脑神经麻痹伴对侧运动/感觉障碍、双侧运动/感觉障碍、眼球会聚异常、小脑症状不伴同侧的长束症状(如共济失调性轻偏瘫)或单侧同向视野缺损。

4)腔隙性脑梗死(LACI):分纯运动性、纯感觉性、感觉运动混合性、共济失调轻偏瘫、构音障碍手笨拙综合征5种。

(2)TOAST分型:主要是根据病因进行分型,分为:

1)心源性:最常见,其栓子来源见表2-1。

表2-1 心源性栓塞的栓子来源

高度危险的栓子来源	中度危险的栓子来源
机械心脏瓣膜	二尖瓣脱垂
二尖瓣狭窄伴心房纤颤	二尖瓣环状钙化
心房纤颤	二尖瓣狭窄不伴心房纤颤
病态窦房结综合征	心房间隔缺损
4周之内的心肌梗死	卵圆孔未闭
左心房或左心耳血栓	心房扑动
左心室血栓	单独出现的心房纤颤
扩张型心肌病	生物心脏瓣膜
左心室区段性运动功能不良	非细菌性血栓性心内膜炎
左心房黏液瘤	充血性心力衰竭
感染性心内膜炎	左心室区段性运动功能减退
4周之后,6个月之内的心肌梗死	

2)大动脉粥样硬化性卒中:这一类别要求颈动脉超声波扫描或多普勒扫描确认颈内动脉闭塞或狭窄达到血管横截面面积的50%,通过血管造影或磁共振血管造影发现的颈动脉,大脑前、中、后动脉,椎-基底动脉狭窄达到血管横截面面积的50%。

3)腔隙性脑梗死:具备以下三项标准之一者即可确诊:①具有典型的腔隙性梗死综合征,且影像学检查发现与临床表现相符的、最大径<1.5cm的病灶的卒中;②具有典型的腔隙性梗死综合征,但影像学未发现相应病灶的卒中;③具有非典型的腔隙性脑梗死综合征,但影像学检查发现与临床表现相符的、最大径<1.5cm的病灶的卒中。

4)其他原因引发的缺血性卒中:这一类别包括由其他明确原因引发的脑梗死(高凝状态、血液系统疾病、吸食毒品等)。

5)原因不明的缺血性卒中:这一类别包括不能归于以上类别的缺血性脑卒中。

3.特殊类型的脑梗死　主要包括脑小血管病和分水岭梗死。

(1)脑小血管病:近年来出现了小血管病(SVD)的概念。脑小血管病是指累及直径$30\sim800\mu m$范围内,没有侧支吻合的解剖终末动脉,病变微小动脉的直径主要分布在$100\sim400\mu m$之间,其供血区域在脑深部白质及脑干,临床表现为静息性脑梗死、各种腔隙综合征、血管性认知功能障碍、步态异常和老年情感障碍,影像学表现为腔隙性脑梗死灶、脑白质疏松、微出血及血管周围间隙扩大的一组脑小血管本身病变性疾病。

血管病变主要是玻璃样变、脂质玻璃样变、纤维素样坏死、淀粉样物质沉积。主要的病因有动脉硬化、脑淀粉样血管病、遗传相关性血管病和炎症或免疫介导性血管炎以及放射性血管病。导致动脉硬化的原因主要有高血压、糖尿病、高龄。脑淀粉样血管病导致淀粉样物质沉积。遗传(单基因突变)相关性血管病包括:伴皮质下梗死和白质脑病的常染色体显性遗传性脑动脉病(CADASIL),伴皮质下梗死和白质脑病的常染色体隐性遗传性脑动脉病(CARASIL),常染色体显性遗传性视网膜血管病伴有白质脑病(AD-RVLC),遗传性肾病、动脉瘤和肌肉痉挛(HANAC),线粒体脑肌病(MELAS),Fabry病等。炎症或免疫介导性血管炎包括:坏死性血管炎、过敏性紫癜、冷球蛋白血症血管炎、皮肤白细胞破碎性血管炎、原发性中枢神经系统血管炎、Sneddon综合征、Susac综合征、结缔组织病相关的血管炎、感染相关的血管炎及放射性损伤导致小血管纤维素样坏死。这里主要介绍两种遗传学小血管病CADASIL和CARASIL。

1)CADASIL:突变基因:CADASIL由位于19p的Notch3基因变异导致,该基因编码一个单通道跨膜受体。Notch3基因于1919年在果蝇体内发现,该基因的部分功能缺失会在果蝇翅膀的边缘造成缺口,Notch基因由此而得名。动物模型实验研究表明Notch3基因可能从以下4个方面影响心血管系统:血管重构、血管稳定性、动静脉发生选择、心脏发育。1955年,法国学者Vas Bogaert首先描述CADASIL为"在两姐妹中快速发生的Binswanger病"。后来陆续报道了许多家系。CADASIL在65岁以下伴白质脑病的腔隙性脑梗死的病例中占2%,在50岁以下者中占11%。

临床表现:CADASIL的临床表现多种多样,但其基本特征为:伴有先兆的偏头痛、皮质下缺血事件、情绪障碍、淡漠及认知功能缺损。这些表现的发生年龄、持续时间和发生频率均不同。20%~40%的CADASIL患者有伴先兆的偏头痛,是普通人群的5倍。皮质下缺血事件(TIA和缺血性卒中)是CADASIL最常见的表现,见于60%~85%的患者,缺血事件通常是皮质下,67%的患者为腔隙综合征。大多数患者在数年内有2~5次复发卒中,逐渐引起步态困难,伴或不伴尿失禁、假性延髓麻痹。20%的CADASIL患者存在情绪障碍,通常为重度抑郁,有些会表现为躁狂发作。认知功能缺损是CADASIL的常见临床表现。多数病例最早的症状是执行功能和处理速度下降。此外有10%的患者有癫痫发作,也有发生脊髓梗死和颅内出血的报道。5种主要临床表现均可独立发生,但大部分会相继出现。

影像学特征:MRI 显示脑白质和基底节区对称性白质病变和腔梗灶,局限性病变主要位于半卵圆中心、丘脑、基底节和脑桥内,尤其是颞叶前部和外囊。颞叶前部受累可达 89%～97%,为本病的主要特征,同时可伴有脑萎缩。MRI 显示双侧对称性白质病变、颞极病变、合并新发梗死(DWI)。

诊断标准:基因测试是诊断 CADASIL 的金标准。皮肤血管活检特征为小动脉血管壁增厚导致管腔狭窄、肥大的内皮、中膜到外膜非淀粉样颗粒状嗜锇物质及平滑肌细胞形态学改变为特征。颗粒状嗜锇物质是 CADASIL 特殊的超微结构特征,位于血管基底膜。皮肤样本的 Notch3 单抗免疫染色可以揭示血管壁上聚集 Notch3 蛋白,有高度的诊断敏感性(85%～95%)和特异性(95%～100%)。

CADASIL 的诊断标准:

①必须条件:a.遗传学:明确三代以上脑血管事件和痴呆遗传病史;b.发病年龄:中年以前发病,60% 为 28～38 岁,平均 40 岁;c.血管事件:反复发生 TIA 或腔隙性脑梗死;d.常无高血压、糖尿病等常见的卒中危险因素;e.痴呆和精神障碍:在卒中基础上,逐渐出现心境障碍、抑郁、认知功能减退和痴呆。

②伴随条件:a.偏头痛:30%～40%患者发病早期伴偏头痛发作;b.影像学:常见脑室旁白质疏松、脑萎缩和多发腔隙性梗死。

③确诊条件:a.病理检查:脑、皮肤和神经活检电镜可见嗜锇颗粒(GOM);b.基因分析:在 19p13 染色体上发现 Notch3 基因突变。

确诊 CADASIL:4 条以上必须条件+1 条确诊条件;

可能 CADASIL:4 条以上必须条件+1 条以上伴随条件;

可疑 CADASIL:至少 3 条必须条件+1 条以上伴随条件。

2)CARASIL:突变基因:CARASIL 是常染色体隐性遗传性脑动脉病及动脉硬化伴皮质下梗死及白质脑病(CARASIL)的简称,也称青年发病的 Binswanger 样白质脑病伴秃头和腰痛。目前发现该疾病与染色体 10q(10q25.3-q26.2)的基因(HTRA1)的突变有关。该基因与 TGF-β 家族的信号传导有关,由于基因突变导致酶活性下降从而失去对 TGF-β 信号通路的抑制,导致血管病变。1995 年 Fukutake 等在总结 17 例病例报告的基础上,鉴于当时国际上已存在伴有皮层下梗死和白质病变的常染色体显性遗传性脑动脉病(CADASIL)这一病名,且两者在临床、影像、病理改变有很多相似性,而后者符合隐性遗传特征,故将其命名为 CARASIL。

病理改变:主要的病理改变是脑白质广泛脱髓鞘,U 形纤维保存,少突胶质细胞及星形胶质细胞减少。不同病例的脑白质病变可在额叶、额顶、枕叶或颞顶叶,胼胝体亦可见萎缩及多数软化灶,病变可沿锥体束累及大脑脚和脑桥基底部。脑白质直径 100～400μm 的小动脉及细小动脉可见内膜纤维化、玻璃样变、内弹力层断裂、管径狭窄及闭塞等。脑底部大血管无异常或轻度动脉粥样硬化。

诊断标准:①40 岁前出现症状,临床呈进行性(有时可短暂性停顿)智能低下、锥体束征、锥体外系症状和假性延髓麻痹等,影像学病变以弥漫性皮质下白质为主;②早年(10～20 岁)出现秃头或广泛头发稀疏;③急性反复腰痛,伴变形性脊椎病或椎间盘突出;④血压<140mm/90mmHg,未服过降压药;⑤无肾上腺白质营养不良等脑白质的疾病。

具备以上 5 项为确诊病例;第 2 或第 4 项中一项不清,具备其他 4 项为可能病例,确诊病例的同胞,且双亲近亲结婚,有脑病表现或有第 2、3 两项,为可疑病例。

以下几项可作为诊断参考:①双亲或祖父母近亲结婚的遗传背景;②卒中或阶段性恶化进展方式;③CT/MRI 显示弥漫性脑白质病变,基底核及大脑白质腔隙性梗死。

CARASIL 需要与 CADASIL 鉴别,主要依据为基因检测结果。CADASIL 电镜下见到在平滑肌细胞基底膜有嗜锇颗粒沉积是确定诊断的依据。本病仍需与肾上腺脑白质营养不良、异染色性白质脑病、淀粉样血管病变、血管炎鉴别。

治疗:这两种单基因脑小血管病没有明确的治疗方法,主要是对症治疗、改善智能、预防卒中复发。抗凝和抗血小板药物的效果不明确。

(2)分水岭梗死:分水岭梗死或边缘区梗死,是指相邻两个血管供血区交汇处区域由于血流动力学异常或者微栓子栓塞造成的梗死。分水岭梗死约占脑梗死的10%。分水岭梗死又分为皮质型梗死和皮质下型梗死。大脑半球、小脑、脑干均可发生分水岭梗死。其发病原因是低血压和(或)低血容量、颈动脉狭窄或闭塞、微栓塞等。皮质型梗死多是由于栓塞导致,有时合并有血液动力学异常,而皮质下梗死主要是源于血流动力学异常。而小的皮质下分水岭梗死常常伴有更大范围的灌注下降,可能只是冰山的一角,预示着潜在的卒中风险,必须进行详细的影像学评估。

临床表现:①发病前的状态或诱因有助于对分水岭梗死的判断。如体位改变时(从卧位到立位)、吃饭中、运动中、深呼吸或剧烈咳嗽状态下发病;发病时血压低(用降压药或药物加量、合并使用其他药物加强降压、麻醉、心脏手术、失血或贫血等),如果合并血管狭窄则更容易诱发分水岭梗死。②特殊的临床表现,如有意识丧失而无局灶性体征的梗死;眼脑综合征(单侧一过性黑矇和对侧肢体或单个肢体运动障碍);肢体摇晃(脑电图正常);罕见的有视网膜间歇性反应不良(强光照射后短暂的失明)等。由于皮层受累多见,故癫痫的发病率比普通脑梗死更高。也可出现轻度的半球性认知功能障碍。

预后:由于分水岭梗死多与血管狭窄相关,其病死率高于普通的脑梗死,年病死率可达9.9%(普通脑梗死年病死率为2.3%)。

【影像学和实验室检查】

检查内容包括:病灶性质的确定,包括头颅CT扫描、MRI尤其是DWI的检查,血管及血流状态的检查包括颈动脉超声、TCD、CTA、MRA和DSA,病因学检查如心脏超声以及经食管心脏超声等。

影像学检查可以发现脑梗死的大小、部位、血管分布,也可以发现梗死后出血。脑部影像学检查影响着短期及长期治疗决策的制定,如溶栓患者的选择和超时间窗溶栓患者的选择、后续抗栓药物的选择。此外,现代影像学可获得有关缺血性损伤部位、可逆程度、颅内血管状况及脑血流情况的信息。

1.CT早期梗死征象 包括MCA高密度征和灰白质界限不清,这两个指征也是神经功能恶化的独立的危险因素。

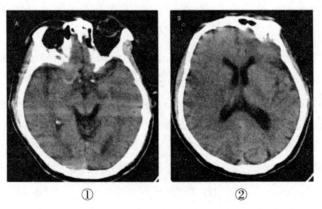

图 2-1 脑梗死早期CT征象
①D右侧 M、A 高密度征;②右侧半球灰白质界限模糊

2.CTA显示病变血管 CTA可显示脑供血动脉颅外段和颅内段大血管的状况,包括有无血管狭窄、斑块形成和侧支循环情况。

3.多模式灌注CT显示改变和相关信息 灌注CT显示CBF、CBV、MTT和TTP(达峰时间),有助于半影区的判断。

4.DWI 和 ADC 图确认急性期病灶 超急性、急性期脑梗死在 DWI 上表现为高信号,其 ADC 值较对侧相应区域明显下降,表现为低信号;随时间延长 rADC 由低到高,于 8~14d 出现假性正常化,于慢性期高于正常水平。而 DWI 上的高信号持续时间较长,可达 30d 左右。

5.磁敏感磁共振(SWI)和 T2 * W 梯度回波成像可发现微出血改变在脑小血管病中非常需要判断颅内的微出血情况,近年来主要是通过两种序列磁敏感磁共振(SWI)和 T2 * W 梯度回波成像进行微出血方面的判断。

6.DSA 是血管介入治疗前的必须检查 DSA 能动态实时观察脑血管的结构状况和脑血流供应情况,是评估侧支循环的最佳选择,也是进行血管内介入治疗前的必须选择。DSA 对动脉夹层的诊断和治疗选择具有决定性的指导作用。

7.实验室检查 发病后应立即检查的指标包括全血细胞计数、血糖、电解质、肝肾功能、凝血时间等。低血糖可引起局灶性神经系统症状及体征,这些临床表现与卒中类似,而高血糖与疾病的预后不良有关。对于服用华法林或肝病患者需测定 PT/INR。其他后续检查主要是病因学方面的检查,如蛋白 C、蛋白 S、免疫和炎性指标、基因检测等。

8.其他检查 包括胸片、12 导联心电图、24h 心电图监测、心脏超声、腹部 B 超和四肢血管超声有助于伴发病变的判断和分析。

【诊断与鉴别诊断】

1.诊断 动脉硬化性脑梗死的诊断要点是:①可能有前驱的短暂脑缺血发作史;②安静休息时发病者较多,常在晨间睡醒后发现症状;③症状常在几小时或较长时间内逐渐加重,呈恶化型卒中;④意识常保持清晰,而偏瘫、失语等局灶性神经功能缺失则比较明显;⑤发病年龄较高;⑥常有脑动脉粥样硬化和其他器官的动脉硬化;⑦常伴有高血压、糖尿病等;⑧CT 排除出血和占位等病变,DWI 有高信号,ADC 图为低信号。

2.鉴别诊断

(1)出血性卒中:有 10% 左右的脑出血患者发病时意识清晰,血压可无明显升高,可不出现头痛、呕吐等情况,临床难以区分,但 CT 扫描能第一时间区分这两种病变,是首选的影像学检查。

(2)颅内占位性病变:少数的脑肿瘤、慢性硬膜下血肿和脑脓肿的患者可以突然起病,表现局灶性神经功能缺失,而易与脑梗死相混淆。

(3)颅脑外伤:脑卒中发病时患者常有突然摔倒,致有头面部损伤。如患者有失语或意识不清,不能自述病史时,尤应注意鉴别。

(4)小血管病变与脱髓鞘病变的鉴别:两者的临床和影像学有相似之处,但是从危险因素、发病情况、影像学特征、脑脊液检测等多方面可进行两者的鉴别。

鉴别诊断的方法主要是根据临床表现和影像学检查,如磁共振增强扫描、PWI 扫描、MRS 等有助于脑梗死与肿瘤、脓肿等的鉴别。必要时需结合脑脊液检查发现脱落细胞、寡克隆带等特殊检查方法进一步明确诊断。

【脑梗死的一级和二级预防】

卒中的危险因素分为可控性因素和不可控性因素。后者主要包括年龄和性别。可控性因素较多,2010 年 Lancet 发表的 22 个国家的研究分析包括出血在内的卒中的危险因素,按照人群归因风险比的高低将导致卒中的主要十种因素依次排名,分别是:高血压史、缺乏体育锻炼、腰臀比、APOB/APOA1 的比值、吸烟、饮食不合理、心脏病变、抑郁、糖尿病、心理压力、酗酒。因此,应逐条控制这些危险因素,才能达到预防复发的目标。

1.控制血压　　正常血压在 120/80mmHg 以下,糖尿病患者血压维持在 130/80mmHg 以下,轻度血管狭窄血压维持在 140/90mmHg 以下,一侧颈内动脉严重狭窄超过 70%,收缩压维持在 130～150mmHg,双侧颈内动脉狭窄超过 70%,收缩压维持在 150～170mmHg,在解除血管狭窄后,逐渐将血压降到正常。

2.体育锻炼　　每天不少于 30min 的运动。

3.控制体重　　男性腰臀比小于 0.9,女性小于 0.8。

4.调节血脂　　LDL 控制在 2.6mmol/L 以下,合并糖尿病、冠心病、代谢综合征、吸烟者 LDL<2.07mmol/L。

5.戒烟。

6.合理饮食　　控制摄盐量,每日不超过 6g,减少饱和脂肪酸的摄入。

7.治疗心脏病　　控制心脏节律和心率,治疗心脏的原发病。

8.心理干预和药物治疗,减轻抑郁。

9.控制血糖　　空腹控制在 6.0mmol/L 以下,餐后血糖控制在 10.0mmol/L 以下,糖化血红蛋白 7.0% 以下。

10.限制饮酒　　男性每日饮酒小于 1 瓶啤酒或 4 两红酒、1 两白酒,女性要减半。

11.女性避免使用口服避孕药和绝经期后的雌激素替代治疗。

12.高同型半胱氨酸血症患者口服维生素 B_6、B_{12} 和叶酸。

13.抗栓药物　　包括抗血小板药物阿司匹林和抗凝药物华法林,具体选择如下:①45 岁及以上的女性患者,脑出血的风险小、胃肠道耐受好者,建议服用低剂量阿司匹林,但其作用非常有限;出于心肌梗死一级预防的目的,男性可以考虑服用低剂量阿司匹林,但其不能减少缺血性卒中的风险。②非瓣膜性房颤患者,如年龄小于 65 岁、没有血管危险因素,可建议服用阿司匹林。③非瓣膜性房颤患者,如年龄在 65～75 岁、没有血管危险因素,除非禁忌,建议服用阿司匹林或口服抗凝剂(INR 2.0～3.0)。④非瓣膜性房颤患者,如年龄大于 75 岁,或者虽不到 75 岁,但有高血压、左心室功能不全、糖尿病等危险因素,建议口服抗凝剂(INR 2.0～3.0)。⑤房颤患者,如不能接受口服抗凝剂,建议服用阿司匹林。⑥房颤患者,如有机械性人工瓣膜,建议接受长期抗凝。INR 目标值因人工瓣膜类型不同而异,但不能低于 2～3。⑦无症状性颈内动脉狭窄超过 50% 的患者,建议服用低剂量阿司匹林,以降低发生血管事件的风险。

【治疗】

缺血性卒中经过多年的实践已经形成了"时间就是大脑"的紧急救治观念,多个大型临床试验的结果也确立了一些有效的治疗方式,包括溶栓治疗和手术及介入治疗,随之的二级预防乃至一级预防的原则和方式也已经明确,这一疾病的治疗已经进入循证治疗的时代。

1.院前急救和处理的原则　　对于疑似缺血性卒中的患者,院前急救措施会影响后续处理的效果。应采取的措施:管理气道、呼吸和循环,监测心脏,建立静脉通道,吸氧(当氧饱和度<92% 时),评估有无低血糖,禁食,预先告知接收急诊室,快速转运到最近的能治疗急性卒中的恰当场所。应该避免的处理:给予非低血糖患者含糖液体、过度降低血压、过量静脉输液。

2.快速诊断和评估　　首先,对疑似卒中的患者需要进行 ABC 的评估,判断是否有需要紧急处理的状况,随后,使用 NIHSS 评分量表对患者进行神经科检查,并判断病情的严重程度和可能的血管分布,随后立即进行影像学检查和相关的实验室检查。由于溶栓治疗时间窗窄,所以要尽快完成上述评估和检查,尽快给予治疗。

首选的检查是头部 CT 或者 MRI(应包括 DWI),TIA、轻微卒中或早期自发恢复的患者尽快进行血管影像检查,包括颈部超声、CT 血管成像(CTA)或 MR 血管成像(MRA)在内的诊断性筛查。所有急性卒中和 TIA 患者均需进行血常规、生化检测、凝血功能检测和 12-导联心电图(ECG)检查。

3.治疗

(1)药物治疗

1)静脉溶栓治疗:目前国内公认的溶栓治疗时间窗是发病 6h 内。重组组织型纤溶酶原激活物(rtPA,0.9mg/kg,最大剂量 90mg)进行溶栓治疗,可以显著改善急性缺血性卒中患者预后,治疗开始越早,患者的结局越好。

静脉溶检治疗适应证:

①发病≤4.5h。

②诊断为缺血性卒中,有明确的神经功能缺损。

③神经体征无自发性缓解。

④慎用于严重缺损患者。

⑤卒中症状不应提示蛛网膜下腔出血。

⑥最近 3 个月内无头部创伤和卒中。

⑦最近 3 个月内无心肌梗死。

⑧最近 21d 内无胃肠道或尿道出血。

⑨最近 14d 内无大手术。

⑩最近 7d 内无不可压迫部位的动脉穿刺。

⑪无颅内出血史。

⑫血压不高(收缩压<185mmHg 且舒张压<110mmHg)。

⑬查体未见活动性出血或急性创伤(骨折)的证据。

⑭当前不口服抗凝剂,如果正在服用,需 INR≤1.5。

⑮如果最近 48h 内接受肝素治疗,APTT 必须在正常范围内。

⑯血小板计数≥100×10^9/L。

⑰血糖浓度≥2.7mmol/L。

⑱无发作后遗留神经功能缺损的痫性发作。

⑲CT 不提示多脑叶梗死(低密度范围>1/3 大脑半球)。

⑳患者或家属理解治疗的潜在风险和利益。

注:INR 指国际标准化比值;APTT 指活化部分凝血酶原时间。

rtPA 使用方法:

①rtPA 输注 0.9mg/kg(最大剂量 90mg),先团注 10%(1min),其余在 60min 内静滴完毕。

②收入卒中单元监护。

③定时进行神经功能检查,在输注 rtPA 过程中每 15min 一次,此后每 30min 一次检查 6h,然后每小时一次直至 rtPA 治疗后 24h。

④如果患者出现严重头痛、急性高血压、恶心或呕吐,需停药,急查头部 CT。

⑤定时测量血压,最初 2h 每 15min 一次,随后的 6h 每 30min 一次,最后每小时一次直至 rtPA 治疗后 24h。

⑥如果收缩压≥180mmHg 或舒张压≥105mmHg,要提高测血压的频率;给予降压药以维持血压等于或低于此水平。

⑦推迟放置鼻胃管、导尿管或动脉内测压导管。

⑧使用 rtPA 后 24h,在开始使用抗凝剂或抗血小板药前,复查 CT。

2)纤溶酶:安克洛酶是一种从蛇毒中提取的降解纤维蛋白原的酶,已有几个临床试验对它进行了研究。一项早期试验发现安克洛酶可以改善卒中患者的结局,当患者血中纤维蛋白原水平<1g/L 效果最好。随后的研究表明该药物有较好的获益一风险比。由于安克洛酶可能具有良好的抗血栓活性以及缓和的溶栓效果,关于它的研究还在继续。

3)动脉溶栓治疗:对严重的神经功能缺损(NIHSS 评分≥10)、症状出现在 3h 到 6h 之间、近期有大手术以及主要的颈部和(或)颅内血管的闭塞这些不能进行静脉溶栓的卒中患者进行动脉 rtPA 溶栓的效果是可能有益。但是不能作为常规治疗的首选,不能妨碍静脉溶栓治疗。而且必须在有经验的卒中中心进行。不管何种溶栓治疗,均有出血风险。

导致溶栓治疗出血风险增加的因素:

①血糖升高。

②糖尿病病史。

③基线症状严重。

④高龄>80 岁。

⑤治疗时间延迟。

⑥既往有阿司匹林服药史。

⑦既往有充血性心力衰竭病史。

⑨纤溶酶原激活物抑制剂活性降低。

⑩违背溶栓适应证。

注:溶栓治疗严重出血的风险是 6% 左右。

4)抗凝治疗:目前临床仍在广泛应用,但就药物的选择、用药常规、开始治疗时团注的剂量、抗凝的水平以及治疗持续的时间存在分歧。

抗凝治疗的应用见表 2-2。

表 2-2　抗凝适应证和禁忌证

适应证	禁忌证
心源性栓塞	大面积脑梗死,如超过 50%MCA 供血区的梗死
抗心磷脂抗体综合征	未控制的严重高血压(>180/110mmHg)
脑静脉窦血栓形成	严重的脑白质疏松或怀疑为脑淀粉样血管病(CAA)的患者
合并下肢深静脉血栓和(或)肺栓塞	其他,如颅内出血、溃疡病、严重肝肾疾病
颈动脉夹层和严重大动脉狭窄手术前准备	

特殊情况:患者如果有出血性卒中合并症状性深静脉血栓形成或肺栓塞,为防止血栓的进展,应该使用抗凝治疗或深静脉放置血栓过滤器。

用药方法:①普通肝素:根据 2002 年 Toth 在其"TIA 和卒中急性期肝素治疗试验"提出的方案,肝素先团注 5000U,然后以 10~12U/(kg·h)的剂量加入生理盐水中持续 24h 静滴,使用 6h 后抽血测量 APTT,24h 内使 APTT 达到对照值的 1.5~2.5 倍(或 APTT 达到 60~109s),然后每日监测 APTT,待病情稳定可改为华法林口服。②低分子肝素:低分子量肝素皮下注射 5000IU,每日 2 次,治疗 2~3 周,然后口服抗凝药治疗。③华法林:由于华法林起效需要 3~5d,故应该在停用肝素和低分子肝素前 3d 开始同时给以华法林治疗,起始剂量为 5~10mg/d,连用 2d,然后改为维持量,INR 目标值为 2~3,如果有心脏机械瓣置换术史,INR 需达到 2.5~3.5。未达治疗范围前每日测量一次,当其剂量合适,监测指标稳定后,可改为每周一次,长期应用者至少每月一次;每日应在同一时间服药。发热、气候热、腹泻、营养不良可使凝血时间延长导致出血。高脂饮食和富含维生素 K 的食物(如卷心菜、花菜、菠菜、洋葱、鱼肉、肝)可干扰华法林的疗效。某些抗生素、镇痛剂、降糖药、调脂药、抗癌药、抗癫痫药和口服避孕药均能影响其抗凝效果。华法林可通过胎盘致畸,孕妇不宜使用华法林,可使用肝素和低分子肝素。

5)抗血小板治疗:原则:对于不能溶栓和抗凝治疗的患者,均建议给予抗血小板治疗。至于抗血小板药物的选择,目前主张根据卒中的危险因素进行分层,然后选择合适的药物。可联用阿司匹林和双嘧达莫,或单独应用氯吡格雷,也可选择单独应用阿司匹林。近期发生缺血性卒中的患者,不建议联合使用氯吡格雷和阿司匹林,但有特定指征(例如不稳定型心绞痛,无 Q 波心肌梗死或近期支架植入术)者例外。治疗应持续到事件发生后 9 个月。应用抗血小板治疗仍发生卒中的患者,建议重新评价其病理生理学和危险因素。

阿司匹林用法:初始剂量为 300mg,维持量 50~300mg/d,大剂量(>150mg/d)长期使用不良反应增加。英国医师协会建议卒中后前 2 周使用 300mg/d,然后改为小剂量维持,如果既往有因为阿司匹林导致的胃部疾患,应同时使用质子泵抑制剂。

氯吡格雷用法:初始剂量为 300mg,维持量 75mg/d。与阿司匹林相比,氯吡格雷在预防血管性事件发生方面略优,但对于高危患者(例如,曾发生卒中、外周动脉疾病、症状性冠状动脉疾病或糖尿病的患者),其效果可能更加明显。

双嘧达莫和阿司匹林联用:与单独应用阿司匹林相比,联合应用阿司匹林(38~300mg/d)和双嘧达莫(缓释片 200mg,每日 2 次)能够降低血管疾病死亡、卒中或心肌梗死的危险。双嘧达莫能够引起头痛,通过逐渐增加剂量可以降低该情况发生率。

氯吡格雷和阿司匹林联用:MATCH 研究和 CHARISMA 研究发现,与单独应用氯吡格雷相比,联合应用阿司匹林和氯吡格雷并不能降低发生缺血性卒中、心肌梗死、血管疾病导致死亡或再住院的风险,并且两者联合应用增加了危及生命或严重出血的风险。但对于 12 个月内曾发生急性冠脉事件或行冠脉支架置入术的患者,联合应用氯吡格雷和阿司匹林能够降低新发血管事件的风险。后续的研究发现,联合治疗能够减少颈动脉狭窄程度 50% 以上患者的栓塞信号和卒中的复发,也能减少症状性颅内动脉狭窄患者的栓子信号,以及 CEA 术前的栓子信号。但由于样本量小,仍需进一步验证。

6)扩容治疗:血流动力学性 TIA,除抗血小板聚集、调脂治疗外,应停用降压药物及血管扩张剂,必要时给以扩容治疗,病情稳定后需考虑血管内治疗或 CEA 以解除血管狭窄。

7)神经保护剂的应用:脑缺血后神经保护治疗的环节包括抑制兴奋性氨基酸(如谷氨酸)的毒性作用、跨膜钙离子流、细胞内蛋白酶的激活、凋亡、自由基损伤、炎症反应及膜损伤。虽然很多干预措施在实验性研究中具有发展前景,但在临床试验中结果非常令人失望,联合溶栓治疗和神经保护治疗具有一定的前景。

(2)介入和手术治疗

1)颈动脉内膜剥脱术和支架介入术:TIA 和卒中发作后,应该尽早进行脑供血血管的评估,如果发现颈动脉和颅内动脉狭窄,可以行颈动脉内膜剥离术(CEA)和血管成形术和支架术(CAS)治疗。首先,应该根据北美 NASCET 标准确定动脉狭窄的程度,然后根据不同的狭窄程度等因素选择不同的干预方法。

介入治疗的选择:

①时间:缺血性事件发生后,尽早进行 CEA,最理想是在 2 周内。

②颈动脉狭窄

a.CEA 的选择

ⓐ狭窄 70％～99％的患者首选 CEA。

ⓑCEA 只能在围手术期并发症(所有卒中和死亡)发生率≤6％的医学中心进行。

ⓒ狭窄 50％～69％的某些患者,可考虑 CEA 治疗,新发病的男性患者,最有可能获益。此类 CEA 只能在围手术期并发症(所有卒中和死亡)发生率＜3％的医学中心进行。

ⓓ狭窄率＜50％的患者不建议实施 CEA。

ⓔCEA 术前及术后继续抗血小板治疗。

b.血管成形术和(或)支架术的选择

ⓐ限用于有严重症状性颈动脉狭窄的下列患者:CEA 禁忌、狭窄处于手术不能到达的部位、早期 CEA 后再狭窄,放疗后狭窄。

ⓑ支架植入术前即给予氯吡格雷和阿司匹林联用,持续至术后至少 1 个月。

ⓒCEA 与 CAS 的比较。

2010 年 Lancet 发表的 meta 分析提示≥70 岁的老人支架术后 120d 内发生卒中或死亡的风险高于行 CEA 术的患者;＜70 岁的 CEA 和 CAS 的效果相似。

c.颅内血管狭窄:2005 年美国 FDA 批准自膨胀式 Wingspan 支架用于 50％～99％的粥样硬化性颅内血管狭窄患者的治疗。

但是 2011 年发表在新英格兰杂志的报道提示,对于严重颅内血管狭窄(70％～99％)的患者,积极的药物治疗(控制危险因素和联合使用阿司匹林 325mg/d＋氯吡格雷 75mg/d,持续 90d)效果明显优于支架术和积极药物治疗联合应用的疗效,原因是支架术组围术期的卒中发生率明显增高,而且 6 个月内再狭窄的比例也高达 25％～30％。

2)机械性碎栓或取栓治疗:美国 FDA 已经批准使用 MERCI 装置实现颅内动脉的再通,但该方法的临床效果需进一步验证。机械血栓消融技术可增加血管的再通,但均因研究规模的限制,目前尚未推荐作为常规治疗。

(3)综合治疗

1)体位和运动:大多数患者发病后需卧床休息,病情稳定后要尽早开始活动。早期活动可减少肺炎、深静脉血栓形成、肺栓塞及褥疮等并发症的发生。

2)营养和补液:脱水及营养不良的患者病情恢复较慢,同时脱水也是下肢深静脉血栓形成的潜在原因。所有患者均需进行吞水试验了解吞咽功能。多数患者最初需接受静脉输液治疗,如有必要,应置入鼻胃管或经鼻十二指肠管,以提供营养及药物。经皮内镜下胃造瘘(PEG)置管常用于那些需要长时间通过管道进行喂养的患者。

3)感染的控制和预防:肺炎和泌尿道炎症是常见的并发症,严重的卒中患者可能需要预防性应用抗生素,其他患者仅需要密切观察和采取预防措施。

4)深静脉血栓形成及肺栓塞:卒中后大约 10％的患者死于肺栓塞,可发现 1％的卒中患者存在该并发症。肺栓塞的栓子通常来源于下肢静脉血栓,不能活动的患者及严重卒中的老年人发生深静脉血栓的风险最高。预防措施包括早期活动、使用抗栓药物以及使用外部加压装置。对重患者要使用抗凝药物预防深静脉血栓形成及肺栓塞。首选低分子肝素皮下注射,每日 2 次。长期治疗通常需口服抗凝药,如华法林,低强度的抗凝就可以起到预防作用,但具体的抗凝水平仍未确定。

5)血压的管理:原则:卒中患者血压升高是常见的现象,IST 研究发现 54％的患者 SBP＞160mmHg,

高血压可能与近期和远期预后不良相关,也可能导致水肿扩大和出血,但是由于大多数患者在发病后 4～10d 内血压会自动下降,所以降压治疗存在影响半暗区灌注和脑血流量的可能,而且一些研究也提示升压治疗可能有益。目前的观点是,应根据不同的卒中亚型选择对血压的处理方式和药物。

高血压急症的处理:在存在下述情况时,应该使用降压治疗,并严密监测血压变化。卒中急性期降压治疗的适应证:①高血压脑病;②高血压肾病;③高血压性心力衰竭/心肌梗死;④主动脉夹层;⑤先兆子痫;⑥脑出血收缩压>200mmHg。

溶栓患者的血压管理:在溶栓之前,患者的血压要≤185/110mmHg,如果不能达到这个指标,就不能进行溶栓治疗,溶栓后 24h 内,血压要保持在 180/105mmHg 以下。

静脉 rtPA 或其他急性再灌注治疗患者的血压管理:

①溶栓前的控制:血压水平:SBP>185mmHg 或 DBP>110mmHg。

a.拉贝洛尔 10～20mg,IV,持续 1～2min,可以重复一次。

b.硝酸甘油贴膜 1～2 英寸。

c.尼卡地平静滴,5mg/h,滴速每隔 5～15min 增加 2.5mg/h,最大滴速 15mg/h,当达到目标血压值,减少到 3mg/h。

②溶栓中及其治疗后的管理:治疗中每 15min 测一次血压,治疗后继续监测 2h,然后每 30min 测一次,监测 6h,然后每小时测一次监测 16h。

血压水平:SBP 180～230mmHg 或 DBP 105～120mmHg。

a.拉贝洛尔 10mg,IV,可以每 10～20min 重复一次,最大剂量 300mg;或拉贝洛尔 10mg,IV,继以静点 2～8mg/min 血压水平:SBP>230mmHg 或 DBP 121～140mmHg。

b.拉贝洛尔 10mg,IV,可以每 10～20min 重复一次,最大剂量 300mg;或拉贝洛尔 10mg,IV,继以静点 2～8mg/min。

c.尼卡地平静滴,5mg/h,滴速每隔 5min 增加 2.5mg/h,最大滴速 15mg/h,直到达到目标效果。

d.如果血压得不到控制,考虑硝普钠。

e.舌下含服硝苯地平会引起血压迅速下降,禁用。

一般患者的血压管理:2007 年 AHA 和 2008 年 EUSI/ESO 发布的缺血性卒中治疗指南均建议,在患者血压>220/120mmHg 时给予降压治疗,且发病最初 24h 内,血压的下降幅度为 15%～25%。患者病情稳定后,仍存在高血压的患者要持续给予降压药物进行二级预防。meta 分析表明抗高血压药物能够降低卒中或 TIA 后复发。但对于怀疑为血流动力学性卒中或双侧颈动脉狭窄的患者,血压不宜过度降低,在大动脉狭窄已经解除的情况下,可以考虑将血压逐渐控制到目标值以下。

低血压的处理:首先需要寻找低血压的原因,可以使用生理盐水纠正低血容量,并改善心律失常。

6)血糖的管理:急性缺血性卒中患者积极控制血糖是否能够改善预后的证据有限。大约有 60% 既往无糖尿病史的患者会发生卒中后的高血糖。大面积脑梗死或累及皮层的急性卒中,常并发高血糖,并提示预后不良。目前,不建议血糖中等程度升高时(≥7.6mmol/L)输注胰岛素。但是,当血糖>10mmol/L 时,需应用输注胰岛素降低血糖。高血糖可能是卒中后的一个应激反应,一些患者血糖水平会自动下降,而且在卒中后首个 24h 内静脉应用生理盐水并且避免使用葡萄糖溶液,就可以降低血糖水平。所以,即便是对血糖很高的患者,使用胰岛素治疗时,也应注意血糖的监测,以免发生低血糖。低血糖(<2.8mmol/L)可引起类似急性梗死的症状,应予静脉团注葡萄糖或 10%～20% 葡萄糖输注。

7)血脂的管理:高血脂管理主要的目的是一级和二级预防,急性期应用降脂治疗,尤其是他汀类药物治疗是否能够改善预后仍未确定,而且如果患者存在吞咽困难等影响营养摄入的情况,血脂水平会自动下降,血脂对肝脏功能的影响也对急性期的应用产生影响。但如果病情稳定,应该尽早开始调脂治疗,尤其是因为动脉粥样硬化斑块脱落或者动脉粥样硬化性血管狭窄导致 TIA 或卒中发作者,应用他汀类药物对稳定斑块、减轻血管狭窄有益。LDL 的目标是低于 1.8mmol/L。此外,对于 TIA 或者卒中前已经使用他汀类药物治疗者,发病后如果用药中断,将导致 3 个月后死亡和依赖(mRS＞2)的比例明显升高。所以,2008 年英国皇家医师协会的建议是既往使用他汀类药物的患者,急性卒中发作后应该继续他汀类治疗。

(4)恶性脑梗死的手术治疗对于引起颅内压升高和脑干受压的恶性脑梗死除常规的降低颅内压的治疗以外,可以选择半侧颅骨切除术及切除颞叶的硬脑膜切除术。症状没有改善的年轻患者需要进行额外的手术,即切除部分额叶或颞叶的卒中脑组织的“切除术”。上述减压术的时机和指征仍然不清楚。脑室内导管引流脑脊液快速降低颅内压、枕骨下颅骨切除术可缓解小脑梗死导致的脑积水及脑干受压。

(刘美玲)

第三节　腔隙性脑梗死

腔隙性脑梗死系指长期持续高血压性小动脉粥样硬化所引起的一种特殊类型的脑微梗死。小软化灶直径为 0.9～15mm,许多不规则腔隙灶分布于脑组织各部,因此称为腔隙性脑梗死或微梗死。以多组综合征为临床特征。

一、病因病理及发病机制

本病主要病因是持续高血压。高血压引起小动脉管壁纤维素样坏死和玻璃样变性,还可促进动脉粥样硬化。在持续高血压的作用下,发生病变的小动脉尤其是深穿支动脉拉长、扭曲、节段性过度膨胀、坏死或闭塞等,从而导致梗死,稍大的梗死灶也可由于小动脉内血栓形成或多种原因引起的栓塞而造成。病理学检查可见不规则的小囊腔或筛网状腔窝,其中神经组织已坏死、软化,其周围可见纤维胶质层。病变常发生于基底核、丘脑、内囊、脑桥基底部等。这种类型的多发性腔隙性梗死称为腔隙状态。

二、临床表现

根据腔隙性梗死灶发生的部位不同,临床上常分为下列类型。

1.纯运动性偏瘫　纯运动性偏瘫最多见。表现为一侧面部和上下肢无力,呈不完全性或完全性瘫痪,但不伴失语、感觉障碍或视野缺损。病灶多在内囊或脑桥。

2.纯感觉性障碍　纯感觉性障碍较多见。偏侧肢体感觉异常或丧失,通常是一过性或先有一过性过程再转为持续性,大多数患者感觉异常,检查时有轻度或无客观感觉障碍。病灶多位于丘脑腹后核。

3.共济失调性偏瘫　共济失调性偏瘫表现为纯运动性轻偏瘫和同侧躯体共济失调,上肢常较下肢为重,伴锥体束征。病灶多位于脑桥基底部或放射冠。

4.构音不全-手笨拙综合征　构音不全-手笨拙综合征表现为一侧中枢性面轻瘫和舌瘫,伴有构音不清,吞咽呛咳,同侧手动作笨拙、精细动作欠灵活,指鼻试验欠稳,偶有锥体束征,但无明显肢体瘫痪。病灶位于脑桥基底部。

5.感觉运动性脑卒中　感觉运动性脑卒中表现为偏身感觉减退或异常,伴同侧面、臂、腿部轻偏瘫。病灶在内囊。部分患者经 CT、MRI 检查,或经尸体解剖证实有梗死灶,但无任何临床症状,反复多次发作产生多灶性脑梗死时,则出现痴呆状态、假性延髓性麻痹综合征或帕金森病。

三、辅助检查

CT 脑扫描对本病有助于确诊,但微小梗死灶亦难分辨。依病情发展阶段不同,检查准确率不尽相同,以发病后 10d 左右检查准确率较高。绝大多数病灶直径<10mm,直径在 10～20mm 范围者较少见(称大腔隙)。多次发作后方可检出多发灶。脑 MRI 对小梗死灶(直径<10mm)或位于脑干病灶检出率比 CT 高,并能提前检出。

四、诊断

1.发病多由于高血压动脉硬化引起,急性或亚急性发病。

2.可有反复多次的小脑卒中发作,但多无意识障碍。

3.腰椎穿刺脑脊液正常。

4.临床症状不严重,常见纯感觉性脑卒中、纯运动性瘫痪、共济失调轻偏瘫、构音不全-手笨拙综合征等。

5.临床诊断有时不易确诊,有条件者做 CT 或 MRI 检查,以提供有力证据。

五、预防与治疗

目前尚无有效的治疗方法,主要是预防疾病的复发。

1.有效控制原发性高血压及各种类型脑动脉硬化是预防本病的关键。

2.药物常用阿司匹林、噻氯匹定等,抑制血小板聚集,减少复发。

3.急性期可适当应用扩血管药物如尼可占替诺(脉栓通)等增加脑组织的血液供应,促进神经功能恢复。

4.尼莫地平、氟桂利嗪等钙离子拮抗剂可减少血管痉挛,改善脑血液循环,降低腔隙性梗死复发率。

5.活血化瘀类中药对神经功能恢复可有所裨益。

6.控制其他可干预危险因素如吸烟、糖尿病、高脂血症等。①高血压患者应长期药物治疗,定期测量血压,使血压控制在正常范围。②糖尿病患者要严格控制饮食,坚持降糖治疗,使血糖控制在正常范围。③高血脂患者应进行降脂治疗,定期查血脂。

7.须慎用抗凝剂以免发生脑出血。

(张　岚)

第四节　脑栓塞

由于异常的物体(固体、液体、气体)沿血液循环进入脑动脉或供应脑的颈部动脉,造成血流阻塞而产生脑梗死,称为脑栓塞,亦属于缺血性卒中。脑栓塞占卒中发病率的 10%～15%。从近代有关脑栓塞的概念来看这显然是远远低于实际发生的情况。只要产生栓子的病原不消除,脑栓塞就有反复发病的可能。2/3 的复发均发生在第一次发病后的 1 年之内。

【病因和病理】

脑栓塞的栓子来源可分为心源性、非心源性、来源不明性三大类。

1.心源性脑栓塞　其最常见原因如下。

(1)风湿性心脏病:在发生脑栓塞的患者中约一半以上为慢性风湿性心脏病伴二尖瓣狭窄。风湿性心脏病患者中发生脑栓塞占 14%～48%。不管有无临床表现,脑部病理检查发现有脑栓塞者达 50%。当二尖瓣狭窄时,左心房扩大以致血流缓慢淤滞而易于促使血液凝固和血栓形成,血流的不规则更易使它散落成栓子,导致脑栓塞。当心房颤动时,发生的机会更多。

(2)心肌梗死:心肌梗死可使心内膜变质,以致血小板可黏附在上面发生血栓形成。心肌梗死范围越大,血栓形成机会越大。如果心肌梗死后发生充血性心力衰竭,血液循环淤滞,更易在增厚肥大的左心室内发生附壁血栓形成。心肌梗死后如果发生周围血管(脑、肾、脾、肢体等)栓塞,则绝大多数发生在心肌梗死后的第 4～20d 内,多发性栓塞时,诊断易明。

至于后期发生的脑栓塞,在老年患者中与脑动脉硬化性脑梗死不易鉴别。

(3)亚急性细菌性心内膜炎:亚急性细菌性心内膜炎一般均在风湿性心脏瓣膜病或先天性心脏病的基础上发生。细菌附着在病变内膜上繁殖,并与血小板、纤维蛋白、红细胞等结成细菌性赘生物,脱落后即可循血流发生脑栓塞。亚急性细菌性心内膜炎发生脑栓塞者占 10%～50%,其中约 1/5 的患者在发生脑栓塞之前无临床症状或以往病史。有血栓形成的非细菌性心内膜炎,在脑栓塞的病因中约占 10%。这些病变包括风湿性心肌炎、红斑狼疮、癌症等慢性消耗性疾病。可能与凝血功能失常有关。

(4)其他:近代心脏手术的发展,也增添了一部分心源性脑栓塞的发病。罕见的原发心脏肿瘤如黏液瘤、肉瘤引起脑栓塞也偶有报道。

2.非心源性脑栓塞　由于心脏以外来源的栓子造成脑栓塞较心源性要少得多。但是在研究短暂脑缺血发作的发病原因的推动下,有关微栓塞的一系列研究可能使传统的非心源性脑栓塞发病率很低的看法逐渐改变。反常脑栓塞发生在体循环静脉内循行的栓子,由于心隔缺损,可不经肺循环直接穿过卵圆孔或室间孔到达体循环的动脉内而造成脑栓塞。在心脏中隔缺损时,平时心内血流的方向自左向右。当左心衰竭、肺动脉压增高或其他原因引起右心压力高于左心时,则心内血流的方向改变为自右向左,如血流中有栓子存在就发生反常栓塞。气栓塞可发生于胸外科手术、潜水员或高空飞行员、气胸、气腹、颈静脉或硬脊膜外静脉损伤、肾周围充气、右心导管、剧烈咳嗽等各种情况。潜水员或高空飞行员所发生的气栓塞又称减压病,在潜水员中又称潜水员病或潜水员麻痹。减压病主要由于大气压突然显著的减低以致体内氮气释放而造成气栓塞。脂肪栓塞见于长骨骨折与长骨手术、油剂注射等。

3.来源不明的脑栓塞　有的脑栓塞虽经仔细检查也未能找到栓子来源。脑栓塞的病理改变大体上与动脉粥样硬化性脑梗死相似。脑动脉栓塞后造成该血管供应的脑组织发生梗死,可呈红色充血性梗死或白色缺血性或混合性梗死。红色充血性梗死常提示脑栓塞,此乃由于栓子一时堵塞稍大动脉造成血管壁破坏,而后栓子又分解流向远端较小动脉,在原先栓塞处因血管壁受损而在血流恢复时发生出血。病理范围常较动脉粥样硬化性缺血性脑梗死要大,因此种脑栓塞的发生比动脉粥样硬化所致脑梗死者来得突然,使侧支循环难以建立。

【临床表现】

脑栓塞的起病年龄不一。因多数与心脏病尤其是风湿性心脏病有关,所以发病年龄以中青年居多。起病急骤,大多数并无任何前驱症状。起病后常于数秒钟或很短时间内症状发展到高峰。个别患者可在数天内呈阶梯式进行性恶化,系由反复栓塞所致。脑栓塞可仅发生在单一动脉,也可广泛多发,因而临床表现不一。除颈内动脉栓塞外患者一般并不昏迷。一部分患者可在起病时有短暂的意识模糊、头痛或抽搐。神经系统局灶症状突然发生,并限于一支动脉的分布区。因栓塞约 4/5 发生在脑底动脉环前半部的分布区,因而临床表现是面瘫、上肢单瘫、偏瘫、失语、局灶性抽搐等颈内动脉大脑中动脉系统病变的表现。偏瘫也以面和上肢为重,下肢相对较轻。感觉和视觉可能有轻度影响。但一般不明显。抽搐大多数为局限性,如为全身性大发作,则提示栓塞范围广泛,病情较重。1/5 的脑栓塞发生在脑底动脉环的后半部的分布区,可出现眩晕、复视、共济失调、交叉性瘫痪等椎-基动脉系统病变的表现。

【诊断】

可通过询问有关心脏病、骨折、气胸等栓子发源的病史而考虑脑部症状系由栓塞引起。患有静脉血栓性脉管炎或肺栓塞而突然发生偏瘫者需考虑脑反常栓塞的可能。心肌梗死发生脑栓塞的情况大多数在急性期,但有约 1/4 的患者在心肌梗死痊愈期发生脑栓塞。约 1/5 的亚急性细菌性心内膜炎患者以脑栓塞为该病的首先表现。老年人常患有动脉粥样硬化而使脑栓塞的诊断增加了困难。其他脏器包括肾、脾、肠、肢体、视网膜等栓塞的存在有助于脑栓塞的诊断。心电图的异常有诊断参考意义。脑脊液检查一般无色透明,并无异常,但脑脊液镜检有红细胞者远较动脉硬化性脑梗死来得多见。亚急性细菌性心内膜炎伴发脑栓塞和发生感染性动脉瘤破裂时,可表现为蛛网膜下腔出血或脑内出血。脑成像检查对明确脑栓塞性梗死的部位、范围、数目和是否伴有出血有决定性意义。

【治疗】

防治心脏病是防治脑栓塞的一个重要环节。一旦发生脑栓塞,其治疗原则上与动脉硬化性脑梗死相同,可参阅。患者应取左侧侧卧位。右旋糖酐 40、扩血管药物、激素均有一定作用。由于风湿性二尖瓣病变等心源性脑栓塞的充血性梗死区极易出血,故抗凝治疗必须慎用。即使使用也应待急性期例如 5～7d 过后较宜。近来,有人主张即刻用抗凝治疗以防止脑栓塞的反复发生。但脑成像检查提示出血或蛛网膜下腔出血者,脑脊液中含红细胞者,伴有高血压者或由亚急性细菌性心内膜炎并发脑栓塞者,均禁忌用抗凝治疗。关于脂肪栓塞,有人主张应用小剂量肝素注射,如 10～50mg,每隔 6～8h 一次,右旋糖酐 40 以及二氧化碳混合气体吸入等扩张血管也有作用。5% 碳酸氢钠注射液 250ml 静脉滴注,每日 2 次,有助于脂肪颗粒的溶解。气栓塞的治疗与心源性引起的脑栓塞治疗基本相仿。

星状神经节封闭可能有助于解除由栓子刺激所致的反射性脑血管痉挛,对脑栓塞有一定的疗效。应在起病后尽早采用,每日 1～2 次,10d 为 1 个疗程。具体操作方法为患者取卧位,颈部过伸位,常规消毒,于胸锁乳突肌内侧缘、胸锁关节上三横指水平进针,先以 1% 的普鲁卡因注射呈皮丘,然后以 20 号针头垂直穿入,待针尖触及第 7 颈椎横突时,再将针头后退约 0.5cm,然后向内向下再进 1cm 左右,以盐水或普鲁卡因滴入针头中,观察有无损伤胸膜,在证明无损伤后即可注入 0.5%～1.0% 普鲁卡因 10ml。注射后即可出现注射侧的眼裂缩小、瞳孔缩小,眼球稍有内陷,同侧上肢及结合膜稍有充血(Horner 征)。

(吴　怡)

第五节　脑动脉瘤

脑动脉瘤指颅内动脉壁异常膨隆呈囊状、棱状等形状的病变。脑动脉瘤破裂引起蛛网膜下腔出血的年发生率为 2/10 万～22.5/10 万,其中高发生率见于芬兰和日本,低发生率见于非洲、印度、中东和中国。引起地区发生率差异的原因不清楚,可能与环境、饮食、种族(遗传)或医疗卫生条件等有关。迄今我国没有官方的流行病学数据发布。近来,我国随着生活水平提高,医疗卫生知识和脑血管造影检查手段普及,脑动脉瘤有增多趋势。大组尸体解剖发现,成人中未破裂脑动脉瘤发生率1%～6%,其中大多数动脉瘤很小。成人脑血管造影中脑动脉瘤(无症状)发现率0.5%～1%。脑动脉瘤可见于任何年龄,但以50～69岁年龄组好发,约占总发生率的2/3。女性较男性稍多发,前者约占56%。但是在50岁以前,男性多见女性,50岁以后则女性多见。在出血的患者中,约1/3在就诊前死亡,另1/3死亡在医院,仅1/3经治疗得以存活。可见脑动脉瘤仍是当今人类致死致残常见的脑血管病。

【分类和病因】

脑动脉瘤可按动脉瘤的大小、部位、病因和病理等进行分类。一般认为直径＜6mm的动脉瘤不易出血。过去认为巨大型动脉瘤很少破裂出血,现在发现约1/3巨大型动脉瘤以出血为首发症状。

1.脑动脉瘤的分类

(1)大小

1)小型≤1～5cm。

2)大型1.5～2.4cm。

3)巨型≥2.5cm。

(2)部位

1)颈动脉系统

①颈内动脉:岩骨段、海绵窦、床突旁(颈眼)、后交通、脉络膜前、颈内动脉分叉。

②大脑前动脉:A_1、前交通动脉、$A_{2～3}$、胼周、胼缘。

③大脑中动脉:M_1、$M_{2～3}$、$M_{3～4}$。

2)椎-基底动脉系统

①椎动脉。

②小脑后下动脉(中央型、周边型)。

③基底动脉干。

④小脑前下动脉(中央型、周边型)。

⑤小脑上动脉(中央型、周边型)。

⑥基底动脉分叉。

⑦大脑后动脉(中央型、周边型)。

(3)病理

1)囊状动脉瘤。

2)层间(夹层)动脉瘤。

3)梭状动脉瘤。

2.脑动脉瘤的发病因素

(1)囊状动脉瘤

1)血流动力学

①血流量增加:脑动静脉畸形(AVM)、因对侧动脉阻塞、发育不良、颈动脉与基底动脉存在交通支。

②血压增高:主动脉狭窄、多囊肾、肾动脉纤维肌肉发育不良。

2)血管壁结构

①后天性:内弹力层变性、镰状细胞贫血、炎症、外伤、肿瘤。

②先天性:家族性、遗传性、Ⅱ型胶原缺失等。

3）其他

①烟雾病。

②巨细胞动脉炎。

（2）梭形动脉瘤

1）动脉硬化。

2）遗传性。

3）血管结构性。

4）感染性。

5）放射性。

6）其他：主动脉弓狭窄、巨细胞动脉炎。

（3）层间动脉瘤

1）外伤。

2）动脉硬化。

3.脑动脉瘤分级

Ⅰ级：无症状，或轻微头痛及轻度颈强直。

Ⅱ级：中度至重度头痛，颈强直，除有脑神经麻痹外，无其他神经功能缺失。

Ⅲ级：嗜睡，意识模糊，或轻微的灶性神经功能缺失。

Ⅳ级：木僵，中度至重度偏侧不全麻痹，可能有早期的去皮质强直及自主神经系统功能障碍。

Ⅴ级：深昏迷，去皮质强直，濒死状态。

在脑动脉瘤中最常见为囊状动脉瘤，它具有以下特点而异于其他类型动脉瘤：①起源于动脉分叉处，通常位于某一分支（如后交通动脉）的起始端。②瘤体的方向与载瘤动脉的血流方向一致。③位于载瘤动脉弯曲的外侧缘。④瘤体附近常伴有穿通小动脉。⑤有瘤颈，常可用特制的夹夹闭。由于颅内脑动脉管壁的中层发育不良，缺少外弹力层，因此颅内脑动脉较颅外动脉易发生动脉瘤。显微镜检可见囊状动脉瘤的瘤壁中层很薄或缺如，内弹力层缺少或仅残存碎片，瘤壁仅由内层和外膜组成，其间有数量不等的纤维变或玻璃样变性组织。大体检查动脉瘤，特别是破裂者呈不规则状，壁厚薄不一，可有一或多个子瘤。破裂点常在瘤顶部。

层间动脉瘤又称夹层动脉瘤。它和梭形动脉瘤在过去认为很少发生于颅内，近来由于神经影像学的发展，其发生率增多。如在椎动脉瘤中，囊状动脉瘤占50％～60％，层间动脉瘤占20％～28％，梭形动脉瘤占10％～26％。颈和椎-基底动脉系统均可发生层间动脉瘤和梭形动脉瘤，但以椎-基底动脉好发。层间动脉瘤和梭形动脉瘤大多沿血管长轴异常扩大，少数在CT和MRI上可呈椭圆或近圆形，但血管造影上可显示异常扩张和弯曲的管腔，易与囊状动脉瘤鉴别。层间动脉瘤可位于内膜与肌层或肌层与外膜之间，由于动脉壁剥离，引起真管腔狭窄，血管造影出现"线征"。如动脉瘤真腔、假腔均畅通，造影剂在其内滞留。有时难以从血管造影区分层间和梭形动脉瘤，需借助MRI。层间动脉瘤有下列MRI特点：①血管腔内有内膜瓣。②瘤内有双腔。③假腔内有亚急性血块。

【自然病程】

了解疾病的自然病程不仅是评价和衡量各种治疗方法的疗效和优劣，而且是阐明各种疗法、预后的重要指标。特别是随着神经影像学技术的发展，无症状或仅有轻微症状的动脉瘤发现增多，对这些患者应该怎样处理才是正确？另外研究发现许多因素可以影响脑动脉瘤的自然病程，如遗传性、全身情况、伴随各系统病变、动脉瘤的解剖部位及与其有关的病理生理异常等。因此，通过对这些因素的研究和正确处理，也关系到疗效的提高。

对于脑动脉瘤,任何一种治疗的预后是否比其自然病程为好,是评价这治疗的重要指标。由于动脉瘤有破裂与否,其自然病程截然不同,因此下面分别讨论之。

1.未破裂脑动脉瘤　未破裂脑动脉瘤有引起症状和无症状之分。大组尸检和血管造影研究发现无症状脑动脉瘤在成人发生率为 2%。近来随着无创性磁共振脑血管成像技术的应用,其发生率有增加趋势。无症状未破裂脑动脉瘤的自然病程的了解主要来自对多发性脑动脉瘤患者的研究,其中破裂动脉瘤已被处理,未破裂者经临床和影像学检查随访,发现经血管造影证实无症状脑动脉瘤的年破裂出血率为 1%～2%,它们在破裂前可出现症状,从出现症状到出血的间隔时间从数日至 10 年以上,破裂出血可发生在任何时间。有症状的未破裂脑动脉瘤的年破裂出血率为 6%。一般未破裂脑动脉瘤中有症状者较无症状者预后差,因为前者的症状常来自动脉瘤对神经血管的压迫、瘤内血栓脱落造成脑栓塞和少量蛛网膜下腔出血等。近来国际多中心未破裂动脉瘤研究(ISUIA)提示,直径<10mm 的动脉瘤年破率为 0.05%,10～25mm 和>25mm 者分别为 1% 和 6%。动脉瘤的大小和部位是影响动脉瘤破裂的重要因素,位于基底动脉顶端、后交通动脉和较大动脉的动脉瘤破裂出血危险较大。

巨型脑动脉瘤采取保守治疗者,数年内的病残和病死率为 80%。

2.破裂脑动脉瘤　破裂脑动脉瘤的自然病程明显差于未破裂者。综合文献大组病例报告,首次破裂脑动脉瘤患者的病死率,在入院前为 15%～30%,入院第 1 天为 32%,第 1 周为 41%,第 1 个月为 56%,第 6 个月为 60%。再出血率>3%～4%(24h),以后每日 1%～2%(<4 周),累积第一个月为 20%～30%,以后出血率趋于下降,年出血率为 3.5%。再出血的病死率明显增高,第 2 次出血和第 3 次出血的病死率分别为 65% 和 85%。

3.影响自然病程的因素

(1)瘤的级别:动脉瘤级越高,病死率和病残率越高。这是因为高级别者(如Ⅲ、Ⅳ和Ⅴ级)再出血率、脑血管痉挛发生率均较高。

(2)脑血管痉挛:脑血管痉挛直接影响患者的病残和病死率。有症状的脑血管痉挛的发生率为 30%,其中 1/3 的患者经治疗可康复,1/3 的患者病残,1/3 的患者死亡。

(3)动脉瘤破裂的诱发因素:举重物、情绪激动、咳嗽、屏气、用力大小便、房事等是常见的诱发因素,它们通过对血压、血流动力学和颅内压的影响而促发动脉瘤破裂出血。

(4)动脉瘤破裂的前驱症状和体征:如头痛、眩晕、感觉或运动障碍等。前驱症状发生与动脉瘤扩大、少量出血等有关,经 2～3 周后常发生大出血。

(5)蛛网膜下腔出血分级:Fisher3 级者易发生脑血管痉挛,预后显然较其他级别差。

(6)动脉瘤大小:关于脑动脉瘤要多大才破裂出血文献上各家的报告不一,有直径 4mm、7mm、7.5mm、≤10mm 等。但多数人同意 Mc Cormick(1970)的意见,即≥6mm 的动脉瘤容易破裂出血。但是必须指出,Mc Cormick 的资料来于尸体解剖,常低估动脉瘤的直径,加之破裂的动脉瘤常较原来缩小以及活体上动脉瘤会比尸检时所见大,因此对待具体患者,应以机动灵活态度来看待动脉瘤的大小。

(7)年龄:一般认为 50 岁以后的患者预后较年轻者差,可能与年老患者常合并系统性疾病有关。

(8)性别:女性较男性好发脑动脉瘤,特别在 50 岁以后,可能部分与女性寿命较男性长有关。有学者在 214 例破裂脑动脉瘤中发现女性有较高的脑血管痉挛发生率,预后也较差。同时女性患者患有颈动脉纤维肌肉发育不良的比例较高,达 23%。

(9)多发性脑动脉瘤:大组临床病例和尸检发现,多发性脑动脉瘤的发生率分别为 14.1%(7.7%～29.8%)和 23.5%(18.9%～50%),以 2～3 个动脉瘤多见。文献报告一个患者身上最多动脉瘤为 13 个。

通过随访 116 例多发性脑动脉瘤患者,发现再出血率较只有单发脑动脉瘤的患者高,为 31%,预后显然也差。通过分析 419 例脑动脉瘤患者,127(30%)例有多发脑动脉瘤。在单因素分析中,女性、吸烟者好发多发性动脉瘤,在多因素分析中,前述两因素仍与好发多发性动脉瘤有关。

(10)高血压:有高血压的脑动脉瘤患者预后较无者为差,美国心脏协会发布循证医学Ⅰ级证据,下同。

(11)眼底出血:包括视网膜出血、玻璃体膜下出血或玻璃体内出血,后两者又称 Terson 综合征。在动脉瘤出血引起蛛网膜下腔出血中,Terson 综合征发生率为 16.7%～27.2%,患者的病死率为 50%～90%,远高于无此征者。

(12)遗传因素:7%～20%脑动脉瘤者有家族史,他们患病的年龄常较轻,好发多发性和对称性(或称镜照性)动脉瘤,预后较无家族史者差。其他遗传性结缔组织病也常合并脑动脉瘤,系统性疾病如纤维肌肉发育不良、主动脉弓狭窄、多囊肾、Marfan 综合征、神经纤维瘤病Ⅰ型、Ehlers-Danlos 综合征等。患纤维肌肉发育不良症者脑动脉瘤发生率高达 20%～40%,而且易发生严重脑血管痉挛。

(13)系统和环境因素(Ⅱ级证据):妊娠、生产前后均易并发脑动脉瘤破裂出血,除与颅内压变化有关外,激素也起一定作用。研究发现停经前女性脑动脉瘤蛛网膜下腔出血发生率较低,停经后则明显增高,如补充雌激素可使发生率降低。吸烟、嗜酒和滥用可卡因者的脑动脉瘤破裂出血为正常人的 3～10 倍。有学者认为吸烟诱发 α 抗胰蛋白酶的蛋氨酸活化部氧化,使其数量减少,弹性硬蛋白酶却明显增高。血清中蛋白酶与抗蛋白酶失衡可使各种结缔组织包括动脉壁降解,促使脑动脉瘤形成。另外吸烟可加重出血后脑血管痉挛。

(14)脑血管发育异常和血流动力学异常:颈动脉-基底动脉吻合支续存在者易发生脑动脉瘤,如在 232 例有三叉动脉残留者 14%发生脑动脉瘤,而且大多数动脉瘤位于三叉动脉及其附近。脑底动脉环先天(如一侧颈动脉或大脑前动脉)或后天(如结扎一侧颈动脉)异常者,其健侧动脉易发生动脉瘤。另外供血丰富的 AVM 常合并动脉瘤,其中 59%动脉瘤位于 AVM 主要供血动脉上,不治者病死率高达 60%。相反如切除 AVM,有时动脉瘤可自行消失。

(15)免疫因素:有学者在 18 例破裂脑动脉瘤患者血中,发现 13 例有较高的环状免疫复合物,21 例对照组中仅见 3 例。而且发现这些复合物与脑血管痉挛关系密切。通过发现简单的免疫试验可预测脑动脉瘤患者的预后,即术前抗体滴定度高者,术后易发生严重神经并发症。而且在 59 例死亡患者中发现较高发生率的无型 DR 点伴有 DR7 显型。由于这方面的研究例数较少,免疫因素对脑动脉瘤自然病程的作用还有待深入研究。

【分子遗传生物学】

脑动脉瘤的分子遗传生物学研究,不仅可深入了解脑动脉瘤的病理生理,了解其家庭或人群遗传密码、疾病发生发展的关键基因或信号通路,而且可筛选出潜在有用的诊断治疗手段或方法,发现易患脑动脉瘤的人群和易破裂动脉瘤的个体,为早期和积极防治提供思路和策略。可是,由于脑动脉瘤发生发展涉及各种遗传变异与环境或非遗传危险因素之间的相互作用,因此,虽然经多年努力,脑动脉瘤相关基因和全基因关联研究仅得出一些适量讯息。

【临床表现】

1.前驱症状和体征　发生率为 15%～60%,包括头痛、单侧眼眶或球后痛伴动眼神经麻痹、恶心呕吐、头晕等。按病理生理可分为三类:①微量出血或渗漏。②动脉瘤扩大。③脑缺血。半数前驱症状和体征在大出血发生一周内发生,90%在 6 周内发生。有学者回顾性分析 422 例破裂脑动脉瘤患者,以具有下列特征性头痛为前驱症状:①头痛发生在大出血前,并缓解。②突发、剧烈、前所未有的头痛。发现 84 例患者(19.9%)有此头痛,其中 34 例(40.5%)被医生忽略。75%的患者发生在大出血前 2 周内。经外科治疗预后良好者,有前驱头痛组为 53.6%,无前驱头痛组为 63.3%。如前驱头痛发生在大出血前 3d 内,预后良好率仅为 36.4%。因此,如能正确发现前驱症状和体征,及时诊治,可获得较好疗效和较好的预后。

2.典型表现　为动脉瘤破裂出血引起蛛网膜下腔出血的症状和体征。

(1)头痛:见于大多数患者,骤发劈裂般剧痛,可向颈、肩、腰背和下肢延伸。

(2)恶心呕吐:伴面色苍白、出冷汗。

(3)意识障碍:见于半数以上患者,可短暂意识模糊至深度昏迷。少数患者无意识改变,但畏光、淡漠、怕响声和震动等。

(4)精神症状:表现谵妄、木僵、定向障碍、虚构和痴呆等。

(5)癫痫:见于 20% 的患者,大脑中动脉瘤或前交通动脉瘤者多为全面性强直-阵挛发作。

(6)体征:①脑膜刺激征:在发病数小时至 6d 出现,但以 1~2d 最为多见。Kernig 征较颈项强直多见。②单侧或双侧锥体束征。③眼底出血,可为视网膜、玻璃体膜下或玻璃体内出血(Terson 综合征)。多见于前交通动脉瘤破裂,因颅内压增高和血块压迫视神经鞘,引起视网膜中央静脉出血。此征有特殊意义,因为在脑脊液恢复正常后它仍存在,是诊断蛛网膜下腔出血的重要依据之一,也是患者致盲的重要原因。有学者在 99 例脑动脉瘤蛛网膜下腔出血中发现 17% 有眼内出血,其中 8% 有 Terson 征,在有意识障碍史的患者中 Terson 征发生率几乎 100%。可是迄今此征未得到神经内外科医生重视,未及时找眼科医生会诊,故它的发生率较低。床旁直接眼底镜检查发现率较低,宜用间接眼底镜检查。视盘水肿少见,一旦出现多提示颅内压增高。由于眼内出血,患者视力常下降。④局灶体征:通常缺少。可有一侧动眼神经麻痹、单瘫或偏瘫、失语、感觉障碍、视野缺损等。它们或提示原发病变和部位或由于血肿、脑血管痉挛所致。

3.非典型表现　①老年患者、儿童和少数成人无头痛,仅表现全身不适或疼痛、发热或胸背痛、腿痛、视力和听力突然丧失等。意识障碍在老年人多见且重。②部分未破裂动脉瘤(包括巨大型动脉瘤)引起颅内占位病变表现。③心脏停搏(猝死)。

【辅助诊断】

1.颅脑 CT　颅脑 CT 平扫是目前诊断脑动脉瘤破裂引起蛛网膜下腔出血的首选方法。它有下列作用:①明确有否蛛网膜下腔出血及程度,提供出血部位的线索。②结合增强 CT 检查,有时能判断出血病因,如显示增强的 AVM 或动脉瘤的占位效应。③能了解伴发的脑内、脑室内出血或阻塞性脑积水。④灌注 CT 可早期发现脑血管痉挛引发的低灌注和脑缺血。CT 检查的敏感性取决于出血后的时间和临床分级。发病后 90% 以上病例能发现蛛网膜下腔出血(Subarachnoid Hemorrhage,SAH),5d 后 85% 的患者仍能从 CT 片上检出 SAH,1 周后减为 50%,2 周后 30%。CT 片上 SAH 的量和部位与血管痉挛的发生有很好相关性。临床分级越差,CT 上出血程度越严重,预后越差。

值得注意的是 CT 发现与 SAH 的关系也受时间的影响。如果在发病后 ≥4d 做 CT,CT 所见与可能发生 SAH 无关系,也即 CT 无预测 SAH 的价值。因此,SAH 后应尽早做 CT,Fisher 分级所报告的病例均在发病后 24h 内做 CT。由于 Fisher 分级仅把患者分成发生 SAH 概率高或低,为了更准确识别和分类 SAH 后脑血管痉挛,有学者提出改良 Fisher 分级,经临床验证准确、可靠。

2.脑脊液检查　也是诊断本病方法之一,特别是颅脑 CT 检查阴性者。与颅脑 CT 配合应用可以发现本病前驱头痛症状,但应掌握腰穿时机。SAH 后 1~2h 腰穿所得脑脊液仍可能清亮,所以应在 SAH 后 2h 后行腰穿检查。操作损伤与 SAH 区别主要在于:①连续放液,各试管内红细胞计数逐渐减少。②如红细胞 >250000/ml,将出现凝血。③无脑脊液黄变。④红细胞/白细胞值正常,并且符合每增加 1000 个红细胞,蛋白含量增加 15mg/L。⑤不出现吞噬红细胞或含铁血黄素的巨噬细胞。此外,SAH 后颅压常增高。脑脊液黄变是 CSF 中蛋白含量高或含有红细胞降解产物,通常在 SAH 12h 后出现,检查最好采用分光光度计,避免肉眼检查遗漏。一般在出血后 12h～2 周,脑脊液黄变检出率 100%,3 周后 70%,4 周后 40%。由于腰穿属创伤性检查,而且可能诱发再出血和加重神经障碍危险,因此,检查前应衡量利弊和征得家属同意。

3.头 MRI　过去认为头部 MRI 很难区分急性 SAH 和脑组织信号,近来发现,MRI 的 FLAIR 和 DW 对 SAH 检出率与 CT 检查一样。对颅后窝、脑室系统少量出血以及动脉瘤内血栓形成、判断多发动脉瘤中破裂瘤体等,MRI 优于 CT。但价贵、操作不便是其缺点。

4.MRA、CTA　MRA 对脑动脉瘤的检出率可达到 81%,但其分辨率和清晰度还有待提高。目前它只作为脑血管造影前一种无创性筛选方法。CTA 是近年来出现的另一种无创性脑血管显影方法。患者静脉注射非离子型造影剂后在螺旋 CT 或电子束 CT 上快速扫描和成像。目前 CTA 应用于:①CT 检查怀疑脑动脉瘤者。②未经手术的脑动脉瘤的随访。③SAH 后血管造影阴性者或急诊患者病情不允许做血管造影者。④有动脉瘤家族史或既往有动脉瘤病史者。CTA 的灵敏度为 95%,特异性为 100%,可发现直径≤3mm 的动脉瘤。近来有学者认为 CTA 可作为常规脑血管造影阴性的 SAH 者进一步检查手段,特别适用于常规血管造影难发现的小动脉瘤。但是,CTA 有假阳性和假阴性,又受扫描和摄片参数和条件的影响,因此 CTA 还有待进一步提高。

5.脑血管造影　脑血管造影仍是本病的经典诊断方法。一般应做四血管造影,以免遗漏多发动脉瘤或伴发的动静脉畸形。血管数字减影技术(DSA)已能查出大多数出血原因。如血管造影仍不能显示病变者,选择性颈外动脉造影可能发现硬脑膜动静脉瘘。如颈痛、背痛明显,并以下肢神经功能障碍为主,应行脊髓血管造影以期发现脊髓动静脉畸形、动脉瘤或新生物。首次 DSA 阴性者,应在 2 周(血管痉挛消退后)或 6～8 周(血栓吸收后)重复 DSA。血管造影能否加重神经功能损害,如脑缺血、动脉瘤再次破裂,目前尚无定论。造影时机:由于脑血管痉挛易发生在 SAH 后 2～3d,7～10d 达高峰,再出血好发时间也在此期间,因此目前多主张脑血管造影宜早或宜迟,避开脑血管痉挛及再出血高峰期,即出血 3d 内或 3 周后。大组病例显示脑血管造影病残率为 0.5%,病死率<0.1%。

6.经颅多普勒超声　由于血流速度与血管腔横切面成反比,即与血管腔半径平方成反比。采用 TCD 可以无创伤地测得脑底大血管的血流速度。特别精确、稳定测定大脑中动脉近端的流速,对临床诊断 SAH 后血管痉挛有重大价值。

【处理】

1.无症状脑动脉瘤的筛选检查　由于脑动脉瘤破裂出血致死致残率高,无症状脑动脉瘤手术死亡率<2%,致残率<5%,因此及时发现和处理无症状脑动脉瘤很有必要。目前认为对下列人群应做筛选检查。①有脑动脉瘤家族史,主要是直系亲属。②染色体显性遗传多囊肾者。

有学者在 396 例脑动脉瘤患者中,37(9%)例有家族史。在染色体显性遗传多囊肾中 5%～10% 发生脑动脉瘤,如又合并脑动脉瘤家族史则发生率达 20%～25%。

2.迟发性缺血性障碍(delayed ischemic deficit,DID)　又称症状性脑血管痉挛。由于脑血管造影或 TCD 显示脑血管痉挛者,不一定有临床症状。只有伴有脑血管侧支循环不良时,rCBF 每分钟小于 18～20ml/100g 时,才引起 DID。因此,脑血管造影和 TCD 诊断 SAH 后脑血管痉挛的发生率可达 67%,但 DID 发生率为 35%,致死率为 10%～15%。由于血管造影显示的血管痉挛常发生在 SAH 后 2～3d,DID 则多见于出血后 3～6d,7～10d 为高峰。DID 临床表现:①前驱症状:SAH 的症状经治疗或休息而好转后,又出现或进行性加重,外周血白细胞持续增高、持续发热。②意识由清醒至嗜睡或昏迷。③局灶体征,取决于脑缺血部位,如颈内动脉和大脑中动脉分布区,可出现偏瘫伴或不伴感觉减退和偏盲。大脑前动脉受累可出现识别和判断能力降低、下肢瘫、不同程度意识障碍、不动性缄默等。椎-基底动脉者则引起锥体束征、脑神经征、小脑征、自主神经功能障碍、偏盲或皮质盲等。上述症状多发展缓慢,经数小时或数日才达高峰,持续1~2周后逐渐缓解。少数发展迅速者,预后差,DID的诊断:一旦出现上述临床表现,即应做颅脑CT,排除再出血、血肿、脑积水等,pCT可了解有否脑缺血,并可做TCD和脑血管造影。CT和pCT见脑梗死则有助诊断。另外,也应排除水电解质紊乱、肝肾功能障碍、肺炎和糖尿病,做相应的检查,有利于权衡应用钙拮抗剂。

由于正常脑动脉壁内皮细胞扁平,内弹力层不卷曲,平滑肌细胞长而薄,形成壁薄腔大即管腔/管壁指数较大。血管痉挛发生后,管腔/管壁指数变小,内皮细胞皱折,平滑肌细胞收缩如同手风琴打褶,使管壁增厚,管腔狭窄。过去对血管造影所见血管痉挛引起管腔狭窄的原因有争议,现在已清楚在急性期(出血3~5d发生,持续2~3周),痉挛动脉内膜因平滑肌持续收缩而受损,发生水肿和形成附壁血栓,平滑肌持续收缩1~2个月可导致管壁坏死。急性期管壁少有炎症反应。蛛网膜下腔出血2~3周后,受损血管内皮下有炎症细胞浸润和积聚,内膜下增生而导致管壁增厚、管腔狭窄。由于血管痉挛、血栓形成、脑栓塞、血肿压迫和低血压等都可促发脑梗死。如患者出血后很快死亡,脑梗死可来不及形成;如患者经抢救成活,CT和MRI可发现脑梗死。大组脑动脉瘤破裂死亡尸检资料显示脑梗死发生率20%~30%,而且与时间有关,即3d内死亡脑梗死率为19%,4~14d为48%,>14d为70%。近来有学者报告症状性脑血管痉挛CT显示脑局灶性低密度,并不一定伴不可逆脑梗死,经积极治疗,低密度灶可消失。

可是,由于脑缺血部位和程度有时与受累脑血管无关,预防或缓解脑血管痉挛后不能缓解脑缺血,影像学检查和病理检查可见多发缺血病灶。近来,有学者经尸检后质疑脑血管痉挛是DIND唯一病因,认为微血栓和栓塞是可能的病因。

3.脑动脉瘤破裂的非手术治疗

(1)一般治疗:包括绝对卧床14d,头抬高30°,限制额外刺激,适当给予镇静止痛剂,并保持水电解质平衡等。

(2)止血:目前对止血剂在SAH治疗的作用仍有争论。一般认为,抗纤溶药物能减少50%以上再出血,可是由于抗纤溶促进脑血栓形成,延缓蛛网膜下腔中血块的吸收,从而易诱发缺血性神经并发症、脑积水等,抵消其治疗作用。但是,也可能由于止血剂减少再出血,使患者能生存更长时间而易发生DID等并发症。因此,对早期手术夹闭动脉瘤者,术后可不必应用止血剂。对延期手术或不能手术者,应使用抗纤溶剂以防止再出血。但是有妊娠、深静脉血栓形成、肺动脉栓塞等时为禁忌证。使用方法:

1)6-氨基己酸(EACA):16~24g/d静脉点滴,给药3~7d,病情平稳后改6~8g/d(口服),直至造影或手术。

2)止血环酸(凝血酶):比EACA作用强8~10倍,且有消毒作用。应用剂量2~12g/d,与抑肽酶(30万~40万U)联合应用,疗效优于单独应用。

(3)控制颅内压:颅内压波动可诱发再出血。通过用彩色TCD监测,发现当颅内压降低时,脑动脉瘤可变大,搏动减弱;当颅内压增高时,动脉瘤可变小,搏动增强。提示颅内压变化可诱发动脉瘤破裂。临床也常见腰穿或脑室引流不当可引起出血。颅内压低可诱发再出血;颅内压接近舒张血压时,出血可停止,但脑灌注压也明显降低,易发生脑梗死。因此,SAH急性期,如颅内压不超过2.66~3.99kPa(20~30mmHg),此时患者多属Ⅰ~Ⅱ级,一般不需降低颅内压。当颅内压升高或Ⅲ级以上者,则应适当地降低颅内压。

(4)控制血压:宜维持全身血压在平均血压或正常偏低水平。

(5)症状性脑血管痉挛的防治:目前症状性血管痉挛治疗效果不佳,应重在预防。防治过程分为五步:①防止血管痉挛。②纠正血管狭窄。③防止由血管狭窄引起的脑缺血损害。④纠正脑缺血。⑤防止脑梗死。

主要措施有：

1)扩容、升压、血液稀释治疗(简称3H疗法)：现已被维持正常血容量、血压和血液浓度取代，因为后者可达到前者的效果，且可避免前者的并发症(肺水肿、诱发出血)，它包括不对患者限水，相反每日给予数千毫升液体量，维持中心静脉压在 $0.49\sim1.17kPa(5\sim12cmH_2O)$ 或肺动脉楔状压在 $1.6\sim1.86kPa(5\sim15mmHg)$，并采用药物使血压维持在正常水平，血细胞比容在正常范围。

2)钙离子拮抗剂：尼莫地平，是目前循证医学 I 级证据证实有效的药物，属二氢吡啶类药物，可用来预防和治疗血管痉挛。一般应在 SAH 后 3d 内使用，愈早用愈好，按 $0.5\sim1mg/h$ 静脉缓慢注射，$2\sim3h$ 血压无降低者，可增至 $1\sim2mg/h$。静脉注射应维持 24h，因此宜用微泵控制输液速度，通常本药 50ml(10mg) 经三通阀与 $5\%\sim10\%$ 葡萄糖溶液 $250\sim500ml$ 同时输注。静脉用药 $7\sim14d$，病情稳定，改口服(剂量 60mg，每日 3 次)7d。

尼卡地平、法舒地尔、内皮素受体拮抗剂(TAK-044)、硫酸镁、他汀等可能有一定防治脑血管痉挛作用，但仍需大样本循证医学 I 级证据支持。21-氨基类固醇已证实无效。

3)腔内血管成形术：最初用来治疗血管痉挛，但目前研究发现其预防效果更佳，即在症状性血管痉挛出现以前，血管造影证实血管痉挛后。由于机械性血管成形术使用中少数病例出现动脉瘤或动脉破裂，目前趋向于采用药物性成形术取代。用 0.5mg 尼莫地平、$600\sim1200U$ 尿激酶灌注，然后用 0.2% 罂粟碱 1ml，以 $0.1ml/s$ 的速度，重复多次灌注。整个过程在 DSA 监控下进行，并全身肝素化。

4)其他并发症的治疗：心电图异常者应给予 α 或 β 肾上腺能阻滞剂，如普萘洛尔。水电解质紊乱常见低血钠，引起原因有脑性盐耗综合征和促利尿激素分泌异常综合征。前者是尿钠排出过多导致低血容量和低血钠，治疗应包括输入生理盐水和胶体溶液，不限制水分。SIADH 则因 ADH 异常分泌增多，引起稀释性低钠血症和水负荷增加，治疗除补钠外，还包括限水和应用抑制 ADH 分泌药物如苯妥英钠针剂等。

（殷　梅）

第六节　脑动静脉畸形

脑动静脉畸形系指一种先天性脑血管发育异常。脑内血管呈集团状的迂回走行，动静脉之间直接沟通或吻合短路，两者之间正常的毛细血管联络结构缺如，又称脑动静脉瘘。

一、病因病理及发病机制

病因为胚胎发育异常的先天性畸形。在胚胎期脑血管胚芽演化过程中即在不同阶段发生病变。由于动脉压力大而静脉压力低，短路血流通畅，其通路日益扩大，畸形血管团的体积范围亦日增，有几条灌注动脉和引流静脉可增粗如索。畸形区的静脉压增高，远端静脉因血液回流不畅而怒张，病变区血管壁菲薄，极易破裂出血。瘘口大小不一，大型者血管畸形成团，通常有核桃大小，甚至拳头大小，可涉及 $1\sim2$ 个脑叶，呈楔形或三角形。小型者肉眼难见，通常不超过 $20\sim30mm$，如米粒大小。绝大部分病变区位于幕上半球浅部，而于中线及深部较少。供血动脉以大脑中动脉为多，而颈外动脉的脑膜支及头皮动脉供血较少。

二、临床表现

1.头痛　约60％的患者表现为长期慢性头痛或突发性加重,常呈搏动性,可伴有颅内杂音,低头时更明显。周期性头痛者可能与血管痉挛有关。

2.癫痫　约30％的患者表现为癫痫大发作或颞叶性精神运动性发作形成。

3.定位征　天幕上病变可进行性出现精神异常、偏瘫、失语、失读、失计算等局灶症状;天幕下病变可见眩晕、复视、眼球震颤、步态不稳及构音障碍等症状。

4.脑水肿　约25％的患者出现视盘水肿,多继发于出血后导致的脑水肿。

5.颅内出血　40％~60％的患者为蛛网膜下腔出血,以10~40岁多发,其中约65％的患者发病于20岁以前。后颅凹动静脉畸形以蛛网膜下腔出血为首发症状者占80％以上。

6.血管杂音　当病灶伸展于大脑表面时,相应头颅骨或眼眶部、颈部听诊可闻及血管杂音,压迫颈总动脉可使杂音减低或消失。

7.单侧突眼　单侧突眼常是由于静脉压力增高,眼静脉回流不畅所致。

8.并发症　常见的并发症有颅内动脉瘤、多囊肾、先天性心脏病、肝脏海绵样血管瘤等。

三、辅助检查

1.头颅X线平片　头颅X线平片显示颅骨板障血管影明显,或颅骨内板局限被侵蚀而显示模糊影或骨质菲薄,脑膜中动脉沟迂曲变宽,少数病灶伴有病理性环形钙化影。

2.脑脊液　血管未破裂前脑脊液正常,出血时脑脊液呈均匀血性。

3.脑血管造影　依靠脑血管造影可发现畸形血管,扩张迂曲而成簇团,如有血肿则常见血管移位,有时显示来自颈外的供血动脉。

4.脑电图　脑电图异常率占61％。

5.CT脑扫描　CT脑扫描可显示大脑局限性或半球部位低密度影,必要时增强扫描。凡脑血管造影阴性而被CT扫描证实者,则称为隐匿性脑血管畸形。

四、诊断及鉴别诊断

1.诊断　诊断主要依据:①青年人多发,有蛛网膜下腔出血和(或)脑出血史;②有癫痫发作史,特别是局限性癫痫,或偏头痛发作史;③有局限性神经定位征,头顶部血管杂音,单侧突眼等;④依靠脑血管造影或CT证实。

2.鉴别诊断　本病主要应与偏头痛及其他病因所致的癫痫相鉴别。

五、治疗

1.控制癫痫　选用镇静剂控制或减轻癫痫发作程度及次数,苯妥英钠0.1g,3次/d,或苯巴比妥0.03g,3次/d。

2.出血期　出血期按急性出血性脑血管病内科治疗。

3.病因治疗　病因治疗主要是手术治疗或血管内栓塞治疗。凡出血形成血肿者,应及时行血肿清除术,并争取同时将畸形血管切除。若仅为蛛网膜下腔出血,经内科治疗待病情稳定后,选择适当时机再施行畸形血管切除术,目的在于防止出血,控制癫痫,改善脑功能。脑动静脉畸形是由动脉与静脉构成,有的包含动脉瘤与静脉瘤,脑动静脉畸形有供血动脉与引流静脉,其大小与形态多种多样。一般部位的脑动静脉畸形,可采用手术切除病灶或微导管血管内栓塞治疗。位于重要功能区、位置特别深的脑内或巨大病灶,可采取在数字减影下动脉内栓塞的方法,以减少畸形血管病灶的血液供应,使病变减小或有利于进一步的手术切除或γ刀放射治疗。手术方法是先找到供应动脉,于靠近病变处夹闭切断。切勿远离病变以防阻断供应邻近脑组织的分支,然后分离畸形血管,完全分离后再夹闭引流静脉,将病变切除。对大的高血流病变应分期手术,先行人工栓塞或手术阻断供应动脉,使病变血流减低,改善周围脑血循环,1～2周后再作病变切除。

(张　岚)

第七节　颅内静脉和静脉窦血栓形成的治疗

颅内静脉或静脉窦血栓形成是临床表现较复杂的一组疾病,以往相当长时期内由于临床医师的认识不足和诊断手段的限制,导致临床诊断率较低,影响了对患者及时和有效的治疗。近年,随着影像学诊断技术的进步和在临床的推广应用,提高了对颅内静脉和静脉窦血栓形成的认识,并促进了治疗学的进步。

一、病因和病理

颅内静脉和静脉窦血栓形成的病因可分为非感染性因素和感染性因素。非感染性因素包括颅内静脉或静脉窦结构损伤、肿瘤侵犯、脑穿通畸形、蛛网膜囊肿、非感染性炎症(系统性红斑狼疮、白塞病和类肉瘤病等)、血液高黏滞状态(长期口服避孕药、严重脱水、红细胞增多症、血小板增多症等)和心功能不全等。治疗应针对不同的病因进行。感染性因素包括局部感染(外伤性感染、脑膜炎、脑内脓肿、乳突炎、鼻窦炎和面感染等)和全身感染(菌血症、病毒血症、寄生虫感染和真菌感染等)。

各种病因导致的颅内静脉或静脉窦血栓形成使静脉回流受阻,引流区域内的小静脉和毛细血管淤血,造成脑组织水肿、梗死和(或)出血。静脉系统阻塞所导致的脑梗死常为出血性梗死。静脉的入窦口处血栓形成是发生阻塞的必要条件,仅局限于窦内的血栓可不产生临床症状,脑静脉血栓多由窦血栓扩展而形成,单纯脑静脉血栓形成较少见。

二、临床表现

颅内各静脉和静脉窦血栓形成的临床表现不同。即使同一部位的血栓形成,临床表现也有较大差异,取决于原发疾病、血栓形成的速度和静脉系统受累及的范围。这也是临床诊断较困难的原因之一。

1.上矢状窦血栓形成　上矢状窦血栓形成引起脑静脉内压升高、脑脊液回吸收障碍,导致颅内压升高。患者早期表现颅内高压的症状和体征。假如血栓扩展至皮质表浅静脉,患者脑水肿加重,可发生脑梗死和(或)脑出血而呈现相应于病灶部位的症状和体征,如局部或全身性痫性发作,肢体无力或感觉障碍,视力减退,失语,并可出现不同程度的意识障碍。如果血栓进展较慢或累及部位局限,在临床上仅表现轻微头痛而无任何阳性体征。

2.侧窦血栓形成　多数患者首先表现颅内高压的症状和体征,严重者可有不同程度的意识障碍。如血栓波及大脑下静脉,患者可有眩晕、耳鸣和平衡障碍,也可有局部痫性发作、病灶对侧中枢性面瘫和上肢瘫或偏侧肢体瘫痪,可有病灶同侧肢体的小脑性共济失调。如累及脑内静脉,可造成半球深部白质、基底节和丘脑等处的血液回流障碍,在基底节区发生梗死或出血性梗死而表现相应的症状和体征。

3.海绵窦血栓形成　海绵窦血栓形成可造成眼静脉回流障碍,眼眶内淤血、液体渗出,经过海绵窦的第Ⅲ、Ⅳ、Ⅵ对脑神经和第Ⅴ对脑神经的眼支受损害,从而表现球结膜水肿、眼球突出和眼肌麻痹,常有眶部和眶后疼痛,可有眼底静脉淤血和视神经盘水肿,视力一般不受影响。病初可先为一侧受损,多数患者在数日内波及对侧。严重者可有脑膜炎性改变,呈现脑膜刺激征。

三、诊断

多数颅内静脉和静脉窦血栓形成患者早期仅有颅内压升高的临床表现,随病情进展逐渐出现局部脑损害的症状和体征,并与某脑静脉引流区域的损害相吻合。如果患者表现急性脑卒中而有下述临床特点时应考虑到颅内静脉和静脉窦血栓形成:①双侧大脑半球上部或丘脑的梗死或出血。②表现出血性梗死而其部位与任一动脉分支分布范围不相吻合。③较持续的癫痫发作。④病史中有导致颅内静脉和静脉窦血栓形的危险因素存在。⑤卒中前有较突出的、持续数日的头痛。海绵窦血栓形成有特殊的症状和体征,如眼球突出、球结膜水肿和眼肌麻痹,诊断较容易。

影像学检查对临床诊断颅内静脉和静脉窦血栓形成有非常重要的价值。数字减影血管造影静脉相可显示静脉窦部分或完全缺损而作为静脉窦血栓形成的诊断依据。然而需注意,有部分正常人可存在上矢状窦前部或一侧侧窦的发育不良,上矢状窦后部、深部静脉窦和多个静脉窦的不显影可确诊静脉窦血栓形成。MRI检查优于血管造影,因其不仅可观察到静脉窦内血流的中断,还可直接观察到栓子以及颅内其他变化,应作为疑诊颅内静脉和静脉窦血栓形成的首选检查。颅脑CT扫描可排除颅内其他病变,但对确定颅内静脉和静脉窦血栓行形成的价值不大。

四、治疗

颅内静脉或静脉窦血栓形成的治疗包括原发疾病的治疗、对症治疗(如头痛、颅内高压和痫性发作的治疗等)和局部血栓的治疗。对于原发疾病按病因不同而采取不同的治疗手段,对症处理按常规方法。针对局部血栓的治疗包括抗凝治疗、溶栓治疗、介入治疗和外科治疗。细菌感染引起者,须针对病原菌使用足量和有效的抗生素治疗。下面介绍非感染性和感染性颅内静脉或静脉窦血栓形成治疗的基本方法。

(一)非感染性颅内静脉或静脉窦血栓形成的治疗

1.抗凝治疗　抗凝治疗是目前颅内静脉和静脉窦血栓形成的一线治疗方法,也是其他血管内治疗的基础。抗凝治疗主要适用于临床症状较轻、病情稳定或进展缓慢、伴有颅外深静脉血栓形成或不能耐受手术的患者。抗凝治疗主要目的是防止血栓进一步进展,并溶解已形成的血栓,促使栓塞的颅内静脉或静脉窦再通。

(1)肝素治疗:以往对于肝素抗凝治疗存在很大的争论,集中在肝素抗凝治疗是否会诱发或加重脑出血。近年许多临床研究表明,肝素治疗可以大大降低颅内静脉或静脉窦血栓形成患者的死亡率,甚至对于已经发生颅内出血的患者也能降低死亡率。有研究者认为,对于静脉阻塞后由于静脉高压导致毛细血管淤血而发生的渗出性出血,肝素治疗可阻止血栓进展、改善静脉回流、降低毛细血管内压,不会加重出血,甚至可能减轻出血,因此静脉性出血性脑梗死不应作为肝素抗凝治疗的禁忌证。目前多数临床专家认为,除非大量的脑叶出血、严重的脑水肿和蛛网膜下腔出血,对颅内静脉或静脉窦血栓形成的患者均应采用肝素抗凝治疗。当然,也有肝素治疗引起颅内出血的个案报道,对已经并发颅内出血的患者应衡量存在的风险和可能获得的效益,谨慎使用肝素治疗。

颅内静脉阻塞引起毛细血管内压力升高,导致脑水肿,严重时导致出血性脑梗死。肝素可防止血栓扩展,特别是防止血栓扩展进入皮质静脉。因此,早期应用可减轻局灶脑损害,防止痫性发作。没有证据表明抗凝剂可以促进血栓溶解,但可防止缸栓自溶血管腔通畅后的再阻塞,使毛细血管内压力降低,防止渗出性出血,促进临床恢复。

静脉注射给予肝素治疗的初始剂量为5000U,随后给予20U/(kg·h)维持静脉滴注,在24h内使活化部分凝血激酶时间(APPT)以及激活全血凝固时间(ACT)达到对照值的2～3倍。由于肝素静脉内给药后的半衰期较短(0.5～2h),需采用微量注射泵持续静脉给药维持其血浆稳定浓度。肝素治疗的个体剂量差异较大,成人每日肝素治疗剂量为30000～60000U。达到稳定状态后需每日监测APPT及ACT。由于停止给药后1h APPT即可恢复至正常,所以当发生颅内出血并发症或病情进展需要手术治疗时,不致造成大的危害或影响。若治疗过程中出现出血危险时,可通过鱼精蛋白进行拮抗。肝素治疗应维持到症状的缓解(意识恢复、头痛缓解、局部神经症状减轻),一般疗程为10～20d。以后改为口服抗凝药物治疗。有文献报道,即使是对治疗前存在出血的患者,也可以采用肝素抗凝治疗,并不加重出血的风险。因为肝素的抗凝作用可改善静脉侧支循环,并降低静脉窦的压力,缓解颅内静脉窦血栓形成的进展,从而降低脑出血的风险。

(2)低分子肝素抗凝治疗:由于低分子肝素(LJMWH)具有快速、持续的抗血栓形成和溶解血栓的作用,故越来越多地被应用于颅内静脉和静脉窦血栓形成的治疗。其抗Ⅹa因子活性作用与肝素相同,而抗凝血酶的活性显著降低。故在抗血栓形成的同时,对凝血系统影响较小,降低了出血的危险性。与普通肝素相比,LMWH具有半衰期长、生物利用度高、同质性好、抗凝作用大致相同或更优、抗血栓作用强、不良反应少、不需实验室监测,且皮下注射方便、吸收好等优点。具体治疗方法:低分子肝素钙4000IU,每12h皮下注射1次,连用2周后改用口服抗凝药物治疗。

(3)口服抗凝药物治疗:急性期后(发病后1～3周),应当在肝素或LMWH维持治疗的同时给予口服抗凝药物(华法林或苯丙香豆素)。由于维生素K依赖的凝血因子(Ⅱ、Ⅶ、Ⅸ、Ⅹ)半衰期为6～60h,口服抗凝药物起效需要数天(3～5d)。华法林起始剂量一般为10mg/d,连用2d,随后改为维持剂量3～9mg/d,1次/d,每天同一时间给药(通常在晚上给药)。苯丙香豆素起始剂量是9～12mg/d,第2天为9mg,随后根据国际标准化比率(INP)调整剂量(通常维持剂量为0.5～4.5mg/d)。需在治疗前和治疗过程中每天(或隔日)测定INR直到INR稳定后可间隔较长时间测定。参照其他血栓性疾病的治疗要求,推荐维持INR为2.0～3.0。华法林主要是通过抑制维生素K依赖性凝血因子(Ⅱ、Ⅶ、Ⅸ、Ⅹ)的合成而起到抗凝作用的。华法林不仅可以提高和改善低抗凝、低纤溶状态,而且还能纠正紊乱的凝血、抗凝及纤溶系统,有利于防止血栓形成及预防栓塞事件的发生。

华法林的起效时间较长,通常将肝素或LMWH作为短期替代治疗或华法林开始前的抗凝治疗。对病因未明的颅内静脉或静脉窦血栓形成患者,推荐口服华法林等抗凝药物疗程为6～12个月。对于病因明确的患者,口服抗凝药物的疗程取决于针对病因治疗的效果,至少3个月。由于突然停止抗凝药物治疗理论上可能导致高凝状态的反弹,有引起血栓再形成的风险,因此达到预期治疗目标后应当逐渐减小抗凝药物剂量,最后停药。

如果患者病情恶化,应恢复肝素或 LMWH 抗凝治疗,同时继续口服抗凝药物治疗。因为病情恶化通常是由于口服抗凝药物未取得预期效果。但如果病情仍然进展加重,需行头颅影像学检查排除其他可能性。

对孕妇患者不应使用口服抗凝药物治疗,因为药物可以通过胎盘屏障而对胎儿产生致畸作用。可以单用肝素或低分子肝素治疗,但在产前 24h 应中断治疗,以防止引起产后大出血。

2.溶栓治疗　颅内静脉和静脉窦血栓形成的血管再通多发生于起病后 4 个月内,之后通过抗凝治疗再通的可能性较小。在临床抗凝治疗的过程中,大约有 13.4% 患者的抗凝治疗效果不明显或者呈进行性恶化。对抗凝治疗无效、未能阻止病情恶化的患者,如陈旧性血栓、病情较重(嗜睡、昏迷、大面积出血或症状性脑梗死、癫痫等)、进展较快(视力下降快等),且在充分具备血管内溶栓治疗条件下(专科医师、监护设施和介入治疗师等)采用溶栓和其他血管内治疗方法。血管内介入治疗也被认为是抗凝治疗失败后的最佳选择。

(1)静脉溶栓治疗:抗凝剂的作用是避免血栓继续扩大,但不能溶解已形成的血栓。对于那些侧支引流欠发达或血栓形成广泛的患者,尽管在全身抗凝治疗的情况下,仍可出现意识障碍恶化和(或)局灶神经功能缺损加重,应该及时的给予更积极的使栓塞血管再通的治疗。溶栓治疗能够快速恢复静脉血流,实现静脉窦再通。目前溶栓药物主要采用链激酶、尿激酶和重组组织型纤溶酶原激活物(rtPA)。因 rtPA 具有半衰期短、对血栓的选择性强、并发出血率低、抗原性弱等优点,故临床溶栓治疗时多采用 rtPA。大量动物实验以及临床研究显示,溶栓药物可以溶解已形成的血栓,实现被栓塞的静脉窦的再通。但全身静脉应用溶栓药物后,静脉窦内局部药物浓度偏低,且容易引起全身的出血并发症,已较少应用静脉溶栓。近年来,随着介入技术的发展,介入局部药物溶栓取得了明显疗效。

(2)经颈动脉溶栓治疗:颅内静脉和静脉窦血栓形成的患者出现严重的临床症状主要是由于血栓累及皮质静脉,引起血流动力学的改变。经动脉途径进行顺行性溶栓治疗对皮质静脉和深静脉血栓形成有效,主要针对血栓累及脑深静脉、皮质静脉,同时硬膜窦受累较轻者,以及弥漫性静脉窦血栓或者静脉窦内接触性溶栓不能到达的患者。注入的溶栓药物随着血液循环流经皮质静脉和深静脉,一旦闭塞的静脉窦部分再通,栓塞的静脉窦内形成有效的循环通路,溶栓药物便可能通过微循环到达静脉端血栓内,促进血栓溶解,实现皮质静脉及静脉窦的再通。

在局麻下行右侧股动脉穿刺成功后,全身肝素化,在行全脑血管造影后将造影管选择性置于一侧颈内动脉岩段,用微量泵泵入溶栓药物,复查脑血管造影。经血管造影显示皮质静脉改善不明显的患者,需保留动脉鞘 24h 后,继续溶栓,直至皮质静脉再现和动静脉循环时间恢复正常,患者的临床症状明显改善。溶栓期间在每次溶栓完成 2h 后给予皮下注射低分子肝素钙 4000IU,至下次溶栓前继续予肝素化。溶栓治疗结束后予低分子肝素钙 4000IU,每 12h 皮下注射 1 次,连用 2 周后改用华法林口服抗凝,连续服用 6 个月。溶栓及应用肝素期间每日监测纤维蛋白原、APTT 及 INR。但是动脉溶栓操作复杂,技术要求较高,并发症较多,容易造成颅内出血和穿刺部位的渗血,目前主要作为静脉窦主干再通后,为实现皮质静脉再通而采取的治疗方式。

(3)接触性溶栓治疗:随着神经介入放射学技术的快速发展,静脉窦内局部接触性溶栓治疗成为颅内静脉和静脉窦血栓形成患者有效的治疗手段,且因溶栓药物直接作用于病变部位,所需药物剂量明显减少,安全性更高,显著降低了病死率和致残率。对急性发病的静脉窦血栓形成或者血栓形成时间较短者疗效较好,有效避免了不良反应的发生。接触性溶栓需采用介入方法将微导管超选置于静脉窦形成血栓处,向窦内一次性团注或以脉冲方式向血栓内注入溶栓药物,显著减少溶栓药物的总量,提高窦内药物的浓度,使血栓与药物充分接触,提高静脉窦的再通率,缩短静脉窦的再通时间。术后继续静脉使用肝素或低分子肝素抗凝治疗,密切观察病情变化,若症状及体征无明显改善或恶化,应复查血管造影,必要时行第2次血管内治疗,随后改为口服抗凝药物治疗,定期复查凝血酶原时间。多项小样本临床研究显示,接触性溶栓对颅内静脉和静脉窦血栓形成患者是有效的,能够快速实现静脉窦的再通,缓解临床症状。但接触性溶栓显著增加了出血的风险,特别是溶栓前存在出血的患者。所以,并不推荐接触性溶栓作为颅内静脉和静脉窦血栓形成患者的首选治疗方法。

3.介入和外科治疗 已有局部球囊扩张、支架成形和外科手术治疗海绵窦血栓形成的临床个案报道。主要方法包括机械碎栓治疗、保护伞切割碎栓治疗、支架治疗。

(1)机械碎栓治疗:自20世纪90年代首次报道采用机械性碎栓联合血管内溶栓治疗颅内静脉和静脉窦血栓形成患者并取得成功后,机械碎栓已在临床被广泛应用。机械性碎栓是利用微导丝、微圈套器或者球囊机械性破坏血栓,增加血栓与溶栓药物的接触面积及局部药物浓度,提高溶栓效率,增加静脉窦主干的再通率。多用于血栓形成时间较长,单纯溶栓效果不显著或因伴有颅内出血而严格限制溶栓药物使用的患者。但机械碎栓对手术者操作技术要求较高,否则容易造成静脉血管的损伤。主要方法包括微导丝碎栓和球囊碎栓两种方法,微导丝碎栓治疗将螺旋状微导丝置入静脉窦血栓形成的部位,反复搓动微导丝,机械性切割血栓,使血栓松动,血栓与溶栓药物充分接触或容易被抽吸,同时采用导引导管抽吸冲刷下来的血栓。此法应用较为普遍,适用于静脉窦各个部位的血栓形成,特别是上矢状窦的前部、乙状窦。而球囊碎栓治疗方法则是采用静脉窦血管直径的90%为扩张直径,以球囊对血栓进行压迫碎栓;同时,采用导引导管抽吸冲刷下来的血栓,实现静脉窦的再通。此种方法主要针对上矢状窦后部的血栓。

此外,还可用保护伞切割碎栓治疗。将保护伞送至血栓形成的部位,来回拉动保护伞,切割血栓;同时将破碎的血栓收集,以免血栓回流至心脏引起心肺栓塞等严重并发症。此法适合于血栓位于上矢状窦、横窦等部位的陈旧血栓。但目前尚缺乏大样本量的临床报道。

(2)支架成形治疗:对颅脑外伤、手术、血栓机化所致的局限性静脉窦狭窄的患者,抗凝治疗3~6个月以上症状不缓解,局部狭窄两侧的压力差>150mmH$_2$O,可行静脉窦内支架置入术。支架置入直接增加了静脉窦的内腔直径,使静脉血液迅速回流而获良好的效果。进行支架置入治疗时,首先应有可供送入微导管的路径,所以当双侧乙状窦完全闭塞时,不能选择窦内溶栓或支架置入的治疗方法。目前尚缺少支架疗效的长期随访及疗效研究。

4.避免采用的治疗方法 关于血液稀释治疗,如低分子右旋糖酐、羟乙基淀粉或白蛋白,尚无系统临床研究。理论上血液稀释治疗可能增加中心静脉压,使静脉回流进一步受阻,从而加重病情。低分子右旋糖酐有抗血小板聚集的作用,与肝素合用可能增加并发出血的风险。因此,不推荐血液稀释治疗。避免控制液体入量和使用利尿剂来减轻脑水肿,因为这些措施可能进一步增大血液黏滞性,促使血栓进展。

(二)感染性颅内静脉或静脉窦血栓形成的治疗

引起颅内静脉或静脉窦感染的最常见病原菌是肺炎链球菌、金黄色葡萄球菌、嗜血杆菌、变形菌、大肠杆菌和厌氧菌。对于感染性颅内静脉或静脉窦血栓形成的治疗原则是尽早应用抗生素、足量肝素抗凝或外科手术清除感染灶。

在尚未确定何种病原菌感染之前,对成年患者须根据经验联合应用2种抗生素治疗,主要针对面部、鼻腔、耳道感染的常见病原菌,因其可能直接播散引起颅内感染,包括肺炎链球菌、脑膜炎球菌、流感嗜血杆菌和金黄色葡萄球菌。可以选择第三代头孢类抗生素合用氟氯西林或磷霉素治疗。常用第三代头孢类抗生素包括:头孢曲松钠,4g/d,静脉注射;或头孢噻肟,2g/8h,静脉注射。氟氯西林用法为2g/4h,静脉滴注。磷霉素用法为 5g/8h,静脉滴注。假如怀疑源于鼻窦或牙龈的厌氧菌感染,应加用甲硝唑。怀疑医院内感染,常见有革兰阴性肠道杆菌和铜绿假单胞菌,可联合应用美罗培南(2g/8h,静脉滴注)和万古霉素(0.5g/6h,静脉滴注)。细菌培养和药敏试验后,应根据结果选用抗生素。

（刘美玲）

第八节　中枢神经系统血管炎

中枢神经系统血管炎是一类主要累及中枢神经系统的炎性血管病。由于本病的临床表现缺乏特异性、患者症状复杂,因而诊断比较困难。

一、病因及分类

按发病原因,可将中枢神经系统血管炎分为 4 类:①原发性中枢神经系统血管炎(PACNS),只累及中枢神经系统,病因不明,必须排除其他可能导致血管炎的因素。②原发性系统性血管炎,包括巨细胞动脉炎(包括颞动脉炎)、Takayasu 动脉炎、ANCA 相关动脉炎、结节性动脉炎、韦格纳肉芽肿、Churg-Strauss 综合征、显微镜下多血管炎等。③继发性中枢神经系统血管炎,由明确的系统性或全身性疾病所引起的血管炎,包括感染性中枢神经系统血管炎,有相对明确的感染性病原体;以及结缔组织病并发的血管炎。④未分类的中枢神经系统血管炎。

CNS 血管炎分类:

1.原发性中枢神经系统血管炎(PACNS)　原发性系统性血管炎累及神经系统包括巨细胞动脉炎(包括颞动脉炎)、Takayasu 动脉炎、ANCA 相关动脉炎、结节性动脉炎、韦格纳肉芽肿、Churg-Strauss 综合征、显微镜下多血管炎等。

2.继发性中枢神经系统血管炎

(1)感染性中枢神经系统血管炎,包括梅毒、结核、其他细菌感染和病毒性血管炎。

(2)结缔组织病合并血管炎包括系统性红斑狼疮、风湿性关节炎、硬皮病及重叠性胶原病和干燥综合征。

(3)药物性血管炎。

3.未分类中枢神经系统血管炎　包括血栓闭塞性血管炎、Sneddon 综合征、Cogan 综合征。

欧洲抗风湿联合会(EULAR)将原发性系统性血管炎分为大血管炎,包括累及主动脉及其分支的血管炎和 Takayasu 动脉炎;其余原发性系统性血管炎为中小血管炎。

二、临床和病理表现

临床表现多种多样,发病可急性可慢性,病程可呈进展性或呈波动性,症状和体征可局限性也可弥散性。常见的有头痛、偏瘫、认知障碍、意识减退、痫性发作,少见的有脊髓损害、脑实质出血或蛛网膜下腔出血。相对特征性的三个主要表现是:头痛伴多灶性的神经功能缺损和(或)弥漫性的脑损害。

病理改变的特点是同样具有多变性,同一个标本内可以见到处于不同时期、组织学类型不同的血管炎改变。急性期主要表现为大量中性粒细胞的炎性渗出,在感染性血管炎还可以发现微生物体的存在。慢性期出现淋巴细胞和多核巨细胞伴血管壁局灶纤维样坏死,肉芽肿性动脉血管炎中可见朗汉斯细胞,也可以表现为坏死性淋巴细胞性血管炎。稳定期的血管炎以瘢痕组织形成为主。

三、辅助检查

1.血液检查　对于感染性血管炎应当根据需要作相关的血清学试验。仅10%的患者出现血沉加快,CRP、抗"O"增高具有非特异性,抗核抗体谱检查有助于发现继发性血管炎的病因,如各类胶原病。

2.脑脊液检查　缺乏特异性,最常见的改变是脑脊液蛋白轻度升高,伴轻度淋巴细胞反应或出现中性粒细胞。寡克隆区带阳性,在脑部炎性病变均可见到寡克隆区带阳性,微生物学染色和培养有助于发现特定的感染。

3.影像学检查　中枢神经系统血管炎的一个主要诊断手段是脑血管造影,CTA、MRA均有助于发现血管改变.DSA阳性率最高,但仍有10%～15%的PACNS患者由于受累血管太小而不能检测出。约60%的患者出现异常改变,主要表现为多发性的血管交替狭窄和扩张,可呈串珠样或葫芦样改变。血管造影异常也常见于非血管炎患者,尤其是脑血管痉挛,以及中枢神经系统感染和动脉粥样硬化。

CT与MRI异常改变缺乏特异性。MRI较CT更为敏感。MRI最常见的表现是广泛的皮质和白质的损害,应用对比剂可见软脑膜出现增强。PACNS可以出现占位效应。

4.组织活检　病理检查是PACNS确诊的标准。但其具有一定的局限性:①炎症性血管病变可累及脑实质及软脑膜任何血管,没有选择性。②由于病变呈阶段性,所以敏感性仅为53%～80%。③与活检部位的选择有很大关系,应选择产生相应神经系统体征的部位,影像学异常区域尤其是增强区域的取样可能增加阳性率。④对于缺乏局灶性损害的病例,常将非优势半球的颞极作为取材部位。⑤颅底脑膜的取样对于排除一些潜伏感染和肉瘤样病变较重要。

四、诊断和鉴别诊断

诊断主要依靠患者的临床表现、影像学检查结果和病理改变特点,对于出现不能解释的头痛、慢性血管炎和青年人出现的脑卒中应当考虑到此病的可能。诊断的金标准是病理检查,但由于活检的高危险性,部分病例只能依靠血管造影诊断。感染性血管炎必须找到微生物感染的直接和间接证据。

原发性中枢神经系统血管炎的诊断标准采用1988年Calabrese等提出的标准:①临床症状为获得性或难以解释的神经或精神障碍。②血管造影或者活检证实为血管炎。③排除系统性血管炎或感染性疾病等其他导致血管炎的疾患。

需要与CADASIL、Binswanger脑病、可逆性脑血管收缩综合征、多发性硬化、肿瘤(如淋巴瘤)鉴别。

五、治疗

(一)治疗原则

1.首先应该停止任何有助于血栓形成或血管痉挛刺激因素,如口服避孕药、尼古丁、拟交感类药。

2.对于感染性血管炎需采取相应的抗微生物药物治疗。

3.评估出血的风险后,适当应用抗栓药物防止继发性血栓形成。

4.对自身免疫性血管炎的治疗首选联合应用激素和环磷酸胺。如果联合应用后出现严重的药物不良反应,可选择其他治疗。

(二)原发性中枢神经系统血管炎和原发性系统性中小血管炎的治疗

2009年欧洲抗风湿联合会(EULAR)发布的指南建议对原发性系统性中小血管炎的治疗原则和方法如下:

1.ANCA相关血管炎　应根据病情严重程度选择相应的治疗。

ANCA相关血管炎的病情分级:

(1)局限型:仅有上和(或)下呼吸道症状,没有任何系统性损伤的现象和实质损害的征象。

(2)早期系统型:任何症状,但是没有严重的器官或威胁生命的疾病。

(3)全面型:肾或其他器官的损害,血肌酐<500mol/L。

(4)严重型:肾或其他重要脏器功能衰竭,血肌酐>500 μ mol/L。

(5)难治型:病情进行性加重且对激素和环磷酰胺抵抗。

2.为了缓解疾病　应选择联合使用环磷酰胺(口服或静脉)和糖皮质激素。经典的方法是口服环磷酰胺2mg/(kg·d)(最高剂量200mg/d)和泼尼松龙1mg/(kg·d)(最高剂量60mg/d),但meta分析表明间断冲击治疗比持续口服能更有效的缓解疾病并减少不良反应,但是复发的风险较高。因此试用冲击疗法,即环磷酰胺15mg/kg(最高剂量1.2g)每星期两次,共3次,然后每3周冲击一次,持续3~6次。应根据年龄和血肌酐水平调整冲击治疗的剂量。

3.PAN和CSS的治疗　联合应用环磷酰胺和糖皮质激素比单用激素能更好地控制病情,但是远期预后并无差异。环磷酰胺的冲击治疗比小剂量每日口服应用效果更好。

4.对抗环磷酰胺的不良作用

(1)由于环磷酰胺对泌尿系统和血液系统有毒害作用,应该常规监测血尿常规指标、肝肾功能,并鼓励患者大量饮水或给予静脉输液,以稀释尿中环磷酰胺的代谢物。

(2)抗呕吐药物也需要应用。

(3)冲击治疗的患者,应给与口服或静脉应用2-美司钠,结合丙烯醛,能够将有毒的代谢产物转化成无毒的物质。而且,此药能延缓4-羟代谢物的降解,能进一步降低丙烯醛在尿中的毒性。口服环磷酰胺的患者也可辅助使用此药。不明原因的血尿,一定要考虑膀胱肿瘤的可能,膀胱肿瘤可在应用环磷酰胺后几个月或几年内发生,所以应定期查尿液,特别是非肾小球血尿的患者,应该尽快进行膀胱检查。

(4)建议使用甲氧苄啶/磺胺甲基异噁唑预防肺孢子菌病,剂量是800/160mg隔日1次或400/80mg每日1次。

5.在无脏器损伤和无威胁生命的疾病存在的前提下,可以选择甲氨蝶呤代替环磷酰胺,与激素联合治疗ANCA相关血管炎,毒性更低。甲氨蝶呤(20~25mg/周,口服或非胃肠给药)可以用于轻症且肾功能正常的患者,建议逐渐增加剂量,从15mg/周开始,在随后的1~2个月内剂量加至20~25mg/周,对有肺部病变的患者,诱发缓解所需的时间可能比用环磷酰胺要长,可辅助使用叶酸或四氢叶酸。

6.建议使用大剂量糖皮质激素诱导缓解　起始剂量是1mg/(kg·d),持续1个月,在前3个月内最低剂量不应小于15mg/d,在缓解期剂量应该在10mg/d或以下,可以使用甲泼尼龙冲击治疗更快地获得病情的缓解,在激素使用过程中,要预防骨质疏松。

7.对严重肾脏病变患者　可选择血浆置换治疗。血浆置换对轻症患者和肾外病变患者的疗效以及能否提高存活率方面都需要进一步研究。

8.缓解期维持治疗　建议使用小剂量糖皮质激素、硫唑嘌呤、甲氨蝶呤、来氟米特。维持治疗至少18个月,尤其是韦格纳肉芽肿。英国风湿协会建议维持24个月,过早停用与复发有关,缓解期是否需要监测

ANCA 存在争议,有的研究发现 ANCA 4 倍以上增高或转为阳性可能与复发有关,但也有研究未证实这个观点(表 2-3)。

表 2-3 缓解期维持治疗的选择

环磷酰胺	仅针对抗体-ANCA 同时存在的血管炎
泼尼松龙(10mg/d,或更少)	维持期结束后,在随后的 6~18 个月还可根据病情逐渐减量
硫唑嘌呤[2mg/(kg·d)]	
甲氨蝶呤[20~25mg/(kg·w)]	在血肌酐<130μmol/L 时,可以选择
来氟米特(20~30mg/d)	比甲氨蝶呤更有效,但不良反应也更多
甲氧苄啶/磺胺甲基异噁唑(800/160mg 2 次/d)	对防止韦格纳肉芽肿复发有效,但是不宜单药治疗,应该联合使用抗生素,如莫匹罗星
麦考酚酸酯	临床试验也有应用

9.对于标准剂量诱导治疗后,病情仍无缓解或者复发的患者,应该选择其他的免疫调节治疗,或试用新药治疗(参加临床试验)。

这样的患者可选择静脉输注丙种球蛋白(IVIg),但使用前应检查血清免疫球蛋白水平,因为选择性 IgA 缺乏的患者会对 IVIg 过敏,而高 γ-球蛋白血症的患者,IVIg 后病情会加重。可使用的药物见表 2-4。

表 2-4 病情不缓解、复发或进行性加重的患者可以选择的其他疗法

药物	剂量
IVIg	2g/kg,5d 以上
15-脱氧精胍菌素	0.5mg/(kg·d)直到白细胞达 3000/ml,然后等白细胞恢复>4000/ml 重复治疗,共 6 个循环
抗胸腺细胞球蛋白	2.5mg/(kg·d)持续 10d,根据淋巴细胞计数调整,如果<150/ml,不用药;如果 150~300/ml 则 1.5mg/(kg·d),>300/ml 则足量
英夫利昔	3~5mg/kg 输注,1~2 个月 1 次
麦考酚酸酯	2g/d
利妥昔单抗	375mg/m² 体表面积,每周 1 次,持续 4 周

10.对于混合性原发性冷球蛋白性血管炎(非病毒性)可以使用免疫抑制治疗、免疫调节治疗和糖皮质激素,对于丙肝病毒阳性的冷球蛋白性血管炎,利妥昔单抗有效,可能对丙肝阴性的患者同样有效。

11.对丙肝病毒阳性的冷球蛋白性血管炎,建议抗病毒治疗。利巴韦林联合 IFN-α 治疗比单用 IFN-α 更有效,需长期治疗。

12.对于合并乙肝的 PAN 建议联合使用抗病毒、血浆置换和糖皮质激素治疗。可以大剂量激素治疗 2 周后,激素减量且加用抗病毒治疗,并联合血浆置换。利妥昔单抗也可应用。

(三)原发性系统性大血管炎的治疗

1.血管造影 如果诊断 Takayasu 动脉炎,需要对动脉及其分支进行详细的血管造影检查。

2.活检 对巨细胞动脉炎,应该进行颞动脉活检。活检长度至少为 1cm,以保证能充分了解血管情况。一旦怀疑此病,就应该大剂量激素治疗,因为活检可能假阴性,而且此病不可避免会影响视觉。激素治疗 1~2 周内尽快进行活检。此病炎性标志物的阳性率很高,一旦 ESR 和 CRP 阴性,那么是此病的可能性就大大减少。颞动脉超声成像对诊断此病的敏感性是 88%,特异性 97%。

3.激素治疗 大血管炎应早期给予大剂量激素治疗。泼尼松龙 1mg/(kg·d)(最大剂量 60mg/d),持续 1 个月,然后逐渐减量。减量过程中不要采用隔日疗法,因为容易复发。在第 3 个月,激素剂量是 10~

15mg/d,疗程不确定,有的需要几年,但很多患者由于复发或者肾上腺功能不足而改变治疗。

4.免疫抑制剂　由于激素使用时间长,可以使用免疫抑制剂作为辅助治疗,如甲氨蝶呤(10～15mg/周),英夫利昔对巨细胞动脉炎无效。Takayasu 动脉炎可以联合应用硫唑嘌呤[2mg/(kg·d)]或甲氨蝶呤(20～25mg/周),如果对激素抵抗,可以考虑环磷酰胺。

5.疗效监测　监测大动脉炎的疗效,需要临床＋影像＋炎性指标的综合判断。巨细胞动脉炎应该进行主动脉成像的随访,因为有 9％～18％的患者会发生动脉瘤或动脉夹层。

6.复发的处理　如果是因为没有检查治疗而复发的要按照新患者一样处理;如果仍在使用激素却复发的,每日剂量加大 5～10mg。大剂量冲击除非在视觉症状和神经系统症状复发需加大剂量外,其余均不需要加量仍是 1mg/(kg·d)。

7.抗栓药的使用　巨细胞动脉炎建议使用小剂量阿司匹林(75～150mg/d),他汀类药物无效。

8.血管重建　Takayasu 动脉炎 70％需血管重建,搭桥手术应该在疾病静息期进行,这能改善Takayasu 动脉炎的某些状况,如肾动脉高压。血管扩张术或支架术的再狭窄率很高,可能只适合少数患者。手术必须在有经验的医院进行。

(赵秋莲)

第九节　高血压脑病

高血压脑病是指突然、严重的高血压促发的一种急性大脑综合征。是平均动脉压迅速升达 150mmHg(20kPa)以上,脑小动脉发生过强的自动调节反应,即普遍的脑血管痉挛,使脑部缺血缺氧而导致脑水肿、毛细血管破裂(点状出血)和组织坏死(微梗死)而产生的症状、体征。主要表现为头痛、抽搐和意识障碍,并可伴有短暂的局灶性神经功能缺失。

一、发病机制

健康成人平均动脉压约为 90mmHg,自动调节的范围在 60～150mmHg 之间。血压升高的速度和程度是决定高血压脑病发生的最重要因素。在正常情况下,血压升高,脑小动脉舒张,以保证脑内血液供应,使颅内压维持在正常范围内。但当血压急剧升高时,脑血管自动调节功能失调,脑小动脉发生持续而强烈的收缩后,继之出现被动和强制性舒张,脑部过度灌注而发生脑水肿,颅内压升高而产生一系列症状。也有研究发现,血压急剧升高后,皮质血流可能同时存在升高和降低的情况。病理研究发现,高血压脑病发生时整个大脑的中、小动脉存在广泛的纤维蛋白沉积(类纤维蛋白样坏死),如果一长期高血压患者发生高血压脑病,还可以发现内膜萎缩、增生、透明样变、微小梗死和微小动脉瘤等改变。

二、发病原因

1.原发性高血压　原发性高血压发生高血压脑病的发病率约 1％左右,高血压病史较长,有明显脑血管硬化者更易发生。

2.继发性高血压　如妊娠高血压综合征、肾小球肾炎性高血压、肾动脉狭窄、嗜铬细胞瘤等也有发生高血压脑病的可能。子痫被认为是一种特殊类型的高血压脑病。5％～7％的孕妇发生高血压。其中 1/4 发生先兆子痫,表现为妊娠 24 周后,血压超过 145/90mmHg、蛋白尿和持续性周围水肿。如果血压控制不佳,进入子痫期,表现为体重增加、患者坐卧不宁、头痛、视物模糊、痫性发作。

3.颈动脉血管内干预后   高度颈动脉狭窄患者行颈动脉内膜剥离术或支架术后,脑灌注突然增加,亦可引起高血压脑病或称高灌注综合征。

4.某些药物或食物诱发高血压脑病   少见情况下,高血压患者应用单胺氧化酶抑制剂的同时,又服用萝芙木类、甲基多巴或节后交感神经抑制剂,也会引起与高血压脑病相似的症状。进食富含胺类的食物也可诱发高血压脑病。

三、临床表现

高血压脑病可发生于任何年龄,从新生儿到老年人,最多见于 20～40 岁的患者。头痛常急起,多为全头或枕部疼痛。随着头痛的加重可伴发呕吐。发病早期常有肌肉颤搐、肌阵挛等神经兴奋性增高的征象。多有全身或局限性痫性发作,继而呈昏睡、谵妄、精神错乱直至昏迷等意识障碍。可伴有短暂的黑矇、偏瘫、失语等。还常有眼底变化、左心室扩大、心肺功能紊乱等体征。

高血压脑病的临床诊断要点是:①有高血压病、肾脏病、妊娠高血压综合征等病史或其他引起血压过高的病因;②血压增高常达 180/120mmHg(24/16kPa)或平均动脉压 150mmHg(20kPa)以上;③有急性头痛、痫性发作、意识障碍三种主征,或伴有黑矇、偏瘫、失语等脑部局灶性症状;如各种急性脑病症状随着降低血压的措施奏效而迅速缓解时,更有助于诊断;④眼底有高血压性视网膜病变、视盘水肿、出血、渗出,或无此种改变而仅表现为视网膜动脉痉挛;⑤CT 缺乏脑出血或梗死的证据,有时可以表现为白质区域密度降低。应尽量避免腰穿。

当高血压脑病的临床诊断一旦成立,迅速地降低血压,使血压维持在 160/100mmHg 左右,但如果平均动脉压低于基线水平 40% 以下时可能会发生低灌注,甚至脑梗死。所以,降压治疗要迅速但要注意幅度。

可选用的药物有:①硝普钠 30mg 加入 5% 葡萄糖 500ml 内 10～30 滴/分钟,避光静脉点滴,开始时速度可略快,血压下降后可逐渐减慢,一般用药后 2min 血压即明显下降;用此药时一定要监测血压和心率(律),根据血压情况及时调整滴速,达到治疗目的后可逐渐减量或停药;②尼卡地平:5～15mg/h,作用迅速,不良反应少;③咪芬(阿方那特)250mg 加入 5% 葡萄糖 250ml 静滴,开始以 3～5mg/min 的滴速静脉滴注,3～5min 后血压开始下降,减慢滴速,血压维持在预期水平缓慢停药;④25% 硫酸镁 10ml 肌注,必要时每日 2～3 次。

适当应用脱水药物(甘露醇、清蛋白等),消除脑水肿;纠正水、电解质和酸碱平衡。急性期过后,意识转清,改用口服降压药物,以防再发。并应予查明并进行病因治疗。地塞米松 5～10mg,每 6h 1 次,可减轻脑水肿。

抗癫痫药物如苯妥英钠、德巴金、苯巴比妥等,地西泮会导致呼吸抑制,需谨慎使用。

血压降到目标水平后,长期高血压患者的血压要略高一些,停止静脉给药,并开始口服降压药治疗。

四、预后

如果血压控制有效,多预后较好,少数患者遗留有局限性神经功能缺失,如枕叶梗死等。

(张　岚)

第十节 可逆性后部白质脑病综合征

可逆性后部白质脑病综合征(RPLS)的概念最早于1996年由Judy Hinchey提出,指可逆性的头痛、意识障碍、痛性发作和视力丧失,影像学上主要表现为对称或非对称性大脑半球后部即顶枕叶和小脑、脑干水肿,经治疗水肿可消失。

一、病因与发病机制

RPLS的病因较为复杂,绝大多数患者都具有严重的基础疾病,常见的包括:恶性高血压或妊娠子痫、各类严重肾脏疾病、恶性肿瘤化疗以及各种器官组织移植后接受免疫抑制治疗的患者等;也有个别报道一些少见病因如系统性红斑狼疮、白塞病、Wegener肉芽肿、结节性多动脉炎、急性间歇性血卟啉病、甲状旁腺功能亢进继发高钙血症等。尽管基础疾病的病因多种多样,病程中却出现了相似的神经系统症状和影像学表现,高度提示这一类综合征可能具有部分共同的发病机制。

1.高血压脑病 血压急剧过度升高到一定程度,会超过自我调节机制的限度,收缩的小动脉被迫扩张而造成脑的高灌注状态。此高灌注压冲破血脑屏障,造成液体大分子渗入间质内,即血管源性水肿。已有灌注成像和SPECT的研究证实病变区的灌注增强,而MR扩散加权成像DWD证实了病变区属血管源性水肿。

2.血管内皮细胞受损 脑血管自我调节机制中的小动脉和微小动脉,同时接受肌源性和神经源性调节器调节。在子痫和使用免疫抑制药物的病例中,可能存在的内皮毒性物质或抗体损伤了血管内皮细胞,从而导致血脑屏障受损出现血管源性脑水肿。

3.选择性累及大脑半球后部的原因 目前多认为是由于大脑半球后部由椎-基底动脉系统的后循环系统供血,相比较前循环的颈内动脉系统而言缺少丰富的交感神经支配,而交感神经可以在血压急骤升高时帮助维持脑血管的自我调节能力,因此后部白质更容易出现血管的渗透性增加引起血管源性的脑水肿。但是也有学者通过血管周围神经纤维定量研究发现,相对基底节区而言,大脑后动脉和后交通动脉供血区的血管周围神经纤维的数量更多,因为交感纤维增多、血管收缩导致灌注下降是RPLS的原因,而非高灌注导致,所以目前关于RPLS的确切机制仍无定论。Uoshima N利用SPECT灌注成像观察到RPLS患者的大脑半球后部同位素摄取对称性减低。

4.可逆性 此类疾病的临床和影像学改变均是可逆性的过程,数周内可以完全恢复正常,与常见的脑血管疾病有本质的不同。Eichler FS等通过磁共振波谱技术分析了RPLS患者脑部病灶的代谢情况,发现病灶和周围正常脑组织均存在乙酰胆碱、肌酸水平的升高和N-乙酰天门冬胺酸水平的降低,两周后随着临床症状和影像学的改善这种代谢改变恢复正常。因此推测,这种血管源性的脑水肿只是造成了神经细胞功能的暂时紊乱,而并未引起严重的神经细胞的变性或死亡。

二、临床表现

1.神经系统症状 包括头痛、痛性发作、意识障碍、视力受损和共济失调。

2.基础疾病 RPLE患者多存在严重的基础疾病,包括恶性高血压及妊娠子痫、恶性肿瘤接受化疗患者、严重的肾脏疾病、各种原因接受组织或器官移植后采用免疫抑制剂治疗等。

3.血压升高　　不管患者的基础疾病如何,即使既往的基础血压正常,在病程中多数患者也会出现短暂的血压升高。

这些症状可以在数周内完全消失,但如果未能得到正确治疗,也有可能进一步恶化而导致继发颅内出血、梗死或其他不可逆白质病变。如 RPLS 患者同时合并颅内出血,出现颅高压和肢体偏瘫症状,临床表现则较为复杂,应在关注上述症状的同时细致全面查体分析,加以鉴别。

三、影像学特征

RPLS 是一组具有类似临床表现和影像学特征的临床综合征,RPLS 的 CT 和 MRI 颅脑影像学改变具有鲜明的特征性,主要累及大脑半球顶枕区,表现为以皮质下白质为主的弥漫性对称性大片脑水肿,小脑、额颞叶白质以及基底节均可受累,经适当治疗,上述部位的异常信号多可在数月内恢复。近年来随着认识的不断深入,也出现了越来越多关于不典型 RPLE 影像学特征的报道,病灶部位包括:双侧丘脑、内囊、脑干、额顶叶白质等。

头颅 CT 常显示为大脑半球后部以白质为主的大片脑水肿,可以对称或不对称分布,灰质一般不受累;MRI 的分辨率较高,除上述部位的病灶外,还可以清晰显示累及小脑、脑干、额颞叶白质以及基底节的病灶,表现为 T1W 等或低信号,T2W 高信号,FLAIR 序列更为敏感,能显示早期微小的局部异常。增强一般无强化。DWI 以及表观弥散成像(ADC)的测定,不仅进一步提高了微小病灶的检出率,而且能与其他性质的疾病进行鉴别,因为细胞毒性脑水肿在 DWI 上呈现高信号,在 ADC 上呈低信号,而 RPLS 为血管源性的脑水肿在 DWI 上呈现等或低信号,在 ADC 上呈现高信号。如果患者 DWI 出现高信号提示可能水肿已经从血管源性水肿向细胞毒性水肿转化,提示病情更为严重。

四、诊断与鉴别诊断

诊断要素包括:①基础疾病的诱因;②神经系统症状体征;③特征性的影像学改变;④排除其他可能白质病变;⑤可逆性的良性病程。

常见的鉴别诊断包括:

1.脱髓鞘疾病　　这是白质病变最常见的一类疾病,如多发性硬化、急性播散性脑脊髓炎、进行性多灶性白质脑病等。对于典型影像学表现的脱髓鞘疾病鉴别并不困难,脱髓鞘脑病往往具有一些特征性的影像学表现,如颅内多发、对称、类圆形病灶。但对于部分表现并不典型的病例,鉴别诊断必须紧密结合临床病史、症状体征和脑脊液的实验室检查,如缺乏基础疾病病史、病程呈缓解复发或进行性加重、脑脊液寡克隆带阳性等。

2.病毒性脑炎　　因多数患者都有严重的基础疾病,机体抵抗力较差,因此应注意与病毒性脑炎相鉴别。病毒性脑炎伴有发热的全身症状,病灶多累及大脑皮质额颞叶,癫痫的症状较为突出且顽固,脑电图、脑脊液实验室检查等多可提供阳性证据。

3.静脉窦血栓形成　　病灶多累及双侧顶枕叶皮质、旁中央小叶,MRI 显示脑水肿、脑梗死或出血,MRA 提示颅内静脉的深浅静脉、静脉窦狭窄、充盈缺损、闭塞。临床除了累及区域的神经系统定位体征外,以颅高压最突出的症状,细致的眼底检查和脑脊液检查可以提供诊断的重要线索。

4.脑梗死　　特别是后循环系统的梗死,如典型的基底动脉尖综合征,累及双侧小脑上动脉和大脑后动脉,临床表现为多脑神经损害和高位锥体束征。本病的预后较差,患者往往遗留严重的神经系统症状甚至死亡。

五、治疗与预后

早期诊断是治疗的关键,本病早期为可逆性的血管源性脑水肿病理过程,但延误治疗有可能造成神经细胞进一步损害而不可逆的变性死亡。

治疗措施主要包括:

1.控制高血压　强调在数小时之内将血压降至正常水平以内,这一点与脑梗死早期需要维持一定水平血压以保证脑的灌注压有所不同,降压药物的选择目前没有太多的临床证据,各种文献报道中一般多采用CCB、ACEI以及中枢性降压药,较少报道采用β受体阻滞剂。

2.对症治疗　如控制癫痫的频繁发作,但抗癫痫药物在颅内影像学恢复正常后应在短期内较快地减量至停药,同时适当使用脱水剂治疗,一方面以减轻血管源性脑水肿,另一方面有利于解除癫痫发作后存在的细胞性的脑水肿。

3.原发病的治疗　原有严重基础疾病应针对性积极治疗,使用细胞毒性药物的患者应停用或根据情况减量,待病情缓解后可以继续使用。

本病是一种预后良好的疾病,多数患者可以完全康复而不遗留神经系统症状体征,但由于患者往往同时具有严重的基础疾病,早期正确的诊断和鉴别诊断有一定难度,必须提高对本病的认识程度,通过翔实的病史、体格检查和颅脑影像学的综合分析才能得出正确的结论,有条件的患者还应在4周左右复查头颅MRI。

（张　岚）

第十一节　脑动脉硬化症

脑动脉硬化症是指在全身动脉硬化的基础上,脑部血管的弥漫性硬化、管腔狭窄及小动脉闭塞,供应脑实质的血流减少,神经细胞变性而引起的一系列神经与精神症状。本病发病年龄大多在50岁以上。脑动脉硬化的好发部位多位于颈动脉分叉水平,而颈总动脉的起始部很少发生。

一、病因及发病机制

该病病因尚未完全明了,大多数学者认为与下列因素有关。

1.脂质代谢障碍和内膜损伤　脂质代谢障碍和内膜损伤是导致动脉粥样硬化最早和最主要的原因。早期病变发生于内膜,大量中性脂肪、胆固醇由浆中移出而沉积于血管壁的内膜上形成粥样硬化斑块。

2.血流动力学因素的作用　脂质进入和移出内膜的速度经常处于动态的平衡。但在动脉分叉处、弯曲处、动脉成角、转向处或内膜表面不规则时,可影响血液的流层,使血液汹涌而形成旋涡流、湍流,由于高切应力和湍流的机械性损伤,致使内膜进一步损伤。血浆中的脂质向损伤的内膜移动占优势,致使高浓度的乳糜微粒及脂蛋白多聚在这一区域,加速动脉粥样硬化的发生及发展。

3.血小板聚集作用　近年来应用扫描电子显微镜的研究发现,血小板易在动脉分叉处聚集,血小板与内皮细胞的相互作用而使内膜发生损伤,血小板在内皮细胞损伤处容易黏附,继而聚集,其结果是血小板血栓形成。

4.高密度脂蛋白与动脉粥样硬化　高密度脂蛋白(HDL)与乳糜微粒(CM)及极低密度脂蛋白(VLDL)的代谢途径有密切关系。现已发现动脉粥样硬化患者血清高密度脂蛋白降低,故认为高密度脂蛋白降低可导致动脉粥样硬化。

5.高血压与动脉粥样硬化　高血压是动脉粥样硬化的重要因素,患有高血压时,由于血流冲击,使动脉壁承受很强的机械压力,可促进动脉粥样硬化的发生和发展。

二、病理生理

动脉硬化早期,在动脉的内膜上出现数毫米大小的黄色脂点或出现数厘米长的黄色脂肪条。病变进一步发展则形成纤维斑块,斑块表面可破溃形成溃疡出血,亦可形成附壁血栓,可使动脉管腔变细甚至闭塞。

三、临床表现

1.早期　脑动脉粥样硬化发展缓慢,呈进行性加重,早期表现类似神经衰弱,患者有头痛、头胀、头部压紧感,还可有耳鸣、眼花、心悸、失眠、记忆力减退、烦躁以及易疲倦等症状,头晕、头昏、嗜睡以及精神状态的改变。逐渐出现对各种刺激的感觉过敏,情绪易波动,有时激动、焦虑、紧张、恐惧、多疑,有时又出现对周围事物无兴趣、淡漠及颓丧、伤感,对任何事情感到无能为力、不果断。并常伴有自主神经功能障碍,如手足发冷、局部出汗,皮肤划纹征阳性。脑动脉粥样硬化时可引起脑出血,临床上可发生眩晕、昏厥等症状,并可有短暂性脑缺血发作。

2.进展期　随着病情的进展,患者可出现许多严重的神经精神症状及体征,其临床表现有以下几类。

(1)动脉硬化性帕金森病:患者面部缺乏表情,发音低而急促,直立时身体向前弯,四肢强直而肘关节略屈曲,手指震颤而呈搓丸样,步伐小而身体向前冲,称为"慌张步态"。其他症状尚有出汗多,皮脂溢出多、言语障碍、流口水多、吞咽费力等。少数患者晚期可出现痴呆。

(2)脑动脉硬化痴呆:患者缓慢起病,呈阶梯性智能减退,早期患者可出现神经衰弱综合征,逐渐出现近记忆力明显减退,而人格、远记忆力、判断、计算力尚能在一段时间内保持完整。患者情绪不稳,易激惹、喜怒无常、夜间可出现谵妄或失眠,有时出现强哭、强笑或情绪淡漠,最后发展为痴呆。

(3)假性延髓性麻痹:其临床特征为构音障碍、吞咽困难,饮水呛咳,面无表情,轻度情绪刺激表现为反应过敏以及不能控制的强哭、强笑或哭笑相似而不易分清,这种情感障碍系病变侵犯皮质丘脑阻塞所致。

(4)脑神经损害:脑动脉硬化后僵硬的动脉可压迫脑底部的脑神经而使其功能发生障碍,如双鼻侧偏盲、三叉神经痛性抽搐、双侧展或面神经瘫痪,或引起一侧面肌痉挛等症状。

(5)脑动脉硬化:神经系统所出现的体征临床上可出现一些原始反射,如强握反射、口舌动作等。同时可伴有皮质高级功能的障碍,如语言障碍、吐词困难,对词的短暂记忆丧失,命名不能、失用,亦出现体像障碍、皮质感觉障碍,锥体束损害以及脑干、脊髓损害的症状。另外,还可出现括约肌功能障碍,如尿潴留或失禁,大便失禁等。脑动脉硬化症还可引起癫痫发作,其发作形式可为杰克森发作、钩回发作或全身性大发作。

四、辅助检查

1.血生化测定　患者血胆固醇增高,低密度脂蛋白增高,高密度脂蛋白降低,血甘油三酯增高,血β-脂蛋白增高,约90％以上的患者表现为Ⅱ或Ⅳ型高脂血症。

2.数字减影　动脉造影可显示脑动脉粥样硬化所造成的动脉管腔狭窄或动脉瘤病变。脑动脉造影显示动脉异常弯曲和伸长。动脉内膜存在有动脉粥样硬化斑,使动脉管腔变得不规则,呈锯齿状,最常见于颈内动脉虹吸部,亦可见于大脑中、前、后动脉。

3.经颅多普勒检查　根据所测颅内血管的血流速度、峰值、频宽、流向,判断出血管有无狭窄和闭塞。

4.CT扫描及MRI检查　CT及MRI可显示脑萎缩及多发性腔隙性梗死。

5.眼底检查　40％左右的患者有视网膜动脉硬化症,表现为动脉迂曲,动脉直径变细不均,动脉反光增强,呈银丝样改变以及动静脉交叉压迹等。

五、诊断

1.年龄在45岁以上。

2.初发高级神经活动不稳定的症状或脑弥漫性损害症状。

3.有全身动脉硬化,如眼底动脉硬化Ⅱ级以上或主动脉弓增宽及颞动脉或桡动脉较硬以及冠心病等。

4.神经系统阳性体征如腱反射不对称,掌颌反射阳性及吸吮反射阳性等。

5.血清胆固醇增高。

6.排除其他脑病。

上述6项为诊断脑动脉硬化的最低标准。可根据身体任何部位的动脉硬化症状,如头部动脉的硬化,精神、神经症状呈缓慢进展,伴以短暂性脑卒中样发作,或有轻重不等的较广泛的神经系统异常。有脑神经、锥体束和锥体外系损害,并除外颅内占位性病变,结合实验室检查可以作出临床诊断。

六、鉴别诊断

本病应与以下疾病相鉴别。

1.神经衰弱综合征　脑动脉硬化发病多在50岁以后,没有明显的精神因素,临床表现热情感脆弱、近记忆减退为突出症状。此外,表现为思维活动迟钝,工作能力下降,眼底动脉硬化及血脂明显增高均可与神经衰弱鉴别。

2.颅内占位性病变　颅内占位性病变如脑瘤、转移瘤、硬脑膜下血肿。颅内占位性病变常缺乏血管硬化的体征,多伴有进行性颅内压增高及脑脊液蛋白高的表现。CT扫描或MRI检查可加以鉴别。

3.躯体性疾病　躯体性疾病如营养障碍、严重贫血、内分泌疾病、心肺疾病伴缺氧和二氧化碳潴留、肾脏疾病伴尿毒症、慢性充血性心力衰竭、低血糖、脑积水等,均应加以鉴别。以上各种疾病可根据临床特征、辅助检查加以鉴别。

七、治疗

1.一般防治措施

(1)合理饮食:食用低胆固醇、低动物性脂肪食物,如瘦肉、鱼类、低脂奶类。提倡饮食清淡,多食富含维生素 C(新鲜蔬菜、瓜果)和植物蛋白(豆类及其制品)的食物。

(2)适当的体力劳动和体育锻炼:对预防肥胖,改善循环系统的功能和调整血脂的代谢有一定的帮助,是预防本病的一项积极措施。

(3)生活要有规律:合理安排工作和生活,保持乐观,避免情绪激动和过度劳累,要有充分的休息和睡眠,在生活中不吸烟、不饮酒。

(4)积极治疗有关疾病如高血压、糖尿病、高脂血症、肝肾及内分泌疾病等。

2.降低血脂　高脂血症经用体育疗法、饮食疗法仍不降低者,可选用降脂药物治疗。

(1)氯贝丁酯(安妥明)0.25～0.5g,3 次/d,口服。病情稳定后应酌情减量维持。其能降低甘油三酯,升高高密度脂蛋白。少数患者可出现荨麻疹或肝、肾功能变化,需定期检查肝肾功能。

(2)二甲苯氧庚酸(吉非罗齐,诺衡)300mg,3 次/d,口服。其效果优于氯贝丁酯,有降低甘油三酯、胆固醇,升高高密度脂蛋白的作用。不良反应同氯贝丁酯。

(3)普鲁脂芬(非诺贝特)0.1g,3 次/d,口服。它是氯贝丁酯的衍生物,血尿半衰期较长,作用较氯贝丁酯强,能显著降低甘油三酯和血浆胆固醇,显著升高血浆高密度脂蛋白。不良反应较轻,少数病例出现血清谷丙转氨酶及血尿素氮暂时性轻度增高,停药后即恢复正常。原有肝肾功能减退者慎用,孕妇禁用。

(4)普罗布考(丙丁酚)500mg,3 次/d,口服。能阻止肝脏中胆固醇的乙酰乙酸生物合成,降低血胆固醇。

(5)亚油酸 300mg,3 次/d,口服,或亚油酸乙酯 1.5～2g,3 次/d,口服。其为不饱和脂肪酸,能抑制脂质在小肠的吸收与合成,影响血浆胆固醇的分布,使其较多地向血管壁外的组织中沉积,降低血管中胆固醇的含量。

(6)考来烯胺(消胆胺)4～5g,3 次/d,口服。因其是阴离子交换树脂,服后与胆汁酸结合,断绝胆酸与肠-肝循环,促使肝中胆固醇分解成胆酸,与肠内胆酸一同排出体外,使血胆固醇下降。

(7)胰肽酶(弹性酶)每片 150～200U,1～2 片,3 次/d,口服。服 1 周后见效,8 周达高峰。它能水解弹性蛋白及糖蛋白等,能阻止胆固醇沉积在动脉壁上,并能提高脂蛋白脂酶活性,能分解乳糜微粒,降低血浆胆固醇。无不良反应。

(8)脑心舒(冠心舒)20mg,3 次/d,口服。其是从猪十二指肠提取的糖胺多糖类药物,能显著地降低血浆胆固醇和甘油三酯,促进纤维蛋白溶解,抗血栓形成。对一过性脑缺血发作、脑血栓、椎-基底动脉供血不足等有明显疗效。

(9)血脉宁(安吉宁,吡醇氨酯)250～500mg,3 次/d,口服。6 个月为 1 疗程。能减少血管壁上胆固醇的沉积,减少血管内皮损伤,防止血小板聚集。不良反应较大,有胃肠道反应,少数病例有肝功能损害。

(10)月见草油 1.2～2g,3 次/d,口服。是含亚油酸的新药,为前列腺素前体,具有降血脂、降胆固醇、抗血栓作用。不良反应小,偶见胃肠道反应。

(11)多烯康胶丸每丸 0.3g 或 0.45g,每次 1.2～1.5g,3 次/d,口服。为我国首创的富含二十碳五烯酸(EPA)和二十二碳六烯酸(DAH)的浓缩鱼油。其含 EPA 和 DAH 达 70% 以上,降低血甘油三酯总有效率为 86.5%,降低血胆固醇总有效率为 68.6%,并能显著抑制血小板聚集和阻止血栓形成,长期服用无毒副反应,而且疗效显著。

(12)甘露醇烟酸酯片 400mg,3 次/d,口服。是我国生产的降血脂、降血压的新药。降血甘油三酯的有效率达 75%,降舒张压的有效率达 93%,使头痛、头晕、烦躁等症状得到改善。

(13)其他维生素 C、维生素 B、维生素 E、烟酸等药物。

3.扩血管药物 扩血管药物可解除血管运动障碍,改善血循环,主要作用于血管平滑肌。

(1)盐酸罂粟碱:可改善脑血流,60~90mg,加入 5% 葡萄糖液或低分子右旋糖酐 500ml 中静滴,1 次/d,7~10d 为 1 疗程。或 30~60mg,1~2 次/d,肌注。

(2)己酮可可碱:0.1g,3 次/d,口服。除扩张毛细血管外,还增进纤溶活性,降低红细胞上的脂类及黏度,改善红细胞的变形性。

(3)盐酸培他啶、烟酸、山莨菪碱、舒血管素等均属常用扩血管药物。

4.钙通道阻滞剂 其作用机制有:①扩张血管,增加脑血流量,阻滞 Ca^{2+} 跨膜内流;②抗动脉粥样硬化,降低胆固醇;③抗血小板聚集,减低血黏度,改善微循环;④保护细胞,避免脑缺血后神经元细胞膜发生去极化;⑤维持红细胞变形能力,是影响微循环中血黏度的重要因素。

(1)尼莫地平 30mg,2~3 次/d,口服。

(2)尼卡地平 20mg,3 次/d,口服,3d 后渐增到每日 60~120mg,不良反应为少数人思睡、头晕、倦怠、恶心、腹胀等,减量后即可消失,一般不影响用药。而肝肾功能差和低血压者慎用,颅内出血急性期、妊娠、哺乳期患者禁用。

(3)地尔硫卓(硫氮卓酮)30mg,3 次/d,口服。不良反应为面红、头痛、心动过速、恶心、便秘,个别患者有转氨酶暂时升高。孕妇慎用,房颤、心房扑动者禁用。注意不可嚼碎药片。

(4)氟桂嗪 5~10mg 或 6~12mg,1 次/d,顿服。不良反应为乏力、头晕、嗜睡、脑脊液压力增高,故颅内压增高者禁用。

(5)桂利嗪(脑益嗪)25mg,3 次/d,口服。

5.抗血小板聚集药物 因为血小板在动脉粥样硬化者体内活性增高,并释放平滑肌增生因子使血管内膜增生。升高血中半胱氨酸,导致血管内皮损伤,脂质易侵入内膜,吞噬大量的低密度脂蛋白的单核巨噬细胞,在血管壁内转化为泡沫细胞,而形成动脉粥样硬化病变,因此抗血小板治疗是防治脑血管病的重要措施。

(1)肠溶阿司匹林(乙酰水杨酸):50~300mg,1 次/d,口服,是花生四烯酸代谢中环氧化酶抑制剂,能减少环内过氧化物,降低血栓素 Az 合成。

(2)二十碳五烯酸:1.4~1.8g,3 次/d,口服。它在海鱼中含量较高,是一种多烯脂肪酸。在代谢中可与花生四烯酸竞争环氧化酶,减少血栓烷 A 的合成。

(3)银杏叶胶囊(或银杏口服液):能扩张脑膜动脉和冠状动脉,使脑血流量和冠脉流量增加,并能抗血小板聚集,降血脂及降低血浆黏稠度,达到改善心脑血循环的功能。银杏叶胶囊 2 丸,3 次/d,口服。银杏口服液 10ml,3 次/d,口服。

(4)双嘧达莫(潘生丁):50mg,3 次/d,口服。能使血小板环磷腺苷增高,延长血小板的寿命,抑制血小板聚集,扩张心脑血管等。

(5)藻酸双酯钠:0.1g,3 次/d,口服。也可 0.1~0.2g,静滴。具有显著的抗凝血、降血脂、降低血黏度及改善微循环的作用。

6.脑细胞活化剂 脑动脉硬化时,可引起脑代谢障碍,导致脑功能低下,为了恢复脑功能和改善临床症状,常用以下药物。

（1）胞二磷胆碱：0.2～0.5g，静注或加用 5％～10％葡萄糖后静滴，5～10d 为 1 疗程。或 0.1～0.3g/d，分 1～2 次肌注。它能增强与意识有关的脑干网状结构功能，兴奋锥体束，促进受伤的运动功能的恢复，还能增强脑血管的张力及增加脑血流量，增强细胞膜的功能，改善脑代谢。

（2）甲磺双氢麦角胺（舒脑宁）1 支（0.3mg），1 次/d，肌注，或 1 片（2.5mg），2 次/d，口服。其为最新脑细胞代谢功能改善剂。它能作用于血管运动中枢，抑制血管紧张，促进循环功能，能使脑神经细胞的功能再恢复，促使星状细胞摄取充足的营养素，使氧、葡萄糖等能量输送到脑神经细胞，从而改善脑神经细胞新陈代谢。

（3）素高捷疗：0.2～0.4g，1 次/d，静注，或加入 5％葡萄糖中静滴，15d 为 1 疗程。可激发及加快修复过程。在供氧不足的状态下，改善氧的利用率，并促进养分穿透入细胞。提高与能量调节有关的代谢率。

（4）艾地苯醌（维伴）：30mg，3 次/d，口服。能改善脑缺血的脑能量代谢（包括激活脑线粒体、呼吸活性、改善脑内葡萄糖利用率），改善脑功能障碍。

（赵秋莲）

第十二节　脑淀粉样血管病

一、流行病学

脑淀粉样血管病的发病率与年龄呈正比，60～69 岁为 5％～10％，70～79 岁约 25％，80～89 岁约 40％，90 岁以上超过 50％。男女发病率无异。

二、病因与发病机制

1.病因　主要由正常血浆蛋白类构成的纤维（淀粉样沉积物）沉积在脑动脉血管壁中层及外膜，病变血管发生球样改变、动脉瘤、纤维素性坏死、玻璃样变，血管易破裂出血。

2.发病机制　为淀粉样沉积损害软脑膜、皮质、皮质下中小动脉的中、外膜，也可见于毛细血管，但静脉少见。淀粉样变严重的血管节段中有蜘蛛状微血管瘤扩张，中、外膜几乎完全被淀粉样蛋白所取代，弹性膜及中膜平滑肌消失，并认为这是导致微血管瘤产生的原因。在血管瘤极度扩张的部分，中、外膜变薄，可见内膜的透明样增厚，可能是淀粉样沉积引起的中膜损伤后的一种反应性改变，增厚的内膜中有纤维蛋白样坏死。这是血管内皮的异常导致血管的渗透性增加，各种血浆成分包括蛋白酶侵入血管壁，形成纤维蛋白样变性或坏死。

三、病理

CAA 的分布与 CAA 脑出血的部位并不一致，最严重的 CAA 分布在颞、顶、枕叶，即大脑后部，而 CAA 脑出血多在额、顶叶，即大脑前部。CAA 受累血管壁常规染色在光镜下呈不成形的、强嗜伊红的玻璃样即淀粉样改变，刚果红染色呈粉红，在偏振光显微镜下显示苹果绿双折光的特征。

四、临床表现

老年人、多发性、复发性脑出血(尤其脑叶出血),无明显高血压及脑动脉硬化。轻症可出现短暂、复发性神经功能缺损现象。

五、辅助检查

CAA 引起的脑叶出血在 CT 上可显示,一般表现为脑萎缩和脑出血,常见出血部位是皮质或皮质下,其中以额、顶叶最多见,颞、枕叶相对较少,而深部中央灰质、胼胝体及小脑出血仅少数,几乎从未见脑干出血。斑点样出血常伴随脑叶出血出现。MRI 对前者可增强其敏感性。斑点样出血也以皮质或皮质下区域为特征。CAA 脑出血要靠病理确诊,为其金标准。

六、诊断与鉴别诊断

诊断根据临床表现为老年人、多发性、复发性脑出血(尤其脑叶出血),无明显或仅轻度高血压及脑动脉硬化征象,并排除其他原因引起的脑出血。对短暂、复发性神经系统症状,也要考虑 CAA 脑出血的可能。完整的尸检是 CAA 诊断的金标准,但通过活检或从血肿清除物中也可获得皮质组织标本,从而做出生前诊断。

临床上 CAA 主要与其他原因(如外伤、出血性梗死、肿瘤卒中、高血压性脑出血、血管畸形等)引起的脑出血鉴别。

七、治疗

治疗见脑出血。原发病无特异性治疗。

1.一般治疗　安静卧床,床头抬高,保持呼吸道通畅,定时翻身,拍背,防止肺炎、压疮。对烦躁不安或癫痫者,应用镇静、止痉和止痛药。用冰帽或冰水以降低脑部温度,降低颅内新陈代谢,有利于减轻脑水肿及颅内高压。

2.调整血压　血压升高者,可肌内注射利血平 1mg,必要时可重复应用,如清醒或鼻饲者可口服复方降压片 1~2 片,2~3/d,血压维持在 150~160/90~100mmHg(20.0~21.3/12.0~13.3kPa)为宜。如血压过低(80/60mmHg 以下时),应及时找出原因,如酸中毒、失水、消化道出血、心源性或感染性休克等,及时纠正,并选用多巴胺、阿拉明等升压药物及时升高血压。必要时可输新鲜血,但不宜在短时间内把血压降得过快、过多,以免影响脑循环。

3.降低颅内压　脑出血后且有脑水肿患者,其中约 2/3 发生颅内压增高,使脑静脉回流受阻,脑动脉阻力增加,脑血流量减少,使脑组织缺血、缺氧继续恶化而导致脑疝形成或脑干功能严重受损。因此,积极降低颅内压,阻断上述病理过程极为重要。可选用下列药物。脱水药:20% 甘露醇或 25% 山梨醇 250ml 于 30min 内静滴完毕,依照病情每 6~8h 1 次,7~15d 为 1 个疗程。利尿药:呋塞米 40~60mg 溶于 50% 葡萄糖液 20~40ml 静注;也可用利尿酸钠 25mg 静注;每 6~8h 1 次,最好与脱水药在同一天内定时交错使用,以防止脱水药停用后的"反跳"现象,使颅内压又有增高。也可用 10% 甘油溶液 250~500ml 静滴,1~2/d,

5～10d 为 1 个疗程。激素应权衡利弊,酌情应用,且以急性期内短期应用为宜,地塞米松为首选药,其特点是钠、水潴留作用甚微,脱水作用温和而持久，般没有"反跳"现象,每日可用 20～60mg,分 2～4 次静注。

4.注意热量补充及维持水电解质和酸碱平衡　昏迷病人、消化道出血或严重呕吐病人可先禁食 1～3d,并从静脉内补充营养和水分,每日总输液量以 1500～2500ml 为宜,每日补充钾盐 3～4g,应经常检查电解质及血气分析,以便采取针对性治疗。如无消化道出血或呕吐者可酌情早期开始鼻饲疗法,同时减少输液。必要时可输全血或血浆及白蛋白等胶体液。

5.防治并发症　保持呼吸道通畅,防止吸入性肺炎或窒息,必要时给氧并吸痰,注意定时翻身,拍背,如呼吸道分泌物过多影响呼吸时应行气管切开。如有呼吸道感染时,及时使用抗生素。防止压疮和尿路感染。尿潴留者可导尿或留置导尿管,并用 1∶5000 呋喃西林液 500ml 冲洗膀胱,每日 2 次。呃逆者可一次肌内注射灭吐灵 2mg,或用筷子或压舌板直接压迫咽后壁 30～50s 可见效。如有消化道出血时,可早期下胃管引流胃内容物,灌入止血药物,亦可用冰盐水 500ml 加入去甲肾上腺素 8～16mg,注入胃内,也可使用甲氰咪胍 0.4～0.6g 静脉滴注,每日 1 次,或选用其他抗纤溶止血药等。

(张　岚)

第十三节　脑底异常血管网病

一、流行病学

又称烟雾病,约半数病例在 10 岁前发病,11～40 岁发病约占 40％,以儿童和青年多见。

二、病因与发病机制

本病病因不清。可能是先天性血管畸形,某些病例有家族史;有些病例与其他先天性疾病并存。亦可能是多种后天性炎症、外伤等因素引起,多数病前有上呼吸道感染或扁桃体炎、系统性红斑狼疮、钩端螺旋体感染史。

三、病理改变

脑底部和半球深部有许多畸形增生和扩张的血管网,管壁菲薄,偶见动脉瘤形成。主要病理改变为受累动脉内膜明显增厚、内弹力纤维层高度迂曲断裂、中层萎缩变薄、外膜改变较少,通常无炎性改变,偶见淋巴细胞浸润。

四、临床表现

1.TIA、脑卒中、头痛、癫痫发作和智能减退是本病常见的临床表现,并有年龄差异。

2.儿童患者以缺血性脑卒中或 TIA 为主,常见偏瘫、偏身感觉障碍或偏盲,主侧半球受损可有失语,非主侧半球受损多有失用或忽视。两侧肢体可交替出现轻偏瘫或反复发作,部分有智能减退和抽搐发作。

头痛也为常见症状,与脑底异常血管网的血管舒缩有关。

3.成年患者多见出血性卒中,蛛网膜下腔出血多于脑出血;约20%为缺血性卒中,部分病例为反复的晕厥发作。与动脉瘤所致蛛网膜下腔出血相比,本病患者的神经系统局灶症状如偏瘫、偏身感觉障碍、视盘水肿发生率较高;脑出血虽发病时症状较重,但大多恢复较好,有复发倾向。

五、辅助检查

1.MRI检查 可见脑梗死、脑出血和蛛网膜下腔出血,MRA可见狭窄或闭塞的血管部位和脑底的异常血管网,正管血管的流空现象等。

2.DSA 常可见颈内动脉虹吸段、大脑中动脉及前动脉起始部狭窄或闭塞,脑底部及大脑半球深部的异常血管网,动脉间侧支循环吻合网及部分代偿性增粗的血管。

3.红细胞沉降率、抗"O"、类风湿因子、钩体免疫试验、聚集性试验等 有助于确定是否有结缔组织疾病、钩端螺旋体感染等。

六、诊断与鉴别诊断

如果儿童和青壮年患者反复出现不明原因的TIA、急性脑梗死、脑出血和蛛网膜下腔出血,又无高血压及动脉硬化证据时,应考虑本病,结合影像学检查及必要的辅助检查,确诊不难。

七、治疗

依据患者病因治疗。合并结缔组织病者可给予皮质类固醇及其他免疫抑制治疗;与钩端螺旋体、梅毒螺旋体、结核和病毒感染有关的应积极治疗原发病;原因不明者可用血管扩张药、钙拮抗药、抗血小板药及中药治疗,一般不用皮质类固醇激素。对发作频繁、颅内动脉狭窄严重闭塞者,可考虑手术治疗,促进侧支循环建立。

八、预后

预后较好,病死率为4.8%～9.8%。临床症状可反复发作,发作间期为数日至数年。儿童患者在一定时间内多呈进行性发展,但进展较缓慢,成年患者病情趋于稳定。

(任丽云)

第十四节 脑动脉盗血综合征

一、椎-基底动脉逆流综合征

【病因】

椎-基底动脉明显狭窄或闭塞时,可引起颈内动脉血流经后交通动脉逆流入椎-基底动脉进行代偿,出现颈内动脉系统缺血表现。较少见。

【临床表现】

大脑半球供血不足的表现,如偏瘫、偏身感觉障碍、失语等。

【辅助检查】

需行脑血管造影明确诊断。

【诊断与鉴别诊断】

反复发作的轻偏瘫、失语等大脑半球供血不足的症状,而颈内动脉造影并无病变时,应考虑此病。可进一步行全脑血管造影明确诊断。应与其他缺血性脑血管病相鉴别。

【治疗】

确诊后手术治疗。根据情况选择动脉内膜切除修补术、结扎患侧椎动脉等。

【预后】

预后较好,手术成功者症状可消失。

二、颈动脉逆流综合征

【病因与发病机制】

病因多为动脉粥样硬化斑块形成。发病多见于两种情况:①一侧颈内动脉闭塞时,健侧颈内动脉血流通过前交通动脉流入患侧,出现健侧颈内动脉系统缺血表现;②椎-基底动脉血流可经后交通动脉逆流入患者颈内动脉,产生椎-基底动脉系统的供血不足症状。

【临床表现】

反复发作的颈内动脉系统 TIA,如病灶侧一过性黑矇,病灶对侧肢体麻木、轻偏瘫、失语等。

【辅助检查】

需行全脑血管造影明确诊断。

【诊断与鉴别诊断】

某血管供血区出现缺血症状而 DSA 正常,应考虑脑动脉逆流或盗血综合征。全脑血管造影有助于明确诊断。若颈内动脉狭窄＞75％,可闻及血管性杂音,颈内动脉搏动减弱或消失。

【治疗】

确诊后手术治疗。根据情况选择采用动脉内膜切除修补术、经主动脉或颈动脉建立分流通道等。

【预后】

预后较好,手术成功者症状可消失。

三、锁骨下动脉盗血综合征

【病因与发病机制】

病因常见于粥样硬化斑块形成。一侧锁骨下动脉或无名动脉在椎动脉的近心端显著狭窄或闭塞,因虹吸作用引起同侧椎动脉血流逆流入锁骨下动脉,对侧椎动脉血流也部分被盗取,经患侧椎动脉进入锁骨下动脉,供应患侧上肢,从而引起椎-基底动脉供血不足症状。

【临床表现】

男性多于女性,左侧多于右侧。患侧上肢活动时出现发作性头晕、视物模糊、复视、共济失调、构音障碍、吞咽困难等脑干、枕叶、小脑供血不足症状。严重时可出现颈内动脉系统缺血表现;患侧上肢感觉异常、无力、皮肤苍白、肌肉疼痛。

【诊断与鉴别诊断】

1.患侧桡动脉脉搏减弱,患侧上臂血压低于健侧 20mmHg 以上,锁骨上窝可闻及杂音。

2.活动患肢诱发或加重椎-基底动脉供血不足症状。

3.DSA 可确诊。

【治疗】

确诊后手术治疗。可选择动脉内膜切除术。

【预后】

预后较好,手术成功者症状可消失。

(管绍勇)

第十五节　脑蛛网膜炎

脑蛛网膜炎系脑蛛网膜因浆液性炎症发生增厚、粘连和囊肿形成,引起对脑和脑神经的压迫和供血障碍的一种疾患。脑蛛网膜炎是常见的颅内非化脓性感染疾病,与颅内肿瘤发生率之比约 1:10,好发于中、青年人,男女发生率几乎相等,其主要病变是蛛网膜增厚与粘连,因此又称为局限性粘连性蛛网膜炎、浆液性脑膜炎、假性脑肿瘤和良性颅内高压症等。

一、病因

蛛网膜炎病因复杂,种类繁多,常见原因如下:

1.感染

(1)颅内感染:由细菌、病毒、寄生虫等感染引起,其中结核性脑膜炎是最常见的病因。

(2)脑部邻近的感染:局部感染灶与脑蛛网膜炎病变部位关系密切,如蝶窦、额窦的感染灶易导致视交叉部蛛网膜炎等,其中以中耳炎、乳突炎、鼻旁窦炎是较常见的原因。

(3)全身感染:感冒、败血症、风湿热等可引起蛛网膜的中毒性或反映性炎症,其中,感冒是较常见的原因。

2.颅脑损伤、颅脑手术后　也为脑蛛网膜炎的重要原因。

3.某些鞘内注射的药物　如磺胺类药物、造影剂、麻醉剂、抗生素和蛛网膜下腔出血均可能为致病原因。

4.颅内原发病变　如脑浅表部肿瘤、脱髓鞘疾病、脑血管硬化等均可并发局部蛛网膜炎。

二、病理

主要病变是局限或多发的蛛网膜及软膜的增厚和粘连,此外,部分脑组织、脑血管、室管膜和脉络丛等也有程度不等的炎症。

1.按炎症进展程度及组织学改变分类

(1)炎症型:主要变化为小圆细胞及炎性细胞浸润,部分蛛网膜内皮细胞胀大,有吞噬作用,有轻度纤维增殖,多见于急性期。

(2)纤维型:以网状层的纤维增殖为主,偶有小圆细胞浸润,此型最常见,多见于亚急性期及早期病例。

(3)增殖型:以蛛网膜内皮细胞增殖为主,并有限增殖,蛛网膜细胞核染色深,甚至失去正常状态,多见于慢性期。

2.按肉眼观察的特点分类

(1)斑点型:蛛网膜本身有显著增厚、浑浊,有白色斑点或花纹,蛛网膜未与邻近脑组织粘连,蛛网膜下腔仍通畅,次型较普遍存在。

(2)粘连型:蛛网膜显示不规则的增厚,丧失其正常的透明度和光泽,且与邻近软脑膜、脑血管、脑组织、脑神经之间有条索状或片状粘连,粘连可弥散而广泛,也可局限一处,使蛛网膜下腔不通畅或闭塞,粘连的蛛网膜可有血管增生。

(3)囊肿型:在粘连的基础上有时形成囊肿,内含清亮的脑脊液,有时呈黄绿色,囊腔有时瘢痕或条索纤维分成多数间隔,有时部分囊壁可渗出蛋白,使囊液渗透压增高而不断吸入水分,使囊肿增大,且易压迫邻近脑组织和脑神经。

三、临床表现

急性、亚急性起病者可有不同程度发热、全身不适、脑膜刺激征等,较快地逐渐转入慢性。也有慢性起病者。由于蛛网膜炎主要侵犯的部位是大脑半球凸面、视交叉和后颅窝,兹分述如下:

1.大脑半球凸面蛛网膜炎　国内报告北方多见。炎症病变常在大脑外侧裂周围,少数在大脑半球之间、胼胝体前上方或大脑表面其他部位。病灶炎症常不明显,最早期的主要症状是头痛、癫痫发作或精神症状。头痛属持续弥漫散钝痛,程度较轻,癫痫多为局限性发作。很少出现偏瘫、偏身感觉障碍、失语等病症,即使存在也较轻微,此型较少发生颅内压增高症状和视盘水肿,发展较慢,时好时坏,长达数月或数年。

2.视交叉部蛛网膜炎　是脑底部蛛网膜炎最常见的类型。验证主要侵犯视神经颅内段及交叉神经周围,形成致密或微细结缔组织网将其包围,视神经常显苍白、缺血、萎缩状态,与周围结构难以分离。在视交叉部形成压迫神经的蛛网膜囊肿者也不少见。患者常有鼻旁窦炎,少数有颅内窝骨折等头部的外伤病史。

常以慢性头痛为首发症状,伴有一眼缓慢进行性视力减退,数月后波及对侧,少数两侧同时减退,仅累及一侧视神经者较少。视力减退大多早期出现且发展较快,往往有反复,经抗炎等药物治疗后可好转,而在劳累、感冒、鼻旁窦炎发作、过量饮酒后又再发而逐渐加重,严重者可在1~2周内失明。由于粘连及损害视神经的部位和程度不同,视野改变呈现多样性和不典型性,其特点是早期出现中心暗点和旁中心暗点,约1/3病例可查到,一般须用视野计详细检查才能发现。约1/3病例出现偏盲,多数呈不规则性,其中以双颞偏盲较多见,鼻侧视野缩小次之,象限性或同侧性偏盲少见。视野呈不规则地向心性缩小也较常见,逐渐出现原发性视神经萎缩、炎性萎缩、视盘水肿和充血以及一侧原发性视神经萎缩和另一侧视盘水肿等改变,约10%患者视力减退明显而视盘仍正常。

较为广泛的脑底部蛛网膜炎尚可出现除视神经外的第Ⅰ~Ⅵ对脑神经损害的症状,少数下丘脑受累者可有尿崩症、嗜睡症、肥胖、性功能减退等症状。

3.颅内窝蛛网膜炎　此区蛛网膜炎很常见,据统计约占所有蛛网膜炎的1/3,它与颅后窝肿瘤的比例约为1：7。颅后窝蛛网膜炎容易使脑脊液循环发生障碍,引起颅内压增高症状。按其病变发生的部位又可分为三种类型：

(1)线型：在颅内窝中最常见。炎症粘连主要位于中孔、侧孔、枕大池和枕骨大孔区,最易引起梗阻性脑积水和早期出现颅内压增高症状。患者早期头痛显著,继而出现呕吐和视力减退等症状,甚至有颈后疼痛、颈项强直等慢性枕骨大孔疝征。局限体征多不明显,但发病较快,病情较重,少有缓解,为脑蛛网膜炎中死亡率最高者。

(2)小脑凸面型：病程较缓慢,一般为1～3年。蛛网膜炎所形成的囊肿可压迫小脑半球出现一侧小脑共济失调和眼球震颤,但不如小脑肿瘤那样显著。

(3)桥小脑角型：主要病变在脑干侧腹区,以一侧第Ⅴ、Ⅶ、Ⅷ脑神经受累为主,少数可累及两侧,表现为患者耳鸣,听力及前庭功能低下,还有眩晕、角膜反射减弱、周围性面神经瘫等。有的并有同侧小脑共济失调和眼震颤。颅内压增高症状出现较晚。当炎症粘连波及颈静脉孔时,则可有同侧第Ⅸ、Ⅹ经及脑干损害征象,出现语言含糊、吞咽障碍、咽反射减弱或消失、软腭运动不良、心动过速等症状。此型病情发展较慢,症状可有较长期缓解,病程可长达数年。

四、诊断

各种类型的脑蛛网膜炎都有其病变主要部位独特的临床表现,但临床上有以下共同特点可作为诊断上的参考：

1.患者多有全身性或脑邻近结构感染的病史或颅脑外伤史;可有发热、感染、颅脑外伤、蛛网膜下腔出血或椎管内药物注射史;或全身、头部有感染病灶如结核、鼻旁窦炎、中耳乳突炎等;也可有脑瘤、多发性硬化等病的病史和症状。

2.急性、亚急性或慢性起病,病程中有较长的症状缓解期或经抗炎等药物治疗好转,遇一定诱因如感冒、感染、疲劳等而再发加重,但部分患者属慢性起病。

3.神经症状因主要发病部位不同而异,常见的有：

(1)后颅凹蛛网膜炎：①背侧型：病变以枕大池为主,少数扩及两侧小脑半球。由于阻塞第四脑室出孔,以颅内压增加为主征,并可因慢性枕大孔疝而致枕颈疼痛、强直,少数有平衡障碍及共济失调,累及延髓时有延髓性麻痹。病情持续进展。脑脊液压力增高,多数蛋白及细胞数也增高;②腹侧型：以小脑桥脑角为主,出现小脑桥脑角综合征,如眩晕、眼震、病侧耳鸣、耳聋、周围性面瘫、颜面疼痛及感觉减退、共济失调等。病程多反复,颅内压增高较少或较晚发生,脑脊液细胞、蛋白轻度改变。

(2)大脑半球凸面蛛网膜炎：以头痛和局灶性癫痫发作为主,可有轻度偏瘫或失语。脑脊液多正常,压力不高,进展缓慢,病程较长。

(3)视交叉蛛网膜炎：①额部及眶后疼痛;②视力障碍,可限于一侧或自一侧逐渐扩及对侧或双侧同时受累;③视野障碍,可为中心视野暗点,周边视野向心性缩小或不规则的偏盲、象限性盲;④视盘改变,可呈炎变、水肿、原发性或继发性萎缩,少数视盘正常而视力严重减退;⑤累及丘脑下部时可有垂体功能异常,如嗜睡、轻度尿崩、性功能减退等。损害广泛时尚有嗅神经、三叉神经损害;⑥脑脊液压力在有明显梗阻性或交通性脑积水者可显著增高,早期压力可正常,细胞数常在 50×10^6/L 以下,且以淋巴细胞增多为主,蛋白定量可稍增高;⑦根据颅骨无改变,各种造影无移位或充盈缺损,CT无占位性病变等,可排除相应部位的肿瘤。视交叉蛛网膜炎尚须排除视神经炎和球后视神经炎,后两者视力减退多迅速而严重,视野多呈向心性缩小,气脑造影视交叉池充盈良好,无垂体、下丘症状。

（4）颅骨：线片在慢性颅内压增高者可显示鞍背骨质吸收，脑回压迹增多等一般颅内高压征象，年轻患者可有颅缝分离。脑血管造影仅显示脑积水征或正常的血管影像。CT 或 MRI 显示脑室系统缩小、正常或一致性扩大，局部囊肿形成者可有其特殊表现。

（5）可并发脊髓蛛网膜炎，出现脊髓症状。

五、鉴别诊断

各种类型脑蛛网膜炎还需要与相应部位其他疾病做出鉴别诊断。

1.视交叉部蛛网膜炎与该区疾病鉴别　视神经炎和球后视神经炎的视力减退均迅速而严重，眼球常有压痛及转动痛，无颅内压增高症状。垂体瘤和多数颅咽管瘤的视野及眼底改变比较典型，绝大多数有内分泌障碍且出现早而明显。咽颅管瘤儿童多见，多有鞍上钙化斑。鞍结节脑膜瘤长期表现视神经受压引起的视力减退和视野障碍，后期出现视盘原发性萎缩。鞍部 X 线片、颈动脉造影、CT 及 MRI 均有其独特的改变。

2.颅后窝中线型蛛网膜炎与该区脑肿瘤的鉴别　小脑蚓部或近中线肿瘤、第四脑室肿瘤多见于儿童，病程进行性发展，颅内压增高症状如头痛、呕吐明显，早期出现小脑半球和蚓部损害的体征，严重者可出现脑干受压迹象，呈现两侧锥体束征。

3.桥小脑角蛛网膜炎与该区脑肿瘤的鉴别　后者大多数为听神经瘤，早期出现耳鸣、听力下降、眩晕等第Ⅷ脑神经损害症状。随后出现面神经三叉神经及小脑损害症状。颅骨平片见内听道破坏与扩大，脑脊液蛋白增高。脑血管造影、CT 或 MRI 可确定诊断。

六、治疗

1.非手术治疗　一般早期或急性期病例应采用各种药物或措施进行综合治疗，其目的在于控制蛛网膜的炎症、松解炎性粘连和降低颅内压力，并对原发感染病灶进行治疗。

（1）抗生素：对非特异性蛛网膜炎，抗生素不是特效的，但在治疗可能存在于颅内或身体其他部位的隐性或显形细菌性感染，特别在蛛网膜炎活动期，可收到一定效果。如青霉素 240 万 U，分 3 次肌内注射。有结核性病变或高度疑为结核者，可用链霉素和异烟肼等抗结核药物治疗。

（2）肾上腺糖皮质激素：对防治蛛网膜粘连和炎症有较好的效果，除其应有效果好，如静脉滴注氢化可的松（100～200mg 1 次/d，10 次为 1 个疗程）椎管内注射对防止粘连扩散和促进炎症吸收效果更好。通常用地塞米松，首次为 2mg（可逐渐增量至 5mg），和脑脊液混合后缓慢注射，每周 2～3 次，10 次为 1 个疗程，地塞米松 10～15mg 加入 5%～10% 葡萄糖中静脉点滴，1 次/d，约 2 周后改为口服地塞米松或泼尼松等，并逐渐减量至第 4～6 周停药。用药期间应注意补充氯化钾。如经过 1 个疗程有效，必要时可重复使用。

（3）降低颅内压力：轻度颅内压增高患者可口服 50% 甘油盐水或各种利尿药，较重的颅内压增高患者可使用复方甘油制剂或 20% 甘露醇静脉点滴以降低颅内压。重复腰椎穿刺，每次放出 5～10ml 脑脊液也有降低颅内压力的作用。

（4）其他药物：血管扩张剂如烟酸、妥拉唑林、山莨菪碱、地巴唑、曲克芦丁、藻酸双脂钠或活血化瘀中药等可扩张血管、改善脑组织血运和营养，有助于炎症吸收。维生素 B_1、维生素 B_{12}、三磷酰苷、辅酶 A 等有改善神经营养的作用。视交叉部蛛网膜炎选用针灸、理疗等，症状可有一定改善。

（5）鞘内注射氧气疗法：一次酌情注入 10～15ml 氧气，自小量开始，每注入 5ml 气体，即放出等量脑脊液,每5～7天1次。对早期病例可能有助于松解粘连、改善脑脊液循环。

2.手术治疗

(1)后颅窝探查术:对小脑半球和桥小脑角的蛛网膜粘连和囊肿进行剥离和切除,可收到一定效果。对中线型第四脑室中孔和小脑延髓池的粘连和囊肿可行剥离和切除,并使中孔开放。如第四脑室中孔保持通畅有困难,应行下蚓部切开,必要时吸除部分脑实质,以保证正中孔通畅。如枕大池广泛粘连影响脑脊液循环及吸收,可先行枕肌下减压书,以后再考虑行脑室-腹腔引流术。

(2)视交叉部探查术:适用于视交叉部蛛网膜炎视力减退和视野有缺损,经积极对症治疗不见好转甚至不断恶化时,可行粘连与囊肿的分离和切除。按常规垂体手术入路,最好在手术显微镜下小心地分离视神经和视神经交叉部的蛛网膜粘连,切除绞窄性的纤维带和压迫性的蛛网膜囊肿,是视神经和视交叉部得到缓解,但不可强行分离,以免增加损害。一般有效率30%～40%,故术后仍应继续各种综合治疗。

(3)幕上开颅探查术:大脑凸面蛛网膜炎经过长期综合治疗,症状不但无好转,相反有进行性颅内压增高和视力减退、有失明危险,可开颅分离粘连和切除囊肿,应用双侧颞肌下减压或去骨瓣减压,常可使颅内压力得到缓解,视力获得缓解或好转。

(4)对不典型的弥散性脑蛛网膜炎,出现较明显的梗阻性或交通性脑积水时,均可先行脑室-腹腔分离术,术后继续前述非手术疗法。

(刘美玲)

第十六节　血管性认知障碍

一、概述

血管性认知损害(VCI)是指脑血管疾病(CVD)引起的认知功能障碍。VCI包括了脑血管病引起的所有水平的认知功能下降,从一个至多个认知领域的轻度损害到广泛性痴呆综合征。

对于脑血管病导致认知功能障碍的认识在逐渐深入。虽然血管性痴呆被用于描述与脑血管病相关的痴呆,而且应用的血管性痴呆诊断标准已经提出超过10年,但是血管性痴呆这一概念在不断地演化过程中,至今尚缺乏统一的定义。Kraepelin等在1896年提出了"动脉硬化性痴呆"的概念。Hachinski等在1975年提出了"多发梗死性痴呆"的概念。在20世纪80年代到90年代初,几乎所有脑血管损害导致的痴呆都归因于大面积的皮质及皮质下梗死,即被称为多发性梗死性痴呆(MID)。血管性痴呆(VaD)概念的引入是以进一步细化痴呆的描述,包括大小不等的梗死性痴呆小腔隙性梗死和微梗死。VaD界定了一组由血管性病因导致的但表现为不同临床综合征的痴呆人群,其中皮质和皮质下血管性痴呆是其重要亚型。虽然这是一个重要的进步,但不足以充分描述早期认知功能障碍的血管原因。直到1993年Hachinski和Bowler等提出了血管性认知障碍(VCI)的概念,其中包括血管性痴呆、伴血管病变的阿尔茨海默病和不符合痴呆诊断标准的血管性认知障碍等。随后血管性认知障碍逐渐替代成为描述脑血管病导致认知下降的主要概念。Sachdev等1999年提出了血管性认知障碍疾病(VCD)的概念。迄今为止虽然血管性认知障碍的概念得到了广泛的认同,但是血管性痴呆这一概念仍然存在;正如Aggarwal等在2007年指出血管性痴呆是与脑血管损伤相关的血管性认知障碍综合征中的痴呆亚型。这些概念的提出与人们对于血管性痴呆的认识不断深入有关。目前血管性痴呆被认为是异质性的临床疾病实体,基于不同脑血管病亚型有着不同血管性病理生理过程。

二、流行病学

对血管性认知障碍人口分布及其结局的评估受到多种不同定义的影响。由于 VCI 包括合并 CVD 的阿尔茨海默病（AD）或伴有 AD 病变的 VaD，VCI 已成为老年人群慢性进行性认知损害的常见原因。在加拿大健康和老龄化研究中，VCI 在 65 岁以上人群中的患病率达 5%，其中包括非痴呆的认知损害。非痴呆的血管性认知损害的患病率为 2.4%，合并 CVD 的 AD 为 0.9%，VaD 为 1.5%。在所有年龄组中（最高为 85 岁）无血管性因素的 AD 占 5.1%。

关于血管性痴呆的发病率尚缺乏大样本的流行病学资料。血管性痴呆（VaD）是痴呆的常见类型。近期的国际性流行病调查显示血管性痴呆约占痴呆总患病率的 30%。一般认为血管性痴呆在痴呆中属于仅次于阿尔茨海默病的类型。由于诊断需要缺血性事件的临床、神经影像或神经病理性证据。这可能导致低估微血管闭塞和慢性低灌注的作用，而这种作用很难在常规神经病理检查中检测到。因此，血管性痴呆的发生率可能比目前所认为的更高些。急性卒中相关痴呆的发病率可能较高，10%～35% 的病人在一次半球性卒中后的 5 年内发展为痴呆。症状性半球卒中的病人较年龄匹配的对照组，痴呆风险增加大约 4 倍。血管性痴呆和阿尔茨海默病的发病率都随着年龄增长而增加。Helsinki 卒中老年化研究显示卒中后认知损害常见。55～85 岁年龄段的患者中缺血性卒中后 3 个月有 1 个领域认知损害者占 62%，2 个领域损害者占 35%。受损的认知领域包括短期记忆（31%）、长期记忆（23%）、视空间结构功能（37%）、执行功能（25%）以及失语（14%）。卒中后 3 个月至 1 年卒中后痴呆的发病率为 12%～32%。在 Helsinki 研究中，卒中后 3 个月痴呆的发病率为 25%，并随着年龄增长而升高，55～64 岁年龄段的发病率为 19%，75～85 岁则为 32%。

三、病因和发病机制

VCI 涉及了包括血管性危险因素在内的所有 CVD 病因，它们可导致脑损伤并进一步引起认知损害。VCI 包括高血压、糖尿病或动脉硬化、TIA、皮质下梗死、静止性梗死、关键部位梗死、伴有脑白质病变和腔隙性梗死的小血管疾病相关的认知功能损害以及 AD 与 CVD 共存的认知障碍。它还包括脑出血性疾病患者出现的认知损害。

VCI 相关的危险因素包括卒中和缺血性白质病变的危险因素。临床上症状性梗死、静止性梗死及白质病变发生痴呆的风险更高。

VCI 的危险因素包括人口学特征（如年龄、教育水平），血管因素（如动脉性高血压、心房颤动、心肌梗死、冠心病、糖尿病、全身性动脉粥样硬化、血脂异常、吸烟），遗传因素（如家族史、特殊的遗传特征）和缺血性病变的特点（如 CVD 的类型、卒中的部位和大小）。缺氧缺血性事件（心律失常，充血性心力衰竭，心肌梗死，癫痫发作，肺炎）引起全脑血管缺血缺氧是引起脑卒中患者痴呆的重要危险因素。

血管性痴呆和脑血管有共同的危险因素，包括年龄、男性、糖尿病、高血压症、心肌病和可能的同型半胱氨酸水平。血管性痴呆主要是由缺血性脑血管病造成的，也有少部分是出血性脑血管病造成。血管性痴呆中单纯血管病导致的并不多见，常合并有神经系统退行性病变，特别是 AD 样病变。因此从发病机制上分析，在已经退行性病变的基础上脑血管病导致的缺血性脑损伤可能是血管性痴呆的主要病因。血管性痴呆一个不太常见的病因是全脑缺氧缺血性损伤，不可逆性认知功能损害常见于冠状动脉旁路移植术后。颈动脉狭窄(CAS)相关的慢性脑缺血是否会改变认知功能仍存在争议性。颞动脉炎、结节性多动脉炎、原发性脑血管病、红斑狼疮和烟雾病等,以及常染色体显性遗传脑动脉病伴皮质下梗死和脑白质病(CADASIL)均可能导致血管性痴呆。

四、病理学

血管性痴呆的主要病理类型包括:多发梗死性痴呆或者皮质痴呆(常被称为卒中后 VaD),关键部位梗死性痴呆和小血管病痴呆或者皮质下血管性痴呆,也包括由全脑血管缺血所致的低灌注性痴呆以及出血性痴呆。VaD 的神经病理改变包括多灶性和(或)弥漫性病灶,从腔隙性病灶、微梗死(常累及皮质下、丘脑、前脑基底部和边缘系统)、白质病变和海马硬化到多发梗死性脑病、弥漫性缺血后病变。轻度 AD 在合并小血管病变后迅速恶化。卒中后血管性痴呆通常在病理上表现为多发性卒中后痴呆。1968 年,Blessed 等研究认为当梗死灶脑组织体积在 $100cm^3$ 以下则不会发生血管性痴呆,但是现在发现病灶体积较小但是部位(如丘脑、前脑底部、尾状核等部位)重要的梗死也会导致血管性痴呆的突然发生,称之为关键部位梗死性痴呆。皮质下缺血性血管性痴呆在病理上表现为小血管病变导致腔隙性和不完全白质缺血的结果。尸检病理研究显示痴呆患者中 15%~34% 有显著的血管性病变,有单独存在的也有合并 AD 病理的。这也是混合型痴呆(AD 合并脑血管病)的病理基础。

白质病变(WMLs),常由神经影像学检测发现。广泛融合的 WMLs 与认知功能下降及残疾快速进展相关。WMLs 被认为与皮质下缺血性脑血管病性痴呆(SIVD)相关。

五、临床表现

血管性痴呆的认知障碍等表现常在卒中发生后较短时间内比较迅速地出现,以阶梯样方式进展。另一方面也有一些血管性痴呆患者的卒中病史并不明确,逐渐进展,可能与 AD 混淆。血管性痴呆的认知障碍程度也达到痴呆诊断标准要求,表现为记忆力至少 1 项其他认知领域(如定向力、语言、实践、执行功能、视空间能力)的受损。这些损害应该足够严重而影响日常生活活动,并且持续存在以鉴别痴呆与短期意识障碍,例如谵妄。血管性痴呆的认知障碍被认为与 AD 等的认知障碍存在差异:一方面是某些血管性痴呆的记忆障碍并不突出而容易被忽略;另一方面是血管性痴呆的执行功能障碍比较突出,而对患者生活质量和工作能力产生较严重的影响。血管性痴呆还具有脑血管病的临床表现,特别是某些脑局灶性功能障碍的症状和体征。这些局灶性症状和体征与阿尔茨海默病存在较明显的差异。血管性痴呆也可能具有抑郁、焦虑和激越等神经精神症状,但一般比较轻微。

血管性痴呆的不同类型有不同的临床特点。卒中后血管性痴呆(多发性卒中后痴呆被称为 MID)的特点是突发局灶性神经缺损症状和体征,伴随皮质认知功能障碍,如失语、失用或者失认。MID 相对不常见或者与静息性梗死相关,在每次发病之间有长的间期,波动严重。梗死和功能障碍的相关性不明确。关键部位梗死性痴呆的临床特点根据病变在皮质或者皮质下区域不同而不同,记忆障碍、执行功能障碍、意识模糊和意识水平的波动都可能发生。行为的改变包括情感淡漠,缺乏自发性和持续性等。皮质下缺血性血管性痴呆临床上突出的认知功能障碍特点是执行功能不全综合征,由于错误的目标形成、起始、计划和组织影响了日常生活的表现;抽象思维也受影响,但是记忆障碍要比 AD 轻微;认知相对完整;抑郁情绪、个性改变和情绪不稳常见。起病通常缓慢隐袭,一般没有急性卒中样的发病。常并发局灶性运动症状、步态障碍、尿失禁和精神运动缓慢。混合性痴呆则可能发病缓慢,但有卒中后加重的阶梯样进展特点,其认知障碍兼具 AD 的特点,如记忆力严重受损。

1.皮质下缺血性血管病性痴呆(SIVD) 包括两大类疾病"腔隙状态"和"Binswanger's病",属于小血管病,特征性表现为腔隙性梗死、局灶性和弥散性缺血性 WMLs 和不完全缺血性损伤。皮质下认知综合征是 SIVD 的主要临床表现,前额叶皮质下环路常先受损。SIVD 病人的神经影像学研究显示存在多发腔隙和广泛的 WMLs,这支持了诊断标准中影像学表现的重要性。SIVD 的早期认知综合征特点为执行功能障碍综合征伴信息处理减慢,通常有轻度记忆力受损和行为症状。SIVD 的执行功能障碍综合征包括目标制定、启动、计划、组织、排序、执行、设置——转换和设置——维护以及抽象功能受损。SIVD 的记忆力缺损通常轻于 AD,特征性表现为回忆受损、相对完整的再认功能、更轻的健忘和更好的提示性回忆。SIVD 的行为和精神症状包括抑郁、性格改变、情绪不稳定和不能自制、以及迟钝、情感反应迟钝和精神运动发育迟滞。SIVD 的早期阶段可能包括轻度上运动神经元体征(肌力下降、反射不对称、共济失调)、步态异常、平衡障碍和跌倒、尿频和尿失禁、构音障碍、吞咽困难以及锥体外系体征,例如运动减少和肌强直。然而这些局灶性神经系统体征常常是轻微的。

2.皮质型血管性痴呆 典型特征为相对急性起病(数日至数周)、阶梯性恶化(恶化后可部分恢复)。皮质型 VaD 主要与大血管疾病和心脏栓塞事件相关。它的主要特征为皮质型和皮质-皮质下动脉分布区和远端区域(分水岭区)梗死。皮质型 VaD 的早期认知综合征包括轻度的记忆力受损和一些异质性皮质症状,例如失语、失用、失认和视空间或构建功能受损。此外,多数病人有一定程度的执行功能障碍综合征。由于多发皮质-皮质下梗死,皮质型 VaD 病人常有更多的神经系统缺损症状,例如视野缺损、下面部肌无力、单侧感觉运动障碍和步态障碍。

3.合并脑血管病的 AD AD 和脑血管病共存可见于大部分病人。此外,脑血管病在决定 AD 临床症状的表现和严重性方面也发挥了重要作用。AD 合并 CVD 在临床上表现为 AD 伴有影像学上发现脑血管性病变的证据,或者同时表现出 AD 和 VaD 的临床表现。血管性危险因素和局灶性神经系统体征在 AD 合并 CVD 中较单纯 AD 更常见。其他诊断 AD 合并 CVD 的临床线索可由分析病程特点和部分认知缺陷、早期痫性发作和步态障碍获得。一个更好地识别 AD 合并 CVD 病人的方法是发现临床 AD 可靠的生物学标记物。其他的潜在标记物包括早期突出的情景记忆力受损、早期 MRI 上显著的颞叶内侧萎缩、SPECT 双侧顶叶低灌注和脑脊液 Aβ 多肽降低伴 tau 蛋白升高。

六、辅助检查

血管性认知障碍的诊断有赖于辅助检查的支持和验证。这些检查主要涉及 3 个方面:①通过认知评测明确痴呆的诊断,将血管性痴呆与非痴呆的血管性认知障碍进行有效区分;②通过影像学检查明确脑血管病变;③通过神经生化标记物、神经影像技术鉴别血管性痴呆以及退行性病变导致的痴呆(主要是 AD)。

在认知评测方面,我国 2011 年血管性认知障碍诊治指南推荐应当采用适合国人的测验对 VCI 患者进行多个认知领域的评估,包括记忆力(如词语学习测验)、注意执行功能(如语意分类流畅性和数字符号测验)、视空间结构功能等。MoCA 量表比 MMSE 量表显示出更好的敏感度,有助于筛选出有认知障碍的受试者。应用临床痴呆量表(CDR≥0.5)对筛查痴呆可靠性性较高。结构影像学检查对于确认脑血管病以及病变的类型、部位和程度等十分必要。近年一些生物学标记物作为病理生理过程的客观指标被应用于血管性痴呆的诊断和鉴别诊断。这些生物学标记物不仅包括 CT、MRI 等结构影像学检查,还包括正电子发射断层扫描(PET)等分子影像检查,以及脑脊液标记物(Aβ 肽和 tau 蛋白)、血浆细胞因子和脑血管血流动力学检查等。

脑脊液和血液中的 Aβ 和 tau 蛋白是近年痴呆领域研究较深入的生物学标记物，主要用于 VaD 与 AD、VaD 与混合型痴呆的鉴别诊断。ROC 分析显示脑脊液 $Aβ_{42}$ 能够鉴别 AD 和 VaD（AUC＝0.85），以 493pg/ml 为临界值能达到 77％的敏感度和 80％的特异度。这些结果通过提示应用 $Aβ_{42}$ 可以鉴别 VaD 与 AD。联合三个生物学标记物或者通过比值（总 tau 蛋白×磷酸化 tau 蛋白/$Aβ_{42}$），可以鉴别 VaD 和 AD 或者 VaD 和 MD，达到 85％以上的正确率。脑脊液磷酸化 tau 蛋白可能有助于预测认知衰退的速度，但不能鉴别 AD 和 VaD。脑脊液标本的获取困难，通过血液测定用于 VaD 和 AD 的鉴别诊断正在广泛进行。血浆 $Aβ_{38}$/$Aβ_{40}$ 比值可以鉴别 VaD 与其他类型痴呆（AD、PDD）以及健康对照，准确度分别超过 80％和 85％。这些结果提示血浆 $Aβ_{38}$/$Aβ_{40}$ 比值是 VaD 潜在的血液生物学标记物。

血管性痴呆的 PET 脑代谢研究虽然较少，但却提示在鉴别 VaD 与 AD 方面的重要应用价值。VaD 与 AD 在低代谢方面的差异主要在深部灰质核团、小脑、初级皮质、颞中回、扣带回前部；而 AD 与 VaD 相比的低代谢主要在海马区域和眶回、扣带回后部和顶叶皮质后部。通过 MRI 等结构影像学加深了对血管性痴呆病理基础的认识，特别是对于小血管病和慢性缺血性改变的识别。基于 MRI 的研究发现 VaD 的血管病以小血管病占主要，大血管病占大约 1/5。MRI 上内侧颞叶萎缩程度严重或者大血管 VaD 患者的整体认知障碍和执行功能障碍更严重，小血管病 VaD 则执行功能障碍更严重。

在已经研究的生物学标记物中，以 Aβ 和 tau 蛋白为代表的神经生化指标、以脑血流和脑代谢测定为主的功能影像标记物、以新型 MRI 技术为代表的结构影像显示出良好的前景。初步的研究支持这些生物学标记物在 VaD 诊断和鉴别诊断中的应用价值。但是疾病特异的生物学标记物应该能反映神经病理改变的基础性特征，并可以经神经病理验证。迄今以生物学标记物与病理对照研究来验证生物学标记物的研究较少。如果将这些生物学标记物作为 VaD 药物临床试验中评价疗效的替代终点，这些生物学标记物应该对治疗有反应，能预测治疗反应并且与痴呆病理生理过程相关。这些都有待深入研究。

七、诊断

目前 VCI 包括不同类型，非痴呆的血管性认知障碍以及 AD 合并脑血管病尚缺乏统一的诊断标准。国际上应用和研究较多的血管性痴呆诊断标准主要有下列四个标准：DSM-Ⅳ 诊断标准；ICD-10 标准；ADDTC 标准；NINDS-AIREN 标准。虽然这些诊断标准都包括 3 个要素：痴呆、脑血管病以及脑血管病和痴呆的相关性，但是对于这些要素的具体描述仍有较多差异。

NINDS-AIREN 标准是为了临床研究目的提出的，也是目前临床研究中应用最广泛的标准。NINDS-AIREN 标准对于痴呆的定义中要求有记忆障碍以及至少两个其他认知领域的障碍。NINDS-AIREN 很可能血管性痴呆诊断标准要求有脑血管病的临床和放射学证据，以及在卒中和痴呆发生之间明确的时间关系——间隔不超过最长 3 个月；或者没有时间上的关联性但病程中有突然恶化或者阶梯样进展。NINDS-AIREN 可能血管性痴呆诊断标准包括以下 3 种情况：没有神经影像表现的病例，没有明确的时间相关性，以及不典型病程。

ADDTC 和 NINDS-AIREN 诊断标准都要求有痴呆，脑血管病的证据，根据两者之间的相关程度确定诊断水平（可能或者很可能）。ADDTC 标准中对痴呆的定义要求有两个认知领域异常，但不强调记忆障碍。ADDTC 很可能血管性痴呆标准要求：如果只有 1 次卒中需要在卒中事件和痴呆发生间有明确的时间上的相关性，如果病史中有 2 次或以上卒中事件则不要求这种时间上的相关性。ADDTC 可能血管性痴呆标准包括：1 次卒中但是在卒中和痴呆发生之间没有明确的时间上的相关性，或者有 Binswanger 病的临床和神经影像证据。

　　ICD-10 和 DSM-Ⅳ 标准中对于脑血管病事件要求是显著的、并且可以合理地推断与痴呆发生有关;对于认知能力下降要求必须包括记忆障碍,判断和思考(例如计划和组织)的衰退等。另外要求有情绪改变。与其他标准相反,ICD-10 标准要求局灶性神经系统发现限于下列情况:单侧肢体的痉挛性瘫痪,单侧腱反射活跃,巴氏征阳性或者假性延髓性麻痹;要求认知障碍分布的不平行。ICD-10 标准也是 4 个标准中唯一对于认知障碍持续时间有规定的,要求持续 6 个月以上标准。与其他标准有比较明确的定义不同,该标准是描述性的。

　　DSM-Ⅳ 诊断标准要求有脑血管病的症状、体征,或者实验室证据。该标准对于痴呆的定义中要求多个认知领域障碍,包括记忆障碍和失用、失认、失语或者执行功能障碍中的至少一项;这种障碍必须是从以往水平上的下降,导致在社会或职业能力的显著障碍,并且不是在谵妄过程中出现的。DSM-Ⅳ 标准和 ICD-10 标准都没有要求脑影像检查的证据。

　　根据 ADDTC 标准和 NINDS-AIREN 标准将患者分类为非血管性痴呆,可能血管性痴呆和很可能血管性痴呆。根据 DSM-Ⅳ 和 ICD-10 标准将患者分类为非血管性痴呆或者血管性痴呆。目前关于血管性痴呆的临床诊断标准主要是建立在关于危险因素、神经系统表现和病因机制等的专家意见基础上的,其诊断的准确度需要通过临床、病理对照研究进行评价。迄今只有 6 项此类研究应用神经病理诊断作为对照,特异性地评价了 Hachinski 缺血量表、DSM-Ⅳ 诊断标准、ICD-10 标准、AD-DTC 标准和 NINDS-AIREN 标准等 5 个血管性痴呆诊断标准的准确性。NINDS-AIREN 标准在各研究中被发现是最特异的标准。在诊断敏感度方面尚无统一的结果。这些诊断标准在鉴别 VaD 和 AD 方面准确度较高,在鉴别 VaD 与混合性痴呆方面误诊率较高。虽然这些诊断标准主要是用于鉴别 VD 和 AD,但是严格地将两种疾病截然分开面临困难。因为 AD 和脑血管病常同时存在,存在重叠。流行病学研究提示 AD 和 VD 有共同的危险因子。病理研究证实许多被诊断为 VD 的病例可能是血管性和神经退行性病两种病因共同的结果。将诊断建立在严格区分 AD 和 VD 有局限性,AD 合并脑血管病或者混合型痴呆的概念在理解 VD 患者潜在病理生理学方面是重要的。基于现有的诊断标准,借助于 CT、MRI 等脑结构影像和 PET 等脑功能影像学检查,以及持续性地随访,也有助于提高对于血管性痴呆诊断的准确度。

八、鉴别诊断

　　血管性痴呆需要与下列常见类型的痴呆进行鉴别:

　　1.阿尔茨海默病(AD)是发生在老年期及老年前期的一种原发性退行性脑病,表现为持续性高级神经功能活动障碍,在没有意识障碍的状态下,记忆、思维、分析判断、视空间辨认、情绪等方面的障碍。其特征性病理变化为大脑皮质萎缩伴 β-淀粉样蛋白(β-AP)沉积形成老年斑,神经原纤维缠结(NFT),神经元减少。临床表现为缓慢起病,逐渐加重,无脑卒中史,头部 MRI 等结构影像学检查显示颞叶内侧萎缩进行性加重,晚期弥漫性脑萎缩,无局灶性病变。Hackinski 评分少于 4 分。SPECT 和 PET 等分子影像学检查提示以双顶为主的脑代谢降低。

　　2.额颞叶痴呆是一类神经退行性病变导致的痴呆,包括 Pick 病和原发性进行性非流利性失语等类型。通常在 50～60 岁缓慢起病。早期出现人格改变、情感变化和举止不当,逐渐出现行为异常。言语障碍早期出现,如言语减少、词汇贫乏、刻板语言和模仿语言随后出现明显失语症,早期计算力保存、记忆力障碍较轻,视空间定向力相对保留。晚期出现智能衰退,记忆力显著下降,伴有尿便失禁和缄默症等。头部 CT 和 MRI 显示额和(或)颞叶不对称性萎缩。PET 检查显示不对称的额颞叶为主的脑部低代谢。

　　3.路易体痴呆具有帕金森综合征样表现和痴呆的表现。主要特征是对于左旋多巴反应不良的帕金森综合征表现,波动性认知障碍和视幻觉等表现。与其他痴呆不同的是在早期出现运动迟缓减少、肢体强直等运动障碍,一般无锥体束征,也较少出现肢体静止性震颤。其认知状态可在数小时到数天之间波动,表现为认知障碍和认知相对正常的波动出现。与血管性痴呆、阿尔茨海默病等存在显著差异的是该病早期可出现生动、形象的视幻觉。用胆碱酯酶抑制药等治疗有较好的疗效。

4.正常压力脑积水与脑脊液循环障碍有关。典型表现是认知障碍、步态障碍和排尿障碍为主的"三联征"。其认知障碍相对较轻,多表现为执行功能障碍;步态障碍相对较明显,伴有运动迟缓和轻度肌强直,但症状主要局限在躯干而四肢症状较轻微。该病腰穿脑脊液测压在正常范围内。头部 CT、MRI 等检查可见侧脑室为主的脑室扩大。部分患者在进行脑穿放脑脊液后症状可得到部分缓解,特别是步态障碍得到改善、行走速度加快等。

九、治疗

1.VCI 的预防

(1)一级预防:脑血管病的危险因素和脑血管病本身都是 VCI 的主要病因。因此,通过控制脑血管病的危险因素(例如高血压病、糖尿病、高脂血症等),减少脑血管病的发生是 VCI 一级预防的根本途径。降压治疗和对中年高胆固醇血症进行降脂治疗能改善认知功能或防止认知功能下降,应尽早干预以预防VCI 的发生。血糖管理对于 VCI 预防可能有益,但需要进一步的大规模临床试验证实。

(2)二级预防:二级预防是对已经出现卒中或 VCI 的患者,进行血管危险因素的干预以防止再次出现卒中,从而预防 VCI 的发生或缓解 VCI 的进展。PROGRESS 研究证明降压治疗能减少复发性卒中相关的痴呆和认知功能下降,该研究认为降压治疗对于认知功能下降和痴呆的预防作用主要在于其对卒中的预防。故脑血管病或者 VCI 患者伴有高血压时应该积极进行血压调控,同时存在其他血管危险因素时应进行干预,防止卒中的二次复发有助于减少或缓解 VCI。

2.VCI 治疗

(1)VCI 认知障碍的治疗

1)胆碱酯酶抑制药和非竞争性 N-甲基-D 天冬氨酸受体拮抗药:关于血管性痴呆的胆碱能障碍机制研究较多。血管性痴呆胆碱能障碍与是否合并 AD 无关。在脑缺血中胆碱能结构容易受损,例如前脑基底部胆碱能核团由于高血压导致的穿通动脉损伤而受累。海马 CA1 区神经元对缺血性损伤易感,在不合并AD 的血管性痴呆中海马萎缩很常见。有学者在人脑中发现两个高度完整的胆碱能传导束从基底核投射到皮质和杏仁核。两个通路在白质内投射到新皮质,同时有广泛的胆碱能投射纤维加入。局灶性脑卒中可能破坏这些胆碱能传导束。有学者在年轻的 CADASIL 中发现在未合并 AD 的情况下,病灶导致传导通路胆碱能失神经改变。神经病理学研究显示 70% AD 患者和 40% 血管性痴呆患者有胆碱能神经元的缺失,表现为皮质、海马、纹状体和脑脊液的乙酰胆碱活性降低。有 3 个已经批准治疗 AD 的乙酰胆碱酯酶抑制药(多奈哌齐、酒石酸卡巴拉汀和加兰他敏)也被试用于血管性痴呆的治疗。

多奈哌齐作为哌啶衍生物,是一种可逆的中枢性胆碱酯酶抑制药,目前被批准治疗轻到中度 AD。在美国、日本和欧洲,只批准多奈哌齐治疗轻、中度 AD,印度、新西兰、菲律宾、罗马尼亚、韩国和泰国已经批准用于治疗 VaD。迄今为止最大的一个多奈哌齐对单纯血管性痴呆安全性和有效性的临床研究中 1219例患者参加了这个为期 24 周、随机、安慰剂对照的多中心、多国家的研究,分为两个独立的试验,307 研究和 308 研究。在 307 研究中,多奈哌齐组显示 ADAS-cog 测定的认知功能的显著改善,与基线比较:多奈哌齐 5mg/d 组下降 1.90($P=0.001$)和多奈哌齐 10mg/d 组下降 2.33($P<0.001$)。MMSE 测定也提示多奈

哌齐组与对照组比较有显著差异。在 308 研究中,多奈哌齐显示 ADAS-cog 测定的认知功能的显著改善,与基线比较:多奈哌齐 5mg/d 组下降 1.65($P-0.001$)和多奈哌齐 10mg/d 组下降 2.09($P<0.001$)。MMSE 测定也提示与对照组比较的显著差异。

加兰他敏是乙酰胆碱酯酶抑制药,也能调节中枢烟碱型受体增加胆碱能神经递质。在一个随机双盲对照、多中心为期 6 个月的临床试验中,对诊断为很可能血管性痴呆或者很可能 AD 合并脑血管病的患者进行了研究。ADAS-cog 和 CIBIC-plus 评价显示加兰他敏比安慰剂有效,改变统计学方法可以发现多奈哌齐和加兰他敏对血管性痴呆的疗效可以与这些药物对 AD 的疗效相比较,尽管疗效较小,但是临床上可以检测出来。酒石酸卡巴拉汀是乙酰胆碱酯酶抑制药和丁酰胆碱酯酶抑制药,其对血管性痴呆的疗效有待研究。在一个皮质下血管性痴呆的小型开放试验中该药可以改善认知、看护者看护强度和行为。

美金刚是一个具有中度受体结合能力、电压依赖的非竞争性 NMDA 受体拮抗药。在对家庭护理的混合性痴呆患者的双盲、安慰剂对照研究中,与安慰剂比较美金刚(10mg/d)的耐受性好,可以改善功能,降低患者对看护人员的依赖度。根据谷氨酸对脑缺血的神经保护假说,进行了 2 个美金刚(20mg/d)对于轻、中度很可能血管性痴呆(依据 NINDS-AIREN 标准诊断)疗效的为期 6 个月的随机、安慰剂对照研究。在 MMM 300 研究中 GBS 智能评分和 NOSGER 异常行为程度评测提示美金刚更优。在 MMM 500 研究中,病情严重的患者比病情轻微的患者在认知方面获益更大。基线 MMSE 分数低于 15 分的患者 ADAS-cog 评分比对照组高 3.2 分。另外对于那些 CT 或者 MRI 排除皮质梗死并且有显著小血管病变的患者,美金刚在认知方面的效果更显著。

已经进行了一系列的临床试验评价多奈哌齐、加兰他敏和美金刚对血管性痴呆的疗效。尽管结果提示这些药物的有效性,但还没有被正式批准。胆碱酯酶抑制药对于血管性痴呆作用的机制依然值得研究。血管性病变,特别是影响到皮质下区域的病变,可能破坏从皮质下到皮质的胆碱能通路,这可能解释为何胆碱酯酶抑制药对于血管性痴呆还是有效的。目前,考虑到混合性痴呆的发病率,这些药物的使用是有一定道理的。

2)其他药物:尼莫地平是一种二氢吡啶类钙离子拮抗药,对脑血管自主调节有效,可以在无盗血现象的情况下扩张血管,阻断 L 型钙离子受体,同时有某种程度的神经保护作用。该药主要对小血管有作用。一个大型双盲对照的开放试验评价尼莫地平对不同类型血管性痴呆的疗效。结果发现尼莫地平对皮质下缺血性血管性痴呆的注意力和精神运动表现有效,但对混合性痴呆无效。目前没有尼莫地平对血管性痴呆症状治疗有效的足够证据。此外,其他一些药物如尼麦角林、己酮可可碱、奥拉西坦等对 VaD 疗效尚存争议。

3)中成药物:某些中药提取物如银杏制剂对改善 VaD 患者认知功能可能有效,但仍需进一步研究。

(2)VCI 精神行为症状治疗:一般较少出现明显的精神行为症状,即使出现,症状也多轻微,应首选非药物治疗,如音乐治疗、行为治疗和周围环境调整等。

VaD 较 VCIND 容易出现精神行为症状如抑郁、焦虑、幻觉、妄想、激越、睡眠倒错、冲动攻击行为等,且程度通常较重。如果症状使得患者痛苦或伴随的激越、冲动攻击行为使患者或他人处于危险之中,则是药物治疗的适应证。

选择性 5-羟色胺再摄取抑制剂(SSRIs)为常用的抗抑郁药。抗精神病药物常用于幻觉、妄想、激越、冲动攻击行为等症状的治疗。由于典型抗抗精神病药物不良反应较多,目前常用非典型抗精神病药物。目前指南建议治疗精神行为症状应首选非药物治疗,使用非典型抗精神病药物时应充分考虑患者的临床获益和潜在风险。

十、预后

血管性痴呆认知功能损害的进展率是多变的；一些病人以比，AD病人更高的一个速率进展。然而，VaD病人死亡率高于AD病人，50％的VaD病人生存时间不超过4年。

（管绍勇）

第十七节　颈动脉海绵窦瘘

颈动脉海绵窦瘘（CCF）是颈内或颈外动脉及其分支与海绵窦形成动静脉瘘道而产生的症候群。Cushing1907年最先提出颈动脉海绵窦瘘的概念。

一、概述

（一）海绵窦区显微解剖学

海绵窦是一对位于蝶鞍两旁的较大的静脉腔隙，前起自眶上裂，后止于岩骨尖。海绵窦内是由大小不同的静脉所组成的静脉丛或是许多大小不等的静脉连通的静脉管道。颈内动脉通过颞骨岩部的颈动脉管后，从破裂孔处向前进入海绵静脉窦内，在该窦的前端穿过顶壁进入硬脑膜腔。在海绵窦内的颈内动脉长约2cm，称为窦内段，根据其在窦内的行径，又可分为后升段、水平段与前升段三部分。而颈内动脉又可将海绵窦腔分为三部分，即：①内侧腔，位于垂体腺与颈内动脉之间，此腔最大，宽7mm，但常被弯曲的颈内动脉或突入的垂体腺所填塞；②前下腔，在颈内动脉后升段与水平段的下前方，展神经在此绕过颈内动脉达窦的侧壁。③后上腔，位于颈内动脉与后半段窦顶之间。

颈内动脉窦内段发出多根分支，常与颈动脉海绵窦瘘形成有关。

1.脑膜垂体干　是此段动脉最大的分支，在后升段与水平段交界处发出，存在率100％。发出后立即分成三支。①垂体下动脉，走向内下方，供应垂体后部的包膜及垂体后叶；②脑膜背动脉，穿过海绵窦后部的硬脑膜，供应斜坡区的硬脑膜及第Ⅵ脑神经，与对侧同名动脉的分支吻合；③小脑幕动脉，向外侧行，供应邻近的小脑幕和动眼神经和滑车神经。

2.海绵窦下动脉　存在率84％。起源于水平段，离脑膜垂体干的起点5～8mm，跨越第Ⅵ对脑神经后走向三叉神经眼支的下方，供应海绵窦外侧壁、棘孔及卵圆孔区的颅底硬脑膜，并与该处的硬脑膜中动脉分支相吻合。

3.垂体包膜动脉　又称McConnell动脉，起于窦内段的内侧，离海绵窦下动脉只有5mm左右，存在率28％，供应垂体前下部的包膜，发出分支有下包膜动脉和前包膜动脉，并与垂体下动脉的分支相吻合。此外，海绵窦内尚可有较少见的动脉分支如眼动脉，见于8％左右的病例。残留的三叉动脉，往往起源于颈内动脉窦内段的近端，紧邻脑膜垂体干，止于基底动脉。

海绵窦内的动脉侧支循环非常丰富，不仅同侧的颈内动脉系统分支间有较多吻合，而且与同侧的颈外动脉系统包括脑膜中动脉、咽升动脉也有交通吻合，甚至与对侧颈内外动脉、椎动脉系统吻合，构成海绵窦内复杂的动脉血管网，一旦发生颈动脉海绵窦瘘就出现复杂的血流动力学的改变。

海绵窦的静脉联系也相当丰富。左、右海绵窦之间有静脉连接，称为海绵间窦。较常见的有前间窦与后间窦两个。前间窦可包括整个蝶鞍的前壁,后间窦位于鞍背后方,除连接两侧海绵窦外,还可接受来自上岩窦与下岩窦的血液。外展神经常先穿过海绵间窦进入海绵窦。海绵间窦还可与脑膜背动脉相沟通而形成与颈动脉海绵窦瘘相似的症状。左、右海绵窦与许多周围静脉相连。在前方通过眼上静脉、眼下静脉与面静脉相连,与颈外静脉交通;通过大脑中、下静脉与大脑半球的皮质静脉相连,最后汇入上矢状窦;通过中央视网膜静脉与眼底静脉相连;通过硬脑膜中静脉分支、蝶顶窦分支与硬脑膜静脉相连。在后方通过上岩窦与横窦相连,通过下岩窦与颈内静脉相连。在外侧通过颅骨导静脉与翼窝静脉丛相连。由于海绵窦的静脉联系广泛复杂,不难想象除颈动脉海绵窦瘘之外的其他动静脉瘘,如颈外动脉横窦瘘、硬脑膜血管之间的动静脉瘘等都可引起与颈动脉海绵窦瘘相类似的表现,因而临床表现也多种多样。

海绵窦壁上有动眼神经、滑车神经、外展神经与三叉神经的眼支经过。动眼神经与滑车神经在鞍背外前方,天幕裂孔边缘的下内侧进入窦顶壁脑膜夹层内走向眶上裂。动眼神经穿入窦顶之处要比滑车神经略靠前外方,离颈内动脉床突上段的起始点只有 $2\sim7$mm(平均为 5mm)。此处是动眼神经最易被颈内动脉床突上段动脉瘤压迫之处。三叉神经眼支是在海绵窦外壁的下方穿入窦壁,在硬脑膜夹层内向上、向后斜行逐渐远离眶上裂进入半月神经节。外展神经是唯一真正在海绵窦腔内通过的脑神经。它是在斜坡的外侧穿入窦腔,绕至颈内动脉窦内段的外侧,在颈内动脉与窦外壁之间前行,其前半部几乎与三叉神经的眼支平行。外展神经在窦内常分开成多支,多者可达 5 支。除上述脑神经外,在窦内段的颈内动脉管壁上有交感神经纤维束,环绕于动脉壁上组成神经丛,并发出分支进入外展神经及三叉神经眼支。这些交感神经纤维来自颈上神经节,最终随三叉神经眼支分布至眶内睫状神经节,余下部分随颈内动脉带入颅内。在动眼神经及滑车神经中未能查出有此种纤维。

海绵窦外侧壁上的神经排列形成了一个三角形的神经间隙区,首先指出通过此区可以不损及神经而暴露窦内的颈内动脉。故此区被命名为 Parkinson 三角。此三角形的上界由滑车神经的下缘组成,其长度为 $8\sim20$mm,平均 13mm。下界为三叉神经眼支的上缘组成,全长 $5\sim24$mm,平均为 14mm。后界为鞍背及斜坡的坡度,全长 $3\sim14$mm,平均为 6mm。由于此三角的个体差异大,手术时能暴露的海绵窦内范围亦大不相同。一般认为暴露颈内动脉窦内段的近端及其脑膜垂体干的把握较大,对其远端,特别是垂体包膜动脉及外展神经困难较多。海绵窦外侧壁可分为两层,表层为光滑的硬膜层,深层为由动眼神经、滑车神经、三叉神经眼支和上颌支的神经鞘与网状膜构成。动眼、滑车、三叉神经眼支三支神经在外侧壁上自上而下排列,位置相对固定。海绵窦的内侧是垂体,颈内动脉的窦内段常突向内侧并部分嵌于垂体内,垂体常有一片舌状的腺组织覆盖于动脉的上方。

(二)分类和分型

CCF 按病因可分为外伤性 CCF 与自发性 CCF,外伤性者约占全部 CCF 病例的 80% 以上,自发性者不到 20%;按解剖部位可分为颈内动脉海绵窦瘘和颈外动脉海绵窦瘘;按瘘口多少可分为单纯性 CCF 和复杂性 CCF。各类型的临床表现主要取决于它所引起的血流动力学变化的程度。CCF 的盗血量大者称为高流量 CCF,其特点是在脑血管造影中海绵窦的充盈早而快,颈内动脉的远端分支充盈不佳或不充盈。此种CCF-症状严重,发展迅速,多见于外伤性者。盗血量小者称为低流量 CCF,其特点是在脑血管造影中海绵窦的充盈较迟且慢,颈内动脉远端分支充盈良好。此种 CCF 症状较轻,多见于自发性者。

CCF 按静脉引流方式的不同可分为四型:Ⅰ型,动脉血由海绵窦经眼上静脉及内眦静脉流入面静脉;Ⅱ型,动脉血由海绵窦经外侧裂静脉,再经 Trolard 吻合静脉引入上矢状窦;Ⅲ型,动脉血由海绵窦经上岩窦或下岩窦及基底静脉丛,到横窦、乙状窦引入颈内静脉;Ⅳ型,动脉血由海绵窦经吻合静脉流入基底静脉,并与大脑大静脉汇合引流入直窦。如以上四种引流方式的任何两种或两种以上同时存在为混合型。

根据脑血管造影中所见到的颈内动脉与海绵窦之间相沟通的情况,CCF 分为四型,A 型:颈内动脉与海绵窦直接相通,是海绵窦内的颈内动脉直接破损所致,不通过它的脑膜支,又称直接型,盗血量大,通常由外伤或医源性损伤造成;B 型:颈内动脉通过它的脑膜支与海绵窦相沟通;C 型:颈外动脉的脑膜支与海绵窦相沟通;D 型:颈内动脉与颈外动脉都通过各自的脑膜支与海绵窦相通。后三型又称间接型,盗血量相对较小,由颈内动脉、颈外动脉的脑膜支参与供血。外伤性 CCF 几乎都是 A 型,自愈机会很少,必须作适当治疗。自发性 CCF 可以为上述四型中的任何一类,自愈机会较多。

二、外伤性颈动脉海绵窦瘘

【病因及病理】

外伤性 CCF 最多发生于头部损伤尤其是颅底骨折之后,引起颈内动脉窦内段及其分支的撕裂或横断。但亦有少数可发生于眼眶部刺伤或弹片伤后。医源性创伤如血管内治疗、经皮穿刺三叉神经节治疗三叉神经痛、蝶窦或经蝶窦的手术等均可能误伤颈内动脉窦内段致医源性 CCF。

外伤引起的动脉破裂可发生于颈内动脉壁上,严重者可使颈内动脉完全横断。动脉的远、近两断端都可出血,产生高流量 CCF。患者的症状严重。在颈动脉造影中看不到颈内动脉远侧各分支的充盈。如损伤是在颈内动脉的分支上,由于这些分支都与对侧的动脉分支有侧支吻合,故都有破裂动脉远、近两端的出血,但其流量比颈内动脉本身撕裂所引起者要低。表现于颈内动脉造影中,颅内的周围动脉仍可部分显示。

颈动脉海绵窦瘘的发病原理有以下几点。

1. 盗血　指颈内动脉血经海绵窦流失而言。盗血量的多少决定着本病的病程缓急及症状的轻重。高流量 CCF 由于颈内动脉血被盗严重,可引起脑供血不足的症状。同时由于眼动脉灌注压的不足可引起视网膜缺血,加以患侧眼球外突,眼外肌麻痹,眼静脉压增高导致的透明体出血,继发性青光眼等因素,患眼视力严重障碍。低流量 CCF 则因盗血量少,其症状可相对轻些,病程亦较缓慢,而且有自行栓塞愈合的机会。

2. 血流方向　由于海绵窦与周围静脉有广泛的交通,CCF 的主要血流方向各例不同。最常见的血流方向是流向前方,经眼上静脉流入眶内与额、面部静脉相连,引起患侧搏动性突眼,眶周静脉怒张,眼结膜充血水肿,眼外肌不全麻痹等症状。瘘口越靠前方,血流向前流动也越明显,眼部症状也越重。如血流方向向后,则可经下岩窦流向横窦及乙状窦,这时杂音很明显而眼部症状却较轻微。血流如向上,可经蝶顶窦流入外侧裂静脉,并分流至大脑表面静脉而流入上矢状窦,可使颅内静脉扩张而致颅内压增高。血液向下可经颅底及颅骨上的导静脉流向翼窝,引起鼻咽部静脉的扩张,容易导致鼻出血。如血流向内侧可经海绵间窦而流入对侧海绵窦产生对侧的眼症状,容易误认为对侧的 CCF。

3. 出血　CCF 本身的破裂出血是少见的。但伴有 CCF 的硬脑膜上的血管畸形及过度扩张的引流静脉出血还是可能发生的,如眼底静脉持续淤血引起视网膜静脉破裂出血而严重影响视力;鼻腔内及颅内的静脉压增高可引起鼻或颅内出血。

【临床表现】

常见的 CCF 症状如下。

1. 颅内杂音　最多见,几乎每例都有。杂音犹如机器的轰鸣,连续不断。夜晚及安静时尤为明显,随心脏收缩期而增强,常使患者难以忍受、烦躁不安,严重影响休息和睡眠。听诊检查时可在眼眶、额部、外耳乳突部、颞部甚至整个头部听到与心率一致的节律性杂音,压迫患侧颈动脉可使杂音明显减轻或消失,而压迫对侧颈总动脉则杂音不消失甚至更响。

2.搏动性突眼　患侧眼球向前突出并有与脉搏相一致的眼球跳动。眼球突出是由眼眶内组织水肿、充血的结果。手摸眼球可感到眼球的搏动及有时可感到血液流过时的颤动。

3.眼结膜充血与水肿　由于海绵窦内静脉压增高使眼眶内、眼眦部、眼结膜、视网膜等部位的静脉怒张充血,并出现水肿,严重者眼结膜可翻出眼睑之外,引起眼闭合困难,最终导致暴露性角膜炎。

4.眼球运动障碍　由于第Ⅲ、Ⅳ、Ⅵ对脑神经受到扩张的海绵窦的影响而出现眼球运动的不全麻痹,伴有复视。

5.视力障碍　可原发于视神经视网膜的缺血或视神经的直接损害;亦可能是长期突眼引起角膜混浊的结果;视网膜静脉的破裂出血可严重影响视力。另外,由于角膜边缘静脉的扩张可导致继发性青光眼,也是造成视力减退的重要原因。

6.头痛　常见于本病的早期,部位局限于眼眶部,与局部及脑膜血管的极度扩张有关。三叉神经的眼支受到扩张的海绵窦壁牵拉亦是头痛的一个原因。随着病程的迁移头痛可逐步减轻。

7.鼻衄及颅内出血　并不多见,常由于鼻腔内及颅内静脉或伴同 CCF 的硬脑膜上的血管畸形破裂所致。鼻出血量常较大,有时可引起出血性休克。

【辅助检查】

常用的辅助检查有以下几种。

1.脑血管造影　诊断 CCF 最重要的手段是脑血管造影,特别是数字减影脑血管造影,可以明确有关诊断和治疗的要素,如瘘口位置、大小,供血动脉,盗血现象,瘘口远端颈内动脉分支是否正常显影,引流静脉的走向、流量,侧支循环状况等。脑血管造影检查除常规两侧颈内动脉造影外,必须同时作颈外动脉造影,必要时加做椎动脉造影,以利于明确诊断。

2.头颅 CT 和 MRI 检查　CT 和 MRI 检查常可见一侧突眼伴有粗大扩张的眼上静脉,增强扫描可见眼外肌充血增厚,眼睑肿胀,球结膜水肿,鞍旁海绵窦结构明显增强。少数高流量 CCF 中出现扩张的颅内回流静脉,周围脑组织相对缺血而形成水肿区,少数患者还可见颅脑外伤性改变如颅骨及颅底骨折、脑挫裂伤、颅内血肿或由此形成的脑软化灶等。磁共振血管造影可发现某些 CCF 的引流静脉,但对低流量 CCF 的诊断帮助不大。对大多数 CCF 来说 CT 和 MRI 的诊断价值是非特异性的。

3.经颅多普勒超声(TCD)检查　可无创、实时地获取 CCF 的血流动力学参数。

(1)患侧颈内动脉的流速:包括收缩期血流速度 VS、舒张期血流速度 VD、搏动指数 PI。直接型瘘的供血动脉血流速度,尤其是舒张期流速增高明显,可达 200cm/s 以上;搏动指数降低到 0.5 以下。间接型瘘血流速度和阻力指数可正常或变化不明显。

(2)经眼眶测定眶周静脉的异常频谱:因眼静脉及眶周静脉是颈动脉海绵窦瘘最常见的引流静脉,检测可发现眼上静脉呈高流速、低阻力的动脉化血流征象,血流速度几乎比正常侧高 1 倍,而搏动指数则减少一半左右,当治疗有效时恢复正常。

(3)经颞窗探测颅内血流:可发现大脑中动脉、大脑前动脉及对侧的大脑前动脉的平均血流速度增快而且同侧的大脑前动脉血流方向逆转,前后交通动脉开放。

(4)其他:TCD 除了能检测血流速度外,还能提示血流方向的改变,因而可用于判断侧支循环情况及引流静脉的血流状况。

TCD 检测,可作为颈动脉海绵窦瘘的早期诊断、选择治疗方案和评价疗效的方法之一。

4.单光子发射电子计算机断层扫描(SPECT)　是一种无创的检查脑灌注及脑代谢状态的方法。应用 ^{99m}Tc-HMPAO 等放射性同位素,可测定 CCF 血管内治疗前后脑灌注量的改善,评价疗效。用于 Matas 试验,来反映侧支循环功能,如果大脑前动脉及大脑中动脉供血区的放射性核素的下降不足 15% 时,闭塞颈动脉不会产生神经功能缺失症状。

【诊断】

头部外伤以后，一般在 2 个月以内，少数于半年或更长期后，患者出现搏动性突眼、颅内杂音、结膜充血水肿、鼻出血等临床表现，特别是有与脉搏相一致的耳鸣和搏动性突眼，听诊时可闻清楚的颅内杂音，压迫同侧颈动脉可使杂音消失，压迫对侧颈动脉杂音并不消失，甚至增强，即可做出诊断。低流量 CCF，症状轻微，诊断较难。结合辅助检查常可确诊。头颅 CT 和 MRI 不但能反应眶内情况，还可清楚显示颅内引流静脉的粗细、走向以及伴随的脑组织水肿状况；TCD 和 SPECT 等也有助于诊断、制定治疗方案和判断疗效。但全面而准确地了解颈动脉海绵窦瘘的血流动力学状况，还得依靠脑血管造影。

CCF 应与以下疾病相鉴别。

1.眶内及眶后肿瘤或假性肿瘤、突眼性甲状腺肿和眶壁骨纤维结构不良　均无搏动性突眼和血管杂音，可资鉴别。

2.眶内血管性病变　如海绵状血管瘤、动脉瘤、动静脉畸形等，亦可引起眼球运动障碍、突眼，但没有眼球搏动，也不致结膜充血及水肿。鉴别困难者，需依靠脑血管造影检查。

3.海绵窦血栓性静脉炎或血栓形成　它们虽可引起眼结膜的充血与水肿，眼球突出，但没有眼球搏动，更不会有杂音。患者曾有颜面部疖痈等病史，病程中有全身性炎症表现等可供作鉴别。

4.眶壁缺损　可以是先天性、外伤性或肿瘤性，脑组织向缺损处膨出，引起突眼，并可因脑搏动传至眼球而出现眼球搏动，但一般无血管杂音，在头颅摄片中可见有眶板部分缺失，蝶嵴及颞线消失，患侧眼眶扩大等特征加以鉴别。

5.颈外动脉系统的动静脉瘘　如颈外动脉可以通过颌内动脉与咽升动脉的分支间接与海绵窦沟通；颈外动脉的枕动脉与横窦、乙状窦形成动静脉瘘；硬脑膜中动脉与蝶顶窦及硬脑膜中窦形成动静脉瘘等。这些动静脉瘘可通过广泛的静脉联系表现出与 CCF 相似的症状。这时单凭临床表现常难以做出鉴别，必须依靠脑血管造影诊断。

【治疗】

外伤性 CCF 很少有自然愈合的机会，如任其自然发展，将有 5%～10% 可发生颅内出血或大量鼻出血。动静脉瘘引起的颅内杂音可使患者难以忍受。大量的脑盗血可使脑及视网膜缺血而引起脑功能及视力的障碍，甚至继发性青光眼或视神经萎缩而完全失明。因此必须予以积极治疗。只有少数症状轻微、发展缓慢的患者可考虑保守疗法和颈部压迫疗法。最重要的治疗原则是力求闭合或堵塞瘘口，保持颈内动脉的通畅。目前 CCF 治疗首选血管内介入治疗。

绝大多数病例可通过一次或数次血管内治疗达到治愈。填塞海绵窦及修补瘘口的直接手术已很少应用。

1.栓塞途径　最常用的是经动脉入路，如颈动脉已结扎闭塞或颈内动脉迂曲狭窄，插管困难，或瘘口过小，球囊无法通过时，也可选择经上、下岩窦或眼上静脉入路。

2.常用栓塞材料和方法

(1)可脱性球囊栓塞法：经动脉途径用可脱性球囊栓塞是以往最常用的方法，适于瘘口流量大、球囊易进入者。在 X 线透视下将带球囊的导管送入瘘口内，用等渗造影剂充盈球囊，再经导引管注入造影剂，如显示瘘口闭塞，颈内动脉通畅时，可解脱球囊，最理想的是球囊位于颈内动脉外腔的海绵窦内，造影时海绵窦不再显影，颈内动脉血流通畅，此时患者自觉颅内杂音消失，听诊时也无杂音闻及。如一个球囊不能将瘘口堵塞，也可放入数个球囊。

(2)微弹簧圈栓塞法：微弹簧圈由铂丝或钨丝制成，直径 0.33～0.36mm，可通过 Magic 3F/2F 微导管，进入海绵窦内后,将微弹簧圈送入球囊不易通过的较小瘘口,利用弹簧圈本身的机械栓塞作用和其所带的呢绒纤维迅速诱发海绵窦内血栓形成,瘘口即被血栓封闭,而颈内动脉保持通畅,达到合理的治疗目的。该方法不仅可用于动脉途径,也可用于静脉途径进行栓塞。

（3）液体栓塞剂:如 IBCA(氰基丙烯酸异丁酯)、HEMA(甲基丙烯酸-2-羟基乙酯)和 ONYX 等常作为微弹簧圈栓塞的补充。

（4）带(覆)膜支架栓塞法:是在血管内置入一种带生物-物理屏障的支架,在保持病变动脉通畅的同时隔离病变使其内部形成血栓。首次报道应用带膜支架成功治疗颈内动脉床突下巨大动脉瘤,有学者应用血管内带膜支架安全有效治疗颈内动脉破裂所致 CCF。操作必须在脑血管造影监视下进行,仔细辨认穿支动脉.避免其闭塞。术后需常规服用抗凝和抗血小板药物,防止支架内血栓形成及迟发性血管狭窄或闭塞。

3.血管内治疗的并发症

（1）动脉途径栓塞常见并发症:①穿刺部位血肿;②脑神经麻痹,出现率约为 30%,外展神经受累最常见;③假性动脉瘤形成,无症状的假性动脉瘤无需处理,大多可自行闭合;有症状者可试用弹簧圈栓塞;④脑梗死,因栓塞物或血栓脱落造成局部甚至半球脑梗死,严重时需手术干预;⑤脑过度灌注,长期严重盗血的患者当瘘口关闭而颈内动脉又保持通畅时,患侧半球血流骤然增加,可出现头痛、眼胀等不适,严重时还可发生脑水肿和颅内出血。

（2）经静脉途径栓塞常见的并发症有:①血液向皮质静脉或眼上静脉转流,引起颅内出血及视力恶化,多数会在短期内恢复;②操作引起静脉破裂出血、脑神经麻痹以及栓塞剂逆流到颈内动脉系统引起脑和视网膜梗死等。

三、自发性颈动脉海绵窦瘘

【病因和发病机制】

以下因素可能与本病有关:①体内雌激素水平改变:本病以中年妇女为多。常见妊娠及分娩时,体内雌激素分泌变化,引起血管壁变薄,弹性降低,脆性增加,并迂曲扩张,加上血流冲击动脉破裂形成瘘;②蝶窦炎及海绵窦炎:蝶窦或海绵窦发生炎症继而引起栓塞时,静脉回流受阻,窦内压力增高,可促使动、静脉分支的网状交通开放而形成硬脑膜动静脉瘘;③海绵窦内的颈动脉及其分支的管壁先天缺陷:如血管肌纤维发育不良,血管弹性差,易破裂形成瘘;结缔组织疾病如纤维肌肉营养不良、Ehlers-Donlos 综合征、Marfan 综合征、迟发性成骨不良及假黄色瘤病等患者亦都可因有动脉管壁的退行性变而罹本病。

【临床表现】

出现海绵窦综合征或视力障碍。自发性 CCF 的供血动脉以颈内动脉的分支,特别是脑膜垂体及其分支为最多见。颈外动脉的脑膜支亦常参与供血。多数属 Barrow 分类的 B、C 或 D 型,很少有 A 型者。临床症状一般较轻,病程也较缓慢。

【诊断】

自发性 CCF 以中老年及妊娠妇女多见,自发起病,病程一般较长,发展比较缓慢,出现头痛、突眼、颅内杂音、视力减退等症状,诊断不难。头颅 CT 和 MRI 可发现突眼、脑水肿、脑出血等继发性病变,显示增粗的眼静脉和皮质引流静脉,如 MRI 发现紧邻硬脑膜的"流空"影更有诊断意义。确诊还需依靠全脑血管造影。

【治疗】

症状稳定的患者,可先行保守治疗。除非患者有进行性视力障碍,才考虑早日手术。

1.保守疗法和颈动脉压迫法 本病约有 25%～30%可自行血栓形成而症状缓解或消失,因此发病早期、症状较轻、瘘口流量小、没有皮质静脉引流、病情发展缓慢和没有急剧视力下降的患者可先作一段时间观察,以期自愈。或采用颈动脉压迫法,通过压迫颈总动脉,减少动脉血供和增加静脉压,促进海绵窦内血栓形成,该法还可作为其他治疗方法的补充手段。用手指或 Matas 架将颈总动脉压向颈椎横突,直到颞浅动脉搏动消失为止,最初每次压迫 10s,每小时数次,以后压迫持续时间逐步延长,至每次压迫 30s;如果压迫准确,患者会自觉杂音减轻或消失。一般 4 至 6 周后可治愈。压迫时须注意观察有无脑缺血症状出现,如无力、麻木、失明等,一旦出现须立即停止。Halbach 建议用健侧手指压迫,若出现脑缺血则健侧手指会因无力而自然终止压迫。

2.血管内介入治疗 颈部压迫法无效,或有明显的皮质静脉引流,或视力急剧下降则需及早行血管内治疗;不苛求血管造影上病灶完全消失,而以缓解患者的症状为目的,次全闭塞亦能使患者得到临床改善。长期随访多数患者均可获得影像学和临床上的完全治愈。

3.放射外科治疗 通过放射效应促使血管内皮增生,使动静脉的异常吻合中断,最终达到瘘口闭塞的治疗目的。亦可作为血管内治疗的一种辅助疗法。

4.对极少数屡治失效的病例可考虑直视下海绵填塞或瘘口修补术。

（赵秋莲）

第三章　脑卒中

第一节　短暂性脑缺血发作

短暂性脑缺血发作(TIA)是常见的缺血性脑血管病,是由于颈动脉或椎-基底动脉系统的一过性供血不足,导致供血区出现短暂的局灶性神经功能障碍。其发病机制与缺血性脑卒中有很多相似之处,但其临床表现具有可逆性,视为缺血性脑血管疾病谱中最轻微的一种。因其既是发现也是处理缺血性脑血管病的关键时机,同时因 TIA 发作后近期缺血性脑卒中的危险性较大,目前 TIA 已被列为需急诊处理的疾病。

一、病因与发病机制

TIA 的发病机制至今尚未完全明确。目前主要有以下几种学说:①微栓子学说;②血流动力学改变学说;③炎性反应学说;④盗血综合征学说;⑤动脉受压学说;⑥血管痉挛学说;⑦血液成分的改变。多数学者认为,微栓塞或血栓栓塞是 TIA 发病的主要机制。

(一)微栓子学说

该学说是 Fisher 1954 年提出,一过性黑矇发作患者眼底检查可见白色栓子流过,病理证实为血小板、纤维蛋白、白细胞和胆固醇结晶形成的微栓子。栓子主要来源于大动脉粥样硬化斑块破裂,也可为心源性(常见于心房颤动患者),栓子脱落阻塞远端血管,一部分患者直接发生脑梗死,而另一部分患者在栓子阻塞远端血管后迅速自溶,临床表现为 TIA。一般而言,微栓塞性 TIA 以颈动脉系统多见,而椎动脉系统少见,主要来源于颈内动脉颅外段,如颈内动脉起始部和椎动脉的粥样斑块脱落。血管内血流分层平流现象使某一来源的微栓子被反复带向同一血管分支,形成微栓塞并反射性引起周围小动脉痉挛,导致局灶性脑缺血,临床反复出现刻板样症状。栓子较小易破裂,栓塞血管内皮细胞受刺激分泌溶栓酶溶解微栓子,使血管再通,症状缓解。大动脉近端分叉处因长期受血流剪切力影响,易使血管内膜损伤形成粥样斑块,斑块内出血及溃疡,血压突然升高时可使斑块脱落,内皮下胶原直接暴露于血流后可吸附血小板和纤维蛋白原等形成新的斑块和反复脱落,出现 TIA 症状。

(二)血流动力学改变或低灌注学说

血流动力学改变学说(即低灌注学说)则认为,在血管本身病变(动脉粥样硬化或严重的血管狭窄)的基础上,某些因素引起低血压或血压波动时(如体位性低血压),病变血管支配区域的血流就会显著下降,从而出现 TIA 症状。其原因在于病变血管自身调节能力下降,缺乏弹性,不能进行血管正常的自动调节使局部脑血流保持恒定,同时又可能存在全血黏度增高、红细胞变形能力下降和血小板功能亢进等血液流变学改变,促进了微循环障碍的发生,使其无法保持局部血流量的恒定,或者低灌注前提下狭窄的血管相对地更加缺血。这就是为什么一些患者给予量肝素治疗后仍然发生脑卒中的原因,此时如进行适当的升压治疗就能有效地改善症状。一般而言,微栓塞性 TIA 以颈动脉系统多,而低灌注性 TIA 以椎-基底动脉系统(VBAS)更常见。低灌注性 TIA 易发生分水岭型脑梗死或腔隙性脑梗死,当狭窄部位血栓形成则会产生较大面积脑梗死,低灌注性 TIA 的特点是反复刻板发作。

(三)炎性反应学说

Elneihoum 等通过测定脑缺血患者血清炎性细胞因子(如肿瘤坏死因子)和炎性因子相关蛋白酶的活性,间接地反映了白细胞的活化状态,提示炎性反应参与了脑缺血的病理生理学过程,继发性炎性反应促进了缺血的进一步发展。

(四)盗血综合征学说

脑动脉盗血导致颅内血流动力学障碍以及脑血管痉挛所致的 TIA 也应该重视。如颅外动脉狭窄闭塞时,脑部血液从交通支逆行到阻塞动脉的远端,而正常血管血流反而减少而引起 TIA 发作。锁骨下动脉盗血综合征在临床比较多见,是引起椎基底动脉系统 TIA 的重要原因之一。

(五)动脉受压学说

颈部动脉扭曲、过长、粥样硬化、打结或颈椎骨质增生、髓核变性脱出压迫椎动脉以及颈部肌肉纤维发育不良等,当头颈过伸和突然向一侧扭转时椎动脉受压可发生 TIA。

(六)血管痉挛学说

Osles 提出,动脉粥样硬化斑块下血管平滑肌细胞增生,细胞内钙离子浓度增加使血管壁易激惹,微栓子引起血液湍流可产生短暂的血管痉挛,引起 TIA 发作。一过性黑矇患者可见眼底视网膜动脉痉挛,血流如火车厢状。此外,病变血管在某些刺激因素的作用下可出现短暂性痉挛,患者也可表现为 TIA。

狭窄部位的硬化斑块或斑块的附壁血栓脱落是 TIA 的主要病理基础。有学者认为斑块的不稳定性即斑块的破裂、斑块的溃疡、斑块部位的炎性反应是 TIA 或缺血性脑卒中的主要原因。斑块的脱落产生栓塞性 TIA,其特点是反复发作,但临床类型可能有所不同。在频发 TIA 的患者中不但狭窄程度严重,且有斑块形成,在影像上可见病变血管的形态极不规则,血管呈"虫蚀样"改变,狭窄血管内膜高低不平、隆起或充盈缺损,甚至可见溃疡形成。

(七)血液成分的改变

有学者认为在没有动脉壁病变的情况下血液成分的改变也可导致 TIA 发作。某些血液学疾病如真性红细胞增多症、血小板增多症、骨髓增生性疾病、白血病、异常蛋白血症以及其他原因,如长期口服避孕药、产后、手术后、癌症晚期等可使血液凝固性增高,导致动脉内血流缓慢,引起 TIA 发作。

二、病理生理分型

(一)大动脉狭窄性 TIA

因较大的脑动脉狭窄引起血流动力学改变所致,常为体循环血压下降所诱发。临床具有反复发作性、刻板性和短暂性(数分钟)等特点,这些特点在颈内动脉系统 TIA 最为典型,在椎动脉系统 TIA 中由于脑干的结构集中,缺血发作不具备典型刻板性特点。大动脉狭窄的患者可发生分水岭性脑梗死。

(二)栓塞性 TIA

心源性栓塞、动脉-动脉性栓塞和起源不明性栓塞等是栓塞性 TIA 的原因。临床具有发作呈稀疏性、较少刻板性和发作持续时间较长(>1h)的特点,可以遗留"静息"性梗死灶。颈内动脉粥样硬化性狭窄所致的 TIA 多数是动脉栓塞性 TIA,有别于颈内动脉、椎动脉和锁骨下动脉狭窄——多数为大动脉狭窄性 TIA。

（三）腔隙性 TIA

小的深穿支动脉狭窄可发生 TIA。穿支动脉狭窄主要与高血压玻璃样变有关,动脉粥样硬化也可引起穿支动脉狭窄。腔隙性 TIA 具有发作呈局灶性的特点,其他特点类似于大动脉狭窄性 TIA,需与之鉴别。

（四）分型的意义

分型有助于指导治疗。大动脉狭窄性 TIA 适宜于血管重建术,未进行血管重建术的大动脉狭窄性 TIA 应用扩血管药和降压药,可能增加 TIA 的发作次数,甚至发生分水岭性脑梗死。对于心源性栓塞性 TIA,抗凝治疗十分重要。对于动脉-动脉栓塞性 TIA,有较大的溃疡性斑块或狭窄率＞50％者,可行抗血小板和颈内动脉剥脱术或支架成型术;对于狭窄率＜50％者,则以内科治疗为主。对腔隙性 TIA,则采用抗血小板和控制高血压为主,并纠正 TIA 危险因素。

三、临床表现

（一）一般临床特点

中老年(50～70 岁)多见,男性较多,随年龄增长发病率增高,常伴有高血压、糖尿病、高脂血症及冠心病等病史。多在体位改变、活动过度、颈部突然转动或屈伸等情况下发病。发病突然,迅速出现局灶性神经功能缺失症状及视力障碍,历时短暂,颈内动脉系统 TIA 多在 14min 内,椎-基底动脉系统 TIA 多在 8min 以内,数天发作 1 次或每天发作数次。局灶性症状符合某血管分布区,表现为相同的刻板样症状,症状可完全恢复,发作间歇期无神经系统阳性体征。

（二）颈内动脉系统 TIA

颈内动脉系统 TIA 为颈内动脉、眼动脉和大脑中动脉受累,表现为大脑中动脉症状、大脑中动脉与大脑前动脉或大脑后动脉分水岭区症状、眼部症状等。通常持续时间短,发作频率低,易于进展为脑梗死。

1.常见症状　对侧单肢无力或轻偏瘫,可伴有对侧面部轻瘫,是大脑中动脉供血区或大脑中动脉与大脑前动脉皮质支分水岭区缺血表现。

2.特征性症状

(1)眼部症状

1)眼动脉交叉瘫:病变侧一过性黑矇,对侧偏瘫及感觉障碍。

2)Horner 征交叉瘫:病变侧 Horner 征和对侧偏瘫。

(2)失语症:为优势大脑半球受累的表现。

1)外侧裂周围失语综合征:包括 Broca 失语、Wernicke 失语和传导性失语,是大脑中动脉皮质支缺血累及大脑外侧裂周围区所致。

2)分水岭区失语综合征:表现为运动性、感觉性或混合性失语,是大脑前与大脑中动脉皮质支分水岭区,或大脑中动脉与大脑后动脉皮质支分水岭区缺血表现。

(3)可能出现的症状

1)对侧单肢或半身感觉异常,为大脑中动脉供血区或大脑中动脉与大脑后动脉皮质支分水岭区缺血表现。

2)对侧同向性偏盲,较少见,为大脑前动脉、大脑中动脉、大脑后动脉皮质支分水岭区缺血,顶枕颞交界区受累所致。

（三）椎-基底动脉系统 TIA

椎-基底动脉系统 TIA 症状较颈内动脉系统复杂,持续时间长,发作频率高,进展至脑梗死者较少。发作方式较固定,有时有细小差异,发作可突然停止或消退。

1.常见症状　眩晕、平衡失调,多不伴耳鸣,为脑干前庭系缺血表现;少数伴耳鸣,是内听动脉缺血累及内耳表现。

2.特征性症状

(1)跌倒发作:患者转头或仰头时突然跌倒,无意识丧失,可很快自行站起,是椎动脉受压导致低位脑干网状结构缺血所致。

(2)短暂性全面性遗忘症(TGA):发作时出现短时间记忆丧失,持续数分钟到数十分钟,患者对此有自知力。发作时不能记忆新事物,对时间、地点定向障碍,但讲话、书写及计算能力保持,是大脑后动脉颞支缺血累及边缘系统颞叶内侧、海马、海马旁回和穹隆所致。

(3)双眼视力障碍:暂时性皮质盲,是双侧大脑后动脉距状支缺血累及枕叶视皮质所致。

3.可能出现的症状

(1)吞咽困难、饮水呛咳和构音障碍:为脑干缺血导致球麻痹或脑干以上双侧皮质脊髓束受损引起假性球麻痹。

(2)小脑性共济失调:为椎动脉及基底动脉小脑支缺血导致小脑或小脑与脑干联系纤维受损所致。

(3)意识障碍:为高位脑干网状结构缺血累及网状激活系统及交感下行纤维所致。

(4)一侧或双侧面、口周麻木及交叉性感觉障碍:多见于延髓背外侧综合征,为病变侧三叉神经脊束核或脊束与对侧已交叉的脊髓丘脑束受损所致。

(5)眼外肌麻痹及复视:为中脑或桥脑的动眼、滑车或外展神经核缺血所致。

(6)交叉性瘫:是一侧脑干缺血的典型表现,如 Weber 综合征表现为动眼神经麻痹与对侧肢体瘫痪。

四、辅助检查

（一）CT 和常规 MRI

CT 及传统 MRI 对脑实质缺血无论是缺血部位还是动态演变均缺乏敏感性。Garcia-Pastor 等报道,约 69% 的 TIA 患者头颅 CT 正常,26% 的患者 CT 可发现陈旧性病灶,仅 5% 的 TIA 患者可发现新鲜病灶,而且通常是症状持续时间较长者。MRI 在识别 TIA 患者是否有梗死病灶方面较 CT 敏感,但其中一些梗死灶与急性损害无关。因此,CT 和常规 MRI 在临床上用于排除类似 TIA 表现的疾病,如脑肿瘤、脑出血、硬膜下血肿等。

（二）CT 灌注（CTPI）

使用随机脑灌注专门软件包进行后处理,生成一系列脑灌注参数图,包括局部脑血流(rCBF)图,局部灌注达到峰值时间(rTP),局部脑容量(rCBV)。研究证实,rCBF 减少至正常值的 30%(电衰竭阈值)时,首先出现脑电功能障碍;随着 rCBF 进一步减少至正常值的 15%～20%(膜衰竭阈值)并持续一段时间,则出现代谢改变甚至膜结构改变。此时,在分子水平出现一个时间依赖性缺血瀑布(瀑布效应),使神经元代谢紊乱,大量离子流入细胞内,发生不可逆的神经元死亡,即脑梗死。根据 rCBF 和 rCBV 的关系可判断出脑组织局部低灌注所引起微循环障碍的程度,即 rCBF 轻度下降伴 rCBV 正常或轻度下降(Ⅰ期)表明缺血区微血管管腔受压变形闭塞的程度较轻;当 rCBF 比值进一步下降,同时伴有 rCBV 比值中度下降时(Ⅱ期),常提示微血管管腔闭塞程度更为明显和微循环障碍的加重;如果 rCBF 和 rCBV 明显下降时,则提示进入了脑梗死阶段。Ⅰ期预后良好,Ⅱ期预后欠佳。rTP延长者预后相对较好,由于rTP很大程度上取决于病变区的侧支循环情况,可作为评价侧支循环的指标。因此,对于TIA患者,CT灌注可以提供脑组织的微循环改变信息,有利于及早处理,预防脑梗死的发生,改善预后。

(三)功能磁共振技术

随着影像学技术的发展,尤其是功能磁共振技术的应用,临床上对TIA的认识不断深化。弥散加权成像(DWI)及灌注加权成像(PWI)可以观察缺血临界组织的演变,对TIA患者具有临床实际应用价值。研究表明,几乎有一半的临床TIA症状的患者出现DWI异常(总体发生率为49%,从35%到67%不等)。DWI可检测到脑缺血数分钟后的细胞外水分子向细胞内移动,表现为表观弥散系数(ADC)降低,使病变处DWI信号增强,故对早期和超早期脑缺血的敏感性和特异性都非常高,而且能提供缺血病变的时间信息,区分急性与慢性脑缺血,因此优于CT和常规MRI。DWI可超早期显示梗死灶的大小,判断有无新鲜的不可逆性梗死灶,但DWI只能显示中心梗死区。PWI能够评价缺血区的灌注情况,判断缺血病灶的大小和部位,为DWI提供补充信息。

1.影像学上与TIA症状相符的缺血改变 影像学上与TIA症状相符的缺血改变包括以下几点。

(1)脑实质轻度缺血改变可影响神经突触之间的信号传递而使患者出现短暂性神经功能缺损症状,但并不引起细胞毒性水肿和脑组织的损害,PWI可检测到局部脑血流下降。

(2)稍重的缺血改变可引起神经细胞能量代谢紊乱,细胞膜两侧离子通道改变引起细胞毒性水肿,但并不引起能量耗竭,早期血流再灌注可恢复膜两侧的离子浓度,促进细胞水肿的恢复。PWI和DWI可显示异常,而常规MRI T_2 显示正常。

(3)严重的缺血会破坏细胞膜的完整性和细胞间的突触传递,引起细胞毒性水肿和脑实质损害,然而由于周围神经回路等代偿作用会使临床症状迅速恢复而表现为TIA,此时PWI、DWI和MRI T_2 相均出现异常改变。

2.临床上通常存在3种弥散和灌注异常的形式

(1)DWI显示异常信号区域小于PWI,提示DWI显示的区域代表中心梗死区,而PWI显示的区域可能包括梗死中心区和边缘缺血半暗带,两者之差即缺血半暗带。此时给予干预措施,可使缺血半暗带恢复正常。这一情况在临床上最为常见。

(2)DWI和PWI所显示的缺血区域基本一致,提示不存在缺血半暗带,给予干预措施不能受益,治疗应专注于二期预防。

(3)DWI正常而PWI显示灌注异常,可能为短暂脑缺血,如脑缺血症状持续存在,而DWI没有出现异常信号,说明患者可能存在潜在的可逆性脑缺血,对这部分患者应注重随访观察。一般认为,DWI检测较小的皮质下缺血病灶非常敏感,而且随TIA症状持续时间的延长,DWI异常率也相应增加。

(四)经颅多普勒(TCD)

采用TCD仪,常规检查颈内动脉,大脑前、中、后动脉,基底动脉,椎动脉,测量血流峰值及峰时。TIA患者在急性发作期有明显的血流动力学改变,当动脉狭窄时,出现血流速度增快,频谱增宽,狭窄处直径减少60%~80%,狭窄远端的血流速度下降。狭窄血管的收缩期血流速度增快一般为轻、中度,也有高度增快者。少数患者出现受累血管收缩期血流速度明显降低,与健侧相比相差30%~50%以上,受累血管可出现涡流、湍流的TCD特征。TCD检查椎-基底动脉系统TIA异常率约为95%,颈内动脉系统TIA异常率约为90%。一般在发病数小时内病变血管即能出现多普勒频谱改变,故异常率高。TCD在确定和研究TIA的脑血管病理生理学改变有一定的价值,是目前临床上无创性监测颅内动脉的唯一有效、可靠的手段。

（五）数字减影血管造影（DSA）

DSA 可较为直观地反映脑血管的形态和血流情况,发现颈内动脉粥样硬化斑块、溃疡、狭窄和畸形等。有研究发现,DSA 检查发现符合 TIA 责任脑血管的血管狭窄达 84.8％,其中狭窄≥70％的颈动脉系统 TIA 占 27.3％,椎-基底动脉系统 TIA 占 7.5％。频发 TIA 患者血管狭窄≥70％者占 76％,病变部位均有溃疡性斑块或粥样硬化性斑块存在。

（六）SPECT 和 PET

单光子发射计算机断层扫描(SPECT)可发现局部脑血流灌注量减少程度及缺血部位;正电子发射断层扫描(PET)可显示局限性氧及糖代谢障碍。

（七）其他

血常规、血糖、血脂、血液流变学、心电图和颈椎 X 线平片等有助于发现 TIA 的病因及危险因素。

五、诊断与鉴别诊断

根据患者突发性、局灶性、短暂性及反复性脑缺血发作病史,刻板出现的典型临床症状符合某血管支配区,症状持续时间一般不超过 1h,并且没有急性梗死的证据,发作间歇期没有任何神经系统体征,多为中老年人发病,脑 CT 或 MRI 检查可排除其他脑部疾病,即可诊断为 TIA。

根据 1999 年美国心脏协会(AHA)指南,将 TIA 的诊断思路分为 5 步。

（一）确定是否为 TIA

TIA 的临床特点包括:①突然起病;②脑或视网膜的局灶性缺血症状;③持续时间短暂,颈动脉系统 TIA 的平均发作时间为 14min,椎-基底动脉系统 TIA 平均为 8min,大多数在 1h 内缓解;④恢复完全,不遗留任何后遗症;⑤反复发作。如果患者具备上述 5 个特点,即可做出 TIA 的临床诊断。

（二）鉴别真性 TIA 还是假性 TIA

容易与 TIA 混淆的临床综合征主要包括以下几点。

1.可逆性缺血性神经功能缺失(RND)　脑缺血症状持续 24h 以上,可在数天~3 周内完全或近于完全消失。

2.局灶性癫痫　多继发于脑部病变,常伴有其他神经系统体征,脑电图(EEG)可见局限性异常脑波,CT 或 MRI 可见局灶性脑部病变。

3.偏瘫型和基底动脉型偏头痛　多在青年期发病,女性较多,常有家族史,以反复发作的搏动性头痛为特点。偏瘫型偏头痛患者 19 号染色体上存在基因突变,发作时均伴有偏瘫。

4.晕厥　全脑缺血时,患者会突然出现一过性意识丧失,有时会误认为 TIA。本病发病年龄轻,发作时短暂意识丧失,伴面色苍白、出汗、血压下降和脉细弱等,多由于迷走神经兴奋性增高、直立性低血压等引起。

5.Meniere 综合征　又称为内耳性眩晕,表现为眩晕、恶心、呕吐等,易与椎-基底动脉系统 TIA 混淆。但发病年龄轻,发作时间超过 24h 或以上,伴严重耳鸣、听力减退和眼震等。

6.心脏疾病　如阿-斯综合征,严重心律失常如室上性及室性心动过速、心房扑动、多源性室性早搏及病态窦房结综合征等,可引起短暂性全脑供血不足,表现为头昏、晕倒及意识障碍和抽搐,但无局灶性神经体征,心电图异常助于鉴别。

7.原发性或继发性自主神经功能不全　可因血压或心律急剧变化出现发作性意识障碍和短暂性全脑供血不足。

8.脑肿瘤　颅内肿瘤引起的颅内压增高导致脑组织的移位、水肿等,也可引起眩晕;脑干肿瘤可直接或间接影响延髓血管运动中枢而产生昏厥,常有定位体征。CT 及 MRI 有助于诊断。

9.硬膜下血肿　可出现一过性偏瘫或感觉障碍 TIA 表现,CT 及 MRI 有助于诊断。

10.血糖异常　低血糖和血糖过高时也可出现偏瘫等症状。

11.血压异常。

12.眼部疾病　除视动性和俯视性等生理性眩晕外,主要因双眼在视网膜上成像不等干扰了视觉定位功能引起。一般为假性眩晕(视动性眩晕例外),在注视外物时加重,闭眼或闭一眼后症状消失(先天性眼震例外),无前庭型眼震。有时颈内动脉、眼动脉和大脑后动脉 TIA 仅引起短暂性视力下降,应与青光眼、视神经炎、视网膜血管病变所致视力突然下降相鉴别。

13.癔症　癔症性黑矇、癔症性偏瘫、癔症性耳聋等有时需与 TIA 鉴别,但前者发作常有精神刺激,持续时间较久,症状多变,有明显的精神色彩。

(三)区分导致 TIA 症状的供血动脉系统,是椎-基底动脉系统还是颈动脉系统。

1.颈动脉系统 TIA 的经典症状　颈动脉系统 TIA 的经典症状包括突然偏身运动障碍;突然偏身感觉障碍;单眼一过性黑矇;一过性语言障碍。

2.椎-基底动脉系统 TIA 的症状　椎-基底动脉系统 TIA 的症状主要包括眩晕发作、平衡障碍、复视、吞咽困难、构音困难、交叉性运动和(或)感觉障碍,椎-基底动脉系统 TIA 很少伴有意识障碍,但跌倒发作较为常见。

(四)明确 TIA 的病因和发病机制

为了寻找病因和评估危险因素,对于初发 TIA 的患者应进行下列检查:全血细胞计数、凝血功能(凝血酶原时间和国际标准化比率)、空腹血糖、血胆固醇和十二导联心电图;其他一些选择性的检查手段仅在特定的高危患者中进行,如评估高凝状态的相关检查、血同型半胱氨酸水平以及抗磷脂抗体等与免疫性疾病和动脉炎相关的检查。

(五)评估 TIA 的危险因素

对危险因素的评估主要集中于 8 个问题:高血压、吸烟、心脏病(冠心病、心律失常、充血性心力衰竭、心脏瓣膜病)、过度饮酒、血脂异常、糖尿病、体力活动过少以及女性是否接受雌激素替代治疗。

六、治疗

TIA 的治疗目的在于消除病因,减少和预防复发,保护脑功能,对短时间内反复发作 TIA 的患者进行有效治疗,延缓或防止缺血性脑卒中的发生。

(一)病因治疗

病因明确者应针对病因治疗,控制 TIA 的危险因素。对可干预因素如高血压、糖尿病、高脂血症、心脏病、肥胖、吸烟等应进行治疗或干预,做好二级预防。

1.改变生活方式　保持规律的生活节奏和良好的健康习惯,对预防 TIA 至关紧要。戒除烟酒或少量饮酒,坚持活动或体育锻炼,肥胖者应降低体重,减少胆固醇的摄入,增加富含维生素的食品。

2.高血压患者应控制血压　血压的控制好坏直接影响到脑卒中的预防效果,建议维持收缩压<140mmHg,舒张压<90mmHg。美国心脏协会推荐的治疗指南建议,对伴有糖尿病的患者血压应控制在<130/85mmHg。对多数高血压患者,噻嗪类利尿剂是首选药。

3.心脏病的早期治疗　积极治疗与 TIA 有关的心脏疾病,包括心房纤颤、冠心病、心律失常、心肌梗死、心脏瓣膜病及充血性心力衰竭等。

4.控制高脂血症　脂肪占能量总量≤30%,饱和脂肪酸<7%,每天摄入胆固醇<200mg,保持体重不增。血脂持续增高者可应用降血脂药物,使胆固醇<6.0mmol/L,LDL<2.6mmol/L。舒降之可降低30%的脑卒中发生率,他汀类药物对降低胆固醇、稳定斑块有着重要作用。

5.糖尿病患者应控制血糖　糖尿病患者应在医生指导下使用降糖药物,有效地控制血糖。

6.积极治疗颈动脉狭窄、动脉粥样硬化　对动脉粥样硬化、颈动脉狭窄患者可采取颈动脉内膜切除术、颈动脉血管成型术/支架术以及内科治疗。

7.抗血小板治疗　血小板功能亢进是血栓形成的重要条件之一,抗血小板药物的应用也是最为广泛的预防脑卒中的重要手段之一。

8.停经后　一般不应终止激素替代治疗。

(二)药物治疗

正确的药物治疗可有效预防 TIA 反复发作,防治 TIA 缺血及再灌注损伤,预防脑梗死。AHA 指南中根据药物治疗方案,将 TIA 分为 3 种情况。

1.动脉源性 TIA　即血流动力学型 TIA。首选阿司匹林治疗,50～325mg/d;替代治疗方法包括:①阿司匹林＋双嘧达莫复方制剂,1片,2次/天;②氯吡格雷75mg/d;③噻氯匹定250mg,2次/天;④阿司匹林的剂量可增至1300mg。

2.动脉源性 TIA　但不能耐受阿司匹林治疗(胃肠道并发症或过敏)或服用阿司匹林时仍有 TIA 发作。首选 Aggrenox,1片,2次/天或氯吡格雷75mg/d;替代治疗方法包括:①噻氯匹定250mg,2次/天;②华法林(INR 2.0～3.0);③在普通剂量无效时,可将阿司匹林的剂量增至1300mg。

3.心源性 TIA　即有明确心房颤动的 TIA。推荐华法林治疗(INR 2.0～3.0),如果有华法林治疗的禁忌证或患者不能耐受,可改用阿司匹林治疗。

(1)抗血小板药物:抗血小板药物可减少微栓子和 TIA 的复发。抗血小板凝集药,分为环氧化酶抑制剂、PGI_2 刺激剂和选择血栓烷素 $A_2(TXA_2)$ 阻滞剂 3 种。

1)阿司匹林:临床上常用的抗血小板聚集药,属于环氧化酶抑制剂,可阻断环氧化酶而减少血小板内花生四烯酸转化为血栓烷素 $A_2(TXA_2)$,防止血小板聚积,可作为 TIA 患者预防新发脑卒中的首选药物。美国脑卒中委员会推荐剂量为50～325mg/d。我国目前采用剂量为75～150mg/d。

2)双嘧达莫:商品名为潘生丁,可抑制血小板磷酸二酯酶活性和花生四烯酸生成,25～50mg 口服,3次/天;与阿司匹林合用所产生的效果是单用阿司匹林或双嘧达莫的2倍。

3)盐酸噻氯匹定:商品名为抵克立得,可抑制二磷酸腺苷(ADP)、胶原蛋白、花生四烯酸和凝血酶诱导的血小板聚集,降低血浆纤维蛋白原和血液黏度,适用于阿司匹林不能耐受或不能控制发作时,应用过程中需注意不良反应(腹泻、白细胞减少、血栓性血小板减少性紫癜),应定期检查血象。剂量为125～250mg/d,1～2次/天。

4)氯吡格雷:也是通过抑制 ADP 诱导血小板聚集而发挥作用,在预防血管性发作方面的作用略强于阿司匹林,但不良反应少,多为腹泻、皮疹等,较盐酸噻氯匹定安全。

(2)抗凝剂:抗凝剂是美国脑卒中委员会推荐治疗 TIA 的药物,包括肝素、低分子肝素、华法林、双香豆素等。可用于心源性栓子引起的 TIA,预防 TIA 复发和一过性黑矇发展为脑卒中。

首选肝素100mg加入生理盐水500ml静脉滴注,20～30滴/分;紧急时可用50mg静脉注射快速肝素化,再用50mg静脉滴注,滴速8～15滴/分,每天测定部分凝血活酶时间(APTT),调整剂量至治疗前APTT值的1.5～2.5倍(100mg/d以内)。5天后可改用低分子肝素4000～5000IU,2次/天,腹壁下注射,连用 7～10 日。华法林剂量为 6～12mg,每晚 1 次口服,3～5 天改为 2～6mg 维持,剂量调整至每晨凝血酶原时间(PT)为国际标准化比值(INR)3.0～4.0,用药 4～6 周逐渐减量停药。一些专家建议,对口服抗血小板药仍发生 TIA 或渐加重的患者可用抗凝治疗。但除低分子肝素外,其他抗凝药应用过程中应检测凝血功能。

(3)血液稀释疗法:低分子右旋糖酐或 706 代血浆能增加脑血流量,降低血液黏稠度,减轻血小板和红细胞的堆积作用并改善微循环。用法:低分子右旋糖酐 500ml 或 706 代血浆 500ml 静脉滴注,7～14 天为 1 疗程。

(4)脑血管扩张剂:脑血管扩张剂能增加全脑血流量,扩张脑血管促进侧支循环。如麦全冬定或尼可占替诺 600～900mg 静脉滴注。

(5)降纤治疗:近期频繁发作的 TIA 可用尿激酶 50 万～100 万 U＋生理盐水 100ml 静脉滴注,1 次/天,连用 2～3 天。降纤药(蛇毒降纤酶、巴曲酶等)可降解血栓蛋白原,增加纤溶系统活性,抑制血栓形成。高纤维蛋白血症可应用降纤药改善血液高凝状态,如降纤酶 5～10U＋生理盐水 200ml 静脉滴注,3～5 天为 1 疗程。

对顽固性 TIA,有学者采用颈动脉注射降纤酶或尿激酶方法,取得满意效果。降纤酶用法:第 1 次 10U,第 2、3 次 5U,连用 3 次。尿激酶用法:30U＋生理盐水 40～50ml,连用 3 天。

(6)脑保护剂:缺血再灌注使钙离子大量内流引起细胞内钙超载,可加重脑组织损伤,可用钙通道拮抗剂如尼莫地平、氟桂利嗪(西比灵)等治疗。

(三)手术治疗

由于 TIA 的药物治疗效果常不能令人满意,因此人们越来越重视对其病变血管的外科治疗。而且手术越早,获益越大。手术治疗主要包括颈动脉内膜剥脱术、颅内外动脉搭桥术,后者目前已不提倡采用。

1.颈动脉内膜剥脱术/颈动脉内膜切除术(CEA)　引起 TIA 的常见原因为颈总动脉分叉处或颈内动脉粥样硬化性狭窄,颈动脉狭窄的治疗对降低缺血性脑卒中的发生非常重要。CEA 治疗颈内动脉狭窄始于 20 世纪 50 年代,可减少颈动脉狭窄患者发生脑卒中的危险性,成为缺血性脑血管病的主要治疗手段之一。

目前认为,CEA 的适应证有:症状性颈动脉狭窄,狭窄程度＞70％;症状性颈动脉狭窄＞50％,局部硬化斑块不稳定(表面有溃疡或血栓形成);无症状性颈动脉狭窄＞60％,硬化斑块不稳定或伴对侧颈动脉狭窄或闭塞,且手术危险性＜3％。

CEA 的并发症主要是脑卒中、死亡和再狭窄及术后过度灌注综合征、脑神经损伤和创口血肿等。有学者认为,年龄＞75 岁、对侧颈动脉闭塞、颅内动脉狭窄、高血压(舒张压＞90mmHg)、有心绞痛史、糖尿病、CT 和 MRI 有相应的脑梗死灶、术前抗血小板药物用量不等,都是围手术期发生脑卒中和死亡的相关危险因素。

2.椎-基底动脉手术治疗　由于椎-基底动脉系统 TIA 发展为脑梗死后病死率极高,因此可行手术治疗。手术方法包括:椎-基底动脉内膜剥离术;椎动脉-颈内动脉吻合术;椎动脉-锁骨下动脉吻合术;椎动脉-甲状颈干吻合术;椎动脉-颈总动脉吻合术;枕动脉-小脑后下动脉吻合术;枕动脉-小脑前下动脉吻合术。

3.脑血管重建术　如脑动脉发生闭塞后可进行动脉切除移植术、动脉搭桥短路术。

4.硬脑膜-脑膜动脉-脑贴合术　硬脑膜-脑膜动脉-脑贴合术主要用于烟雾病引起 TIA 发作的治疗。

(四)介入治疗

1.颈动脉支架置入术(CAS)　CEA 虽然是目前治疗颈动脉狭窄的金标准,但也存在一定的局限性。随着介入材料和技术的不断改进,血管内介入治疗已应用于 TIA 和缺血性脑卒中患者,包括颈动脉支架成形术(CAS)、椎基底动脉支架成形术和颅内动脉支架成形术等。颈动脉血管内成形和支架置入术治疗颈动脉狭窄被认为是一种替代CEA的疗法,适用于CEA高危患者,如高位颈内动脉狭窄、对侧颈动脉闭塞、高龄及有麻醉和手术禁忌证者,比CEA脑卒中发生率和病死率低。实施CAS前,常规使用阿司匹林联合噻氯匹定或氯吡格雷进行抗血小板聚集,术中持续肝素抗凝,术后长期抗血小板治疗。CAS术中和术后并发症主要为心律失常、血压下降、血管痉挛、血栓形成、斑块脱落、颅内出血、术后再狭窄等。但近年来随着远端保护装置的使用以及支架和扩张球囊的改进,CAS缺血性脑卒中等并发症发生率明显降低。

2.经皮血管成形术(PTA) 经皮血管成形术是指经股动脉穿刺将带有可扩张球囊的微导管导入动脉的病变部位,进行反复的球囊充盈,扩张狭窄的动脉,从而达到改善血液供应的目的。PTA的指征为:动脉狭窄＞70%;抗凝药物治疗后仍有TIA发作复发;动脉狭窄是由于动脉粥样硬化所致。PTA总有效率为50%～70%,并发症为5%～10%。PTA导致脑梗死主要是由于动脉硬化斑块脱落造成栓塞或机械刺激造成动脉痉挛所致。

3.血管内超声成形术 通过导管将超声引入狭窄或血栓形成的动脉,用超声击碎血栓或粥样斑块同时吸出碎块,使动脉管腔扩大或再通。

4.经皮血管内膜斑块旋磨术 通过导管将可旋转的刀片插至病变血管,进行动脉粥样硬化斑块的旋磨,同时将其碎片吸出,使狭窄的血管再通或扩大。

(周　俊)

第二节　自发性蛛网膜下腔出血

蛛网膜下腔出血(SAH)是指血液直接进入蛛网膜下腔后的一种病理改变。最常见的原因是由头部外伤引起,称为外伤性SAH。非外伤引起的SAH称为自发性SAH。自发性SAH又分为原发性SAH与继发性SAH两种,由各种原因引起软脑膜血管破裂血液流入蛛网膜下腔者称原发性SAH,约占急性脑血管病的15%;如为脑实质内出血,血液穿破脑组织进入脑室或蛛网膜下腔者,称继发性SAH。自发性SAH原因很多,最常见的是由于颅内动脉瘤破裂出血造成,占全部患者的80%以上,虽然经常描述为SAH,动脉瘤破裂也能影响到脑实质、脑室系统或硬膜下腔,病死率和并发症发生率很高。

一、病因及发病机制

(一)病因

1.颅内动脉瘤破裂 是SAH最常见的病因,约占85%。这种动脉瘤不是先天性的,但可随时间发展。儿童及青年发病较少,多在40～60岁发病,其中31～70岁占85.2%。动脉瘤多发生在颅底动脉环及颅底动脉和主要分支上,其中颈内动脉动脉瘤占41.3%,后交通动脉瘤占24.4%,大脑中动脉瘤占20.8%,大脑前动脉瘤占9.0%,椎-基底动脉瘤占4.5%,多发性动脉瘤约占8.0%,按动脉瘤大小可分为:≤0.5cm为小动脉瘤,0.5～1.5cm为一般动脉瘤,1.5～2.5cm为大型动脉瘤,≥2.5cm为巨型动脉瘤。在一些患者中,还存在一些动脉瘤特异的病因,如外伤、感染或结缔组织病。在普通人群中发现囊性动脉瘤的频度取决于动脉瘤大小的定义和搜寻未破裂动脉瘤的力度。

2.脑血管畸形 脑血管畸形是脑血管发育异常形成的畸形血管团,而动静脉血管畸形(AVM)是最常见的脑血管畸形,表现为颅内某一区域血管的异常增多和形态畸变。形成原因被认为是在胚胎第3、4周时,脑血管发育过程受到阻碍,动静脉之间直接交通而形成的先天性疾病,动静脉之间没有毛细血管,代之以　团管径粗细和管壁厚薄不均的异常血管团。它占脑血管畸形60%,占自发性蛛网膜下腔出血病因的第2位,AVM与颅内动脉瘤比例为1:3.5。发病多见21~30岁的青壮年患者,平均发病年龄25岁左右,较颅内动脉瘤发病年龄早平均20年,男性略多于女性。脑动静脉畸形发生在幕上者占90%以上,幕下者9.2%,大脑半球约占70%~93%,以额叶和顶叶为最常见部位。根据病变大小,一般分为:小型病变直径<2.5cm;中型病变直径2.5~5.0cm;大型病变直径>5.0cm;巨大型病变直径>7.0cm。

硬膜动静脉瘘(AVF)是较少见的脑血管畸形,也可引起颅底出血,在CT上难以与动脉瘤性出血相区别。出血的危险性取决于静脉的引流形式,直接皮质静脉引流的患者危险性相对较高,如有静脉扩张,则危险性可进一步增高;引流至主要静脉窦的患者,出血的危险性较低,如果不反流至较小的静脉窦或皮质静脉,则可以忽略不计,首次破裂后,可再出血。

3.高血压、脑动脉硬化　脑动脉粥样硬化时,动脉中的纤维组织代替了肌层,内弹力层变性断裂,胆固醇沉积于内膜,经过血流冲击逐渐扩张形成梭形动脉瘤,极易引起破裂出血,导致SAH。

4.烟雾病　烟雾病指双侧颈内动脉远端及大脑前、中动脉近端狭窄或闭塞,伴有脑底丰富的小动脉、毛细血管扩张。这种扩张的小血管管壁发育不良,破裂后即可导致SAH。

5.非动脉瘤性中脑周围出血　发生于20岁以上,多在60~70岁时发病。1/3的患者症状出现前有大强度的活动。头痛发作常呈渐进性(数分而不是数秒),意识丧失和局灶性症状少见,但仅是短暂性的。漏出的血液局限于中脑周围的脑池内,出血中心紧邻中脑前方,出血不会蔓延到大脑外侧裂或大脑纵裂前部。预后良好,恢复期短。

6.其他原因　有血液病、颅内肿瘤卒中、中毒、动脉炎、脑炎、脑膜炎及抗凝治疗的并发症等。还有一些原因不明的SAH,是指经全脑血管造影及脑CT扫描未找到原因者。

(二)发病机制

1.与颅内动脉瘤出血有关的机制　多数脑动脉瘤发生在动脉分叉处,此处是血管最薄弱的地方,常只有一层内膜而缺乏中膜和外膜,并且此处承受的血流冲击力也最大。由于瘤内、瘤壁和瘤外的条件变化,可导致动脉瘤破裂使血液流入蛛网膜下腔,但这种观念已被大量相反的观察结果所改变。最近经研究发现,颅内动脉肌层缝隙在有和无动脉瘤患者中同样存在,而且常被致密的胶原纤维填塞加固。另外,肌层任何缺陷并不在动脉瘤的颈部,而在动脉瘤囊壁的部位。所以,现有学者认为动脉瘤获得性改变可能是高血压所致。吸烟、酗酒这些危险因素很可能导致分叉处近远端动脉内膜层增厚,这些内膜层无弹性,可使血管壁更有弹性的部分张力增加。当血压突然升高时,动脉壁薄弱部位便会破裂出血。主要因素有:

(1)瘤内因素:高血压可增加动脉瘤瘤腔内的张力和瘤壁的负荷,加速瘤壁动脉硬化的进程。动脉瘤内的血液涡流所产生的震动如与瘤壁的共振频率相同,会引起瘤壁结构疲劳,导致动脉瘤壁的弱化使动脉瘤破裂出血。

(2)瘤壁因素:包括瘤壁机械性疲劳、滋养血管闭塞和酶的作用等因素。这些因素可使瘤壁局限性弱化,在瘤壁弱化部位出现小的突起,易破裂出血。

(3)瘤外因素:动脉瘤外的压力在很大程度上影响动脉瘤的破裂,颅内压降低时可增加动脉瘤破裂出血的机会,导致SAFI。

2.与脑动静脉畸形(AVM)出血有关机制　异常血管团的小动脉、小静脉和毛细血管有的缺乏弹力层或肌层,有的管壁仅为一层内皮细胞,薄壁血管容易破裂出血。脑凸面的SAH可来自表浅的AVM。在10%~20% AVM的供血动脉上可形成囊性动脉瘤,推测是血流明显增加和动脉壁张力增加所致。在这些患者中,动脉瘤的部位不同于典型Willis环上的囊性动脉瘤,出血更常进入脑实质而不是蛛网膜下腔。

主要因素如下。

(1)伴发动脉瘤:研究证实,动静脉畸形引起的血流动力学改变是伴发动脉瘤的成因,伴发动脉瘤的动静脉畸形出血率较高。脑动静脉畸形伴发动脉瘤是畸形血管适应其内血流动力学状况的一种形态学表现,一旦血流动力学变化超出动脉瘤壁承受力,即形成出血。伴发的动脉瘤与动静脉畸形血管团位置关系不同,出血程度也不同。Marks将具体分为:①畸形血管团内动脉瘤;②畸形血管团外动脉瘤。畸形血管团内动脉瘤瘤壁薄弱,本来发育不良的血管结构,在血流动力学应力作用下进一步局限性受损,在某些诱因作用下,容易超负荷发生破裂出血。近畸形血管团或血管团内动脉瘤是最危险的伴发动脉瘤。

(2)组织病理学改变:脑AVM是否出血与血管结构的病理改变有直接关系。凌锋等对脑AVM的血管厚度与出血的关系进行了研究,发现有出血史的患者血管壁的平均厚度为 $94.01\mu m$,显著薄于非出血组的 $151.06\mu m(P<0.001)$。血管壁厚度在 $100\mu m$ 以下者,出血组占84.97%,非出血组仅占32.4%。尽管畸形血管大小不等、厚薄不一,但血管厚度大多与出血相关。

(3)血管构筑改变:脑AVM在结构上由畸形的供血动脉、引流静脉和之间的结构紊乱、相互短路的血管团组成。其构筑学内容主要包括供血动脉的来源、数量、扭曲程度、直径、供血方式;畸形团的位置、大小、形态、分隔;瘘管的大小、数量;引流静脉的数量、直径、引流方式、引流路径;伴随的血管瘤的位置、形态;畸形团的生长方式和对周围血管结构的影响等。超选择血管造影是目前研究脑AVM最精确的方法。大量研究表明,脑AVM出血与其血管构筑学的特点关系非常密切,但不同学者的研究结果存在较大的差异。①多支动脉供血是复杂脑动静脉畸形的典型特征。一般来说,动静脉畸形呈高流量低阻力,有多支供血者尤为突小。但在血管团不同部位,不能除外血管阻力不均致灌注压不同的可能,即不除外有局限性低排高阻区,该部位则易破裂出血;供血动脉长度也影响着畸形血管团内的压力,在动静脉畸形血管团及供血动脉口径恒定条件下,供血动脉越长,内压衰减越大,畸形血管内压力越低,越不易破裂出血,反之则易破裂出血。②引流静脉的数量、通畅程度及部位是影响畸形血管团内灌注压的重要因素,与出血密切相关。引流静脉支越多,引流阻力越小,灌注压越低,血管破裂出血机会减少。引流静脉狭窄或闭塞,使脑动静脉畸形血管团内压力增高,加之血管结构的异常,故易破裂出血。深部静脉引流出血率明显高于浅部引流。由此可见,引流静脉数少,口径狭窄,部位深在,易致动静脉畸形破裂出血。③深部动静脉畸形出血倾向高于浅部动静脉畸形。深部指位于丘脑、基底节、胼胝体等部位。深部动静脉畸形出血率高,除因其供血动脉短及引流静脉易狭窄和闭塞外,还与其邻近脑室,多首发脑室出血症状易被临床发现有关。脑动静脉畸形大小与出血相关。

二、病理生理改变

(一)病理

血液进入蛛网膜下腔后,脑脊液被染色,整个或部分脑表面呈现紫红色,在脑沟、脑池内红细胞沉积,故染色更深。如果出血量大,脑表面可有薄层血凝块覆盖,颅底部的脑池内血凝块的积贮更明显。如为脑动脉瘤破裂所致者,则于动脉瘤破裂处积血尤多,可将动脉瘤完全包埋。如为大脑前动脉或前交通动脉瘤破裂,于半球间纵裂处形成血肿,血肿可穿破终板破入第三脑室或向上经透明隔破入侧脑室,或破入额叶形成额叶血肿,如为大脑中动脉瘤破裂,则积血主要位于脑岛池、外侧裂池、再累及额叶或穿通入脑室系统。后交通动脉瘤或基底动脉瘤破裂,则于鞍区、脚间池、桥池及小脑桥脑角池等呈厚层积血,脑表面充血肿胀。随着时间的推移,蛛网膜下腔的大量红细胞出现不同程度的溶解,释放出含铁血黄素,使邻近的脑皮质及软、硬脑膜呈现不同程度的铁锈色,同时局部可有不同程度的粘连。部分红细胞随着脑脊液沉入蛛网膜颗粒,使其堵塞,引起脑脊液吸收减慢,最后产生交通性脑积水。较重的 SAH 由于血小板释放 5-羟色胺及血管创伤,可引起局部脑血管痉挛(CVS),部分患者可继发脑梗死。显微镜下,通常在发病 12h 以内即可见到颅内组织的防御反应,即脑膜细胞及游离单核细胞有吞噬红细胞现象。36h 以后可见血块的机化迹象,其成纤维细胞部分来自软脑膜,部分来自血管的外膜,渗入血块之内。机化现象缓慢进行,最后形成一层闭塞蛛网膜下腔的瘢痕。

(二)病理生理

SAH 后的病理生理学改变与出血量、出血部位和血液在蛛网膜下腔存留的时间长短有关。

1.SAH 后,由于管壁异常血液渗出或管壁破裂血液涌入蛛网膜下腔,使颅腔内容物增加,可很快发生颅内压增高和全身应激反应,颅内压增高可使动脉瘤壁内外压力梯度降低,加上载瘤动脉急性痉挛,有助于动脉瘤止血。但一般颅内压随着 SAH 后患者临床分级的恶化而增高。

2.血液刺激引起无菌性脑膜炎,可致剧烈头痛及脑膜刺激征,还可引起自主神经机能受损而出现高血压和心律失常。

3.大量积血或凝血块沉积于颅底,刺激脑膜形成大量渗出液导致蛛网膜粘连,部分凝集的红细胞还可堵塞蛛网膜颗粒,影响脑脊液循环通路,使脑脊液的吸收受阻,轻者引起亚急性或慢性脑积水,重者可发生急性交通性脑积水,使颅内压急骤升高,进一步减少了脑血流量,加重了脑水肿,甚至导致脑疝形成。

4.动脉瘤破裂出血后,动脉短时痉挛对减少或终止出血有保护作用,但持久痉挛,可使脑组织发生严重缺血或引起脑梗死,出现神经功能缺失症状。

Key 等对 52 例动脉瘤性 SAH 患者进行了监测,Ⅰ~Ⅱ级的患者平均颅内压为 10mmHg;Ⅱ~Ⅲ级为 18mmHg;Ⅲ~Ⅳ级为 29mmHg。颅内压还与患者的预后相关,颅内压低于 15mmHg 的患者预后良好率可达 86% 以上,超过 15mmHg 的患者预后良好率只有 15%。颅内压增高可使脑灌注压降低(脑灌注压=平均动脉压-颅内压),SAH 急性期脑血流量(CBF)和脑氧代谢率($CMRO_2$)也降低。Grubb 等发现,SAH 后临床病情分级为Ⅰ~Ⅱ级但无 CVS 的患者局部脑血流量(rCBF)降至 42ml/(min·100g 脑组织),正常值为 54ml/(min·100g 脑组织),Ⅲ~Ⅳ级降至 35ml/(min·100g 脑组织)。临床分级为Ⅰ~Ⅱ级并伴有 CVS 的患者 CBF 降至 36ml/(min·100g 脑组织),Ⅲ~Ⅳ级降至 33ml/(min·100g 脑组织)。在 CBF 降低的同时,$CMRO_2$ 也随着病情的恶化和 CVS 的加剧而降低,SAH 后第 10~14 天降至低谷,如果病情稳定,CBF 可缓慢回升。

三、临床表现

(一)诱因及前兆

人在任何情况下都有可能发生 SAH。约 1/3 是在"正常"情况下发生的;1/3 是在睡眠或休息状态下;1/3 患者在发病前有一定的诱因,如举重、弯腰、体力活动、剧烈咳嗽、剧烈运动、排便、情绪波动、饮酒和性生活等。其他如妊娠、饮酒等情况下发生的约为 5%。绝大多数突然起病,如果只有小量漏血或成警兆性漏血,则症状轻微,以致常被患者或医生忽视,但可能预示大量出血的来临。约半数前兆渗漏是由反复的小量渗血引起,外渗的血液可以围绕血管壁或瘤壁引起一些纤维化的粘连反应,起到止血作用。

(二)主要症状及体征

1.头痛　SAH 的临床标志是突发剧烈头痛,为最常见的首发症状。多以剧烈难以忍受的头痛开始,可放射至枕后或颈部,伴有恶心、呕吐。头痛持续不易缓解或进行性加重,患者常描述为"像裂开样头痛"。典型患者,从动脉瘤破裂到头痛出现仅需数秒。因此,对头痛发展的速度进行特别的询问非常重要。部分患者先表现为局限性头痛,以后再发展为弥漫性头痛。

2.意识障碍 约半数(45%～81%)SAH患者在出血时有不同程度的意识障碍,一般不超过1h,但也有持续昏迷直至死亡者。其程度、持续时间及恢复的可能性与出血量、出血部位及有无再出血、CVS、脑水肿、颅压增高和有无脑实质出血等因素有关。一般表现为短暂性昏厥、嗜睡、昏睡、意识模糊甚至于昏迷。如果意识恢复后,又再次突然出现昏迷,往往提示再出血,或严重的CVS、脑梗死、脑水肿,甚至于脑疝形成。少数患者无意识改变,但有畏光、淡漠、怕声响、拒动等。

3.脑膜刺激征 为本病的特征性表现,在发病数小时至6天内多见,其强度取决于出血的范围及部位。临床上少数患者可无脑膜刺激征。脑膜刺激征中最明显的症状是颈强直,老年患者SAH时,头痛、呕吐及脑膜刺激征不如年轻人明显,但意识障碍等脑缺血症状却可能较重。如果患者处于深昏迷状态,也不会出现颈强直。

4.神经功能障碍 因病变性质和部位的不同可出现各种神经功能障碍。巨大的前交通动脉瘤可引起单眼盲;大脑前动脉瘤破裂可引起暂时性双下肢软弱;眼动脉瘤破裂可致单侧眼视力丧失或视野缺损;后交通动脉瘤破裂常引起同侧动眼神经麻痹;大脑中动脉瘤破裂可引起偏瘫及半身感觉障碍,位于主侧半球者可致失语;位于基底动脉分叉处或小脑上动脉的动脉瘤也可累及动眼神经,但这些部位的动脉瘤相对少见。动脉瘤破裂的早期或晚期均可因非特异性持续性颅内压升高引起外展神经麻痹,急性期常为双侧性。辨距障碍、断续言语、旋转性眼球震颤或Horner综合征提示小脑或脑干病变,也强烈提示椎动脉夹层分离。

5.其他 恶心、呕吐,多在起病时突然出现或与头痛同时出现,由颅压增高等因素引起,有时呈喷射性呕吐,伴有面色苍白、出冷汗等。少数患者以精神症状开始,或伴有精神症状,如谵妄状态、木僵、癔症发作、定向力障碍、遗忘、痴呆、虚构症等。精神症状多由于大脑前动脉或前交通动脉附近的动脉瘤破裂引起。癫痫发作不常见,多发生在出血后短时间内,也可作为首发症状而出现,为局灶性或全身性,有反复发作倾向,多见于脑血管畸形引起者。

四、辅助检查

(一)脑脊液检查

脑脊液检查是SAH最敏感的检查方法。如果CT阴性,对可疑的患者进行腰穿检查,但应注意:降低脑脊液压力有可能使跨动脉瘤壁压力差增加而导致再出血,所以要用细的腰穿针并仅放出少量脑脊液。均匀一致血性的脑脊液是诊断SAH的主要指标,见表3-1。SAH的患者,一般颅内压偏高(>200mmH$_2$O),脑脊液为血性液体,连续几管不变清,通常1～2天后由于氧合血红蛋白降解为胆红素脑脊液会黄变,但细胞计数较高,糖正常或减少。

表3-1 CSF穿刺损伤出血和病理性出血的鉴别

鉴别要点	损伤出血	病理性出血
三管试验	逐渐变淡	均匀一致
放置试验	可凝成血块	不凝
离心试验	上层液无色	红色或黄色
细胞形态	正常、完整	皱缩,出现含RBC的吞噬细胞
CSF压力	正常	常升高

（二）CT 扫描检查

遇有怀疑为 SAH 的患者应首先进行 CT 平扫,基底池内的血液可呈现特征性高密度。CT 平扫准确率与出血量、出血距检查的时间和扫描的质量有关。时间愈短,阳性率愈高。出血后 24h 内行 CT 检查,蛛网膜下腔积血的发现率为 98%;出血后 3 天时阳性率降至 88%;7 天时降至 50%;9 天时降至 20%。如果在初次 SAH 后 10 天,仍有明显的蛛网膜下腔积血,应怀疑再出血的可能。出血模式常提示潜在的动脉瘤所在的部位。根据 CT 影像还可进行下列研究:

1.可明确 SAH 是否存在及程度　Fisher 根据 SAH 的严重程度及积血部位进行了如下分级。

Ⅰ级:未发现血液。

Ⅱ级:血液层厚<1mm,遍及整个蛛网膜下腔。

Ⅲ级:出血层厚度>1mm。

Ⅳ级:伴脑实质血肿或脑室积血。

2.根据血液在蛛网膜下腔的分布推测出血源的部位

(1)前交通动脉瘤破裂血液常聚积于终板池。

(2)大脑中动脉瘤破裂血液常积存于外侧裂,并可破入额叶或颞叶内形成脑内血肿。

(3)颈内动脉及其主要分支动脉瘤破裂血液较多分布于同侧各脑池和外侧裂池,并可破入基底节、额叶或颞叶内形成血肿。

(4)后交通动脉瘤破裂后血液的分布常因瘤顶指向而有所不同。瘤顶指向外侧者血液分布于外侧裂和颞叶;指向内后方者血液可进入大脑脚间池和环池。

(5)基底动脉顶端动脉瘤破裂血液多积存于大脑脚间池、环池、第三脑室或破入脑干。

(6)小脑后下动脉瘤破裂血液常分布于小脑延髓池或进入第四脑室。

3.再出血　腰穿有血性 CSF 不能成为再次 SAH 的依据,SAH 再出血要与首次 CT 对比,有新部位出血,或弥漫性 SAH 增厚,或有脑内血肿出现。

4.可证实紧急处理的合并症　如急性脑积水或脑内血肿等。连续动态观察 CT 扫描,是诊断脑积水的唯一手段。Modesti 报道 24h 内的脑室扩张率达 63%,Hason 报道急性脑积水在出血 1 周内的发生率为 20%。

5.脑血管痉挛(CVS)　蛛网膜下腔积血量还将预示 CVS 的发生和严重程度。如果 CT 显示无明显积血,或虽有薄层血液但分布弥散,则很少发生严重的血管痉挛。反之,如脑池中或脑裂中有厚层积血,则发生严重 CVS 的可能性很高。蛛网膜下腔积血量是导致死亡和致残的独立危险因素。

（三）MRI 检查

一般认为对急性期患者(出血后 1 周内)T_1WI 上的脑沟、脑池、脑裂中呈等信号,不易观察,不如 CT 的高密度影像显示清晰,但对亚急性期患者(出血 1 周后),红细胞内正铁血红蛋白逐渐形成,在 T_1WI 和 T_2WI 上蛛网膜下腔,尤其近病变处呈高信号,而此时 CT 的高密度影像已基本消失,最终红细胞逐渐溶解,游离的正铁血红蛋白随脑脊液不断循环代谢,MRI 所示的异常信号逐渐恢复正常。普通 MRI 检查对 SAH 的诊断敏感性不及 CT,其优点是可获得较多的有关脑的信息。采用液体衰减反转恢复技术(FLAIR)的 MRI 显示急性期 SAH 与 CT 同样可靠,但病重患者不便搬动,加之检查过程需时较长,费用较高,故不是诊断急性 SAH 的首选影像学检查手段。对出血后数天直到 40 天的患者,在显示渗出血液方面 MRI 优于 CT,从而使 MRI 成为确定 CT 扫描阴性而腰穿阳性患者出血部位的唯一方法。

（四）CT 血管造影(CTA)

CTA 是近年来出现的另一种无创性脑血管显影方法。患者静脉注射非离子型造影剂后在螺旋 CT 上快速扫描和成像,数据采集可在1min内完成,CT获得信号经计算机处理,三维立体显现脑血管图像,并可在监视器上从不同角度观察AVM和动脉瘤等病变的形态、大小和供血动脉的关系。CTA造影的临床应用使脑血管病的诊断更加细致而有立体感,尤其对动脉瘤的瘤体、瘤颈及周围结构关系显示良好,并可显示附壁血栓及钙化。数字减影血管造影(DSA)检查以灵敏度高、特异性高的优点,一直被作为颅内动脉瘤诊断的"金标准",可动态观察血流情况,并可进行血管内治疗。但由于DSA属有创检查,操作复杂,不适合危重患者。CTA检查相对无创,成像迅速,可用于动脉瘤的筛选、诊断及随访观察,有助于治疗方案的设计及评估预后。两种检查方法互为补充,可为动脉瘤的诊断、治疗提供更翔实的信息。CTA的敏感性(与DSA相比)为85%～98%,与磁共振血管成像(MRA)的敏感性相同。

目前CTA应用于:①CT检查怀疑脑动脉瘤者;②未经处理脑动脉瘤者的病情随访;③SAH血管造影阴性者或急诊患者病情不允许做血管造影者;④有动脉瘤家族史或既往有动脉瘤病史者。CTA的灵敏度为95%,特异性72%,可发现直径≤3mm动脉瘤。随着CTA和MRA技术的发展,DSA用于脑动脉瘤的术前评价正在逐步淘汰。

(五)磁共振血管成像(MRA)

目前,DSA仍是诊断SAH病因的可靠依据,但因其创伤性和并发症,使其对患者的选择受到限制。MRA显示颅内动脉瘤或畸形血管虽不如DSA清晰、准确,但MRA以其无创性、适应证广泛等优点逐渐受到重视,可取代部分脑动脉瘤术前的DSA检查。如果同时行MRI检查,则诊断会更明确,对手术的指导意义更大。

MRA的优点:①无损伤、可重复性好,适应证广泛;②主要血管可同时显示,多发性动脉瘤不易漏诊;③可全方位、多角度地观察动脉瘤的形状、大小、扩展方向、瘤颈的宽度及其与载瘤动脉的关系;④MRA可对畸形血管及病变区血供情况提供更好的信息,对临床诊断较CT更有意义。

但MRA的背景抑制较差,分辨率不如DSA高,直径<5mm的动脉瘤易漏诊,敏感率低,仅为50%～60%。因此高度怀疑脑动脉瘤而MRA检查未见异常的患者仍需做DSA检查。

(六)数字减影血管造影(DSA)

CT、MRI及脑脊液检查可诊断SAH,但追查出血原因,须进行脑血管造影检查。脑血管造影可确定动脉瘤或血管畸形的大小、部位、形状以及是否多发等,通常可看输入及输出血管。SAH患者经血管造影90%以上可确定其解剖原因。

对于自发性SAH的患者,在病情允许的情况下,应抓紧时机行血管造影检查,其理由是:①由于CVS和再出血发生在SAH后2～3天,7～10天达高峰,单发性动脉瘤再出血的时间以6～8天为高峰期,出血后2～3周造影,必定有一部分患者死于再出血。②研究发现大部分的SAH死亡患者发生在出血后第1周内,如果脑血管造影延迟到出血后2周进行,则重症患者都已死亡,对降低病死率将毫无帮助。③不同患者可根据血管造影所见,早期制定适当的救治措施。如能在发病后2～3天内脑水肿尚未达到高峰时进行手术,则手术困难较少。④出血后立即造影与后期造影的安全性基本一致,血管造影检查是否引起神经功能损害加重,目前尚无定论,因此主张脑血管造影检查宜早,出血3天内只要患者病情稳定,应行脑血管造影检查。若有颅内血肿和脑疝征象或急性梗阻性脑积水,应急症造影,以尽早做病因治疗。

首次脑血管造影检查阴性者2周后(血管痉挛消退)或6～8周后(血栓吸收)应重复脑血管造影检查。脑血管造影阴性的可能原因:①出血血管可能发生痉挛;②出血源被血肿压迫,遮挡不易显影,特别是前交通动脉的动脉瘤;③动脉瘤等出血灶内有凝血或血栓形成;④出血灶壁破坏,形态消失;⑤出血灶过小或自体痉挛不易显影;⑥造影投照条件、角度、时间、位置、药浓度等因素漏诊。

五、诊断与鉴别诊断

(一)诊断要点

1.病史　临床表现急骤起病的剧烈头痛、呕吐、意识障碍和出现脑膜刺激征是提示本症的有力证据。

2.体格检查　有脑膜刺激症状,如颈项强直、克氏征及布氏征阳性;眼底检查发现有玻璃体下出血或视网膜出血;少数可有局灶性神经功能缺损的征象,如轻偏瘫、失语、动眼神经麻痹等。

3.腰穿　脑脊液为均匀血性,特殊染色可发现含铁阳性细胞。

4.CT 扫描及 MRI 检查　急性期头颅 CT 扫描显示脑池、脑沟密度增高影;亚急性或慢性期头颅 MRI 扫描显示高密度的血肿影。

(二)鉴别诊断

1.颅内感染性疾病　脑膜炎、脑炎、脑脓肿等也可引起脑膜刺激症状,疾病发展到一定阶段也可发生昏迷、抽搐等症状,但起病没有 SAH 来得突然,也很少有患者能正确记忆起头痛及颈部强硬的确切时间。发热、全身乏力、周围血象中粒细胞持续增高和中性粒细胞的大量增加及脑脊液检查可帮助与这些情况相区别。

2.外伤性 SAH　可以发生在任何年龄,有头部外伤史,可因脑实质损害的程度不同而出现不同的神经系统症状,不难与自发性 SAH 相鉴别。

3.高血压性脑出血　高血压性脑出血可穿破脑室系统或穿破脑表面进入蛛网膜下腔,脑脊液也呈血性。这些患者起病急,发病后常有基底节区等脑实质受损的定位体征,如“三偏”征象,患者的意识障碍常较严重,常发生在老年人,有长期高血压动脉硬化的病史。

4.脊髓血管畸形出血　比较少见,畸形血管破裂出血后短暂性神经根痛常是本病的早期唯一症状,下肢瘫痪是常见的症状。脊髓血管造影可确诊。

5.烟雾病　年龄多在 10 岁以下及 20~40 岁,儿童常表现为脑缺血性症状伴进行性智能低下;成人多为脑出血症状,但意识障碍相对较轻。脑血管造影可见颅底特征性的异常血管网,以资鉴别。

6.血液病　白血病、血友病、再生障碍性贫血、血小板减少性紫癜、红细胞增多症等引起的 SAH,往往在发病前即有血液病的临床表现,通过血液检查及骨髓检查不难区别。

7.脑肿瘤出血　脑肿瘤出血也可导致血性脑脊液,但从病史中可反映在出血以前即有脑瘤所致的各种神经系统症状。SAH 发生在妇女有月经不调、流产史者,要除外绒毛膜上皮癌颅内转移的可能性。垂体卒中的特征是视力突然下降,也常有眼球运动障碍,因为出血压迫紧邻海绵窦的动眼、滑车和外展神经,CT 或 MRI 显示出血源于垂体窝,在多数情况下可见垂体腺瘤。

六、治疗

SAH 除直接损伤脑组织外,更重要的是引起 CVS、脑缺血缺氧、脑水肿、脑梗死及再次出血等,故 SAH 主要的治疗原则:控制继续出血,解除血管痉挛,防止再次出血,减少脑组织损伤,针对病因治疗。

中国脑血管病防治指南建议:①有条件的医疗单位,SAH 患者应由神经外科医师首诊,并收住院诊治。如为神经内科首诊者,亦应请神经外科会诊,尽早查明病因,进行治疗。②SAH 的诊断检查首选颅脑 CT,动态观察有助于了解出血吸收、再出血、继发损害等。③临床表现典型,而 CT 无出血征象,可谨慎腰穿 CSF 检查,以获得确诊。④条件具备的医院应争取做脑血管影像学检查,怀疑动脉瘤时须尽早行 DSA 检查,如患者不愿做 DSA 时也可先行 MRA 或 CTA。⑤积极的内科治疗有助于稳定病情和功能恢复。为防再出血、继发出血等,可考虑抗纤溶药与钙通道阻滞剂合用。⑥依据脑血管异常病变、病情及医疗条件等,来考虑选用血管内介入治疗、开颅手术或放射外科等治疗。

(一)急性期治疗

1.一般治疗

(1)卧床休息:无论何种原因引起的 SAH 一般卧床 4～6 周,避免各种刺激,保持情绪稳定。

(2)防治便秘,保持大便通畅。防止剧烈咳嗽发生,可常规应用止咳药物。

(3)如患者有烦躁不安、精神兴奋等症状,必要时给予镇静药物治疗,但应注意呼吸情况。有癫痫发作者可给予抗癫痫药物。

(4)除严密观察患者体温、脉搏、呼吸、血压外,应特别注意观察患者意识、瞳孔、头痛及恶心呕吐、肢体抽搐等情况的变化,对可能危及生命的并发症有一预测。气道、呼吸和循环应得到支持,必要时可吸氧、气管内插管或给予辅助通气,建立静脉通路,确保紧急用药。急性期 SAH 患者发病后 10 天内不合并其他感染,体温可有轻度升高,但一般不超过 38.5℃,即吸收热,不用药物治疗及物理降温可恢复正常。如患者有脉搏、呼吸减慢,同时伴有意识障碍、剧烈头痛、瞳孔不等大、呕吐频繁和烦躁不安等,可能有再出血或 CVS或脑疝发生,应及时采取有效抢救措施。

2.抗纤溶治疗 抗纤溶治疗主要应用止血剂——抗纤维蛋白酶制剂,可以阻止血凝块被溶解,可防止或减少再出血。常用的止血药物如下。

(1)6-氨基己酸:能抑制纤维蛋白溶酶原的形成,对因纤维蛋白溶解活性增加所致的出血症有良好效果。不良反应有血栓形成的可能。

(2)氨甲环酸(又名止血环酸或反式对氨甲基环己酸):为氨甲苯酸的衍生物,但它抗血纤维蛋白溶酶的效价要比 6-氨基己酸强 8～10 倍。

(3)止血敏:能促使血小板数增加,缩短凝血时间以达到止血效果。

尽管用药剂量及疗程尚未统一,有主张必须维持 3 周(可先静脉滴注至少 10 天,后可改口服),对动脉瘤破裂所致出血,则应更长些,停药宜采取逐渐减量法。通常抗纤维蛋白溶解剂是比较安全的,但是也有一定的不良反应及并发症,在应用过程中要加以重视。较常见有血栓形成,其中最多的是局部浅静脉血栓形成,其次是深静脉血栓形成,较少见且影响严重的是颅内动脉血栓形成。其他的药物反应有恶心、呕吐、腹部不适、腹泻、鼻塞、结合膜充血、低血压、药疹、水肿、电解质紊乱、高尿酸血症、血红蛋白尿等。60%～90%的氨己酸以原形经肾排出,故肾功能不全者应慎用。动物实验有致畸作用,因而孕妇应慎用。

3.控制脑水肿,降低颅内压 常用脱水剂有以下几种。

(1)甘露醇:为高渗性脱水剂。由于甘露醇脱水作用快,作用较强,且较持久,较大剂量亦无明显不良反应,为目前首选的高渗性脱水剂。常用剂量:20%甘露醇 1～2g/kg,于 30min 内滴完,每 6h 一次。但大剂量应用可引起全身性脱水甚至引起甘露醇性肾病。甘露醇静脉滴注后于 10～20min 内颅内压开始下降,0.5h 降至最低水平,可使颅内压力降低约 50%,4～8h 后达到用药前的高度。静脉注射高渗性甘露醇溶液后,利尿作用可持续 4h。

(2)甘油:可口服和静脉滴注。甘油很少导致电解质紊乱,又极少出现反跳现象,故一般认为是一种较好的脱水剂。口服剂量一般为:1～2g/(kg·d),大剂量可达 5g/(kg·d),以等量的生理盐水或糖水稀释,配成 50%的溶液口服,可引起恶心、呕吐等不良反应。静脉滴注可用生理盐水或 5%的葡萄糖配制成 10%甘油溶液,按 0.7～1.0g/(kg·d)计算,一般成人每天 10%甘油溶液 500ml,以每小时 100ml、150ml、300ml的速度输入,共用 5～6 天。若甘油浓度大于 10%,则可于注射部位引起静脉炎,或引起溶血、血红蛋白尿。

甚至急性肾功能衰竭等不良反应。

(3)利尿剂：利尿剂因有利尿脱水作用,导致血液浓缩,渗透压增高,从而使脑组织脱水与颅内压降低。常用的利尿剂有呋塞米(速尿)和利尿酸,一般用量为 0.5～2.0mg/kg,每天 1～6 次,成人 1mg/kg 的速尿可排尿 1～2L。一般静脉注射后 5～10min 开始利尿,1～2h 发挥最大效能。

(4)肾上腺皮质激素：肾上腺皮质激素抗脑水肿作用机制：①降低脑血管通透性和恢复血-脑屏障的功能;②稳定细胞膜和恢复 Na^+-K^+-ATP 酶的功能;③抑制细胞膜释放花生四烯酸;④减少脑脊液生成;⑤清除自由基作用。用法与剂量：地塞米松作用最强,水钠潴留作用甚微,故为首选用药。成人剂量 15～20mg/天,1 周后逐渐减量并停药。对高血压、动脉粥样硬化、糖尿病、溃疡病不利,故应用时要慎重。

4.调控血压　如果患者血压过高者,可采用控制性低血压,把血压维持在患者原基础血压水平的 2/3,维持 3～5 天。应选用适当的降压药,动脉血压增高的清醒患者给予口服药,非口服药物的优点是迅速显效,多数用硫酸镁、硝酸甘油,不宜应用神经节阻滞剂,以防血压降得太快、太低,防止脑供血不足的发生。当患者出现血压忽高忽低、脉搏时速时缓、体温不稳定时,主张及时调整药物剂量和种类。如果应用降压药物后,血压不能下降,患者伴有头痛严重、烦躁时,可给予脱水降颅压治疗,如果是颅内压增高所致,应用上述药物后,血压会反射性降低。

5.电解质和液体的处理　最近的证据表明,限制液体是危险的,因为可导致血容量减少、血黏度增高和血液浓缩。这些改变可能在有血管痉挛倾向的患者增加缺血的危险。现在多数患者补液到至少要维持血中胶体和晶体容量。通常每天补液量至少 2～3L,包括饮食和静脉补液。有必要根据尿量或不显性水丢失进行调整。如果涉及静脉补液诱发心力衰竭时,应用含钠低的溶液。需要大量补液的患者,要安放静脉压和肺动脉楔压检测,可提高安全性。

(1)尿崩症：主要根据病情变化选用不同的 ADH 制剂：①垂体后叶素,皮下注射,每次 5～10U,2～3 次/天;②垂体后叶素鞣酸油剂,肌内注射,每次 2.5～5U;③去氨血管加压素,鼻黏膜吸入,每次 10～20mg,2 次/天;④赖氨酸加压素,鼻喷雾治疗,每次应用,疗效可维持 4～23h。另外,对轻症患者口服氢氯噻嗪、氯磺丙脲、氯苯丁酯等,可产生一定疗效。

(2)抗利尿激素分泌异常综合征(SIADH)：治疗原则主要是纠正低血钠和防止体液容量过多。可限制液体摄入量,每天<500～1000ml,使体内水分处于负平衡以减少体液过多与尿钠丢失。注意应用利尿剂和高渗盐水,纠正低血钠与低渗血症。当血渗透压恢复,可给予 5％葡萄糖溶液维持,也可用抑制 ADH 药物,去甲金霉素 1～2g/天口服。

(3)脑性盐耗综合征(CSWS)：治疗主要是维持正常水盐平衡,给予补液治疗。可静脉或口服等渗或高渗盐液,根据低钠血症的严重程度和患者耐受程度单独或联合应用。伴有贫血者应输全血。高渗盐液补液速度以每小时 0.7mmol/L,24h<20mmol/L 为宜,如果纠正低钠血症速度过快可导致脑桥脱髓鞘病,应予以特别注意。

(二)脑血管痉挛的治疗

目前,CVS 已成为影响 SAH 预后的关键因素,尽管多年来人们一直在研究 CVS 的治疗,但迄今尚无特效方法。因此,CVS 关键在于预防,一旦发生,很难逆转其进程,只能减少其神经并发症。维持有效循环量、应用钙离子拮抗剂以及早期手术清除脑池内积血,是预防 CVS 的有效措施。

1.维持有效循环量　扩充血容量被认为是预防和治疗 CVS 的有效方法。扩容有助于稀释血液、降低全血黏稠度、增加脑灌注压,进而改善全身和脑微循环的血流。此疗法理论上的合理性受到多数学者的承认。但从临床上看,在应用时要注意以下不良反应：①患者存在脑血管运动麻痹及血管源性水肿,过分扩容可致脑水肿,使颅内压增高;②对有脑微血管受损害者,可引起出血性梗死,而且血压突然升高可致脑内出血,或引起动脉瘤的再破裂;③扩容可引起血容量及外周阻力增加,心脏超负荷,导致肺水肿及充血性心力衰竭;④还可引起血胸、心律失常、水电解质紊乱(低钠血症等)。由于以上不良反应,故在应用此疗法时应特别慎重。多采取密切观察颅内压,酌情应用脱水剂;早期或超早期手术结扎动脉瘤;密切监测水电解质平衡及心脏功能,特别应监测中心静脉压及肺毛细血管楔压;早期应用洋地黄等预防心源性并发症。目前常用的扩容药物有血浆、白蛋白、甘露醇、低分子右旋糖酐、706 代血浆及晶体液体等。

2.钙离子拮抗剂　　钙通道阻滞剂尼莫地平有防治 CVS 的作用。SAH 时,血液和组织中的凝血因子及血管活性物质释放,促使脑血管收缩,并影响神经细胞和血管平滑肌内皮细胞的 Ca^{2+} 内流。Ca^{2+} 向脑血管平滑肌内皮细胞内转移,可造成微血管收缩和痉挛,产生局部微循环障碍,造成脑组织局部缺血,使脑的缺血性损害形成恶性循环。尼莫地平是 Ca^{2+} 通道拮抗剂,对神经细胞和脑血管内皮细胞上的 Ca^{2+} 通道有稳定作用和特异性阻滞作用,同时还能刺激 Ca^{2+}-ATP 酶活性增高,促进胞质内 Ca^{2+} 的排出,缓解和对抗细胞内 Ca^{2+} 超载现象。尼莫通或尼莫地平是常用的钙离子拮抗剂,有很高的亲脂性,易通过血脑屏障,具有解除血管痉挛、扩张微血管和改善脑缺血的作用,能够有效地治疗脑缺血性损害,增加缺血区血流灌注量,改善脑供血状态,减轻脑水肿的发生发展。尼莫地平能抑制血小板凝集和血栓形成,解除 SAH 后初始的血管痉挛。临床上对于脑动脉痉挛的患者,血压在正常值以上者,临床状况良好的患者(Hunt-Hess 分级 Ⅰ、Ⅱ、Ⅲ级)应尽早给药,应用静脉滴注尼莫通或尼莫地平治疗效果较好,使用时最好以输液泵控制滴速,尽量保持血压在正常范围之内。用尼莫通预防 SAH 后 CVS 应在出血后 4 天内开始静脉滴注,开始 2h, 1mg/h[相当于 5ml 尼莫通液,约 $15\mu g/(kg \cdot h)$],如患者耐受良好,无明显血压下降时,改为 2mg/h。尼莫地平口服给药方案 60mg,1 次/4h,连用 3 周。

3.自由基清除剂　　SAH 后红细胞中的氧合血红蛋白易被氧化成高铁血红蛋白,并释放出氧自由基,氧自由基的不断积累可引起并加重 CVS,亦可引起血管继发性的病理改变,导致管腔进一步狭窄。故使用氧自由基清除剂可以阻断氧自由基的积累,预防并减轻 CVS。临床上常用的有:地塞米松、强的松龙、梯利拉扎及甘露醇等。梯利拉扎属于 21 氨基类固醇类,可抑制铁依赖性脂质过氧化。

4.脑脊液置换术　　早期最大限度地清除蛛网膜下腔的积血被认为是预防 SAH 后 CVS 的最有效手段。动物实验发现,蛛网膜下腔血凝块在 48h 内清除,无 CVS 的发生,而 72h 内清除仍有显著的 CVS。脑脊液置换术方法:选择发病 48h 后无呼吸困难及脑疝患者作为置换对象,常规腰椎穿刺,测颅内压。当颅内压 $>300mmH_2O$ 时,立即快速静脉滴注 20% 甘露醇 250ml,待颅内压力降到 $300mmH_2O$ 以下后缓慢放出血性脑脊液 5~10ml,缓慢注入等量的生理盐水,如此反复缓慢置换 2~3 次,最后鞘内注入地塞米松 2.0~5.0mg。一般每 1~3 天 1 次,视患者具体情况,可置换 5~7 次。腰椎穿刺脑脊液置换作为诊断性操作是需要的,但作为治疗手段目前看法尚不一致。对于缓解头痛有一定效果。不论是降低颅内压或减轻出血引起的脑膜刺激症状,其效果还需视个别患者对腰椎穿刺放液后的自觉症状而定,脑脊液循环更新快,较大剂量的脑脊液置换不会影响脑脊液的生理功能。

(三)脑积水的治疗

1.脑室外引流　　对因出血引起的急性脑积水,脑池或脑室内积血或脑室铸型,应紧急行脑室引流术,除可降低颅内压外,对防治 CVS 也有较大帮助。但脑室外引流为动脉瘤再出血的危险因素之一,其原因为颅内压降低,动脉瘤壁透壁压增大以及系统动脉压的增加所致。

2.脑室内引流

(1)SAH 病初数天内脑室有轻、中度扩大并伴轻度意识障碍及头痛加重者,为避免持久性脑内分流,应先非手术治疗,给予糖皮质激素和小剂量甘露醇,必要时经腰椎穿刺适量放出 CSF 以降低颅内压,早期脑积水多能自行消退,若无效且症状继续恶化,可行持久性脑室-腹腔分流术。

（2）SAH 数周以后形成的脑积水，多为正常颅压脑积水，如无明显的症状，则没有必要行分流术；如嗜睡、痴呆、行走困难及尿失禁等症状没有改善，也应行脑室-腹腔分流术。

（四）病因治疗

病因治疗是 SAH 的主要治疗手段，若为动脉瘤或脑动静脉畸形，要根据病变的部位和大小，选择不同的时机和方法加以妥善处理。

1.脑动脉瘤的治疗　动脉瘤治疗目的是防止动脉瘤发生出血或再出血。目前，随着神经显微外科技术的发展，使动脉瘤手术成功率有明显提高，手术病死率已下降至 1%～2%。治疗方法有手术和血管内栓塞治疗。

（1）手术时间的划分：动脉瘤破裂后的手术时间大致可分为早期手术、延期手术及紧急手术 3 种。早期手术的概念是指动脉瘤破裂后 3 天之内行手术；延期手术的概念较为模糊，一般是破裂后 7 天至 2 周后均可认为是延期手术；紧急手术是指入院后尽快手术，常用于并发血肿并有脑疝或急性梗阻性脑积水的患者，目的是为了清除血肿或以脑室引流为主。早期手术的优点为：①防止动脉瘤再破裂；②在处理动脉瘤的同时清除脑池内血块，防止发生 CVS；③夹闭动脉瘤后可积极提高血压和扩大血容量以治疗 CVS 或脑缺血。其缺点为：①此时手术脑充血、脑水肿明显，术中难以暴露动脉瘤，勉强牵拉脑组织易造成脑损伤；②术中动脉瘤破裂的机会多。延期手术的优、缺点与早期手术相反，尽管在病情稳定、准备充分的条件下进行手术，病死率和致残率较低，但不能防止动脉瘤早期破裂和 CVS，总病死率亦不能降低。紧急手术仅是一种应急治疗方法，是以清除血肿或行脑室引流为主，用于抢救脑疝和急性梗阻性脑积水的患者，而对于动脉瘤则不处理，故需要进一步脑血管造影和二期手术。

（2）临床分级与手术时机选择：目前对于出血后 Hunt-Hess 分级法的 Ⅰ～Ⅱ级和Ⅴ级患者的手术时机选择趋于一致。Ⅰ～Ⅱ级患者属于病情良好，无论早期手术还是延期手术效果都很好，但为防止再出血和 CVS，应争取早期手术。Ⅴ级患者病情危重，除非有威胁生命的血肿可以清除，否则无论是否手术，效果均不佳，故多数学者主张先非手术治疗，延期到病情好转后再手术。对于Ⅲ～Ⅳ级患者的手术时机选择尚有争议，手术时机较难具体规定。有学者将Ⅲ级患者归入"状态良好"类中进行早期手术。也有学者认为过早地在 1 周内手术，危险性较大、疗效差，主张应延迟到病情稳定后再手术。还有学者主张凡病情在 48h 有显著好转者，都值得争取早期手术。而有严重高血压动脉硬化、其他系统疾病或伴有严重的颈强直、意识障碍、大脑半球症状等情况，提示术后极易发生 CVS 者，宜延期手术。至于Ⅳ级患者，一般多主张延期手术，不做早期手术，至少待 1～2 周后，病情好转后，再考虑手术。近年随着显微技术的应用，使手术时间趋于提前。有些经验丰富的神经外科医师，对所有级别患者，在任何时期手术都能获得优良效果，但对于一般神经外科医生来说，早期处理Ⅲ～Ⅳ级患者仍是个严峻的问题。另外，患者的年龄、手术难度、患者身体状况、麻醉水平、手术者的素质及工作条件等，均影响手术时机的选择。

（3）手术方式

1）直接手术：目的是断绝动脉瘤和载瘤动脉间交通，保持载瘤血管通畅。包括动脉瘤颈夹闭术、动脉瘤孤立术、动脉瘤加固术。根据动脉瘤的大小、瘤颈情况、动脉瘤与周围动脉关系决定不同手术方式。①动脉瘤夹闭术：目的是夹闭或结扎动脉瘤颈部，既能闭塞动脉瘤同时又保持载瘤动脉远端通畅，是动脉瘤最理想的治疗方法。若动脉瘤巨大，还可进一步切除动脉瘤并行载瘤动脉血管重建。凡具有较狭长颈的动脉瘤，都应优先采用此法治疗。对于动脉瘤暴露困难，瘤颈宽而短或多根主要动脉相连者，可应用窗式动脉瘤夹重建载瘤动脉。②动脉瘤孤立术：是将载瘤动脉的远近两端结扎，使动脉瘤被关闭在一孤立的动脉段内，此法只适用于脑侧支供应良好的患者，对动脉末梢部位的动脉瘤也可适用。此外，在解剖分离过程中，动脉瘤突然破裂，止血困难，被迫可采用本法。但应加做颅外-颅内动脉吻合术以改善脑供血不足。

③动脉瘤加固术：当手术中无法夹闭动脉瘤时（如基底动脉主干的梭形动脉瘤，有明显的分支起自瘤底，或瘤颈部分在海绵窦内等），可考虑行加固术。加固的目的是减少出血的概率，但它并不能完全预防再出血。加固的材料可采用肌肉、Teflon 和纤维蛋白胶等。加固术使动脉瘤破裂渗血的机会减少，但不能完全杜绝出血。

巨大动脉瘤的手术治疗：直径大于 2.5cm 的动脉瘤属巨大动脉瘤，占颅内动脉瘤的 5%～7%，仍是神经外科富有挑战性的课题。治疗的困难是：①要保护血管及其主要分支的通畅；②应切除动脉瘤解除占位效应；③载瘤动脉需重建。

2）间接手术：目的是将动脉瘤侧颈总动脉或颈内动脉分期结扎，使远端血压下降，减轻血流对动脉瘤壁的冲击力量，进入瘤腔的血液流速减小或发生血栓形成。适用于海绵窦内动脉瘤及其他不能夹闭的巨大型或梭形动脉瘤。结扎前需做颈内动脉压迫试验，即 Matas 试验，以促使侧支循环建立，病侧的大脑半球能从侧支循环中获得供血。为了减少结扎颈动脉术后并发脑缺血症状，术前需测试脑对缺血的耐受力。多数学者采用血流量测定结合颈动脉远端压力测定作为选择病例的指标。颈部动脉结扎分急性和慢性结扎两种方法。急性结扎为立即或在数小时内进行；慢性结扎为应用特制的可调节的颈动脉夹在较长时期内（数天至十余天）逐步阻断动脉。主要做法是：在病灶侧显露颈总、颈内和颈外动脉后，将螺旋夹置于所需要结扎的动脉上，逐步扭紧螺旋，最后完全阻断血流，用丝线结扎被夹闭的动脉后取出螺旋夹。急性结扎适用于经脑血管造影证实脑部侧支循环良好的患者；慢性结扎则适用于侧支循环不良的患者，但结扎后仍有 10% 的患者发生再出血。

3）血管内栓塞治疗：血管内栓塞是在数字减影 X 线机透视下将微导管插入动脉瘤腔内，再通过导管将电解或水解可脱性铂金弹簧圈（GDC）或可脱性球囊推送到动脉瘤腔内，促使动脉瘤囊腔内血栓形成达到闭塞动脉瘤的目的，而载瘤动脉仍保持通畅。该技术安全，损伤小，栓塞动脉瘤可靠，患者恢复快。特别是对一些位于海绵窦段的动脉瘤、SAH 急性期或患者状态不佳难以耐受麻醉和手术的患者，采用血管内介入治疗较开颅手术有更大的优势。随着微侵袭神经外科的发展，血管内栓塞动脉瘤技术已逐渐推广应用，绝大多数动脉瘤均可经血管内介入治疗治愈，已作为治疗脑血管疾病的主要治疗方法之一，一些研究机构甚至建议将血管内栓塞作为治疗的首选方法。

2.脑动静脉畸形的治疗 脑动静脉畸形的主要危害是出血和盗血，两者都可导致严重的后果。治疗脑AVM 的目的是避免或降低出血危险性，消除或减轻因"盗血"引起的症状，去除 AVM 本身或间接引起的占位效应。目前常用的治疗方法有：显微手术切除、栓塞治疗、放射治疗以及这几种方法的联合应用。过去对手术治疗或非手术治疗存在争议，从长期观察来看，手术效果较好，故一般多主张手术治疗。

（1）显微手术切除：对中小型非功能区的动静脉畸形多行外科手术治疗。其适应证有：①有过出血者切除病变可防再出血；②因盗血现象邻近脑组织缺血产生进行性软瘫等症状者，病变切除后可增加正常脑组织的血流灌注，可改善神经功能；③有癫痫发作用药物难以控制者，病变切除后癫痫可得到控制。有出血形成颅内血肿者，一般宜先行非手术治疗，一两周病情稳定好转再行手术。血肿较大病情较重并继续发展者，则需及时清除血肿。需根据具体情况决定是否同时切除病变。手术方法是先找到供应动脉，于靠近病变处将其夹闭切断。切勿远离病变以防阻断供应邻近脑组织的分支，然后分离畸形血管，完全分离后再加闭引流静脉，将病变摘出。对大的高血流病变应分期手术，先行人工栓塞或手术阻断供应动脉，使病变血流减低，改善周围脑血循环，1～2 周后再做病变切除。但事实上，血管团及其周围脑组织的出血仍是AVM 治疗中和治疗后常见和最严重的并发症。在脑 AVM 的治疗中，完全有必要考虑 AVM 闭塞引起的血流动力学变化以及由此带来的出血危险性，特别是大型或伴有动脉瘤的 AVM。"正常灌注压突破"（NPPB）在较大的 AVM 治疗中较为常见，其表现是 AVM 术中或术后手术区残腔等处突然出血、脑组织肿胀进裂出血和弥散性渗血。目前流行的解释是：AVM 周围脑组织长期被盗血而处于低灌流状态，其小动脉长期代偿性扩张,丧失收缩能力,当畸形血管闭塞后,脑灌注压恢复正常,但血管自动调节功能失调,致使过度灌注的血流突破毛细血管床,造成脑肿胀和出血。

(2)栓塞治疗:目前主要用于重要功能区的以及比较小的、深部的动静脉畸形,如脑干中央区、基底节区等。较大的动静脉畸形手术切除前做栓塞治疗,有利于手术切除。方法是经超选择性血管内治疗,包括将可促使血栓形成的物质,如快速起效的丙烯酸酯胶、可诱导血栓形成的弹簧圈、硬化剂或小球囊等导入AVM病灶内。

目前临床应用较为广泛的液体栓塞剂有:①氰基丙烯酸正丁酯(NBCA),它和血液接触后就能发生聚合,从而起到永久栓塞的效果。但是,NBCA 操作要求高,有粘管的危险性,不能长时间注射,因此对于较大的脑 AVM 栓塞疗效仍很不理想。对于巨大型脑 AVM 采用 NBCA 栓塞,往往需要反复多次的栓塞才能达到放射外科治疗的标准,治疗周期长,费用昂贵。②Onyx,近年来新型液态栓塞剂 Onyx 应用于临床,使脑 AVM 的栓塞治愈率有所提高。Onyx 是次乙烯醇异分子聚合物(EVOH)溶解于二甲基亚砜(DMSO)形成的简单混合体,其中加入微粒化钽粉,使之在 X 线下可视。Onyx 粘导管,可以长时间缓慢注射,以达到在畸形团内的良好弥散。对于巨大型脑 AVM,可以通过 1~2 次的 Onyx 胶栓塞就达到放射外科治疗的标准,明显缩短了治疗周期,降低了治疗费用。但是,仍有 10%~20% 的并发症发生率,这是神经介入医师在选择血管内栓塞治疗时的主要顾虑之一。栓塞的目的是阻止高速血流从压力高的动脉分流至静脉系统。栓塞更常用作手术或放射外科治疗的前期治疗,而不是作为根治性治疗。连续的栓塞治疗可使 AVM 体积逐步缩小至原来大小的几分之一,AVM 体积的缩小和 AVM 内栓塞物质的存在可使手术和放射外科治疗更安全、更精确。即使栓塞治疗不能完全使病灶消失,也可缓解由大的 AVM 引起的神经系统症状。

(3)立体定向放射外科治疗:利用现代立体定向技术和计算机功能,将大剂量的高能射线束从多个角度和方向一次性聚焦在靶点组织上达到摧毁靶点治疗疾病的目的,对周围正常脑组织影响极小。目前,应用最多的是伽马刀,经伽马刀照射治疗后,AVM 可逐渐闭塞。畸形血管病灶越大,伽马刀治疗的疗效也渐差。放射外科适用于直径≤3cm 的 AVM。质子束照射有时可用于治疗较大的病灶。一般认为,放射治疗通过诱导血栓形成来达到治疗目的。由于其具有无创性,故很有吸引力。经治疗后,AVM 周围的脑白质在 MRI 上常表现为高信号影,治疗范围较大时,可见水肿引起的明显占位效应。放射外科治疗可能要经过1~3 年才能使 AVM 完全形成血栓,因此患者在治疗期间仍有出血的危险。

(4)综合治疗:根据血管畸形的具体情况,选择两种或两种以上的方法联合应用。如先以栓塞治疗缩小畸形血管团的体积,或降低过度灌注风险后,再行手术或伽马刀治疗;手术后残留的血管畸形可予伽马刀治疗;或伽马刀治疗后未闭塞的血管畸形也可再行手术治疗等。

(5)非手术治疗:适于年龄较大,仅有头痛、癫痫症状者,给予药物治疗。同时并保持生活规律,避免用力劳动、劳累、情绪激动。有高血压者给予降压药物以防止病变破裂出血。若破裂出血如血肿较大颅内压增高严重者,则宜手术清除血肿。

(管绍勇)

第三节　脑出血

脑出血指原发于脑实质内非外伤性出血,占全部脑卒中的 20%~30%。发生于大脑半球的出血约占80%,发生于脑干和小脑的出血各约占 10%。高血压是脑出血最常见的原因。高血压伴发脑内小动脉病变,血压骤升引起动脉破裂出血,称为高血压性脑出血。

一、病因

高血压及高血压合并小动脉硬化是脑出血的最常见病因,其次为动脉瘤、动-静脉畸形破裂所致,还有其他少见原因包括血液病、动脉炎、淀粉样血管病、原发或转移性肿瘤、抗凝药及溶栓药等所致。

二、发病机制

发病机制可能为:①长期高血压导致脑内小动脉或深穿支动脉壁纤维素性坏死或脂肪透明变性、小动脉瘤或微夹层动脉瘤形成,当血压骤升时,血液自血管壁渗出(如同管涌、渗漏)或动脉瘤壁直接破裂(犹如洪水决堤),血液进入脑组织形成血肿;②脑内动脉壁薄弱,中层肌细胞及外膜结缔组织均少,且无外弹力层,这种结构特点可能是脑出血明显多于其他内脏出血的原因;③高血压引起远端血管痉挛,导致小血管缺氧、坏死和血栓形成、斑点状出血及脑水肿,出血融合成片即成较大量出血;④豆纹动脉自大脑中动脉近端呈直角分出,受高压血流冲击易发生粟粒状动脉瘤,导致破裂出血,故有“出血动脉”之称。

三、临床表现

(一)综合临床表现

脑出血的好发年龄为50～70岁,两性发病概率基本相等,且多发生在没有系统治疗或血压控制不好的高血压患者,在天气急骤变化和寒冷季节时发病较多,起病突然。部分患者有情绪激动、疲劳或过度用力等诱因。少数患者发病前数小时或数天,有前驱症状,如头痛、头晕、短暂意识模糊、手脚麻木、运动不灵、说话欠清等。发病时,患者往往有头痛、头晕、恶心、呕吐、意识障碍、偏瘫、失语、二便失禁,症状多在数小时内发展至高峰。患者血压升高,双侧瞳孔不等大,脑膜刺激征阳性,呼吸、心脏功能等渐次出现障碍。

1.全脑症状　为脑出血、水肿和颅内压增高所致,表现为剧烈头痛、呕吐、嗜睡和昏迷等。意识障碍的程度与颅内压增高程度成正比。

2.局灶性症状　为出血破坏脑实质的症状,如中枢性偏瘫、面瘫、舌瘫、交叉瘫、失语和感觉障碍等。

3.生命体征改变　在昏迷同时,多伴呼吸、脉搏、血压不同程度改变,出血严重者改变明显,脉搏洪大,呼吸深沉而不规律,鼾声,血压升高。

(二)不同病变部位的临床表现

1.基底节区出血　其占全部脑出血的70%,壳核出血最为常见,约占全部的60%,丘脑出血占全部的10%。由于出血常累及内囊,并以内囊损害体征为突出表现,故又称内囊区出血;壳核又称为内囊外侧型,丘脑又称内囊内侧型出血。

(1)壳核出血:系豆纹动脉尤其是其外侧支破裂所致,可分为局限型和扩延型。表现为病灶对侧的中枢性面瘫、舌瘫,偏身感觉障碍、偏瘫和偏盲,主侧半球病变有失语。出血量大者可有意识障碍;小者仅表现为纯运动、感觉障碍,不伴头痛、呕吐,与腔隙性梗死不易区别。

(2)丘脑出血:多由丘脑的膝状动脉和丘脑穿通动脉破裂引起。丘脑出血发病年龄多为中老年人,60岁以上者占67.78%。

感觉障碍:丘脑是感觉系统的皮质下中枢。丘脑腹后外侧核及腹后内侧核,传递来自躯干及面部的感觉信息,病变时出现对侧偏身深浅感觉缺失,自发性偏身感觉过敏或诉有烧灼、晒焦感,感觉迟钝、肿胀。

丘脑出血有 4 种情况。①向上——运动障碍:因丘脑与内囊的解剖关系密切,当血肿累及内囊后肢时,出现运动障碍较多;丘脑出血患者中 52%～88% 有偏瘫,系锥体束受损所致,常伴随偏侧腱反射异常及病理征。②向下——眼球运动障碍:多表现为双眼呈内收下视(落日眼),系丘脑出血累及丘脑内侧部、后联合和丘脑下部所致;当血肿破入第三脑室,双眼可向瘫痪侧凝视;下丘脑和中脑背侧损害时瞳孔缩小、光反射消失,向上凝视。③向外——颅高压及脑膜征:丘脑出血,血肿向外破入蛛网膜下腔,可有头痛、呕吐、脑膜刺激征阳性等。④向内——颅高压及脑膜征:丘脑出血,血肿向内破入脑室,则有头痛、呕吐、脑膜刺激征阳性等。

语言障碍:优势侧丘脑出血可产生语言障碍,包括语言低沉、语言缓慢,听觉及阅读理解能力障碍,语言流畅性稍减低,亦可错语及重复语言,部分可出现轻、中度混合性失语,命名性失语或新语症等。此外,也可出现构音障碍等,系累及丘脑腹外侧核所致。

精神障碍:表现为情感淡漠、无欲状、欣快或视听幻觉,定向力及计算力、记忆力障碍。丘脑出血累及额眶皮质纤维可出现欣快、精神错乱及自知力缺失。

意识障碍:丘脑出血本身并不一定有意识障碍,有意识障碍者均为血肿穿破脑室的患者,系由于出血穿破脑室和血肿占位效应造成急性梗阻性脑积水,进而引起颅内压增高所致。

(3)尾状核出血:多由高血压动脉硬化和血管畸形破裂所致,出血灶多位于尾状核的头部及体部。临床表现颇似蛛网膜下腔出血,常有头痛、呕吐、颈强直、Kernig 征、精神障碍等症状,神经系统缺损症状并不多见。

2.脑叶出血　脑叶出血常由脑动-静脉畸形、血管淀粉样病变所致。其临床表现主要取决于出血部位及出血量。出血以顶叶最常见,其次为颞叶、枕叶、额叶、岛叶或累及几个脑叶(40% 为跨叶出血),还可以为单侧或双侧多发性血肿(多灶性出血)。常表现为头痛、呕吐、脑膜刺激征及出血脑叶的局灶定位症状,如顶叶可有偏身感觉障碍、空间构象障碍;颞叶出血较突出的是语言症状,如多语,说话含糊不清、难以理解,左颞叶出血有 Wernicke 失语,右颞叶出血可有精神症状如兴奋、失眠、记忆障碍,可有对侧面、舌及上肢为主的瘫痪和对侧上象限盲;枕叶出血多有视物模糊、同向偏盲或象限盲及黄斑回避(即是在偏盲时视野的缺失绕过了注视区,使该误区仍保持完整);额叶出血可有偏瘫、Broca 失语、摸索等。抽搐较其他部位出血常见。昏迷少见。部分病例缺乏脑叶的定位症状。

3.脑桥出血　多由基底动脉脑桥支破裂所致。出血灶多位于脑桥基底与被盖部之间。少量出血可无意识障碍,表现为交叉性瘫痪和共济失调性偏瘫,两眼向病灶侧凝视麻痹或核间性眼肌麻痹;大量出血(血肿>5ml)累及双侧被盖部及基底部,常破入第四脑室,患者迅即昏迷、针尖样瞳孔、呕吐咖啡样胃内容物、中枢性高热(持续 39℃以上,脑干热及四肢不热)、中枢性呼吸障碍、眼球浮动、四肢瘫和去大脑强直发作等。多在 48 小时内死亡。

4.小脑出血　多由高血压动脉硬化和血管畸形破裂所致。常有头痛、呕吐、眩晕、眼球震颤、共济失调、强迫头位、脑干受压症状和意识障碍。

5.脑室出血　由脑室内脉络丛动脉或室管膜下动脉破裂出血,血液直流入脑室内所致,称原发性脑室出血。少量脑室出血常有头痛、呕吐、脑膜刺激征,一般无意识障碍及局灶性神经缺损症状;大量脑室出血常起病急骤、深度昏迷、四肢瘫痪或阵发性强直痉挛、去大脑强直发作、高热、呼吸不规则、脉搏和血压不稳定等表现。

四、辅助检查

1.白细胞　重症脑出血急性期白细胞可以增到 $(10\sim20)\times10^9/L$,并可出现蛋白尿、尿糖、血尿素氮增加,但均为一过性,可随病情缓解而消退。

2.脑 CT 扫描　CT 扫描能直观显示脑内血肿的大小、部位及是否有脑移位,有无破入脑室,以决定治疗方针,还能动态观察演变过程。早期可发现边界清楚、均匀的高密度灶,CT 值为 $60\sim80Hu$,周围有圈状低密度水肿带。血肿范围大时可见占位效应。发病后 2 分钟左右,血肿区形成囊腔,其密度与脑脊液近乎相等,两侧脑室扩大。发病后 $3\sim7$ 天,血红蛋白破坏,纤维蛋白溶解,高密度区向心缩小,边缘模糊,周围低密度区扩大;发病后 $2\sim4$ 周,形成等密度灶或低密度灶。CT 增强扫描,可见血肿周围有环状高密度强化影,其大小、形状与原血肿相近。

脑出血的 CT 显像取决于血液中的血红蛋白,血红蛋白对 X 线吸收系数明显大于脑组织,故呈高密度影,其密度变化又随时间推移而演变。通常分为:①超急性期(发病至 24 小时):新鲜出血为全血,血红蛋白不高,且混有脑组织,CT 值 $50\sim60Hu$,呈较高密度影;②急性期($2\sim7$ 天):出血凝结成血块,血红蛋白明显增多,CT 值 $80\sim90Hu$,呈显著高密度影;③亚急性期($8\sim30$ 天):血红蛋白和纤维蛋白分解,高密度血肿逐渐呈向心性缩小,周边呈高密度影;④恢复期($5\sim8$ 周):出血块完全溶解吸收,出血灶为黄色液体和软化,CT 表现为低密度影,边界欠清;⑤囊变期(>2 个月):病灶呈液性,和脑脊液相似,CT 值 $0\sim10Hu$,为低密度影,边界清楚。

3.MRI 及 MRA　急性期对幕上及小脑出血的价值不如 CT,对脑干出血优于 CT。通常分为:①急性期($24\sim48$ 小时):出血灶呈长 T_1 信号和短 T_2 信号,周围水肿带或软化脑组织呈短 T_1 信号和短 T_2 信号;②亚急性期(3 天～2 周):血肿先后呈 T_1、T_2 像环状高信号;③慢性期(>3 周):血肿 T_1、T_2 像均呈高信号。MRA 较 CT 更易发现脑血管畸形、血管瘤。

4.数字减影血管造影(DSA)　对怀疑脑血管畸形、动脉瘤、血管炎等可行 DSA 检查。

五、诊断

50 岁以上中老年高血压患者在活动或情绪激动时,突然发病,迅即出现全脑症状和局限性神经症状(偏瘫、失语等),应考虑脑出血的可能性。如果颅脑 CT 检查发现出血灶,则诊断成立。进一步的病情监测和病因诊断性检查也是必要的。

六、鉴别诊断

1.脑梗死　大范围脑梗死与重症脑出血、少量脑出血与轻症脑梗死,常易误诊。鉴别时,应详问病史,认真检查,综合分析判断。一般脑出血,在发病时首诊血压较发病前血压增高显著,有恶心、呕吐、意识障碍渐进加深,有脑膜刺激征,常有助于诊断。若脑脊液为均匀血性,则更有助于诊断的确立。

脑出血和脑梗死的临床表现有许多相同之处,在缺乏影像学的条件下难以区分。但仔细分析临床资料会发现一些不同点(表 3-2),抓住这些不同点有利于脑出血和脑梗死的鉴别。

表 3-2　脑出血和脑梗死的临床鉴别

脑出血	脑梗死
病前无 TIA	病前有 TIA
头痛、呕吐、意识障碍	少见呕吐和意识障碍
24 小时内不缓解	如果是 TIA 在 24 小时内缓解
少见再出血导致临床恶化	不稳定卒中会突然恶化

2.蛛网膜下腔出血　突发剧烈头痛,脑膜刺激征明显,常为特征性症状;意识障碍多较轻,少数较重;初期多无偏瘫;脑脊液含血量较多。

3.瘤卒中　指脑肿瘤内的血管破裂出血而言。肿瘤位于"静区",在发生瘤卒中以前,可无任何不适;位于非"静区"瘤卒中,一般多在渐进性症状的基础上突发卒中,视盘水肿多见。可据脑脊液检查、CT 扫描、MRI 结果确诊。

4.其他内科疾病　发病突然,迅速昏迷,局灶体征不明显的患者,应与可引起昏迷的全身性疾病如糖尿病、肝性脑病、尿毒症、急性酒精中毒、低血糖、药物中毒、CO 中毒等鉴别。

应详细询问病史,仔细查体,如发现同向偏视、一侧瞳孔散大、一侧面部船帆征、一侧上肢落鞭征、一侧下肢外旋征,对诊断脑出血有帮助。

七、治疗

采取积极合理的治疗,以挽救患者生命,减少神经功能残疾程度和降低复发率。

(一)血肿周围组织损伤的细胞保护治疗

高血压性脑出血患者发病后 1 个月内的病程大致可分为 3 个阶段:第一阶段为病后 24～48 小时,是血肿自身的演变及其对组织的机械性损伤,同时水肿在逐步形成;第二阶段为 2 周,是组织水肿;第三阶段为 2 周以后,威胁生命的严重水肿已基本消退,病变修复与恢复开始占据主导地位。

第一阶段治疗的重点是防止血肿扩大,尽早清除血肿,解除血肿对血肿周围组织的机械性压迫,缓解脑组织移位和防治脑疝;同时清除血肿亦是治疗血肿引起的继发性损伤的重要途径。

第二阶段的治疗重点是对水肿的处理。虽然脑水肿显现于脑出血后 2～3 天,并于 1 周内达高峰,但针对水肿机制的治疗措施应在脑出血患者入院时即开始。

细胞保护治疗贯穿于病程的各个阶段,其治疗效果的好坏可对脑组织功能的预后产生重要影响。

1.血肿清除是神经保护的重要途径　血肿的存在是引致血肿周围组织继发性损伤的根本原因,因此血肿清除亦应视为脑出血治疗与血肿周围组织细胞保护的重要手段。

2.血肿周围组织损伤的药物性细胞保护

(1)脑缺血的细胞保护治疗:由于血肿周围的低灌注在水肿形成及神经元损伤中的重要性,因而改善缺血有可能产生有益效应。但改善缺血的措施能否导致血肿扩大,也是临床医生应关注的重要问题。①内皮素系统的阻断:对内皮素系统的干预可能有益于脑出血血肿周围组织缺血与水肿的改善。②钙通道阻滞药:脑出血急性期应用,初步认为 Ca^{2+} 通道阻滞药治疗 PHT 缺血有一定价值,具体安全性尚待临床验证。

(2)血管基质损伤的保护:脑出血后,既有广泛的血管痉挛与缺血,同时又存在血管扩张与局部过度灌注,局部缓激肽浓度升高引起的血脑屏障的过度开放可能为其原因之一。应用激肽释放酶抑制药——抑肽酶可明显减轻血肿周围组织水肿。

（3）血肿分解物的保护治疗：各种来源的大分子物质向血肿周围组织渗透，造成渗透性水肿，其治疗主要通过增加血浆胶体渗透压来完成。

（二）内科治疗

脑出血的治疗，首先是抢救生命，其次是降低残疾率。急性期，应保持安静，绝对卧床，避免不必要的推动，稳定血压，防止进一步出血；保持呼吸道通畅，改善脑缺氧，控制脑水肿，降低颅内高压，积极维持生命功能，补充适当的营养预防并发症发生。

1.保持呼吸道通畅　重症昏迷较深者，应清除口腔内异物、义齿、分泌物、呕吐物，保持呼吸道通畅。勤吸痰，头偏向一侧以免舌后坠阻塞呼吸道。痰多不易吸出时，应及早做气管切开。

2.控制血压　脑出血患者，由于长期高血压，脑血管自动调节功能减退，同时有明显颅内高压，因此，降血压应十分慎重。降压不宜太快、过低，否则脑血流量明显减少，以致供血不足，对有全身动脉硬化者，于心、肾脏器也不利。收缩压以维持在 160mmHg 为宜。

脑出血患者的血压高有 3 个因素：①原来就有高血压，本次发病血压仍高者，需用降压药。②原来没有高血压，本次发病后血压升高，系颅内压增高引起的血管加压反应。因为在颅压增高影响下，脑血流量减少，为了增加脑血流量，机体通过血管加压反应，提高动脉压，使脑灌注压升高，从而提高脑血流量，改善颅压高引起的脑缺氧，因此对于这种原因引起的血压增高，只能通过降颅压来达到降低血压的目的。③患者因恐惧、疼痛、不适、躁动不安引起的反应性血压增高，可通过镇静、镇痛等消除。若血压持续在 24～26kPa（180mmHg）或以上时，可选用肌内注射利舍平 0.5～1mg，6～12 小时后再重复 1 次；或肌内注射 25% 硫酸镁 10mg，每 6～12 小时 1 次。

在应用药物降压治疗的同时，应密切观察患者血压的变化和调整头位（床头高度），血压过高时，应抬高床头 30°～45°；血压下降接近正常时，即将床头放低。如血压下降过低，则需将头位放低；如血压持续过低，应立即选用升压药物如间羟胺等，以维持所需的血压水平，防止脑损害进一步加重。

3.降低颅内压　脑出血后，脑水肿逐渐加重，常在 3～4 天达高峰。控制脑水肿，降低颅高压，防止脑疝形成，是脑出血紧急处理的重要措施。常用的措施如下。

（1）降低体温：体温每下降 1℃，颅内压平均下降约 5.5%，要求肛温维持在 32℃，可应用冰帽、冰垫，降低脑部及躯体温度，借以降低颅内压。

（2）过度换气：利用人工呼吸器，过度换气，降低动脉血 CO_2 分压.以维持在 25～35mmHg 为宜。

（3）脱水药物治疗：①甘露醇：是目前晶体渗透性脱水药中具有控制脑水肿、降低颅内高压作用强、效果佳的药物。心、肾功能差者可使用呋塞米。当颅内高压症显著时，可每 4～6 小时 1 次；或 250ml/次，每 4～6 小时 1 次。若出现脑疝早期症状时，应及时加用一个剂量，待紧急情况缓解后，仍以 125ml/次，每 6～8 小时 1 次，酌情应用 1～2 周。应用期间出现血尿者，可改用呋塞米；待血尿停止后，可再试用甘露醇。对瘦弱者，应用甘露醇的剂量以 0.3～0.4g/（kg·次）为宜。对血容量不足血压低者，宜用胶体脱水药，或先扩容升压后再脱水。②呋塞米 20～40mg 加入 5% 葡萄糖溶液 40～60ml 中静脉注射，6～8 小时可重复 1 次；或呋塞米 20～40mg 肌内注射，每日 2～4 次，或静脉小壶滴入。③10% 甘油 500ml，静脉滴注，每日 1 次，7～10 天为 1 个疗程。此药无反跳作用。④25% 甘油盐水 30～50ml 口服，每日 3 次。⑤胶体渗透性脱水药有 20%～25% 血清白蛋白 20ml，静脉滴注，每日 1～2 次；或干血浆 1 瓶溶于 5% 葡萄糖溶液 200ml，过滤后，静脉滴注，每日 1 次。

（4）激素：适用于出血量较大.头痛、呕吐明显，意识障碍较重或有脑疝早期表现者。常用药物是地塞米松，每日 10mg 静脉滴注。糖尿病患者禁用，合并消化道出血或伴有严重感染者不用。

4.止血药   一般认为止血药对大多数脑出血并无效果,但如合并消化道出血(应激性溃疡)预防可用H₂受体阻滞药,如西咪替丁 0.2～0.4g/d,静脉滴注;雷尼替丁 150mg 口服,每日 1～2 次;奥美拉唑每日20～40mg,口服或静脉注射;奥美拉唑 200mg 口服,每日 3 次;并可用氢氧化铝凝胶 40～60ml 口服,每日 4次。一旦出血应按上消化道出血的常规进行治疗,可应用止血药,如去甲肾上腺素 4～8mg 加冷盐水 80～100ml 口服,每日 4～6 次;云南白药 0.5g 口服,每日 4 次。若内科保守治疗无效可在内镜直视下止血。应防止呕血时引起窒息,同时应补液或输血以维持血容量。有凝血障碍时可使用 6-氨基己酸(EACA)、对羧基苄胺、氨甲环酸、卡巴克洛、酚磺乙胺、仙鹤草素等,尚可口服或经胃管鼻饲三七粉、氢氧化铝凝胶、冰牛奶、冰盐水等。

5.促进脑细胞功能药物应用   在脑水肿基本消退,脑神经功能紊乱已趋平息,病程将转入恢复期时,可用促进神经细胞代谢的药物,以利于恢复脑的正常功能,减少后遗症。常用的有脑活素、都可喜、胞磷胆碱、吡拉西坦、γ-酪氨酸、大脑注射液脑多肽等。

6.水、电解质平衡和营养   病后每日入液量可按尿量＋500ml 计算,如有高热、多汗、呕吐或腹泻者,可适当增加入液量。维持中心静脉压 5～12mmHg 水平。注意防止低钠血症,以免加重脑水肿。每日补钠50～70mmol/L,补钾 40～50mmol/L,糖类 13.5～18g。

7.并发症的防治   ①感染:发病早期病情较轻的患者如无感染证据,通常可不使用抗生素;合并意识障碍的老年患者易并发肺部感染,或因尿潴留或导尿等易合并尿路感染,可给予预防性抗生素治疗。②中枢性高热:宜先行物理降温,效果不佳可用多巴胺能受体激动药如溴隐亭 3.75mg/d,逐渐加量至 7.5～15.0mg/d,分次服用。也可用丹曲林 0.8～2.5mg/kg,肌内或静脉给药,每 6～12 小时 1 次;缓解后用100mg,每日 2 次。③抗利尿激素分泌异常综合征:又称稀释性低钠血症,可发生于约 10% ICH 患者,因经尿排钠增多,血钠降低,加重脑水肿,应限制水摄入量在 800～1000ml/d,补钠 9～12g/d。低钠血症宜缓慢纠正,否则可导致脑桥中央髓鞘溶解症。④癫痫性发作:以全面性发作为主,频繁发作者可静脉缓慢推注地西泮 10～20mg,或苯妥英钠 15～20mg/kg 控制发作,不需长期治疗。⑤下肢深静脉血栓形成:表现为肢体进行性水肿及发硬,勤翻身、被动活动或抬高瘫痪肢体可预防,一旦发生,应进行肢体静脉血流图检查,并给予普通肝素 100mg 静脉滴注,每日 1 次;或低分子肝素 4000U 皮下注射,每日 2 次。

(吴红国)

第四节   脑叶出血

脑叶出血系指大脑皮质动脉破裂导致的脑叶出血,又称皮质下白质出血。老年人多为高血压动脉硬化或淀粉样变血管病引起;青壮年多由先天性脑血管畸形所致。少量出血症状轻,酷似腔隙性脑梗死;出血破入蛛网膜下腔者,脑膜刺激征明显,易误诊为原发性蛛网膜下腔出血。在过去,由于临床上难以与其他出血性疾病相鉴别,因而认为其发病率较低,国内报道为 3.8%,国外报道为 5%～10%。自 CT 问世以来,对各部位脑出血的诊断准确率有了显著提高,脑叶出血的发病率已达 15%～34%,仅次于基底节出血,且年轻人所占比重大,病因和临床经过均有其特殊性,人们也逐渐重视和重新认识了脑叶出血。

一、病因和发病机制

1.高血压病   为脑叶出血的重要原因,占 60% 左右。患者一般年龄较大,既往有高血压病病史或入院时血压增高。一般认为出血原因是微动脉瘤的形成,即长期高血压引起血管壁纤维蛋白坏死而产生的粟粒样动脉瘤,加之血流动力因素发生变化,就会造成破裂出血。动脉硬化后的血管壁薄弱也是引起破裂出血的原因。

2.脑血管畸形　为年轻人脑叶出血的重要原因,是先天性脑血管发育异常,以动-静脉畸形(AVM)为最常见。AVM多分布于大脑中动脉及大脑前动脉供血区,病变较多位于脑组织内,但皮质表面亦不少见。AVM的出血与其血管结构和血流动力学改变有关,病变为由异常网状供血动脉和引流静脉构成的曲张错综的血管团,动-静脉的时间大为缩短。平滑肌发育不良,甚至完全由纤维组织代替。其血流量大而迅速,但造影剂在畸形血管团内的滞留时间显著延长,且供血动脉压力增高而延迟引流的特点可能是使血管壁薄弱部位破裂出血的原因。

3.脑动脉瘤　常见于中年人,多为先天性动脉瘤,破裂后大多引起蛛网膜下腔出血(SAH)。但若动脉瘤紧贴于脑组织甚至埋在脑组织内,且破口又指向脑实质时,动脉内的巨大压力会将血液直接射入脑组织,如位于前交通动脉区或外侧裂的大脑中动脉上的动脉瘤常破入额叶和颞叶而形成血肿。动脉瘤破裂造成脑叶血肿的原因还与反复出血有关,出血后血管的破裂处与周围组织粘连,致蛛网膜增厚,邻近脑池封闭,当再次出血时,血液不能进入蛛网膜下腔而达脑叶。

4.淀粉样血管病(CAA)　CAA被认为是除高血压动脉硬化以外,最易引起老年人发生脑出血的原因,以类淀粉样的物质沉积在大脑中、小动脉的内膜和外膜为特征。该物质在血管壁上的沉积,削弱了血管壁的功能或在沉积部位继发微动脉瘤,使得该动脉极易破裂出血。在受累的严重程度上以顶、枕叶为主,常引起大脑后部出血,并有反复发生和多灶性出血的倾向以及预后不良。

5.肿瘤卒中　通常是恶性肿瘤发生出血,如多形性胶质母细胞瘤、血管网状细胞瘤等,还有肺癌、黑色素瘤、绒毛膜上皮癌及肾癌等引起的颅内转移瘤。其出血原因主要是瘤体血管丰富,而组织发生坏死,甚或肿瘤直接侵犯血管壁而引起出血。

6.其他　血液系统疾病如白血病、血小板减少症及血友病、烟雾病,应用抗凝药等。

二、临床表现

脑叶出血的临床表现主要取决于出血部位及出血量。血肿位于额叶、颞叶、顶叶、枕叶或累及几个脑叶(40%为跨叶出血),还可以为单侧或双侧多发性血肿(多灶性出血)。按出血量的多少可分为3型:小血肿(20ml以内)、中等血肿(20~40ml)、大血肿(40ml以上)。临床表现如下。

(一)一般临床表现

绝大多数患者为突然起病,少数为逐渐起病。首发症状多为头痛,其程度轻重视血肿的大小以及是否破入脑室或蛛网膜下腔而定,即出血量大引起颅内压增高或血肿破入脑室或蛛网膜下腔均可引起明显的头痛;若血肿小又为"包裹性脑出血"(指未破入脑室或蛛网膜下腔者),则头痛较轻。临床症状大致可分为以下3类。①无瘫痪及躯体感觉障碍者,约占25%,出现头痛、呕吐、脑膜刺激征及血性脑脊液,需与蛛网膜下腔出血鉴别,查体有与病变部位相应的体征,如偏盲及象限盲、各种类型不全失语、精神异常或强握等症状。②有瘫痪和(或)躯体感觉障碍者,约占65%。出血多位于颞、顶区,虽有偏瘫体征,但上、下肢瘫痪程度或运动与感觉程度明显不等,有时为单瘫,是由于位于皮质下白质内的锥体束纤维比较分散,而血肿往往只累及某一局部所致;部分患者有癫痫发作,为局灶性发作或大发作形式。③发病即昏迷,脑出血量大者,约占10%。但昏迷的发生率较低,可能是由于血肿位于大脑周边部的皮质下白质内,距离中线结构有一定距离,不易损害脑干上行激活系统所致。部分患者有眼底视盘水肿。在颅内高压失代偿期可出现去大脑强直发作,伴有意识障碍、瞳孔散大及自主神经功能障碍,或发生脑疝危及生命。脑叶出血多数预后良好,约 10％死亡。

(二)各个脑叶出血的临床表现

脑叶出血的症状和体征主要取决于血肿的部位和大小。通常,其临床病程在发病后数小时至数天呈迅速进展趋势。

由于脑叶出血极易破入蛛网膜下腔,故常引起脑膜刺激征,如头痛、颈项强直、凯尔尼格征阳性。70％~80％的病例可出现严重头痛。头痛的部位与脑膜的神经支配有关,而不取决于血肿的位置。由于血肿常接近或直接累及皮质,故癫痫较其他部位血肿相对多见。

1.额叶出血　额叶出血的典型表现是对侧肢体瘫痪和双侧额部头痛,以出血侧为重。突出的症状是肢体瘫痪,首发症状常为出血灶对侧上肢无力,可有单肢瘫或伴有下肢轻瘫。若额叶征与偏瘫征不相称,则提示脑内的出血可能在额叶优势半球,可有运动性失语,可出现两眼向病灶侧凝视。若出血发生在额叶前部,则无明显瘫痪,而以精神症状为主,如表情呆板、反应迟钝、记忆力减退、情感和个性改变等,可有额叶释放征(吸吮、摸索、强握)。此外,还可出现癫痫、共济失调、昏迷。

2.颞叶出血　头痛位置多以耳部或耳前为中心。较突出的是语言症,如多语、说话含糊不清、难以理解。左颞叶出血有 Werniche 失语;右颞叶出血可有精神症状,如兴奋、急躁、躁狂、失眠、记忆障碍、失礼。巨大血肿则可致沟回疝。与其他部位相比,肢体瘫痪较少见,可有对侧面、舌及上肢为主的瘫痪。若颞叶视放射受损,可出现视野缺损,如偏盲或侧上象限盲。

3.顶叶出血　首发症状可能为患侧颞顶部剧烈疼痛。若病灶在主侧半球,则可出现 Gerstmann 综合征(因左侧顶叶后下部与颞顶叶交界处出血,而出现手指失认症、失左右定向症、失写症、计算力缺失症);若病灶在非主侧半球,则可出现结构性失用症和穿衣失用症。多数有病灶对侧偏身感觉障碍,以皮质感觉障碍为主。可伴有对侧轻偏瘫,以下肢为重,面部受累较少。少数可伴对侧下象限盲。

4.枕叶出血　多有严重头痛,位于出血侧枕部或眼眶部及其周围(其原因可能是天幕上的脑膜是由三叉神经眼支支配的)。大多有视物模糊,视野缺损是最常见的体征,同向性偏盲或象限盲及黄斑回避(即在偏盲时视野的缺失绕过了注视区,使该区仍保持完整)。运动和感觉障碍较少见,但在大血肿时也可有轻偏瘫,甚至出现脑干及小脑体征。可有眼位异常如双眼注视病灶侧,但眼球活动不受限,可能与患者主观注视视野存在侧有关,并非注视麻痹。少部分病例可出现诵读困难。

5.跨叶出血　跨叶出血比单个脑叶出血多见,出血量一般较大,血肿累及到 2 个或以上脑叶。临床表现较复杂,依受累的不同部位而出现相应的定位体征。

6.多灶性出血　当一侧或两侧同时发生 2 个或以上血肿时,往往只出现一个出血灶的体征,取决于出血灶是否影响脑的主要功能区,单靠临床检查难以诊断,必须依赖 CT。

三、辅助检查

1.腰椎穿刺　脑脊液压力有不同程度增高,可以为血性脑脊液。

2.脑电图　在出血侧可有局灶性异常。

3.脑 CT 扫描　CT 扫描见脑叶皮质下白质内有高密度灶,形状多呈圆形或椭圆形,血肿大者可出现占位效应,如脑室受压、中线结构移位,血液可以破入脑室或蛛网膜下腔。数周后原高密度灶逐渐变为等密度、低密度灶。在部分 AVM 患者可见到畸形血管钙化影,或在增强扫描时呈现粗细不等、形状不一的高密度畸形血管影。

4.脑血管造影　　在 CT 证实为脑叶出血之后,脑血管造影是进一步追查病因的重要手段。目前大多采用数字减影血管造影(DSA)。

DSA 可以显示出血肿的局部占位征象。AVM、DSA 对于其病变部位、范围、供应动脉及引流静脉情况的了解必不可少,AVM 可显示为不规则的曲张交错的血管团,供应动脉增粗而其他动脉变细,引流静脉明显扩张并提早在动脉期显影,造影剂在畸形血管团内的滞留时间显著延长。但在隐匿性血管畸形,大多造影正常,少数可见到无血管区。在脑动脉瘤,DSA 可以确定动脉瘤的部位、大小、数目、瘤颈的宽窄、瘤体的伸展方向、侧支循环以及有无血管痉挛等。先天性动脉瘤好发于颅底动脉环的分支处,瘤腔显影大多为球形、椭圆形,可有不规则形,一般有蒂与动脉干相连,多为单发,少数为多发,若动脉瘤轮廓毛糙或有尖顶样突出,则为出血或破裂的征象。在烟雾病,DSA 可见到双侧颈内动脉远端及大脑前动脉、大脑中动脉近端明显狭窄和闭塞,脑底部有许多细小血管组成的血管网。

四、诊断

诊断主要依据以下几点:①突然发病;②有颅内压增高症状;③有神经系统定位体征,如瘫痪、失语、视野缺损、精神症状等;④脑 CT 可明确出血部位及出血量;⑤脑 MRIT_1 像及 T_2 像均呈高信号;⑥CTA、MRA 或 DSA 有助于明确病因。

五、鉴别诊断

1.无瘫痪及感觉障碍者应与 SAH 鉴别　　脑叶出血者经仔细检查,可发现有视野缺损如偏盲或象限盲,语言功能障碍如运动性失语、感觉性失语等。而 SAH 一般不会出现偏盲及语言功能障碍。但有时两者难以区分,因此,即便是典型的 SAH,在未做 CT 之前也不能完全排除脑叶出血的可能性。

2.有瘫痪及感觉障碍者应与壳核或丘脑出血相鉴别　　由于皮质下白质内各传导束已散开,血肿往往只破坏部分传导束纤维,因而脑叶出血易出现体征“分离”现象,如上、下肢瘫痪的程度不一,瘫痪和感觉障碍的程度不一等。而在内囊,各传导束非常集中,很容易全部受损,所以壳核出血时累及内囊导致的瘫痪及感觉障碍程度比较一致。丘脑出血时常有眼位异常如上视不能、内斜视、内下斜视、分离斜视等,而脑叶出血多为共同偏视。

六、治疗

治疗方案要根据患者的年龄、全身情况、出血的病因、血肿的部位及大小、临床症状的轻重而定。

适用于小血肿、无意识障碍且暂未明确病因者,或虽然血肿较大但意识障碍过重者,高龄患者,以及其他不适宜手术的患者,如类淀粉样血管病引起的出血或全身情况不允许手术时。措施如下。

1.脱水降颅压　　控制脑水肿,降低颅内压以防止脑疝的发生,是脑出血急性期处理的一个重要环节。脱水疗法常用如下药物:①20％甘露醇 125～250ml,静脉注射,每 6 小时 1 次。②复方甘油注射液 500ml,静脉滴注,每日 1～2 次(与甘露醇交替、联合应用效果较好)。③利尿药:利尿酸钠 25～50ml,加入 5％葡萄糖盐水内静脉注射,6～8 小时可重复 1 次;或呋塞米 20～40mg 肌内注射或静脉注射。④激素:地塞米松 10～15mg,静脉注射。

2.镇痛镇静　　头痛剧烈或烦躁不安者可给冬眠 Ⅰ 号、地西泮、苯巴比妥等。

3.止血药的应用　①对羧基苄胺(PAMBA)0.4～0.6g/日,加入输液中静脉滴注;②6-氨基己酸(EACA)12～24g/日,加入输液中静脉滴注。

4.调整血压　根据出血前平时的血压水平,选用适当药物以控制过高的血压,用药后使血压逐渐至病前原有水平或稍高于原有水平。常用药物有:利舍平,0.25～1mg 肌内注射,6～12 小时可重复 1 次;25% 硫酸镁 10ml 肌内注射,每 6～12 小时 1 次。如血压过高,可给予二氮嗪静脉注射;或硝苯地平 10mg,每日 3 次,口服或鼻饲。降血压不宜过速、过低。

5.保持水、电解质平衡　适当限制液体入量。在脑水肿早期,应使出量稍多于入量。每天液体入量,成人为前一天尿量增加 500ml。液体以 5%～10%葡萄糖生理盐水或林格液加等量 10%葡萄糖溶液为宜。补液既要避免过多过快、加重脑水肿,又要保持有效循环的血容量,同时应及时纠正电解质紊乱。

6.保持呼吸道通畅　昏迷患者要定时吸痰,必要时做气管切开。

7.防治并发症　选用抗生素预防及治疗肺部感染,定时翻身预防压疮等。

8.静卧至少 4 周　包括大、小便均不能起床,避免情绪激动及用力,保持大便通畅。

9.康复治疗　恢复期进行康复治疗,加强瘫痪肢体的功能锻炼。

（任丽云）

第五节　脑室出血

脑室出血可分为自发性和继发性,自发性脑室出血(SIVH)是指脉络丛或脑室壁及其周围 1.5cm 范围内出血破入脑室(不包括丘脑和尾状核出血);继发性脑室出血是指脑实质出血破入脑室系统。自 CT 技术应用于临床后,SIVH 的诊断不困难。据文献报道,其发病率占脑出血的 3.1%～8.6%,高于小脑出血,次于脑干出血。

一、病因

脑室出血的病因和蛛网膜下腔出血的病因相似,其中以动脉瘤、高血压、动脉粥样硬化和脑血管畸形最常见,其次为血液病、静脉破裂、瘤卒中、烟雾病和动脉炎。

二、发病机制

SIVH 与脑室壁血供特点密切相关。有学者对脑室近旁血供研究发现,来自脉络膜、前后动脉和豆纹动脉的室壁血管沿远心方向,呈放射状向脑室旁 1.5cm 范围的白质和深部神经灰质核群供血;来自脑表面供应脑实质的血管呈向心性向深部供血。在脑室旁 1.5cm 处两组血管形成一分水岭区,这些血管均为终末小动脉,彼此互不吻合,侧支循环差,因此这一区域极易受到缺血的损害。当发生高血压、动脉硬化、烟雾病或其他闭塞性血管病时,易在此处形成软化灶,引起梗死性出血,或在以上病理基础上形成异常血管网或粟粒样动脉瘤而破裂出血。另外,这些血管在室管膜下形成血管网后,其末梢呈扩张状,也易发生出血。

SIVH 的临床症状与出血量多少密切相关。根据 CT 征象可分为部分性和全脑室系统出血。部分性脑室出血的出血量<25ml,可局限于一个或数个脑室;全脑室系统出血的出血量>25ml,CT 扫描可见全脑室系统形成铸型。

三、病理改变

本病的病理变化与蛛网膜下腔出血相似但较之尤甚,其中以颅内高压-脑积水更为突出。动脉瘤破裂有脑室出血,常与蛛网膜下腔出血合并存在。因颅内动脉瘤好发于脑底动脉环,破裂出血时血流首先破入蛛网膜下腔,同时血流还可穿破邻近的脑实质射入脑室,如前交通动脉瘤破裂,血流破入第三脑室;又如额叶底面和内侧面处动脉瘤,血流可破入邻近的侧脑室额角。

高血压动脉粥样硬化性脑出血破入脑室的发生率,取决于脑内血肿的位置和体积,如位于纹状体区、额叶内侧区和视丘区的血肿,因邻近侧脑室或第三脑室,容易破入脑室。邻近脑室系统的血肿,体积不大也易破入脑室。而远离脑室系统的血肿,体积较大才能破入脑室。脑室积血在病情稳定后1周可开始吸收,有的可在2周内完全吸收。

四、临床表现

(一)SIVH 的共同特征

SIVH 的临床表现因类型及病因不同而各异。其共有特征为:40～70岁为高发年龄,多有高血压病史,多在情绪激动、体力活动及饮酒时发病;绝大多数患者突然起病,少数呈亚急性或慢性起病;轻者仅表现为头痛、头晕、恶心、呕吐等脑膜刺激征或定向力等认知功能障碍,需经 CT 检查确诊;重者表现为剧烈头痛、呕吐、意识障碍、瞳孔缩小、偏瘫、四肢强直性抽搐、高热及双侧病理征阳性等;晚期可出现脑疝、去大脑强直、呼吸循环障碍及自主神经功能紊乱。

(二)各种病因 SIVH 的临床特点

SIVH 的病因分为高血压性、动脉瘤性、脑血管畸形性、烟雾病性、颅内肿瘤、原因不明和其他7类。各种病因 SIVH 除具有脑室出血的共同表现外,尚具有各自的临床特点。

1.高血压性脑室出血 占 SIVH 的 60%～70%。本病好发于 51～70 岁,男女之比为 1∶0.84。患者除具有脑室出血的一般表现外,还有以下特征:①有明显高血压病史;②多伴有动脉硬化、冠心病或其他血管性病变;③常在 50 岁以后发病;④绝大多数为突然发病,发病时血压可升至 180/100mmHg 以上;⑤多伴有全身性动脉硬化和其他脏器功能衰竭,意识障碍相对显著;⑥占继发性脑室出血的 80% 以上,原发出血部位多位于基底节区和丘脑;⑦同时伴有脑梗死,脑定位体征明显,预后较差。

2.脑动-静脉畸形性及烟雾病性脑室出血 脑血管畸形性脑室出血约占 SIVH 的 4.2%,几乎均由脑动-静脉畸形破裂出血引起。由于出血源于静脉,故临床表现比高血压性或动脉性脑室出血轻。其特点是:常见于 15～40 岁;突然起病,表现类似蛛网膜下腔出血及颅内压增高;有反复出血史;幕下动-静脉畸形有慢性颅内压增高、后组脑神经损害、眼球震颤、共济失调等类颅内肿瘤表现,在此基础上突然发病加重。

烟雾病性脑室出血约占 SIVH 的 2.3%,常见于 5～35 岁,临床表现多为突然昏迷、偏瘫,腰穿脑脊液为血性。病史中常有左右交替出现的轻偏瘫、智能减退、癫痫发作及头痛等。烟雾病破裂出血常同时破入脑室内和蛛网膜下腔,临床上单靠查体难以确定和区别病因,需行 CT 检查和脑血管造影才能确诊。

3.动脉瘤性脑室出血 占 SIVH 的 1.9%～41.2%。先天性颅内动脉瘤多在青年以后发病,其临床表现类似蛛网膜下腔出血及急性颅内压增高征。患者除具有一般脑室出血的症状与体征外,可表现为精神症状、视网膜出血、欣快、躁动不安、妄想及幻觉等,若伴一侧动眼神经麻痹,提示该侧有后交通动脉瘤。由于动脉瘤出血源于动脉,出血多凶猛,脑实质破坏严重,出血后多继发脑动脉痉挛,加重缺血,故意识障碍较重。

4.颅内肿瘤性脑室出血　约占 SIVH 的 1%。脑室内或脑室旁肿瘤出血可引起原发性脑室出血,临床上可有颅内占位表现,如头痛、头晕、恶心、呕吐、偏瘫、眼底视盘水肿。在此基础上若突然病情加重,可出现急性颅内压增高、剧烈头痛、呕吐、脑膜刺激征等。

5.原因不明及其他病因的脑室出血　约 4.8% 的 SIVH 患者病因不明,若行脑血管造影普查,部分不明原因者可得以确诊。此类患者发病年龄较轻,临床经过良好。

其他引起脑室出血的少见病因包括凝血机制障碍、妊娠高血压综合征、子痫等。患者多先有原发病的症状与体征,在此基础上突然出现抽搐、意识障碍或剧烈头痛、恶心、呕吐及脑膜刺激征。脑出血破入脑室后可合并其他器官出血,如视网膜出血等。

五、辅助检查

1.腰椎穿刺脑脊液检查　腰穿显示脑压力明显升高,并可获得血性脑脊液。值得注意的,这只能说明脊髓蛛网膜下腔有积血,而不能肯定血性脑脊液来自脑室内的积血。

2.侧脑室穿刺引流　此方法对重症患者尤为合适,比腰穿更为安全可靠,且有确诊和急救的价值。

3.头颅 CT 扫描　脑室出血的 CT 检查,可准确地显示出血的部位、范围及脑室大小。脑室内填塞的血液呈高密度影像,此高密度灶可呈现有脑室的一角,也可有各脑室内均有部分填塞,严重者铸型样填塞,因积血阻塞脑室系统的通道所造成的急性阻塞性脑积水。

4.脑 MRI 扫描　可准确地显示出血的部位、范围及脑室大小,脑室内填塞的血液 T_1 像及 T_2 像均呈高信号。

VCR 用 Vassilouthis 方法测量:即侧脑室前角尾状核头部之间宽度与同一水平颅骨内板之间距离之比,此比值小于 0.15 为正常,在 0.15～0.23 为轻度脑室扩大,大于 0.23 为重度脑室扩大。

有学者将脑室出血的 CT 表现分为以下 5 型。

Ⅰ型:出血局限在室管膜下,且未穿破 8% 膜进入脑室系统,脑实质内没有血肿。此型临床上少见,占 3.8%。

Ⅱ型:出血限于脑室系统局部,血液积于额角、颞角或枕角没有脑积水,此型占 5%。

Ⅲ型:出血限于脑室系统内,可有脑室呈铸型,并有脑积水此型占 10%。

Ⅳ型:为脑实质内出血破入脑室系统,不伴脑积水。此型又分为 2 个亚型:Ⅳa 型,即幕上脑实质内血肿小于 30ml;Ⅳb 型,即幕上脑实质内血肿大于 30ml 或幕下血肿。Ⅳ型占 28.8%。

Ⅴ型:脑实质内血肿破入脑室,伴有脑积水。亦分为 2 个亚型:Ⅴa 型,即幕上脑实质内血肿小于 30ml;Ⅴb 型,即幕上脑实质内血肿大于 30ml 或幕下血肿。Ⅴ型占 52.3%。

5.脑血管造影或 DSA　此类检查可能发现脑室出血患者由动脉瘤或动-静脉畸形破裂所引起,同时也有助于原发性和继发性脑室出血的鉴别诊断。如 CT 显示单纯性脑室积血,若经脑血管造影发现出血来源于脑底动脉瘤破裂,则这类病例应诊断为继发性脑室出血。

六、诊断

(一)自发性脑室出血(SIVH)

凡突然发病,有急性颅内压增高、意识障碍、抽搐、偏瘫、失语、脑膜刺激征等表现者,均应考虑 SIVH 的可能。由于有些轻型脑室出血患者仅表现为头痛、头晕、恶心、呕吐等,而无意识障碍或脑定位体征,所以有时容易漏诊。为此,应及时行腰椎穿刺、颅脑 CT 扫描及脑血管造影检查,以明确诊断。①腰椎穿刺:几乎所有患者腰穿都可抽出均匀血性脑脊液,腰穿压力多超过 2.6kPa,急性期脑脊液中以红细胞和嗜中性粒细胞为主,发病后 3~5 天可见含铁血黄素吞噬细胞,7~10 天可见胆红素巨噬细胞。②脑室造影:可见脑室内充盈缺损,脑室扩大、变形移位,脑池及脑沟扩大或不显影、充盈缺损等表现。③颅脑 CT 扫描:表现为脑室内高密度影,偶尔为等密度影。CT 扫描尚能清楚地显示原发出血部位、血肿大小、形态、脑水肿、中线结构移位、脑积水、穿破脑室的部位和脑室内出血的程度等;动态 CT,检查能观察血肿的自然吸收过程,以及有否再出血等。④脑血管造影:正位片可见外侧豆纹动脉向内移位,其远端下压或变直,大脑前动脉仍居中线或移位不明显,大脑内静脉明显向对侧移位,与大脑前动脉之间呈移位分离现象。侧位片可示侧脑室扩大征象。另外,脑血管造影尚能显示脑室出血的原因,如动脉瘤、动-静脉畸形、烟雾病等。

(二)侧脑室及第三脑室出血

1.急性起病的剧烈头痛、呕吐和烦躁不安。

2.迅速进入昏迷状态,鼾声呼吸。

3.血压明显升高。

4.皮肤充血、多汗。

5.体温升高。

6.瞳孔开始缩小,随即瞳孔散大。

7.开始心搏徐缓,随即心搏过速。

8.由于脑干和脊髓的自动性抑制解除,患者有自发性强直性痉挛。

9.脑膜刺激征阳性。

10.早期即有呼吸困难,严重时呈陈-施呼吸和呼吸停止。

11.血性脑脊液。

12.颅脑 CT 和 MRI 侧脑室和第三脑室有出血灶。

(三)第四脑室出血

1.急性起病的头痛、呕吐、头晕、呃逆和吞咽困难。

2.一般在卒中开始时意识不完全丧失,以后才迅速发展成深昏迷。

3.早期出现四肢瘫痪,肌张力减低,病理反射阳性。

4.脑膜刺激征阳性。

5.瞳孔缩小。

6.心率徐缓,血压低下。

7.早期出现呼吸障碍、陈-施呼吸或其他脑干型的呼吸异常。

8.血性脑脊液。

9.颅脑 CT 和 MRI 显示第四脑室有出血灶。

脑室出血时,除了上述的血液充满某一脑室的特征性表现外,也可继发地引起一些特殊的综合征,如:

①大脑脚受压引起的 Weber 综合征;②脑干在小脑幕裂孔处受挤压而引起的导水管闭塞,产生脑积水及急性脑水肿;③枕骨大孔处损伤脑干的综合征;④第四脑室受压的以心搏、呼吸障碍为特征的菱形窝受损的症状。

七、鉴别诊断

(一)SIVH 的鉴别诊断

原发性脑室出血与继发性脑室出血的鉴别。①年龄:前者高发年龄为 30～50 岁,后者为 50～70 岁。②起病形式:前者多呈亚急性或慢性起病,后者多为急性起病。③临床表现:前者意识障碍相对较轻或无,定位体征不明显,多以认知功能(如记忆力、注意力、定向力及集中力)障碍及精神症状为常见表现;后者意识障碍相对较重,多有明显的定位体征(如偏瘫,偏身感觉障碍,中枢性面瘫、舌瘫,失语等)。④颅脑 CT 征象:前者只显示脑室内积血;后者多显示脑实质内出血病灶或血肿,多数可见血肿穿破脑室。

(二)SIVH 的病因鉴别

1.高血压性脑室出血　本病绝大多数患者有明显的高血压病史,中年以上突然发病,意识障碍相对较重,偏瘫、失语较明显,脑血管造影无颅内动脉瘤及血管异常。

2.动脉瘤性脑室出血　多见于 40～50 岁,女性多于男性,发病前无特殊症状或有一侧眼肌麻痹、偏头痛等。发病后症状严重,反复出血较多见,患者可在一侧动眼神经损伤、视力进行性下降、视网膜出血的基础上突然出现脑室出血。CT 扫描对诊断颅内巨大动脉瘤有较大价值,可见颅底部有密度稍高的圆形肿物,静脉注射造影剂后可见靶标征。脑血管造影可,显示动脉瘤的大小、数量、形态、痉挛及出血情况等。

3.脑动-静脉畸形性脑室出血　本病出血多源于静脉,故患者临床表现比动脉瘤性或高血压性脑室出血相对较轻。发病前有出血或癫痫病史、进行性轻偏瘫而无明显颅内压增高表现,或有颅窝症状呈缓慢波动性进展者,突然发生轻度意识障碍和脑室出血表现时,应首先考虑脑动-静脉畸形。本病确诊需行 CT 扫描及脑血管造影,CT 扫描、MRI 成像可见局部不规则低密度区;脑血管造影可见一堆不规则的扭曲血管团。

4.脑烟雾病性脑室出血　多见于儿童及青年人。在脑室出血前,儿童主要表现为发作性偏瘫,成人则多表现为蛛网膜下腔出血,在此基础上出现脑室出血的症状和体征。脑血管造影为确诊本病的主要依据,其特点为:①脑血管病变呈双侧性;②颈内动脉床突上段与大脑前、中动脉近侧端狭窄或闭塞;③在基底节部位有一显著的异常血管网,呈烟雾状;④大脑半球有广泛而丰富的侧支循环。

5.颅内肿瘤性脑室出血　多见于成人,凡发病前有颅内占位性病变表现,或脑肿瘤手术后放疗患者恢复不典型,或其急性期脑水肿消退、神志或定位体征无好转、有双侧视盘水肿等慢性颅内压增高表现时,均应考虑脑肿瘤出血导致脑室出血的可能,必要时可行 CT 强化扫描确诊。

6.原因不明及其他少见病因的脑室出血　临床上,约 4.8% 的 SIVH 患者病因不明。这些患者除具有脑室出血的一般表现外,临床经过良好,发病年龄相对较年轻(平均 37 岁)。其他引起脑室出血的原因尚有凝血功能障碍、妊娠高血压综合征、子痫,这些患者多有明显的病因可查,根据病史不难做出病因诊断。

八、治疗

脑室出血的治疗原则有内科治疗和手术治疗,对无明显意识障碍又病势相对稳定者,可内科治疗,其措施与蛛网膜下腔出血相同。对有明显意识障碍且病势仍未稳定者,首先行侧脑室外引流,同时准备行血肿清除术或去骨片减压术。有文献报道,根据 CT 的分型,Ⅰ、Ⅱ型应内科治疗,预后良好;Ⅲ型首先脑室引流术,预后尚可;Ⅳa 型内科治疗,Ⅴa 型外科治疗,预后均较差;Ⅳb 型和Ⅴb 型外科治疗,预后均差。

(一)内科治疗适应证

原则上,SIVH 有手术禁忌证者均需行内科治疗。综合近年临床研究资料,SIVH 的内科治疗适应证为:①意识清醒者;②深度昏迷,生命体征趋于衰竭,血压、呼吸需药物维持;③病情较轻,非手术治疗过程中病情无恶化趋势;④无急性梗阻性脑积水;⑤影像学检查中线居中或移位小于 10mm;⑥高龄患者并多脏器损害;⑦晚期脑疝不宜手术治疗者;⑧需行延期手术者可先行非手术治疗。

(二)治疗方法

一旦发生脑室出血,在治疗上主要是达到 3 个目的,即挽救生命、减少残疾和防止复发。SIVH 的内科治疗原则同其他出血性脑血管病,同样也强调超早期治疗的重要性。急性期治疗包括以下几个方面。

1.一般性措施

(1)急性期卧床休息:发病 24 小时内尽量避免搬动和不必要的检查(以利于稳定血压和颅内压),直至头痛、衰竭症状消失。若发病早期过多搬动患者,易促使其病情恶化,甚至死亡。急性期后患者病情稳定和感觉良好可下床活动,不必长期卧床。对躁动不安、抽搐的患者可适量应用镇静药和抗癫痫治疗。

(2)维持水、电解质和酸碱平衡:大多数自发性脑室出血患者于发病 1～2 天常需要禁食,故宜静脉补充水分、电解质及营养成分。禁食加应用脱水药、应激反应等因素,患者常出现混合性酸碱失衡,因此要注意早期监测其血压及电解质变化,及时调整治疗方案。

(3)应用药物促进脑功能恢复:在脑水肿基本消退后,可应用促脑代谢药物,以促进脑细胞功能恢复。常用药物有辅酶 A、细胞色素 C、维生素等。

(4)加强护理,预防并发病:由于 SIVH 没有脑实质损害,若没有急性梗阻性脑积水,整个临床过程较继发性脑室出血缓慢,因此动态观察病情尤为重要。急性期主要护理工作是维持呼吸道通畅,及时吸痰,必要时行气管切开,定时翻身,防止压疮和角膜溃疡,防止呼吸道和泌尿系统感染,早期应用抗生素。

2.特殊治疗方法

(1)高渗脱水及利尿治疗:脱水是目前内科治疗 SIVH 的最关键环节。常用的脱水药物有 20% 甘露醇、人血白蛋白、冻干血浆、10% 甘油合剂。应用脱水药时,应随时了解患者的心脏功能,并与利尿药交替使用。

(2)应用止血药物:SIVH 患者极少数由凝血机制障碍所致,绝大多数出血可自然止血,故一般认为使用止血药物没有意义,但也有坚持传统疗法者常规使用止血药。由于其疗效不确切,故迄今对止血药物的治疗仍有争议,可谨慎试用。

(3)调整血压:发病后,多数患者血压再度升高,这是机体保持脑灌注压的生理代偿现象,但极易引起再出血。所以多数学者主张,对经利尿治疗后血压仍高于 180/110mmHg 者可考虑行降压处理,使血压缓慢降至 150/90～160/100mmHg 比较理想,过度降血压是错误的。如果血压持续下降,收缩压降至 90mmHg 时多预后不良,此时应适量选用升压药物。

(4)冬眠、低温疗法:SIVH 常继发中枢性高热,因此用抗感染、退热药物疗效差。可采用人工冬眠疗法、积极全身物理降温及选择性头颅低温技术,以利降颅压、减轻脑水肿。

(5)腰穿放液治疗:对严重高颅压者应禁止腰穿,以免诱发脑疝。若全脑室广泛积血并高颅压,可先行脑室穿刺减压;若脑室仍有血,可考虑分次腰穿放血,以免形成梗阻。对 SIVH 患者多主张慎重地反复腰穿放液,同时强调连续腰穿后缓慢放液的重要性。一般主张急性期 2～3 天放液 1 次,每次 1～7ml 为宜,以便减少血液成分和蛋白质,从而起到缓解症状、避免吸收热、防止蛛网膜颗粒阻塞和防止继发脑积水的功效,在某种意义上放液起到了多种形式颅骨穿刺脑室引流的作用。

(6)脑脊液置换疗法:该疗法的治疗机制与腰穿放液相似,最大的危险也是脑疝。一般每次腰穿放液3次,每次10ml。最初两次放液后注入等量生理盐水,末次放液后注入激素类,如地塞米松5mg,可防止蛛网膜粘连、减轻脑血管痉挛。急性期应视病情隔日置换1次,以2~5次为宜。

(殷　梅)

第六节　脑干出血

一、概述

脑干出血是神经系统危急重症,脑干出血约占脑出血的10%。脑桥出血是最常见的脑干出血类型,中脑出血和延髓出血少见。过去认为脑干出血预后极差,自CT问世以来,脑干出血可在发病后迅速确诊,因而不论在临床、病理及诊治方面都有了新的认识,病死率逐步下降。

二、病因及发病机制

原发性脑干出血多由高血压动脉粥样硬化引起,脑桥中线旁出血是由于旁中央动脉破裂,该支由基底动脉主干发出后突然变细,流向与主干相反,易受血压波动影响而破裂,又称为脑桥出血动脉。血肿多位于基底部与被盖部交界处。脑桥较外侧的出血由短旋动脉破裂所致;脑桥背外侧裂出血由长旋动脉破裂引起。血肿可上侵及中脑,或向后破入第四脑室;从斜坡破入蛛网膜下腔者很少,向下侵入延髓者罕见。中脑出血多由于大脑脚内侧的动眼动脉起始部的微动脉瘤破裂出血所致,血肿开始位于中脑尾端接近中线部分,常很快扩展至对侧。若动眼动脉终末分支破裂则引起小灶性中脑出血。继发性脑干出血多发生于中脑及脑桥上段,产生途径如下:①大脑半球深部血肿直接经丘脑底部破入脑干。②大脑半球深部血肿顺着内囊纤维束的间隙下达大脑脚。③丘脑血肿破入第三脑室,使中脑导水管突然极度扩张及积血,血液随即渗透至中脑导水管周围组织中。④小脑幕上出血引起中脑及上段脑桥点片状出血,这是继发性脑干出血最常见者,是由于颅内压增高,小静脉扩张、淤血,静脉壁缺氧,红细胞及血浆渗出,成为中脑及脑桥上段的多发性病灶,脑干明显水肿。近来更强调出血来源于基底动脉,认为急性颅内压增高时造成中脑与脑桥扭曲,脑干背部向下移位,使基底动脉的穿通支拉长与撕裂,产生该动脉的末梢部分出血。继发性脑干出血的发生与小脑幕上压力增高的速度、病变的部位、大小、性质都有关系。因大脑半球深部出血而继发脑干出血者约占50%。

三、临床表现

多为中老年发病,有高血压病史,本次发病血压明显升高。起病急骤,多有意识障碍,严重者昏迷;多有交叉性瘫痪,严重者四肢瘫痪,脑干出血在5ml以上者,病情危重,死亡率很高。

(一)脑桥出血

表现为急性起病的头痛、眩晕、呕吐、复视、交叉性瘫痪或偏瘫、四肢瘫等。出血量小者意识清晰,可出现 Foville 综合征、Millard-Gubler 综合征等。出血量大者常呈深度昏迷,为脑干网状结构上行激活系统受损,脑桥侧视中枢受损出现凝视麻痹;脑桥出血阻断丘脑下部对体温的正常调节,而使体温急剧上升出现中枢性高热;脑干呼吸中枢受损引起呼吸困难,甚至呼吸停止。伴双侧瞳孔针尖样缩小,四肢瘫痪,有的病人出现去大脑强直,常在 48h 内死亡。

(二)中脑出血

少见,轻者出现 Weber 综合征或 Benedikt 综合征,重者病情危重,出现昏迷、双侧动眼神经麻痹,四肢瘫痪。由于导水管梗阻,有明显颅内压增高的患者常呈深度昏迷或去大脑强直,常迅速死亡。

(三)延髓出血

更为少见,起病急骤、迅速出现昏迷和四肢瘫痪,血压异常、心律紊乱呼吸节律不规则,死亡率高。

四、辅助检查

脑干出血大多发生在脑桥。CT 表现为团状、圆形或椭圆形高密度影;单发或多发(大多为单发);病变边缘清晰,若出血量大,可使脑干增粗,密度增高,桥池和环池变窄或消失,也可破入第四脑室,向上倒流,引起第三脑室和中脑导水管呈脑室铸型改变,体积膨胀,向前突破,可出现桥池、环池、鞍上池积血。少量出血时,要注意与后颅凹颅骨容积效应干扰相鉴别。

MR 无骨质伪影干扰,能清晰显示脑干及邻近结构的解剖形态,可以直接矢状和冠状成像,具有良好的三维空间定位能力。对于脑干陈旧性出血灶,由于其出血密度降低,CT 扫描受后颅凹颅骨干扰大,病变显示不清晰。但出血后血红蛋白的变性在 MRI 上能引起特征性的信号变化,故 MR 能根据病变区的信号特点将脑干陈旧性出血和腔隙性脑梗死区分开来。因此 MR 对于判断陈旧性出血灶大小、数量及分布十分有价值。此外,导致出血的血管畸形及血管瘤,因为流空效应,不用造影,MRI 也能很好地直接显示。

五、诊断和鉴别诊断

(一)诊断

1.中老年发病,有高血压和高血压病史。

2.起病急骤,有头痛、头晕、呕吐和意识障碍,很快进入昏迷,常呈深昏迷。

3.早期有交叉性瘫痪,严重时四肢瘫痪。

4.常有高热。

5.脑桥出血有瞳孔缩小,呈针尖样瞳孔。中脑出血双侧瞳孔散大。

6.有呼吸困难,呈潮式呼吸或呼吸停止。

7.CT、MRI 显示脑干有出血灶。

(二)鉴别诊断

应与脑出血(内囊、脑叶、脑室)和蛛网膜下腔出血鉴别,除临床表现各有特征外,头颅 CT 和 MRI 发现不同部位出血灶可资鉴别。

六、治疗

过去认为脑干出血预后极差,近年来随着诊断技术的提高,对一些临床表现不典型及较轻的脑干出血病例能及时做出诊断,因而其病死率也逐步下降。对于白发性脑干出血的治疗,目前在临床上仍以内科治疗为主,虽然有一些手术成功清除脑干血肿的报道,但由于脑干周围结构复杂,手术难度极大,故难以普及。脑室外引流术是救治继发脑室内出血或梗阻性脑积水的脑干出血患者的关键。脑室外引流降低患者的死亡率,可能和引流了脑脊液减轻了脑干周围的压力、清除了脑干周围的积血、降低了脑干血管发生痉挛的可能性有关。但放置脑室外引流要严格无菌操作,引流管放置的时间也不宜过长。另外,脑室引流管的直径也不应过细,应在 2mm 以上,否则可引起引流管的堵塞。

(殷　梅)

第七节　小脑出血

一、概述

小脑出血指小脑实质内的出血,多与高血压病有直接关系。本病多以眩晕、步态不稳、头痛、呕吐发病。病情一般危重,并发症多,死亡率高。

二、病因和发病机制

自发性小脑出血约占脑出血的 10%。主要原因是高血压脑动脉硬化,其次是脑动静脉畸形及血液病等。

随着年龄的增长,长期高血压及脑实质穿支动脉硬化导致其微动脉瘤形成,当各种原因诱发血压骤然升高时,可导致穿支动脉或微动脉瘤破裂出血。由于颅后窝空间有限,小脑出血后常可对脑干及其发出的中后组脑神经产生压迫,挤压或堵塞第四脑室而引起急性梗阻性脑积水。因此,小脑出血除造成小脑功能破坏外,还可引起全脑功能损害。小脑出血好发于小脑上动脉供血区,其中齿状核附近是小脑出血的高发部位,此区域血供丰富,除接受小脑上动脉供血外,还接受部分小脑后下动脉、大脑后动脉和小脑前下动脉的血液供应。由于小脑位于颅后窝,前面与第四脑室、脑干等重要解剖结构相邻,上面为小脑幕,其余几面为骨性结构包围,周围的脑脊液池较小,一旦出血可以代偿的空间有限,极易导致脑干受压迫而引起呼吸心搏骤停,因此小脑出血是脑出血的高危类型,病死率较高。

三、临床表现

(一)症状和体征

1.多为中老年人。

2.大多有高血压病史,本次起病由于某种因素致使血压骤然升高。

3.急起的头痛、头晕、眩晕、呕吐,头痛以后枕部为主。

4.小脑征:①言语功能障碍,呈爆发性或吟诗样语言。②眼球震颤,呈水平性、旋转性或垂直性眼球震颤。③病灶侧指鼻试验,跟膝胫试验不准,轮替运动不能,Romberg 征阳性。

5.脑干症状和体征。大量出血可致脑干受压,可有后组脑神经和周围性面神经麻痹,两眼球凝视病灶对侧(脑桥侧视中枢受压),瞳孔缩小,而光反射存在及肢体瘫痪等。

6.大量小脑出血或破入第四脑室,引起急性阻塞性脑积水,颅内高压症状明显,很快进入昏迷和脑疝(枕骨大孔疝或小脑幕切迹疝)。

7.脑膜刺激征阳性,如颈部抵抗明显,而Kernig征和Brudzinski征不明显或阴性,应高度警惕有枕骨大孔疝。

(二)临床分型

1.爆发型　呈闪电样发病,患者迅速昏迷和引起脑疝,预后极其凶险。

2.渐进型　病情逐渐进展。

3.良性型　病灶较小,可以恢复。

四、辅助检查

(一)脑脊液检查

呈血性脑脊液,尤其是蚓部出血破入第四脑室并非所有小脑出血均有出血性脑脊液。如果高度怀疑小脑出血,做腰穿是很危险的,可能导致枕骨大孔疝而致患者死亡。

(二)头颅CT或MRI检查

可发现小脑半球、蚓部或第四脑室有出血灶,可以确诊,还可了解有无枕骨大孔疝。

五、诊断和鉴别诊断

(一)诊断

1.大多为中老年患者。

2.大多有高血压病史,本次起病血压明显升高。

3.有急性起病的头痛、头晕、眩晕、呕吐和小脑症,脑干综合征等临床表现。

4.血性脑脊液。

5.头颅CT和MRI检查发现出血灶可以确诊。

(二)鉴别诊断

1.蛛网膜下腔出血　临床表现、脑脊液和CT检查可以鉴别。

2.其他部位脑出血　临床表现及头颅CT和MRI显示的出血部位不同,可以鉴别。

六、治疗

积极合理的治疗可挽救患者生命、减少神经功能残疾程度和降低复发率。

(一)内科治疗

患者卧床,保持安静。重症须严密观察体温、脉搏、呼吸和血压等生命体征,注意瞳孔和意识变化。保持呼吸道通畅,及时清理呼吸道分泌物,吸氧,动脉血氧饱和度维持在90%以上。加强护理,保持肢体功能位。意识障碍和消化道出血者宜禁食24～48h,之后放置胃管。

1.血压紧急处理　急性脑出血时血压升高是颅内压增高情况下保持正常脑血流的脑血管自动调节机制,应用降压药仍有争议,降压可影响脑血流量,导致低灌注或脑梗死,但持续高血压可使脑水肿恶化。舒张压降至约 100mmHg 水平是合理的,但须非常小心,防止个体对降压药异常敏感。急性期后可常规用药控制血压。

2.控制血管源性脑水肿　脑出血后 48h 水肿达到高峰,维持 3～5d 或更长时间后逐渐消退。脑水肿可使颅内压增高和导致脑疝,是脑出血主要死因。脱水药只有短暂作用,常用 20％甘露醇、10％复方甘油和利尿剂(如呋塞米)等;或用 l0％血浆白蛋白。也有用皮质类固醇减轻脑出血后水肿和降低颅内压。

3.止血　小脑出血同高血压性脑出血,通常无须用抗纤维蛋白溶解药,如需给药可早期(<3h)给予抗纤溶药物如 6-氨基己酸、止血环酸等。巴曲亭也推荐使用。脑出血后凝血功能评估对监测止血治疗是必要的。

4.保持营养和维持水电解质平衡　每日液体输入量按尿量＋500ml 计算,高热、多汗、呕吐或腹泻的患者还需适当增加入液量。注意防止低钠血症,以免加重脑水肿。

5.并发症防治

(1)感染:有意识障碍易并发肺部感染,尿潴留或导尿易合并尿路感染,可根据痰和尿培养、药物敏感试验等选用抗生素治疗:保持气道通畅,加强口腔和呼吸道护理,痰多不易咳出应及时气管切开,尿潴留可留置尿管。

(2)应激性溃疡:可引起消化道出血,可用 H_2 受体阻滞剂等防治,如西咪替丁 0.2～0.4g/d,静脉滴注;雷尼替丁 150mg 口服,2 次/d;奥美拉唑 20mg/d;若发生上消化道出血可用去甲肾上腺素 4～8mg 加冰盐水 80～100ml 口服,4～6 次/d;云南白药 0.5g 口服,4 次/d;内科治疗无效时可在胃镜直视下止血,须注意呕血会引起窒息,补液或输血维持血容量。

(3)稀释性低钠血症:10％的脑出血患者可发生心钠素分泌过高导致低钠血症,应输液补钠治疗。可以补液 1000ml,补钠 9～12g,宜缓慢纠正,以免导致脑桥中央髓鞘溶解症。

(4)痫性发作:常见全面性强直-阵挛性发作或局灶性发作,可用地西泮 10～20mg 静脉缓慢推注,个别病例不能控制发作可先用地西泮 100～200mg/12h 静脉缓慢滴注维持,再继续口服丙戊酸钠每次 200mg,每日 3～4 次。

(5)中枢性高热:宜物理降温。

(二)康复治疗

同脑出血患者一样,病情稳定后宜尽早进行康复治疗,对神经功能的恢复、提高生活质量有益。若患者出现抑郁情绪,可及时给予药物(如氯西汀)治疗和心理支持治疗。

(周　俊)

第八节　混合性脑卒中

混合性脑卒中又称复合性脑卒中,系指同一患者脑实质内有 2 个或以上的独立的出血灶及梗死灶,可发生于同一血管供应区域或不同血管供应区。因为二者在一定条件下可以互相转化,使卒中的临床表现更为复杂多样,诊断更加困难,故治疗更要慎重、稳妥。

一、病因及发病机制

混合性脑卒中的病因及发病机制十分复杂,但不论是出血或缺血,其基本病理过程都是在血管壁病变的基础上,加上血液流变学,即检测人体血液中出现"浓"——血液中有形成分增加;"聚"——血细胞聚集性增强,"黏"——血黏度增高,"凝"——血液凝固性增高的高黏滞血症,以及血流动力学的改变造成的出血(血管破裂)和缺血(血管痉挛、狭窄和闭塞)。能导致这些因素变化而发生混合性脑卒中的主要原因如下。

1.高血压、高血脂与动脉粥样硬化是混合性脑卒中的主要原因及共同病理基础　据统计,混合性脑卒中患者大多数是老年人,均有较长期的高血压、高血脂与动脉硬化症,且与其严重程度密切相关。脑血管病理研究已证实,高血压性动脉硬化早期,主要是细动脉壁的纤维索性坏死和脂肪透明变性,中膜变薄,微动脉瘤形成,易导致出血;而病变后期,中膜胶原成分增加,内膜粥样硬化,管腔狭窄,易于发生血栓形成。双重病理基础的存在可能是本病发生的主要原因。

高血压所致的脑血管损害主要表现为细小动脉血管壁透明变性、纤维样坏死、微动脉瘤形成或增生性改变。同一个体内及不同部位的血管或同一血管的不同节段,可以同时存在上述程度不同的病变。这些病变均可造成脑血管狭窄或血液缓慢而使脑血管闭塞,其中纤维素样坏死和微动脉瘤又可直接破裂出血。表现为同一高血压个体内同时存在发生出血性与缺血性脑卒中的病理基础。

2.脑出血后迅速发生梗死与脑血管痉挛有关　脑出血后,特别是出血进入蛛网膜下腔者,使痉挛血管远端脑组织发生低灌注,继而引起脑缺血。红细胞和血清中的致痉物质进入魏尔啸-罗宾隙,导致血凝平衡物质失调,即 PGI_2 下降和 TXA 增多,继发血小板聚集和血管收缩,亦可促发血栓形成。另外,脑血管破裂后管腔内压下降、病灶远端缺血。处于痉挛血管远端的脑组织出现缺血性软化。引起脑血管痉挛的主要原因有①机械因素:因血管壁破裂刺激,出血后发生血凝块,以及围绕血管壁的纤维蒂之牵引,而引起血管痉挛;②神经因素:产生若干收缩因子作用于血管中的终板,引起血管痉挛;③化学因素:如血管紧张素、氧合血红蛋白、细胞内的 K^+ 外流可引起血管收缩。梗死性卒中后因动力学改变使灌注压增高、血液凝固功能障碍或严重大梗死继发脑干出血等可造成脑出血。

3.血液流变学变化　在高血压动脉粥样硬化的细小动脉,可同时出现微动脉瘤与血管腔狭窄。这些病理变化常引起血液的正常层流发生变化形成涡流和紊流。在血压变化或血液成分改变的情况下,微动脉瘤破裂及血栓形成而导致混合性脑卒中。

4.降压后所致分水岭区梗死　脑出血时血压急剧升高,如在此时采用强有效的降压措施,易出现分水岭区梗死。

5.脑出血后的缺血、缺氧致使脑梗死,脑血管破裂后,其远端血压下降,血流量减少,局部缺血、缺氧,脑血管痉挛或形成血栓导致脑梗死。

6.诊治不当引起两类性质脑卒中互相逆转　脱水使血黏度增高,抗纤溶、止血、溶栓、抗凝、解聚剂可使凝血机制发生紊乱,扩血管药及血压升降不稳可使灌注压改变等,而使病变发生互相逆转。有学者收集39例混合性脑卒中患者,其中15例因出血治疗而发生梗死者8例,因梗死治疗而发生出血者7例。有2例在治疗中发生梗死-出血-再梗死的转化。另有2例出血性脑卒中在行插管脑血管造影术时发生脑梗死。因此,诊治不当在发病中所起的作用是值得重视的。

脑出血与脑梗死是病因、病理改变及形态学改变完全不同,而结局大致相同的两种脑血管疾病。脑出血是由于高血压长期机械性刺激,使脑静脉内膜通透性增加,血浆中脂质等成分沉积于管壁中,在体内高密度脂蛋白降低的情况下,管壁中脂质清除障碍,造成管壁透明脂肪样变性和纤维素样坏死,形成微动脉瘤。当血压骤然升高时,引起动脉瘤破裂,造成脑出血。脑梗死的发病机制首先是动脉硬化等诱因造成脑动脉内皮细胞的损伤,内皮下层暴露。因为内皮细胞的主要功能是抗血栓形成,而内皮下成分是促血栓形成的。当血管内皮细胞受损时,不但局部的内皮抗血栓活性丧失,而且暴露了促血栓形成的胶原纤维等内皮下成分。这时血小板-内皮下成分反应促使血小板黏附与聚集,形成白色血栓,凸入管腔内。在高黏滞血症、血流缓慢、血小板数量过多或功能亢进,血浆中凝血因子增高、激活或功能异常,纤溶活性功能低下及低血压所致的体循环障碍等诱发因素作用下,可产生新的血小板聚集体,并在聚集体表面形成纤维蛋白层。纤维蛋白层与血小板相互交替成珊瑚状,网络血液中的有形成分形成混合血栓,造成管腔狭窄。当血栓继续增长、管腔闭塞,致脑梗死。该血管从供血区的脑组织因缺血致局限性组织坏死。二者的结局为:注入脑实质血液的占位效应压迫周围脑组织,血管闭塞后致局限性脑组织坏死均可使局部脑组织功能丧失,产生相应的临床症状。二者病灶周围的脑组织水肿,又可加重临床症状。

从理论上讲,在同一患者同种疾病初发后再次复发是可能的,其交替发(患)病的可能性却很小,但在临床上确有交替发(患)病的病例。患者同时患有高血压和动脉硬化,当血压骤然升高时,易致动脉瘤破裂出血;动脉粥样硬化使脑小动脉内膜呈粥样硬化改变,当诱发血栓形成的因素存在时,易发生腔隙性梗死。如果动脉粥样硬化严重,斑块阻塞动脉主干起始部,则表现为大面积脑梗死。因此,高血压脑动脉硬化既可引起脑出血,也可引起脑梗死,二者可先后发生,亦可同时并存。

二、分型

分型是为了指导临床治疗。

1.依病灶大小分　①出血(大)-梗死(小)型;②梗死(大)-出血(小)型,前者明显多于后者。

2.依起病先后及经过可分　①梗(先)-出血(后)型;②出血(先)-梗死(后)型;③梗死-出血-梗死型。

3.还可依病灶多少分　①出血(多)-梗死(少)型;②梗死(多)-出血(少)型;③出血等于梗死型。

4.尚可依据临床病灶型分　①多灶征型:病灶征在 2 个以上;②单灶征型:临床只呈现单灶者,其中病灶在同侧者 6 例(6/39),在异侧者 8 例(8/39),占 20.5%,多为无症状型腔隙梗死。

急性脑卒中发生后,无论何种性质的病变,都有可能通过压迫、牵拉、血管痉挛、代谢障碍和全身性血压急剧波动等因素,在极短时间内继发另一种相反性质的病变。

三、临床表现

1.出血性卒中和缺血性卒中同时发生　在急性期,主要为脑出血的临床表现,在兴奋状态下发病,血压升高,急起的头痛、呕吐、偏瘫、偏身感觉障碍,优势半球受累还有言语功能障碍,以及脑膜刺激征阳性,大多数患者有意识障碍,严重者呈昏迷状态。

2.在缺血性卒中基础上又发生出血性卒中　患者开始有偏瘫、偏身感觉障碍、偏盲,优势半球受累还有言语功能障碍。在上述症状没有消失或没有完全消失情况下出现剧烈头痛、呕吐和意识障碍。

3.在出血性卒中基础上又有缺血性卒中　患者意识障碍和偏瘫加重或出现另侧肢体偏瘫。

四、辅助检查

1.部分患者血脂、血糖升高。

2.经颅多普勒超声检查和 SPECT 检查有阳性发现。

3.头颅 CT 扫描呈混合性卒中特征,表现为在大脑同一侧半球的不同区域或不同侧半球的不同区域或不同侧半球大脑、脑干或小脑,同时有脑梗死的低密度影和脑出血的高密度。脑梗死 CT 显示脑内低密度区,且多为腔隙灶,以基底节区最多见;脑出血示脑内高密度区。

4.MRI 脑梗死示 T_1WI 脑内低信号区,T_2WI 脑内高信号区,脑出血示 T_1WI 脑内高信号区,T_2WI 脑内高信号区。

五、诊断

根据同时或先后有脑出血和脑梗死临床表现,以及头颅 CT 扫描或 MRI 既有出血灶又有梗死灶,诊断一般没有困难。有些患者只有脑出血或脑梗死的一种表现,这种情况下只有借助影像学才能做出诊断。还有一种是在治疗脑出血或脑梗死的过程中,逆转为混合性卒中,值得临床医生高度警惕。其诊断有如下特点:①以老年人为主,有高血压、高血脂;②呈卒中样发病,符合急性脑血管病的发生和发展规律;③在卒中急性期或恢复期诊治中再次突发新症,且不能以单一出血性或缺血性疾病解释者;④神经系统体征不能用一个症灶解释,表现为双侧或多灶体征;⑤TCD 示血流缓慢型或血流加速型或血流正常型;⑥SPECT 显示脑内放射性稀疏区和周围呈放射性稀疏区,中心部位呈放射性缺损区;⑦脑 CT 证实既有血肿,又有新鲜和(或)陈旧性梗死灶并存;⑧MRI 示脑内 T_1WI 低信号区或高信号区,T_2WI 高信号区。

六、治疗

(一)混合性脑卒中的急性期按脑出血处理

1.脱水降低颅内压、控制脑水肿。

(1)甘露醇:20％甘露醇每次 125～250ml,静脉滴注,每日 4 次,连用 7～14 天。甘露醇既可降低颅内压减轻脑水肿,又可降低血黏度,增加红细胞变形性,减少红细胞聚集,减少脑血管阻力,增加脑灌注压,提高灌注量,改善脑的微循环。因此,在混合性脑卒中的急性期应用甘露醇可起到一箭双雕的作用。

(2)复方甘油注射液:每次 500ml 静脉滴注(每分钟不超过 2ml),每日 1～2 次。本药作用缓慢,但对心、肾无损害。本药除可降低颅内压、减轻脑水肿外,在体内参加三羧酸循环代谢后转化成能量,供给脑组织,还能增加脑血流量,改善微循环,也是对混合性脑卒中两病兼顾的药物,如滴速过快可引起血尿。

(3)β-七叶皂苷钠:每次 25mg 稀释在 5％葡萄糖溶液 250ml 中静脉滴注,每日 1 次,连用 14 天。具有抗渗出、消水肿、增加静脉张力、改善脑循环和促进脑功能恢复的作用,有助于脑水肿的消退和脑出血的吸收,是混合性脑卒中患者的急性期对两病皆有利的药物。忌用于严重肾功能障碍患者。偶见过敏反应,若发生,按药物过敏源则处理。

2.脑细胞代谢活化药

(1)脑活素:每次 10～20ml 加入 5％葡萄糖溶液 250～500ml 中静脉滴注,每日 1 次,连用 10～14 天。脑活素是一种新的改善细胞代谢药物,能通过血脑屏障直接进入脑神经细胞中,作用于蛋白质合成,影响呼吸链,能改善脑细胞缺氧症状和记忆障碍,使紊乱的葡萄糖运转正常化。

(2)胞磷胆碱:每次 750mg 加入 5％～10％葡萄糖溶液 500ml 静脉滴注,每日 1 次,连用 10～30 天。它是一种磷脂酰基胆碱的前驱物质,为卵磷脂生化合成的主要辅酶。其主要作用为促进卵磷脂生物合成,改善脑功能状态,还有提高脑干上行网状激活系统的作用,可促进意识恢复;同时,能改善血管运动张力,增加脑血流量,提高脑内氧分压,故可改善脑缺氧。同甘露醇合用可改善脑血管麻痹,降低颅内压。

(3)醋谷胺:每次 250mg,肌内注射,每日 1～2 次;或750mg 稀释于 5％～10％葡萄糖溶液 500ml 中静脉滴注,每日 1 次,10～30 天为 1 个疗程。它能通过血脑屏障,改善大脑功能,维护良好的应激能力,帮助恢复智能和增强记忆力。

（4）吡拉西坦：每次 800mg，每日 3 次。它是 γ-氨基丁酸的环状衍生物，能增进大脑对磷脂及氨基酸的利用和蛋白质的合成，激活体内腺苷酸激酶的活性，提高大脑 ATP 与 ADP 之比值及大脑对葡萄糖的利用率和能量的储存，降低脑血管阻抗，从而增加脑血流量，提高学习和记忆能力。

（5）毗硫醇：每次 200mg，每日 3 次。它是维生素 B$_6$ 的衍生物，能促进脑内葡萄糖及氨基酸代谢，增加颈动脉的血流量，减少通过血脑屏障的磷酸盐，调整脑血流和改善同化作用。

（二）在脑出血吸收后，以脑梗死病灶症状和体征为主者

1.可选用下述钙离子拮抗药　钙通道阻滞药是一组能够阻滞各种原因导致钙离子（Ca^{2+}）从细胞外流入细胞内的药物。此类药物可选择性扩张脑血管，增加缺血区脑血流量，对脑缺血、缺氧等损伤有保护作用。

（1）尼莫地平：尼莫地平注射液每次 30～40ml（6～8mg）加入 5％葡萄糖溶液 500ml 中静脉滴注，每日 1 次，7～14 天为 1 个疗程。口服每次 20mg，每日 3 次。可抑制钙离子进入脑血管平滑肌细胞内，能对抗 5-HT、去甲肾上腺素、组胺、PGF$_2$、TAX$_2$ 除极和 K$^+$ 引起的脑血管痉挛，增加脑组织葡萄糖利用率，增加脑血流量，使梗死半球的血流重新分布，缺血区血流增加，对缺血性脑损伤有保护作用。

（2）氟桂利嗪：每次 5mg，睡前服。本药为哌嗪的双氟化衍生物，是细胞钙通道的选择性阻滞药，仅阻断病理状态下（如 ICVD）的钙超载，不影响正常细胞钙平衡。可扩张脑血管，增加脑血流量，降低脑耗氧量，改善脑的微循环和神经元代谢。不良反应为嗜睡、乏力、头晕，脑脊液压力可增高，故脑血管病伴有颅内压增高者不宜用。

（3）桂利嗪：每次 25mg，每日 3 次。

2.扩血管药物

（1）曲克芦丁：对急性缺血性脑损伤有显著保护作用。能防止血栓形成，增加血中氧含量与氧饱和度，促进新血管生成以增进侧支循环，对内皮细胞有保护及防止血管通透性升高引起水肿的作用。常用量：每次 400～600mg 加入 5％葡萄糖溶液 250～500ml 中静脉滴注，每日 1 次，连用 20 天。

（2）尼可占替诺（文治通尔）：为黄嘌呤类脑血管扩张药，可使脑血液供应改善，脑组织氧和葡萄糖消耗恢复，动、静脉血中丙酮酸水平降低，酸中毒减轻。静脉滴注，第 1 天 300mg，第 2～6 天 600mg/日，第 7～14 天 900mg/日，加入 5％葡萄糖溶液或生理盐水 500ml 中静脉滴注。

（3）倍他司汀：是组胺的类似物，具有扩张脑血管、毛细血管及迷路血管作用，能增加脑血流量，抑制组胺释放，对椎-基底动脉系统供血不足、慢性缺血性脑血管病有效。常用剂量每次 8mg 口服，每日 3 次。消化性溃疡及支气管哮喘者慎用。

（4）卡兰：是由小蔓长春花基叶中提出的一种生物碱，主要成分为阿朴长春胺酸乙酯。可使血管平滑肌松弛，选择性地增加脑血流量；增加红细胞变形能力，降低血黏度。适用于缺血性脑血管病恢复期。每次 5mg 口服，每日 3 次。应注意肝功能变化及白细胞减少。

3.紫外线照射充氧自血回输疗法　紫外线照射及充氧自血回输疗法，是将患者的自身血液经体外抗凝、紫外线照射和充分充氧后立即回输给患者的一种治疗方法。

（三）在治疗脑出血或脑梗死时应避免发生矛盾互相转化

1.脑出血的治疗　以脑出血为主要者，慎用抗纤溶药，不用或只用小剂量止血药，疗程偏短。6-氨基己酸，每次 8～12g 静脉滴注，每日 1 次；或对羧基苄胺（抗血纤溶芳酸，PAMBA），每次 400～600mg，加入 5％葡萄糖溶液或生理盐水 500ml 中静脉滴注，每日 1 次。

2.脑梗死的治疗

(1)慎用扩容药。

(2)慎用抗凝药:应用抗凝治疗即被动地使机体增加肝素或类肝素含量,以加强抗凝过程,阻止凝血或血栓形成。藻酸双酯钠(多糖硫酸酯)(Pss)具有抗凝血、降低血黏度、降低血脂以及改善微循环的作用。Pss 2～4mg/kg,加入 5％葡萄糖溶液 500ml 中静脉滴注,每分钟 20～30 滴,每日 1 次,10 次为 1 个疗程;或口服每次 0.1g,每日 3 次。偶有皮疹、恶心、烦躁,减慢滴速,可以缓解。

(3)慎用溶栓药:蝮蛇抗栓酶是蛇毒酶制剂,能激活纤溶酶原系统,降低纤维蛋白原,使纤维蛋白降解产物增高,纤维蛋白原纤维蛋白减少而溶解血栓,可降低血黏度,增加脑血流量,改善微循环。每次 0.5～0.75 酶活力单位加入 5％葡萄糖盐水 500ml 中静脉滴注,每日 1 次,10～15 天为 1 个疗程,有出血倾向者慎用。

3.混合性卒中的治疗　我们认为,中性治疗只适宜于病灶性质未定者,定性病灶应视主要病灶进行相应治疗。但为减少病灶逆转,对抗纤溶、抗凝、解聚、溶栓、扩容、扩管等治疗以短程、小剂量为宜。脱水疗法除脑疝抢救外,亦以半剂量为宜。

(周　俊)

第九节　脑卒中的血压调控

高血压是脑卒中的主要原因及独立的危险因素,在脑卒中的发病过程中起着重要的作用。脑血流量与血压紧密相关,过高或过低的血压均可影响脑的血供。脑卒中后血压常会出现波动,血压是否调控在一个合理的水平,可较大程度影响脑卒中患者的转归和预后。目前,临床较重视脑卒中患者的高血压问题,而常低估低血压对脑卒中的影响,在降压时也未能把握好尺度。因血压处理不当而致患者病情加重,乃至死亡的事例时有发生。深究其原因甚多,其中相当重要的是对脑卒中时血压的变化缺乏全面认识和正确处理。因此,脑卒中急性期维持良好的血压调控是非常重要的基础治疗,应引起足够的重视。脑梗死占脑卒中的多数,可高达 80％,缺血是始因,并在病理损害中起关键作用,更凸现血压调控在治疗中的地位。

一、对脑血流量的影响

脑血流量与脑灌注压成正比,与脑血管阻力成反比,而脑灌注压为平均动脉压与颅内压之差,血管阻力主要决定于血管口径。所以,血压是影响脑血流量的一个重要因素。正常情况下,脑具有良好的血流自动调节功能。当血压在一定范围内(平均动脉压 60～160mmHg)波动时,可以通过改变脑血管口径(舒张或收缩)来代偿,使脑血流量保持在正常范围,这种自动调节作用称为 Bayliss 效应。当平均动脉压升高时,阻力血管如小动脉和毛细血管动脉端将收缩,使脑血管阻力增高以维持脑血流量平稳,但当血压持续升高超过阻力血管收缩的极限时,脑血流量会随着动脉压力升高呈线性增加,这个血压临界值称为自动调节的上限(平均动脉压 160mmHg),此时,机体可出现颅内压增高、脑水肿等改变。反之,当平均动脉压在自动调节范围内降低时,机体可通过扩张小动脉和毛细血管动脉端,以降低脑循环阻力,从而维持机体所需的脑血流灌注,但当平均动脉压降低超过小动脉和毛细血管扩张的极限时,脑血流量将会随着动脉压的降低呈线性降低,这个血压临界值称为自动调节的下限(平均动脉压 60mmHg);有资料显示,当正常成年人的平均动脉压低于 60mmHg 时,脑血流量将会锐减到正常的 60％或以下,而出现脑缺血症状。

慢性高血压患者,由于动脉壁硬化,血管舒缩功能差,脑血流自动调节的上下限均高于正常(上移),在较高的血压水平保持脑血流量正常,而血压在正常范围的较低水平(如平均动脉压 $60\sim70mmHg$)也可能出现脑血流量减少。所以,慢性高血压患者较能耐受高血压,而不能耐受低血压,且高血压的程度越重,时间越长,这种现象越明显。较长时间或严重高血压时自动调节的下限为平均动脉压 $80\sim100mmHg$,上限为平均动脉压 $180\sim200mmHg$,有时甚至达 $250mmHg$。自动调节范围上移的机制为血管平滑肌增生、肥大和血管重构。当血压快速下降至正常水平时,会发生脑血流量降低,甚至导致脑梗死。然而经过数周或数月逐渐降低血压,这种上移的自动调节范围有时能恢复正常。

急性高血压患者不能引起自动调节上限的上移,而是引起血脑屏障破坏和脑血流量急剧增加。急性高血压超过自动调节上限在 1 小时以内者,血压降低后血流量可以恢复正常;若持续 1 小时以上时,即使血压恢复正常,脑血流量仍不能恢复正常,而是出现"滞后压力流形式",易发生自动调节的破坏,产生高血压脑病等症状。

此外,年龄也是影响脑血流量调节的因素之一。一般而言,脑血管自动调节功能随年龄增长而逐步减弱,因此年老患者较年轻者更易受血压下降的影响而产生脑供血不足的症状。

广义地讲,局部器官血流的调节可分为两种情况:急性调节和长期调节。急性调节是通过小动脉、毛细血管前括约肌等在数秒到数分钟内快速稳定血流。其机制主要是通过氢离子、钾离子、二氧化碳、二磷腺苷、内皮衍生舒张因子等各种代谢化学因素使血管平滑肌收缩或舒张,从而改变循环阻力,调节血流量。长期调节则指经过数天、数周或数月的慢性调节过程,主要是通过微血管床的重构——微血管口径的改变和微血管数量的增减,来调节循环阻力,达到调节血流量的目的。实验表明,慢性高血压时,小动脉和毛细血管直径减小、数量变少。这种微血管重构,多数情况下是由于高血压使组织灌注压增高,组织富氧刺激,导致血管生长因子、内皮细胞生长因子、成纤维细胞生长因子等减少,最终导致血管增生不足的结果。

脑梗死急性期,由于脑组织缺血水肿,部分患者出现颅内压增高。机体为了克服颅内压对脑供血的负面影响,以血压代偿性升高来保证足够的脑血流量,否则可能因脑灌流不足致脑缺血进一步加重。对于重症脑梗死患者,尤其是脑干功能障碍者,其脑血管自动调节机制严重受损甚至不复存在,脑血流量与血压的关系几乎变成线性关系,脑的血流量直接受制于血压的变化,即所谓的"血压依赖性"。此时,血压的任何波动都直接对脑血流量产生明显影响。由此可见,脑梗死急性期的处理既要防止过高血压导致的严重后果,也要注意低血压对脑血流量的影响,应尽快改善缺血区域的血流灌注。

二、高血压对脑血管结构和功能的影响

高血压时血管结构的改变主要表现在平滑肌细胞肥大、增殖、结缔组织增加及血管重构。阻力血管变得稀少,尤其是直径 $12\sim25\mu m$ 的阻力血管数目明显减少。实验研究发现,大、中动脉壁增厚一般是由于血管平滑肌细胞肥大和细胞外基质增加,此时可见到多倍体细胞。阻力血管结构变化主要是由于血管平滑肌细胞增生并向内膜下迁移,同时血管重构,这是引起外周阻力升高和小动脉血管紧张度增高的主要原因。这些血管结构改变的持续存在和进一步加剧,导致血管壁的透明变性、纤维素样坏死和微动脉瘤形成。

慢性高血压对脑微循环的结构和功能产生损害,表现在:微血管直径变小,数量减少,血管内皮细胞微绒毛增多,管腔面的细胞膜出现很多微孔和凹陷,而且细胞连接不规则或分离,有些出现火山口样改变和气球样突出等退行性改变。随管壁结构破坏,毛细血管基底膜的通透性增加,管周水肿,管腔狭窄,甚至管内血细胞漏出,呈现血脑屏障损害;大量的血管内容物漏出到血管周围的神经纤维网,进一步扩展到脑白质,甚至通过胼胝体到达对侧半球,同时脑微循环功能恶化。

三、脑卒中患者的血压调控

（一）高血压

卒中后最初几小时内经常能检测到血压的升高。超过 60% 的急性卒中患者血压升高到 160mmHg 以上。卒中后高血压和低血压均与转归不良有关。当血压超过 180mmHg 时，血压每升高 10mmHg，神经功能恶化的风险即增加 40%，转归不良的风险增加 23%。血压升高可能继发于脑血管事件的应激反应、膀胱充盈、恶心、疼痛、既往高血压、对缺氧的生理反应或是对颅内压增高的反应。

由于缺乏明确的数据，对于急性缺血性卒中时适当的高血压治疗方法仍存在争议。尽管严重高血压可以作为治疗的适应证，但是没有数据界定需要紧急治疗的高血压水平。尽管如此，前面的数据提示需要立即治疗的收缩压水平为 >180mmHg。收缩压 >185mmHg 或舒张压 >110mmHg 是静脉 rtPA 溶栓治疗的禁忌证。尽管如此，尚不清楚在应用 rtPA 以外的情况下，上述血压值是否应当作为开始紧急治疗的阈值。在没有需要快速降压的其他器官功能障碍或是在溶栓治疗的情况下，还几乎没有急性缺血性卒中患者迅速降压的科学证据和确切的临床益处，尽管还缺乏来自对照试验的确定数据，一些数据提示迅速和急剧降压可能有害。在更多的数据出来之前，专家组的共识是除非舒张压 >120mmHg 或收缩压 >220mmHg，否则不应当紧急应用抗高血压药物（表 3-3）。专家组认为没有数据显示这些血压水平特别危险并且需要紧急处理。另外专家组仍然关注积极降压可能导致患者神经功能恶化的证据，在得到确切的数据之前，目标是避免对卒中患者过度降压治疗。

1. 患者适于静脉 rtPA 或其他再灌注治疗的指征

血压水平：

(1) 收缩压 >185mmHg 或舒张压 >110mmHg。

(2) 拉贝洛尔 10～20mg，静脉注射，1～2 分钟注完，可以重复一次，或硝酸甘油贴膜 1～2 英寸。

(3) 或尼卡地平静脉滴注 5mg/h，滴注每隔 5～15 分钟增加 0.25mg/h 最大滴速 15mg。

(4) 当达到目标血压值，减少到 3mg/h。

(5) 如果血压没有下降并且仍然 >185/110mmHg 不要给予 rtPA。

2. rtPA 或其他再注治疗的治疗中和治疗后血压管理

治疗中每 15 分钟测一次血压，治疗后继续如此监测 2 小时，再按照每 30 分钟测一次，监测 6 小时，然后按照每小时测一次，监测 16 小时。

血压水平：

(1) 收缩压 180～230mmHg 或舒张压 106～120mmHg：拉贝洛尔 10mg，静脉注射，1～2 分钟注完，可以每 10～20 分钟重复一次，最大剂量 300mg 或拉贝洛尔 10mg，静脉注射，继以静脉滴注 2～8mg/min。

(2) 收缩压 >230mmHg 或舒张压 121～140mmHg：拉贝洛尔 10mg，静脉注射.1～2 分钟注完，可以每 10～20 分钟重复一次，最大剂量 300mg 或拉贝洛尔 10mg，静脉注射，继以静脉滴注 2～8mg/min 或尼卡地平静脉滴注 5mg/h，滴速每隔 5 分钟增加 25mg/h，最大滴速 15mg/h 直到目标效果。如果血压得不到控制，考虑硝普钠。

有降压治疗的指征时，应当谨慎降压。某些卒中可能继发于血流动力因素，降压可能导致神经功能的恶化。合理的目标是在卒中后 1 天内使血压降低 15%～25%。由于没有数据支持在急性缺血性卒中时给予某种特定的抗高血压药物治疗，医师应当根据患者的具体情况个体化地选择降压药物。建议是基于专家的共识，体现快速降压的目标，但是如果血压降低导致神经功能恶化时也可以快速纠正血压下降。其他全身情况可能影响抗高血压药物的选择；例如合并哮喘时禁用β受体阻滞药。由于舌下含服硝苯地平具有延迟效应并且有导致血压急剧下降的可能，因此不推荐硝苯地平舌下给药。

对于适合静脉 rtPA 治疗的患者，注意溶栓前、溶栓期间和溶栓后的血压管理至关重要。血压过高与症状性出血性转化风险的增加有关。未达到以往指南所要求的血压水平可能是应用 rtPA 后出血性并发症风险增加的原因。推测在急性期接受其他药物治疗或机械干预措施以改善脑灌注的患者，血压增高同样也导致出血风险的增加。提出血压明显升高患者禁用 rtPA 治疗的建议，是根据潜在的安全风险，但是通过用药可以有效降低过高的血压使患者能够接受静脉 rtPA 治疗。

高血压是卒中和复发性卒中的公认危险因素。许多患者在发病前服用抗高血压药物或在卒中后存在持续性高血压，这些患者都需要长期抗高血压治疗，关键是开始治疗的时机。能够知道这些决策的数据很有限，根据坎地沙坦试验，在卒中后大约 1 天时开始治疗似乎比较安全。重新开始治疗的时机和药物的选择取决于患者的神经功能状态、卒中的潜在机制、患者吞咽药物的能力以及是否有并存疾病。推测对于大多数没有颅内压增高显著风险的轻到中度卒中患者，可以在卒中后 24 小时重新开始服用卒中前应用的抗高血压药物。专家组强烈建议开展有关卒中患者重新开始抗高血压治疗的安全性和有效性的临床研究。

(二)低血压

急性缺血性卒中患者罕见持续性低血压，但是持续性低血压与转归不良的风险增加有关。Castillo 等指出，当基线收缩压<100mmHg 或舒张压<70mmHg 时，神经功能恶化、神经功能转归不良或死亡的发生率增加。应寻找低血压的原因，可能的原因包括主动脉夹层分离、血容量减少、失血、继发于心肌缺血或心律失常的心排血量减少。卒中患者可能出现血容量减少。在卒中后最初数小时内，纠正血容量不足和增加心排血量是最关键的。治疗包括应用生理盐水补充血容量和纠正心律失常，如减慢快速型心房颤动时的心室率。如果这些措施无效可以应用多巴胺等升压药物。

（周　俊）

第十节　抗凝、抗血小板聚集与降纤治疗

一、抗凝治疗

(一)抗凝药物及用法用量

抗凝药物有注射用和口服两大类。注射用抗凝药物主要有普通肝素(即未分级肝素，UFH)、低分子肝素(LMWHs)和低分子类肝素。欧洲和北美批准应用的 LMWHs 和类肝素包括：那曲肝素钙(速碧林)、依诺肝素(克赛)、达肝素(法安明)、亭扎肝素和达纳肝素，多在急性期短期使用。口服抗凝药物有华法林、双香豆素、双香豆素乙酯、醋硝香豆素，可长期服用，最常用的是华法林，其他口服抗凝药的作用机制及用法与华法林相同。由于对 LMWHs 应用于脑梗死的治疗还没有形成共识，因此所有 LM-WHs 的药物说明尚未将脑梗死作为治疗适应证。

1.肝素　肝素首先由 Mclean 于 1916 年发现，1935 年提纯并命名为肝素。1935 年 Best 将肝素作为抗凝药应用于治疗血栓性疾病，现已被公认为有效的抗凝药物。1966 年 Shomoff 用小剂肝素皮下注射，使术后血栓发生率大为下降。同时肝素也有其出血的不良反应，使用时需监测，影响了更广泛的应用。近半个世纪以来，由于临床应用及基础理论研究的深入，肝素的应用获得了很大的进展。肝素是一种氨基葡聚糖

(旧称黏多糖)的硫酸酯。UFH 的分子量为 3000～30000Da(平均 12000～15000Da),是非均一的混合物。LMWHs 是 UFH 通过酶或化学解聚过程产生的,由分子量为 2000～9000Da(平均 4000～6500Da)的多糖链构成。类肝素的平均分子量为 5500Da,也是一种氨基葡聚糖的混合物。在多数临床适应证中,LMWH 已取代 UFH,主要原因:①LWMHs 可皮下给药,每天 1～2 次,无需实验室监测;②临床试验的证据表明 LMWHs 至少和普通肝素一样有效,更安全。

(1)作用机制:肝素通过提高抗凝血酶Ⅲ(ATⅢ)的活性而发挥抗凝血作用,该作用由一种独特序列的五聚氨基葡聚糖(简称五聚糖)所介导,此序列沿肝素链随机分布,在 UFH 链上约占 1/3,在 LwMHs 和类肝素链上仅 15%～25%,ATⅢ 是一种血将 α_2 球蛋白,ATⅢ 的精氨酸反应活性中心能与以丝氨酸为活性中心的多个凝血因子(包括因子Ⅻa、Ⅺa、Ⅸa、Ⅹa、Ⅱa 等)按 1:1 的分子比例结合,而对这些因子产生灭活作用。肝素链上的五聚糖序列与 ATⅢ 分子的赖氨酸残基结合,可使 ATⅢ 发生构象改变,从而明显增强 ATⅢ 的抗凝血作用,抑制各种凝血因子活性。

对 ATⅢ 缺乏症的血栓性疾病,UFH 几乎不发挥作用,大剂量 UFH 可直接使凝血酶失活。UFH-ATⅢ 复合物与凝血酶作用后,UFH 可脱落下来再与 ATⅢ 结合,发挥共抗凝作用。UFH 的这种特性为小剂量肝素预防血栓形成提供了理论依据。UFH 能被血管内皮吸附,血管壁是 UFH 的主要贮藏场所(比血浆中高 7500 倍)。UFH 吸附于血管壁后,促进内源性氨基多糖的释放,使受损内皮细胞电荷恢复,防止血小板释放达到抗凝血作用。UFH 能促进内皮细胞对组织型纤溶酶原激活物(tPA)的释放,增强纤溶活性。另外,UFH 可增加血细胞表面及血管壁负电荷,增强相互间排斥性,具有抗聚集作用,改善血黏度,促进血液流动性,预防血栓形成。

LMWHs、类肝素与 UFH 的主要区别在于对因子Ⅹa 及凝血酶(Ⅱa)的相对抑制作用不同。含五聚糖的肝素链不论长短均能与 ATⅢ 直接结合,引起 ATⅢ 构象改变,从而抑制Ⅹa 的活性。而肝素对Ⅱa 的抑制作用则与肝素链的长短有关,至少由 18 个糖基组成的含五聚糖的肝素链与 ATⅢ 和Ⅱa 相结合,形成三联体复合物才能起效。大多数 UFH 键长度至少为 18 个糖基,而只有 25%～50% 的 LMWHs、类肝素含有至少 18 个糖基。所以,UFH 对Ⅹa 和Ⅱa 的抑制作用基本相等,而 LMWHs、类肝素对Ⅹa 的抑制作用较对Ⅱa 的抑制作用大(为 2:1～4:1),即抑制凝血酶产生的作用大于抑制凝血酶活性的作用,因而具有较低的出血/血栓形成的比例。LWMHs、类肝素优于 UFH,还在于 LWMHs、类肝素与血浆蛋白非特异结合力较低,具有较好的生物利用度和剂量效应预测性;LWMHs、类肝素与内皮细胞和血浆蛋白的亲和力低,经肾排泄时更多的是不饱和机制起作用,因此其清除是非剂量依赖性的,其半衰期比普通肝素长 2～4 倍。此外,LWMHs、类肝素对已经与血小板结合的因子Ⅹa 仍有抑制作用、不易被血小板第Ⅳ因子灭活、对血小板功能的影响小、常规推荐剂量皮下注射无需实验室监测。

(2)使用方法:UFH 12500～25000U 加入到 1000ml 5% 葡萄糖生理盐水或 10% 葡萄糖液中,以 10～20 滴/分的速度维持 36～48 小时,定期复查凝血时间,调整凝血时间(试管法)应维持在治疗前的 1～1.5 倍,即 20～30 分钟。Haley 等采用的紧急抗凝方法为:UFH 3500～5000U 静脉注射后,以每小时 1000U 的速度静脉滴注,根据部分凝血活酶时间(APTT)来调整滴速,要求 APTT 延长并保持在正常值的 1.5～2.5 倍。虽然冲击量 UFH 静脉注射能迅速到抗凝治疗水平,但会增加出血的可能,故较少采用。小剂量 UFH 运用剂量为每日 10000～20000U,分 2～3 次皮下注射,最佳注射部位为下腹部及大腿前内侧。注射后 2～4 小时达到高峰药物浓度,有效时间达 12 小时,出血不良反应少,可不需严密的实验室监测。小剂量 UFH 皮下注射具有效果确切、费用低、操作简单的优点。

LWMHs 的用法为:皮下注射(多选脐周腹壁),每日 2 次,持续 7～10 天。每次剂量(单位采用抗Ⅹa ICU,即 AⅩa ICU,1 AⅩa ICU 相当于 0.41 AⅩaU)依体重而不同;<50kg 者予 10000 AⅩa ICU,50～59kg

者用 12500AＸa ICU,60～69kg 者给 15000AＸa ICU,70～79kg 者为 17500AＸa ICU,80～89kg 者是 20000AＸa ICU,≥90kg 者则需要 27500AＸa ICU。

类肝素的用法为:予一次冲击量(1875～2500AＸaU)静脉注射后持续静脉滴注 7 天,速度为 187.5～250AＸaU/h,抗因子Ｘa 活性维持在 0.6～0.8AＸaU/ml 水平。

2.华法林

(1)作用机制:华法林是维生素 K 的竞争性拮抗药,在人体肝脏内抑制维生素 K 依赖性凝血因子Ⅱ、Ⅶ、Ⅸ、Ⅹ的合成,而起抗凝作用。维生素 K 环氧化物在体内必须转变为氢醌,才能参与因子Ⅱ、Ⅶ、Ⅸ、Ⅹ的蛋白质末端谷氨酸残基的 γ-羧化作用,使这些因子具有活性。华法林能阻断维生素 K 的转变过程,使这些因子的 γ-羧化作用出现障碍,导致其无凝血活性前体产生,从而抑制凝血过程。华法林在体内需待已合成的上述四种凝血因子耗竭后,才能发挥抗凝作用,故用药早期可与肝素合用。

(2)使用方法:由于较大剂量的华法林使出血并发症明显增加,所以近年来已偏向于使用小剂量华法林进行长期抗凝治疗。凝血酶原时间(PT)是监测华法林抗凝效能的最重要指标。过去由于应用不同的试剂,不同国家实验室报告的 PT 无可比性,后来统一采用国际标准化比值(INR)解决了这一问题。许多学者将华法林最佳治疗范围定在两个水平①较小强度范围:INR 在 2.0～3.0;②较大强度范围:INR 在 2.5～3.5 或 3.5～4.5。INR<2.0 时,无明显抗凝作用;INR>5.0 时,会继发大出血。有专家指出,INR 在 3.0～4.5 对非心源栓塞性脑梗死的二级预防并不安全。

Hirsh 认为华法林抗凝治疗可采用两种服法:①不需要紧急抗凝时,每天口服 4～5mg,连服 5～6 天,直至达到最佳治疗范围;②需要紧急抗凝时,可将前 2 天的剂量增至 10mg,同时合用肝素,4～5 天后停用肝素,保持 PT 在治疗范围内。Fennerty 等建议,第 1 天口服 10mg 华法林,16 小时后测定 INR,根据 INR 调整以后的剂量,并于第 4 天确定维持剂量。维持剂量一旦确定,在几周内可每周测定 2 次 INR,以后每周测定 1 次,假如 INR 在数月内维持稳定,则可进一步减少测定 INR 的次数。我国华法林用量为国外报道的 1/3～1/2,即可达有效抗凝剂量。有研究观察我国患者使 INR 达到 2.0,华法林用量大部分维持在 2～3.5mg/d,波动范围 1.5～5.0mg/d。但在剂量调整过程中有些患者华法林用量达 7mg/d。对大多数患者,在华法林剂量调整过程中,INR 一过性>3.0 的情况很常见,只要及时调整用药,停用华法林 1～2 天,减少华法林剂量 1/5～1/4 后继续用药,引起出血的概率很小。INR 达到 2.0 需 4～12 天,稳定于 2.0～3.0 需 8～26 天,其中约 2/3 患者 14 天内可稳定达标(INR 2.0～3.0)。

(二)抗凝治疗的并发症

抗凝治疗的主要并发症是出血,不论使用肝素还是口服抗凝药物均有致出血的可能。使用较大剂量 UFH,平均每天出血率为 2%～3%。大部分 UFH 治疗导致的出血均较轻微,平均每天较大量出血率小于 1%,平均每天致死性出血率约 0.05%。综合 25 项研究的分析表明,华法林治疗中,平均每年的致死性出血率、大出血率、小出血率分别为 0.6%、3.0%和 9.6%,但各研究显示的出血率相差较大。长期口服抗凝药物并发出血的危险在 2%～10%,死亡危险在每年 0.1%～1%。

抗凝治疗并发出血可发生在消化道、泌尿道、皮肤、黏膜和颅内。虽然颅内出血较少见,仅占 0.6%～2%,但常常是致死性的,有报道致死率高达 60%。

诱发出血的危险因素主要有以下几种。

1.基础情况　抗凝治疗的脑梗死患者如存在高血压或梗死面积较大,特别是严重高血压或出现中线移位甚至脑疝时,是导致出血的重要因素。

2.抗凝药的种类　住院患者应用 UFH 治疗的平均每天出血率高于应用华法林治疗者,而 LMWHs、类肝素的出血发生率低于 UFH,原因包括:①LMWHs、类肝素抑制血小板的作用低于 UFH,因为前两者与血小板的结合率较低;②LMWHs、类肝素不会增加微血管的通透性;③LMWHs、类肝素对内皮细胞、高分子量的冯-维勒布兰德因子及血小板等的亲和力较低,所以它们对血小板与血管壁之间相互作用的干扰可能较小。

3.抗凝治疗的强度　Turpie 等用不同强度的华法林治疗两组心脏瓣膜病患者,3 个月后,较小强度治疗组出血率为 6%,而较大强度治疗组出血率为 14%,两组的治疗效果无显著差异。其他一些研究也表明,较小强度抗凝治疗的出血率低于较大强度抗凝治疗者。

4.抗凝治疗的给药方法　UFH 间断应用出血率高于连续应用,因为间断应用可致 UFH 浓度急升骤降,骤然上升的 UFH 含量增加了出血的可能。

5.抗凝治疗的时程　有研究表明,抗凝治疗的早期出血率较高。

6.其他　高龄、卒中史、消化道出血史、近期心肌梗死、肾功能不全、严重贫血、心房颤动等都会增加出血的危险性。

为避免或尽量减少出血,应在用药之前、用药过程中及用药之后做好血凝状态的监测。使用肝素应测定 APTT 或凝血时间,凝血时间>30 分钟或 APTT>100 秒均表明用药过量。口服抗凝药物需测定 PT 和 INR。INR 保持在 2.0~3.0 出血风险较小,国内认为 PT 应保持在 25~30 秒,凝血酶原活性至少应在正常值的 25%~40%。INR>5.0,PT 超过正常的 2.5 倍(正常值为 12 秒)、凝血酶原活性降至正常值的 15% 以下或出现出血时,应立即停药。

二、抗血小板治疗

(一)血小板在血栓形成中的作用

在正常状态下,血液循环中的血小板不与其他细胞发生粘连。但在血管内皮受损或动脉粥样斑块破裂等病理情况下,通过几种受体介导的交互作用,产生血小板的黏附、激活和聚集,从而导致血管损伤部位血栓性栓子的形成。

血小板具有可结合血管内皮下基质和斑块成分(包括胶原、纤维连接蛋白等)的特殊受体,来引导血小板黏附。血小板与内皮下成分的接触引起血小板的黏附和激活,被激活的血小板变得平坦且脱去部分颗粒,释放形成的介质来吸引和激活更多的血小板。促使血小板相互聚集的因子主要有二磷酸腺苷(ADP)、血栓素 A_2(TXA$_2$)和凝血酶。刚开始由血小板释放出少量的 ADP,促使血小板之间的聚集,此时的血小板聚集堆是可逆性的,一旦血流加速,该血小板聚集堆仍可被冲散开;随着血小板聚集越来越多,活化后的血小板释放出的 ADP 也越来越多,聚集成堆的血小板成为不可逆性聚集。另一个能促使血小板不可逆性聚集的因子是血小板活化时产生的 TXA$_2$,它具有强大的促黏集性,又有使血小板发生释放反应的功能。经内源性和外源性凝血过程形成的凝血酶与 ADP 和 TXA$_2$ 共同使血小板聚集成为持久性。在血小板激活过程中,细胞表面的纤维蛋白原受体(糖蛋白Ⅱb/Ⅲa 受体)也被激活,纤维蛋白原可在这些受体间产生多重连接,借此引起血小板的聚集。凝血酶使纤维蛋白原转化为纤维蛋白,纤维蛋白构成血块的早期支架,加固血小板性血栓,使之更加稳定。

(二)主要的抗血小板药物

血小板活化和聚集的复杂模式提示许多潜在靶位可用于抗血小板治疗。目前抗血小板药主要包括环氧化酶(COX)抑制剂(阿司匹林)、ADP 受体拮抗剂(噻氯匹定和氯吡格雷等)、磷酸二酯酶抑制剂(双嘧达莫和西洛他唑)、糖蛋白(GP)Ⅱb/Ⅲa 受体拮抗剂(阿昔单抗等)。

1.阿司匹林　研究证明,阿司匹林通过多种途径或机制发挥抗血小板作用,但主要通过使环氧化酶

(COX)多肽链第529位丝氨酸残基乙酰化,导致COX失活,阻断花生四烯酸(AA)级联反应来发挥作用。AA是膜磷脂的正常成分,血小板受到激活剂刺激后裂解膜磷脂,释放AA,COX可将AA代谢成不稳定的前列腺素内氧化物PGG_2和PGH_2,血小板血栓素合成酶再将PGH_2转化为TXA_2,而在血管内皮细胞内PGH_2转化为依前列醇(PGI_2)。小剂量阿司匹林(1mg/kg)即可抑制血小板内的COX活性,减少TXA_2的生成,抑制血小板的聚集。大剂量阿司匹林不仅抑制血小板的COX活性,也抑制血管内皮细胞的COX活性,减少依前列醇的合成,后者具有抑制血小板聚集和扩张血管的功能。阿司匹林不能抑制由凝血酶、ADP、胶原和儿茶酚胺等血小板激动剂诱导的血小板聚集。血小板是无核细胞,不能再生成COX。阿司匹林对COX的抑制是不可逆的,因此血小板被阿司匹林抑制后其聚集功能不能恢复,直到新生的血小板进入血液循环。血小板的寿命为9～10天,每天更新10%。服用阿司匹林后直到停药后第5天,血液中的血小板才能恢复其在止血作用中的功能。

阿司匹林服用后30～40min即可出现血浆峰值,服药1h出现抑制血小板聚集作用,肠溶片血浆峰值于服药后3～4h出现。若为达到速效而用肠溶片时,应嚼碎服用,其量效没有依赖关系,3mg的阿司匹林即可抑制血小板聚集,2～3倍剂量可以充分抑制血小板聚集,作为预防用药目前主张剂量以75～150mg/天为宜,更高的剂量也不能出现更强的抑制作用。阿司匹林可引起胃出血,肠溶片是否可减少胃出血的发生,尚无充分的依据。主要不良反应与其胃肠毒性及剂量有关,因此,为减低出血危险应使用低而有效的剂量。

2.ADP受体拮抗剂   在生理状态下,血小板膜上的ADP受体可受红细胞、内皮细胞和血小板聚集后脱颗粒释放的ADP激活,导致血小板聚集。ADP受体拮抗剂抑制由ADP受体介导的纤维蛋白原与血小板GPⅡb/Ⅲa受体的结合,因此,其抑制血小板聚集的作用较阿司匹林强。常用的药物为噻氯匹定、氯吡格雷、普拉格雷。

噻氯匹定和氯吡格雷在体外无生物活性,对血小板没有作用,在体内通过肝脏代谢生成有活性的代谢产物而发挥抗血小板聚集作用。这两种药物通过拮抗血小板膜上的ADP受体,抑制由ADP介导的纤维蛋白原和GPⅡb/Ⅲa受体结合而发挥作用。两药起效均较缓慢,在开始治疗后4～5天抑制作用达到最大。氯吡格雷抑制ADP介导的血小板聚集作用是噻氯匹定的6倍。两者能够轻度延长出血时间。氯吡格雷和噻氯匹定对血小板ADP受体的作用是不可逆的,因而会影响到血小板的整个生命周期。当新生的血小板进入循环后,抑制作用逐渐减弱。停药3～4天后发生出血的危险性降低。

噻氯匹定因其主要不良反应可有高胆固醇血症、粒细胞减少、再生障碍性贫血和血栓性血小板减少性紫癜,已逐渐被氯吡格雷所取代。氯吡格雷的不良反应很少,偶可出现皮疹、严重腹泻、中性粒细胞减少和血小板减少。

普拉格雷是第三代ADP受体拮抗剂,在肝脏代谢时几乎不产生非活性代谢物,故疗效优于氯吡格雷,但出血风险亦有所增加。此外,氯吡格雷抵抗患者不会发生普拉格雷抵抗。最初开发用于需要经皮冠状动脉介入治疗的急性冠状动脉综合征的患者,包括需要进行支架置入术的患者,在我国尚未上市,在美国的商品名为Efient。多项临床试验显示首剂给予60mg负荷剂量、随后每天给予10mg维持剂量的普拉格雷可比首剂给予300mg负荷剂量、随后每天给予75mg维持剂量的氯吡格雷产生更快、更强、更持久的血小板聚集抑制作用。该药还没有应用于缺血性脑卒中防治的研究。

3.磷酸二酯酶抑制剂   血小板内的三磷腺苷(ATP)经腺苷酸环化酶催化产生环磷酸腺苷(cAMP)。cAMP在磷酸二酯酶的作用下代谢为5′AMP。cAMP浓度降低可导致血小板聚集。cAMP浓度主要依赖磷酸二酯酶来调节,通过抑制磷酸二酯酶活性使cAMP浓度增高,能够抑制血小板聚集。目前临床常用的药物为双嘧达莫和西洛他唑。

双嘧达莫能够激活血小板腺苷酸环化酶,抑制磷酸二酯酶活性,阻断 cAMP 向 5′AMP 的降解过程。另外,双嘧达莫能降低 cAMP 的摄取,从而增加血浆的 cAMP 含量。双嘧达莫的血小板抑制作用持续时间较短,单次口服 75mg 后,抑制作用持续约 3h。

缓释双嘧达莫与阿司匹林复方制剂是目前仅有的抗血小板复合制剂。欧洲卒中预防研究 2(ESPS-2)入组 6602 例缺血性脑卒中/TIA 患者,与单用阿司匹林比较,缓释双嘧达莫(200mg)与阿司匹林(25mg)复方制剂(每天 2 次口服)使脑卒中复发的 RR 降低 23%(P=0.006),出血风险无显著性增加。而 2008 年完成的入组缺血脑性卒中/TIA 患者 20332 例的脑卒中二级预防有效性试验,并没有达到预设的非劣性检验标准,缓释双嘧达莫和阿司匹林复方制剂与氯吡格雷预防脑卒中及血管性事件疗效相当。缓释双嘧达莫与阿司匹林复方制剂的颅内出血风险显著高于氯吡格雷(风险比为 1.42)。头痛是缓释双嘧达莫与阿司匹林复合制剂的常见不良反应,降低了患者的依从性。

西洛他唑是磷酸二酯酶Ⅲ(PDFⅢ)抑制剂,可抑制磷酸二酯酶(PDE)活性和阻碍 cAMP 降解及转化,具有抗血小板、保护内皮细胞、促进血管增生等药理学作用,预防动脉粥样硬化和血栓形成及血管阻塞,同时还可抑制经由腺苷 A1 受体介导的强心作用。大规模临床试验示,服用 100mg,每天 1～2 次,有效率达 76%～88%。用药过程中可出现头晕、头痛、心悸等现象,这可能和西洛他唑的扩张血管作用有关,大多为一过性的。2008 年发表的一项在中国开展的大规模临床研究显示,西洛他唑预防卒中的效果与阿司匹林相似,但脑出血风险明显降低。

4.GPⅡb/Ⅲa 受体拮抗剂 目前认为,各种血小板激活剂最后都通过激活血小板表现的膜糖蛋白 GPⅡb/Ⅲa 受体分子而发生血小板聚集反应。GPⅡb/Ⅲa 受体是受体整合蛋白家族的成员,为异源二聚体,调节血小板聚集和血小板与胶原的黏附作用。纤维蛋白原 GPⅡb/Ⅲa 受体的配体,作为桥与血小板 GPⅡb/Ⅲa 受体交互连接,使血小板聚集。GPⅡb/Ⅲa 受体的表达及其与纤维蛋白原的结合是所有血小板激动剂作用的最后共同通路。GPⅡb/Ⅲa 受体拮抗剂停用 1～2 天后,血小板功能部分恢复正常。此类药物有单克隆抗体和合成制剂两大类,前者为阿昔单抗,后者包括替罗非班和依替巴肽,因其口服制剂出现较多不良反应,现均为静脉给药。该类药物与糖蛋白Ⅱb/Ⅲa 结合后可形成新抗原,可发生血小板减少,肾功能衰竭者慎用。

阿昔单抗是第一个用于人体的单克隆抗体,是抗血小板膜 GPⅡb/Ⅲa 单克隆抗体 7E3 的 Fab 片段,与人源化的 Fc 段结合。每个血小板表面存在大约 80000GPⅡb/Ⅲa 受体。阿昔单抗可以优先识别活性状态的受体,并与其结合,从而阻止纤维蛋白原与 GPⅡb/Ⅲa 受体结合。常以 0.25mg/kg 静脉推注,并继续以 10μg/min 速度滴注,抑制血小板聚集作用可维持 12h。该药可引起严重出血和血小板减少。

替罗非班是酪氨酸非肽衍生物,可选择性抑制 GPⅡb/Ⅲa 受体,从而阻断纤维蛋白原与 GPⅡb/Ⅲa 结合,抑制血小板聚集。替罗非班 4h 内静脉输注 0.15μg/(kg·min),可产生 97% 的 ADP 引起的血小板聚集的抑制,血浆半衰期 1.6h,停药后 1.5h 血小板聚集恢复正常。国内目前批准使用的替罗非班(商品名:欣维宁),具体用法为 10μg/kg 静脉推注,继以 0.15μg/(kg·min)静脉滴注 24～36h。

依替巴肽是合成的,由二硫键连接的环状 7 肽,它与 GPIIb/Ⅲa 高度特异的结合,阻断纤维蛋白原与 GPⅡb/Ⅲa 结合,抑制血小板聚集。静脉输注 90μg/kg,之后 1μg/(kg·min)静脉滴注 4h,可使 ADP 引起的血小板聚集由静脉注射前的 80% 降到静脉注射后的 15%。

(刘美玲)

第十一节　静脉溶栓治疗

一、溶栓治疗的适应证与禁忌证

1.《中国脑血管病防治指南》(2004)中有关静脉溶栓治疗的适应证与禁忌证

(1)适应证：①年龄 18～75 岁。②发病在 6h 以内。③脑功能损害的体征持续存在超过 1h，且比较严重(NIHSS 7～22 分)。④脑 CT 已排除颅内出血，且无早期脑梗死低密度改变及其他明显早期脑梗死改变。⑤患者或家属签署知情同意书。

(2)禁忌证：①既往有颅内出血，包括可疑蛛网膜下腔出血；近 3 个月有脑梗死或心肌梗死史，但陈旧小腔隙未遗留神经功能体征者除外；近 3 个月有头颅外伤史；近 3 周内有胃肠或泌尿系统出血；近 2 周内进行过大的外科手术；近 1 周内有不可压迫部位的动脉穿刺。②严重心、肾、肝功能不全或严重糖尿病者。③体格检查发现有活动性出血或外伤(如骨折)的证据。④已口服抗凝药，且 INR>1.5；48h 内接受过肝素治疗(aPTT 出正常范围)。⑤血小板计数<100×19⁹/L(100000/mm³)，血糖<2.7mmol/L(50mg/dl)。⑥血压：收缩压>180mmHg，或舒张压>100mmHg。⑦妊娠。⑧不合作。

2.美国《缺血性脑卒中患者的早期处理指南》(2007 年更新版)中有关 rtPA 静脉溶栓治疗的患者选择标准如下。

(1)神经功能缺损由缺血性脑卒中引起。

(2)神经体征不能自然恢复。

(3)神经体征较严重且非孤立性。

(4)神经功能重度缺损的患者慎用。

(5)排除蛛网膜下腔出血。

(6)症状出现 3h 内进行治疗。

(7)过去 3 个月内无头部创伤和脑卒中病史。

(8)过去 3 个月内无心肌梗死。

(9)过去 21 天内无胃肠道或泌尿道出血。

(10)过去 14 天内无重大手术。

(11)过去 7 天内无不可压迫部位的动脉穿刺。

(12)既往无颅内出血史。

(13)血压不高(收缩压<185mmHg 且舒张压<110mmHg)。

(14)体格检查时无活动性出血或急性创伤(骨折)的证据。

(15)未口服抗凝药；如口服抗凝药，INR 应≤1.7。

(16)过去 48h 内如曾接受肝素治疗，aPTT 应在正常范围。

(17)血小板计数≥100×10⁹/L。

(18)血糖浓度≥2.7mmol/L(50mg/dl)。

(19)无发作后遗留神经功能缺损的痫性发作。

(20)CT 排除多个脑叶梗死(低密度范围>1/3 大脑半球)。

(21)患者或家属理解治疗的潜在风险和益处。

3.美国《缺血性脑卒中患者的早期处理指南》(2007年更新版)没有提及静脉溶栓治疗的患者年龄范围。2008年美国胸科医师协会抗栓与溶栓治疗循证临床实践指南(第8版)建议进行静脉溶栓治疗的患者年龄≥18岁。欧洲卒中组织《缺血性脑卒中与短暂性脑缺血发作处理指南2008》则认为在经过选择的18岁以下和80岁以上的脑卒中患者中,也推荐进行静脉rtPA溶栓治疗,尽管这超出了目前欧洲的标准(Ⅲ级推荐,C级证据)。

4.2009年美国心脏学会(AHA)/美国卒中学会(ASA)对发病在3～4.5h内的脑梗死患者静脉溶栓的建议:适应证与上述静脉溶栓的适应证相似,但如果有以下情形者禁止溶栓:年龄＞80岁;口服抗凝药物并且INR值≤1.7;基础水平NIHSS评分＞25;既往有脑卒中病史同时合并糖尿病。因此,对于3～4.5h这个治疗时间窗,所有正在口服抗凝药物的患者,不管INR值如何,都应该排除在外。

二、溶栓药物

溶栓药物具有纤维蛋白特异性,包括阿替普酶、尿激酶原等。

1.阿替普酶　又名组织型纤溶酶原激活剂(tPA)或重组组织型纤溶酶原激活剂(rtPA):tPA在体内主要由血管内皮细胞合成并释放,可特异作用于纤溶酶原,激活凝血块上的纤溶酶原,但对血液循环中的纤溶酶原亲和力小,很少产生全身抗凝、纤溶状态。rtPA是通过DNA重组技术在体外获得的tPA,其药理作用与tPA完全一致。理论上,tPA或rtPA应比链激酶(SK)、尿激酶(UK)的溶栓作用更强,出血危险性更小,此点已经被动物实验证实,然而,在临床实践中也有出血的报道。Tanne等报道,应用rtPA静脉治疗的1205例患者中,症状性及无症状性脑出血的发病率仍高达6%和7%。Zeumer等应用rt-PA和UK动脉内溶栓,两组患者都获得了较高的再通率,但rt-PA并未显示出显著的优越性。Wardlaw等将已完成的12个随机试验共3435例患者进行系统回顾后却认为,没有直接证据表明tPA优于SK,SK与tPA的溶栓试验产生不同结果可能是因为试验设计不同及基本变量不均衡造成的。尽管如此,多个大样本的随机试验已显示rtPA在急性脑梗死溶栓治疗中的有效性和安全性。rtPA是目前唯一通过美国食品药品监督管理局(FDA)批准用于急性脑梗死的溶栓药物。tPA的半衰期极短(仅3～6min),有一定的血管再闭率,须持续给药,且其来源有限,价格较贵,所以不利于其在临床推广应用。

2.尿激酶原　又名单链尿激酶型纤溶酶原激活物(sCUPA):sCUPA是从尿和细胞培养基中分离出的一种单链丝氨蛋白酶,也可应用DNA重组技术产生。sCUPA激活纤溶酶原时需要有纤维蛋白的存在,因此被认为是一种对纤维蛋白有相对选择性的溶栓药。动物实验已证实了sCUPA的溶栓作用,但未证明它的溶栓效果优于tPA和UK。有关sCUPA的临床试验开展较少。Eurlan等报道了一项多中心随机对照研究,研究对象为180例发病6h内经动脉造影证实大脑中动脉或其分支闭塞,排除出血或显示大面积梗死的患者,治疗组应用sCUPA和肝素,对照组仅用肝素,两组病死率比较差异无统计学意义,但治疗组再通率为66%,对照组仅为18%,差异显著。治疗组24h内症状加重的脑出血发病率增加,但无统计学意义。虽然早期有症状脑出血的发病率增加,但90天后的临床预后明显改善。其临床疗效还有待进一步研究。

三、溶栓方法

1.溶栓治疗的途径　溶栓治疗途径主要有静脉用药和动脉用药两种。国际上已完成的几个大样本随机对照试验多为静脉用药。虽然有一些证据表明动脉溶栓血管再通率较高,出血风险降低,但目前还难以确定动脉溶栓与静脉溶栓孰优孰劣。在数字减影血管造影(DSA)下行动脉内插管,于血栓附近注入溶栓药物,可增加局部的药物浓度,减少用药剂量,直接观察血栓溶解。一旦血管再通可立刻停止用药,便于掌握剂量,出血危险性小。有主张动脉溶栓时将药物注入颈内动脉,而不花更多时间将导管插入大脑中动脉或在血栓近端注药。尚有机械碎栓加药物溶栓,也有进行静脉与动脉联合溶栓的研究。但动脉溶栓随肝素的应用危险性会增大,而且操作复杂、费时(可能延误治疗时机),费用昂贵,需造影仪器和训练有素的介入放射技术人员。常规静脉滴注虽然用药量大,出血并发症多,但方便快捷,易于推广实施。美国《缺血性脑卒中患者的早期处理指南》(2007年版)指出,目前尚无证据表明动脉溶栓优于静脉溶栓;对适合静脉溶栓治疗的患者,不应为了动脉给药而限制静脉给药,除非是在临床试验中进行对比研究的情况下。

2.溶栓药物的剂量与用法

(1)rtPA 0.9mg/kg,极量90mg,首先10%药物以弹丸法静脉给药,余90%药物60min内持续静脉滴注。

(2)UK用量为100万~150万U,加入100~200ml生理盐水中,静脉滴注30min。美国《缺血性脑卒中患者的早期处理指南》(2007年更新版)认为,除临床试验之外,不推荐静脉使用安克洛酶、替奈普酶、瑞替普酶、去氨普酶、尿激酶或其他溶栓药(Ⅲ级推荐,C级证据)。2008年美国胸科医师协会抗栓与溶栓治疗循证临床实践指南(第8版)和欧洲卒中组织《缺血性脑卒中和短暂性脑缺血发作的治疗指南2008》均没有对,tPA以外的溶栓药做出推荐。

3.溶栓治疗时的注意事项

(1)将患者收到ICU或者卒中单元进行监测。

(2)定期进行神经功能评估,在静脉滴注溶栓药物过程中每15min评估1次;随后6h内,每30min评估1次;此后每60min评估1次,直至24h。

(3)患者出现严重的头痛、急性血压增高、恶心或呕吐,应立即停用溶栓药物,紧急进行头颅CT检查。

(4)血压的监测溶栓的最初2h内每15min监测1次,随后6h内为每30min监测1次,此后,每60min监测1次,直至24h。如果收缩压≥180mmHg或者舒张压≥105mmHg,增加测量血压的频率,并给予降压药使血压维持在或低于这一水平。

(5)血压的控制如果收缩压为180~230mmHg或舒张压为105~140mmHg,给予拉贝洛尔10mg,静脉注射1~2min,每10min可重复或加倍给药,最大剂量300mg;或初始剂量团注后按2~8mg/min的速度持续静脉滴注。若收缩压>230mmHg或舒张压>140mmHg,按0.5mg/(kg·min)的速度开始静脉滴注硝普钠。

(6)用药后45min时检查舌和唇以判定有无血管源性水肿,如果出现,立即停药,并给予抗组胺药物和激素。

(7)静脉溶栓后,继续综合治疗,根据病情选择个体化方案。

(8)溶栓治疗后24h内不用抗凝、抗血小板聚集药。开始给予抗凝或抗血小板聚集药之前,在24h时复查CT。24h后无禁忌证者可用阿司匹林300mg/天,共10天,以后改为维持量50~150mg/天(继发脑或全身大出血者停用)。出现轻度皮肤黏膜及胃出血应停用,出血停止1周后继续给予维持量。不能耐受阿司匹林者口服氯吡格雷75mg/天。

(9)延期放置鼻胃管、导尿管或动脉内测压导管。

(刘美玲)

第十二节　脑微循环治疗

一、脑梗死的微循环障碍

脑梗死患者多合并基础疾病如高血压病、糖尿病、脑动脉硬化等,这些疾病均可导致脑内小血管及微血管损害,微血管数量减少,进而导致管腔狭窄、闭塞、微动脉瘤形成以及侧支循环减少,最终使微循环发生功能障碍。

脑缺血再灌注可产生微血管壁损害,导致微循环障碍,而不同时期微血管损害的表现和机制有所不同。

1.超急性期(数小时内)　中性粒细胞黏附于血管内皮,并在数小时内,血脑屏障开始渗漏。此期释放的血管损伤介质包括超氧离子(O_2^-)和内皮素-1(ET-1),产生的内源性血管保护因子包括一氧化氮(NO)、血管生成素-1,还可能包括血管内皮生长因子(VEGF)。

2.急性及亚急性期(数小时至数天)　出现明显的组织细胞水肿,若血管损伤的程度够大,有可能会发生出血性转化。该时期释放的血管损伤介质包括基质金属蛋白酶-9(MMP-9)、白细胞介素-1(IL-1),还可能包括基质金属蛋白酶-2(MMP-2),产生的血管保护因子包括血管内皮生长因子(VEGF)、血管生成素2和碱性成纤维细胞生长因子(bFGF)。

3.慢性期(数天至数月)　促凋亡基因产物——半胱氨酸蛋白酶、B细胞淋巴瘤-白血病-2相关-B和转化相关蛋白53占主导,而抗凋亡蛋白——B细胞淋巴瘤白血病-2、凋亡蛋白抑制剂具有保护性。此外,VEGF可促进血管生成,SOD可防止血管内皮的进一步氧化损伤。最终,受损的血管或者通过血管生成而修复,或者处于凋亡或形成动脉硬化症,这取决于血管受损的程度和血管的功能。

脑梗死后微循环功能障碍的另一个重要表现是血管腔内微小物质(特别是微小血栓)的形成。缺血发生后,血小板在β-血小板球蛋白、ADP、血小板活化因子等因素的作用下被活化,并且通过自身的GPⅡb/Ⅲa整合素受体而相互聚合;同时,大量凝血酶的产生,加上活化的血小板的诱导,微循环内促使纤维蛋白原形成纤维蛋白并沉积。另一方面,在血管内皮细胞分泌的纤溶酶原激活物抑制剂-1(PAl-1)的作用下,血液中的红细胞、白细胞、血小板和纤维蛋白一起沉积,从而形成微小血栓,阻塞微循环。

此外,还有炎性损伤、继发性脑水肿形成等,均可导致或加重微循环的损伤和功能障碍。如内皮细胞分泌的肿瘤坏死因子-α(TNF-α)、白细胞介素-1β等白细胞趋化因子可以促使白细胞和内皮细胞表达大量的黏附分子,加重血液黏稠度,阻塞管腔等。而继发性脑水肿可以压迫周围脑组织和血管,从而加重侧支循环和微循环障碍,使缺血面积扩大。

二、脑循环治疗途径

1.修复受损血管　由于脑梗死时存在明显的血管壁结构和功能损害,并且恢复血流时还可能导致微血管的再灌注损伤,因此积极预防和治疗微血管的损伤,特别是恢复及维持脑微循环的结构至关重要。有研究认为神经营养因子、神经生长因子、碱性成纤维细胞生长因子、神经节苷脂等有保护血管壁的作用,但仍然需要更充分的证据证实。在脑缺血后不同时期,促进相应的血管保护因子的产生和抑制相应的血管损伤介质以及炎症介质释放,都是潜在的血管保护策略。虽然实验证据显示血管保护所带来的有益效果在急性期和慢性期都存在,但在人类卒中患者,仅在慢性期采取血管保护措施被证实为有效的治疗干预手段,如使用他汀类药物对血管的保护。血管保护临床试验观察的最佳终点指标应包括伴随整体神经功能出现的脑水肿或者出血性转化的发展。有必要对人类卒中患者在急性期采取血管保护措施的效果进行研究,为改善急性缺血性卒中后患者的神经功能提供一种新的治疗途径。

2.清除血管腔内微小血栓 脑缺血发生后,微循环障碍最先发生的病理变化是微小血栓形成,因此最为理想的治疗是去除血管内的微血栓。另外,阻止微小血栓的形成或扩大也可起到重要作用。目前主要有以下4种途径。

(1)溶栓治疗:在微循环发生不可逆损害之前应用溶栓药物溶解微小血栓,从而阻断缺血"瀑布"反应的进一步发展,这是目前解除微循环障碍最有效的方法。但溶栓治疗有可能引起基底膜破裂、加重微循环损害、继发出血等风险,因此必须严格掌握适应证和禁忌证,尤其应注意治疗时间窗,尽量避免以上并发症(尤其是出血)的发生。

(2)抗凝治疗:抗凝治疗可阻止微小血栓的进一步发展,抗凝治疗对于脑梗死的疗效尚不确定。目前主要用于进展性脑梗死、心源性脑栓塞、频繁 TIA 等。抗凝治疗的最大不良反应或潜在风险是继发出血,应用肝素或维生素 K 拮抗药抗凝必须监测凝血功能。

(3)降纤治疗:血浆纤维蛋白原水平降低既可减少血栓形成的危险,又可使血液黏滞度降低,从而加快血液流速、增加缺血部位的灌注,改善微循环。降纤治疗的主要并发症为出血和过敏反应。

(4)抗血小板治疗:抗血小板药物对微循环内已经形成的微血栓的作用微弱,但能阻止微血栓的扩大并预防新的血栓形成。

3.增强侧支循环 脑梗死后,梗死灶周围的侧支循环也相应受到影响。增强侧支循环功能一方面可以增加梗死区微循环的灌注、提高微循环的缺血耐受能力,另一方面可使药物最大限度地抵达缺血区,提高治疗效果,从而使微循环功能修复。在发病早期通过促进原有血管网的开放可达到增强侧支循环功能的目的。发病3天后,缺血组织开始形成新生的血管,促进血管新生是增强侧支循环功能的一条新途径。

血管扩张药物、扩容升血压治疗(血液稀释疗法)以及具有活血化瘀作用的中药都有助于促进侧支循环开放,增加缺血脑组织微循环的灌注量,但需注意这些治疗方法的适用时机、适用群体,并评估其可能出现的不良反应。

虽然血管新生是脑缺血/梗死后的普遍现象,但对脑梗死患者死后的病理观察发现,缺血脑组织微血管密度越大的患者存活期越长,说明血管的新生与预后有明显相关性。缺血边缘区的血管新生不仅可促进氧和营养物质运输至受损组织,而且可推动高度相关的神经重构过程包括神经再生和突触再生,继而改善功能恢复。所以,促进血管新生的方法(又称治疗性血管新生)为治疗脑梗死提供了很有希望的途径。

血管新生的机制非常复杂,涉及的相关基因、生长因子达几十种。可能促进血管新生的方法有:①药理学途径:实验研究已采用多种药物(包括生长因子)促进脑缺血/梗死后血管新生,改善神经功能。已在进行临床试验的促血管新生药物有:5 型磷酸二酯酶(PDE-5)抑制药 Sildenafil 在亚急性缺血性卒中患者中进行Ⅰ期临床试验;3-羟基-3-甲基戊二酰辅酶 A(HMG-CoA)还原酶抑制药(即他汀类药物)阿托伐他汀在近期缺血性卒中或 TIA 患者中进行Ⅲ期临床试验;重组人类促红细胞生长素(EPO)在急性缺血性卒中患者中进行Ⅲ期临床试验;氨基甲酰促红细胞生长素(CEPO)在急性缺血性卒中患者中进行Ⅰ期临床试验。国产上市并拥有国际或国内专利的药物丁苯酞和尤瑞克林均具有促进血管新生的作用。②物理训练方法:可能通过促进一些血管生长因子的上调而促进血管新生。③细胞途径:包括间充质干细胞、脐血干细胞和神经干细胞等,直接作为治疗物质或作为载体携带血管生长基因转移至缺血脑组织;另一途径是利用特殊的细胞因子刺激和动员内源性干细胞。

(张　岚)

第十三节　其他改善脑血液循环的药物治疗

一、扩血管治疗

脑血管闭塞时,通过扩张血管,可增加脑血流,从而减轻脑缺血。这似乎是扩血管治疗用于脑梗死的理论依据。由于为数不多的几个随机对照临床试验没有显示脑梗死早期(7天内)使用血管扩张药能改善卒中的预后,所以目前的指南不推荐血管扩张药用于急性脑梗死患者。实际上,梗死病灶小、脑水肿不明显或脑水肿已消退的患者,可酌情选择使用血管扩张药,但下列情况禁忌:出血性梗死、颅内压明显增高、低血压等。中、重度脑梗死早期(一般是1～2周)不适宜进行扩血管治疗,因为:①此时梗死区脑组织水肿,扩张血管,增加脑血流,可能会出现过度灌注,加重脑水肿;②梗死区血供中断,呈缺血缺氧状态,葡萄糖乏氧代谢产生大量乳酸,脑血管被动扩张,此时给予扩张血管药物已不能使梗死区血管扩张,但能扩张梗死区外的血管,血流增加,相应的梗死区血流减少,可能出现所谓"脑内盗血"现象;③闭塞血管的血管壁已受损,扩张血管有可能使血流从破损的血管壁流出,造成出血转化。

近年的研究发现,部分脑梗死患者在急性期后梗阻死灶周围仍存在乏氧组织,可能是由于血管修复或增生不足导致脑组织缺血缺氧所致。对这类脑梗死患者使用血管扩张药,期望通过增强侧支循环,以获得较好的疗效,值得进行进一步研究。

常用的血管扩张药物主要有如下几类,其作用机制、适应证、禁忌证、用法、不良反应等如下。

1.黄嘌呤类

(1)己酮可可碱:为甲基黄嘌呤的衍生物。具有扩张周围血管、增加脑动脉及肢体毛细血管血流量、改善红细胞变形能力、降低血小板聚集等作用。用法:口服100mg,每日3次或缓释片400mg每日1～2次;注射剂300mg加入到250～500ml葡萄糖或生理盐水中静脉滴注,滴速控制在10mg/h以内。禁忌证:心肌梗死,严重冠心病,低血压,妊娠及哺乳期妇女。不良反应:恶心呕吐,头晕,头痛,颜面潮红,心悸,低血压,心律失常等。

(2)尼可占替诺:可直接作用于小动脉,具有扩张周围血管、改善微循环和增加局部血流灌注的作用,还具有减轻红细胞聚集、降低血脂和短暂的溶解纤维蛋白作用。用法:口服100～300mg,每日3次(饭后);注射剂300～600mg肌内注射,每日2次;静脉滴注第1天:300mg,第2天起600mg,第7天起900mg,加入到5%葡萄糖或生理盐水500ml中,每日1次。禁忌证:急性心肌梗死,脑出血,二尖瓣狭窄,心功能不全。不良反应:颜面潮红,周身发热感,恶心,呕吐等。

2.α受体阻滞药

(1)双氢麦角碱:为天然麦角毒碱三种成分的氢化衍生物。除具有α受体阻滞作用外,还对中枢多巴胺、5-羟色胺和胆碱能系统有活化作用,可增加脑血流量和促进脑代谢,改善学习和记忆功能。用法:口服1mg每日3次,或缓释片2.5mg每日1～2次(就餐时服);注射剂0.3mg肌内或皮下或静脉注射,每日1～2次。禁忌证:严重低血压,心动过缓。不良反应:恶心,呕吐,腹胀,厌食,视物模糊,皮疹等。

(2)尼麦角林:为二氢麦角碱的半合成衍生物。可阻断α受体,降低周围血管阻力,增加脑血流量;促进中枢多巴胺递质的代谢,改善学习和记忆功能;还可抑制血小板聚集,改善血流动力学。用法:口服10～20mg,每日3次(空腹);注射剂4mg肌内注射或加入100ml生理盐水中缓慢静脉滴注,每日1～2次。不良反应:肌内或静脉注射后,偶有发生直立性低血压或头晕,大剂量用药时可发生心动过缓。

(3)丁咯地尔(甲氧吡丁苯):可阻断外周血管 α 受体,改善微循环,抑制血小板聚集,改善红细胞变形能力,并具有弱的钙拮抗作用,增加脑血流量。用法:口服 150mg,每日 3 次;注射剂 50～200mg 加入到 5%葡萄糖溶液或生理盐水 500ml 中静脉滴注,每日 1 次。禁忌证:脑出血,肝肾功能严重损害。不良反应:面红,恶心,厌食,头痛,头晕,心悸,瘙痒等。

3.5-羟色胺(5-HT)受体阻滞药　草酸萘呋胺:选择性地作用于血管平滑肌的 5-HT 受体,拮抗 5-HT 和缓激肽所诱导的血小板聚集,增加红细胞的变形能力,降低血液黏滞度,改善微循环。用法:口服 100～200mg,每日 3 次;注射剂 160～200mg 加入 5%葡萄糖溶液或生理盐水 500～1000ml 中缓慢静脉滴注,每日 1 次。禁忌证:严重心功能不全,心脏传导阻滞,肝肾功能障碍。不良反应:恶心,失眠,上腹疼痛,食管溃疡,药物性肝炎等。

4.磷酸二酯酶抑制药

(1)罂粟碱:抑制环核苷酸磷酸二酯酶的活性,通过松弛血管平滑肌使外周血管阻力下降,扩张冠状动脉和脑血管。用法:口服 30～60mg,每日 3 次;注射剂 30～60mg 皮下或肌内注射,或 60mg 加入到 5%～10%葡萄糖溶液 500ml 中静脉滴注,每日 1 次。禁忌证:房室传导阻滞,肝功能障碍,青光眼。不良反应:头晕,头痛,恶心,呕吐,面红,皮肤发红,出汗等,长期使用可导致成瘾。

(2)长春西丁:是从夹竹桃科植物长春花中提取的生物碱,通过抑制依赖钙的磷酸二酯酶活性,使环鸟苷酸(cGMP)的含量增加口,松弛血管平滑肌。主要作用扩张脑血管,增加脑血流量,促进葡萄糖氧化;还能增强红细胞变形能力,降低血液黏滞度,抑制血小板聚集。用法:口服 5～10mg,每日 3 次;注射剂 10mg 用 5 倍的生理盐水稀释后静脉注射或静脉滴注,每日 3 次。禁忌证:脑出血急性期,肝肾功能障碍,妊娠期妇女。

5.组胺 H_1 受体激动药　培他司汀:能扩张毛细血管前括约肌,对脑血管、心血管、外周血管,特别是椎-基底动脉具有明显的扩张作用,可增加脑血管、前庭和耳蜗血管的血流量,但不增加微血管的通透性;还具有抑制血小板聚集、降低血液黏滞度和减轻迷路水肿的作用。用法:口服 6～20mg,每日 3 次;注射剂 20～40mg 静脉滴注,每日 1～2 次。禁忌证:消化道溃疡,支气管哮喘,嗜铬细胞瘤,心功能不全,肝肾功能不全,妊娠期妇女和儿童。不良反应:口干,恶心,胃部不适,心悸,皮肤瘙痒等。

二、中药治疗

中药治疗脑梗死是中国脑血管病治疗的一大特色,在临床上较多使用,且取得了一定疗效,然而大多数由于没有进行严格的随机对照的大样本临床研究,其临床疗效与安全性还没有得到国际上的认可。除了传统上采用中药方剂治疗外,现在更多是应用中药提取的成分进行治疗。现代制药工艺能将传统中药的有效成分提取,制备成片剂、胶囊或针剂,方便使用。但由于技术工艺上的不足,中药中的有些杂质没有去除或有效成分提取的纯度低,导致目前中成药针剂出现过敏等不良反应并非罕见,所以临床使用时应注意。

由于诸多原因,目前我国众多制药企业均在生产中成药,同一成分的中成药常有多个剂型、规格,而且商品名也常常不同,易造成使用及评价不一致。下面仅介绍目前临床使用较多的几类能改善脑血液循环、有明确有效成分来源和一定药理作用的中药,具体用法请参考相关药物说明。

1.三七　为我国云南生长的五加科人参属植物三七块根的提取物,含有人参皂苷和三七皂苷。具有扩张血管、降低血压、降低组织耗氧量、抑制血小板聚集和降低血液黏滞度的作用。

2.丹参 为唇形科鼠尾草属丹参干燥根的提取物,有效成分为丹参酮。具有扩张心脑血管、增加冠状循环和脑循环血流量、提高心肌和脑组织对抗缺氧的能力、抑制血小板聚集以及降低胆固醇和血液黏滞度的作用。

3.川芎嗪 为伞形科植物川芎干燥根茎的生物碱提取物,含有川芎内酯和阿魏酸等,有效成分为四甲吡嗪。具有扩张心脑血管、增加血流量、改善微循环和抑制血小板聚集的作用。

4.葛根素 从豆科植物野葛的干燥根中提取、分离、纯化而成,主要成分为单一的 4,7-二羟基 8-α-D 葡萄糖黄酮苷。具有 α 受体阻滞作用,可缓和地降低血压,减慢心率,扩张心脑血管,改善缺血组织的供血;还可降低胆固醇和血液黏滞度,抑制血小板聚集,改善心、脑、肾等重要器官的微循环。静脉注射后迅速分布到全身组织,可通过血脑屏障,$T_{1/2}$ 为 10～11 小时。

5.灯盏花素 从我国云南菊科植物灯盏细辛干燥全草中提取的混合物,有效成分为灯盏甲素和灯盏乙素。能扩张血管,降低脑血管阻力,增加脑血流量,抑制血小板聚集,改善微循环。

6.银杏叶提取物 从银杏树叶中提取,有效成分为银杏黄酮苷和银杏内酯。能改善微循环,促进心、脑组织代谢;对血小板活化因子有拮抗作用,可抑制血小板聚集,改变血流动力学;还能清除自由基的产生和抑制细胞膜脂质过氧化。

三、改善脑血液循环的新药

1.丁苯酞(消旋-3-正丁基苯酞,商品名:恩必普) 是人工合成的消旋体,国内第一个拥有自主知识产权的治疗脑梗死的化学药物。

动物(大鼠)研究显示,丁苯酞可阻断缺血性脑卒中的多个病理环节,具有较强的抗脑缺血作用,减轻神经功能损伤的程度。其作用机制如下。

(1)重构缺血区微循环:丁苯酞能促进梗死灶内及灶周微血管量增多及新生,减轻并修复受损害的血管壁,减少或清除管腔内微血栓等,增加缺血区的血流量,明显缩小局部脑缺血的梗死面积。

(2)保护线粒体功能:丁苯酞能显著提高脑组织细胞线粒体 ATP 复合酶、线粒体呼吸链复合酶、Ⅳ 因子的活性,提高线粒体膜的流动性,维持线粒体膜电位,抑制神经细胞凋亡。

(3)恢复缺血区脑能量代谢:丁苯酞能增加脑内 ATP、Pcr 的含量,降低乳酸含量,改善脑细胞能量平衡。此外,丁苯酞还具有抗脑血栓形成和抗血小板聚集作用。可能的作用机制是通过降低花生四烯酸含量,提高脑血管内皮一氧化氮(NO)和依前列醇的浓度,抑制谷氨酸释放,降低细胞内钙浓度,抑制自由基和提高抗氧化活性。多中心临床研究也显示,丁苯酞能有效地治疗急性缺血性卒中,而且安全。

用法:口服 200mg,每天 3～4 次,10～12 天为 1 个疗程。

禁忌证:①对本药过敏者。②对芹菜过敏者(芹菜中所含的左旋芹菜甲素与本药的化学结构相同)。③有严重出血倾向者。

慎用:①肝肾功能不全者。②有幻觉的精神症状者。

不良反应:较少,少数可见氨基转移酶轻度升高,偶见腹部不适、精神症状(轻度幻觉),停药后可恢复正常。在Ⅰ、Ⅲ期临床研究 376 例使用本药的患者中,与药物相关的不良反应有:丙氨酸氨基转移酶升高(11.7%)、天冬氨酸氨基转移酶升高(7.98%)、轻度幻觉(0.26%)、消化道不适(1.1%)。

2.尤瑞克林(商品名:凯力康) 主要成分为人尿激肽原酶,系从新鲜人尿中提取精制的一种由 238 个氨基酸组成的糖蛋白。

激肽原酶(又称激肽释放酶)是体内的一类蛋白酶,可使蛋白底物激肽原分解为激肽。激肽具有舒血管活性,可参与对血压和局部组织血流的调节。实验研究显示,激肽原酶能选择性扩张缺血部位细小动脉,促进血管再生和神经再生,抑制凋亡和炎症,促进胶质细胞的存活和迁移,改善卒中后的神经功能。临床研究显示,尤瑞克林能有效改善急性脑梗死的神经功能缺损。

用法:每次 0.15 PNA 单位,溶于 50ml 或 100ml 氯化钠注射液中,静脉滴注 1ml/min,每日 1 次,3 周为 1 个疗程。

禁忌证:脑出血及其他出血性疾病的急性期。

不良反应:主要为呕吐、颜面潮红和脸部发热感、头痛、腹泻、结膜充血、心慌胸闷、注射部位红痒等,一般都较轻,不需要特殊处理。

使用注意事项:①有药物过敏史或者过敏体质者慎用。②个别病例可能对尤瑞克林反应特别敏感,发生血压急剧下降。故在应用本品时需密切观察血压,药物滴注速度不能过快,特别在开始注射的 15 分钟内应缓慢,整个滴注应控制在 1ml/min。如果患者在用药过程中出现血压明显下降,应立即停止给药,进行升压处理。③尤瑞克林与血管紧张素转化酶抑制药(ACEI)类药物(如卡托普利、赖诺普利等)存在协同降压作用,应禁止联合使用。原因是:ACEI 类药物会抑制体内激肽酶Ⅱ,造成激肽酶Ⅱ对激肽的降解减少,而尤瑞克林则会增加体内激肽的生成,造成体内激肽积聚。④尤瑞克林溶解后应立即使用。

(周　俊)

第十四节　脑保护治疗

一、自由基清除剂

1.依达拉奉　依达拉奉(MCI-186)是于 2001 年 4 月在日本首次上市的临床上用于治疗急性脑梗死的自由基清除剂。其化学名为 3-甲基-1-苯基-2-吡唑啉-5-酮,商品名为 Radicut。依达拉奉的脂溶性高,易到达脑组织,对脑缺血具有较好的保护作用,可能是一种有效的脑保护剂。在细胞和动物试验中的研究结果发现,其作用机制主要是消除自由基、抑制脂质过氧化和调控凋亡相关基因表达,从而减轻脑缺血及脑缺血引起的水肿和组织损伤。

日本研究者于 1993 年 12 月至 1996 年 3 月在日本的 108 家研究机构采用多中心、随机、双盲、安慰剂对照的方法观察了依达拉奉对急性脑梗死的治疗作用,结果显示,依达拉奉组的疗效显著优于安慰剂组。在 12 个月的随访期内,功能恢复的资料表明依达拉奉对急性缺血性脑卒中患者有持续的疗效。脑卒中发作后 24 小时内接受治疗,疗效明显好于 72 小时内接受治疗。此外,对 120 例急性脑梗死患者的随机、双盲、空白、多中心的临床研究证实,在发病 72 小时内给予依达拉奉 30mg,2 次/d,持续 2 周,3 个月后评价神经功能。结果表明,依达拉奉在脑梗死治疗中有显著的神经保护作用。日本对 15 种脑保护剂进行临床Ⅲ期试验,结果只有依布硒啉、依达拉奉和烟拉文三个自由基清除剂被认为有效,在脑卒中后小范围试用。因此,该类药物可能成为较有开发价值的神经保护药。

但是,目前为止,依达拉奉对脑缺血保护的作用机制研究仍较限制于细胞和动物实验,缺乏其降低人类缺血脑组织过氧化物和氧自由基的直接证据。2006 年,有研究者使用脑卒中患者血液中性粒细胞进行分析,发现依达拉奉能够显著降低中性粒细胞的活性氧自由基(ROS)水平,减少中性粒细胞产生的超氧化物产物。依达拉奉对于腔隙性脑梗死的疗效尚有待进一步观察,目前的研究结果仍未能统一。

2.自由基代谢酶类　　在成年动物上已肯定 SOD 可显著减轻脑缺血引起的脑梗死,不仅给予外源性 SOD 有抗脑缺血损伤作用,而且利用转基因动物剔除或转入 SOD 基因后可分别拮抗和促进脑缺血的损伤。在国内,有研究者使用中药制剂及其提取物,包括刺五加、灯盏细辛等,作用于动物模型和临床患者,发现其具有提高脑缺血动物模型脑组织 SOD 活性和增加脑卒中患者外周血 SOD 水平的作用。近年国内外研究者们尝试合成人类重组 SOD,使其半衰期长,易通过血脑屏障,具有较强的抗脂质过氧化能力,从而降低自由基的产生。此酶类制剂已经开始应用于临床,但是对于脑缺血缺氧疾病的治疗作用仍有待探讨。

3.维生素类　　脂溶性维生素和水溶性维生素,包括维生素 E、维生素 A 和维生素 C,具有膜稳定作用、抗脂质过氧化作用或清除自由基作用,从而保护脑组织,现已广泛应用于临床。在观察性研究中发现,长期摄入较高水平抗氧化维生素类物质的人群,其心脑血管疾病发生率有较明显的下降。

维生素 E 是一种定位于膜中的脂质过氧基清除剂,在脂质生物膜中维生素 E 可终止自由基引起的级联反应,防止脂质过氧化,稳定生物膜,保护神经细胞。脑缺血时维生素 E 含量减少,用维生素 E 可减少缺血区脑组织丙二醛含量。维生素 E 缺乏也影响 SOD、CAT 及谷胱甘肽过氧化酶活性。应当注意,正常情况下脑内维生素 E 含量较低,神经组织对维生素 E 的摄取非常慢,口服维生素 E 需数周甚至数月才能提高脑组织的维生素 E 水平。OPC214117,一种维生素 E 类似物,能减轻大鼠脑外伤引起行为障碍及水肿。另一种维生素 E 类似物 MDL274722 能使短暂性大脑中动脉闭塞大鼠梗死面积降低 49%。胡萝卜素,即维生素 A 的前体,其抗氧化活性与维生素 E 相似,急性脑梗死患者体内胡萝卜素与维生素 E 水平均较正常人低。

维生素 C 可清除自由基,抑制膜磷脂过氧化。维生素 C 的另一重要作用是使维生素 E 再生。脑内维生素 C 的浓度高出血浆 10 倍,维生素 C 可能是脑内重要的神经细胞保护剂。

维生素类预防缺血性脑中风的流行病学研究结果很不一致,甚至相互矛盾。这种不一致的结果可解释为维生素 C 和维生素 E 的氧化产物在某些情况下成为有毒性的氧化剂。

高浓度维生素 C 可将 Fe^{3+} 还原成 Fe^{2+} 促进 Fenton 反应,产生 OH^-,损伤神经细胞。但是,只要在一定剂量下及特定时间窗内给药,它们才可以降低中风并发症。现已证实缺血区氧化应激水平低的轻度脑梗死患者应用维生素类治疗是有益的。

4.酶抑制剂　　别嘌呤醇可竞争性抑制黄嘌呤氧化酶,阻止自由基生成,具有抗自由基的作用。但该化合物血脑屏障通透性低,酶抑作用也不完全。二甲基硫脲(DMTU)是新型的黄嘌呤氧化酶抑制剂,具有较强抗自由基作用,对大鼠前脑缺血性损伤有保护作用。

非类固醇类抗炎药,例如阿司匹林、吲哚美辛、前列腺环素等,通过抑制环氧酶,阻止过氧化反应,减少自由基生成,也可能有一些脑保护作用。

5.脱水剂　　甘露醇不但是临床常用的抗水肿药物,还可以清除自由基,阻断自由基连锁反应,减轻脑缺血后迟发性神经损伤,且清除作用较快。

6.其他　　谷胱甘肽是细胞内合成的、重要的水溶性抗氧化剂,在保护细胞内还原当量、抗氧化、维持酶活性及抑制线粒体通透性转变等方面发挥重要作用。还原型谷胱甘肽(GSH)能够催化过氧化氢以及许多有机过氧化物,产生水或有机醇。由于 GSH 的亲水性,外源性 GSH 不容易通过细胞膜进入细胞。为此有很多研究者用 GSH 酯代替 GSH,并已经进行了一系列的动物试验。

辅酶 Q 在还原状态下可以成为有效的抗氧化剂。动物实验研究表明,辅酶 Q10 对脑缺血性损伤有明显的保护作用。

中药川芎嗪具有保护 SOD 和 Na^+-K^+-ATP 酶的作用。

皮质类固醇分子具有清除自由基和抑制细胞膜脂质过氧化的作用。

二、抗神经元毒性

局部脑血流减少限制了氧、葡萄糖等代谢底物的供应,使能量的产生不足以维持细胞膜内外的离子梯度。当能量耗竭时膜电势能减弱,导致神经元和胶质细胞产生去极化,随后激活了树突和突触前的电压依从性钙离子通道,兴奋性氨基酸(EAAs)溢至胞外,在缺血神经元周围大量聚集,同时突触前再摄取 EAAs的作用被削弱,使胞外谷氨酸的集聚增加,激活 NMDAR 和代谢性谷氨酸受体,导致胞内钙超载,并引起受体门控的离子通道开放,加速脑水肿的形成。因此,在脑缺血保护作用中,抗神经元毒性作用主要是抗EAAs 毒性作用。EAAs 主要指谷氨酸和天门冬氨酸。脑缺血时 EAAs 的大量释放是早期脑缺血损伤的重要原因。各种能抑制 EAAs 释放或减轻 EAAs 毒性的 EAAs 拮抗剂可以有效减轻缺血性脑损伤,保护脑组织。此外,一氧化氮(NO)可通过与超氧阴离子生成过氧亚硝酸根离子,损伤细胞膜,降低 ATP 酶活性,产生神经毒性。

1.EAAs 受体拮抗剂   EAAs 的神经毒性作用主要是由于其能激动 EAAs 受体,使受体门控的 Ca^{2+}、Na^+ 通道开放,大量的 Ca^{2+}、Na^+ 等内流而产生细胞毒性作用。因此,若能阻断 EAAs 与受体的结合,就能发挥治疗脑缺血性损伤的作用。EAAs 受体拮抗剂主要有 4 种,其中发展最快的是 N-甲基-D-天门冬氨酸受体(NMDAR)拮抗剂,其余 3 种分别为乙酰甲基苯丙氨酸受体拮抗剂、EAAs 受体广谱拮抗剂、非NMDAR 拮抗剂。EAAs 受体拮抗剂通过阻断缺血区 EAAs 受体,可以明显抑制 Ca^{2+} 内流,保护缺血的神经元;NMDAR 拮抗剂可在不改变皮质氨基酸总量的情况下降低谷氨酸和天门冬氨酸在胞外的增加速率,其机制为阻断 NMDAR 后减少 Na^+、Ca^{2+} 内流和 K^+ 外流,抑制谷氨酸的释放并且促进谷氨酸的吸收。

2.EAAs 释放抑制剂   EAAs 释放抑制剂有许多种,研究最为普遍且应用最广的是 Na^+ 通道阻滞剂。河豚毒素(TTX)是一种 Na^+ 通道阻滞剂,动物实验研究表明 TTX 对缺血诱导的神经元损伤有保护作用,其机制可能为 TTX 阻止过多的神经元除极,限制了谷氨酸的释放,防止细胞内 Ca^{2+} 超负荷,保持了细胞的能量储备,从而操纵 Na^+-Ca^{2+} 交换,保持稳定的离子内环境,以此发挥对缺血神经元损伤的保护作用。其他的 EAAs 释放或抑制剂,如 Cl^--CO_3^{2-} 交换阻滞剂、4,4-二异硫氰基-2,2-二磺酸芪(DIDS)和酸性氨基酸阻滞剂二氢卡因酸盐都有类似作用。

3.γ-氨基丁酸(GABA)   GABA 为抑制性氨基酸,是中枢神经系统的主要抑制性神经递质,对神经元的活动有较强的抑制作用,GABA 常与谷氨酸共存于大脑皮质和海马。GABA 可阻断谷氨酸的兴奋作用,包括除极和 Ca^{2+} 内流,这一过程是通过阻断 GABA-A 受体来实现的。烟酸作为一种 GABA 重吸收抑制剂,在缺血纹状体微透析研究中发现,它可使 GABA 含量升高,从而对谷氨酸的兴奋性毒性产生抑制作用。GABA 协同剂蝇蕈醇和氯甲噻唑能见到动物模型中的脑组织梗死体积缩小,对脑组织有保护作用,可增加其脑血流量,降低脑代谢。

4.腺苷   腺苷为内源性释放物,通过调节谷氨酸和天门冬氨酸来降低其毒性。脑缺血后腺苷浓度很快上升,其峰值达基础水平的 26 倍,再灌注 50～60 分钟后降至梗死前水平。吲哚美辛是腺苷吸收抑制剂,将其应用于脑缺血后大鼠脑皮质,发现其可减少谷氨酸和天门冬氨酸的释放,但不减少 GABA 的释放,认为这是吲哚美辛抑制腺苷吸收、升高腺苷水平从而降低谷氨酸和天门冬氨酸外流所致。而谷氨酸和天门冬氨酸外流的减少,又可以激活腺苷 A 受体,增强腺苷抗谷氨酸和天门冬氨酸毒性的作用。又据报道,腺苷受体醛固酮增高剂也可以降低谷氨酸外流。

5.其他   除以上几种 EAAs 拮抗剂外,尚有多种应用不甚广泛、作用机制不明确的对 EAAs 有拮抗作用的物质。如磷脂酶 C 和乙酰胆碱酯酶抑制剂——苯甲基磺酰氟化物(PMSF),可抑制早期脑缺血时的乙酰胆碱酯酶的活性,对谷氨酸细胞外水平的升高有抑制作用;血小板活化因子抑制剂可以抑制缺血后离体组织的 3H-D-天门冬氨酸的释放;转换生长因子能够降低离体组织神经元缺氧和兴奋毒性损伤。综上所述,通过多个环节抑制 EAAs 释放或减轻 EAA 的毒性,能有效地减轻缺血性脑损伤,保护脑组织。因此 EAAs 拮抗类药物的应用,将成为治疗缺血性脑血管病的重要手段。

三、钙拮抗剂

多年来研究者们对脑缺血的病理生理机制进行了深入的研究,并提出了多种学说,而钙离子信号传导异常是神经细胞变性坏死的"最后共同通道"。Ca^{2+} 参与细胞膜生物电活动和胞内生化过程,是最重要的"第二信使",在神经细胞的正常功能中起着关键性的调节作用。正常情况下,细胞处于一个钙稳态的动态平衡中。Ca^{2+} 跨膜转运是由 Ca^{2+} 泵、Na^+-Ca^{2+} 交换和 Ca^{2+} 通道完成的,前两者为 Ca^{2+} 出胞的途径,其中 Ca^{2+} 泵的作用是主要的。神经细胞膜上主要存在两类 Ca^{2+} 通道——电压依赖性通道和配体操控性通道。脑缺血时,Ca^{2+} 电压依赖性通道开放时间延长,Ca^{2+} 内流增加。而在脑缺血后启动的一系列病理生理变化,包括 ATP 耗竭、兴奋性氨基酸过多释放、自由基产生增加、NO 合成增多等,导致 Ca^{2+} 泵和 Na^{2+}/K^+-ATPase 活性降低,Ca^{2+} 配体操控性通道介导的 Ca^{2+} 内流增加等,均导致胞内[Ca^{2+}]升高,胞内钙超载使三羧酸循环发生障碍,最终导致过氧化物生成增加,造成神经细胞损伤。研究证明,钙拮抗剂阻断钙离子内流,并有效地抑制细胞凋亡的发生。但是,与钙拮抗剂在心血管疾病预防和治疗领域的广泛运用和快速发展不同,其在脑血管疾病治疗方面的作用至今仍未获得有力的临床证据。

另一方面,实验显示某些钙离子螯合剂结合过高的钙离子,保护神经元免受兴奋攻击作用,对脑缺血有神经保护作用。钙结合蛋白就是能够调控细胞内钙离子浓度的螯合剂,近年来吸引了人们的兴趣和关注。钙结合蛋白(CaBP)是一组酸性蛋白超家族,在细胞内以多拷贝形式存在,并与钙离子高选择亲和性地结合,该家族包括 calmudin、calpain 等两百多种蛋白质,可分为两大类:一类属于激发型,如钙调蛋白、肌钙蛋白 C,它们与钙离子结合后发生迅速扭曲变形,与靶分子结合,进而调节其活性;另一类属缓冲剂型,存在于胞内,主要参与胞内钙离子浓度的调节,在神经元内具有钙缓冲作用,缓冲和运输细胞内异常升高的 Ca^{2+},是维持钙稳态不可缺少的重要因素。免疫组化研究显示,钙结合蛋白在神经系统中广泛分布于大脑皮质、海马、小脑、纹状体-黑质及周围神经系统。实验表明,钙结合蛋白通过它的钙缓冲作用,能明显减轻缺血缺氧对神经细胞的损伤,而增加细胞内钙结合蛋白含量会降低细胞对损伤的敏感性,可起到神经保护作用。目前,部分研究发现,雌激素和纳洛酮的神经保护作用中有钙结合蛋白的参与。使用基因工程技术使体内钙结合蛋白表达上调,目前仍在探索阶段。

四、亚低温治疗

20 世纪 80 年代后期,人们发现脑温低于正常值 2~6℃(亚低温)有明显的神经保护作用,而且不产生任何严重并发症。目前已经证实,28~33℃ 的亚低温具有确切的神经保护作用。其作用机制可能包括:减少兴奋性氨基酸的释放,抑制钙离子内流,调节钙调蛋白激酶Ⅱ和蛋白激酶 C 的活性,降低氧代谢率,减少自由基的产生,保护血脑屏障,抑制脑缺血再灌注后炎症反应,抑制缺血神经元凋亡等。近年来,随着对亚低温研究的不断深入,人们发现亚低温对脑缺血后一些基因、蛋白质的表达有影响。

1.抑制神经元凋亡相关级联反应　研究表明,亚低温可减少凋亡细胞数量。亚低温可通过抑制细胞色素 C 的释放及向细胞质的易位,在凋亡的诱导阶段即起作用。亚低温(33C)情况下生物体的 caspase-3、 caspase-8 和 caspase-9 的活性显著下降,并且可能通过改变 bcl-2 的表达,抑制细胞色素 C 的释放,防止胱冬酶的激活,从而抑制神经元凋亡。

近年来发现另一种重要的线粒体内介导凋亡的蛋白,即凋亡诱导因子(AIF),它可以不依赖 caspase-3 的活性,通过另一条更原始、更保守的 caspase 非依赖性通路诱导凋亡。亚低温是一种有效的神经保护措施,研究表明,亚低温不仅降低 caspase 依赖性通路中的关键蛋白酶 caspase-3 的 mRNA 的表达,而且降低 caspase 非依赖性通路中的关键蛋白 AIF 的 mRNA 的表达,亚低温通过抑制两种凋亡通路对脑缺血再灌注大鼠发挥保护作用。

2.抑制炎症反应相关因子　脑缺血后的炎症反应在缺血性脑损害中发挥着重要作用。脑缺血局部产生的 TNF-α 和 IL-1β 等细胞因子激活脑血管内皮细胞使其表达黏附分子,如细胞间黏附分子(ICAM-1)和选择素等,黏附分子介导内皮细胞与白细胞相互作用,使白细胞黏附于内皮细胞,然后穿过内皮细胞,浸润到缺血脑组织内。白细胞通过阻塞微血管,释放蛋白水解酶、自由基等损害神经元、胶质细胞和血脑屏障,产生 NO 等毒性物质诱导凋亡等途径加重脑损害。亚低温通过抑制炎症因子包括 NF-κB、TNF-α、IL-1β 等的表达和活性,显著抑制炎细胞在缺血区血管内的聚集和黏附,以及随后在缺血区脑实质内的浸润,尤其是在缺血周边区内的浸润,从而阻断炎症级联反应,起到脑保护作用。此外,黏附分子如 ICAM-1 在亚低温处理后的表达也明显降低。

有学者通过研究提出,不但在缺血早期且持续至再灌注期应用亚低温能明显减轻缺血脑组织的病理损伤程度,并促进缺血后神经功能的恢复,而且早期应用亚低温有可能延长溶栓治疗的时间窗,其可能机制也被认为与亚低温作用于脑缺血诱发的炎症级联反应有关。

3.抑制基质金属蛋白酶(MMP)　脑梗死后继发出血时可见 MMP 被激活,降解基底膜/细胞外基质(ECM)中的 Ⅳ 型胶原、层黏连蛋白和纤维连接蛋白,基底膜/ECM 降解,屏障作用消失,导致脑出血。近年的一些研究表明,MMP-9 水平与脑梗死患者自发性出血和溶栓后继发出血的发生率密切相关,MMP-9 水平越高,发生出血的可能性越大。联合应用 MMP 抑制剂和溶栓疗法可减少出血的发生。亚低温(32～34℃)可抑制 MMP-2 和 MMP-9 的激活、减少基底膜 Ⅳ 型胶原的丢失、降低出血发生率。可见,亚低温除可缩小梗死面积外,还可降低溶栓后出血的可能性,但在临床试验结果中尚未见报道。

4.抑制神经元型 NO 合成酶(nNOS)和诱导型 NO 合成酶(iNOS)的表达　大量研究表明,nNOS 和 iNOS 产生的 NO 具有神经毒性,而内皮细胞型 NO 合成酶 NOS(eNOS)产生的 NO 有神经保护作用。亚低温可减少 NO 的产生,亚低温对各型 NOS 的影响包括亚低温使脑缺血后 iNOS 阳性细胞减少 50%,而且延迟性亚低温,即脑缺血后 6 小时和 24 小时使用亚低温处理,对 nNOS 的抑制作用更强。

5.抑制钙调磷酸酶活性　缺血后钙调磷酸酶对神经元具有毒性作用,钙调磷酸酶活性增高促进神经元死亡,局部亚低温可抑制缺血后钙调磷酸酶活性,显著提高缺血后各脑区钙调磷酸酶含量,局部亚低温通过抑制钙调磷酸酶活性而产生脑保护作用。

亚低温治疗对脑保护存在正面效应,而且大大减少了深低温所致的心律失常、呼吸泌尿系统感染、出血倾向及复温性休克等各种并发症。实施亚低温可能对全身各重要脏器的功能和代谢产生一定影响,包括全身亚低温治疗脑梗死时可显著减缓心率,改善心肌的能量储备,减轻脑梗死引起的心肌缺血,减少心律失常的发生率。

局部亚低温是指在头部或血管附近施以降温手段达到脑内亚低温的方法。由于设备的限制,局部亚低温曾一度被否定。最近选择性头部降温的设备重新得到发展,从而使其疗效得到进一步的评估。据报道目前一种采用美国国家航空和航天局技术制作的降温头盔应用于中风或颅脑创伤患者的急救,患者均放置脑组织内温度探头以监测脑温。研究结果显示该头盔具有明确的降低脑温作用。由于该装置保持了全身相对正常的体温,使得全身不良反应很小。

相对全身亚低温来说,局部亚低温在临床上能够得到更好的推荐,这是由于全身亚低温较局部亚低温更易产生一系列全身并发症而限制了其在临床的推广应用,而且全身亚低温治疗需要使用肌松剂和呼吸机维持治疗,基层医院尚难以开展此项技术。临床和动物实验显示,采用全身亚低温治疗,存在不同程度的全身不良反应(如循环、呼吸、血液等系统的不良反应)。因此,许多专家都建议采纳局部亚低温的治疗方式。近来,国内外一些研究探讨了在全身正常体温情况下实施头部局部亚低温是否可以减轻缺血-再灌注损伤及其可能的机制。这些研究证实,脑局部亚低温对脑缺血再灌注后DNA损伤具有抑制作用。降低DNA氧化损伤有可能是脑局部亚低温发挥神经保护效应的机制之一。

亚低温治疗在脑梗死治疗中存在明确的脑保护作用,并且为其他脑保护措施的实施赢得了更多的时间,为应用低温治疗脑梗死提供了重要的理论依据。可以预期,随着亚低温治疗机制研究的逐渐深入、治疗技术的不断完善,结合亚低温手段治疗脑梗死必然得到更加广泛的应用。

(吴红国)

第十五节　脑卒中的并发症

一、糖代谢异常

高血糖是脑卒中发生的重要独立危险因素,同时高血糖的存在也是影响脑卒中转归的危险因素。

糖尿病高血糖不仅可诱发急性脑梗死,而且是急性脑梗死时高血糖的主要原因,这已为众多学者所公认。没有糖尿病史的急性脑梗死患者血糖升高,多数学者认为这是由应激反应所致。脑梗死发生后血糖水平随病程延长增加而下降,2~3周降至正常,也支持这一结论。脑梗死时血糖增高的机制是皮质醇分泌增多,而皮质醇的升糖作用大于胰岛素的降糖作用,故引起血糖增高。观察表明,非糖尿病高血糖症的急性脑梗死患者,多数被确诊为糖尿病,可能与应激状态下潜在的高血糖显现有关。当然,不能排除应激性高血糖和潜在性高血糖两种因素同时存在的可能性。为此,对急性脑梗死患者应常规检查血糖和尿糖,必要时做糖耐量试验和糖化血红蛋白,以确定是否有糖尿病。另外,在早期治疗时经常过多输入含糖液体,可能是患者处于高血糖状态的另一原因。

(一)高血糖

由于皮质醇的升糖作用加重脑损害,所以脑卒中患者急性期不宜静脉滴注高渗糖或过多用含糖液体,不宜使用糖皮质激素。血糖的控制应视其增高的程度而定。研究证实胰岛素不仅具有显著的防治缺血性脑损害的作用,而且还能显著降低脑梗死的发生率和缩小梗死面积,胰岛素对缺血脑组织具有不依赖于其降糖作用的直接保护作用,故一般采用静脉注射胰岛素降低血糖。

胰岛素治疗应尽早进行,目前对使用脑保护剂治疗提出"治疗窗"概念,即在一定的时间范围内使用,其保护作用显著,超出"治疗窗"则效果大为降低。对于溶栓患者,胰岛素进入脑组织起作用并不依赖于溶栓后的血流再通。这与胰岛素进入中枢的转运机制有关,同时溶栓治疗前使用胰岛素作为防治溶栓后再灌注损伤可延长溶栓治疗有效"时间窗"。

对于大多数脑梗死患者来说一定量的能量补充是必要的,胰岛素的调整必须和患者所处状态的改变相一致,不能单纯追求高血糖的控制而严格控制能量的补充。为更好控制血糖,维持水、电解质平衡,常需单独建立补液通道用于胰岛素治疗;若无高钠血症,可选择生理盐水,但必须确保血糖浓度的下降,否则会出现高血糖和高钠血症同时存在的情况,导致更严重的高渗血症;若存在高钠血症,则应避免钠的摄入或输入,改用葡萄糖溶液,或用微泵注射;血糖控制后则应结合患者血浆电解质水平调节。对于急性脑梗死的患者,为减少缺血-再灌注损伤,发病24h内不宜输入高渗葡萄糖溶液。由于每个患者对胰岛素的敏感性不同,高血糖程度和病情不同,故胰岛素的起始用量尚无明确规定,只要监测的血糖值有所下降即可。对于目标血糖的控制范围也无定论,要视患者的基础血糖和病情需要制订个体化方案,并避免低血糖的发生。在急性期应激反应阶段,目标血糖可以较正常稍高,同时也有利于避免低血糖、低血钾的发生及血容量不足。随着患者病情的稳定,可逐渐将血糖控制至正常范围。此时,患者逐渐转为康复阶段,需补充更多能量、氨基酸、K^+、Mg^{2+}和水溶性维生素。

(二)低血糖

低血糖患者自感心悸,乏力,饥饿,心动过速,皮肤苍白,流涎,焦虑,紧张,出汗,手颤动,血压轻度升高,老年患者的症状可不典型,有时仅表现为视物模糊、头晕、头痛,精神不集中,反应迟钝,幻觉,躁动,行动怪异,严重者很快昏迷。并且,老年人为脑梗死的高发人群,极易将低血糖症误诊为急性脑梗死。对有糖尿病史长期服用降糖药物而又控制饮食治疗的患者,应考虑低血糖发作,尤其需要引起注意,入院应常规急查血糖,避免误诊,耽误抢救。

脑组织葡萄糖消耗量几乎全部来自于血糖。血糖过低时,可导致组织不可逆性损害,甚至死亡。脑梗死后低血糖较易发生,且多见于糖尿病患者。

低血糖可引起广泛的神经元坏死及神经轴索损害。老年人随年龄的增高,处理糖的能力会逐年下降,维持一个相对高的血糖水平有利于对日渐衰退的胰岛细胞给予兴奋性刺激。但脑梗死患者血糖稍高即会造成脑组织损害。按目前的研究资料,还难以确定伴糖尿病患者脑梗死急性期血糖控制的最佳范围。防治低血糖应注意:不能进食或呕吐、腹泻时,应补能量物质,糖尿病患者不得继续使用降糖药物;医患双方应熟悉低血糖的临床表现,若突发神经系统局灶或全身异常表现者须考虑低血糖的可能;能进食者应定时定量;注意服用降糖药物的半衰期,合理使用降糖药物。

二、水代谢与平衡失调

(一)脑水肿

【脱水疗法】

当颅内高压接近平均动脉压,此时实际上颅内脑组织的血流灌注已等于零,患者濒临脑死亡,因此,采取积极措施降低过高的颅内压,成为紧迫的治疗。目前,国外多主张以颅内压超过20mmHg(270mmH$_2$O)作为需降低颅内压治疗的临界值。但还必须结合临床上脑水肿、颅内高压的症状和体征,确定是否应降低颅内及用何种方法。用药物使水肿的脑组织脱水以降低颅内压,是治疗脑水肿的一项主要疗法,尤其是在脑疝前驱期或已发生脑疝时,脱水药的使用常成为抢救的应急措施。

1.高渗脱水药　作为理想的脱水药物应具备:①作用迅速,降低颅内压持久,应用方便;②药物不进入脑组织的细胞内及其间隙,以免发生颅内压再度增高的"反跳"现象;③药物能迅速经肾排出而产生良好的利尿作用;④在体内能迅速代谢,无毒性反应。但目前所用的多数药物难达到全部要求。

(1)甘露醇:甘露醇是临床上最常用的脱水药。1g甘露醇能带出12.5ml的水。20%的甘露醇一次给药125ml可使血浆渗透压提高32.5mmol/L,给药250ml可提高血浆渗透压65mmol/L。当血浆渗透压超过330mmol/L时,就可因高渗透压而损害神经组织和肾功能,而超过375mmol/L时细胞代谢中断,出现高渗性昏迷、酸中毒甚至引起死亡。故应尽量减少用药次数和避免大剂量或超大剂量使用甘露醇,尤其是有糖尿病的患者。

用法:甘露醇的最低有效剂量每次为 0.3～0.5g/kg,而最佳有效剂量为每次 1.0g/kg。常用量为每次 1～2g/kg,多配成 20%～25% 浓度,剂量可视具体情况酌情增减。现临床每次用 125～250ml,静脉注射或快速滴注(30～40 分钟滴完),每 4～8 小时重复应用一次。甘露醇静脉用药后 10～20 分钟开始起作用,2～3 小时降颅压作用最强,可维持作用 4～6 小时。对颅内高压较轻或控制较好者,用药剂量宜减少,用药间隔时间应延长。有观察认为,一般情况下,在高龄患者中使用甘露醇用半量(125ml),既可获得较好的脱水效果,又可减少不良反应,较为安全。但是,在严重颅内高压,甚至脑疝抢救时,须快速静脉注射甘露醇 250ml,甚至 500ml,才能取得疗效。也有进行颈动脉缓慢注射(20～30 分钟)甘露醇,每次 0.2～0.3g/kg,用于治疗心力衰竭合并脑水肿或全身失水的严重脑水肿及颅内高压。

(2)山梨醇:通常可制成较高的浓度加以弥补。常配成 25% 溶液,每次剂量为 1～2g/kg,静脉注射或快速静脉滴注,每 4～6 小时重复用一次。

(3)甘油:一般用生理盐水配成 10%～50% 溶液,口服首次剂量 1～1.5g/kg,以后每 4～6 小时 1 次,按每次 0.5g/kg 计算。通常成年人每次口服 50% 甘油溶液 50～60ml,每天 4 次。一般在服药后 30～60 分钟起作用,维持 3～4 小时,降颅压率达 50% 以上。较适用于良性颅内高压症和脑瘤术后仍需长时间用药者。静脉注射通常以 10% 转化糖液或林格溶液配成 10% 甘油果糖或 10% 甘油溶液,剂量为 0.8～1.0g/(kg·d),静脉注射后 10～20 分钟颅内压开始下降,降颅压率达 75% 以上,维持 4～12 小时或以上,急性或重度脑水肿效果较好。

(4)高渗盐水:目前应用高渗盐水的浓度、剂量、时间尚无统一标准。较常应用的方法是 7.5%(每次 1.5～5ml/kg)、10%(每次 1.5～5ml/kg)、23.4%(每次 0.5～2ml/kg),每天 2～4 次,连续使用 2～5 天。为了避免发生不良反应,目前多主张使用时间不宜过久。如无病情加重,可再改用甘露醇。

(5)人血白蛋白或浓缩血浆:人血白蛋白或浓缩血浆是胶体类脱水药,不同于甘露醇、甘油等晶体类脱水药,它通过提高血浆胶体渗透压而起脱水降颅压作用。这种提高血浆胶体渗透压的疗法,可较长时间保持良好的血流动力学及氧的运输,而且扩张血容量后,使抗利尿激素分泌减少而利尿。此外,尚可补充蛋白质,参与氨基酸代谢,产生能量。对血容量不足、低蛋白血症的脑水肿患者尤其适用。一般用 20%～25% 人血白蛋白 50ml 或浓缩血浆 100～200ml,每日静脉滴注 1～2 次。因其增加心脏负荷,有心功能不全者慎用。当血脑屏障广泛破坏时,白蛋白可渗出至毛细血管外而加剧脑水肿,必须加以注意。浓缩血浆的脱水机制、适应证和疗效似白蛋白,一般不单纯用作脱水药。为防止心力衰竭,静脉滴注白蛋白之后,可给予呋塞米(速尿)20mg 静脉注射。主要作为辅助的脱水药,尤其适用于脑水肿伴有低蛋白血症及小儿患者。

2.利尿药 利尿药的脱水功效不及高渗脱水药,先决条件是肾功能良好和血压正常,对全身水肿伴脑水肿者较适用。

(1)依他尼酸钠(利尿酸钠):为强效利尿药,主要是抑制肾小管对钠、氯、钾的再吸收,利尿、脱水作用快而强。每次一般用量为 0.5～1mg/kg,成年人通常每次可用 25～50mg,加入 5%～10% 葡萄糖溶液静脉注射,约 1ml 含 1mg 以减少刺激性。作用迅速,注射后 15 分钟即可利尿,2 小时作用达高峰,维持 6～8 小时,故每天 1～2 次或经 6～8 小时重复应用,每日剂量可达 100～150mg。由于利尿作用强烈,对电解质影响大(排氯、钾),在使用中应观察电解质改变,酌情补氯化钾。适用于脑水肿伴心力衰竭者。

(2)呋塞米(速尿):其作用机制与依他尼酸钠相似。成人通常每次 20～40mg,每天两三次,肌内注射或静脉注射。利尿作用快而短,在静脉注射后 5 分钟利尿,1 小时内发挥最大效能,维持 2～4 小时。有学者用大剂量呋塞米 250mg 溶于 250ml 林格溶液中,于 1 小时内滴完,24 小时后症状改善,作用持久且无"反跳"。呋塞米是临床应用中较安全的药物。有学者观察脑瘤患者联合用呋塞米(120mg/日)和地塞米松(16mg/日),且进行 CT 扫描和开颅手术时组织活检,分析其水和电解质含量,经过治疗 5～8 天后,CT 显示原有的中线结构移位减轻和脑水肿范围缩小,几乎完全压缩的脑室重新扩张,此与病灶周围白质中的水和钠含量比未治疗患者的含量大大减少是一致的。联合疗法减轻脑水肿的效果比单用一种者更显著。呋塞米对脑水肿合并左侧心力衰竭者尤为适用。

3.其他

(1)七叶皂苷钠:一般用法为 20～30mg 加入葡萄糖液或生理盐水 250～500ml 静脉滴注。其降低颅内压作用缓慢,生物半衰期为 30 小时左右,作用持久,而且无水盐代谢失调和肾功能损害。

(2)乙酰唑胺:一般用量为 0.25～0.5g,每天口服 2～3 次。

【肾上腺皮质激素】

临床和实验证实肾上腺皮质激素是目前预防和治疗脑水肿的重要药物。

1.糖皮质激素　糖皮质激素能减轻或防止脑水肿的进展,降低颅内高压。在几类糖皮质激素中以地塞米松和倍他米松的抗脑水肿作用最强,常为首选药物。通常使用的有:泼尼松(强的松)5～10mg 口服,每天 3 次;氢化可的松 100～300mg/日,静脉滴注;地塞米松静脉滴注 10～20mg/日。一般用药 12～36 小时起作用,4～5 天达到最大效益,维持 6～9 天或至病情明显好转为止。如病情严重可加大剂量(有达到 60mg/日)而取得良效。因此类药物无立刻降颅内压的作用,故不能用于需紧急降颅内压的情况。

2.醛固酮拮抗药　近年来证实醛固酮具有促脑水肿的作用,能使脑瘤患者和切除肾上腺动物的脑水肿加重。醛固酮的拮抗药——螺内酯,又称安体舒通,能缓解脑瘤患者的颅内高压症状,降低水肿组织的水和钠离子含量。螺内酯还可间接通过抑制肾小管对钠离子的再吸收,导致钾、氢离子潴留而促进内源性醛固酮增多,故螺内酯是通过醛固酮起作用的。此外,尚有推想螺内酯可通过血脑屏障而积聚于脑组织中,起直接的中枢作用而使脑脊液生成率和压力显著降低。螺内酯通常用量为口服 20～40mg,每天 3 次或 4 次。

【巴比妥类药物】

巴比妥类药物目前仅试用于缺血、缺氧性脑损害,剂量尚未确定。有用戊巴比妥负荷剂量 3～10mg/kg,维持量 1～4mg/(kg·h),静脉注射。给药速度和剂量要参照脑灌注压(平均动脉压与颅内压之差),应维持在 60～70mmHg。治疗过程中可能需要较长期的人工辅助呼吸,所以必须具有抢救监护措施。

【手术治疗】

手术治疗多为去除引起脑水肿的颅内占位性病变,如血肿、脓肿、肿瘤等,对脑梗死患者主要是急性严重梗阻性脑积水,或为严重脑水肿及颅内高压,用药物治疗无法奏效者,以期缓解症状,临时应急的措施。

1.侧脑室体外引流术

(1)适应证:因为脑积水引起严重颅内压增高的患者,病情危重导致脑疝,先采用脑室穿刺引流作为抢救措施,为进一步治疗创造条件。

(2)禁忌证:①合并脑血管畸形,尤其是血管畸形位于侧脑室附近的患者;②幕上占位引起的小脑幕切迹疝,行外引流可能加重脑移位;③弥散性脑肿胀或水肿,脑室受压缩小,穿刺困难者。

(3)常用手术方法:①额角穿刺,穿刺点在冠状缝曲和中线旁开各 2.5cm,对准双外耳道连线,平行矢状面穿刺不超过 5cm;②枕角穿刺,在枕外粗隆上 5～6cm 中线旁开 3cm,向同侧眉弓内端穿刺,深度不超过 6cm。注意穿刺不应该过深过急,以免损伤脑干或者脉络丛引起出血。进入脑时放出脑脊液要慢,以防减压太快引起颅内血肿。术中可以放置颅内压监护装置,监测时间一般不超过 7 天。

2.脑脊液分流术　最常用侧脑室-腹腔分流术,腹腔感染者可采用脑室-心房分流术,导水管梗阻或狭窄者可行侧脑室-枕大池分流术。

(1)适应证:主要是小脑梗死所致脑积水。

(2)禁忌证:头颈或者胸腹部皮肤感染者。

(3)常用手术方法:采用枕角穿刺点,将脑室导管前端送到脑室前角;做左下腹部切口入腹腔,分离两切口之间的皮下隧道,将腹腔导管从头部口经隧道置于左侧髂窝,腹内游离段 20～30cm;用阀门在枕部连接两段导管。神经内镜、抗虹吸装置、可调压分流阀门和抗感染分流管的应用,提高了手术的疗效。

3.减压手术　主要用于抢救脑疝患者,脑梗死患者大多难收到效果,故临床甚少应用。

(二)肺水肿

脑梗死急性期可发生神经源性肺水肿(NPE)。目前多数学者认为,NPE 的发生是血流动力紊乱和肺血管通透性增强的综合作用所致。中枢神经系统损伤、颅内压急剧升高,导致交感神经过度兴奋,全身短暂而剧烈的体循环血管收缩,大量静脉血回流引起高压循环,不仅可以引起压力性肺水肿,也可直接损伤肺毛细血管内皮连接,导致血浆蛋白外渗,并且这一现象在肺循环压力下降后仍继续存在,从而引起渗透性肺水肿。另外,中枢神经系统急性损伤时呕吐误吸 pH<2.5 的酸性胃液,可使肺组织发生急性损伤。还有损伤与自由基学说:即在中枢神经系统严重损伤后,可促使自由基引发的脂质过氧化反应增强,这可能是造成继发性脑损害的重要因素,从而加重脑水肿与肺水肿。

NPE 的治疗原则:NPE 一旦确诊,应立即救治。

1.病因治疗　减轻脑损害,在保证适当的脑血液循环基础上迅速降低颅内压,脱水药首剂可加大剂量,必要时可行开颅减压术,脑室引流术。

2.改善肺通气及氧疗　即刻清理呼吸道分泌物,必要时行气管插管或气管切开,用人工呼吸机给氧。轻度肺水肿者,可鼻导管吸氧,流量 5～6L/分钟;严重者施行面罩高浓度氧疗,避免用正压人工呼吸器。

3.大剂量肾上腺皮质激素　早期应用可增强机体对缺氧的耐受性,降低毛细血管通透性,辅助治疗脑水肿和肺水肿。

4.调整体循环和肺循环状态　适当应用强心药,给予毛花苷 C 0.4mg 静脉注射,以增强心肌收缩力,同时可应用硝普钠、酚妥拉明等血管扩张药,以改善微循环,降低肺循环负荷。

5.积极预防和治疗并发症　包括肺部感染、中枢性高热、循环衰竭、应激性溃疡、水电解质失衡等。

6.护理是抢救成功与否的关键　患者床头应抬高 30°,有助于脑静脉引流和促进脑脊液循环,同时还可增加功能残气量而改善氧合作用。定期缓慢翻身,患者颈部应处于中线位,以维持静脉回流,从而降低颅内压。忌屈髋超过 90°,因其可增加胸腹腔内压力阻碍静脉回流。吸痰手法要轻,时间应短。咳嗽反射及吸痰时间均过长,可引起低氧血症而进一步增加颅内压。总之,NPE 为突发、病情笃重、病死率较高的继发性疾病,故应加强早期诊断,积极进行有效的救治,提高抢救成功率。

(三)电解质紊乱

脑梗死在急性期常并发有电解质的紊乱,电解质紊乱对脑梗死患者的意识状态及肢体的肌力、内脏的功能均有很大影响,故需重视对脑梗死患者电解质的观察和治疗。

脑梗死患者由于颅内压升高引起剧烈呕吐,在治疗过程中为了降低颅内压而给予强烈的脱水药或利尿药,其结果可引起水电解质紊乱。但水电解质紊乱也可以是脑出血时直接损害脑的结果,中枢神经系统通过神经体液机制参与钠平衡的调节。

脑梗死急性期低钾血症较常见,原因:①急性脑缺血引起肾上腺素分泌增多,促进 K^+ 进入细胞内;②由于脑梗死急性期大多需使用脱水药,且急性期老年患者容易出现饮食欠佳,加上极化液的使用使细胞

外液 K^+ 进入细胞内,血清 K^+ 反而容易降低,发生低钾血症。

低钠血症性脑水肿时,脑卒中后脑组织长时间缺血,组织酸中毒加重,血管内皮细胞受损,血-脑脊液屏障破坏,血管通透性增强,发展成为血管源性脑水肿。脑水肿加重血液循环障碍,使病变区血流进一步降低,病情加重。临床上有些患者在缺血发作后逐步出现意识障碍,经脱水治疗后意识状态好转,即反映了脑水肿的发展和变化。此外,脑缺血水肿时,能量很快耗竭,可引起离子稳态进一步破坏,细胞内外离子浓度平衡遭破坏,细胞外的 Na^+、Ca^{2+}、Cl^- 在 K^+ 大幅度升高时突然进一步降低,由此引起膜除极和突触前兴奋性递质(主要为谷氨酸和天冬氨酸)的大量释放。细胞外液中的 Ca^{2+} 通过电压门控通道和 NMDAR 门控通道进入细胞内,细胞内由于 ATP 供应不足和乳酸酸中毒,以及磷脂酶的激活,使细胞内的结合钙大量释放,由此引起血浆 Ca^{2+} 浓度异常升高。受 Ca^{2+} 调节的磷脂酶、蛋白酶、核酸内切酶等被激活导致膜磷脂分解和细胞骨架破坏,导致细胞发生不可逆性损伤。肺缺血产生的上述病理生化改变都与脑水肿发生、发展密切相关,脑水肿是低钠血症发展的结果。脑水肿可能导致颅内压增高,脑静脉回流受阻,血流减慢,进一步加重脑缺血损伤,扩大缺血范围,形成恶性循环。

脑梗死后出现电解质紊乱的时间对病情有一定的提示作用。患病后 48 小时内出现电解质紊乱主要与病变部位有关;而 1 周后出现电解质紊乱主要是治疗中的并发症(利尿药应用、补液不合理、不能进食等)。故提示临床对病情稳定的患者及轻度电解质异常,要及时纠正以免病情进一步发展。

脑梗死急性期补液种类多,数量大,且患者多系老年人,常伴有高血压病、冠心病、糖尿病等基础病,各重要脏器储备功能差,尤其全部或大部分依赖静脉补液的患者,补液更需个体化、合理化,以维持缺血区脑细胞相对稳定的内环境及全身重要脏器的功能,对于挽救缺血脑细胞、抢救患者生命、改善预后、避免输液所导致的医源性损伤非常重要。对急性患者监测水电及酸碱平衡,记出入量,使用等渗性溶液,补 K^+、Na^+。中心静脉压保持在 $5\sim12mmHg$,肺动脉楔压保持在 $10\sim14mmHg$。合理控制有效血容量和渗透压,维持有效血容量和渗透压相对稳定非常重要。动态观察血细胞比容及有效血浆渗透压,随时调整补液的种类和数量,及时调节补液速度,对合理补液具有重要意义。血细胞比容增高,血容量减少;血细胞比容减小,血容量增多。定期检查血钾、钠及血糖浓度,计算出血浆渗透压。高钠血症,引起渗透压过高,致细胞内失水;低钠血症,渗透压过低,加重脑水肿;二者均加重脑损伤。高钠血症,低渗液体输入过多易致脑水肿;低钠血症,补盐过多、过快,可加重心脏负担,导致心力衰竭,也可引起脑桥中央髓鞘溶解症。白蛋白、血浆可用来提高血浆胶体渗透压,扩张血容量,减轻脑水肿。

对于低血容量的低钠血症,可静脉滴注生理盐水;对于高血容量及正常血容量的低钠血症,应限制水分摄入。大部分高钠血症患者是由于脱水所致,所以在治疗上以补充水分为主,纠正高钠血症可在几天内缓慢进行,每天补充 1000ml 水分,因钠也可能丢失,故可补充低渗盐水。卒中后高钠血症往往与高血糖并存。急性脑梗死可影响下丘脑和腺垂体功能,导致内分泌结构及其功能改变,使体内胰岛素及胰高血糖素之间的平衡遭受破坏,从而导致高血糖而影响预后。因此,强调在停用脱水药、利尿药、激素及低渗液治疗高钠血症的同时,应高度重视血糖的监测。当血糖 $>8mmol/L$ 时,应适当用胰岛素治疗,尽量使血糖控制在正常水平。低钾血症当血钾 $2.7\sim3.5mmol/L$ 时,口服氯化钾 $6\sim8g/$日,血钾低于 $2.7mmol/L$ 或有肌无力或心律失常时,应静脉补钾。

三、感染

(一)肺部感染

肺部感染是脑卒中后最常见的死亡原因之一。合并肺部感染与意识障碍、长期卧床肺底淤血、吞咽困难、呛入或误入食物及上呼吸道分泌物增多等因素有关。

脑卒中患者以老年人居多,发病前即可能存在慢性支气管炎并肺气肿等肺部疾病,脑卒中后,机体免疫力低下,内脏自主神经功能紊乱,可产生肺水肿和淤血,肺部分泌物淤积,细菌易繁殖,引起肺炎。其次,肺部感染还可源于机械辅助呼吸措施不当引起的医源性感染;使用肾上腺皮质激素导致的二重感染;以及医院内交叉感染等。

防治措施:①保持口腔清洁,及时清除口腔内异物。②定期翻身拍背,鼓励患者用力咳嗽。③必要时雾化吸入预防肺部感染。④一旦发现肺部感染及时应用抗菌药物,抗生素的使用必须及时、足量,可根据痰培养结果选择抗生素。对于某些重症患者也可考虑预防性用药。⑤进软质食物,进食水宜慢,鼻饲时必须抬高床头 30°以上,以防吸入气管。

(二)泌尿系感染

尿路感染是脑梗死常见的并发症之一,这与脑梗死后瘫痪患者膀胱功能失调致排尿障碍,需长期留置导尿管有关。另外,老年人抵抗力低下、合并糖尿病和泌尿道疾病也是容易罹患尿路感染的危险因素。尿路感染的治疗主要为抗菌治疗。

根据患者的临床表现、小便常规检查发现白细胞尿、尿液涂片有细菌存在,临床诊断并不困难。疑为急性肾盂肾炎者应常规进行细菌培养和药物敏感试验,以帮助选择抗菌药物。在诊断时,应注意其他危险因素如尿路结石、多囊肾、膀胱输尿管反流、糖尿病等,以排除复杂性尿路感染。

尿路感染的治疗:上、下尿路感染病原菌大多为革兰阴性大肠埃希菌,在尿培养报告前,可以经验性选择抗菌药物。近年来发现磺胺和阿莫西林耐药菌株增多,呋喃妥因的耐药菌株较少。国外报道非复杂性尿路感染对喹诺酮类药物耐药较少,但国内报道大肠埃希菌对此类药物的耐药率高达 58%。因此临床治疗过程中应观察疗效,必要时根据药敏结果调整治疗方案。

初发急性膀胱炎:推荐使用 3 日口服疗法,如果患者能够耐受磺胺类抗生素可作为首选,如对其耐药或过敏推荐以喹诺酮类为一线药物。呋喃妥因的疗效较弱。疗程应延长到 7 天。广谱头孢菌素在体外试验中有很好的抗菌效果,阿莫西林加克拉维酸也被推荐。

急性肾盂肾炎:要求选择肾髓质浓度高的药物以利于控制感染。氨基糖苷类和喹诺酮类药物较其他的抗菌药物在肾组织浓度高,前者因有一定的肾毒性而临床少用。呋喃妥因组织浓度低,不用于急性肾盂肾炎的治疗。对病情轻者可口服抗菌药,如为革兰阴性细菌感染,喹诺酮类可作为首选,如疑是肠球菌应加用阿莫西林。头孢克肟、头孢泊肟酯、头孢克洛、头孢罗齐也可作为治疗选择。严重高热、腰痛或并发败血症者,应立即采用静脉给药,革兰阴性细菌感染选用头孢曲松、喹诺酮类药,疑肠球菌感染者用阿莫西林加庆大霉素。一般静脉用药在临床症状改善后 2~3 天改为口服,总疗程为 14 天。轻症或症状迅速改善者,疗程可缩短至 7~10 天。复发患者应再次进行尿培养,并需行第 2 个两周疗程的治疗,同时应寻找有无复杂尿路感染的因素,并予以纠正。

对久治不愈或反复发作的患者,应做尿路影像学检查,以弄清有无尿潴留、尿路梗阻、膀胱输尿管反流等尿路异常情况。同时,还应注意有无糖尿病等全身性疾病。难治性尿路感染经首次治疗后症状消失,应于停药后 1~2 天、第 2 周、第 6 周进行复查,以后也应定期复查。复查时,可先查尿常规,如尿沉渣检查异常则应做尿细菌培养。如果追踪期间尿菌落数≥10^6CFU/ml 则需继续治疗。复杂性尿路感染抗感染治疗的疗程至少 10~14 天,治疗后停药 10~14 天需行中段尿培养以明确细菌是否清除。

糖尿病可加重尿路感染,甚至导致坏死性肾乳头炎及肾功能损害,因此合并糖尿病患者尿路感染的早期发现和及时治疗十分重要。治疗原则:①控制血糖。糖尿病血糖控制差者尿路感染的发生率高。通过控制血糖,不仅可以减少尿路感染的发生,而且对于已患病者可以提高机体的抵抗能力,改善尿路的内环境,使之有利于尿路感染的治愈。②抗菌药物的使用:对无症状性菌尿不宜长期使用抗菌药物,如发生肾盂肾炎则必须应用抗菌药物。抗菌药物的使用原则应以药物敏感试验为指导,在进行清洁中段尿培养和药敏试验后,立即开始治疗,并予以足量、足够疗程应用。严重尿路感染者应予静脉给药、联合用药。

对脑梗死后尿路感染的预防主要是做好尿路管理,进行置入的操作要严格把好清洁消毒关。

四、发热和压疮

(一)发热

发热是脑梗死后常见的临床表现,对患者的预后具有不利的影响。

脑梗死后高热的原因可能包括:①大的坏死灶引起的占位效应间接影响或病灶直接累及丘脑、脑干引起体温调节中枢的调定点上移,导致中枢性高热。②继发感染。③脑缺血后引起大脑皮质、小脑、心脏、肺、肾和肝损害,热休克蛋白和热休克相关蛋白70的表达增加。体温与脑梗死预后关系的大部分研究表明,体温越高、首次高热发生时间越提前、高热持续时间越长以及反复高热者预后生活质量越差。

高热对脑的损害是多方面的:①高温导致氧自由基的生成增加,而氧自由基参与了脑缺血的损伤过程。②促进谷氨酸等兴奋性递质的释放。③增加血脑屏障的通透性。引起脑水肿进而导致脑疝的形成。④影响细胞的能量代谢,脑缺血、缺氧使线粒体的呼吸功能受阻,ATP生成减少,代谢产物乳酸堆积,而高温则加重这种损害。⑤影响细胞间的信号传导,脑缺血后高温加重缺血对钙/钙调蛋白依赖的蛋白激酶Ⅱ(Ca/CaMPKⅡ)的抑制程度,破坏Ca/CaMPKⅡ介导的信号传导,影响蛋白激酶C的活性,最终导致神经元死亡,⑥促进神经元坏死,由于缺血后高温加速,神经元细胞骨架蛋白如微管相关蛋白的破坏,加剧神经元坏死,使脑梗死体积增大。⑦影响神经保护药物的作用。

中枢性高热目前通用的诊断标准为:突然出现的持续高热,体温一般在39~41℃,甚至达到42℃,皮肤干燥无汗,躯干温度高于四肢温度,体温随环境温度的变化而有波动,无感染证据,用抗生素治疗无效。

对脑梗死后发热的治疗首先应采取对因治疗,如对于感染性发热,应及时合理使用抗生素;对于中枢性高热以物理降温为主,可用冰帽或冰毯等,也可乙醇擦浴,必要时给予人工亚冬眠。常规的物理降温与药物降温效果欠佳,临床实践证实亚低温治疗可显著改善此类患者的预后。由于费用昂贵,目前实施亚低温治疗的患者很少。在广泛应用各种抗菌药物的情况下,继发感染对患者预后的影响仍然显著,这提示在临床工作中应注意综合处理,不宜完全依赖药物,尽量控制诱发感染的危险因素。

(二)压疮

偏瘫患者因运动障碍、长期卧床、大小便失禁、营养不良等原因,极易并发压疮。压疮是脑梗死患者最常见的并发症之一。

脑梗死患者产生压疮的因素主要包括体内因素与体外因素。体内因素有:①脑卒中后部分神经和神经纤维的活动功能受到抑制,使得该神经所支配的组织活力降低,同时对血管的收缩及扩张的调节功能消失或减弱,使得瘫痪肢体循环功能受到损害,感觉减退或丧失;②全身营养不良或局部组织供血不足和防病能力降低,都易导致压疮的发生。体外因素:①局部长期受压,经久不改变体位,导致血液循环障碍而发生组织营养不良;②皮肤经常受潮湿及摩擦等物理因素的刺激,如大量汗液、大小便、衣服不平整、床单皱折有碎屑、翻身时拖拉、使用脱漆便器等,可导致皮肤角质层受损,抵抗力降低;③重症或卧床过久的患者若护理不当,均可引起压疮发生。上述因素中受压部位压力是最重要的危险因素之一。一般认为,70mmHg的压力持续超过2h可产生不可逆的组织损害。但压力即使高达240mmHg,只要能间歇解除,组织的损害也可减轻。由此提示压力作用时间的最大限度在2h之内。这就是临床护理中规定2h翻身一次的理论依据。

　　压疮的好发部位多妇生于无肌肉包裹或肌肉层较薄、缺乏脂肪组织保护又经常受压的骨隆突处,如枕部、耳廓、肩胛、肘部、脊椎体隆突处、髋部、骶尾部、膝关节内外侧、内外踝、跟部等处;俯卧时还可发生于髂前上棘、肋缘突出部、膝部等处。易发部位与患者卧位有关。

　　发生压疮主要危险因素是感觉运动障碍、大小便失禁、营养不良、高龄等。根据风险评估结果,针对危险因素,落实护理干预措施,可以避免护理工作的盲目性和被动性。加强护理工作的责任性和主动性,使压疮预防工作程序化、规范化、制度化,从而有效地控制了偏瘫患者压疮的发生。

　　加强皮肤护理是预防和治愈压疮的重要手段。每次翻身后,都注意检查受压皮肤的情况,并用50%乙醇按摩骨突处。轻轻拍打背部,以促进皮肤的血液循环,也有利于痰液的排出。卧床患者要每天用热水擦背2次,出汗较多时要及时更衣,并用热水擦身。对较胖的患者要注意腋下、乳房下、腹股沟处的皮肤是否发红,擦洗后可涂少许的痱子粉、爽身粉保持局部干燥,或用纱布隔开以保持透气。大小便失禁的患者便后要用温开水清洗会阴部及肛门。对破损皮肤宜采取暴露,切忌涂甲紫,以免表面结痂、下面化脓造成伤口干燥的假象。可以烤太阳灯,使其局部干燥,也可促进血液循环,每天2~3次,每次20min。烤灯时要注意灯距,不要灼伤皮肤。如果压疮的范围比较大,也较深,应按外科换药处理,并用气圈或海绵圈垫起使伤口悬空。在正确翻身及护理的同时,注意整理床单,保持床单的清洁、干燥、平整,潮湿后要及时更换。较瘦和长期卧床的患者,可以睡充气褥子,充气的褥子可以帮助受压皮肤血液循环受阻情况得到缓解。另外,充分利用人力、物力,加强对家属或陪护的宣教,通过讲解、示范、督促的方式,以及配合板报和书面宣教材料,使其掌握正确的卧位护理方法,避免压疮的发生。

　　压疮的治疗:①可应用抗菌药物控制感染。②加强营养支持,良好的膳食改善患者营养状况,促进创面愈合的重要条件,对压疮患者应给予高蛋白、高热量、高维生素饮食,保证正氮平衡,促进创面愈合。维生素C和锌在伤口的愈合中起着很重要的作用,对于易发生压疮的患者应予以补充。③局部换药,局部可清洁消毒,有痂皮覆盖者需首先用生理盐水湿敷,使干痂软化,面积小的直接清除,面积大、全身情况差的可从创面的一边分次清除,以免一次性清除创面过大,引起大面积渗出致愈合困难。④局部紫外线照射,对于皮肤的浅表感染及开放性创面的感染,紫外线直接作用于细菌,通过形成光化产物使病原体被杀灭。

五、脑-内脏综合征

(一)脑-心综合征

　　脑-心综合征首先由Bver(1947)提出,系脑卒中累及下丘脑、脑干及边缘系统(如岛叶等)所引起的类似急性心肌缺血、心肌梗死、心律失常或心力衰竭,称为脑-心综合征。当脑部病变好转后异常心电图亦随之恢复。

　　心血管的并发症发生率和病死率均较高,严重的并发症常成为脑卒中的直接致死原因。心律失常可引起患者猝死,临床上要积极防治。除积极治疗脑部原发病外,心血管方面应注意以下事项。

　　1.心电检查或监护　每一位脑卒中患者入院时即要行床边心电图检查,并保留结果。对病情较重的患者进行持续心电监护,条件允许时监护对象可包括所有急性期的患者,发现问题及时处理。

　　2.心脏保护　积极加强心肌保护治疗,可给予一定的心肌营养药。对有心肌损害或心功能不全者,尽量少用或不用甘露醇脱水,以减轻心脏负担,可用利尿药。注意纠正电解质紊乱,适当补充钾、镁离子对心脏功能有利。

　　急性缺血性脑血管病,无颅内压增高、伴心肌梗死者,治疗可遵循下列原则:①急性心肌梗死<6小时,

溶栓用尿激酶 100 万 U 静脉推注,若病情好转,1 小时后再推 100 万 U;>6 小时者不用。②绝对卧床时间 3～4 周。③监护:通常 3 天,若有室性期前收缩,先静脉推注利多卡因 50mg,然后用利多卡因 500mg 加入 50g/L 葡萄糖溶液 500ml 中静脉滴注维持。④含镁极化液:100g/L 葡萄糖溶液 500ml,200g/L 硫酸镁溶液 10ml,100g/L 氯化钾溶液 10ml,胰岛素 8～12U 静脉滴注,每日 1 次,共用 10～15 天,其作用在于稳定细胞膜、防止心律失常。⑤扩血管:10% 葡萄糖溶液 500ml 中加入硝酸甘油 3～5mg 静脉滴注,50～100μg/分钟,共用 2 周。⑥抗凝:在排除有出血及凝血倾向以及肝肾功能不全者,可用肝素 50mg 肌内注射,每日 2 次,或 100mg 静脉滴注,每日 1 次,至凝血酶原时间为正常的 2～3 倍。⑦有急性左侧心力衰竭者,100g/L 葡萄糖溶液 500ml 中加入硝普钠 25～50mg 静脉滴注,视血压调整滴速;若血压过低可加用多巴胺静脉滴注。⑧其他:病情危笃者用肾上腺皮质激素,血压高者降压。急性缺血性脑血管病,有颅内压增高并急性心肌梗死者,可不用扩血管药,脱水药以呋塞米为主;尿量少者,用 20% 甘露醇 60～80ml 静脉推注,即先利后脱。急性缺血性脑血管病有脑疝并急性心肌梗死者,禁用扩血管药,宜快速脱水,用 20% 甘露醇 60～80ml 或 150ml 静脉推注,同时注意保护心脏。

(二)脑-肺综合征

脑-肺综合征系急性脑血循环障碍时,常伴有肺部血管运动功能障碍,如急性充血、水肿、点状出血。本病发病率较高,有统计脑出血并发肺部感染占 15%。

1. **康复原则** ①体位引流;②足量饮水;③及时吸痰;④心理支持。

2. **药物治疗** 适当选用抗生素,支持疗法。

3. **康复治疗** ①超声雾化吸入:抗生素(庆大霉素 4 万～8 万 U)、α-糜蛋白酶及支气管扩张药(用以防治拍击时所致支气管痉挛)加生理盐水 20ml,10～20 分钟,每日 2～3 次。②可用超短波:胸部对置,无热量,10 分钟,每日 1 次;或微波:马鞍形辐射器,弱剂量,10 分钟,每日 1 次。③"引流""叩背""点冲"法:引流——在每次吸痰前,将床脚端抬高 15°,先仰卧,然后左、右侧卧,以患有肺炎或肺不张侧在上方为主,以利于分泌物流向气管;叩拍——在引流的同时,用空心拳在患者背部,尤其肺底部进行自下而上、自背后而胸前的叩拍,以达到震动的目的,使周边部位细小支气管内淤积的分泌物脱离管壁;点冲——向气管内滴入药液或生理盐水,必须边冲洗边抽吸,以免引起窒息缺氧,甚至死亡。④用力呼气术配合反复吸痰法:为避免将痰液推下,吸痰可由浅入深。

4. **卒中并发肺炎应及早进行康复干预**

(1)对真延髓性麻痹或假延髓性麻痹而有吞咽障碍的病例,以及昏睡、意识混浊等轻度意识障碍的病例,病后 3～4 天仍处于上述状态者,应予鼻饲,以防止食物误咽入气管。待吞咽障碍及意识障碍完全消除之后再开始喂饭。

(2)明显意识障碍的患者应取侧卧位且口角放低,或取俯卧位,以利于口咽部分泌物排出。

(3)为防止鼻饲食物反流,鼻饲速度不应过快,并须注意温度适宜;鼻饲前先充分吸痰,鼻饲后短时间内尽量不吸痰,以防引起呕吐。出现胃液反流者,可适当减少每次鼻饲量,严重者暂禁食。

(4)加强呼吸道护理,意识障碍不能进食者必须加强口腔护理,每 2～3 小时翻身并叩背。

(5)严重的肺部感染、体温增高、痰多不易咳出,且意识障碍短时间不能恢复、经积极药物治疗无效者,可行气管切开,以利于排痰。

(6)如已有肺部感染,则须应用大量广谱抗生素。

(7)积极治疗原发病,控制脑水肿,争取意识障碍早期缓解,以利肺炎的恢复。

5. **心理支持** 增强患者信心,积极配合治疗,如超声雾化吸入中,指示患者慢而深吸气、用力呼气术的自我练习等,均需调动其积极性。

6.理疗　超短波、微波的消炎作用,以及可使痰液稀释有利于痰液排出的作用,已得到肯定。但对叩击、点冲排痰法的作用尚有争议,有人认为拍击可诱发支气管痉挛,我们认为通过雾化吸入支气管扩张药,可消除其不利影响,实践证明是有效的。

(三)脑-胃肠综合征

脑-胃肠综合征系急性脑血液循环障碍时,所出现的腹胀、腹痛、呕吐、呃逆、肠系膜血管栓塞、呕吐咖啡样物或排出柏油样便等症状。

消化道出血是脑卒中的一个严重并发症,常与脑卒中的严重程度相关,即病情越严重,消化道出血发生率越高。出血性脑卒中并发消化道出血远较缺血性脑卒中多见,其比例为(3~4):1,尤其是脑干出血的发生率最高。出血部位主要在胃、十二指肠,少数可累及食管下段或空回肠。发生时间以脑卒中后第1~2周居多。引起消化道出血的病变包括溃疡、黏膜出血性糜烂、出血性胃炎、慢性溃疡急性发作等。

【临床表现】

呕血、便血(黑粪)和血红蛋白降低。出血多在急性脑卒中发病后2~14天突然发生,也有发生在发病当日者,50%以上患者在出血时或之后有上腹部不适、疼痛、泛酸、恶心和呕吐等症状。当脑卒中患者出现上腹胀感、频繁呃逆、血压下降、烦躁及意识障碍加重时,应考虑合并消化道出血的可能。血压下降和血容量不足,使内脏器官缺血受损和脑缺血加重,若伴有频繁呃逆,可使颅内压增高、脑水肿加剧。消化道出血若不能及时控制,常成为脑卒中致死的原因。

【治疗】

消化道出血的处理强调早期预防,综合治疗。对于重症脑卒中,既往有溃疡病史,以及需要使用激素、华法林等药物患者,可考虑给予预防性用药。消化道出血发生后,治疗则需兼顾以下几方面。

1.减轻脑损害　积极治疗原发病,防治脑水肿,减轻下丘脑和脑干的损害。

2.胃肠保护　妥善处理消化道出现的问题,注意监测胃 pH,最好维持 pH 呈碱性,及时选用制酸药、胃黏膜保护药。若需用肾上腺皮质激素者,应同时使用制酸药或胃肠保护药,如雷尼替丁、奥美拉唑等。

3.防止药物不良反应　选用不良反应少的药物,及时停用可能诱发或加重消化道出血的药物。

4.防治休克　加强支持疗法,保持水、电解质和酸碱平衡,必要时输血。

5.止血药　可使用卡巴克洛、巴曲酶等药物,也可用冰水 100~200ml 加去甲肾上腺素 4~8mg 胃内灌注。

6.手术　上述止血措施无效时,应及早行内镜检查,试用镜下止血,或外科手术治疗。

此外,需严密观察病情,了解呕吐物和大便情况,注意神志变化和肢体皮温色泽;监测血压和脉搏,定期复查红细胞计数、血红蛋白、血细胞比容等;做好胃管的护理,每次注药或进食前应回抽胃液肉眼观察,必要时行隐血检查。

(四)脑-肾综合征

脑-肾综合征系急性血液循环障碍时,可伴有血尿或尿中有红细胞、蛋白和管型,严重者出现肾衰竭、尿少或无尿。

【急性肾衰竭的防治要点】

肾前性肾功能损伤以补充液体(试验性)为主、为先,减量应用或停用甘露醇等肾损伤药物,多巴胺 2~4μg/(kg·min)持续泵入等。

肾性肾功能损伤应尽早透析(高龄、高血压病、糖尿病患者慎用肾损伤药物,包括甘露醇、抗生素及其他药物)。

其防治重点是强调以预防为主。首先是防止脱水过度,注意补足血容量;其次是慎用或禁用对肾脏有毒性的药物。此外还需加强营养供给,及时纠正水、电解质紊乱和酸碱失衡。少尿期,患者用尿量减少,可试用利尿合剂,严格控制液体入量;多尿期特别注意水、电解质平衡,适当增加蛋白质摄入量,积极防治感染。当一般处理不能控制病情时,则需进行各种透析疗法。血液透析是治疗急性肾衰竭最有效的手段,凡有透析指征的患者均需依据病情定期进行透析,直到肾功能恢复。

【尿失禁的处理】

1.高张力性膀胱尿失禁　主要是加强护理,男性患者适宜使用阴茎套。

2.低张力性膀胱尿失禁　需预留置导尿管。对于非意识障碍患者,有时因情绪紧张或不习惯于卧床排尿所产生的暂时性尿潴留,则可予适当镇静和局部按摩、热敷等处理,往往见效,尽量不留置尿管。

3.正常张力性膀胱尿失禁　重点应定时提醒患者,协助其排尿。凡有尿失禁的患者,都需认真护理,防止压疮的发生;已持续留置尿管者,需积极防治泌尿系感染。

(五)多脏器功能衰竭

多脏器功能衰竭(MOF)是指机体在患有多种慢性疾病和脏器功能减退的基础上,由于某种诱因所致2个或以上器官在短时间内同时或相继不能再维持其正常功能,并达到各自器官功能障碍的诊断标准。MOF多见于重症的老年脑卒中患者,病死率在70%以上。对于合并有冠心病、糖尿病、慢性肺气肿等疾病的老年患者,一旦出现脑卒中,除了脑部受损严重,心、肺、肾等器官都极易发生功能衰竭。此外,脑卒中易并发感染,而严重的感染是导致MOF的主要原因。因此,脑卒中并发MOF需引起临床上足够的重视。

【临床表现】

1.MOF常见于中老年患者,多数患者发病前有重要脏器的
慢性疾病,如高血压病、冠心病、糖尿病、肾病等。

2.MOF多发生于重症脑卒中患者,特别是基底节区大量出血、脑实质内出血破入脑室、脑干出血、大面积脑梗死,或重症蛛网膜下腔出血患者,由于脑水肿、颅内高压、脑疝形成致使形成占位效应,脑室和脑干受压、直接或间接的下丘脑损害,均与MOF的发生密切相关。

3.MOF的易损器官是脑、胃肠道、肺、肾及心脏,其次是肝脏、内分泌等,并出现相应的器官功能衰竭的临床表现。部分MOF病例与用药直接相关,如甘露醇、激素等。

【诊断】

MOF是一个渐进发展的过程,且早期临床表现隐匿,诊断困难,若能及早诊断并采取必要的防治措施,病情可能逆转。

各脏器受损的早期判断指标如下。①胃肠道:胃肠道胀气,蠕动减少;②肺:氧分压下降(10.7～9.3kPa),但给氧后可纠正,呼吸频率25～35次/分钟;③肾:尿量明显减少(<30ml/小时),BUN>8.9mmol/L;④心脏:血清CPK、LDH增高;⑤周围循环:血压下降但高于80/50mmHg,四肢冰凉、心动过速、发绀;⑥肝:SGPT含量增多,但在正常值2倍以下;⑦代谢:糖耐量下降、高钠血症、轻度低钾。

目前,MOF尚无统一的诊断标准,较为合理而普遍使用的诊断标准如下。

1.胃肠道功能衰竭　①应激性溃疡;②中毒性肠麻痹;③自发性胆囊穿孔或坏死性肠炎或急性胰腺炎。

2.呼吸功能衰竭　①呼吸频率>28次/分钟;②A-aDO$_2$(吸氧浓度=21%)>3.9kPa(30mmHg);A-aDO$_2$(吸氧浓度=100%>)46.6kPa(350mmHg)。需同时具备①、②两项。

3.肾衰竭　血清肌酐>176.8μmol/L。

4.心力衰竭　①平均动脉压(MABP)<7.9kPa(60mmHg),需持续静脉滴注正性肌力药物维持血压和(或)心排血量;②室性心动过速、心室纤颤和(或)心搏骤停。具备其中一项即可。

5.肝衰竭　①SGPT小于正常值2倍;②血清胆红素>34.2μmol/L;③肝性脑病。需同时具备①、②两

项或第③项。

6.代谢功能衰竭　原无糖尿病者出现血糖升高、高钠、低钾。

7.血液系统功能衰竭　①WBC$<5\times10^9$/L 或$>60\times10^9$/L;②DIC。具备其中一项即可。

8.神经系统功能衰竭　非药物、非代谢紊乱所致昏迷。

【治疗】

1.重要器官的功能监测　脑卒中患者,应迅速转入 ICU 病房或脑卒中病房,并对生命体征、意识水平、瞳孔及心、肺、肾、肝等的功能进行监测,应测定血糖、电解质、PaO_2 和 $PaCO_2$ 水平等。加强护理,仔细观察病情,及时处理。

2.积极抗感染和抗休克治疗　防止因感染的扩散或休克导致器官功能进一步受损。

3.营养支持　合理的营养支持治疗是防治各脏器功能受损的基础保障。

4.积极治疗脑部原发病　脑卒中所致的大脑、脑干、下丘脑等结构的原发或继发性损害,是诱发 MOF 的重要原因。尽量防止因脑损害而继发的其他脑-器官功能受损,如脑-胃肠、脑-肺(神经源性肺水肿)、脑-肾、脑-心综合征等。

总之,应根据脑卒中的临床和病理实际情况,积极治疗脑卒中病变,防治下丘脑及脑干功能障碍,积极施行对脑卒中患者的急救和康复处理是预防 MOF 的关键。严格掌握脱水药、降压药、肾上腺皮质激素等的使用,避免用对肾有毒性的药物,维持水、电解质平衡,对防止 MOF 的发生是非常重要的。

（任丽云）

第四章　脊髓疾病

第一节　急性脊髓炎

急性脊髓炎是非特异性炎症引起的脊髓白质脱髓鞘病变或坏死,导致急性横贯性脊髓损害,也称为急性横贯性脊髓炎,以病损水平以下肢体瘫痪、传导束性感觉障碍和尿便障碍为临床特征。

一、病因及分类

脊髓炎通常包括脊髓的感染性和非感染性炎症。主要包括病毒性脊髓炎,继发于细菌、真菌、寄生虫感染的脊髓炎,继发于原发性肉芽肿疾病的脊髓炎和非感染性脊髓炎等。若炎症限于灰质称为脊髓灰质炎;若为白质则为脊髓白质炎。若脊髓整个断面受累,称为横贯性脊髓炎;若病变多发,在脊髓长轴内充分伸展,则称播散性脊髓炎。根据病变的发展速度又可分为急性、亚急性和慢性脊髓炎。急性脊髓炎的症状在数天之内达极期;亚急性常在 2～6 周;而慢性则在 6 周以上。

本节主要讨论非感染性脊髓炎,它主要包括感染后和疫苗接种后脊髓炎、脱髓鞘性脊髓炎(急性多发性硬化)、亚急性坏死性脊髓炎和副肿瘤性脊髓炎等。本病的病因尚不清楚,多数患者在出现脊髓症状前 1～4 周有上呼吸道感染、发热、腹泻等病毒感染症状,但脑脊液未检出抗体,脊髓和脑脊液中未分离出病毒,可能与病毒感染后变态反应有关,并非直接感染所致,故称非感染性炎症型脊髓炎。

二、病理

本病可累及脊髓的任何节段。以胸髓($T_3 \sim T_5$)最常见,其次为颈髓和腰髓。病损可为局灶性、横贯性等。肉眼可见受损节段脊髓肿胀、质地变软、软脊膜充血或有炎性渗出物,切面可见脊髓软化、边缘不整、灰白质界限不清。镜下显示髓内和软脊膜的血管扩张、充血,血管周围炎性细胞浸润,以淋巴细胞和浆细胞为主;灰质内神经细胞肿胀、碎裂和消失,尼氏体溶解;白质髓鞘脱失和轴突变性。病灶中可见胶质细胞增生。

三、临床表现

(一)感染后和疫苗接种后脊髓炎

急性起病,常在数小时至 2～3d 内发展至完全性截瘫。可发病于任何年龄,青壮年较常见,无性别差异,散在发病。病前数日或1~2周常有发热、全身不适或上呼吸道感染症状,可有过劳、外伤及受凉等诱因。首发症状多为双下肢麻木无力、病变节段束带感或根痛,进而发展为脊髓完全性横贯性损害(胸髓最常受累),病变水平以下运动、感觉和自主神经功能障碍。

1.运动障碍　病变早期常见脊髓休克,表现截瘫、肢体肌张力低和腱反射消失,无病理征。休克期多为2~4周,脊髓损伤严重或有合并症,则休克期更长。休克期过后肌张力逐渐增高,腱反射亢进,出现病理征,肢体肌力由远端逐渐恢复。

2.感觉障碍　病变节段以下所有感觉缺失,在感觉消失水平上缘可有感觉过敏区或束带样感觉异常,病变节段可有根痛或束带感。随病情恢复感觉平面可逐步下降,但较运动功能恢复慢。

3.自主神经功能障碍　早期可有尿便潴留,但尿潴留时无膀胱充盈感,呈无张力性神经源性膀胱,膀胱充盈过度出现充盈性尿失禁;随着脊髓功能恢复,膀胱容量缩小,尿液充盈到300~400ml时自主排尿,称为反射性神经源性膀胱。还可有受损平面以下无汗或少汗、皮肤脱屑和水肿、指甲松脆和角化过度等。

如脊髓病损由较低节段向上发展,瘫痪和感觉障碍由下肢迅速波及上肢或延髓支配肌群,出现呼吸肌瘫痪、吞咽困难、构音障碍,则为急性上升性脊髓炎。其特点是起病急骤,病变迅速进展,病情危重,甚至导致死亡。

(二)脱髓鞘性脊髓炎

多为急性多发性硬化,其临床表现与感染后脊髓炎相似,但临床表现倾向于慢性,病情常超过1~3周,甚至更长。可无明显前驱感染。临床常表现为从骶部向身体的一侧或双侧扩散的麻木,同时伴下肢无力或瘫痪,之后出现尿便障碍。感觉障碍水平不明显或有2个平面。

四、辅助检查

(一)腰穿

CSF压力正常,外观无色透明,细胞数、蛋白含量正常或轻度增高,淋巴细胞为主,糖、氯化物正常。压颈试验通畅,少数病例可有不完全梗阻。

(二)电生理检查

1.视觉诱发电位(VEP)正常,可与视神经脊髓炎及MS鉴别。

2.下肢体感诱发电位(SEP)波幅可明显减低;运动诱发电位(MEP)异常,可作为判断疗效和预后的指标。

3.肌电图呈失神经改变。

(三)影像学检查

1.脊柱X线平片正常。

2.MRI典型显示病变部脊髓增粗,病变节段髓内多发片状或斑点状病灶,呈T_1低信号、T_2高信号,强度不均,可有融合。有的病例可无异常。

五、诊断及鉴别诊断

(一)诊断

根据急性起病,迅速进展为脊髓横贯性或播散性损害,常累及胸髓。病变水平以下运动、感觉和自主神经功能障碍。结合脑脊液和MRI检查可以确诊。

（二）鉴别诊断

需与以下疾病鉴别：与急性硬脊膜外脓肿、脊柱结核或转移性肿瘤相鉴别见表 4-1。

表 4-1　急性脊髓炎与急性硬脊膜外脓肿、脊柱结核或转移性肿瘤相鉴别表

	急性脊髓炎	急性硬膜外脓肿	脊柱结核或肿瘤
前驱症状	有上呼吸道感染或疫苗接种史	有其他部位的化脓感染	脊柱结核常有低热、乏力等症状，肿瘤常无前驱症状
全身症状	轻	重	轻或无
起病形式	急，数小时至数天	急，24h～1 周	较缓，数周至数月
背痛	无或较轻	剧烈，可扩展至邻近节段	持续隐痛，不扩散
脊柱压痛	无或轻	明显	较明显
感觉缺失	传导束型感觉障碍，感觉平面清楚	传导束型感觉障碍，感觉平面不清楚	传导束型感觉障碍，从远端开始减退，常不对称
括约肌功能障碍	早期出现	较早	出现晚
CSF	正常或轻度细胞增高	细胞、蛋白增高	细胞正常、蛋白增高
X 线片	正常	可无明显异常	脊柱结核可见椎体破坏、椎间隙变窄，椎旁寒性脓肿；肿瘤可见椎体破坏
脊髓造影	可正常	可见椎管阻塞，髓外硬膜外压迫	可见椎管阻塞，髓外压迫

1.视神经脊髓炎　如患者首先出现脊髓病损，则很难预测是否为视神经脊髓炎。能常规进行视觉诱发电位、MRI 检查则有利于鉴别。

2.脊髓出血　多由脊髓外伤或血管畸形引起。起病急骤，迅速出现剧烈背痛、截瘫和括约肌功能障碍。腰穿 CSF 为血性，脊髓 CT 可见出血部位高密度影，脊髓 DSA 可发现脊髓血管畸形。

六、治疗

本病无特效治疗，主要采取减轻脊髓损害、防治并发症及促进功能恢复等治疗。

（一）药物治疗

1.肾上腺皮质激素　目的是减轻可能致病的免疫反应，减轻脊髓损害。急性期可应用大剂量甲泼尼龙短程疗法，500～1000mg 静脉滴注，1 次/d，连用 3～5d，控制病情发展；或用地塞米松 10～20mg 静脉滴注，1 次/d，10～20d 为一疗程；用上述两药后可改用泼尼松口服，40～60mg/d，维持 4～6 周后或随病情好转逐渐减量停药。

2.免疫球蛋白　急性上升性脊髓炎或横贯性脊髓炎急性期应立即使用，成人用量 0.4g/(kg·d)，静脉滴注，连用 3～5d 为一疗程。

3.抗生素　防治泌尿道或呼吸道的感染。

4.其他　如 B 族维生素、神经细胞保护剂、扩血管药物的应用可有助于神经功能恢复。

（二）对症治疗

急性上升性脊髓炎和高颈段脊髓炎可发生呼吸肌麻痹，轻度呼吸困难可用化痰药和超声雾化吸入，重症呼吸困难者应及时注意保持呼吸道通畅，必要时气管切开，用呼吸机辅助呼吸。

（三）加强护理，注意预防或减少并发症

1.勤翻身、叩背，防止坠积性肺炎；瘫痪肢体应保持功能位，防止肢体痉挛和关节挛缩。

2.在骶尾部、足跟及骨隆起处放置气圈，保持皮肤干燥清洁，经常按摩皮肤，活动瘫痪肢体，防止褥疮发生；皮肤发红可用酒精或温水轻揉，涂以3.5％安息香酊；已发生褥疮者应局部换药并加强全身营养，促进愈合；忌用热水袋以防烫伤。

3.排尿障碍应留置尿管，定期膀胱冲洗，注意预防尿路感染。

4.高位脊髓炎吞咽困难应鼻饲饮食。

（四）患者的早期康复训练

对肢体功能恢复及生活质量的提高有十分重要的意义。可采取肢体被动活动和按摩，改善肢体血液循环，促进肌力的恢复，并鼓励患者尽早主动活动。对于遗留痉挛性瘫痪的可口服巴氯芬，也可采取适当的康复性手术治疗。

七、预后

本病的预后与病情严重程度有关。无合并症者通常3～6个月可基本恢复，生活自理。合并泌尿系感染、褥疮、肺炎常影响恢复，导致恢复时间延长，遗留后遗症。完全性截瘫6个月后肌电图仍为失神经改变、MRI显示髓内广泛信号改变、病变范围多于10个脊髓节段者预后不良。急性上升性脊髓炎和高颈段脊髓炎预后差，可死于呼吸循环衰竭。约10％的患者可演变为多发性硬化或视神经脊髓炎。

（秦　伟）

第二节　脊髓压迫症

脊髓压迫症是椎管内占位性病变或脊柱、脊髓的多种病变引起脊髓压迫，随病变进展出现脊髓半切综合征和横贯性损害及椎管梗阻，脊神经根和血管可不同程度受累。

一、临床表现

（一）急性脊髓压迫症

病情进展迅速，常于数小时至数日内脊髓功能完全丧失。多表现脊髓横贯性损害，出现病变平面以下运动、感觉、自主神经功能缺失症状和体征，可有脊髓休克。

（二）慢性脊髓压迫症

病情缓慢进展，临床上髓外与髓内病变表现完全不同。髓外压迫病变通常可分为3期。根痛期，表现为神经根痛及脊膜的刺激症状；脊髓部分受压期，表现为脊髓半切综合征的临床表现；脊髓完全受压期，出现脊髓完全横贯性损害的症状和体征。

主要症状和体征有以下几种：

1.神经根症状　病变较小，压迫尚未及脊髓，主要表现是根性痛或局限性运动障碍。根性痛是早期病变刺激引起沿受损后根分布的自发性疼痛，疼痛剧烈难忍，改变体位可使症状减轻或加重，有时出现相应节段束带感。脊髓腹侧病变使前根受压，早期可出现前根刺激症状，支配肌群出现肌束颤动，以后出现肌

无力或肌萎缩。

2.感觉障碍 传导束性感觉障碍,一侧脊髓受压出现同侧病变水平以下深感觉障碍,对侧痛温觉障碍;脊髓前部受压出现病变水平以下双侧痛温觉丧失,触觉存在;脊髓后部受压出现病变水平以下深感觉障碍;晚期表现脊髓横贯性损害,病变水平以下各种感觉缺失。

3.运动障碍 一侧锥体束受压引起病变以下同侧肢体痉挛性瘫痪,双侧锥体束受压初期双下肢呈伸直样痉挛性瘫痪,晚期呈屈曲样痉挛性瘫痪。

4.反射异常 受压节段后根、前根或前角受累时出现病变节段腱反射减弱或缺失;腹壁反射和提睾反射缺失;锥体束受累出现损害平面以下腱反射亢进并出现病理反射。

5.自主神经症状 圆锥以上病变早期出现尿潴留和便秘,晚期出现反射性膀胱;圆锥、马尾病变出现尿便失禁。病变水平以下血管运动和泌汗功能障碍。

6.脊膜刺激症状 多因硬膜外病变引起,表现为脊柱局部自发痛、叩击痛,活动受限如颈部抵抗和直腿抬高试验阳性等。

二、辅助检查

欲确定病变的节段、性质及压迫程度,除根据临床神经系统的症状、体征外,常常需借助于适当的辅助检查。

(一)脑脊髓检查

脑脊液常规、生化检查及动力学变化对确定脊髓压迫症和脊髓受压的程度很有价值。椎管严重梗阻时脑脊液蛋白-细胞分离,细胞数正常,蛋白含量超过 10g/L 时,黄色的脑脊液流出后自动凝结,称为 Fromn 征。

(二)影像学检查

1.脊柱 X 线平片 可发现脊柱骨折、脱位、错位、结核、骨质破坏及椎管狭窄。

2.CT 及 MRI 能清晰显示脊髓压迫的影像,尤其是 MRI 可提供脊髓病变部位、上下缘界线及性质等。

3.椎管造影及核素扫描 前者可显示椎管梗阻界面,后者做脊髓全长扫描能较准确判断阻塞部位。

三、鉴别诊断

1.急性脊髓炎 急性起病,病前多有感染病史,数小时或数日后出现脊髓横贯性损害,急性期脑脊液动力学试验一般无梗阻,脊髓 MRI 有助于鉴别。

2.脊髓空洞症 起病隐袭,病程时间长,典型表现为病损节段支配区皮肤分离性感觉障碍。MRI 可显示脊髓内长条形空洞。

3.亚急性联合变性 多呈缓慢起病、出现脊髓后索、侧索及周围神经损害体征。血清中维生素 B_{12} 缺乏、有恶性贫血者可确定诊断。

四、治疗方法

1.脊髓压迫症的治疗原则是尽快去除病因,可行手术治疗者应及早进行,如切除椎管内占位性病变;恶性肿瘤或转移癌可酌情手术、放疗或化疗。

2.急性脊髓压迫更需抓紧时机,在起病 6h 内减压,如硬脊膜外脓肿应紧急手术并给予足量抗生素,脊柱结核在行根治术同时给予抗结核治疗。

3.瘫痪肢体应积极进行康复治疗及功能训练,长期卧床者应防治泌尿系感染、压疮、肺炎和肢体挛缩等并发症。

五、预后

脊髓压迫症预后的影响因素很多,如病变性质、治疗时机及脊髓受损程度等。髓外硬膜内肿瘤多为良性,手术彻底切除预后良好;髓内肿瘤预后较差。通常受压时间愈短,脊髓功能损害愈小,愈可能恢复。急性脊髓压迫因不能充分发挥代偿功能,预后较差。

（吴　怡）

第三节　脊髓空洞症

脊髓空洞症是一种慢性进行性的脊髓变性疾病,是由于不同原因导致在脊髓中央管附近或后角底部有胶质增生或空洞形成的疾病。空洞常见于颈段,某些病例,空洞向上扩展到延髓和脑桥(称之为延髓空洞症),或向下延伸至胸髓甚至腰髓。由于空洞侵及周围的神经组织而引起受损节段的分离性感觉障碍、下运动神经元瘫痪,以及长传导束动能障碍与营养障碍。

一、病因和发病机制

脊髓空洞症与延髓空洞症的病因和发病机制目前尚未完全明确,概括起来有以下 4 种学说。

1.脑脊液动力学异常　早在 1965 年,由 Gardner 等人认为由于第四脑室出口区先天异常,使正常脑脊液循环受阻,从而使得由脉络膜丛的收缩搏动产生的脑脊液压力搏动波通过第四脑室向下不断冲击,导致脊髓中央管逐渐扩大,最终形成空洞。支持这一学说的证据是脊髓空洞症常伴发颅颈交界畸形。其他影响正常脑脊液循环的病损如第四脑室顶部四周软脑膜的粘连也可伴发脊髓空洞症。通过手术解决颅颈交界处先天性病变后,脊髓空洞症所引起的某些症状可以获得改善。但是这种理论不能解释某些无第四脑室出口处阻塞或无颅颈交界畸形的脊髓空洞症,也不能解释空洞与中央管之间并无相互连接的病例。也有人认为传送到脊髓的搏动压力波太小,难以形成空洞。因此,他们认为空洞的形成是由于压力的影响,脑脊液从蛛网膜下腔沿着血管周围间隙(Virchow-Robin 间隙)或其他软脊膜下通道进入脊髓内所造成。

2.先天发育异常　由于胚胎期神经管闭合不全或脊髓中央管形成障碍,在脊髓实质内残留的胚胎上皮细胞缺血、坏死而形成空洞。支持这一学说的证据是脊髓空洞症常伴发其他先天性异常,如颈肋、脊柱后侧突、脊椎裂、脑积水、Klippel-Feil 二联征(两个以上颈椎先天性融合)、先天性延髓下疝(Arnol-Chiari 畸形)、弓形足等。临床方面也不断有家族发病的报道。但该学说的一个最大缺陷在于空洞壁上从未发现过胚胎组织,故难以形成定论。

3.血液循环异常　该学说认为脊髓空洞症是继发于血管畸形、脊髓肿瘤囊性变、脊髓损伤、脊髓炎伴中央软化、蛛网膜炎等而发生的。引起脊髓血液循环异常,产生髓内组织缺血、坏死、液化,形成空洞。

4.继发于其他疾病　临床上屡有报道,脊髓空洞症继发于脊柱或脊髓外伤、脊髓内肿瘤、脊髓蛛网膜炎、脊髓炎以及脑膜炎等疾病。因脊髓中央区是脊髓前后动脉的交界区,侧支循环差,外伤后该区易坏死软化形成空洞,常由受伤部的脊髓中央区(后柱的腹侧,后角的内后方)起始并向上延伸。脊髓内肿瘤囊性交可造成脊髓空洞症。继发性脊髓蛛网膜炎患者,可能由于炎症粘连、局部缺血和脑脊液循环障碍,脑脊液从蛛网膜下腔沿血管周围间隙进入脊髓内,使中央管扩大形成空洞。脊髓炎时由于炎症区脱髓鞘、软化、坏死,严重时坏死区有空洞形成。

目前,多数学者认为脊(延)髓空洞症不是单一病因所造成的一个独立病种,而是由多种致病因素造成的综合征。

二、病理

空洞较大时病变节段的脊髓外形可增大,但软膜并不增厚。空洞内有清亮液体填充,其成分多与脑脊液相似。有的空洞内含黄色液体,其蛋白增高,连续切片观察,空洞最常见于颈膨大,常向胸髓扩展,腰髓较少受累。偶见多发空洞,但互不相通。典型的颈膨大空洞多先累及灰质前连合,然后向后角扩展,呈"U"字形分布。可对称或不对称地侵及前角,继而压迫脊髓白质。空洞在各平面的范围可不相同,组织学改变在空洞形成早期,其囊壁常不规则,有退变的神经胶质和神经组织。如空洞形成较久,其周围有胶质增生及肥大星形细胞,形成致密的囊壁(1～2mm厚,部分有薄层胶原组织包绕)。当空洞与中央管交通时,部分空洞内壁可见室管膜细胞覆盖。

空洞亦可发生在延髓,通常呈纵裂状,有时仅为胶质瘢痕而无空洞。延髓空洞有下列3种类型:①裂隙从第四脑室底部舌下神经核外侧向前侧方伸展,破坏三叉神经脊束核、孤束核及其纤维;②裂隙从第四脑室中缝扩展,累及内侧纵束;③空洞发生在锥体和下橄榄核之间,破坏舌下神经纤维。上述改变以①、②型多见,③型罕见。延髓空洞多为单侧,伸入脑桥者较多,伸入中脑者罕见。延髓空洞尚可侵犯网状结构,第Ⅹ、Ⅺ、Ⅻ脑神经及核,前庭神经下核至内侧纵束的纤维,脊髓丘系以及锥体束等。

脑桥空洞常位于顶盖区,可侵犯第Ⅵ、Ⅶ脑神经核和中央顶盖束。

Barnett 等根据脊髓空洞症的病理改变及可能机制,将其分为4型。

1.脊髓空洞伴孟氏孔阻塞和中央管扩大

(1)伴Ⅰ型 Chiari 畸形。

(2)伴颅后窝囊肿、肿瘤、蛛网膜炎等造成孟氏孔阻塞。

2.脊髓空洞不伴孟氏孔阻塞(自发型)。

3.继发性脊髓空洞　脊髓肿瘤(常为髓内)、脊髓外伤、脊蛛网膜炎、硬脊膜炎、脊髓压迫致继发性脊髓软化

4.真性脊髓积水,常伴脑积水。

三、临床表现

发病年龄通常为20～30岁,偶尔发生于儿童期或成年以后,文献中最小年龄为3岁,最大为70岁。男性与女性比例为3∶1。

(一)脊髓空洞症

病程进行缓慢,最早出现的症状常呈节段性分布,首先影响上肢。当空洞逐渐扩大时,由于压力或胶

质增生的作用,脊髓白质内的长传导束也被累及,在空洞水平以下出现传导束型功能障碍。两个阶段之间可以间隔数年。

1.感觉症状 由于空洞时常始于中央管背侧灰质的一侧或双侧后角底部,最早症状常是单侧的痛觉、温度觉障碍。如病变侵及前连合时可有双侧的手部、臂部尺侧或一部分颈部、胸部的痛、温觉丧失,而触觉及深感觉完整或相对地正常,称为分离性感觉障碍。患者常在手部发生灼伤或刺、割伤后才发现痛、温觉的缺损。以后痛、温觉丧失范围可以扩大到两侧上肢、胸、背部,呈短上衣样分布。如向上影响到三叉丘脑束交叉处,可以造成面部痛、温觉减退或消失,包括角膜反射消失。许多患者在痛、温觉消失区域内有自发性的中枢痛。晚期后柱及脊髓丘脑束也被累及,造成病变水平以下痛、温、触觉及深感觉的感觉异常及不同程度的障碍。

2.运动障碍 前角细胞受累后,手部小肌肉及前臂尺侧肌肉萎缩,软弱无力,且可有肌束颤动,逐渐波及上肢其他肌肉、肩胛肌以及一部分肋间肌。腱反射及肌张力减低。以后在空洞水平以下出现锥体束征、肌张力增高及腱反射亢进、腹壁反射消失、Babinskin 征呈阳性。空洞内如果发生出血,病情可突然恶化。空洞如果在腰骶部,则在下肢部位出现上述的运动及感觉症状。

3.营养性障碍及其他症状 关节的痛觉缺失引起关节磨损、萎缩和畸形,关节肿大,活动度增加,运动时有摩擦音而无痛觉,称为夏科关节。在痛觉消失区域,表皮的烫伤及其他损伤可以造成顽固性溃疡及瘢痕形成。如果皮下组织增厚、肿胀及异样发软,伴有局部溃疡及感觉缺失时,甚至指、趾末端发生无痛性坏死、脱失,称为 Mervan 综合征。颈胸段病变损害交感神经通路时,可产生颈交感神经麻痹综合征。病损节段可有出汗功能障碍,出汗过多或出汗减少。晚期可以有神经源性膀胱以及大便失禁现象。其他如脊柱侧突、后突畸形、脊柱裂、弓形足等亦属常见。

(二)延髓空洞症

由于延髓空洞常不对称,症状和体征通常为单侧型。累及疑核可造成吞咽困难及呐吃、软腭与咽喉肌无力、悬雍垂偏斜;舌下神经核受影响时造成伸舌偏向患侧,同侧舌肌萎缩伴有肌束颤动;如面神经核被累及时可出现下运动神经元型面瘫;三叉神经下行束受累时造成同侧面部感觉呈中枢型痛、温觉障碍;侵及内侧弓状纤维则出现半身触觉、深感觉缺失;如果前庭小脑通路被阻断可引起眩晕,可能伴有步态不稳及眼球震颤;有时也可能出现其他长传导束征象,但后者常与脊髓空洞症同时存在。

四、辅助检查

1.腰椎穿刺及奎肯试验 一般无异常发现。如空洞较大则偶可导致脊腔部分梗阻引起脑脊液蛋白含量增高。

2.X线检查 可发现骨骼 Charcot 关节、颈枕区畸形及其他畸形。

3.延迟脊髓CT扫描(DMCT) 即在蛛网膜下腔注入水溶性阳性造影剂,延迟一定时间,分别在注射后 6h、12h、18h 和 24h 再行脊髓 CT 检查,可显示出高密度的空洞影像。

4.磁共振成像(MRI) 是诊断本病最准确的方法。不仅因为其为无创伤检查,更因其能多平面、分节段获得全椎管轮廓,可在纵、横断面上清楚显示出空洞的位置及大小、累及范围、与脊髓的对应关系等,以及是否合并 Arnol-Chiari 畸形,以鉴别空洞是继发性还是原发性,有助于选择手术适应证和设计手术方案。

5.肌电图 上肢萎缩肌肉有失神经表现,但在麻木的手部,感觉传导速度仍正常,是因病变位于后根神经节的近端之故。

五、诊断与鉴别诊断

（一）诊断

成年期发病，起病隐袭，缓慢发展，临床表现为节段性分布的分离性感觉障碍，手部和上肢的肌肉萎缩，以及皮肤和关节的营养障碍。如合并有其他先天性缺陷存在，则不难做出诊断。MRI 检查可确诊。

（二）鉴别诊断

本病须与下列疾病鉴别：

1.脊髓内肿瘤　可以类似脊髓空洞症，尤其是位于下颈髓时。但肿瘤病变节段短，进展较快，膀胱功能障碍出现较早，而营养性障碍少见，脑脊液蛋白含量增高，可以与本病相区别。对疑难病例可做脊髓造影和 MRI 鉴别。

2.颈椎骨关节病　可出现手部及上肢的肌肉萎缩，但根痛常见，感觉障碍为呈根性分布而非节段性分布的分离性感觉障碍。可行颈椎摄片，必要时做 CT 和 MRI 检查可明确诊断。

3.肌萎缩性侧索硬化症　不容易与脊髓空洞症相混淆，因为它不引起感觉异常或感觉缺失。

4.脑干肿瘤　脊髓空洞症合并延髓空洞症时，需要与脑干肿瘤鉴别。脑干肿瘤好发于 5～15 岁儿童，病程较短，开始常为脑桥下段症状而不是延髓症状，临床表现为展神经、三叉神经麻痹，且可有眼球震颤等；其后随肿瘤长大而有更多的脑神经麻痹症状，出现交叉性瘫痪。如双侧脑干肿瘤则出现双侧脑神经麻痹及四肢瘫。疾病后期可出现颅内压力增高等，可与延髓空洞症相鉴别。

5.麻风　虽可有上肢肌萎缩与麻木，但无分离性感觉障碍，所有深浅感觉均消失，且常可摸到粗大的周围神经（如尺神经、桡神经及臂丛神经干），有时可见到躯干上有散在的脱色素斑、手指溃疡等，不难鉴别。

六、治疗

本病目前尚无特殊疗法，可从以下几方面着手。

（一）支持治疗

一般对症处理，如给予镇痛药、B 族维生素、三磷酸腺苷、辅酶 A、肌苷等。痛觉消失者应防止烫伤或冻伤。加强护理，辅助按摩、被动运动、针刺治疗等，防止关节挛缩。

（二）放射治疗

对脊髓病变部位进行照射，可缓解疼痛，可用深部 X 线疗法或放射性核素[131]I 疗法，以后者较好。方法有：

1.口服法　先用复方碘溶液封闭甲状腺，然后空腹口服钠[131]I 溶液 $50～200\mu Ci$，每周服 2 次，总量 $500\mu Ci$ 为 1 个疗程，2～3 个月后重复疗程。

2.椎管注射法　按常规做腰椎穿刺，取头低位 $15°$，穿刺针头倾向头部，注射无菌钠 131 碘铬液 $0.4～1.0\mu Ci/ml$，15d 1 次，共 3 或 4 次。

（三）手术治疗

对 Chairi 畸形、扁平颅底、第四脑室正中孔闭锁等情况可采用手术矫治。凡空洞/脊髓的比值＞30%者，有手术指征。手术的目的在于：

1.纠正伴同存在的颅骨及神经组织畸形。

2.椎板及枕骨下减压。

3.对张力性空洞,可行脊髓切开和空洞-蛛网膜下腔分流术或空洞-腹膜腔分流术。

（四）中药治疗

有人采用补肾活血汤加减治疗该病,据报道有效。但至少持续服药 3 个月以上,否则疗效不佳。

七、预后

本病进展缓慢,如能早期治疗,部分患者症状可有不同程度缓解。少数患者可停止进展,迁延数年至数十年无明显进展。部分患者进展至瘫痪而卧床不起,易发生并发症,预后不良。

（龙海丽）

第四节　脊髓血管疾病

一、概念

脊髓血管疾病分为缺血性、出血性及血管畸形 3 类。发病率低于脑血管疾病,脊髓内结构紧密,较小的血管损害造成严重的后果。

二、病因及发病机制

1.缺血性脊髓病　心肌梗死、心脏停搏、主动脉破裂、主动脉造影、胸腔和脊柱手术等引起的严重低血压,以及动脉粥样硬化、梅毒性动脉炎、肿瘤、蛛网膜粘连均可导致。

2.出血性脊髓疾病　椎管内出血主要的原因是外伤。脊髓动静脉畸形、血管瘤、血液病、抗凝治疗和肿瘤等可引起自发性出血。

3.脊髓血管畸形　是先天性血管发育异常,压迫、缺血、血栓形成及出血等导致脊髓功能受损,约 1/3 合并皮肤血管瘤、颅内血管畸形和脊髓空洞症等。

三、病理

脊髓对缺血耐受力较强,轻度间歇性供血不足不会造成脊髓明显损害,完全缺血 15min 以上造成脊髓不可逆损伤。脊髓前动脉血栓形成最常见于血供薄弱的颈胸段;脊髓后动脉左、右各一,形成血栓少见。

脊髓梗死可致神经细胞变性、坏死,灰白质软化、组织疏松和血管周围淋巴细胞浸润;晚期血栓机化,被纤维组织取代并有血管再通。脊髓内出血常侵及数个节段,中央灰质居多;脊髓外出血形成血肿或血液进入蛛网膜下腔,出血灶周围组织水肿、淤血及继发神经组织变性。脊髓的任何节段都可发生脊髓血管畸形,是由扩张迂曲的异常血管形成网状血管团及其上下方的供血动脉和引流静脉组成。

四、临床表现

(一)缺血性疾病

1.脊髓短暂性缺血发作

(1)突然发作,持续时间短暂,可完全恢复,不遗留任何后遗症。

(2)典型表现:间歇性跛行和下肢远端发作性无力,休息或使用血管扩张剂后缓解。

(3)或仅有自发性下肢远端发作性无力,反复发作,可自行缓解,间歇期症状消失。

2.脊髓梗死　卒中样起病,脊髓症状常在数分钟或数小时达到高峰。

(1)脊髓前动脉综合征。①中胸段或下胸段多见;②首发症状突然出现病损水平相应部位根性痛或弥漫性疼痛,短时间内发生弛缓性瘫痪;③脊髓休克期过后转变为痉挛性瘫;④感觉障碍为传导束型,痛温觉缺失而深感觉保留;⑤尿便障碍较明显。

(2)脊髓后动脉综合征。①脊髓后动脉极少闭塞,因侧支循环良好,即使发生症状也较轻且恢复较快;②急性根痛;③病变水平以下深感觉缺失和感觉性共济失调;④痛温觉和肌力保存;⑤括约肌功能常不影响。

(3)中央动脉综合征。①病变水平相应节段下运动神经元性瘫;②肌张力减低、肌萎缩;③多无感觉障碍和锥体束损害。

(二)出血性疾病

1.急性横贯性脊髓损害表现　硬膜外、硬膜下和脊髓内出血,均可骤然出现剧烈的背痛、截瘫、括约肌功能障碍、病变水平以下感觉缺失等。

2.硬膜下血肿比硬膜外血肿　少见。

3.脊髓蛛网膜下腔出血　急骤的颈背痛、脑膜刺激征和截瘫等。

4.脊髓表面血管破裂　可能只有背痛而无脊髓受压表现。

(三)血管畸形

1.血管　动脉性及静脉性罕见,多为动静脉畸形所致。

2.部位　多见于胸腰段,其次为中胸段,颈段少见。

3.年龄和性别　多在 45 岁前发病,约半数在 14 岁前发病,男女之比为 3∶1。

4.发病特点　多见缓慢起病,亦可为间歇性病程,有症状缓解期;突然发病者由畸形血管破裂所致。

5.首发症状　多为急性疼痛,表现不同程度截瘫,根性或传导束性感觉障碍。

6.脊髓半切综合征　脊髓半侧受累。

7.括约肌功能障碍　早期为尿便困难,晚期则失禁。

8.单纯脊髓蛛网膜下腔出血　少数患者出现。

五、辅助检查

1.脑脊液检查　脊髓蛛网膜下腔出血 CSF 呈血性;椎管梗阻时 CSF 蛋白量增高,压力低。

2.CT 和 MRI　可显示脊髓局部增粗、出血、梗死,增强后发现血管畸形。脊髓造影确定血肿部位、血管畸形位置和范围。选择性脊髓动脉造影对确诊脊髓血管畸形最有价值,明确显示畸形血管大小、范围、类型及与脊髓的关系。

六、诊断及鉴别诊断

（一）诊断

1.脊髓血管病的临床表现复杂,缺乏特异性检查手段。

2.依据动脉硬化、外伤、血压波动等,配合脊髓影像学和脑脊液检查确诊缺血性病变。

（二）鉴别诊断

1.脊髓间歇性跛行　应与血管性间歇性跛行鉴别,后者皮温低、足背动脉搏动减弱或消失,超声多普勒检查有助于鉴别。

2.急性脊髓炎　表现急性起病的横贯性脊髓损害,病前多有前驱感染史或接种史,起病不如血管病快,CSF 细胞数可增加。

七、治疗

1.治疗原则　缺血性脊髓血管病与缺血性脑血管病治疗相似,应用血管扩张剂及促进神经功能恢复的药物,低血压者纠正血压,疼痛明显者可给予镇静止痛剂。

2.手术治疗　硬膜外或硬膜下血肿应紧急手术以清除血肿,解除脊髓压迫。

3.病因治疗　其他类型椎管内出血应使用脱水剂、止血剂等;脊髓血管畸形可行血管结扎、切除或介入栓塞治疗。

4.护理及康复　截瘫患者应加强护理,防止合并证如褥疮和尿路感染等;急性期过后或病情稳定后应尽早开始肢体功能训练及康复治疗。

（白　雪）

第五节　脊髓亚急性联合变性

脊髓亚急性联合变性(SCD),是由于胃黏膜内因子的缺乏,胃肠道内维生素 B_{12} 吸收不良所引起的神经系统变性疾病,又称维生素 B_{12} 缺乏症。通常与恶性贫血一起伴发。其主要的病理变化是脊髓后索与侧索白质变性,但本病的损害不限于脊髓,周围神经、视神经及大脑半球也可发生改变。临床主要表现为下肢深感觉缺失、感觉性共济失调、痉挛性截瘫和周围神经病变。

一、病因与发病机制

亚急性联合变性的病因与维生素 B_{12} 缺乏相关。维生素 B_{12} 是人体核蛋白合成过程中所必须的两种酶——甲硫氨酸合酶和甲基丙二酰辅酶 A 变位酶的重要辅助因子。当其缺乏时会影响脱氧核糖核酸(DNA)和核糖核酸(RNA)的合成。同时,叶酸的代谢与维生素 B_{12} 也有密切关系,同样影响 DNA 的合成。其结果是直接影响骨髓和胃黏膜等组织进行细胞分裂而致贫血及胃肠道症状,成人神经细胞不再进行有丝分裂、髓鞘合成的某种缺陷致神经轴突变性,特别容易累及脊髓后、侧索。故本病有时与恶性贫血并存,在白种人中尤为常见,而我国则相对少见。

正常人维生素 B_{12} 的贮存量很大,每日对维生素 B_{12} 的需求很少(仅 $1\sim2\mu g$),通常维生素 B_{12} 缺乏很少见。摄入的维生素 B_{12} 经与胃液中的内因子结合成为稳定的复合物,才不被肠道细菌利用,而在回肠远端吸收。在维生素 B_{12} 的摄取、释放、吸收、结合和运转中的任一环节发生障碍都可引起维生素 B_{12} 缺乏。常见原因有:①营养不足或需要增加;②吸收障碍,如内因子缺乏,见于萎缩性胃炎、胃癌、胃大部切除术后、幽门梗阻等;③小肠疾患,如原发性或继发性小肠吸收不良综合征、节段性回肠炎或回肠切除术后等;④药物影响,如依地酸钙钠,新霉素等可影响维生素 B_{12} 在小肠内的吸收;⑤绦虫病等;⑥血液中转钴胺蛋白缺乏。

二、病理

主要病变为脊髓的后索与侧索白质和周围神经的缓慢髓鞘脱失和轴突变性,严重病例可累及视神经和大脑白质。这种变性的起初在脊髓上呈散在的海绵状,周围神经有髓鞘断裂,脑内可发生小的髓鞘变性灶,以粗大的神经纤维损害为重。

三、临床表现

本病多见于中年以上者。男女发病无差异,呈亚急性或慢性起病。多数患者在神经症状出现时伴有贫血,表现为倦怠、乏力、腹泻和舌炎等。但也有部分患者神经症状先于贫血。神经系统的初始症状见于肢体远端,足趾、足和手指末端感觉异常,如针刺感、麻木感和烧灼感等。随着病情进展,因后索病变导致深感觉障碍而出现步态不稳(感觉性共济失调)。周围神经受累表现为肢体无力、肌张力减退及腱反射减退或消失。腿部肌肉有压痛,四肢远端痛、温觉减退,呈手套、袜子样分布,提示存在周围神经病变。侧索受损出现腱反射亢进,锥体束征阳性和痉挛性不全截瘫。括约肌功能障碍及阳痿出现较晚。屈颈时可出现一阵阵由背脊向四肢放射的触电感。累及视神经和大脑神经时可出现如易激惹、抑郁、幻觉和认知功能减退及味觉、嗅觉的改变。近年来,由于有效和及时地予以治疗,精神症状出现的概率已大大减少。

四、辅助检查

少数病例可有脑脊液蛋白增高,注射组胺做胃液分析可发现有抗组胺的胃液缺乏,周围血象及骨髓涂片可发现巨细胞性低色素贫血,血清维生素 B_{12} 降低,血清甲基丙二酸和半胱氨酸吸收增高。Schilling 试验(口服放射性核素 ^{57}Co 标记的维生素 B_{12} 测定其尿、粪中的排泄物含量)、神经传导速度和诱发电位等检查有助于明确或排除诊断。

五、诊断与鉴别诊断

中年以上起病,有脊髓后索、侧索与周围神经受损的神经体征及精神症状者,应考虑本病的可能。血清中维生素 B_{12} 降低(正常值为 $200\sim900ng/L$)或有恶性贫血者,可明确诊断。当血清维生素 B_{12} 在低水平时,还需要测定血清甲基丙二酸和高半胱氨酸,这两者在维生素 B_{12} 缺乏时异常增加。给予维生素 B_{12} 治疗后,血清甲基丙二酸降至正常或神经症状得以改善,也可确诊。

没有贫血改变或无维生素 B_{12} 缺乏的根据时,需要与糖尿病患者引起的神经系统改变及慢性使用一氧化氮引起的脊髓病相鉴别。此外,还要与颈椎骨关节病、脊髓压迫症、周围神经病、多发性硬化和神经梅毒(脊髓痨)等相鉴别。根据各自的病史特点,佐以神经诱发电位、脑脊液检查和脊髓造影等有助鉴别。

六、治疗和预后

如不予对症治疗,发病后2~3年可加重直至死亡。如能在发病后3个月内积极治疗可完全康复。因此,早期诊断和治疗是本病的关键。症状的好转大多发生在治疗后的6个月~1年内。如轴突已发生破坏,则疗效较差。诊断后即肌内注射维生素 B_{12} 或甲基钴胺素。每日肌内注射维生素 B_{12} 0.5~1mg,连续2周,然后每周1次持续4周,最后每月1次维持。某些患者需要终身用药。此外,可给予维生素 B_1 肌内注射,每次100mg,每日1次或2次,对有周围神经受损者效果较好,症状改善后可改口服,每次10~20mg,每日3次。也可使用各种铁质剂如硫酸亚铁0.3~0.6g,每日3次,10%枸橼酸铁10ml,每日3次,或右糖酐铁注射剂,隔日或每周2次,肌内注射。对叶酸的应用意见不一。反对者认为叶酸会加重神经精神症状故不宜使用,也有认为叶酸参与氨基酸和核酸合成,与维生素 B_{12} 合用能促进红细胞的生成。建议对有恶性贫血者,与维生素 B_{12} 共同使用,每次5~10mg每日3次。同时应积极参加锻炼。对瘫痪肢体还可以用针灸、理疗、按摩等方法进行。

(白　雪)

第六节　脊髓肿瘤

脊髓肿瘤是指生长于脊髓及与之相连接的组织如神经根、硬脊膜、脂肪和血管等的原发性或继发性肿瘤。起源于脊髓的肿瘤远较颅内肿瘤少见,仅占成人和儿童中枢神经系统原发肿瘤的10%,是压迫性脊髓病的重要原因之一。根据病变部位脊髓肿瘤分为髓内(10%)和髓外(90%)两种,髓外肿瘤又分为髓外硬膜内和硬膜外肿瘤;根据肿瘤的原发部位分为脊髓原发肿瘤和脊髓转移瘤。室管膜瘤是髓内肿瘤的最常见类型,其次是各种类型的神经胶质瘤。髓外肿瘤中相对常见的类型是良性的神经纤维瘤和脊膜瘤;转移癌、淋巴瘤和骨髓瘤常位于硬膜外。

一、临床表现

肿瘤通过直接压迫、继发脊髓动脉或静脉的梗阻而产生的缺血改变以及髓内肿瘤的浸润性破坏,均可以导致脊髓功能损害而出现神经功能缺失。临床表现与脊髓肿瘤存在的部位、原发性或转移性肿瘤有关。症状常隐袭出现并逐渐进展,但转移瘤所致的脊髓压迫症状可以起病很快;背痛或神经根性痛常见,呈一侧性或沿肢体向下放射,咳嗽或用力时加重;逐渐进展的一个或多个肢体的沉重、无力、僵硬或局限性萎缩,尤其下肢可以出现瘫痪或麻木;病程早期或晚期出现尿便功能障碍。对每个患者来说其临床表现与肿瘤所在的层面、肿瘤的形态、局部血液供应情况和压迫速度有关。总体来说,髓外肿瘤由于压迫或破坏神经根或脊柱,背痛或神经根痛症状往往先于脊髓损害症状,髓内肿瘤则以脊髓功能损害为首发症状。髓内外肿瘤临床特点见表4-2。

表 4-2　髓内外肿瘤临床特点的比较

临床特点	髓内	髓外硬膜内	硬膜外
起病形式	慢,病程长	慢,病程长	慢,病程长
根痛	少	多见	多见
脊柱压痛	少	多见	多见
感觉与运动障碍	由病灶向下发展	自下往上发展,常有脊髓半切症状	自下往上发展常两侧对称受压
括约肌功能障碍	早期发现	晚期发现	较晚期发现

二、辅助检查

腰穿脑脊液与神经影像学检查是主要的辅助检查,其特点见下表 4-3。

表 4-3　髓内外肿瘤辅助检查特点的比较

	髓内	髓外	硬膜外
椎管梗阻	晚期出现且轻	较早出现	较早出现
脑脊液蛋白增高	轻	明显	明显
脊椎 X 线改变	较少出现	较多见	多见
MRI	髓内病变	髓外病变	髓外病变
椎管造影	梗阻不完全	深杯口状,脊髓移位	锯齿状不全梗阻

三、诊断要点

1.持续进行性的脊髓受压症状和脊髓损害体征。

2.腰穿:椎管部分或完全梗阻、蛋白明显增高。

3.脊柱 X 片:继发于肿瘤的骨侵蚀、骨破坏或骨钙化。

4.怀疑转移瘤者有原发肿瘤部位的异常发现。

5.脊髓 MRI 或椎管造影:有明确的髓内或髓外占位病变。

四、鉴别诊断

1.椎间盘突出症　常与外伤或劳损有关,根痛突出,脊柱平片、CT 和 MRI 可见椎间隙狭窄,椎间盘突出。

2.亚急性联合变性　逐渐进展病程,以足和手指末端麻木为首要表现,逐渐发展至主要影响到脊髓后索和侧索的双下肢无力走路不稳,脑脊液检查正常或轻度蛋白升高,血清维生素 B_{12} 和叶酸低于正常。

3.脊髓蛛网膜炎　病程长,症状波动,病变范围广,往往累及多个神经根。脑脊液蛋白增高,白细胞增多,椎管造影有条索或串珠状改变。

4.脊髓空洞症　病程缓慢,双上肢远端无力萎缩、有感觉分离现象,脊髓 MRI 可确诊。

五、治疗

及早明确诊断,争取手术治疗机会。原发脊髓肿瘤见神经外科治疗常规,转移瘤手术减压往往无效,部分患者可行放疗。

(赵　婷)

第七节　脊髓蛛网膜炎

脊髓蛛网膜炎又称脊髓蛛网膜粘连或粘连性脊髓蛛网膜炎,是蛛网膜在各种病因作用下的一种慢性炎症过程。在某些病因的作用下,蛛网膜逐渐增厚,与脊髓、神经根、软膜、硬脊膜粘连,或形成囊肿阻塞髓腔,影响脊髓血液循环,最终导致脊髓功能障碍。脊髓蛛网膜炎的发病率较高,仅次于椎管内肿瘤。受累部位以胸段为最多,颈段和腰骶段较少。年龄多在 30~60 岁,男多于女。

一、病因病机

脊髓蛛网膜炎是继发于多种致病因素的反应性炎症性疾病。常见病因有:

1.感染　全身或椎管内炎症性疾病为本病的主要原因。可由细菌、病毒或病前常有感冒或发热;局限性炎症如盆腔感染等,有报道结核性脑膜炎引起者最为多见。

2.损伤　脊柱外伤或手术创伤引起。有时很轻的脊柱外伤和脊椎脊髓手术都会引起蛛网膜和软脊膜的炎症反应、点状出血、渗出以致粘连。腰椎穿刺误伤血管时使脑脊液内混入血液也可促使蛛网膜小梁纤维粘连和融合。

3.化学药物的刺激　椎管内注入抗生素、各种造影剂、麻醉剂等都可或多或少地引起蛛网膜的炎性浸润,致蛛网膜炎。

4.脊柱或脊髓本身的病变　如椎管内肿瘤、蛛网膜下腔出血、脊椎病等均可合并脊髓蛛网膜炎,主要是这些疾病可直接刺激蛛网膜而使之发生炎症性反应,产生粘连。

5.原因不明　尽管病因较多,但相当一部分病例仍找不到病因,一般称为特发性蛛网膜炎。

二、病理

蛛网膜因无血管供应,本身缺乏炎症反应的能力,在病原刺激下,血管丰富的硬脊膜与软脊膜发生活跃的炎症反应,初期脊髓表面充血、血管扩张,镜检可见病变区内有弥散的数量不等的淋巴细胞浸润;进入慢性期以后,引起位于二者之间的蛛网膜的纤维增厚,致蛛网膜与硬脊膜及软脊膜发生粘连导致脊髓缺血、变性、甚至软化坏死,镜检测极少有炎症细胞浸润或无炎症细胞浸润现象,仅有结缔组织增生和瘢痕形成。

脊髓蛛网膜炎一般分为粘连型与囊肿型两类。粘连型蛛网膜炎是以蛛网膜为主的大量胶原纤维沉着,并与相邻的软膜和硬脊膜形成广泛的粘连。囊肿型蛛网膜炎呈局限性粘连,由于粘连而形成大小不一的球囊状,囊肿内充满无色或黄色液体。

三、临床表现

由于病变范围广泛、程度不一,临床症状往往表现为多样性或反复性。

1.病史及病程　发病前有感染及外伤史,可占45.6%。本病多为亚急性或慢性起病,病程由数月至数年不等,最长者20年。少数病例起病较急,病前多有感冒、发热或外伤史。症状常有缓解,病情可有波动,可在感染、受寒、外伤或劳累后加重。

2.脊髓后根激惹症状　是最常见的首发症状,占84.2%,这是由于病变多发生于脊髓背侧的缘故。临床表现为自发性疼痛,有的如针刺样或刀割样疼痛,往往范围较广而不局限在1~2个神经根,有的散在分布于相隔不同区域。咳嗽、喷嚏或脊柱活动可使症状加重。腰骶段及马尾病变可引起腰痛并向下肢放射,表现为类似坐骨神经痛,夜间症状加重,且常为双侧性。

3.感觉异常及感觉障碍　为第二位的常见症状,但脊髓传导束损害症状多在脊髓后根激惹症状后数日或数年后才出现。感觉障碍可见针刺、麻凉、灼热、蚁行感等,因常发生于胸段,多出现束带感。痛温觉障碍多见而深感觉障碍较少见。

随着病程的进展出现根型或传导束型感觉减失,感觉障碍的程度不等和分布不规则,感觉改变的平面多不清楚,或呈进行性上升或下降,界限不固定,也可出现多发性节段性感觉障碍。

4.运动障碍　表现为进行性肌无力和不同程度的肌肉萎缩。颈段病变表现为上肢下运动神经元性瘫痪及下肢上运动神经元性瘫痪,胸段病变表现为下肢的上运动神经元性瘫痪,腰骶部以下病变出现两下肢下运动神经元性瘫痪并有不同程度的肌肉萎缩。

5.括约肌功能障碍　出现较晚或症状不明显,表现为间断性排尿困难、尿潴留或尿失禁、便秘等。

6.体征特点　有的感觉或运动障碍进行性加重,由局部向上或向下逐渐进展;有的在感觉障碍范围内有节段性感觉正常;肌腱反射两侧不对称;有的临床定位体征与脊髓造影异常处不相吻合,显示多灶性损害的特点。

四、实验室及特殊检查

1.脑脊液检查　脑脊液压力正常或减低。奎肯试验可表现为完全阻塞、不全阻塞、通畅或时而阻塞时而通畅。脑脊液蛋白含量增高,蛋白增高的程度与椎管内阻塞的程度不一致,与病变节段并无明显关系。脑脊液细胞数增多不明显。往往呈现蛋白细胞分离现象。

2.X线平片　脊柱平片多无异常,或仅有同时存在的增生性脊椎炎及腰椎横突退化等变化。

3.脊髓造影　脊髓碘油造影诊断价值较高,在椎管内较长的区域,典型表现为碘油分散或斑点状或不规则条状,类似"烛泪",可超过数个椎体节段。在此区域内碘油流动缓慢,虽经过多次倒动,分布形态较为固定而很少变化,一般缺乏明确的范围界限,碘油阻塞平面也不一定与临床、症状相符合。但若炎症局限或有蛛网膜囊肿存在时,可以出现局部骤然阻塞或充盈缺损,需与椎管内肿瘤相鉴别,但阻塞端的形态较不规则或呈锯齿状,部分病例阻塞端边缘光滑呈所谓"杯口"征,与肿瘤的充盈缺损极为相似,但一般不伴脊髓移位征象。

4.CT扫描　平扫难以发现异常,CTM表现为硬脊膜囊内充盈缺损、脊髓移位及网状结构,椎管矢状径缩小,黄韧带增厚,纤维瘢痕增生。早期可见硬脊膜末端蛛网膜下腔不规则狭窄,神经根与硬脊膜囊壁粘连增厚。粘连严重的可见多个神经根呈带状影块,椎管梗阻。延迟扫描可见造影剂进入囊腔内,囊腔与蛛网膜下腔通连。若有空洞形成可见颈胸段脊髓内有造影剂充盈,其下方有粘连表现,上方脊髓增粗、正常或萎缩。

5.MRI 检查　早期多无阳性发现,其后蛛网膜下腔不对称或梗阻。囊肿形成时 T_1 加权像呈低信号,T_2 加权像呈高信号,与脑脊液信号一致。感染后出现的囊肿,在 T_1 和 T_2 加权像上信号均稍高于脑脊液信号。

五、诊断与鉴别诊断

(一)诊断

脊髓蛛网膜炎的病因较多,椎管内可查明原发病的一部分,不另做诊断。那些原发病难以肯定,临床表现的神经症状又与蛛网膜炎病理改变相符合者,可诊断为脊髓蛛网膜炎。

根据感染或外伤等原因后出现根性痛和不同程度的感觉、运动障碍,病症多有波动,有较长的缓解期,呈多灶性体征,感觉障碍重于运动障碍,脊椎管有不同程度的梗阻现象,脊髓造影呈散在点片状或烛泪状和囊肿影等,可做出正确诊断。

(二)鉴别诊断

本病临床表现不一,症状多样,需与下列疾病鉴别:

1.椎管内肿瘤　囊肿型脊髓蛛网膜炎与椎管内肿瘤,尤其是髓外硬脊膜内肿瘤很难区分。一般肿瘤起病缓慢,进行性加重,脊髓受压平面明确,脑脊液蛋白含量明显增高,脊柱 X 线有继发性骨质破坏,如椎弓根变扁、间距加宽,椎体后缘向前凹陷,椎间孔扩大,脊髓造影呈杯口状充盈缺损。

2.脊髓空洞症　多见于青年人,起病缓慢,呈单侧或双侧节段性感觉分离现象,界限分明,根痛少见,多伴有神经营养障碍及其他先天畸形。

3.椎间盘膨出　多见于青中年人,有外伤史,起病急,症状与体征比较局限,好发于腰骶部,可有根痛症状。脊柱 X 线片示椎间隙变窄,CT、MRI 检查可见膨出之椎间盘。

4.腰骶神经根炎　多见于中壮年,多有椎管狭窄、骨质增生、腰椎结核、腰骶关节炎等病变。根痛症状比较突出,腰腿疼常见,呈比较严重,直腿抬高试验阳性,多限于一侧。并有皮肤干燥、水肿、血管舒缩障碍等。

六、治疗

(一)非手术治疗

确定诊断后,首先考虑非手术治疗,虽然曾经采用过多种治疗方法,有时效果仍不十分理想。对早期、轻症病例,经过治疗可以使症状消失或减轻。

1.糖皮质激素　虽然认为椎管内注射皮质激素能治疗蛛网膜炎,但由于其本身也是引起蛛网膜炎的原因之一,临床上多采用口服或静脉滴注的方法。氢化可的松每日 100～200mg 或地塞米松 10～20mg,2～4 周后逐渐减量、停药。必要时重复使用。

2.抗生素　有急性感染症状如发热使症状加重时可考虑使用。若为结核引起者,可用异烟肼 0.4g 及利福平 0.6g,1 次/天,口服,或乙胺丁醇 0.5g,2 次/天,口服。40％乌洛托品液静脉注射 5ml,1 次/天,10～20 天为 1 个疗程。10％碘化钾溶液口服或 10％碘化钾溶液静脉注射 10ml,1 次/天,8～10 天为 1 个疗程。

3.维生素　如维生素 B_1、维生素 B_{12} 及烟酸等。

4.玻璃酸酶　玻璃酸酶鞘内注射,它的作用可能是能溶解组织的渗出物及粘连,因而可改善脑脊液的吸收和循环、有利于抗结核药物的渗透、解除对血管的牵拉使其更有效地输送营养。玻璃酸酶750～1500U,鞘内注射,每2周1次,10次为1个疗程。

5.放射疗法　此法对新生物的纤维组织有效应,对陈旧的纤维组织作用较小。一般使小剂量放射线照射,不容许使用大到足以引起正常组织任何损害的剂量,并须注意照射面积的大小及其蓄积量。

6.蛛网膜下腔注气　蛛网膜下腔注氧或注入灭菌空气,有人认为此法有一定疗效。注气10～20ml/次,最多50ml,每隔5～14天注气1次,8次为1个疗程。

(二)手术治疗

手术的适应证:①诊断明确,病变局限,经非手术治疗,脊髓功能继续恶化者;②有脊髓蛛网膜炎的典型表现,腰穿及压颈试验、椎管造影均提示有梗阻或不全梗阻者;③椎管造影、腰穿、外伤或手术后伴有顽固性腰腿痛,造影证实病变节段有局限性压迫者。手术治疗多限于局限性粘连及有囊肿形成的病例,临床神经根受压或牵拉剧痛者或脊髓受压严重者。有急性感染征象或脑脊液细胞明显增多时,则不宜手术。

七、预后与调护

(一)预后

一般囊肿型手术切除后恢复较好,粘连型病程中虽有缓解期,但临床一般呈现进行性加重,预后较差,多出现大小便障碍或瘫痪。

(二)调护

1.防止和有效治疗各种感染与外伤,慎用鞘内注射,腰穿严格无菌操作。一旦患病应及早诊断与合理治疗,可改善患者的预后。

2.患者应起居有节,防止感冒。饮食宜清淡,多食新鲜蔬菜,不宜过咸,忌油腻厚味,发热者,可予半流质,多吃水果,如橘子、梨、萝卜等,禁食一切辛辣刺激物品,如大葱、辣椒、韭菜等,忌海味发物;吸烟饮酒者,要戒除。

3.对患者的护理,应做到安静卧床休息,每天观察记录体温、脉搏的变化,注意室温的调节,做好防寒保暖,以防止复发感冒。

(赵　婷)

第八节　脊髓损伤

脊髓损伤是指由于外界直接或间接因素导致的脊髓损伤,在损害的相应节段出现各种运动、感觉和括约肌功能障碍,肌张力以及病理反射等的相应改变。脊髓损伤的程度和临床表现取决于原发性损伤的部位和性质。

一、病因病机

(一)病因

1.开放性损伤　多见于战争时期,多伴有脊椎的损伤,主要见于枪弹、刀刺、爆炸性损伤使刀刃、砸伤、撞伤等直接作用于脊椎,使其发生骨折和脱位,进而使脊髓受到损害,损伤与外力作用的部位一致,损伤程度与外力的大小成正比。可发生于任何脊髓部位,以胸髓最为多见。

2.闭合性损伤　多见于和平时期,主要见于车祸伤、坠落伤、运动性扭伤、脊柱扭伤、过重负荷等,使脊柱发生过度伸展、屈曲、扭转,造成脊柱骨折、脱位,脊椎附件的损伤和韧带及脊髓血管的损伤,进而造成闭合性损伤。

(二)机制

脊髓损伤的机制:脊髓损伤包括原发性损伤和继发性损伤。原发性损伤一般是指在伤后 4h 内脊髓受到原始的、直接的、机械性的压迫及局部出血,电解质从受损的神经元中溢出,神经元发生变性、坏死。

二、病理

1.脊髓损伤的早期主要病理改变是脊髓内出血性坏死,是脊髓损伤后的一种继发性病理改变,多发生在伤后 4~6h 内由损伤的局部释放大量儿茶酚胺类递质,如去甲肾上腺素、多巴胺等,使脊髓内的局部微血管痉挛、缺血,血管通透性增加,小静脉破裂,呈现继发性出血性坏死。脊髓外观略显肿胀增粗,呈紫红色,血管模糊不清。

2.镜检可见在出血坏死区内神经细胞破裂,核染色体溶解,血管周围有红、白细胞渗出,毛细血管内红细胞淤积,神经纤维肿胀,轴突断裂,髓鞘碎裂或有脂肪颗粒。2~3周后逐渐进入修复过程,水肿消退,有不同程度的胶质增生或全为成纤维细胞增殖,脊髓脊膜和脊椎粘连,形成囊状或结缔组织瘢痕。

3.脊髓损伤具体病理变化取决于损伤的类型及伤后的时间。脊髓损伤可分为以下类型。

(1)脊髓振荡:可能由于椎间盘或黄韧带的暂时移位等因素,使脊髓神经细胞受到强烈刺激而发生超限抑制状态所致,是可逆性的生理紊乱,无肉眼的显微镜下可见的病理变化。伤后脊髓功能处于暂时性生理停滞状态,表现为受伤后立即出现损伤平面以下之感觉、运动及反射的完全丧失,但以后则可自行得到缓解而完全恢复,病程自数小时至数周,一般为 1~3 天。

(2)脊髓挫伤或断裂伤:脊髓受外力直接损伤,造成不同程度的脊髓实质破坏,轻者仅有挫伤改变,软脊膜保存完好,脊髓挫伤;重者脊髓和脊髓软膜均有不同程度的破裂、出血和坏死,称为脊髓断裂。若整个脊髓连续性中断,构成脊髓横断伤。脊髓损伤后,不论是开放性还是闭合性损伤,伤后立即出现损伤平面以下的脊髓功能障碍,初期表现为弛缓性瘫痪,数周后逐渐转变为痉挛性瘫痪,脊髓损伤后随时间的推移而发生不同的组织学改变。

(3)脊髓受压:创伤性骨折或脱位可不直接伤及脊髓,但可引起椎管变形或狭窄而压迫脊髓;另外,损伤性出血在椎管内积聚形成血肿,也可压迫脊髓。因此,损伤后可因脊髓受压而出现不同程度的弛缓性瘫痪。若能及时处理,解除上述压迫因素,脊髓功能可望全部或部分恢复;相反,若上述压迫因素持续存在,则可因继发性脊髓血液循环障碍,而使瘫痪成为永久性。

(4)脊髓蛛网膜下腔出血:指损伤后出血弥散在脊髓蛛网膜下隙。蛛网膜下腔出血多在伤后短期内得以吸收而预后良好,少数可因血液分解产物引起脊髓血管痉挛而酿成严重后果。

(5)脊髓内血肿:脊髓实质内出血,甚至形成血肿,这与脊髓挫伤后引起的中央出血性坏死有别,后者是脊髓损伤后的一种特殊病理过程。

(6)脊髓缺血:当颈椎过伸或脱位时可使椎动脉受牵拉,引起脊髓供血障碍、缺血、缺氧、坏死。血管本身受损、压迫,也可产生同样后果。

三、临床表现

(一)症状和体征

1.脊髓损伤不同程度的症状和体征

(1)脊髓休克:见于急性脊髓横贯性损害,脊髓损伤后,在受损的平面以下,立即出现肢体的弛缓性瘫痪,肌张力低下或消失,各种反射均减退或消失,病变水平以下深浅感觉完全丧失,膀胱无张力,尿潴留,呈无张力性(充盈性)尿失禁,大便失禁。

脊髓休克时期的长短与脊髓损伤本身的各种因素有关外,与患者的年龄、是否感染(如褥疮、尿路感染)、是否有严重贫血、营养不良等也有关,特别是褥疮引起的蛋白质丧失,以及膀胱与直肠功能不全等,均可延长休克期限。通常为3~4天至6~8周,平均2~4周。

(2)完全性脊髓损害:脊髓休克过后,损伤平面以下的肌张力增高,腱反射亢进,病理反射阳性,但各种感觉无恢复,并可早期出现总体反射,即当损伤以下的皮肤或黏膜受到刺激时,髋膝关节屈曲、踝关节跖屈、两下肢内收、腹肌收缩、反射性排尿和阴茎勃起等,但运动和各种感觉及括约肌功能无恢复。这种屈曲性截瘫通常是脊髓完全性横贯损害的指征。而伸直性截瘫显示为脊髓非完全性横贯损害。

(3)不完全性脊髓损害:脊髓病变呈完全性横贯损害者比较少见,更多见者是脊髓不完全性横贯损害,其发生可以是急性的,也可以是慢性的。如为急性病变,其损害虽然是不完全性的,但在早期其生理功能却处于完全抑制状态,即脊髓休克,故在早期与脊髓完全性横贯损害很难区别,必须经过一段时间待脊髓休克逐渐消除后,真正的病灶与体征方可显示出来,其脊髓休克时间通常较完全性损害要短。如为慢性病变,则无脊髓休克表现,随着病变的发展,脊髓损害的表现逐渐出现并加重。

1)运动障碍:运动障碍的范围与程度决定于病变的性质和部位,肢体瘫痪的程度通常比完全性横贯损伤要轻,肌张力增高的程度和病理反射的出现亦不如完全性横贯损害显著,腱反射亢进亦较轻,早期可出现回缩反射。

2)感觉障碍:脊髓不完全性横贯损害时多数在病灶以下出现感觉障碍,感觉障碍的类别、程度则根据感觉传导束受损的情况而定,肛门周围感觉常为完好,并可出现疼痛症状。

3)膀胱与直肠功能障碍:其出现与脊髓病变程度有关,通常与肢体瘫痪的轻重相平行。轻者可无膀胱直肠功能障碍,但常有排尿困难,重者则常有尿频、尿急甚至尿失禁,膀胱不能排空,大便常秘结,失禁者较少。

2.脊髓半横切损害的表现

(1)典型的 Brown-Séquard 综合征

1)病灶侧症状和体征:①传导束症状和体征:在病灶侧出现皮质脊髓侧束和后束损害的表现,在病灶侧出现肢体运动障碍,同侧下肢或上下肢呈上运动神经元麻痹,出现病理反射,病灶侧水平以下出现深层感觉和识别触觉障碍,因有后索及脊髓小脑束的损害,同侧尚有共济失调;②病灶髓节症状和体征:因损害了进入病灶水平髓节的后跟纤维,在此髓节的后角支配区出现痛觉、温度觉及粗大触觉的障碍,在病灶水平上缘出现痛觉过敏,由于病灶侧侧角的损害,在相应区出现皮肤温度降低,排汗和血管舒缩障碍,由于前角细胞的损害,受其支配的肌肉出现萎缩,但常不明显。

2)病灶对侧的症状和体征:由于损害了脊髓丘脑束,表现为病灶对侧浅感觉障碍,在病灶实际水平低2~3个皮节以下呈痛温觉丧失。

(2)不典型 Brown-Séquard 综合征:此型在临床上比较多见,脊髓的损害以一侧为重,另一侧亦有部分性损害,可出现双侧传导性运动和感觉障碍,例如病灶侧支体出现上运动神经元麻痹及病灶水平以下深层感觉和识别触觉障碍,对侧肢体亦可出现轻瘫及锥体束征,可以出现双侧的痛温觉丧失。

3.脊髓不同节段损伤的特点

(1)上颈段脊髓损伤($C_{1\sim4}$):此段脊髓上端与延髓相连,故损伤后部分患者可合并有延髓甚至脑干损伤的临床表现。上颈髓损伤时,常有颈枕部疼痛,颈部运动受限。$C_{1\sim2}$损伤是患者大多立即死亡,$C_{2\sim4}$节段内有膈神经中枢,伤后多出现膈肌和其他呼吸肌麻痹,患者表现有进行性呼吸困难,损伤平面以下四肢上运动神经元性不完全瘫痪。

(2)下颈段脊髓损伤($C_{5\sim8}$):此段损伤多引起肋间神经麻痹、膈肌麻痹、四肢瘫痪,双上肢为弛缓性瘫痪,双下肢为痉挛性瘫痪,损伤平面以下感觉丧失,$C_8\sim T_1$损伤可出现尺神经麻痹的爪形手和交感神经节受损的 Horner 征。

(3)胸段脊髓损伤:常有根性疼痛,病变水平以下各种感觉减退或消失,大小便出现障碍,运动障碍表现为双下肢上运动神经元性瘫痪,T_6以上损伤可出现呼吸困难。脊髓休克期中可出现交感神经阻滞综合征,即血管张力丧失,脉搏徐缓下降,体温随外界的温度而变化,脊髓休克期过后可出现总体反射。

(4)腰骶段脊髓损伤($L_1\sim S_2$):按其临床表现分为腰髓、圆锥和马尾损伤三部分。T_{10}以下椎体损伤致脊髓损伤时,表现为双下肢弛缓性瘫痪,提睾反射、膝腱反射消失,腹壁反射存在,Babinski 征阳性;圆锥损伤不引起下肢运动麻痹,下肢无肌萎缩,肌张力及腱反射无改变,肛门放射减低或丧失,肛门包括外阴部呈马鞍型感觉障碍,出现无张力性神经源性膀胱,常伴有性功能障碍,如阳痿、直肠括约肌松弛及臀肌萎缩;L_2以下椎体骨折或脱位,损及马尾神经,多为不完全性,表现为下腰部、大腿、小腿及会阴部的自发性疼痛,两侧常不对称,双下肢力弱,常伴有肌萎缩,跟腱反射消失,膝腱反射减弱,括约肌和性功能障碍及营养障碍常不明显。

(二)并发症

1.褥疮 脊髓损伤中并发褥疮者较多,脊髓损伤造成的截瘫后,身体截瘫平面以下皮肤失去知觉,缺少保护性反应,自主神经功能紊乱,皮肤汗腺等失去交感神经支配,血管扩张,皮肤营养失调,骨突出部位持续受压,致皮肤缺血,甚至坏死。

2.便秘 脊髓损伤患者多有便秘,出现排便困难。脊髓损伤后,由于骶段脊髓的副交感神经中枢与高级中枢的联系中断,缺乏胃结肠反射,结肠蠕动减慢,肠内容物水分过多吸收以及直肠排便反射消失而引起严重便秘。

3.泌尿道感染 脊髓损伤患者由于留置的尿管长期在体内刺激,导致膀胱防御机制减退,其感染率相当高。另外由于神经损伤可导致尿道的反复感染,尿道逼尿肌和尿道括约肌失去协调配合,膀胱内大量残余尿,内压增高,尿液反流,肾盂积水或积脓,结石形成,最终造成肾衰竭。

4.呼吸道感染及肺炎 呼吸道功能障碍是脊髓损伤的早期并发症。常见于颈脊髓损伤。主要是上呼吸道感染和吸入性肺炎。由于患者呼吸功能受限,体温调节功能下降,抵抗力差,长期卧床导致清理呼吸道无效。在颈 4 水平以上损伤的伤员,要警惕因损伤局部水肿、充血,使麻痹水平或合并肺水肿。

5.肢体痉挛 脊髓损伤后痉挛状态是损伤平面以下反射弧高度兴奋状态,不仅肢体受到影响,而且腹壁、膀胱亦受到影响,血压、膀胱、肠道和阴茎勃起反射均受累。脊髓损伤后疾病恢复期,可表现为轻度或中度痉挛状态,应视为正常。但若过度增强,多意味着损伤平面以下躯体发生某种严重情况,如膀胱感染、结石、尿路阻塞;肛周脓肿或肛裂、压疮等。严重的痉挛状态可影响到患者的任何活动,哪怕是床单的轻微的移动,也会引起明显的痉挛。

6.高热 脊髓损伤患者汗腺麻痹,体热难以散发,细胞的新陈代谢增强,可出现中枢性高热,体温高达

39~40℃。药物降温效果不明显,皮质醇类药降温不起作用,高热可呈持续性,患者在短时间内急剧消耗体能,引起多种并发症,导致死亡。

7.低温　脊髓损伤患者也可并发低温。特别是在早期,低于35℃的体温,其预后比高热更严重。低温可导致心动过缓、心房、心室纤颤,出现意识不清,血压下降,呼吸困难,凝血功能障碍,氧耗加大,导致多器官功能衰竭,甚至死亡。

8.疼痛　是常见的并发症,中枢性疼痛起源于脊髓本身。表现在损伤平面以下呈扩散性的异常疼痛,常为烧灼痛、针刺痛、麻木痛、跳痛。

9.低钠血症　创伤性颈髓高位截瘫早期,尤其合并中枢性高热患者,常发生低钠血症,其原因是脊髓损伤后,感觉传导通路被中断,调节肾功能的特殊通道被阻断,持续地抑制血管升压素的分泌而引起多尿。同时早期使用大量的脱水利尿剂会增加水和电解质的排出,增加补液量后,使血液稀释,引起低血钠症。另外,颈髓损伤后均有不同程度的呼吸功能障碍,缺氧及高碳酸血症使肺内小气道心房钠尿肽(ANP)增高,ANP水平越高,血钠越低,两者呈显著负相关。

10.性功能障碍　脊髓损伤患者容易出现性功能障碍。

11.异位骨化　异位骨化是指在关节周围的软组织中形成新骨,是脊髓损伤常见并发症。

12.延迟性脊髓空洞形成　脊髓损伤后,其中央灰质可出现出血性坏死,以后逐渐液化,形成中央空洞。

13.深静脉血栓　脊髓损伤患者由于缺少活动,临床可出现深静脉血栓,容易导致患者肺栓塞而死亡。

14.应激性溃疡与消化道出血　颈椎水平的急性脊髓损伤患者,常因神经源性休克而表现为去交感神经样综合征,如胃酸分泌增加、胃肠道相对缺血与运动无力,容易并发应激性溃疡与消化道出血。

四、实验室及特殊检查

1.脑脊液检查　做腰椎穿刺及压迫颈静脉试验判断椎管腔有无梗阻和梗阻的程度,如临床表现进行性恶化,椎管腔有梗阻,可肯定脊髓受压,脑脊液蛋白含量增高,白细胞数正常。但有的脊髓损伤,脊髓受压和椎管梗阻需在颈椎屈曲或过伸位时才能显示。如脊髓损伤伴发蛛网膜下腔和硬脊膜下腔出血时,脑脊液则成血性。椎管腔出血往往与脊髓出血合并发生。

2.体感诱发电位检查　通过检测脊髓功能对判断脊髓损伤的程度和估计预后方面均有较大的帮助。如在伤后数日或数周内反复检查均不能描出叠加波形,可判断为完全性脊髓损伤。如出现异常波形即为不完全性脊髓损伤。经多次连续检查显示异常波形渐趋正常者,提示脊髓功能有恢复的可能,预后良好。另外用节段性体感诱发电位可判断脊髓损伤的程度、节段性感觉损伤的定位和神经根的损伤。诱发电位波幅下降为脊髓损伤早期,潜伏期延长为损伤后期,出现完全性传导阻滞而诱发不出任何电位图形时,提示脊髓严重损害,预后较差。

3.肌电图检查　脊髓损伤后,肌电图可出现异常改变。去神经电位,脊髓损伤节段以下所支配的肌肉因失去神经支配,肌肉松弛时,不出现静息电位,而出现诸如纤颤电位、正相尖波及束颤电位等去神经电位波。异常运动单位电位,脊髓损伤后可出现神经元、神经纤维传导速度不等,肌纤维收缩有先有后,因此复合成为多相运动单位电位。当前角细胞损伤后,细胞膜的渗透性发生变化,易发生同步兴奋,而出现巨大的多相运动单位电位,可能因为残存的前角细胞代偿扩大其所支配的肌纤维,受到刺激后多个运动单位同时兴奋所致,正常人多相单位低于5%,如高于20%即视为异常。神经传导速度,运动神经传导速度可降低或变化不大,可作为评估脊髓神经功能的参考。

4.脊柱X线检查　此检查是诊断脊髓损伤的重要依据,除拍摄损伤节段的脊柱正侧位像外,还应拍摄两侧斜位像,如疑有寰枢损伤时需拍摄张口正位片。

5.脊髓造影检查 了解椎管内有无脊髓压迫现象。脊髓损伤时可见损伤部位椎管腔有梗阻、脊髓移位和椎间隙处充盈缺损等现象。如脊髓造影中见脊髓有移位或造影剂中断,呈水平截面状偏一边、呈刀削状或梳齿状者极大可能为硬脊膜血肿。

6.CT 扫描检查 CT 扫描能显示损伤节段椎管骨质结构的全面情况。尤其对椎弓骨折及碎骨片的位置、大小,脊椎关节突交锁等皆能清晰显示。脊髓出血可见高密度出血区在椎管中心,CT 值为 40～100Hu,边缘不清且不规则。脊髓蛛网膜下腔血肿多位于胸腰段,平扫为高密度。

7.MRI 检查 MRI 检查对脊髓损伤的诊断明显由于 CT 扫描。脊髓挫裂伤在 T_1 加权像上可见脊髓膨大,而无信号强弱改变。在 T_2 加权像上呈长 T_2 信号的水肿影像。在伴有出血的脊髓挫裂伤,无论在 T_1 或 T_2 加权像上均显示脊髓膨大、信号不均及局限性长 T_1 长 T_2 水肿区。MRI 在显示椎间盘损伤及椎管内出血等方面优于 CT 扫描,但在骨性结构的显示上不如 CT 扫描清晰。

五、诊断

1.病史 着重了解受伤的时间、原因、受伤方式、暴力大小及其作用方向和着力部位。神经体征出现时间,有无其他脏器损伤。

2.一般检查 了解有无畸形、骨折和压痛,有无其他脏器损伤。

3.确定损伤程度 根据其脊髓损伤的临床特点及查体,确定脊髓损伤平面、范围和程度。

4.辅助检查 结合脊柱平片、腰穿、脊髓造影及 CT 和 MRI 检查,以明确诊断。

六、鉴别诊断

(一)脊髓损伤不明部位、程度的鉴别

1.脊髓完全横断与不完全横断的鉴别 脊髓是否完全性损伤对治疗和预后尤其重要,两者主要鉴别见表 4-4。

表 4-4 脊髓完全横断与不完全横断的鉴别诊断

损伤情况	下肢畸形姿势	下肢位置	刺激足底反应	全部反射	肌张力	感觉改变
完全横断	屈曲,恢复胚胎原始状态	稍屈曲	常为各趾跖曲	刺激下肢任何部位均可引起	大部增高少部减退	完全消失
不完全横断	伸直,如防御反射	伸直	常为各脚趾背伸,巴彬斯基征阳性	膝下不能引起	增高	部分消失

2.上、下运动神经元损伤的鉴别 上、下运动神经元损伤均能引起瘫痪和麻痹,但在部位及临床表现有所不同,两者鉴别诊断见表 4-5。

表 4-5 上、下运动神经元鉴别诊断

瘫痪种类	瘫痪范围	肌张力	肌萎缩	皮肤障碍	腱反射	锥体体征
上运动单位瘫痪(痉挛性瘫痪)	以较完整的动作障碍为主	增高(折刀样)	轻微(失用性)	多无	亢进	阳性
下运动单位瘫痪(弛缓性瘫痪)	以个别肌肉或肌群瘫痪为主	降低	明显,早期即可出现	常有	减退或消失	阴性

3.脊髓各节损伤的鉴别　脊髓各节损伤所表现的临床症状不同,主要包括颈、胸段、脊髓圆锥及马尾神经完全横断,之间的鉴别见表4-6。

表 4-6　脊髓各节损伤鉴别诊断

部位	损伤组织	感觉改变	瘫痪性质	受累肌肉	反射改变	膀胱功能	自发疼痛	阴茎勃起及射精	预后
颈段脊髓	脊髓	损伤平面以下完全消失损伤平面以下完全瘫痪	先弛缓性,后痉挛性	上肢以下全部肌肉	消失	早期丧失,晚期建立反射性膀胱	多无	仍存在	不能恢复
胸段脊髓	脊髓	感觉分离,痛温觉损伤,触感觉存在	先弛缓性,后痉挛性	躯干及双下肢	多消失	早期丧失晚期建立反射性膀胱	多无	仍存在	不能恢复
脊髓圆锥	脊髓圆锥	各种感觉均消失	痉挛性或弛缓性	双下肢	跟腱反射存在或消失	早期丧失,晚期建立反射或自律性膀胱	多无或局限于会阴及臀部,轻痛	保留或消失	不能恢复
马尾神经	周围神经		弛缓性	双下肢	膝腱及跟腱反射消失	自律性膀胱	上下肢剧痛	减退或消失	缝合后可恢复

(二)脊髓损伤与其他疾病的鉴别

脊髓损伤和其他疾病在临床上可出现相似症状,但具体疾病性质和临床治疗截然不同。脊髓损伤和其他疾病之间的鉴别如下:

1.脊髓出血性疾病　脊髓出血性疾病包括脊髓内出血、蛛网膜下隙出血、硬膜下出血或硬膜外出血、血管畸形,动脉硬化、血液病及急性感染等。

脊髓出血性疾病一般起病急,多有根性疼痛,运动及感觉障碍范围随解剖部位有所不同。膀胱直肠括约肌障碍也属常见。蛛网膜下腔出血主要有脊膜及神经根刺激症状。脊髓内出血与硬膜外出血常有脊髓压迫症表现。蛛网膜下腔和某些脊髓内出血,腰椎穿刺脑脊液检查为血性,其他部位出血为非血性,脑脊液内蛋白含量可增高,蛛网膜下腔出血根据外伤史及脑脊液检查比较容易诊断。由血管畸形引起者,脊髓造影或脊髓血管造影可以证实。其他种类出血,有时在手术时方能鉴别确诊。

2.脊髓前动脉综合征　脊髓前动脉主干及其分支退变可引起血栓形成或栓塞,导致脊髓软化。颈椎病、椎间盘突出、椎管内肿瘤可压迫脊髓前动脉或根动脉,引起脊髓缺血。脊髓缺血疾病发病急骤,几小时即可达到高峰,少数可经历数天,开始往往有疼痛,可为根性或弥散性,可有麻木。腰椎穿刺多无梗阻,脑脊液呈黄色,蛋白含量增高。

3.脊髓栓系综合征　脊髓栓系综合征系由于脊髓圆锥受到纵向牵引而引起神经功能受损,脊髓损伤后脊髓栓系与脊髓空洞症及预后有关。如脊髓损伤后发现有进行性脊髓病而不表现脊髓空洞症,经过反射学检查证实后考虑有脊髓栓系综合征。

七、治疗

治疗原则为早期治疗;整复脊柱骨折脱位;采用综合治疗;预防及治疗并发症;功能重建与康复。

（一）一般治疗

要特别注意不要因搬运不当而加重病情,切忌一人或两人将患者屈曲抱抬,应三人或四人同时托起患者置于硬板担架上运送。脊髓损伤患者往往伤情复杂,多并发其他部位的损伤,因及时处理胸腹腔脏器损伤和纠正休克对伤后出现急性肠麻痹、腹胀、尿潴留者,可视病情放置持续减压和导尿以缓解症状,治疗的越早越好,早期手术、减压、内固定,不但能保持脊柱稳定,有利于脊髓损伤的恢复,并且可以防止晚期创伤性脊髓病的发生,并注意预防和治疗并发症,尽早对损伤部位进行功能重建和康复。

（二）药物治疗

1.脱水剂　静脉点滴甘露醇、甘油、呋塞米等脱水剂,以预防和治疗脊髓水肿,可减轻继发性脊髓损伤。

2.糖皮质激素　肾上腺皮质激素作为细胞膜稳定剂能保持细胞膜的通透性和血管的完整性,对改善脊髓血流量,减少细胞内钾的流失,抑制儿茶酚胺的代谢与积聚,预防和减轻脊髓水肿以及继发性脊髓损害有一定的作用。一般地塞米松首选,伤后8h以内应用效果更明显。

3.自由基清除剂　如维生素E、维生素C、辅酶Q_{10}、甘露醇、皮质激素等可清除损伤局部所释放的自由基,并防止其所诱发的有害反应。

4.钙离子通道阻滞剂　据研究证明可增加损伤部位脊髓的血流量,改善神经功能。

5.东莨菪碱　实验研究发现东莨菪碱有调节和改善微循环的作用,当肺部因血循环障碍水肿时,分泌物很多,应用东莨菪碱,可使之微循环改善,水肿消退和分泌物减少。

6.抗生素　对开放性脊髓损伤者应尽早使用易透过血-脑脊液屏障的广谱抗生素,并常规注射破伤风抗毒素以预防破伤风。

7.促进神经功能恢复药　如维生素B类药、能量合剂、胞磷胆碱等,可在损伤急性期和恢复期应用,有改善神经细胞代谢和促进脊髓神经功能恢复的作用。

8.自由基清除剂　脊髓损伤后氧自由基的增加和细胞膜脂质过氧化损伤引起的自毁过程已被认为是脊髓继发性损伤的重要机制之一。给予抗氧化剂如维生素E等可明显减轻组织损害。

9.神经节苷脂(简称GMI)　能通过血-脑脊液屏障,保护细胞膜,维持细胞膜离子泵功能,减轻脑脊髓水肿,还能促进神经组织再生,改善神经传导,消除自由基的侵害,因此神经节苷脂有促进神经重构、加速中枢神经系统病变的修复作用。作用机制为:①对抗兴奋性氨基酸毒性;②减少脂质过氧化反应,减少自由基形成;③保护胞膜Na^+,K^+-ATP酶活性,防止离子失衡;④防止胞内钙蓄积;⑤防止乳酸性酸中毒;⑥直接嵌入受损神经胞膜中修复胞膜;⑦促进多种神经生长因子作用;⑧调控多种炎性因子及其表达;⑨阻断神经细胞脊髓损伤后凋亡。

10.神经生长因子　神经生长因子是神经营养因子的成员之一,广泛存在于神经系统中,对周围感觉神经和交感神经的发育生长具有重要作用。

11.神经干细胞移植　具有前景的治疗方法,目前正在探索中。

（三）复位治疗

本方法包括复合治疗和牵引治疗两种。

（四）高压氧治疗

临床上高压氧治疗急性脊髓损伤的报告很少。单纯脊椎骨折脱位合并脊髓损伤病例的一般情况良好,常无高压氧治疗的禁忌证,选择适当病例可以进行高压氧治疗。

（五）电场治疗

脉冲电刺激可刺激脊髓损伤后的轴突再生,并且使神经细胞处于活跃功能状态以利轴突再生。

（六）手术治疗

手术治疗的目的是清除突入椎管内的被压缩骨折的椎体、碎骨片、破碎的椎间盘,吸取椎管血肿,以解除对脊髓神经根的压迫,为脊髓功能恢复创造有利条件。

(七)心理治疗

针对患者心理不同阶段(如否认、愤怒、抑郁、反对独立、求适应等各个阶段)的改变制订出心理治疗计划,可以进行个别和集体、家庭、行为等多种方法。针对患者的不同心理状态进行教育,使其接受现实,积极主动配合进行康复训练。

(八)康复治疗

长期以来,脊髓损伤康复被认为是在脊髓损伤后期或恢复期进行的,是临床治疗的延续。脊髓损伤一经发生,在临床治疗同时就要及早进行康复干预,预防并发症和减轻残疾程度。对脊髓损伤患者强调进行早期强化康复,从而可达到康复期短、康复效果好的目标。

(九)并发症的治疗

1.疼痛的治疗包括

(1)药物治疗:尽管吗啡对于神经性疼痛的疗效相对弱于伤害感受性疼痛,还是有大量的证据表明阿片类麻醉剂对于中枢性疼痛是有效的。巴氯芬也被应用来镇痛,尤其当患者的临床症状以疼痛性痉挛为主时。

(2)手术治疗:脊髓丘脑外侧束切断术和声带切除术可能对自发的锐痛、射痛或诱发疼痛疗效最好。

2.痉挛的治疗

(1)最有效的控制痉挛的药物因子是主要作用于中枢神经系统内的巴氯芬、安定和直接作用于骨骼肌的丹曲林。此外新的药物因子(如替扎尼定和肉毒杆菌毒素)也被成功地运用于临床。

(2)外科治疗脊髓切开术和脊神经根切断术都被尝试用于解除痉挛。

3.异处骨化的治疗

(1)药物治疗:应用依替膦酸二钠治疗,剂量为 20mg/(kg·d),共 6 个月;停药后,已形成的骨基质可继续矿化,形成"反跳性骨化"。非甾体类抗炎药等,用吲哚美辛 75mg/d,治疗 3 周;小范围浅层放射治疗等。

(2)手术切除:手术切除的目的是改善关节活动度,以满足坐姿或站姿的需要,减轻痉挛和预防压疮。

4.泌尿系感染　每天用 0.1%氯己定清洗拭干会阴皮肤和尿道口,以尿道口为中心,向外冲洗,再用棉球消毒尿管周围,2 次/日,大便后常规清洗会阴及消毒尿道口。尿管 3～4h 开放 1 次,在每次放尿后,配合按摩。

八、预后

总的来说,若在脊髓休克期后,患者残留的损伤平面下的运动感觉越多,恢复得越快,则最后的恢复程度越好。在脊髓伤后 24～48h 之内,应以抢救的态度积极对待,即使百分之一的希望,亦要做百分之百的努力。

(李晓霞)

第九节　脊髓变性疾病

脊髓变性疾病是指一组原因未明的疾病,表现为神经元逐渐的,一般为对称的、不断进行的耗损。在这类疾病中,有些病已知与遗传有关,称之为遗传性变性病。另一些情况是,与遗传病无明显联系,呈散发性发生,即在某一家族中,只是作为孤立的病例出现。

神经系统变性疾病由于病因未明,因此难以进行病因学分类。通常根据病理解剖和临床特征分为各种综合征。

一、皮层纹状体脊髓变性

皮层纹状体脊髓变性又即克-雅病(CJD),又称亚急性海绵状脑病(SSE),是一种由朊病毒感染引起的,以大脑皮层、基底节、小脑和脊髓神经细胞变性脱失和胶质细胞海绵状增生为主的朊病毒病,发病率为百万分之一。其主要特征为进行性痴呆。

【病因】

本病病因和发病机制尚未完全明确,绝大多数为散发病例,15%为家族性发病。曾有报道家系三代中有7人先后患病。此种家族发病可能与某种遗传缺陷,脑代谢障碍有关。近年研究证明本病系慢病毒感染。

【病理】

可见各叶大脑皮层均有明显的细胞丧失,皮层各层同时受累。在神经细胞丧失的同时,伴有反应性星形细胞明显增生及随后胶质纤维的沉积。大多数病例皆无炎性反应,本病具有一种特殊的病理改变,即脑实质呈现变性及小囊状或海绵状疏松,称为"海绵状态",因而有人将此病称为"亚急性海绵状脑病"。

【临床表现】

本病多见于中年,青年罕见。男女病例几乎相等。症状多样但不一定对称,表明整个大脑有弥散性和多灶性变性。初期症状一般是模糊不清的感觉障碍,特别涉及视觉,精神紊乱,行为异常,无欲状态及记忆力障碍,偶见小脑共济失调。然后在数周至数月内迅速发展到明显的痴呆和昏迷。多数患者在病程中有时会发生肌肉阵挛性抽动,有的患者可出现惊厥或癫痫发作。可有多种类型的失语症,皮层性盲可遇见。因锥体束受损而出现肢体无力和痉挛。基底节受损而出现震颤,舞蹈、指划样动作及肌强直。构音障碍及肌萎缩亦可见到。晚期还可呈去皮层或去大脑状态、昏迷,最后并发感染而死亡。

【实验室及特殊检查】

1.脑脊液检查一般正常,国外报道脑脊液中可检出特异的蛋白质130和131,但其在脑脊液中的含量很低,检测较难。Harring-ton和Gibbs已经开发出一种简单快速检测BSE的方法,有97%的敏感性和98%的特异性。其原理是检测CSF中抗PrP产生的蛋白抗体,即抗14-3-3脑蛋白抗体。国内可采用抗PrP血清检测人朊病毒的阳性率达59%,而对非朊病毒均呈阴性,是检测皮层纹状体脊髓变性较敏感的手段,但该血清来源较难,病例数少时不易开展,用患者脑匀浆动物接种要经过数月至数年才可能发病,不利于早期诊断。

2.脑电图呈弥散性慢活动,伴周期性高波幅棘慢波或尖波发放。

3.CT、MRI检查可正常,或示脑室扩大、脑萎缩或灰质低密度区。

4.脑活检病理检查加蛋白感染素抗体染色阳性的淀粉样斑块的病理免疫组化有助于进一步提高确诊率。

【诊断及鉴别诊断】

1.诊断　CJD患者的诊断标准主要根据临床表现、脑电图特征、CSF检测14-3-3脑蛋白和病理检查。诊断可分为可能CJD、很可能CJD和肯定CJD。如果患者出现:进行性痴呆2年以内;并伴有下列四项中的两项:肌阵挛、视觉和(或)小脑症状和体征、锥体系和(或)锥体外系体征以及无动性缄默;特征性脑电图改变,即周期性高波幅棘-慢波综合,则可诊断为很可能 CJD。而不具备第三项,则诊断为可能 CJD,如果患者经病理检查发现 PrP,则诊断为肯定 CJD。由于 CSF14-3-3 脑蛋白的发现,它可替代脑电图特征,而提高很可能 CJD 的诊断率。

2.鉴别诊断　临床上需与 ALzheimer 病区别,后者病程长,无肌痉挛和典型的脑电图改变。

【治疗】

本病目前尚无有效治疗方法,仍是一种致死性疾病。有人用金刚烷胺或输少量新鲜血及抗病毒治疗,效果不满意。已有研究发现缺乏 PrPc 基因的老鼠并不导致疾病,且能抵抗接种 PrPsc 而引起的海绵状脑病。能阻止 PrPc 转变为 PrPsc 或破坏 PrPsc 结构稳定性的药物,可能对 CJD 有治疗作用。

二、脊髓小脑变性

【概述】

脊髓小脑变性,又称遗传性共济失调,是一组以共济运动障碍为突出临床表现的慢性进行性的侵犯小脑,脑干及脊髓的变性疾病。大多数有家族史。除侵犯小脑、脑干及脊髓等几个主要部位外,有时尚伴有视神经,基底节、丘脑、丘脑下部、大脑皮层、自主神经、脊髓前角细胞和周围神经等变性,而且可有眼、骨骼、内分泌、皮肤及心脏等症状,由于神经系统受损部位和程度不同,表现的症状甚为复杂。

脊髓小脑变性的临床表现复杂,类型繁多。按临床表现中受累的主要解剖部位而进行分类,现归纳如下:

(一)脊髓型

1.少年型脊髓型遗传性共济失调。

2.遗传性痉挛性截瘫。

3.腓肌萎缩型共济失调。

4.脊髓后索性共济失调。

(二)小脑型

1.遗传性痉挛性共济失调症。

2.橄榄体-脑桥-小脑萎缩(OPCA)。

3.迟发性小脑皮层萎缩。

4.遗传性共济失调-白内障-侏儒-智能障碍综合征。

5.肌阵挛性小脑协调障碍。

6.Joseph 病。

7.Hartnup 综合征。

8.前庭小脑性共济失调。

(三)脊髓小脑型

1.棘状红细胞-β-脂蛋白缺乏症。

2.共济失调-毛细血管扩张症。

3.脊髓脑桥变性:根据临床表现和特征,小脑脊髓变性相当于中医学中的"痿证""痉证""颤证""骨繇"等证范畴。

【病因】

病因和发病机制尚不清楚。某些类型与酶缺乏有关,如 Fried-reich 共济失调为丙酮酸脱氢酶活性降低至正常人的 15%～30%。某些类型的发病则与免疫缺陷有关,如共济失调毛细血管扩张症。某些类型的发病与病毒感染有关,如橄榄体-脑桥-小脑萎缩。绝大多数病例有确切的遗传基础,其遗传方式,有呈常染色体显性遗传,有呈常染色体隐性遗传,少数则为 X-连锁遗传。此外,有不少散发病例可能是家族史不详,亦可能是基因突变。

【病理】

1.脊髓型 少年型脊髓型遗传性共济失调(Friedreich 共济失调)病理改变肉眼可见整个脊髓发育细小,脊髓后索明显萎缩,薄束纤维几乎完全消失,楔束受累稍轻,侧索常受波及,上述改变均已胸段为重。显微镜下可见脊髓小脑束。皮质脊髓束和后索发生髓鞘脱失,胶质细胞增生,轴索断裂,克拉克(Clarke)柱细胞脱失。

2.小脑型 以遗传性痉挛性共济失调(Marie 共济失调)为主。病理改变主要在小脑,可见小脑皮质萎缩,浦肯野细胞脱落,胶质增生,病变常波及小脑角、脑桥基底部。小脑皮质粒细胞、齿状核和小脑深部其他神经核的神经元减少。脊髓中脊髓小脑前、后束明显损害,后索及锥体束损害较轻。

3.脊髓小脑型 其病理改变与脊髓型、小脑型相似。

【临床表现】

1.脊髓型

(1)少年型脊髓型:遗传性共济失调(Friedreich 共济失调)为最常见的一种类型,通常呈常染色体隐性遗传,但也有少数散发病例。多见于 5～13 岁间起病,最迟可至 30 岁,也偶见婴儿期即有症状。男女无差别。起病呈潜隐性,缓慢进展,初发症状为逐渐发生步态不稳,易摔倒,站立时躯体摇晃,共济失调主要以双下肢为重,患儿可能有学步困难或向来步态不稳。逐渐发展以至双上肢也出现共济失调,双手动作笨拙并有意向性震颤。多有说话缓慢不协调或有吟诗状语言。检查时发现以下肢共济失调为主,不太不稳或呈蹒跚步态,跟膝胫试验阳性。上肢快速轮替动作及指鼻试验不能正确完成。有粗大的意向性震颤。多数患者有水平性眼球震颤。四肢肌张力低,腱反射减弱或消失,深反射早期受损,后期锥体束损害明显,可为痉挛性截瘫,病理反射始终阳性,部分患者可出现原发性视神经萎缩,视网膜色素变性而影响视力。大多数患者合并骨骼畸形,如弓形足、爪形趾、脊柱隐裂、脊椎侧弯及脊柱前凸可见于 70%～80% 的病例。半数以上患者可有心电图异常改变如 T 波低平、双向或倒置、心脏传导阻滞或不正常 QRS 波,并少有心肌肥厚、心脏杂音及心力衰竭等。患者的同胞兄弟可有心脏异常和足部畸形,而无典型的共济失调症状。

(2)遗传性痉挛性截瘫:亦称为 StrumpeⅡ病,遗传性侧索硬化,是本组疾病中较常见的一型。遗传方式有常染色体显性遗传及隐性遗传两种。患者一般男多于女,以 3～15 岁间起病最多,少数可至中年方始起病。起病隐匿,主要是缓慢进行发展的双下肢中枢性瘫痪。患儿自小即有下肢僵硬、无力、肌张力高、痉挛、步行困难、呈剪刀步态。四肢腱反射亢进,病理反射阳性,腹壁反射消失,常可呈弓形足。病情进展时双上肢亦可无力,并出现锥体束征。脑干支配的肌肉亦可受累,下颌反射阳性,并可有吞咽困难、失音、语言障碍、情绪不稳等症状。还可出现眼部的症状和体征,如眼球震颤,分离性斜视,假性眼外肌麻痹或表情淡漠,动作减少,慌张步态等锥体外系症状和体征。后期可有括约肌功能障碍。深浅感觉障碍少见。本病亦可合并多种症状及体征,如视神经萎缩,视网膜色素变性、手及下肢远端肌肉萎缩、癫痫发作、不自主运动及智力减退等,甚至痴呆。痉挛性截瘫伴有先天性鱼鳞癣及智力低下称 Sjogren-Larsson 综合征,为常染色体隐性遗传病。此外,尚可伴有心肌病变,心电图异常、传导阻滞,骨骼畸形、脊柱侧弯、感觉性神经病的病例。

(3)腓肌萎缩型共济失调(Roussy-Levy 综合征):本病多数呈常染色体显性遗传,但亦有常染色体隐性及 X-连锁遗传方式者,发病率为(3%～13%) 110 万人,常在 10～20 岁间起病。初时先有垂足及跨阈步态,肌萎缩自双下肢远端开始,常累及腓骨肌、伸趾总肌,然后累及屈肌群及足部骨间肌。可见弓形足。肌萎缩渐向上发展,波及股部下 1/3 处伸肌,屈肌常不受侵犯,双下肢呈倒立酒瓶状。病起数月或数年后、上肢及手部肌肉亦见萎缩,主要分布在前臂下 1/3,很少超过肘部。肢体远端的腱反射减弱或消失。肌无力显著,可出现于肌萎缩之前,病变肌肉可出现肌束震颤。四肢末端可出现手套-袜筒状深浅感觉减退,还可出现自主神经功能障碍,皮肤及指(趾)部营养障碍,肢端温度低、青紫、溃疡等。脊椎侧弯、马蹄内翻足等亦可发现。有些患者还有震颤、共济失调等症状。偶可见脑神经症状,如眼肌瘫痪、视神经萎缩等。

2.小脑型

(1)遗传性痉挛性共济失调(Marie 共济失调):呈常染色体显性遗传,多数在 25～55 岁起病。首先出现的症状为缓慢进展的步态不稳、平衡障碍,为单纯的小脑型共济失调而无感觉型共济失调的成分。逐渐四肢随意运动缓慢而不灵活,精细动作欠准确张力增强,腱反射亢进,病理反射阳性,但肌力通常正常.同时有言语含糊不清,音节断续,顿挫而呈暴发性或吟诗状语言,眼球震颤少见而不明显。而眼肌瘫痪、听力减退和吞咽困难较少年型脊髓型遗传性共济失调症为常见。部分患者表现得异常欣快,有的发展为痴呆,无骨骼畸形。

(2)橄榄体-脑桥-小脑萎缩(OPCA):呈常染色体显性遗传,多在 40～50 岁发病,无性别差别,但有不少散在病例。临床表现为脑功能进行性减退。开始主要为小脑性行走困难,以后共济失调进行性加重,逐渐影响上肢并出现构音障碍,辨距障碍等。通常无眼球震颤。病情进展中可出现锥体外系症状体征,常有头和躯干部静止性震颤,肌张力呈齿轮样增高,类似帕金森综合征。晚期患者可损及脑神经和锥体束,出现肢体上运动神经元瘫痪,智能障碍;亦可出现肌萎缩和肌束颤动,软腭痉挛等。自主神经受损可引起起括约肌功能障碍及直立性低血压,视神经萎缩少见。

(3)迟发性小脑皮质萎缩:呈常染色体显性遗传。主要影响小脑蚓部和绒球以及橄榄体。中脑、脑桥、脊髓和大脑均正常。多在 50 岁后起病,突出的症状为行走和站立不稳,上肢症状相对较轻,在后期影响手的精细动作,出现轻度构音困难以及头和躯干的静止性震颤。眼球震颤可能很迟才出现,肌张力并不降低,无锥体外系症状,视神经、感觉和深反射均不受影响。

(4)遗传性共济失调-白内障-侏儒-智能障碍综合征:女性多于男性。出生后或在婴儿期出现症状,亦有成年发病。临床特点为白内障,共济失调、侏儒和智能障碍。可有家族史,属常染色体隐性遗传。

(5)肌阵挛性小脑协调障碍:很少见。常染色体显性遗传,但散发病例多见。儿童或成年起病。开始为一个肢体的意向性震颤,逐步及所有肢体,两上肢症状较两下肢症状为重,严重者两手向前伸直时呈现扑翼状震颤。体征可见肢体肌张力低,腱反射降低和小脑性构音障碍。肌阵挛发作为本病常见症状,它的发作可先于小脑性共济失调数年。无明显肌阵挛发作的病者可有持续性头部摇晃或震颤。

(6)Joseph 病:为常染色体显性遗传性疾病。主要临床特征为早期眼球上视困难,垂直性眼球震颤,肌强直、痉挛和步态不稳。部分患者有软腭无力、构音困难和肌张力不全、手足徐动等锥体外系征。不同发病年龄者临床表现略有不同。20～30 岁发病,以锥体系和锥外系损害为主者,可有面肌、舌肌肌束颤动。40～50 岁起病的,以小脑损害为特征的小脑性共济失调,症状较轻。50～60 岁或 60 岁以后起病的,以运动神经多发性神经病形式表现的,进展缓慢。年轻起病的,伴发肌束颤动的病者极易与运动神经元疾病相混淆,预后差,极少活过 45 岁。晚发起病者预后良好。

3.脊髓小脑型

(1)棘状红细胞-β-脂蛋白缺乏症:呈常染色体隐性遗传,非常少见;早年发病,伴营养吸收障碍,畸形的红细胞(棘状细胞)和血清 β-脂蛋白缺乏。首发症状为脂肪性腹泻和腹胀,营养障碍,但多在 4～5 岁时脂肪泻通常自行减轻。其次出现的症状为动作笨拙,约在 6 岁以后出现进行性共济失调。有眼球震颤,腱反射消失,深浅感觉减退或消失,且均以下肢显著。可有肌力减退,伸性趾反射,肢体周围型分布的深浅感觉减退、垂睑、眼外肌麻痹和脊柱侧凸等,青春期后可出现视网膜变性和夜盲症,重且持久者可失明。血液中β-脂蛋白几乎完全缺乏和胆固醇非常低,具有诊断意义。

(2)共济失调-毛细血管扩张症(louis-Bar综合征):常染色体隐性遗传,为涉及多系统的遗传性变性疾病。婴儿期即出现小脑性共济失调,起初主要影响躯干和头。患儿学走路时,步态摇晃特别明显,两腿分得很宽,继而上肢出现意向性震颤。与少年型脊髓型遗传性共济失调不同处为感觉无障碍,闭目难立征阴性。多数患儿伴舞蹈样手足徐动症,眼球震颤。可有小脑性构音障碍随年龄增长锥体外系多动症状可变得更为明显。至青春期后,可出现脊髓受损症状。成年患者可出现肢体远端肌肉萎缩、无力和肌束颤动。智能在儿童期大多数正常。但随年龄增长可有智能发育较慢的趋势。3~6岁时出现毛细血管扩张,分布于眼结膜、眼睑、鼻梁和两颊部、外耳、颈项、肘窝、腘窝等经常暴露或受刺激的部位。反复发生呼吸道感染为本病的突出症状之一。这可能与免疫缺陷和吞咽、呼吸动作不协调有关。经常发生急性鼻炎伴耳和鼻旁窦感染,慢性支气管炎、支气管扩张和肺炎,较长时间后可引起肺部广泛性纤维化以及肺部功能不全等。本病进展缓慢,预后不良,多数在青春期因呼吸道感染或淋巴系统恶性肿瘤而死亡。不发生呼吸道感染或恶性肿瘤的患者则不影响生存,而且至成年后共济失调的进展趋于停止。

【实验室及特殊检查】

在影像学上,头部CT、MRI多发现小脑及脑干萎缩,且随病型及病期的不同而不同。在SND和OPCA的较早期,MRI的T2加权像表现为皮质的萎缩及异常信号、桥横纤维的变性等。桥横纤维的变性在SCA3中也可见到。遗传性SCD的症状及影像学诊断上鉴别较困难,经基因诊断则可确诊。

【诊断及鉴别诊断】

1.诊断 本组疾病的诊断以临床表现为依据。可以根据共济失调,参考发病年龄,伴随神经症状等予以诊断,首先肯定是否脊髓小脑变性,其次再定是脊髓型、脊髓小脑型还是小脑型。本组疾病共同特点为起病缓慢,呈进行性发展。共有的主要症状为小脑性共济失调,病型不同分别可伴有锥体束症状、锥体外系症状、骨骼畸形等。且起病年龄和病型有一定关系,脊髓型多在青春前期发病,脊髓小脑型均在幼儿期发病,小脑型50岁以后发病。此外,血清谷氨酸脱氢酶降低对OPCA诊断可供依据;丙酮酸脱氢酶的降低可为Friedreich诊断提供依据,血清β-脂蛋白缺乏、胆固醇降低为无β-脂蛋白血症,分泌性IgA降低为毛细血管扩张性共济失调诊断提供依据。根据以上特点对有家族遗传史者诊断多无困难,但散发病变则需和其他表现慢性进行性共济失调的疾病鉴别。

2.鉴别诊断

(1)小脑肿瘤:除有小脑性共济失调外,常有头痛、呕吐、视盘水肿等颅内压增高的典型症状。结合头颅CT扫描可以鉴别。

(2)亚急性脊髓联合变性:为感觉性共济失调,不伴有小脑损害体征,同时有下肢深感觉减退和锥体束征,不难鉴别。

(3)寰-枕畸形:颅底凹陷症等颅脊段畸形,均可出现小脑共济失调和锥体束征。但常有后组脑神经损害和上颈段感觉障碍。通过X线摄片可以鉴别。

(4)多发性硬化症:本病主要以脑神经损害和肢体瘫痪为首发症状,可同时出现共济失调,眼球震颤,神经系统症状和体征多发和散发,病程中多有缓解和复发,脑脊液中免疫球蛋白增高和IgG指数增高,据此可以相互鉴别。

【治疗】

本组疾病目前尚无有效治疗方法,主要以维持和改善患者健康状况,预防各种感染。体疗、针灸、肢体功能锻炼可维持动作正确性,并可防止肢体挛缩,但无法阻止疾病发展。用维生素 B、维生素 E 和三磷腺苷、毒扁豆碱可使症状暂时改善。促甲状腺释放激素可影响正肾素代谢,有利于共济失调的改善。胞磷胆碱、氧化胆碱、磷脂酰胆碱等作为辅助治疗药物亦可应用。凡构音障碍、进食呛咳和步态不稳者可以口服丙环定 5mg,3 次/d,或服用苯海索 1~2mg,3 次/d。服药后患者有兴奋和幻觉者应立即停用。复方氨基酸静脉滴注或口服珍珠粉对部分病例可望改善症状。小脑皮质部的脑细胞移植术尚在研究之中。

【预后】

本组疾病均缓慢发病,进行性发展,难以痊愈。病型不同,预后亦不一致。脊髓型遗传性共济失调,常可维持 10 年以上,如积极治疗加强护理,虽不能痊愈但生命尚可延续。小脑型遗传性共济失调多在中年起病,病程进展缓慢,后期由于自己行动不便,生活需他人照顾,脊髓小脑型遗传性共济失调,发病年龄小,病程进展相对快、预后差。

三、运动神经元疾病

运动神经元病(MND)是一组病因未明的选择性侵犯上下两级运动神经元的慢性进行性变性疾病。病变范围包括脊髓前角细胞、脑干后组运动神经元、皮质锥体细胞及椎体。临床特点为下运动神经元损害引起的肌萎缩、肌无力和上运动神经元(锥体束)损害的体征并存。感觉系统和括约肌功能一般不受影响。最常见的 MND 类型肌萎缩性侧索硬化(ALS)呈全球性分布,年发病率约 2/10 万,人群患病率(4~6)/10万同 90% 以上为散发病例。成人 MND 通常在 30~60 岁起病,男性多见。

【病因】

1.遗传学说　多个不同的异常基因产物能使运动神经元发生变性。20% 家族性运动神经元病和 2% 所有运动神经元病病例中 21 号染色体上编码 Cu/Zn 超氧化物歧化酶(SODI)的基因突变。

2.氧化应激　在非复制细胞如神经元中,氧化应激的作用可能是累积性的,由自由基类所引起的损伤是,一种与年龄增长相关的神经元功能衰退的几种神经变性疾病的主要潜在原因。如果 Cu/Zn 超氧化物歧化酶的基因突变是一些家族性运动神经元病的病因,那么氧化应激就在运动神经元病中具有特殊意义。

3.中毒因素　兴奋毒性神经递质如谷氨酸盐可能在 ALS 发病中参与神经元死亡,可能由于星形胶质细胞谷氨酸盐转运体运输的谷氨酸盐摄取减少所致。

4.免疫因素　尽管 MND 患者血清曾检出多种抗体和免疫复合物,如抗甲状腺原抗体、GM1 抗体和 L-型钙蛋白抗体等。目前认为,MND 不属于神经系统自身免疫病。

5.病毒感染　由于 MND 和急性脊髓灰质炎均侵犯脊髓前角运动神经元,且少数脊髓灰质炎患者后来发生 MND,故有人推测 MND 与脊髓灰质炎或脊髓灰质炎样病毒慢性感染有关。但 ALS 患者 CSF、血清及神经组织均未发现病毒或相关抗原及抗体。

6.运动神经元对神经变性的易受损性　运动神经元是神经系统中最大的细胞之一,那些支配下肢远端肌肉的运动神经元必须支支长达 1m 以上的轴突。运动神经元可能具某些细胞特点使得其在细胞表面谷氨酸受体激活后易受钙介导的毒性过程的损害。运动神经元也有兴奋性氨基酸转运蛋白的高水平的胞体周围表达和 Cu/Zn 超氧化物歧化酶细胞内非常高水平的表达。

【病理】

ALS 突出的现象是皮质延髓束与皮质脊髓束的变性,脊髓前角细胞的消失,以及脑干运动神经核的损害。皮质运动区的锥体细胞常呈现部分或完全消失。锥体束的变性最早出现在脊髓比较低的部位,随着病程的推进,在高位脊髓与脑干内也可看到锥体束的变性。只有在病程异常延长的病例中可在内囊或中央白质内看到变性。

　　位于下段脑干内的运动神经核发生变性,表现出神经细胞的消失与胶质增生。舌下神经核、迷走神经核、面神经核及三叉神经核受累最为严重。动眼神经核很少被累及。脊髓的前角细胞也表现出类似的变化。较大神经元的消失特别显著。可以看到程度不同的胶质增生。吞噬活动通常极为轻微。颈段脊髓的病变时常较胸段与腰段脊髓更为严重,整个脊髓都可以被累及。脊髓前根内的大的神经纤维也发生变性,髓鞘与轴突都有消失。

　　在某些病例中还可以看到其他传导束发生变化,其中包括皮质的联系传导束、后纵束、红核脊髓束以及脑干与脊髓内多种其他传导束。

　　肌肉表现出神经源性萎缩的典型表现。在亚急性与慢性病例中可看到肌肉内有神经纤维的萌芽,可能是神经再生的依据。

【临床表现】

　　本病多发于中年,男性多于女性。隐袭起病,病程进展缓慢也有呈亚急性进展。病程多为2~8年,最后死于并发症。临床根据肌萎缩、肌无力和锥体束征的不同组合分为4型:进行性脊髓性肌萎缩、进行性延髓麻痹、原发性侧索硬化、肌萎缩性侧索硬化。其中最常见的MND类型是肌萎缩性侧索硬化。

　　1.进行性脊髓性肌萎缩　多为青壮年发病,男性多于女性起病隐袭,常以颈膨大首先受累,病变仅侵犯脊髓前角细胞。首发症状常为对称性双手大小鱼际肌萎缩、无力。以后逐渐累及骨间肌及蚓状肌、前臂、上臂、肩胛带肌、颈肌、躯干肌及下肢、全身。同时还可出现肌束震颤。肌萎缩也可从一侧开始,渐波及对侧,由远端向近端缓慢发展。极少数患者肌萎缩首先从下肢开始。检查可见肌无力、萎缩、肌束颤动、肌纤维颤动,肌张力减弱或消失,病理反射阴性,全身感觉正常,本病进展缓慢,当累及呼吸肌时出现呼吸麻痹或合并肺部感染而死亡。

　　2.进行性延髓麻痹　多在40岁以后发病,可为首发症状,但通常在肌萎缩侧索硬化症的晚期出现。病变早期侵及延髓的舌下神经核、疑核,临床表现为核下性延髓麻痹。出现构音不清,饮水呛咳,咽下困难,舌肌萎缩及肌束颤动,咽反射迟钝或消失。后期可侵犯脑桥的面神经核及三叉神经核,出现唇肌的萎缩,咀嚼无力。因病变常波及皮质脑干束,故常合并核上性延髓麻痹。检查可见软腭上举受限,下颌反射亢进,后期可伴有强哭、强笑,呈现典型的延髓性麻痹、假性延髓性麻痹并存。如病变累及脑干内的皮质脊髓束,尚可有上下肢腱反射亢进及病理反射。

　　3.原发性侧索硬化　多于中年以后发病,起病隐袭,进展缓慢,临床表现上运动神经元瘫痪。病变常先侵及下胸段皮质脊髓束,临床上常先出现双下肢无力,肌张力增高,腱反射亢进,病理反射阳性,行走时出现痉挛性或剪刀样步态。以后缓慢发展到双上肢。一般无肌萎缩,无感觉丧失,不伴有膀胱症状。如果皮质延髓束发生变性,可出现假性延髓性麻痹征象,伴有情绪不稳定,如强哭、强笑,并有呐吃与吞咽困难,舌狭长而强直,动作受限,下颌反射亢进。

　　4.肌萎缩侧索硬化　本病最为多见,常于成年期发病,30岁以前发病者极少,男性多于女生。本病多为散发,发病与地区、种族无关。本病主要侵犯脊髓前角细胞和锥体束,故临床上可出现上、下运动神经元损害并存的特征。颈膨大的前角细胞常最先受累,故首发症状常为手指运动不灵活及无力;大小鱼际肌萎缩、骨间间隙凹陷,蚓状肌萎缩,造成手掌屈肌肌腱之间出现沟凹、无力与萎缩,双手呈鹰爪形,随后扩展至前臂、上臂及肩部肌肉。此时在萎缩区可见到粗大的肌束颤动。但在少数病例中,首发症状可以发生在全身任何一个或一组肌肉中,如肩部肌肉、下肢肌肉、腹部肌肉均可最先出现症状。双上肢症状可同时出现,也可先后相隔数月,在上肢症状出现同时,或相隔一段时间,双下肢发生力弱和强直,但萎缩少见。在极少数病例中,疾病以缓慢进展的强制性轻偏瘫作为发病的征象。由于锥体束受损,可以出现上运动神经元损害的症状,故本病的一个重要征象是早期出现持久的健反射亢进,病理反射阳性,行走时呈痉挛步态。随着病情进展,可以出现延髓受累的表现,如构音困难,吞咽困难,饮水呛咳,咽反射消失,舌肌萎缩伴肌束颤动,面部无表情等,但眼球运动一般不受影响,瞳孔光反应正常。括约肌症状少见,而且一般发生在疾病的晚期。典型的病例没有客观感觉变化,而常有主观感觉异常,如麻木、疼痛。即使病程很长,病情很重,患者的神志始终是清醒的,只有少数病例出现精神症状或痴呆。最后患者常被迫卧床,终因呼吸肌受累致呼吸麻痹或继发肺部感染而死亡。

【实验室及特殊检查】

1.神经电生理　肌电图呈神经源性改变。静息状态下可见纤颤电位、正锐波,有时可见束颤电位;小力收缩时运动单位电位时限增宽、波幅增大、多相波增加,大力收缩呈现单纯相。神经传导速度正常。运动诱发电位有助于确定上运动神经元损害。

2.肌肉活检　有助于诊断,但无特异性,早期为神经源性肌萎缩,晚期在光镜下与肌原性肌萎缩不易鉴别。

3.其他　腰椎穿刺压力正常,奎肯试验椎管无梗阻。脑脊液蛋白、细胞数多正常,只有少数蛋白含量略高。偶有 IgG、IgA 增高,在疾病进展期,常有尿内肌酸排出量增多。肌酸磷酸激酶活性可轻度异常,MRI可显示部分病例受累脊髓和脑干萎缩变小

【诊断和鉴别诊断】

1.诊断　根据中年以后隐袭起病,慢性进行性病程,表现肌无力、肌萎缩和肌束震颤,伴腱反射亢进、病理征等上、下运动神经元受累征象,无感觉障碍,典型神经源性改变肌电图,通常可临床诊断。

2.鉴别诊断

(1)颈椎间盘病变:常由于椎间盘压迫脊髓而产生症状,其临床表现为下肢上运动神经元瘫痪,上肢为上或下运动神经元瘫痪,一般无延髓症状,常有上肢的根性疼痛,有不同程度的感觉障碍。颈椎 X 线片、脊髓造影、脊髓 CT 扫描或磁共振成像均有助于诊断。

(2)脊髓空洞症:本病首发症状也为手部小肌肉萎缩、肌束颤动,也可出现舌肌萎缩及锥体束征。这与运动神经元病相似。但其症状的不对称性和节段性分离性感觉障碍可与之区别。

(3)良性肌束颤动:部分正常人也可出现广泛的粗大的肌肉束性颤动,但发生肌束颤动的肌肉没有无力症状,亦无萎缩现象,肌电图没有去神经改变,可资鉴别。

(4)上肺尖肿瘤:可以出现手部小肌肉萎缩,且伴有显著的疼痛症状,有颈交感神经麻痹症候群。X 线摄片及肺 CT 扫描可显示肿瘤位置及对脊柱的侵蚀。

【治疗】

1.抗兴奋性氨基酸毒性治疗　兴奋氨基酸毒性学说认为,肌萎缩侧索硬化患者高亲和谷氨酸转运障碍。

2.清除自由基　自由基学说基于在家族性 ALS 患者中分离出编码 Cu/Zn 超氧化物歧化酶 1 基因。推荐使用大剂量维生素,即每天加维生素 E 800～1 000mg,维生素 C 500mg,维生素 A 1000U 和复合维生素 B_1 片。乙酰半胱氨酸是一种自由基清除剂,是细胞内主要的抗氧离子系统谷胱甘肽的直接和间接的前体,治疗 1 年后脊髓首发症状 MND 病死率下降。

3.免疫治疗　免疫治疗效果尚不肯定。大剂量环磷酰胺治疗并未改变 ALS 的病程,意味着在阻止 ALS 进展中抑制 T 细胞非依赖性 B 细胞反应并无益处。只有在 ALS 早期治疗才有效。

4.神经保护性治疗　营养因子治疗是一种保护性治。临床应用中如使用 2 种或 2 种以上的神经营养因子可能会有显著的疗效。

5.干细胞移植治疗　研究发现,把神经干细胞直接移植到成年鼠脊髓损伤部位,可以明显减轻脊髓损伤所导致的神经功能缺损。但在治疗 MND 时是否有效,目前处于试验阶段。

6.溴隐亭治疗　ALS 应用溴隐亭治疗 ALS,部分患者近期有一定疗效,只要增量缓慢一般不会有较严重不良反应,在对 ALS 这类目前尚不能有效阻滞其病情发展的情况下,可试用。

7.并发症的治疗

(1)构音障碍:早期由语言康复医生指导非常重要。处理措施包括鼓励患者减慢讲话速度,局部使用冰块或巴氯芬因能帮助患者减轻舌肌痉挛,对修复软腭及抬高软腭也有帮助。

(2)流涎:帮助措施包括颈部支持,头位矫正,口腔感染的治疗。抗胆碱能制剂阿托品或东莨菪碱局部皮肤涂擦有效,阿米替林可帮助患者改善睡眠、心境和流涎。

(3)吞咽困难:应鼓励患者吃自己觉得轻松舒适的食品,避免刺激性食物造成的咳嗽和憋气。巴氯芬因减轻痉挛可帮助解决吞咽困难,有时剂量可达 80～90mg。必要时可下鼻饲胃管,避免经口呛咳引起的呼吸道感染。

(4)痉挛及疼痛:首先摆正姿势,使患者处于放松的体位药物可用肌松剂巴氯芬 5g,3 次/d,盐酸乙哌立松 50mg/d,非激素类抗炎药及阿片制剂(病情晚期)。

(5)抗抑郁治疗:大多数患者可表现绝望、愤怒、易激惹。后期绝大多数不仅对配偶、朋友,而且对医生也产生对立情绪。要及时使用抗抑郁药及抗焦虑药。常用阿米替林 25～150mg/d,帕罗西汀 20mg/d,氟西汀 20mg/d,其副作用更小。

(6)便秘:由于会阴肌肉无力,不恰当的饮食及使用抗胆碱能药和阿片制剂而易致便秘。处理包括增加食物纤维含量及水分摄入。

(7)呼吸困难:当患者出现呼吸困难时,呼吸支持可延长患者生命,家庭可用经口或鼻正压通气缓解症状较轻患者的高碳酸血症和低氧血症,晚期严重呼吸困难患者需依靠气管切开维持通气。

(8)鼓励患者进行肢体功能训练。

【预后】

大多死于呼吸麻痹或并发呼吸道感染。ALS 平均病程约 3 年,进展快的甚至起病后 1 年内即可死亡,进展慢者病程有时可达 10 年以上,成人型一般发展较慢,病程常达 10 年以上。原发性侧索硬化症临床罕见。

影响 ALS 预后因素:美国 Rudnicki 等对 85 例 ALS 患者研究发现,心脏病或吸烟者预后差,而高血压对预后无影响。文献报道,发病年龄与预后有关,发病越晚(年龄大)预后越差,年轻人发病预后相对较好;下肢受累为首发症状,逐渐累及上肢和球部者存活时间较长;球部为首发症状,伴有上运动神经元受累的表现较球部和肢体上、下运动神经元同时受累预后好。

(刘殿勋)

第十节　硬脊膜外脓肿

椎管内脓肿是一种急性化脓性感染,可发生于硬脊膜外间隙、硬脊膜下间隙或脊髓内。其中硬脊膜外脓肿(SEA)最为常见,硬脊膜下脓肿和脊髓内脓肿极为罕见。硬脊膜外脓肿为椎管内硬脊膜外间隙的局限性脂肪组织和静脉丛的化脓性感染,引起硬脊膜外间隙内有脓液积聚或大量肉芽组织增生,造成脊髓受压。此外,脊髓动、静脉及硬脊膜外静脉丛的化脓性炎症可引起脊髓血供障碍,造成严重的脊髓功能障碍。

本病属于神经外科急症,它所引起的脊髓损害往往急剧且严重,如不及时诊治,致残率及致死率均很高。

【病因】

脊髓硬脊膜外脓肿的发病率较低,但近年随着静脉内使用违禁药品的逐年增多及诊断技术的不断提高,其发病率亦逐年增加。脊髓硬脊膜外脓肿可发生于任何年龄,以青壮年多见,男性多于女性。大多数继发于其他部位的感染,以皮肤疮疖或蜂窝织炎为最常见。也可由其他脏器化脓性感染如肾周脓肿、肺脓肿、乳突炎、卵巢脓肿及细菌性心内膜炎等,或由全身败血症引起。也可由相应或相近节段毗邻的皮肤疮疖、脊椎化脓性骨髓炎等感染直接蔓延。偶见于开放性损伤或经腰椎穿刺直接植入病菌。亦有难以查得原发病灶者。

致病菌以金黄色葡萄球菌为最多见,亦可为肺炎双球菌、链球菌等。致病菌进入椎管的途径可由血行或淋巴转移,椎管附近病灶直接播散或沿脊神经鞘进入。另一甚少见的途径为脊髓腔穿刺时误将致病菌带入而致感染。硬脊膜外间隙开始于枕骨大孔,下达骶椎,腹面硬脊膜与椎体相连较为紧密仅有潜在的间隙,故硬脊膜外间隙以背侧与外侧为明显。颈椎的硬脊膜外间隙不明显,下行到胸段时硬脊膜外间隙较宽大.充满脂肪,并有丰富的血管供应。故由血行性所产生的硬脊膜外脓肿多发生于胸椎的中下段的背侧,腰骶段次之,颈段和上胸段极少见。

【病理分类】

硬脊膜外脓肿可分为急性、亚急性及慢性三种,以急性多见。

1.急性硬脊膜外脓肿　急性期病理改变为组织充血、渗出,大量白细胞浸润,脂肪组织坏死,在硬脊膜外腔有多量脓液积存,常形成大小不同的袋状脓腔,有时病变可累及软膜、蛛网膜,使其血管充血增多。

2.亚急性硬脊膜外脓肿　在硬脊膜外腔可有脓液与肉芽组织同存。

3.慢性硬脊膜外脓肿　硬脊膜外为肉芽组织,外观上无感染征象或明显的脓液,但有时可培养出细菌。

由于硬脊膜外腔压力增高,脓液可以纵行扩散,病变可累及数个节段。脓肿可压迫脊髓,同时由于炎性病理变化可引起蛛网膜及脊髓实质不同程度的炎症反应,阻碍了脊髓静脉的回流。脊髓根动脉发生感染性血栓形成,使脊髓实质血液循环障碍加剧,从而出现脊髓水肿、软化和横断性病损。

【临床表现】

本病可发生于任何年龄,以 20～40 岁多见。病原菌可通过多种途径入侵,包括血源性感染、创伤性感染、硬脊膜外穿刺或原因不明。

1.急性脊髓硬脊膜外脓肿　起病骤急,临床特点为根痛出现后,病情发展迅速,很快出现瘫痪。典型的临床表现可分为三期。

(1)脊椎痛及神经根痛期:初期仅表现为发热、乏力、胸背部疼痛,临床表现不典型。在全身感染后数日,即可出现感染的脊椎有剧烈的疼痛,局部棘突有压痛、叩击痛,同时可有相应的神经根痛。全身症状有寒战、高热,周围血象中白细胞增多,有时出现败血症。

(2)脊髓早期功能障碍期:很快出现两下肢无力,病变水平以下感觉减退,括约肌功能障碍。

(3)完全瘫痪期:自脊髓功能障碍出现后,很快出现瘫痪,常在数小时或一两天内出现两下肢完全瘫痪,反射消失、感觉丧失、尿潴留等急性横贯性脊髓损害症状,诊断则比较容易。

脑脊液动力测定有椎管腔阻塞现象。脑脊液中白细胞数可正常或轻度增高,蛋白定量显著增高,而糖定量大多数正常。如腰椎压痛明显,感觉水平很低,估计病变在腰椎部时,则腰椎穿刺时尤须注意。穿刺针达椎板后,应拔出针芯,然后将穿刺针缓慢推入,如有脓液以便流出,防止将病原菌误带入脊膜腔。上海交通大学医学院附属仁济医院曾有 2 例在作腰椎穿刺时遇有脓液流出的患者。

2.慢性脊髓硬脊膜外脓肿　病程较长,常超过数月,甚至可达数年,患者常不能记得急性感染史,有时可忆及发病前曾有高热史,可能有腰疼痛史,以后出现束带状痛,下肢肌力减退。常因脊髓根动脉受压或静脉栓塞,引起脊髓病变。其表现与髓外肿瘤相似。

【诊断】

由于有些病例无法找到原感染灶,临床表现多样并缺乏特异性,且该病在临床上相对少见,故误诊率非常高,而及时的诊断和治疗可大大降低病残率及病死率。目前除了提高对该病的警惕性外,采取有效特异的检查方法变得非常重要。

特异性的早期诊断有赖于对全部病史的了解,包括易感因素、实验室数据、影像学检查等。血常规检查多数有白细胞总数明显升高,中性核升高,但也有少数为正常表现。怀疑该病时,多不主张行腰穿脑脊液检查。有研究发现,几乎所有患者的血沉都明显升高,且血沉的升高程度常与患者的临床表现、影响学检查结果一致,可作为评价治疗效果、指导进一步治疗的指标。

脓液细菌培养结果病原菌多为金黄色葡萄球菌,少数为肺炎双球菌及链球菌,部分病例无细菌生长,可能与术前使用抗生素有关。

本病的好发部位位于上、中胸段硬脊膜外腔的后方及侧方,这与胸段较长及其解剖结构特殊有关。病灶累及范围可达数个脊髓节段,在个别情况下可累及椎管全长,甚至向颅内扩展。

凡临床表现有急性全身性感染症状,在数小时或短期内出现根痛及脊髓横断损害的症状,有明显脊椎压痛,又能找到感染病灶者,应考虑脊髓硬脊膜外脓肿可能。硬脊膜外穿刺抽出脓液是确诊的直接证据,但有引起蛛网膜下腔感染的危险,操作要十分小心。脊柱X线平片多无改变,脊髓造影可见椎管内梗阻,并有充盈缺损。MRI可显示病变,T1W像呈低信号,T2W像呈高信号。

目前MRI是确诊SEA的有力工具。通过平扫及增强扫描,可以了解到脊柱椎体及周围软组织情况,脓肿的范围及成分,鞘膜囊受压的情况及脊髓损伤的程度。而且通过复查,还可以作为评价疗效的指标。另外,非侵袭性的MRI检查可避免通过注射造影剂或穿刺抽吸而将感染带至蛛网膜下腔的危险,对椎管/完全梗阻的患者,还可以避免注射造影剂加重神经损伤。

对于背痛及可能怀疑本病的患者应做全面的体格检查,立即查血沉、血培养。经验证实,血培养的阳性结果常与后来的脓液培养结果相一致,从而可以提前确定病原,指导早期治疗。若血沉明显升高,应急诊行MRI检查。

影像学检查是诊断SEA的主要方法,脊柱CT扫描使SEA的早期诊断成为可能,有助于手术方案的制定;CT扫描结合脊髓造影能够提高SEA的诊断率;MRI对SEA的诊断准确率达91%,是诊断SEA的首选方法。

目前诊断急性硬脊膜外脓肿最为可靠和准确的方法是MRI,可以显示病变的部位、范围及脊髓受压情况,为手术提供依据。

【鉴别诊断】

本病主要应与急性脊髓炎、脊柱转移癌、椎管内肿瘤、蛛网膜炎等病症相鉴别。

本病需与急性脊髓炎鉴别。后者起病骤急,亦有急性感染史,但无明显脊椎痛及根痛,压颈试验时示脊髓蛛网膜下腔通畅。

对逐渐出现脊髓功能症状,又不能忆及急性感染史的慢性病例,脑脊液检查白细胞数略增,蛋白定量显著增高,脊髓造影显示脊管腔阻断者,须与脊髓肿瘤鉴别。脊髓肿瘤如位于硬脊膜下,往往位于一侧,常有脊髓半切征,脊髓造影呈"杯口状"充盈缺损;脊髓肿瘤如位于硬脊膜外,虽然脊髓造影呈柴束状阻断,但往往以恶性转移性肿瘤较多见。患者年龄较大,发病较快,脊椎平片常可见骨质破坏,结合原发病灶的搜索可资鉴别。

对于背痛及可能怀疑本病的患者应做全面的体格检查,立即查血沉、血培养。经验证实,血培养的阳性结果常与后来的脓液培养结果相一致,从而可以提前确定病原,指导早期治疗。若血沉明显升高,应急诊行 MRI 检查。

【治疗】

对确诊病例,应尽早作手术处理,其疗效与手术早晚有密切关系。如在脊髓功能障碍的早期进行治疗,预后较好;如在完全瘫痪期进行手术,瘫痪往往不能恢复。为此,对诊断明确的急性硬脊膜外脓肿,应作急诊手术处理。手术目的在于清除脓液和肉芽组织,解除对脊髓的压迫,并作充分的引流。手术时应切除病变部位椎板,上下界达正常硬脊膜,侧方以不损伤小关节为限。硬脊膜不可打开,以免感染向硬脊膜下腔扩散。局部用加抗生素的生理盐水反复冲洗。伤口内不要留置骨蜡、明胶海绵等异物,以免异物反应,使伤口不易愈合。切口部分缝合,伤口内留置橡皮条或硅胶管引流条,术后每日用抗生素盐水向伤口内反复冲洗。按脓液培养所得的细菌敏感试验给以相应的抗生素治疗。亚急性及慢性硬脊膜外脓肿,亦需手术将脓液及肉芽清除。术后采用康复治疗以促进脊髓功能早日恢复。

SEA 一经确诊,即应采取积极有效的治疗措施,其治疗分手术治疗和药物治疗。常用的手术方法为椎板切除术,但仍有通过椎板切除术而加重临床症状或引起脊柱不稳的病例报道。据统计,硬脊膜外脓肿平均累及 3 个节段。对于未合并脊柱感染的硬脊膜外脓肿,单纯椎板切除术+脓肿引流术即可,多不需另行后固定术。对于未合并脊柱脊髓炎的 SEA 患者,其脓肿多位于腹侧。必须强调的是,除了腹面减压外,还应根据患者的一般情况、切除椎板的数目及椎体破坏的程度来决定是否采取植骨或后固定术,否则许多患者会因脊柱不稳而逐渐出现坐位时痛,以及进行性加重的脊柱后凸。

药物治疗应于诊断明确后立即进行。根据引起硬脊膜外脓肿的常见病原体为金黄色葡萄球菌,在血培养结果尚未出来时,常选用耐青霉素酶的青霉素类抗生素与氨基苷类抗生素联用。若患者对青霉素过敏,可以试用万古霉素。然后根据血培养或脓液培养+药敏结果,适当更换有效的抗生素。对于未合并脊柱感染的 SEA 患者,药物治疗应持续 4 周左右;若合并脊柱感染,抗生素至少应用 6 周。但在临床上,药物治疗的持续时间应根据患者的临床表现、血沉及 MR 检查结果而定。

手术是治疗 SEA 的首选方法,常用的手术方法为:①椎板切除术,是治疗 SEA 的首选方法;②椎板切开术,主要适用于儿童 SEA 患者,以防儿童在多个椎板切除后出现脊柱后凸、半脱拉、脊柱不稳定等并发症;③在 X 线引导下经皮穿刺脓肿引流也是一种治疗方法,主要应用于腰椎硬脊膜外脓肿的治疗。

保守治疗适用于:①未出现神经功能障碍的患者;②患有其他疾病不能耐受手术的患者。尽早确定病原菌以及应用有效的抗生素是十分重要的,选用抗生素的标准是:①对金黄色葡萄球菌有效;②毒性低,以便能够长期应用;③能透过骨组织。Ingham 等推荐氟氯青霉素、氨苄青霉素、庆大霉素和甲硝唑联合应用。Mampalam 等推荐第三代头孢菌素和主要对葡萄球菌有效的抗生素(如万古霉素或新青霉素Ⅲ)联合应用。抗生素一般应用 4~6 周,最长可用 12 周,首先应该静脉用药,病情平稳后改为口服用药。

早期诊断和早期治疗是影响预后的关键因素,术前瘫痪的时间和脓肿的范围对预后也有影响,一般认为术前瘫痪时间超过 48h 者,术后很难完全恢复。所以,早期诊断和在出现神经功能障碍前及时、有效地治疗是提高 SEA 疗效的关键。

(刘殿勋)

第十一节　脊髓梅毒

脊髓梅毒是由苍白密螺旋体感染引起的脊髓疾病,包括脊髓痨、梅毒性脑膜脊膜炎、脊髓脑膜血管性梅毒等类型。脊髓痨为主要形式,是脊髓的实质性受损。典型症状包括闪电样疼痛、感觉性共济失调及自主神经功能障碍(尿失禁等)。

【病因及发病机制】

梅毒的中枢感染均开始于梅毒性脑膜炎,通常是无症状性脑膜炎,只有通过腰穿检查才可以发现。如果不进行治疗或治疗不彻底,部分无症状性神经梅毒可以发展为多种类型的症状性神经梅毒,如脑膜血管梅毒、麻痹性痴呆、脊髓痨等,其中大约 1%~5% 发展为脊髓痨。

【病理】

脊髓痨病理改变主要是脊髓的后根与后索的退行性变,病变主要在腰骶区,病理上可见脊髓后根变薄、变灰,后柱退行性变,后根神经节显示神经元轻度减少,炎症可以沿着后根发展,但周围神经变化很少。

【临床表现】

1.脊髓痨　通常在患者最初感染梅毒后 15~30 年出现。男性多于女性。

常先出现病变神经根支配区域的疼痛异常,90% 的病例有闪电样疼痛,或呈撕裂样、敲击样,尖锐而短暂,可以在全身游走,但以腿部为主,也可出现其他感觉异常,如发冷、麻木、刺痛或不同程度的触觉、痛觉、温度觉障碍。随着病程发展,出现深感觉障碍,共济失调。患者站立或行走时摇晃不定,两腿分开很宽。查体见跟膝胫反射消失,Romberg 征(+),但肌力基本保持正常。有的病患行走时,会出现腿部猛然上抬,行走用力,撞击在地板上,称为"拍打性脚步"。

瞳孔异常十分常见(90% 以上的病例),可表现为瞳孔不规则、不等大。部分呈现 Argyll-Robertson(阿·罗)瞳孔(对光反射消失,但调节反射存在)。大多数患者有上睑下垂、视神经萎缩、眼肌麻痹。

大约 20% 的病例出现内脏危象,以胃危象最为突出,患者上腹部突然出现疼痛,随后向全身扩散或上达胸部。也有其他少见内脏危象表现,如咽喉危象,伴有吞咽动作和呼吸困难发作;肠危象:急性腹痛、腹泻、里急后重;泌尿道危象:痛性尿不尽、排尿困难等。这些情况可能与不同水平的后根不完全损伤有关。骶段脊髓后根受损时还出现括约肌功能障碍,膀胱感觉迟钝,张力下降,出现充盈性尿失禁,尿潴留。部分患者还可出现便秘、巨结肠和阳痿。

足部穿透性溃疡和 Charcot 关节是脊髓痨的特征性并发症。Charcot 关节是一种神经性关节病,以膝、髋、踝和腰椎为主。可能与骨关节缺失有关,但也有理论认为是支配关节的感觉神经,尤其是痛、温、位置觉丧失,正常关节的保护性反射消失,使关节反复受损造成。病变先由骨关节炎开始,逐渐出现脱臼、骨折、骨质破坏等。

2.梅毒性脑膜脊膜炎　少见,病变主要以双侧皮质脊髓束为主,称为 Erb 痉挛性截瘫。特征为进行性肌无力和痉挛,相比较于脊髓痨,其运动症状明显,而感觉症状较轻。脊髓脑膜血管性梅毒还可以出现脊髓前动脉综合征。

【辅助检查】

梅毒血清学检查阳性,包括:①非特异性抗体试验:快速血浆反应素试验(RPR)、性病研究试验(VDRL);②特异性抗体试验:密螺旋体抗体荧光吸收试验(FTA-ABS)、免疫定位试验(TPI)等。

脑脊液检查:活动性病变患者脑脊液异常。大约 10% 的患者脑脊液压力增高;50% 的患者脑脊液淋巴细胞增多(5~165 个/ml);超过 50% 的患者脑脊液蛋白轻度升高(0.45~1.0g/L,但很少到达 2.5g/L)。脑脊液中性病研究试验(VDRL)阳性具有特异性,但脊髓痨相对其他神经梅毒敏感性较低,腰穿时如发生损伤,血液流入脑脊液中可造成假阳性。

MRI 检查可见脊髓增粗,T1W 呈现散在等信号病灶,T2W 呈高信号病灶。

【诊断及鉴别诊断】

临床上出现脊髓后根后索病变,特异性的阿·罗瞳孔,有梅毒感染史,结合特异性的血清及脑脊液梅毒检查的病例,诊断并不困难。但需排除糖尿病、脊柱脊髓损伤、脊髓空洞症、脊髓肿瘤等疾病。患者血糖正常,无外伤史,无节段性分离性感觉障碍表现,有助鉴别,MRI 能更清晰地显示脊髓结构改变。

【治疗】

首选治疗为大剂量青霉素,水溶青霉素 200～400 万 U,静脉用药,每 4h 1 次,持续 10～14d。也可以使用普鲁卡因青霉素,240 万 U 肌内注射(合并丙磺舒 500mg 口服,每日 4 次),每日 1 次,持续 10～14d。

青霉素过敏者使用强力霉素 200mg,每日 2 次,共 4 周。

疾病治疗期间需要随访检查脑脊液,若脑脊液中细胞增多,则每 6 个月复查一次腰穿直至细胞数正常,若脑脊液中细胞数 6 个月内不下降或 2 年后也未恢复正常,要考虑再次治疗。

大剂量青霉素治疗可出现 Jarisch-Herxheimer(赫氏反应),常发生在青霉素治疗 1～2h,脊髓痨患者较其他神经梅毒患者易见此反应,皮质类固醇可以预防。

脊髓痨患者在脑脊液正常后还会有残留症状,需要对症治疗。如出现关节畸形时需行矫正手术,内脏危象时应用阿托品,疼痛时应用阿米替林等。

(刘　坤)

第十二节　脊髓结核

脊髓结核是由于结核分枝杆菌引发的脊髓非化脓性炎症,发病较少,临床包括结核性脊髓炎和脊髓结核瘤。由于炎症可以波及脊髓、脊膜、脊髓神经根,前者又称为结核性脊髓脊膜炎。而脊髓孤立性结核瘤则极为罕见。

【病因及发病机制】

最常见的发病原因是邻近器官结核的直接蔓延,如结核性脑膜炎向下扩散或相邻椎体结核向椎管内扩散,前者更多见。其他原因如继发于肺结核的血行播散,而原发于脊髓的结核疾病并不多见。

中枢神经系统结核在结核流行区域有较高风险。在发达国家,近年来其上升趋势不能除外与 HIV 流行有关,事实上,结核常是 HIV 感染的首发临床表现。在美国,危险性最高的感染人群是从结核流行区来的移民、AIDS 患者、无家可归者及滥用药物、酒精的人群。

【病理】

脊髓结核在胸段最常见,其次是颈、腰段。病理上可见浓稠的渗出物积聚并包绕在脊髓周围,有时可以侵入脊髓实质,或可以累及动脉发生炎症、阻塞甚至造成脊髓梗死。患者可有结核性肉芽肿及粟粒样结节。结节外观呈小而分散的白色,镜下观察如同其他部位的结节病灶:由类上皮细胞和某些巨细胞、淋巴细胞、浆细胞及结缔组织包绕的中心干酪样坏死区构成。严重者可有空洞形成。

【临床表现】

在结核感染的过程中,脊髓可以通过几种方式受累,如压迫脊神经和脊膜,出现根痛。炎性渗出物可侵袭脊髓实质,引起脊髓横断性损伤,常为不完全性,表现为病变以下肢体无力,感觉障碍及括约肌功能障碍。累及动脉发生脊髓梗死者,则出现血管支配区域的缺血性损伤表现。

脊髓结核瘤孤立性出现较为少见,常伴有脊柱结核性骨炎(Pott 病)一起发生。Pott 病是目前最常见的脊柱肉芽肿性感染,典型症状有椎体破坏和脊柱畸形,脓性或干酪样肉芽组织从受感染的椎体突出,导致硬膜外压迫脊髓(Pott 截瘫)。

【辅助检查】

血液白细胞数正常或轻微增加,血沉加快,结核菌素试验多呈阳性。

腰穿检查示脑脊液压力稍高,但若脊髓蛛网膜下腔狭窄或梗阻,压力会降低。脑脊液中白细胞增多,早期可有多形核白细胞、淋巴细胞,以后主要是淋巴细胞。脑脊液蛋白含量增加,如果脑脊液通路出现梗阻,蛋白含量增高更为明显,脑脊液的糖含量、钠、氯水平均降低。患者若是粟粒状结核或结核瘤,腰穿的结果可以是正常的。

脑脊液抗酸染色可能出现结核菌,但阳性率很低。若进行细胞培养,耗时长,且因结核菌素量通常很少,阳性率也不高。现在临床上可以采用 PCR 的方式,使用 DNA 扩增,对少量结核菌进行检测,速度快,而且阳性率大大提升。

髓内结核 MRI 表现:脊膜增厚,脊髓肿胀,T1W 呈现等信号或低信号病灶,T2W 呈现低、等或高信号,增强则显示环状或结节状强化。伴有脊柱结核的患者 X 线片显示脊柱后凸畸形、椎体破坏,常因伴有脓肿而出现椎旁软组织影。

【诊断及鉴别诊断】

患者出现亚急性或慢性脊髓受累表现,既往一般有结核病史,结合相应 MRI 及脑脊液检查,诊断并不困难。需与脊髓蛛网膜炎和其他原因的亚急性、慢性脊髓炎相区别。

脊髓蛛网膜炎:症状起伏波动,腰穿检查常有椎管部分阻塞,脑脊液细胞正常,蛋白含量正常或轻度升高,糖和氯化物正常。脊髓造影示造影剂呈"点滴状",呈现特征性"烛泪"表现。其他急性或慢性脊髓炎:应考虑病史,并结合 MRI 及脑脊液的检查。

【治疗】

脊髓结核的治疗要联合应用多种药物。目前推荐的方案为异烟肼、利福平、吡嗪酰胺联合乙胺丁醇或链霉素。利福平、链霉素和异烟肼均能很好地穿透血脑屏障。若 2 个月后,症状改善较好,3 联或 4 联用药可以减至 2 个药物联用,一般是异烟肼加利福平,维持 10 个月。在抗药性流行区域或 HIV 感染患者中,抗结核治疗起始即联合使用 5 个至 7 个药物直至药物开始出现效果。异烟肼剂量 5～10mg/(kg·d)口服,该药的不良反应主要是中毒性视神经炎和皮疹,所以需要每月检查视力及红一绿颜色识别能力。链霉素[儿童 30mg/(kg·d)肌注;成人 15mg/(kg·d)肌注,最大 1g/d],该药可以导致听力下降,内耳平衡功能受损,所以患者应每月检查听力及内耳功能,当出现前庭功能受损表现时立即停药。利福平[儿童 15mg/(kg·d),成人 10mg/(kg·d)口服],此药诱导细胞色素酶 P450,影响许多药物代谢。异烟肼、利福平、吡嗪酰胺均有肝脏毒性,所以需要随访肝功能。如肝酶升高,但未出现黄疸或其他肝脏毒性,所以需要随访肝功能。如肝酶升高,但未出现黄疸或其他肝脏毒性表现,仍可以继续用药。

治疗中需监测脑脊液指标来判断治疗的效果。并在开始治疗后 2～3 个月检查一次神经影像,随后 3～6 个月复查一次。结合瘤的治疗至少需要 2 年。

对于没有出现脊髓压迫症状的脊髓结核患者,单纯的药物治疗是有效的,但若出现受压症状,则应该在开始化疗一段时间以后开始手术探查,尽量切除局部结核灶。

（刘　坤）

第五章　周围神经疾病

第一节　脑神经疾病

一、嗅神经损害

【病因】

主要为传导嗅觉纤维被阻断所致。嗅神经很短,至今尚无原发性嗅神经病的报告,常与其他脑神经疾病合并存在或继发于其他疾病,主要症状为嗅觉障碍。常见的致病原因为颅内血肿、颅前窝、鞍区与鞍旁肿瘤、外伤、颅内压增高症与脑积水、老年性嗅神经萎缩、各种中毒及感染等。

【临床表现】

嗅神经损害的主要表现为嗅觉减退、缺失、嗅幻觉与嗅觉过敏等。

【辅助检查】

头颅 MRI 可检查出占位病变。

【诊断】

1.颅底肿瘤　以嗅沟脑膜瘤最为常见,病人常有慢性头痛与精神障碍。因嗅神经受压产生一侧或两侧嗅觉丧失。随着肿瘤的生长产生颅内高压症状,颅脑 CT 常能明确诊断。

2.某些伴有痴呆的中枢神经病(早老性痴呆、柯萨可夫精神病、遗传性舞蹈病等)　常见于中老年病人,有嗅神经萎缩引起双侧嗅觉减退,有阳性家族史。颅脑 CT、MRI 常见脑萎缩等。

3.颅脑损伤　颅前窝骨折及额叶底面的脑挫裂伤及血肿可引起嗅神经的撕裂与压迫,而引起嗅觉丧失,根据明确的外伤史、头颅 X 线、CT 等可明确诊断。

4.颞叶癫痫　颞叶癫痫临床表现多种多样,钩回发作时表现嗅幻觉及梦样状态,病人可嗅到一种不愉快的难闻气味,如腐烂食品、尸体、烧焦物品、化学品的气味,脑电图检查可见颞叶局灶性异常波。

【鉴别诊断】

1.精神分裂症　在某些精神分裂症患者,嗅幻觉可作为一种症状或与其他幻觉和妄想结合在一起表现出来,精神检查多能明确诊断。

2.某些病毒感染和慢性鼻炎　其所引起的嗅觉减退常有双侧鼻黏膜发炎和鼻腔阻塞,局部检查可有鼻黏膜充血、鼻甲肥大等。

【治疗】

主要是针对原发病治疗。

二、视神经损害

【病因】

引起视神经损害的病因甚多,常见的病因有外伤、缺血、中毒、脱髓鞘、肿瘤压迫、炎症、代谢、梅毒等。其共同的发病机制是引起视神经传导功能障碍。

【临床表现】

1.视力障碍　为最常见最主要的临床表现,初期常有眶后部疼痛与胀感、视物模糊,继之症状加重,表现为视力明显降低或丧失。

2.视野缺损　可分为:①双颞侧偏盲,如为肿瘤压迫所致两侧神经传导至鼻侧视网膜视觉的纤维受累时,不能接受双侧光刺激而出现双颞侧偏盲。肿瘤逐渐长大时,因一侧受压重而失去视觉功能则一侧全盲,另一侧为颞侧偏盲,最后两侧均呈全盲。②同向偏盲。视束或外侧膝状体以后通路的损害,可产生一侧鼻侧与另一侧颞侧视野缺损,称为同向偏盲。视束与中枢出现的偏盲不同,前者伴有对光反射消失,后者光反射存在;前者偏盲完整,而后者多不完整呈象限性偏盲;前者患者主观感觉症状较后者显著,后者多无自觉症状;后者视野中心视力保存在,呈黄斑回避现象。

【辅助检查】

1.对于视盘水肿行头颅 CT、X 线、MRI、MRA、DSA 等可查找病因。

2.视野检查。

3.视觉诱发电位。

【诊断及鉴别诊断】

有视力减退、视野缺损者诊断不难,但应明确病因。

1.视力减退或丧失

(1)颅脑损伤:当颅底骨折经过蝶骨骨突或骨折片损伤颈内动脉时,可产生颈内动脉海绵窦瘘,表现为头部或眶部连续性杂音,搏动性眼球突出,眼球运动受限和视力进行性减退等。根据有明确的外伤史,X线片有颅底骨折及脑血管造影检查临床诊断不难。

(2)视神经脊髓炎:病前几天至 2 周可有上呼吸道感染史。可首先从眼部症状或脊髓症状开始,亦可两者同时发生,通常一眼首先受累,几小时至几周后,另一眼亦发病。视力减退一般发展很快,有中心暗点,偶尔发展为完全失明。眼的病变可以是视神经盘炎或球后视神经炎,如系前者会出现视盘水肿,如系后者则视盘正常。

脊髓炎症状出现在眼部症状之后,首先多为背痛或肩痛,放射至上臂或胸部。随即出现下肢和腹部感觉异常,进行性下肢无力和尿潴留。最初虽然腱反射减弱,但跖反射仍为双侧伸性。感觉丧失异常上或至中胸段。周围血白细胞增多,红细胞沉降率轻度增快。

(3)多发性硬化:多在 20～40 岁发病,临床表现多种多样,可以视力减退为首发,表现为单眼(有时双眼)视力减退。眼底检查可见视神经盘炎改变。小脑征、锥体束征和后索功能损害常见。深反射亢进、浅反射消失以及跖反射伸性。共济失调、构音障碍和意向性震颤三者同时出现时,即为夏科三联征。本病病程典型者缓解与复发交替发生。诱发电位、CT 或 MRI 可发现一些尚无临床表现的脱髓鞘病灶,脑脊液免疫球蛋白增高,蛋白质定量正常上限或稍高。

(4)视神经炎:可分为视盘炎与球后视神经炎两种。主要表现急速视力减退或失明,眼球疼痛,视野中出现中心暗点,生理盲点扩大,瞳孔扩大,直接光反射消失,感光反应存在,多为单侧。视盘炎具有视盘改变,其边缘不清、色红、静脉充盈或迂曲,可有小片出血,视盘隆起显著。视盘炎极似视盘水肿,前者具有早期迅速视力减退、畏光、眼球疼痛、中心暗点及视盘高起小于屈光度等特点,易与后者鉴别。

(5)视神经萎缩:分为原发性与继发性。主要症状为视力减退,视盘颜色变苍白与瞳孔对光反射消失。原发性视神经萎缩为视神经、视交叉或视束因肿瘤、炎症、损伤、中毒、血管疾病等原因而阻断视觉传导所致。继发性视神经萎缩为视盘水肿、视盘炎与球后视神经炎造成。

(6)急性缺血性视神经病:是指视神经梗死所致的视力丧失,起病突然,视力减退常立即达到高峰。视力减退的程度决定于梗死的分布。眼底检查可有视盘水肿和视盘周围线状出血。常继发于红细胞增多症、偏头痛、胃肠道大出血后、脑动脉炎及糖尿病,更多的是高血压和动脉硬化。根据原发疾病及急剧视力减退临床诊断较易。

(7)慢性酒精中毒:视力减退呈亚急性,同时伴有酒精中毒症状,如言语不清、步态不稳及共济运动障碍,严重时可出现酒精中毒性精神障碍。

(8)颅内肿瘤(见视野缺损)。

2.视野缺损

(1)双颞侧偏盲:①脑垂体瘤,早期垂体瘤常无视力视野障碍。如肿瘤长大,向上伸展压迫视交叉,则出现视野缺损,外上象限首先受影响,红视野最先表现出来。此时病人在路上行走时易碰撞路边行人或障碍物。以后病变增大、压迫较重,则白视野也受影响,渐至双颞侧偏盲。如果未及时治疗,视野缺损可再扩大,并且视力也有减退,以致全盲。垂体瘤除有视力视野改变外,最常见的为内分泌症状,如生长激素细胞发生腺瘤,临床表现为肢端肥大症,如果发生在青春期前,可呈巨人症。如催乳素细胞发生腺瘤,在女性病人可出现闭经、泌乳、不孕等。垂体瘤病人 X 线片多有蝶鞍扩大、鞍底破坏、头颅 CT 和 MRI 可见肿瘤生长,内分泌检查各种激素增高。②颅咽管瘤,主要表现为儿童期生长发育迟缓、颅内压增高。当压迫视神经时出现视力视野障碍。由于肿瘤生长方向常不规律,压迫两侧视神经程度不同,故两侧视力减退程度多不相同。视野改变亦不一致,约半数表现为双颞侧偏盲,早期肿瘤向上压迫视交叉可表现为双颞上象限盲。肿瘤发生于鞍上向下压迫者可表现为双颞下象限盲。肿瘤偏一侧者可表现为单眼颞侧偏盲。依据颅骨平片有颅内钙化,CT、MRI 检查,内分泌功能测定,临床多能明确诊断。③鞍结节脑膜瘤,临床表现以视力减退与头痛较常见。视力障碍呈慢性进展。最先出现一侧视力下降或两侧不对称性视力下降,同时出现一侧或两颞侧视野缺损,之后发展为双颞侧偏盲,最后可致失明。眼底有原发性视神经萎缩的征象。晚期病例引起颅内压增高症状。CT 扫描,鞍结节脑膜瘤的典型征象是在鞍上区显示造影剂增强的团块影像,密度均匀一致。

(2)同向偏盲:视束及视放射的损害可引起两眼对侧视野的同向偏盲。多见于内囊区梗死及出血,出现对侧同向偏盲,偏身感觉障碍,颞叶、顶叶肿瘤向内侧压迫视束及视放射而引起对侧同向偏盲。上述疾病多能根据临床表现及头颅 CT 检查明确诊断。

【治疗】

应针对病因治疗,对于肿瘤、血管瘤、血管性病变可给予相应手术或伽马刀治疗;对于视神经炎急性期以促进炎症消退、抢救视力为主,可选用甲泼尼龙 500mg 加于 5% 或 10% 葡萄糖液每日静脉滴注 1 次,共用 3～5d,后继以泼尼松 10～20mg,口服,1/d,另外辅以维生素 B_1、维生素 B_{12} 肌内注射,1/d。

三、动眼神经、滑车神经、外展神经损害

【病因】

常见的病因:动眼、滑车与外展神经本身炎症,急性感染性多发性神经炎,继发于头面部急、慢性炎症

而引起海绵窦血栓形成,眶上裂与眶尖综合征,颅内动脉瘤,颅内肿瘤,结核、真菌、梅毒与化脓性炎症引起的颅底脑膜炎,头部外伤,脑动脉硬化性血管病,糖尿病性眼肌麻痹等。

【病理】

由于病因不同,其发病机制亦不同,如肿瘤的直接压迫所致,原发性炎症时,动眼、滑车与外展神经纤维呈脱髓鞘改变等。

【临床表现】

1.动眼神经麻痹　表现为上睑下垂,眼球外斜,向上外、上内、下内、同侧方向运动障碍,瞳孔散大,对光反应及调节反应消失,头向健侧歪斜。完全性瘫痪多为周围性,而不完全性多为核性。

2.滑车神经麻痹　表现为眼球不能向下外方向运动,伴有复视,下楼时复视明显,致使下楼动作十分困难。头呈特殊位,呈下颏向下头面向健侧的姿势。单独滑车神经损害少见。

3.外展神经麻痹　表现为眼内斜视,不能外展,并有复视。

4.动眼神经、滑车神经、外展神经合并麻痹　完全性眼肌麻痹,眼球完全不能运动,眼球固定,各方向运动不能,眼睑下垂,瞳孔扩大,对光反射和调节反射消失。

【诊断及鉴别诊断】

1.动眼神经麻痹

(1)核性及束性麻痹:因动眼神经核在中脑占据的范围较大,故核性损害多引起不全麻痹,且多为两侧性,可见有神经梅毒及白喉等。束性损害多引起一侧动眼神经麻痹,表现为同侧瞳孔扩大,调节功能丧失及睑下垂,眼球被外直肌及上斜肌拉向外侧并稍向下方。①脑干肿瘤:特征的临床表现为出现交叉性麻痹,即病变节段同侧的核及核下性脑神经损害及节段下对侧的锥体束征。脑神经症状因病变节段水平和范围不同而异。如中脑病变多表现为病变侧动眼神经麻痹,脑桥病变可表现为病变侧眼球外展及面神经麻痹,同侧面部感觉障碍以及听觉障碍。延髓病变可出现病变侧舌肌麻痹、咽喉麻痹、舌后1/3味觉消失等。脑干诱发电位、CT、MRI可明确诊断。②脑干损伤:多有明确的外伤史,伤后长时间昏迷,且有眼球运动障碍等,诊断不难。③颅底骨折:颅脑外伤后可损伤颈内动脉,产生颈内动脉-海绵窦瘘,出现眼球运动受限和视力减退,同时听诊可有头部或眶部连续性杂音,搏动性眼球突出。

(2)周围性麻痹:①颅底动脉瘤,动眼神经麻痹单独出现时,常见于颅底动脉瘤而罕见于其他肿瘤。本病多见于青壮年,多有慢性头痛及蛛网膜下腔出血病史,亦可以单独的动眼神经麻痹出现。脑血管造影多能明确诊断。②颅内占位性病变,在颅脑损伤颅内压增高及脑肿瘤晚期,一般皆表示已发生小脑幕切迹疝。表现为病侧瞳孔扩大及光反应消失,对侧肢体可出现瘫痪,继之对侧瞳孔也出现扩大,同时伴有意识障碍。根据病史及头颅CT检查多能明确诊断。③海绵窦血栓形成及窦内动脉瘤,可表现为海绵窦综合征,除动眼神经瘫痪外,还有三叉神经第一支损害,眶内软组织,上下眼睑、球结膜、额部头皮及鼻根部充血水肿,眼球突出或视盘水肿,炎症所致者常伴有全身感染症状,结合眶部X线片、腰椎穿刺及血常规检查可明确诊断。④眶上裂与眶尖综合征,前者具有动眼、滑车、外展神经与三叉神经第一支功能障碍,后者除此3对脑神经损害外,常伴有视力障碍,结合眶部视神经孔X线片、血液化验、眶部CT等多能明确诊断。⑤脑膜炎,脑膜炎引起的动眼神经损害多为双侧性,且多与滑车、外展神经同时受累。脑脊液检查细胞数、蛋白定量增高。

2.滑车神经麻痹　滑车神经麻痹很少单独出现,多与其他两对脑神经同时受累。滑车神经麻痹时,如不进行复视检查则不易识别。

3.外展神经麻痹

(1)脑桥出血及肿瘤:因与面神经在脑桥中关系密切,这两个神经的核性或束性麻痹常同时存在,表现为病侧外展神经及面神经的麻痹和对侧偏瘫,称为 Millard-Gubler 征群。起病常较突然并迅速昏迷,双瞳孔针尖样改变。根据临床表现结合 CT、MRI 检查诊断不难。

(2)岩尖综合征:急性中耳炎的岩骨尖部局限性炎症及岩骨尖脑膜瘤可引起外展神经麻痹,并伴有听力减退及三叉神经分布区的疼痛,称为 Gradenigo 征群;X 线摄片可发现该处骨质破坏或炎症性改变。结合病史及 CT 检查可确立诊断。

(3)鼻咽癌外展神经在颅底前部被侵犯的原因以鼻咽癌最多见,其次为海绵窦内动脉瘤及眶上裂区肿瘤。中年病人出现单独的外展神经麻痹或同时有海绵窦征群的其他表现时,应首先考虑鼻咽癌,常伴有鼻出血、鼻塞,可出现颈部淋巴结肿大,行鼻咽部检查、活检、颅底 X 线检查可确诊。

【治疗】

应针对病因治疗。对于复视,可将病眼遮盖,或用三棱镜暂时纠正。如有面部疖、痈、眼眶脓肿、扁桃体脓肿等时应足量使用抗生素并及时手术引流。对于病毒引起或不明原因所致神经炎可合并使用抗生素、激素及 B 族维生素治疗。糖尿病引起眼肌麻痹,应积极控制糖尿病。

四、三叉神经痛

【病因】

1.原发性三叉神经痛

(1)周围病因学说:三叉神经脱髓鞘;认为病变位于三叉神经的外周,即脑外部位,包括三叉神经的后根、半月节及其周围分支上。病因:①感染,如病毒感染;②压迫;③颈动脉管顶壁的缺陷。

(2)中枢病因学说:三叉神经脊束核抑制功能受损。

(3)其他:免疫因素、生化因素等。

2.继发性三叉神经痛

(1)脑桥小脑角内的占位病变,如上皮样囊肿(最常见)、前庭神经鞘瘤、三叉神经鞘瘤、脑膜瘤、血管畸形等。

(2)邻近结构的炎症,如三叉神经炎、蛛网膜炎、岩尖炎、结核等。

(3)颅底骨质的病变,如骨软骨瘤、颅底部转移瘤、颅底骨纤维结构不良症等。

(4)鼻咽癌、中耳癌的转移。

(5)多发性硬化症等。

【病理】

部分患者可有三叉神经纤维脱髓鞘病变。

【临床表现】

1.好发 50 岁以上,女性多见,大多发生于三叉神经第二支、第三支或同时受累,大多为单侧,偶有双侧者,但起病往往不在同时。

2.以突发突止的短暂的针刺样、电击样剧痛为主要特点,可伴有反射性面肌抽搐、面部潮红、流泪、流涎,常有"扳机点",为避免发作患者不敢洗脸、刷牙,饮食亦有困难。长期如此使患者的个人卫生每况愈下,营养亦受影响。一般晚间发作较少较轻,但偶亦有整夜不能入眠者。

3.病程呈周期性,每次数天、数周、数月不等,很少自愈。许多患者的发作周期与气候有关,春冬季节发病较多,低气压、风雨天发作亦多。

4.神经系统检查无阳性体征。三叉神经痛是特殊的临床综合征,只影响三叉神经的感觉部分,除疼痛外没有其他感觉的障碍。

【辅助检查】

脑脊液、神经电生理、CT 或 MRI 常无异常发现。鼻腔、鼻窦、颅底摄片等主要用于鉴别诊断。

【诊断】

1.三叉神经分布区内阵发性面部烧灼、闪电样剧痛,常影响上颌支及下颌支,很少影响眼支,两侧同时受累属罕见。发作时痛侧有面肌抽搐、流泪等,称为痛性抽搐。疼痛持续数秒,甚至 1～2min。间歇期常无任何不适。疼痛发作每日数次,多至 1min 数次,发作数周或数月后常自行缓解,若再次发作,疼痛较前更剧烈。

2.疼痛因面部动作或触及面颊、上下唇、鼻翼、硬腭等处(触发点)而诱发;进食、洗脸均可引起疼痛。

3.客观检查多无阳性体征。

【鉴别诊断】

1.头面部疼痛如牙痛、副鼻窦炎引起的疼痛呈持续性,有病根源。

2.带状疱疹后神经痛常累及眼支,疼痛呈持续性。

3.舌咽神经痛,疼痛性质相似,位于扁桃体、眼及舌后部。上述部位喷局部麻醉药 1％丁卡因可以镇痛。

4.半月神经节或脑桥小脑角肿瘤可有持续性面痛,伴面部感觉缺失、角膜反射消失、咀嚼肌萎缩无力。

5.颞动脉炎有颞部持续性疼痛,颞动脉有迂曲及压痛。

6.非典型性面痛,疼痛在头、面和颈部的深部,为持续性钝痛,持续时间较长。范围超出三叉神经分布区域,可集中于面部的中央区、眼眶、头后部,甚至背部。采用 TN 的药物治疗常不起作用,有的甚至会加重。用棉片蘸以 1％丁卡因或 4％可卡因填塞于鼻中甲后部,可获得止痛效果,对鉴别有帮助。

7.鼻咽癌,可自鼻咽部延伸至颅底,影响三叉神经而引起面痛。但疼痛常为钝性,持续性。在三叉神经区域内可查到有感觉障碍,并伴有其他脑神经如眼球运动神经障碍。面部无"触发点"。颅底 X 线片可见有骨质破坏,蝶鞍被侵蚀及鼻咽腔有肿块。鼻咽镜检查将有助于鉴别诊断。

8.三叉神经炎,病史中有近期上呼吸道感染史或鼻窦炎症史。疼痛为持续性,并不剧烈。在三叉神经分支处可有压痛点,面部感觉检查可有减退或过敏区。有时可见三叉神经的运动支亦被累及。

【治疗】

继发性三叉神经痛应针对病因治疗,原发性三叉神经痛的治疗有下列几种。

1.药物治疗　一般止痛药对轻症有效。严重者可口服卡马西平(酰胺咪嗪)0.1g,每日 3 次;症状不能控制可增至 0.2g,口服,每日 4～5 次,疗效较佳。氯硝西泮 1～5mg,每日 3 次口服,同样有效。苯妥英钠 0.1～0.2g,每日 3 次,口服也有效,强烈疼痛发作可用苯妥英钠 0.1～0.2g 静脉注射;七叶莲每次 2～4ml,每日 1～2 次,肌内注射,有止痛效果。另外,B 族维生素有辅助治疗作用。

2.封闭治疗　是将药物注射到三叉神经的分支、半月节、三叉节后感觉根上,使之破坏,以达到阻断其传导作用。注射后面部感觉减退,从而达到止痛的效果。注射的药物有:无水乙醇、酚、热水、甘油等。目前都推荐甘油,因其疗效较持久。封闭疗法的适应证:①经药物治疗无效者;②患者拒绝手术治疗,而药物治疗效果又不明显者;③患者身体健康情况不适合做手术者,如年龄过高、有严重心脑血管疾病及多脏器功能不全者;④因剧烈疼痛影响患者进食及休息,致身体极度衰弱,可做过渡性封闭治疗,为手术治疗创造条件;⑤术前做封闭治疗使患者能习惯于手术后的面部异样感觉。

3.经皮半月节射频热凝疗法　在 X 线荧屏监视下或在 CT 导向下将射频针经皮穿刺入三叉神经节处,用射频发生器加热,使针头处加热达 65～75℃,维持 1min。此温度可选择性地破坏半月节后无髓鞘的 AS

及 C 细纤维(传导痛、温觉),保留有鞘的 Aa 及 p 粗纤维(传导触觉),疗效可达 90% 以上。适用于年老体衰有系统性疾病或不能耐受手术者。

4.针灸 取穴下关、听宫、合谷、太冲、颧骨、鱼腰(眼支)、四白(上颌支)、地仓(下颌支)等,有止痛效果。

5.手术治疗 三叉神经根切断术、半月神经节及感觉根减压术、感觉神经感觉根切断术、三叉神经脊髓束切断术等,有长期止痛效果。三叉神经纤维血管减压术也有良好效果,可根据情况选用。近几年采用 γ 刀治疗,获得很好疗效。

【预后】

多数患者反复发作,难以痊愈。

五、面神经炎(Bell 麻痹)

【病因】

1.内在因素 面神经管是一狭长的骨性管道,当岩骨发育异常,面神经管可能更为狭窄。

2.外在原因 尚未明了。可能因面部受冷风吹袭,面神经的营养微血管痉挛,引起局部组织缺血、缺氧所致。也有的认为与病毒感染有关,但一直未分离出病毒。近年来也有认为可能是一种免疫反应。膝状神经节综合征则系带状疱疹病毒感染,使膝状神经节及面神经发生炎症所致。

【病理】

面神经管内面神经及神经鞘水肿和脱髓鞘,严重时有轴突变性。

【临床表现】

1.可见于任何年龄,但好发于 20~50 岁,以男性较多。多为单侧,双侧者甚少。好发于寒冷季节,通常急性起病。

2.主要表现为一侧表情肌瘫痪,如病变部位在茎乳孔内鼓索神经近端可伴有舌前 2/3 味觉减退或消失;镫骨肌支以上部位受累时,因镫骨肌瘫痪,同时还可出现同侧听觉过敏。膝状神经节受累时除面瘫、味觉障碍和听觉过敏外,还有同侧唾液、泪腺分泌障碍,耳内及耳后疼痛,外耳道及耳部部位带状疱疹,称膝状神经节综合征。

3.病侧额纹消失,眼睑闭合无力或闭合不全,瞬目减少,鼻唇沟变浅,口角下垂,露齿时口角喁向健侧。

【辅助检查】

1.面神经传导速度 疾病早期(5~7d)进行预后判断。

2.肌电动作电位 预后判断。M 波波幅下降正常的 30% 或以上,可望 2 个月内恢复;下降至 10% 或以下,需 6 个月到 1 年恢复期,并遗留中、重度后遗症;下降至 10%~30%,恢复期 2~8 个月,遗留轻、中度后遗症。

3.肌电图检查 鉴别暂时的传导缺陷与神经纤维的病理性中断。

4.头颅 CT、MRI 等影像学检查 可用于排除颅后窝病变。

【诊断及鉴别诊断】

根据起病形式和临床特点,诊断多无困难。但需与下述疾病鉴别。

1.吉兰-巴雷综合征 急性起病,除面瘫外有对称性肢体瘫痪及脑脊液蛋白细胞分离现象。

2.颅后窝肿瘤如听神经瘤、神经纤维瘤及侵及颞骨的肿瘤如胆脂瘤、皮样囊肿等 起病隐袭、进行性发展,有其他脑神经及原发病表现。

3.化脓性中耳炎、乳突炎、迷路炎等耳源性疾病 根据病史、原发病症状、体征可鉴别。

【治疗】

早期以改善局部血液循环,消除面神经的炎症和水肿为主。后期以促进神经功能恢复为其主要治疗原则。

1.激素治疗　泼尼松(20～30mg)或地塞米松(1.5～3.0mg),1/d,口服,连续7～10d。

2.改善微循环,减轻水肿　可用706代血浆或低分子右旋糖酐250～500ml,静脉滴注,1/d,连续7～10d,亦可加用脱水利尿药。

3.神经营养代谢药物的应用　维生素B_1 50～100mg,维生素B_{12} 1000μg,胞二磷胆碱250mg,辅酶Q_{10} 5～10mg等,肌内注射1/d。

4.理疗　茎乳孔附近超短波透热疗法,红外线照射,直流电碘离子导入,以促进炎症消散。亦可用晶体管脉冲治疗机刺激面神经干,以防止面肌萎缩,减轻瘫痪侧肌受健侧肌的过度牵引。

5.针刺治疗　取翳风、听会、太阳、地仓、下关、颊车,并配曲池、合谷等穴。

6.血管扩张药及颈交感神经节阻滞　可选用妥拉苏林25mg或烟酸100mg,口服,3/d;或患侧颈星状神经节阻滞,1/d,连续7～10d。

7.恢复期的其他治疗　除上述治疗外,可口服维生素B_1、维生素B_6各10～20mg,3/d;地巴唑10～20mg,3/d。亦可用加兰他敏2.5～5mg,肌注,1/d,以促进神经功能恢复。

8.保护暴露的角膜　防止发生结膜、角膜炎,可采用眼罩、滴眼药水、涂眼药膏等方法。

9.手术治疗　早期行面神经管减压术,起病后1年或以上仍未恢复者可考虑行神经移植治疗。一般取腓肠神经或邻近的耳大神经,连带血管肌肉,移植至面神经分支,但疗效不肯定。

【预后】

一般预后良好,通常于起病1～2周开始恢复,2～3个月痊愈。约85%病例可完全恢复,不留后遗症。但6个月以上未见恢复者则预后较差,有的可遗有面肌痉挛或面肌抽搐。少数病例还可出现"鳄泪征"。

六、面肌抽搐

【病因】

可能是面神经通路上某些部位受到病理性刺激的结果,但目前尚难查明其确切的病因,因此亦称为原发性面肌抽搐。大部分患者可能是由于椎-基底动脉的动脉硬化性扩张或动脉瘤压迫,甚至是正常血管变异交叉成微血管襻而压迫面神经,有的是面神经炎后脱髓鞘变性以及脑桥小脑角肿瘤、炎症所致。

【临床表现】

原发性面肌抽搐患者多数在中年以后起病,女性较多。病起时多为眼轮匝肌间歇性抽搐,逐渐缓慢地扩散至一侧面部的其他面肌,口角肌肉的抽搐最易引起注意,严重者甚至可累及同侧的颈阔肌。抽搐的程度轻重不等,可因疲倦、精神紧张、自主运动而加剧,但不能自行模仿或控制。入睡后抽搐停止,两侧面肌均有抽搐者少见,若有,往往一侧先于另一侧受累。少数患者于抽搐时伴有面部轻度疼痛,个别病例可伴有头痛、病侧耳鸣。神经系统检查除面部肌肉阵发性抽搐外,无其他阳性体征发现。少数病例于病程晚期可伴有患侧面肌轻度瘫痪。根据面肌抽搐的强度、Cohen和Albert的强度分级,将其分为5级。0级:无痉挛;1级:外部刺激引起瞬目增加;2级:眼睑、面肌轻微颤动,无功能障碍;3级:痉挛明显,有轻微功能障碍;4级:严重痉挛和功能障碍。

【辅助检查】

1.肌电图　显示抽搐的面肌有肌纤维震颤和肌束震颤波。

2.脑电图检查   正常。

3.头部 MRA 检查或 DSA 检查   部分患者可能发现椎动脉、基底动脉系统血管变异、动脉扩张等病变,造成对面神经的压迫。

【诊断】

根据本病的临床特点为阵发性,一侧面肌抽搐而无其他神经系统阳性体征,诊断并不困难。可行肌电图、脑电图、头部 MRA 检查或 DSA 检查以进一步明确。

【鉴别诊断】

1.继发性面肌抽搐   脑桥小脑角肿瘤或炎症、脑桥肿瘤、脑干脑炎、延髓空洞症、运动神经元疾病、颅脑外伤均可出现面肌抽搐,但往往伴有其他脑神经或长束受损的表现。

2.癫痫   面肌局限性抽搐亦可能是部分性运动性癫痫,但其抽搐幅度较大,并往往累及同侧颈、上肢甚或偏侧肢体,或出现典型的按大脑皮质运动区顺序扩散的杰克逊癫痫发作,脑电图上可见癫痫波发放。仅仅局限于面部肌肉抽搐的癫痫极罕见。

3.癔症性眼睑痉挛   常见于中年以上女性患者,多系两侧性,仅仅局限于眼睑肌的痉挛,而颜面下部的面肌则并不累及。肌电图与脑电图正常,在抽搐时肌电图上出现的肌收缩波与主动运动时所产生的一样。

4.习惯性面肌抽搐   常见于儿童及青壮年,为短暂的强迫性面肌运动,常为两侧性。肌电图与脑电图正常,在抽搐时肌电图上出现的肌收缩波与主动运动时产生的一样。

5.三叉神经痛   原发性面肌抽搐发展至严重时,抽搐时间较久,亦可引起面部疼痛,但其疼痛程度没有三叉神经痛那样剧烈。

6.舞蹈病及手足徐动症   可有面肌的不自主抽动。但均为两侧性,且均伴有四肢类似的不自主运动。

【治疗】

1.药物治疗   可选用各种镇静、地西泮、抗癫痫等药物,其中卡马西平、苯妥英钠、氯硝西泮,对某些患者可减轻症状。无效者可试用巴氯芬。

2.理疗   应用钙离子透入疗法,部分患者有一定疗效,可减轻症状,但不能根治。

3.神经阻滞术   在局部麻醉后,于患侧面部、面神经分支或颈乳突孔主干处,注射 50% 的乙醇 0.5～1ml,但有不同程度的面肌瘫痪。开始注射时剂量应小一些(0.3～0.4ml),如立即发生面肌瘫痪即停止注射;如无瘫痪发生,而仍有抽搐,需半小时后才可重复注射,因为有时瘫痪较迟才出现。

4.局部注射肉毒杆菌毒素   A 型肉毒杆菌毒素能抑制局部神经肌肉接头处运动神经末梢突触前膜释放乙酰胆碱,使肌肉松弛、麻痹。采用多点注射,如颧弓、颊部、口角、眼睑、外眦处,每点注射 0.1～0.2ml(2.5～5U),注射后 3～4d 抽搐明显减少,1 次多点注射其总量不应超过 55U,1 个月内使用的总剂量不应超过 200U。疗效维护 3～6 个月,总有效率可达 80% 以上。注射后部分患者可出现轻微的副作用,如眼睑下垂或轻度闭合不全,流泪或眼干燥,口角轻垂,咀嚼乏力,食物滞留于注射侧颊部等。副作用多在注射后半个月至 1 个月消失。复发者可以重复注射。此法目前国内已广泛使用。

5.手术疗法

(1)面神经主干或分支切断术:破坏面神经的传导功能,以瘫痪换取抽搐。因神经再生,在术后 3～5 个月面瘫恢复,但抽搐亦会复发,有些患者复发后其抽搐程度较轻,可以不必再行手术。

(2)微血管减压术:在患侧乳突后开一小骨窗,在手术显微镜下牵开小脑底部,到达脑桥脚,将该处扣压于面神经根部的血管用少量涤纶絮隔开即可。此手术方法现已被国内外神经外科医师广泛接受,为面肌痉挛手术治疗的首选方法。

【预后】

本病为缓慢进展的疾病,一般均不会自然好转.如不给予治疗,部分病例于晚期患侧面肌瘫痪,抽搐停止。

七、位听神经病变

（一）听神经损害

【病因】

1.耳蜗神经损害的原因　常见的有神经炎、脑膜炎、外伤、中毒、肿瘤、动脉硬化、某些遗传病、中耳和内耳疾病等。

2.前庭神经损害的原因　中毒、血液循环障碍（基底动脉硬化症、高血压等）、神经炎、肿瘤、外伤、脱髓鞘病、内耳疾病等。

【病理】

由于病因不同其发病机制亦各不相同，可以是脱髓鞘、炎细胞浸润、细胞变性及压迫等。

【临床表现】

1.听力障碍　患者常述耳鸣，外耳道阻塞感、听力减退，尤其对高音感觉差，这种耳聋称为神经性耳聋或感音性耳聋。表现为音叉试验气传导较骨传导强，即 Rinne 试验阳性；骨传导与正常侧（或检查者）比较，声响持续时间短，为 Schwabach 试验阳性；Weber 试验，响声偏向健侧。

2.平衡障碍　患者感到眩晕、恶心及呕吐，有面色苍白、多汗等迷走神经刺激症状。检查可发现眼球水平震颤，指示试验阳性，即患者两上肢向前方水平伸直，闭目时病侧肢体向患侧偏斜、倾倒，在闭目难立试验时更为显著；踏步试验异常，即闭目在一条直线上前进，后退 5 步，反复进行，患者则向病侧偏转，步迹呈星状，亦称星迹步态。

【诊断及鉴别诊断】

1.内耳眩晕病　又称梅尼埃病。好发于 30～50 岁，临床上以听力障碍、耳鸣和眩晕为特点。眩晕常突然发作，发作前耳鸣常加重，发作时伴短暂性水平眼球震颤，严重时伴恶心、呕吐、面色苍白、出汗等迷走神经刺激症状，发作历时数分钟、数小时或数天，间歇期长短不一，每次发作使听力进一步减退，发作随耳聋加重而减少。到完全耳聋时，迷路功能丧失，眩晕发作亦终止。甘油试验呈阳性。

2.前庭神经元炎　常发生于上呼吸道感染后数日之内，可能与前庭神经元遭受病毒侵害有关。临床特征为急性起病的眩晕、恶心、呕吐、眼球震颤和姿势不平衡。一侧前庭功能减退，但无听力障碍。眩晕常持续半个月左右。变温试验显示前庭功能减退，治愈后恢复。

3.迷路炎　常继发于中耳乳突炎或中耳炎，出现发热、头痛、耳部疼痛、外耳道流脓、外伤后感染损伤等。骤起的阵发性眩晕、剧烈耳鸣，伴恶心、呕吐，出现自发性眼球震颤，1～2d 听力完全消失。周围血象提示感染性改变。外耳道检查可见鼓膜穿孔。

4.位置性眩晕　眩晕发作常与特定的头位有关，无耳鸣、耳聋。中枢性位置性眩晕，常伴有特定头位的垂直性眼球震颤，且常无潜伏期，反复试验可反复出现呈相对无疲劳现象。外周性位置性眩晕，又称良性阵发性位置性眩晕，眼球震颤常有一定的潜伏期，呈水平旋转型，多次检查可消失或逐渐减轻，属疲劳性。预后良好，能自愈。

5.听神经鞘瘤　是颅内神经鞘瘤发病率最高的一种，听神经鞘瘤多发生在内听道内或内耳孔区具有神经鞘膜的前庭神经。首发症状多为听神经的刺激或破坏症状，表现为患侧耳鸣、耳聋或眩晕，占 74%。耳鸣为高声性、连续性；听力减退多与耳鸣同时出现，但常不能为病人所觉察，不少因其他症状做听力测验时才被发现；肿瘤向小脑脑桥隐窝发展压迫三叉神经及面神经，引起同侧面部麻木，痛觉减退，角膜反射减退，三叉神经痛及面肌抽搐等。向内侧发展，压迫脑干可出现对侧肢体轻瘫及锥体束征，对侧偏身感觉减退;脑干移位,压迫对侧天幕切迹时则可出现同侧锥体束征及感觉减退。小脑角受压可引起同侧小脑性共济失调、步态不稳、辨距不良、语言不清和发言困难。同时可出现颅内压增高的症状与体征,如头痛、呕吐、视盘水肿、继发性视神经萎缩等。内听道 X 线片示内听道扩大,颅脑 CT、MRI 示桥小脑角占位。

6.药物中毒　许多药物可引起第 8 对脑神经中毒性损害,常见的药物有氨基糖苷类抗生素、苯妥英钠、扑痫酮、阿司匹林、奎宁、咖啡因、呋塞米、利尿酸和噻嗪类利尿药等。多为双侧性,毒性作用与剂量有关,常在反复应用后出现,但也可在短程常规剂量应用时加剧,可伴有视力障碍,多数无自发性眼球震颤,眩晕常持续数日后好转,但前庭功能损害往往难以恢复。

(二)耳聋

【病因】

各种急性、慢性迷路炎,药物中毒(如链霉素、新霉素、庆大霉素、奎宁等),损伤(内耳震荡、颞骨骨折),噪声,爆震,梅尼埃病,听神经炎,脑膜炎,蛛网膜炎,脑桥小脑角肿瘤(特别是听神经瘤),脑桥侧部胶质瘤及老年性动脉硬化性耳聋等均可引起耳聋。此外尚有遗传及妊娠期、分娩期各种病因所致的先天性聋。大脑额叶听觉中枢受损引起的聋较少发生。

【病理】

产生感音性聋的病损部位多数在耳蜗末梢感受器或耳蜗神经。病变位于脑桥,累及耳蜗神经核时,虽可引起病侧感音性聋,但由于耳蜗纤维进入脑干后分散,常仅部分受损,病侧听力障碍并不严重。

【临床表现】

根据病变解剖部位的不同,可分为耳蜗性、神经性、中枢性耳聋三种。其听力障碍的共同特点是听力减退以高音频率为主;气导大于骨导,骨导偏向健侧,可发生完全性听力丧失(全聋)。

1.耳蜗性(末梢性)聋　病变位于耳蜗,影响内耳末梢感受器所致听力减退。耳蜗性聋常以高音频率听力首先障碍,其原因可能是感受高音的部位在耳蜗基底部,而此处接近圆窗与前庭窗,故易受影响。此外,该区局部血供比较脆弱,因此易受损害。

2.神经性聋　病变影响发自螺旋神经节至进入脑干处的耳蜗神经所产生的听力障碍。高音频率听力首先受影响,然后渐向中低音扩展,造成斜坡向高音的听力障碍曲线,最后普遍下降;气导仍大于骨导,但均缩短,骨导/气导之比不变。语言审别率常低于正常,并常与纯音听力不相称,即纯音听力尚属减退,而语言审别率明显下降。有明显的病理性适应现象。

3.中枢性聋　病变位于脑干、大脑,累及耳蜗神经核及其中枢通路、听觉皮质中枢所产生的听觉障碍。例如大脑老年性退行性病变,患者难以理解复杂的或速度较快的语言,在噪声较强的环境中对语言的理解也感困难。

【辅助检查】

1.耳蜗性听力障碍电测听检查特点

(1)复聪现象:又称重振现象,即听力损失的程度因刺激声强增加而减轻或消失。

(2)强声耐量降低:正常人对于 105～110dB 的声强并不感到难受,当声强提高到 120dB 以上时才感到耳部疼痛。耳蜗性耳聋的患者则在声强未达到上述阈限时即感耳部难受或有疼痛感。

(3)复听:对同一种音调(纯音)患者感到两耳听到的不一致,一高一低。

(4)病理性听觉适应:在持续性声音刺激时,其听阈显著提高。

2.听性脑干诱发电位　确定损伤的部位。

3.头颅 CT 或 MRI　有助于发现占位性病变。

【诊断及鉴别诊断】

凡听觉感音器病变(包括内耳末梢感受器,位听神经及其中枢通路,听觉皮质中枢)所致的听力减退或消失均属感音性聋(又称感音神经性聋)。根据患者听力下降,且以高音频率为主,气导大于骨导,骨导偏向健侧以及电测听检查结果可做出诊断。

【治疗】

1.耳聋的治疗首先是病因治疗。由于中耳炎并发迷路炎的患者,应由耳科做有关的处理及抗感染治疗。因药物中毒性损害引起者,则应立即停药,并给予B族维生素以帮助神经恢复。噪声性耳聋患者需佩戴防音器。由于迷路血供不足而引起者,可应用各种扩血管药如烟酸、地巴唑、妥拉苏林,钙通道阻滞药如氟桂利嗪等。亦可给予混合气体(5%二氧化碳与95%氧气)吸入。治疗内耳眩晕病,减少其发作,以防止听力进一步减退。因脑桥小脑角肿瘤引起的听力减退,需手术治疗。

2.对于聋哑症患者给予听觉训练(以大声如喇叭、铃等强大音响进行刺激,促使尚有功能的听觉细胞"苏醒",然后逐渐减低声音强度),并进行唇语教学。

3.针刺疗法,主要应用于聋哑症中的耳聋治疗,对于其他感音性耳聋此法亦可应用。

(三)耳鸣

【病因】

1.外耳道　外耳道耵聍或异物阻塞。

2.中耳　急性或慢性中耳炎、卡他性咽鼓管炎、耳石硬化症。

3.内耳　迷路损伤,内耳药物性中毒(如奎宁、水杨酸、链霉素、新霉素等),病毒性或化脓性迷路炎。内耳动脉病变(动脉瘤、动脉痉挛、阻塞),Meniere病(亦称内耳眩晕病)。

4.耳蜗神经　听神经瘤、耳蜗神经炎等。

5.脑干　脑桥被盖外侧部分的病损(肿瘤)。

6.血管畸形或血液流变学原因　由于此类血管或血液原因,使流向颅内、耳蜗内的供血血流不规则,或由颈部、颅腔血管异常所产生的血管性杂音传至耳内导致耳鸣。

7.全身其他系统疾病　贫血、高血压。心脏瓣膜狭窄和关闭不全及动脉硬化等所造成的杂音可传入耳内,胃肠道疾病通过自主神经的反射,引起内耳血管的扩张或痉挛而产生耳鸣。

8.神经症　在晚上明显,晨起减轻或消失。

9.不明原因　约占耳鸣人数的40%。

【临床表现】

患者感受可如蝉鸣、蟋蟀鸣,亦可如风声、雨声或哨声、铃声等。耳鸣有单耳鸣、双耳鸣及间歇性耳鸣或持续性耳鸣。轻者仅在安静状态下才可听到,重者则无论在什么时候都会感到耳内吵闹不安。它既可单独出现,又可伴随其他疾病一起发生。

【辅助检查】

详细的耳鸣检查包括全身系统的检查和耳鼻咽喉科专科的检查,必要时进行听力测试、心理评价、影像学检查、前庭功能检查、耳鸣匹配等耳鸣测试检查。

【诊断及鉴别诊断】

根据患者临床表现诊断不难,必要时可行听力测试、心理评价、影像学检查、前庭功能检查、耳鸣匹配等耳鸣测试检查。但须进行全身系统检查以明确病因。

【治疗】

1.病因治疗　首先应明确耳鸣的原因,针对病因治疗。

2.对症治疗　可给予各种镇静药、安定剂,如苯巴比妥、地西泮等。由感音器疾病引起的耳鸣尚可用B族维生素及辅酶A、三磷酸腺苷、硫酸软骨素等药物。由于内耳血供不足引起的耳鸣,可适当应用扩血管药物:如烟酸、妥拉苏林,钙通道阻滞药如氟桂利嗪等,近年来有学者主张应用凯时(前列腺素 E_1)治疗耳鸣,凯时 2ml＋生理盐水,静脉注射,每天 1 次,7～10d 为 1 个疗程。

3.其他　掩蔽治疗;电刺激治疗;心理学治疗;耳部按摩,双手掌按住耳部,拇指置于脑后,四指敲打后脑勺。

【预后】

常反复发作,轻者可治愈;重者治愈难度大,严重影响人们的生活、工作、学习和休息,危害着人体的健康。

(四)内耳眩晕病

【病因】

确切的病因至今仍不明。

1.末梢血液循环障碍　供应内耳的内听动脉为一终支,且较敏感。一旦发生痉挛,极易使感觉上皮受到损害。由于中间代谢产物淤积,蜗管内渗透压增高,最终形成内淋巴积水。

2.自主神经功能紊乱　过度疲劳、情绪波动等均能影响自主神经系统稳定性,交感神经应激性增高,内耳小动脉痉挛,继而产生膜迷路积水。

3.内分泌功能障碍学说　肾上腺皮质功能减退等内分泌腺功能失调,可导致内听动脉痉挛,引起膜迷路积水。

4.病毒感染　扁桃体炎、胆囊炎及腮腺炎病毒等可诱发本病。

5.其他　如炎症、动脉硬化、出血、耳硬化症等及颅内疾病影响前庭神经时皆可产生类似内耳眩晕病的临床表现,可称之为眩晕综合征。

【病理】

主要病理改变是内耳膜迷路积水。由于积水致膜迷路膨大、扩张,尤以耳蜗中阶和球状囊为著。前庭膜可突入前庭阶中,使前庭阶内空隙闭合。前庭膜的最上段可通过蜗孔疝入蜗阶。球囊膨大。其壁周围偶有纤维化。椭圆囊也可膨大,并可呈疝状突向一个或数个半规管的外淋巴腔内。内淋巴管和内淋巴囊无明显变化。蜗小管无改变。膨胀的膜迷路可破裂,甚至有瘘管形成。内耳感觉上皮可有程度不同的变性改变。

【临床表现】

主要表现为发作性眩晕,常伴有恶心、呕吐、耳鸣及听力逐渐减退。多数病人于中年起病,男性略多。典型的三联症状为发作性眩晕、渐进性波动性听力减退、耳鸣。

1.眩晕　发作突然,为四周景物或自身在旋转或摇晃的感觉,严重时往往伴有恶心、呕吐、面色苍白、出汗等迷走神经刺激症状,并可出现短暂的水平性眼球震颤。发作时患者多闭目卧床,不敢翻身或转动头部,唯恐因此而加剧眩晕。发作持续时间历时数分钟、数小时甚至数天,多数患者于 1～2d 逐渐减轻而自行缓解。在发作后短期内部分患者仍有轻微的眩晕,特别是在头部转动时易出现。发作间歇期长短不一,多数为数月或数年发作一次,亦有频繁发作达 1 周数次者。眩晕发作时患者神志清楚。发作频率往往随耳聋的进展而逐渐减少,至完全耳聋,迷路功能消失时,眩晕发作亦常终止。亦有听力障碍不甚严重而发作性眩晕经几年自行停止者。

2.听力障碍　常为一侧性听力减退。约半数患者听觉障碍的发生先于眩晕,但在病程早期因其障碍程度较轻而未被注意。每次眩晕发作常使听力进一步减退,发作后可有部分恢复,但难以恢复到原来的水平。早期以低频率听力减退为主的上升型听力曲线,屡发后高频听力亦有影响。听力检查呈典型的感音性耳聋,并有复聪现象。

3.耳鸣　为高音调性,若发生于患侧,常与耳聋同时发生,多为持续性,亦可呈间歇性,在每次眩晕发作前耳鸣常加剧。

4.其他　发作间歇期检查可发现多数患者有感音性听力障碍,前庭功能冷热水试验于一部分病例中显示功能减退,在间歇期无自发性眼球震颤,闭目难立试验阴性。

【辅助检查】

1.眼震　发作期可见水平或水平旋转性眼震。此为重要体征,但无定位意义。

2.眼震电图(ENG)检查　患者可表现出各种前庭功能障碍,如自发性眼震、位置性眼震,半规管麻痹、优势偏向、前庭重振等。

3.听力检查　纯音测听为感音性聋曲线。早期低频下降,并呈波动式变化,即发作期后听力可恢复正常。晚期患者高频听力亦下降,甚至全聋,发作期语言识别率下降。尚可有听觉重振和复听现象。

4.耳蜗电图　表现为SP-AP复合波增宽,AP振幅与刺激声强度的函数曲线有重振特点。-SP振幅异常增大,即-SP/AP比值≥ 0.4,其阳性率为$60\%\sim 81\%$。CM畸变。甘油试验时-SP下降等。

5.内淋巴脱水试验　如甘油试验、尿素试验。试验时,因膜迷路脱水,听力可有不同程度地提高。

6.X线检查　前庭导水管和内淋巴囊区域的X经检查结果分为Ⅰ、Ⅱ、Ⅲ型。梅尼埃病患者Ⅲ型最多见。表现为前庭导水管周围气化差。导水管短而直,容纳颞骨外部内淋巴囊的小凹较窄。

7.免疫学检查　多种食物、偶尔吸入物或化学性物质作为过敏源对产生内淋巴积水有重要作用。行过敏试验寻找过敏源以期减少发作。

【诊断及鉴别诊断】

根据本病的临床特点诊断一般并不困难,但应与以下疾病相鉴别。

1.全身性疾病　如高血压、低血压、心脏病、贫血、中暑、神经症、尿毒症及低血糖症等均可引起头晕,但大多数并非真正的运动幻觉,无眼球震颤及听力减退,症状持续时间往往较长,可根据原发疾病的特点加以鉴别。

2.急性化脓性迷路炎　多为中耳炎并发症,可见鼓膜穿孔、中耳病变,伴有明显的听力障碍,眩晕症状严重者出现明显的眼球震颤。

3.前庭神经元炎　常发生于上呼吸道病毒感染或胃肠道感染后,一部分患者有身体其他部位的感染症状。起病急,有剧烈眩晕、恶心、呕吐,但无耳聋与耳鸣,前庭功能冷热水试验有助于鉴别诊断。

4.良性阵发性位置性眩晕　为耳石器障碍引起。由头位或体位改变诱发的剧烈眩晕,眩晕为一过性,无耳聋和耳鸣。反复检查,眩晕和眼震可逐渐衰减消失。

5.其他　血液病(白血病、贫血等)、内分泌疾病(甲状腺功能亢进、糖尿病等)、泌尿系疾病(肾炎、肾性高血压)、代谢疾病(肝病、脂质代谢异常)、心血管疾病(心功能不全、高血压、低血压、动脉硬化)、自主神经功能失调(直立性低血压、动摇症等)。

【治疗】

1.发作期的处理　治疗目的是为了减轻眩晕、恶心、呕吐及伴随的焦虑紧张症状。可、选用以下药物肌内注射:东莨菪碱0.3mg,阿托品0.5mg,山莨菪碱注射液10mg,4～6h重复给药,共2～3次。发作较轻者可选用以下药物口服:苯巴比妥0.1g,氯丙嗪25mg,地西泮2.5mg,每日3次。此外,可采用针刺治疗,取穴风池、合谷,以减轻眩晕。有呕吐者加内关,听觉不好可用五针疗法。应向患者说明本病并非严重疾病,解除其疑虑,树立信心,鼓励病人加强锻炼,进低盐少水食品。

2.间歇期　处理若无症状则无需任何治疗。但对于发作较频者,可继续应用上述药物及口服钙通道阻滞药氟桂利嗪5～10mg,每晚1次。此外,尚可应用烟酸100mg,每日3次口服;谷维素10mg,每日3次口服;倍他司汀 20mg,每日 3 次口服;布酚宁 6mg,每日 3 次口服。

3.手术治疗　经系统保守治疗半年以上无效者;眩晕反复发作影响生活和工作者;眩晕发作伴倾倒者;听力逐渐下降者,可采取手术疗法。包括星状神经节阻滞术;颈交感神经切除术;内淋巴减压术;球囊切开术;耳蜗球囊穿刺术;前庭神经切除术;经耳道迷路破坏术及超声波、冷冻法迷路破坏手术。

八、舌咽神经、迷走神经、舌下神经病变

（一）舌咽神经痛

【病因】

病因尚不明确,可能为舌咽及迷走神经的脱髓鞘性病变引起舌咽神经的传入冲动与迷走神经之间发生"短路"的结果。近年来由于显微血管外科的发展,发现部分患者椎动脉或小脑后下动脉压迫于舌咽及迷走神经上,解除压迫后症状可以缓解。这些患者的舌咽神经痛可能与此有关。

【病理】

部分患者有舌咽及迷走神经的脱髓鞘性病变。

【临床表现】

舌咽神经痛是一种局限于舌咽神经分布区的发作性剧烈疼痛。男性较女性多见,起病年龄多在 35 岁以后。疼痛的性质与三叉神经痛相似,呈刺戳性、间歇发作,每次持续数秒钟。疼痛位于扁桃体、舌根、咽、耳道深部。可因吞咽、谈话、呵欠、咳嗽而发作,伴有喉部痉挛感、心律失常如心动过缓甚或短暂停搏等症状。神经系统检查无阳性体征。在咽喉、舌根、扁桃体窝等部位可有疼痛触发点。将表面麻醉药丁卡因涂于患侧的扁桃体及咽部,可暂时阻止疼痛的发作。

【辅助检查】

1.颅底平片　可了解颈静脉孔大小。

2.鼻咽部检查　可排除鼻咽癌。

【诊断及鉴别诊断】

根据本病的临床特点诊断并不困难,但有时易与三叉神经痛混淆,需仔细询问疼痛的部位,以资鉴别。若疼痛持续,则需与鼻咽癌侵及颅底以及耳咽管肿瘤、扁桃体肿瘤相鉴别。此时即使无神经方面或鼻咽部方面的异常改变亦应提高警惕。

【治疗】

1.药物治疗　凡治疗原发性三叉神经痛的药物亦可应用于本病:卡马西平每次 100mg,每日 2～3 次,口服。七叶莲片,每次 4 片,每日 3 次,亦有疗效。

2.手术治疗　最有效及彻底的治疗方法是经颅内切断病侧的舌咽神经根及迷走神经最上端的 1～2 根丝。有人主张,如在术中发现有血管压迫舌咽神经,行微血管减压术以解除压迫、亦有效。

（二）延髓麻痹

【病因】

1.下运动神经元性延髓麻痹　系延髓的神经核或其周围神经受累所致。常见病因为延髓血管性病变,延髓髓空洞症,进行性延髓麻痹症,颅颈部畸形如颅底凹陷症、先天性延髓下疝畸形,颅底部转移癌浸润（如鼻咽癌）,枕大孔附近的病变（如肿瘤、骨折、脑膜炎）颈部肿瘤。此外,白喉常为产生舌咽神经、迷走神经麻痹的原因。

2.上运动神经元性延髓麻痹　系两侧皮质脑干束损害所致。可由各种病因引起,但最常见于因数次或

数处脑卒中的后遗症,亦可见于肌萎缩侧索硬化症及弥漫性大脑血管硬化的患者。此外,尚可见于多发性硬化、多发性脑梗死、梅毒性脑动脉炎等患者。

【临床表现】

1.下运动神经元性延髓麻痹 又称球麻痹,临床表现为延髓神经支配的咽、喉、腭、舌的肌肉瘫痪、萎缩,可见吞咽困难,进食时食物由鼻孔呛出,声音嘶哑,讲话困难,构音不清,咽反射消失。核性损害时尚可有舌肌束性纤维颤动。

2.上运动神经元性延髓麻痹 又称假性延髓麻痹,临床表现为受延髓支配的肌肉瘫痪或不全瘫痪,软腭、咽、喉、舌肌运动困难,吞咽、发音、讲话困难。由于是上运动神经元性瘫痪,因此无肌肉萎缩,咽反射存在,下颌反射增强,并可出现强哭、强笑。

【诊断及鉴别诊断】

根据延髓神经麻痹的临床征象,诊断并不困难。

1.上运动神经元性延髓麻痹与下运动神经元性延髓麻痹的鉴别在于前者无肌肉萎缩,咽反射存在,下颌反射亢进。

2.与肌源性延髓麻痹作鉴别,肌源性延髓麻痹其病变部位不在延髓或发自延髓的脑神经,而在延髓神经支配的肌肉。症状与神经源性延髓麻痹相似,一般均为双侧性,无感觉障碍及舌肌颤动,可见于重症肌无力、皮肌炎、多发性肌炎等疾病。

【治疗】

延髓麻痹时除针对病因治疗外,对症处理亦属重要。对于吞咽困难、呼吸困难的患者需做相应的处理,如鼻饲流质、静脉补液、预防感染,必要时行气管切开等。

(曲 艺)

第二节 脊神经疾病

一、急性感染性多发性神经根神经炎

【流行病学】

急性感染性多发性神经根神经炎又称吉兰-巴雷综合征,是一种特殊类型的多发性神经炎,多见于中青年。病变主要侵犯神经根、周围神经和脑神经,少数累及脊髓前角和脑干运动核。

【病因】

病因未明,一般认为本病为自身免疫性疾病,细胞及体液免疫途径均参与发病,也有人认为与病原体感染有关,常见感染因子有巨细胞病毒、EB病毒、肺炎支原体、空肠弯曲菌,其中空肠弯曲菌感染被认为是重要因素。

【病理】

主要病理改变为周围神经中单核细胞浸润和阶段性脱髓鞘。病变部位在脊神经根(尤以前根为多见且明显)、神经节和周围神经,偶可累及脊髓。病理变化为水肿、充血、局部血管周围淋巴细胞浸润、神经纤维出现节段性脱髓鞘和轴突变性;本病也可有中枢神经系统病理改变,如在脑干的脑神经运动核、脊髓前角细胞有变性坏死,脑和脊髓白质小血管周围单核细胞浸润,脑实质甚至有出血、软化灶。

【临床表现】

1.病前 1～4 周有上呼吸道或消化道感染症状,少数有免疫接种史。

2.急性、亚急性起病,迅速进展,半数在 2 周内达高峰,以四肢对称性无力为首发症状,大多最初影响下肢,以近端为主,病程中逐渐远端重于近端,当呼吸肌受累时则有呼吸困难;疾病早期常会出现共济失调征,如震颤和动作笨拙。

3.以主观感觉障碍多见,主诉肢体远端感觉异常,呈手套袜子样分布,少数有口周麻木、刺痛,但客观感觉障碍较主观者少,即使有也多以关节位置觉、震动觉为主,少有浅感觉障碍,其中有患者感觉肌肉酸痛,可出现直腿抬高试验阳性。

4.脑神经损害以双侧周围性面瘫多见,严重者出现延髓麻痹,少数出现动眼神经损害。

5.自主神经功能障碍常见,可出现交感和副交感神经功能缺陷,而另一时间亢进,如出汗增多、皮肤潮红、手足肿胀、营养障碍,严重时有心动过速、直立性低血压等。

6.四肢相对对称的迟缓性瘫痪,感觉体征轻微,四肢腱反射减弱或消失。

【辅助检查】

1.脑脊液检查　蛋白含量增高而细胞数正常,即蛋白-细胞分离现象,蛋白质增高在起病数天开始持续升高,最高峰在发病后 4～6 周;脑脊液中可检测出髓鞘碱性蛋白-IgG 及寡克隆区带。

2.神经传导速度　早期肢体远端神经传导速度可正常,但 F 波潜伏期已延长,说明神经近端或神经根损害。病情逐渐进展出现传导速度减慢,波幅可无明显改变,并可持续到疾病恢复之后。

3.肌电图　最初改变运动单位动作电位降低,第 2～5 周出现失神经电位。

4.心电图　严重病例可出现心电图改变,以窦性心动过速、T 波改变最常见。

5.血液　中度多核细胞增加或核左移,红细胞沉降率可中度增快,IGG、IGA、IGM、IGE 可增加。

【诊断】

1.病前 1～4 周有感染史,少数病人病前可有免疫接种史。

2.急性或亚急性起病,四肢相对对称性的迟缓性瘫痪,感觉症状轻微,可伴脑神经损害,以面神经损伤为多见。

3.心肌受累时可出现心力衰竭。

4.脑脊液可有蛋白细胞分离现象,病初蛋白含量可正常。发病后第 2 周起蛋白逐渐增高,至 4～6 周达最高峰。脑脊液中可出现寡克隆带和鞘内 IgG 合成增高。

5.电生理检查提示神经传导速度减慢或阻滞。

【鉴别诊断】

1.急性脊髓炎　有明显的横贯性感觉障碍平面,早期出现括约肌功能障碍。瘫痪肢体早期呈松弛性,随着病情好转瘫痪肢体肌张力逐步增高,腱反射亢进和出现病理反射。脑脊液蛋白和细胞数均有增高。

2.急性脊髓灰质炎　多见于小儿,起病时多有发热,有流行病学史。瘫痪肢体都呈不对称性,无感觉障碍;脑脊液检查细胞数和蛋白常增高;运动神经传导速度可正常,但波幅可减低。

3.周期性麻痹　四肢发作性瘫痪,无感觉障碍,发作时血清钾含量降低,心电图有低钾改变,补钾治疗后病情多数迅速好转,脑脊液无异常。病程较短,一般数小时至 1～2d 完全恢复。有反复发作史。

4.其他多发性神经炎　起病较为隐袭,四肢末端有对称性的感觉及运动障碍,以感觉障碍更突出。无脑神经障碍。多数病例能找到有关病因。

5.重症肌无力　病变多先侵犯眼部肌肉,亦可发生全身性肌无力,受累肌群于运动后无力加重,休息后改善,经抗胆碱酯酶类药物治疗症状好转。

6.肉毒中毒　可呈群体发病,有进食腐败的肉类、豆腐类、豆瓣酱病史。眼肌麻痹、吞咽困难及呼吸困难常较肢体瘫痪重,感觉正常,脑脊液无改变。

【治疗】

1.综合治疗与护理　保持呼吸道通畅,防止继发感染是治疗的关键。吞咽肌及呼吸肌受累时咳嗽无力,排痰不畅,必要时气管切开,呼吸机辅助呼吸;加强护理,多翻身,预防压疮、肺部感染及防止肢体畸形。面瘫者需保护角膜,防止溃疡。因本病可合并心肌炎,应密切观察心脏情况,补液量不宜过大。如有感染适当选用抗生素。

2.激素　应用有争议,可早期短时应用,疗程不宜过长,一般在 1 个月左右,急性严重病例可短期冲击治疗,氢化可的松 5~10mg/(kg·d)或地塞米松 0.3~0.5mg/(kg·d)。

3.丙种球蛋白　尽早大剂量应用,400mg/(kg·d),静脉滴注,共 5d。

4.血浆交换治疗　被认为是最有效治疗措施,可明显缩短病程,但需专用设备,且价格昂贵。

5.适当应用神经营养药物　三磷酸腺苷 20mg、辅酶 A 50U、细胞色素 C 15mg,每日 1~2 次,肌内注射或加入补液中静脉滴注。口服或肌内注射维生素 B 族药物如维生素 B_1 或维生素 B_{12}。加兰他敏 5~10mg,每日 1~2 次,肌内注射。

6.中药　以清热解毒、活血通络为主。可用虎杖 15g、婆婆针 15g、土大黄 15g、丹参 15g、银花藤 60g、贯仲 20g,煎服,每日 1 帖。针灸上肢取穴手三里、合谷,配穴为肩照、肩绍、曲池。下肢取穴肾俞、大肠俞、环跳,配穴为足三里、阳陵泉。隔日 1 次,10 次为 1 个疗程。一般以温针效果较好。

7.康复理疗　恢复期患者应尽早加强康复理疗,酌情选用按摩、四槽浴等。

【预后】

本病虽较严重,经过及时而正确的救治,一般预后仍较良好。急性期后,轻者多在数月至 1 年内完全恢复,或残留肢体力弱、指(趾)活动不灵、足下垂和肌萎缩等后遗症;重者可在数年内才逐渐恢复。病死率约为 20%,多死于呼吸肌麻痹或合并延髓麻痹、肺部感染、心肌损害和循环衰竭等。

二、慢性感染性脱髓鞘性多发性神经根神经病

【流行病学】

慢性感染性脱髓鞘性多发性神经根神经病又称慢性吉兰-巴雷综合征。有的认为 AIDP 和 CIDP 是同一种疾病的两种变异。可发生在任何年龄,多见于青、中年。

【病因】

有关本症的机制尚不明了,可能与免疫有关,也有 CIDP 是多发性硬化在周围神经系统的表现之说。

【病理】

双侧神经根和周围神经普遍受累。在周围神经上的血管周围有单核细胞浸润、水肿,神经有节段性脱髓鞘和复髓鞘,有慢性、肥厚性神经病变,但无炎症感染的特点。约 1/4 患者有神经轴索变性,脊髓后柱可有髓鞘脱失。

【临床表现】

1.发病前常无前驱感染史,发病隐潜,常难估算其确切的起病时间。

2.以肌无力和感觉障碍为主。肌无力症状常是对称性的,主要呈肩、上臂和大腿无力,也可合并前臂、小腿、手和足无力。肌肉抽动和痉挛少见,肌萎缩程度较轻。感觉症状常表现有感觉丧失,不能辨别物体,不能完成协调动作,患者诉有麻木、刺痛,可有紧束、烧灼或疼痛感,与其他周围神经疾病相比疼痛症状较

少。可有视觉减退、复视、面肌无力、面部麻木、吞咽困难等脑神经障碍。少数患者有 Horner 综合征、原发性震颤、尿失禁和阳痿等。

3.常可伴发其他疾病,如甲状腺功能亢进症、获得性免疫缺陷综合征、遗传性运动和感觉神经病、中枢神经系统脱髓鞘病、慢性活动性肝炎、感染性肠道疾病、霍奇金病等。

4.临床上可分为四种类型。①缓慢单相型;②复发型;③阶梯式进行型;④缓慢进展型。

【辅助检查】

1.血液　常规的血和生化检查常无异常,少数患者有血清球蛋白增高。

2.脑脊液　蛋白质常增高,特别在复发期,蛋白质常在 $0.8\sim2.5g/L$。脑脊液细胞常无异常。

3.神经传导和肌电图检查　运动传导速度一般较正常减低 60%,肌肉动作电位的振幅也有下降,系由于运动单位减少所致。传入神经动作电位在尺神经、正中神经、腓肠神经常不能引出。

【诊断标准】

1.必须包括标准(必须有下列特征)　①进行性肌无力(缓慢进行、阶梯性或复发)2 个月;②对称性上肢或下肢的近端和远端肌无力;③腱反射减低或消失。

2.必须排除标准(必须没有下列情况)　①纯感觉神经病,手或足残缺,色素性视网膜炎、银屑病,曾应用或接触可引起周围神经病的药物或毒品;②低血清胆固醇,卟啉症,空腹血糖 $>7.5mmol/L$,低血清维生素 B_{12},甲状腺功能减低,重金属中毒,脑脊液白细胞升高;③神经活检标本显示血管炎,神经纤维肿胀,髓鞘内空泡,淀粉样物质沉着等特征;④电诊断检查有神经肌肉传递缺陷、肌病或前角细胞疾病的特征。

3.主要实验室诊断标准　①神经活检标本有节段性脱髓鞘,复髓鞘,神经纤维丧失,葱球样形成和血管周围炎症等脱髓鞘病变的主要特征;②神经传导检查有传导速度变慢,至少 2 根运动神经的传导速度低于正常的 70%(受累神经必须排除系局部压迫所致);③脑脊液蛋白质 $>0.45g/L$。

4.诊断分类

(1)肯定:①必须包括标准;②必须排除标准;③具备 3 个实验室标准。

(2)可能:①必须包括标准;②必须排除标准;③具备 3 个实验室标准中的 2 个。

(3)可疑:①必须包括标准;②必须排除标准;③具备 3 个实验室标准中的 1 个。

【鉴别诊断】

1.CIDP 须与其他各种遗传性、代谢性、新生物、肿瘤和中毒性等疾病相鉴别。遗传性疾病常有骨骼方面的异常。肥厚性间质性神经病是一种遗传性神经病,在无家族史时较难与 CIDP 鉴别,其突出的体征为周围神经增粗,按压肥厚的神经通常不引起疼痛或感觉异常。

2.有很多疾病引起的多发性神经根神经病变可伴有脑脊液蛋白质增高,如糖尿病、尿毒症、肢端肥大症和肝性脑病,通过实验室检查可以区别。有的疾病可产生 CIDP 样综合征,如溃疡性结肠炎、局限性肠炎、肾小球性肾炎和红斑狼疮,需注意辨别。

3.多发性神经根神经病变也可发生在淋巴细胞性白血病、淋巴瘤和霍奇金病、骨髓瘤、肉瘤和新生物性多发性神经根神经病。在诊断 CIDP 时,必须详细了解病史并做一系列实验室检查加以鉴别。

【治疗】

1.皮质激素　首选药物,每天单剂泼尼松 $1mg/(kg\cdot d)$ 为宜,用 $3\sim4$ 周后逐步递减为间日剂量,最后达到维持剂量,剂量宜逐步减少以防复发。如果患者症状恶化,可重复应用始剂量,即使缓解时亦宜低剂量维持。

2.免疫球蛋白　常用剂量为 $0.4g/(kg\cdot d)$,用 5d,其效果因人而异。

3.血浆交换疗法　有效率可达 80%,在几天之内即可改善。但大部分患者在血浆交换停止后 $7\sim14d$

复发,往往需要延长血浆交换时间,并加用泼尼松和环磷酰胺。

4.免疫抑制药　硫唑嘌呤 2~3mg/(kg·d)。开始用 50mg/d,每周递增 50mg/d,至预定剂量。注意随访白细胞和血小板计数。也可用环磷酸胺 2mg/(kg·d)或环胞素 A 3~5mg/(kg·d),分 2 次服。

【预后】

患者无法工作者可占 8%,困于轮椅或床褥的亦可有 28%。最后大多死于并发症或其他疾病。

三、多发性神经病

【病因】

1.中毒包括药物(如碘胺药、异烟肼、呋喃西林类、胺磺酮、长春新碱等)、金属(如砷、汞、铋、铜、金、铅、锰等)、化学品(如一氧化碳、二氧化硫、硝基苯、三氯乙烯、有机磷等)。

2.营养缺乏、代谢障碍慢性酒精中毒、脚气病、糖尿病、血卟啉病、恶病质、尿毒症、胃切除后等。

3.免疫性或血管性疾病　急性炎症性脱髓鞘性神经病、急性过敏性神经病、结缔组织病如红斑狼疮等。

4.感染流感、腮腺炎、白喉、猩红热、菌痢、传染性单核细胞增多症等病毒或细菌性感染。

5.遗传性运动、感觉性神经病等。

【病理】

主要病理过程是轴突变性和节段性髓鞘脱失。轴突变性可原发于轴突或细胞体的损害,或胞体尚完好,而突起自末梢的近端发生变性,严重者远端产生类似 Wallerian 变性,轴突变性后可使运动终板变性及所支配的肌纤维发生萎缩。轴突变性也可继发髓鞘崩解,使髓鞘裂解为块状或球状体。节段性髓鞘脱失可见于吉兰-巴雷综合征、白喉、铅中毒等,其原发损害神经膜细胞使髓鞘呈节段性破坏,轴突常不受累,因此较少肌肉萎缩。但如有严重的节段性脱髓鞘,也可继发轴突变性而致肌肉萎缩。节段性髓鞘脱失可迅速恢复,使原先裸露的轴突恢复功能。

【临床表现】

本病病程可有急性、亚急性、慢性、复发性,取决于病因。可发生在任何年龄。大部分患者症状在几周到几个月内发展。

1.感觉障碍　肢体远端感觉异常,如刺痛、蚁行感、灼热、触痛等感觉。客观检查时可发现有手套-袜子型的深、浅感觉障碍,病变区皮肤有触痛及肌肉压痛。

2.运动障碍　肢体远端对称性无力,其程度可自轻瘫以至全瘫,大多有垂腕、垂足的表现,肌张力减低。如果病程较久则可出现肌萎缩,上肢以骨间肌、蚓状肌、大鱼际肌、小鱼际肌,下肢以胫前肌、腓骨肌为明显。

3.腱反射　常见减低或消失。

4.自主神经功能障碍　肢体末端皮肤菲薄、干燥、变冷、苍白或发冷,汗少或多汗,指(趾)甲粗糙、松脆。

【辅助检查】

1.脑脊液　少数患者可见蛋白质增高。

2.血生化检查　检测血糖、血维生素 B_1 水平、尿素氮、肌酐、甲状腺功能等。

3.免疫检查　可做免疫球蛋白、类风湿因子、抗核抗体、抗磷脂抗体等检测,以及淋巴细胞转化试验和花环形成试验等。

4.神经电生理　如果仅有轻度轴突变性,则传导速度尚可正常。当有严重轴突变性及继发性髓鞘脱失时则传导速度变慢,肌电图则有去神经性改变。在节段性髓鞘脱失而轴突变性不显著时,则传导速度变慢,但肌电图可正常。

5.神经活检　如怀疑为遗传性的患者,可行腓肠神经活检。

【诊断】

1.起病形式　可呈急性、亚急性或慢性。

2.感觉障碍　受累肢体远端针刺、蚁行、烧灼等感觉异常,通常从远端开始,两侧对称,典型者呈手套-袜子型感觉障碍。

3.运动障碍　对称性肢体远端肌力减退,肌张力降低,腱反射降低或消失,急性期后出现远端肌肉萎缩。腓肠肌可有压痛,行走时呈跨阈步态。

4.营养障碍　肢体远端皮肤发冷、光滑菲薄或干燥皱裂、指(趾)甲松脆、角化过度、出汗过多或无汗等。

5.辅助检查　①脑脊液:一般正常。如为脱髓鞘性病变,细胞数可稍增高或正常,蛋白可增高。②电生理检查:感觉、运动神经传导速度减慢,肌电图呈失神经改变。③周围神经活检:如怀疑为遗传性疾病,可行腓肠神经活检。

【鉴别诊断】

1.红斑性肢痛症　以双下肢多见,表现为肢端剧痛,局部皮温增高、发红、多汗或轻度凹陷性水肿。发作时将患肢浸于冷水中疼痛可减轻或缓解,受热后血管扩张可使症状加重。

2.雷诺病　以双上肢多见,表现为双侧手指苍白、发凉、麻木、烧灼感,也可因继发性毛细血管扩张而呈青紫色。晚期可发绀、溃烂。寒冷时因血管收缩可使症状加重。

3.癔症性肢体麻木　常由精神因素发病,肢体麻木程度、持续时间长短不一,且有其他癔症症状。腱反射多活跃,套式感觉障碍范围常超过肘、膝关节,或边界变化不定。

【治疗】

1.病因治疗　控制全身性疾病,纠正营养及代谢障碍。若为中毒所致,停止有害物接触,设法促进体内毒物排泄,并给予相应的解毒措施,停用一切可能导致神经病变的药物。

2.一般处理　注意保持肢体功能位置,加强肢体被动运动,以防止肌肉挛缩和畸形。肢体疼痛者可用止痛药。

3.药物治疗

(1)激素:急性期可用地塞米松 0.75mg,每日 1 次,口服;或泼尼松 15～30mg,每日 1 次,顿服。

(2)维生素类药物:维生素 B_1 100mg 或呋喃硫胺 20mg,每日 1 次,肌内注射。维生素 B_{12} 0.5～1mg,每日 1 次,肌内注射。烟酸 50～100mg,每日 1 次,肌内注射;或 100mg,每日 3 次,口服。

(3)金属中毒者可选用络合剂:5%二巯基丙磺酸钠 5ml,肌内注射,急性中毒第 1 天 3～4 次,第 2 天 2～3 次,以后每日 1 次,7d 为 1 个疗程;慢性中毒每日 1 次,用药 3d 停药 4d,可用 5～7 个疗程。也可用二巯基丁二酸钠(DMS)1g 加注射用水或生理盐水 20ml,每日 1 次,缓慢静脉注射,一般 7d 为 1 个疗程。

(4)改善微循环:地巴唑 10mg,每日 3 次,口服;加兰他敏 5mg,每日 1～2 次,肌内注射。

(5)其他:理疗法或针灸。疼痛严重者用普鲁卡因离子透入。恢复期及早行体疗。

【预后】

大多数患者可以好转和恢复。

四、良性流行性神经肌无力

【流行病学】

世界各地均有流行,青年妇女发病率较高,但任何年龄均可患病,最多在女职工高度集中的医院及工厂内流行,散发病例少见。

【病因】

本病的病因和传播方式尚未明了,似乎是通过人的接触传染。至今仍未发现病原体,亦无证据说明食物和饮水是本病的致病原。疲劳、寒冷和经期等可能为诱致复发的因素。

【病理】

病理不明。

【临床表现】

1.临床症状　多种多样,且多变化。潜伏期可能为1周。大多数病例在病前1~2周常有轻度上呼吸道感染和胃肠道症状,包括喉痛、咳嗽、恶心、呕吐和腹泻等;可伴有低热及颈后淋巴结肿大,个别病例可有寒战和高热。

2.神经系统　头痛缠绵持久,用一般镇痛药不能解除。四肢、颈、背等处肌肉的疼痛和压痛是本病的突出症状,疼痛是短暂和游走性的。患肢无力,但不存在真正的瘫痪。个别患者弛缓性瘫痪虽极严重,但腱反射仍保存,且极少出现阳性划足底征。患者感周身疲惫无力,随意动作迟缓。少数患者在康复期中动作呈弹跳性,而出现锥体外系病变样的各种不随意动作。有的患者动作迟缓和动作过度交替出现。个别病例可出现脊髓横贯性病变及膀胱括约肌功能障碍的症状。皮肤感觉过敏或感觉异常可突出,但往往不按照周围神经或神经根的分布,感觉丧失多甚轻微。颅面部及鼻咽部的灼痛常于早期出现,其他脑神经均可受累,尤以听觉和前庭功能障碍最多见。

3.精神症状　轻者仅表现为神经症,重者则形成重型精神症。患者多愁善感,轻微的外界压力或精神刺激就可引起焦虑、猜疑、恐惧、抑郁或癔症样发作。思维能力、记忆力和计算力等都可减退,注意力不能集中,夜间常失眠或多梦,言语增多或减少。

【辅助检查】

1.红细胞沉降率可正常或稍增高。

2.脑脊液大多正常,偶见淋巴细胞增多和轻度蛋白质增高。

3.电生理示阵发性正相尖波的动作电位发放,间歇期正常。

4.病原学检查阴性。

【诊断及鉴别诊断】

1.在女职工高度集中的团体中呈暴发性流行,青年妇女的发病率高。

2.症状繁多,主诉多而客观体征少。

3.脑脊液大多正常,偶见淋巴细胞增多和轻度蛋白质增高,红细胞沉降率可正常或稍增高。病毒学和细菌学的检查均正常,故不难与脊髓灰质炎鉴别。肌电图检查发现阵发性正相尖波的动作电位发放。

【治疗】

本病病因不明,故尚无特效疗法。对症疗法为主。卧床休息可能有助于症状的缓解。应避免受冻、潮湿、环境压力和精神刺激,多给患者精神上的鼓励,以解除不必要的顾虑,有计划活动可促进症状的缓解和减少复发。

【预后】

病程呈弛缓性,一次得病后可有多次复发和缓解,但预后良好,最后几乎痊愈,仅个别病例复发的症状可持续数月至数年,而于起病数年后仍残留神经征象或肌肉萎缩。

五、特发性臂丛神经痛

【流行病学】

也称为急性臂神经根炎、神经痛性肌萎缩、臂丛神经炎等。可发生在任何年龄,有的呈家族性,男性患病为女性的 2 倍。

【病因】

确切的病因尚不清楚,有认为与应用血清或接种伤寒、天花、白喉、流感疫苗,注射破伤风类毒素有关。也有在罹患单核细胞增多症、红斑狼疮、霍奇金病、巨细胞病毒感染、埃勒斯-当洛斯综合征,或外科手术后、外伤情况下发病。复发性者可能与自身免疫有关。

【病理】

主要侵犯神经根、周围神经和脑神经,少数累及脊髓前角和脑干运动核。

【临床表现】

1.肩区疼痛　急性发病,有严重的肩区疼痛,有时涉及背、颈和臂,疼痛在夜间尤甚,为了避免疼痛,患者尽量减少肩部活动,因此其上肢常处于肘屈、肩内收位,反之则可引起疼痛。但也有个别病例没有疼痛的现象。一般疼痛在几天后消失,但也有历时几周或在活动时诱发疼痛。

2.感觉障碍　仅有 1/4 的患者可有感觉障碍,主要影响肩和上臂的外侧。

3.上肢无力　往往在疼痛后几小时或几天可产生上肢无力,大多在疼痛后 7～10d 出现无力,也有在 21～28d 后出现乏力和肌无力,主要涉及肩和臂近端的肌肉。腋神经和肩胛上神经是最易受累的,但是支配前锯肌的神经也常受累。单侧肢体完全瘫痪罕见。通常右侧患病较多见,约 25% 的患者双侧患病。有些患者单侧上肢近端无力,伴有对侧上肢的单神经病变,有时伴膈肌瘫痪,此亦可视为单神经性的臂丛神经病,其他臂丛的分支如桡神经、前骨间神经亦可发生病变。如果病变持续时间较久,则可产生肌肉萎缩。

【辅助检查】

1.脑脊液　常无异常改变。

2.电生理　肌电图示周围神经丛病变,而脊神经根无改变。

3.神经活检　在远端的感觉神经有轴突变性,神经内膜下水肿,局限慢性炎症和洋葱球样形成。在复发性的受累神经可有节段肥大。

【诊断】

根据患者出现上肢疼痛、无力,而除外其他疾病如颈椎骨质增生或伴椎间盘突出、胸廓出口综合征、上肢的单神经病变等即可诊断。

【鉴别诊断】

1.颈椎病　如在颈椎骨质增生或伴椎间盘突出时,往往在相应节段发生肌萎缩和感觉障碍,通常以 $C_{7～8}$ 多见,因此在手掌尺侧有肌肉萎缩和针刺觉减退,颈椎 X 线片常显示明显骨质增生。

2.胸廓出口综合征　可有神经根压迫症状,但同时还有血管压迫的症状,颈椎摄片常可见颈、肋等骨结构异常的表现。

3.上肢的单神经病变　如桡神经受损,则有腕垂、手背桡侧针刺感减退。正中神经受损时则握拳不能,手掌桡侧针刺感减退。尺神经病变常有爪形手的表现,手背和手掌尺侧有针刺感减退,因为症状特殊易于鉴别。

【治疗】

1.皮质类固醇或 ACTH 可减轻疼痛,但对疾病的病程不产生影响。

2.急性期有疼痛时,则尽量减少手臂的活动。严重疼痛时可应用镇痛药。

3.康复期特别要预防肩关节活动受限,可辅以理疗、针灸、推拿等综合措施。

4.应用 B 族维生素 ATP、辅酶 A 和中药等协同治疗。

【预后】

预后一般良好,80％的患者在 2 年内恢复,90％的患者可在 3 年内恢复。恢复与疾病在急性期的病程、部位和严重度没有直接关系。单侧病变较双侧者在第 1 年内恢复较快。75％的患者可以完全恢复功能。5％的患者有复发和缓解过程。少数出现持久性的运动缺陷。如有下列情况预后较差:①严重和较长时间的疼痛或反复疼痛。②发病后 3 个月没有任何改善的迹象。③全臂丛或下臂丛病变者。

六、胸廓出口综合征

【流行病学】

胸廓出口综合征常见于女性病人,男女比例 1:2～3。好发于 30 岁以上。某些职业要求肩关节长期内收、外展可能导致这一综合征。其中秘书、计算机操作员、长期坐位工作者是易患人群。第二类易患年轻人群是那些肌肉肥大者,常见于举重运动员或上肢过度内收者,如电工及伐木工人。此外,局部创伤病人亦是易患人群,如锁骨骨折骨不连或连接不正。

【病因】

目前已知至少有 9 个解剖位置上的神经血管受压可导致 TOS,其中最常见的三个部位:

1.斜方肌三角肌间隙(前斜角肌综合征),即肥厚的前斜角肌肌腹收缩时,可造成斜角肌间隙狭窄,而压迫其后方的锁骨下动脉和臂丛神经干。

2.肋骨及锁骨之间(肋锁综合征),由于肋锁间隙先天狭窄,骨折后愈合畸形、肌萎缩或瘦弱女性肩塌陷下垂均可造成动脉、静脉及神经的压迫症状。

3.胸肌与胸腔之间(胸肌综合征),当上臂过度外展,血管神经在胸小肌喙突止点处钩住向上锐屈,同时胸小肌收缩,腱下血管神经受压、摩擦而出现症状。

此外,颈肋、第七颈椎横突过长,锁骨骨折,第一肋骨裂开,第一、第二肋骨骨融合,头部甩鞭伤亦是常见原因。尚有部分病人病因未明。

【临床表现】

1.症状　手指麻木及针刺感为常见症状。常于晚上出现症状或症状加重,上肢上举时症状加重,而放下时减轻。疼痛症状由锁骨上肩部放射至上臂中部、前臂直至第四、五指。运动症状表现为肌力减弱及肌肉萎缩,常为后期症状。运动症状通常局限于手部各小肌,或从正中神经或尺神经支配的肌群开始。前臂肌群受累较少见。患者很少诉及血管受压症状,如手冰冷、苍白或上肢肿胀。偶有颈交感神经麻痹综合征出现。

2.Adson 运动　是诊断由于血管受到斜方肌与三角肌间隙肌肉压迫而导致桡动脉脉搏减少或消失的一种检查方法。病人上肢外展时,检查者内收和外旋病人肩关节。病人下颌转向患侧,深呼吸并屏住呼吸,锁骨下动脉可能在胸肌及胸壁之间受压。这些运动可缩小斜角肌间隙,导致桡动脉脉压减少。此征反复推敲,两侧对比,有助于对卡压部位的判断。

3.R·vs 试验(或 3min 臂上举试验)　患者上臂抬起 90°,肩外展外旋,屈肘并保持此姿势 3min,同时手持续做收放动作。TOS 病人,受累肢体很快出现易疲劳及沉重感,不到 3min 逐渐出现手麻木及针刺感。

4.Wright 试验　肩关节内收,肱骨外旋,头部呈中立位。此外,直接压迫斜角肌、三角肌间隙或胸小肌下部可产生疼痛或感觉异常,并向手正中放射。这些检查只有在神经症状出现才视为阳性,而不只是脉搏消失。许多非 TOS 病人做这些检查时可能会有脉搏消失。

【辅助检查】

1.X 线检查　颈椎、胸部、肩部 X 线片发现颈肋、肺尖部肿瘤及关节炎。

2.电生理检查　当神经损害导致轴突病变时,电生理定位检查尺神经及正中神经支配的手部小肌肉可能提示相关的慢性去神经病变。EMG 有助于 TOS 与颈神经根病、腕管综合征及肘部尺神经受压的鉴别。体感诱发电位不能增加 EMG 检查的灵敏性。已有报道 F 波的诊断价值,它取决于 Wallerian 变性程度。第 5 指的感觉动作电位波幅与第 3 指者相比可能降低,这有助于诊断 TOS。

3.血管造影　血管造影对于血管受压部位的定位是有效的,有助于鉴别内在受压或外源性压迫,提示血流障碍是固定的或间断的,这种方法尤适合于那些巨大颈肋病人及以前经历过不成功颈肋切除术病人。

4.MRI　MRI 在诊断颈椎椎间盘突出症、椎间盘脱出症、脊髓空洞症方面已经取代脊髓造影。

5.肌活检　TOS 手术过程中,前斜角肌活检可能发现肌纤维由Ⅰ型和Ⅱ型混杂变为Ⅰ型肌纤维占优势,这可以证实 TOS 诊断。

【诊断】

肢体酸胀麻木为必备症状,但主诉与体征大多不符合典型周围神经痛觉减退分布,而表现以正中神经或尺神经为主的混合型分布。一般来说,具备以下三条即应考虑 TOS:①臂及上臂疼痛;②疼痛自前胸及肩胛周围放射;③上臂外展或压迫肩胛喙突处出现症状。

【鉴别诊断】

颈肌腱炎、肱二头肌或腕屈肌肌腱炎,以及整块肌肉肌炎可在 TOS 相同分布区出现疼痛。颈部神经病变及尺神经病变可出现感觉异常、疼痛、鱼际肌和手固有肌萎缩。腕管综合征可有感觉异常,从而于夜间唤醒病人。锁骨下盗血综合征,其指标是运动后受累肢体出现脉搏减少,这病可导致肢体冰冷及疼痛。肺尖部肿瘤可能通过压迫神经血管而出现类似 TOS 症状。肩周炎和颈椎疾病也可引起类似症状,通过肌肉等长收缩试验和神经系统专科检查很容易鉴别。

【治疗】

1.保守治疗　适用于症状轻和初发病人,方法:①左(右)锁骨上窝压痛区注射 1%普鲁卡因 5ml 加氢化可的松 1ml 注入局部肌肉内,每周 1 次,3～5 次为 1 个疗程。局部肌肉有劳损史者效果明显。②口服地塞米松、泼尼松和消炎痛等药物。③理疗:锁骨上窝采用透热疗法或碘离子透入。④肩带肌肉锻炼的体疗和颈部牵引等。⑤改善姿势。

2.手术治疗　适用于经过 1～3 个月非手术治疗后症状无改善甚至加重,尺神经传导速度经过胸廓出口低于 60m/s 者;血管造影显示锁骨下动脉和静脉明显狭窄受阻者;局部剧痛或静脉受压症状显著者。手术原则是解除对血管神经束的骨性剪刀样压迫,必须截除第 1 肋骨全长和解除有关压迫因素,使臂丛和锁骨下动脉下移而又不产生畸形并发症。

【预后】

取决于病因,病因根除后多数可痊愈。

七、尺神经损伤

【病因】

在腕部,尺神经易受切割伤。在肘部,尺神经可受直接外伤或骨折脱臼合并损伤。严重肘外翻畸形及尺神经滑脱可引起尺神经损伤(称慢性尺神经炎或肘管综合征)。全身麻醉时如不注意保护,使手臂悬垂于手术台边,可因压迫而引起瘫痪。在颈肋或前斜角肌综合征,以尺神经受损为最多。

【临床表现】

1.畸形　有爪状畸形。肘上损伤爪状畸形较轻;如在指屈深肌神经供给远侧损伤,因指深屈肌失去手内肌的对抗作用,爪状畸形明显,即环指、小指、掌指关节过伸、指间关节屈曲。不能在屈曲掌指关节的同时伸直指间关节。由于桡侧二蚓状肌的对抗作用,示中指无爪状畸形或仅有轻微畸形。

2.运动　在肘上损伤,尺侧腕屈肌和指深屈肌尺侧半瘫痪、萎缩,不能向尺侧屈腕及屈环、小指远侧指关节。手指平放时,小指不能爬桌面。手内肌广泛瘫痪,小鱼际、骨间肌、第3和4蚓状肌、拇内收肌及屈拇短肌内侧头均瘫痪。小鱼际及掌骨间有明显凹陷。各手指不能内收外展。夹纸试验阳性。拇指和示指不能对掌成完好的"O"形,此两指对捏试验显示无力,是由于内收拇肌瘫痪、不能稳定拇指掌指关节所致。小指与拇指对捏障碍。因手内肌瘫痪,手的握力减少约50%,并失去手的灵活性。

3.感觉　手的尺侧、小指全部、环指尺侧感觉均消失。

【辅助检查】

1.X线　有助于发现骨折、脱位等。

2.电生理　神经电生理检查可明确神经损伤部位及严重程度。

【诊断】

1.病史腕、肘部的外伤史。

2.典型症状与体位环、小指爪形手,第一背侧骨间肌萎缩,手指不能内收外展环、小指感觉障碍。

3.肌电图检测 可明确损伤部位及性质。

【治疗】

1.手术　根据损伤情况,行减压、松解或吻合术。为了获得长度,可将尺神经移至肘前。尺神经中感觉与运动纤维大致相等,故缝合时尤须注意准确对位,不可旋转。在尺神经远侧单纯缝合感觉支及运动支,效果良好。如无恢复,可转移示指、小指固有伸肌及中、环指屈指浅肌代替骨间肌和蚓状肌,改善手的功能。

2.神经营养剂　维生素B族、ATP、辅酶、神经节苷脂等。

【预后】

取决于治疗是否及时,早期缝合效果好。

八、正中神经损伤

【病因】

正中神经位置较深,一般不易损伤。火器伤、玻璃割伤、刀伤及机器伤较常见,尤以正中神经的分支手部指神经伤多见。肱骨下端骨折和前臂骨折,均可合并正中神经损伤。缺血性挛缩亦常合并正中神经损伤。

【临床表现】

正中神经是由$C_8 \sim T_1$组成,主要功能为前臂旋前和屈腕、屈指。

1.腕部正中神经损伤　出现拇对掌肌、拇短展肌及拇短屈肌浅头瘫痪,因此拇指不能对掌,不能向前与手掌平面形成90°,不能用指肚接触其他指尖,大鱼际萎缩、拇指内收形成猿手畸形,拇短屈肌有时为异常的尺神经供给。伤后拇、示、中、环指桡侧半掌面及相应指远节背面失去感觉,严重影响手的功能,持物易掉落,无实物感,并易受外伤及烫伤。手指皮肤、指甲有显著营养改变,指骨萎缩,指端变小变尖。

2.肘部正中神经损伤　除上述外,尚有旋前圆肌、桡侧腕屈肌、旋前方肌、掌长肌、指浅屈肌、指深屈肌桡侧半及拇长屈肌瘫痪,故拇指、示指不能屈曲,握拳时此二指仍伸直,有的中指能屈一部分,示指及中指掌指关节能部分屈曲,但指间关节仍伸直。感觉与营养改变同前。常合并灼性神经痛较常见。

【辅助检查】

1.X 线　有助于发现骨折、脱位等。

2.电生理　神经电生理检查可明确神经损伤部位及严重程度。

【诊断】

1.在腕、肘部有明显外伤史。

2.典型的猿手畸形,桡侧掌面3个半手指感觉障碍,拇指对掌功能丧失,拇、示指末节屈曲不能(肘部受损时)。

3.肌电图检查可明确损伤部位及性质。

【治疗】

1.非手术治疗　包括药物、理疗及功能训练,适合于轻度损伤或病程短者。

2.手术治疗　适合于经非手术治疗3个月无恢复者或开放性神经损伤。根据损伤性质,早期手术缝合,效果一般较好,但手内肌恢复常较差。如神经恢复不佳,可行环指屈指浅肌或小指展肌转移拇对掌成形术,也可行其他肌腱转移术改善屈指屈拇功能。

【预后】

取决于治疗是否及时,早期缝合效果好。

九、桡神经损伤

【病因】

桡神经在肱骨中下1/3贴近骨质,此处肱骨骨折时,桡神经易受损伤。骨痂生长过多或桡骨头脱臼也可压迫桡神经,手术不慎也可损伤此神经。

【临床表现】

桡神经由C5～8组成,支配上肢肱三头肌、肘肌、肱桡肌、旋后肌、拇指伸肌及拇长展肌等,主要功能为伸肘、腕、指。

1.畸形　由于伸腕、伸拇、伸指肌瘫痪,手呈"腕下垂"畸形。由于旋后肌瘫痪,前臂旋前畸形。肘以下平面损伤时,由于支配桡侧腕伸肌的分支未受损,故腕关节可背伸,但向桡偏,仅有垂拇、垂指不能和前臂旋前畸形。

2.感觉　损伤后在手背桡侧、上臂下半桡侧的后部及前臂背侧、虎口背侧感觉减退或消失。

3.运动　桡神经在上臂损伤后,出现伸腕、伸拇、伸指不能,由于肱二头肌的作用,前臂旋后能够完成,但力量明显减退。拇指不能做桡侧外展,如桡神经损伤平面在肘关节以下,主要表现为伸拇、伸指不能。

【辅助检查】

1.X 线　有助于发现骨折、脱位等。

2.电生理　神经电生理检查可明确神经损伤部位及严重程度。

【诊断及鉴别诊断】

1.典型的外伤史　如肱骨干中下1/3骨折、桡骨小头脱位等。

2.典型的症状与体位　腕下垂、伸拇、伸指不能。

3.肌电图检测　可明确损伤部位性质。

【治疗】

一般先保守治疗观察 1～2 个月后再决定根据伤情采用神经减压、松解或缝合术。必要时用屈肘、肩内收前屈及神经前移等方法克服缺损。如缺损多则行神经移植术。神经吻合后效果较正中神经、尺神经好。如不能修复神经,可施行前臂屈肌属肌腱转移伸肌功能重建术,效果较好,肱三头肌瘫痪影响不甚严重,因屈肘肌放松和地心引力可使肘关节伸直。

【预后】

取决于治疗是否及时。

十、坐骨神经痛

坐骨神经由腰$_5$～骶$_3$神经根组成。坐骨神经痛(SN)是指沿坐骨神经通路及其分布区的疼痛,即在臀部、大腿后侧、小腿后外侧和足外侧的疼痛症状群。这是多种疾病所引起的一种症状。

【病因】

原发性坐骨神经痛即坐骨神经炎,临床上少见。主要是坐骨神经的间质炎,多由牙齿、鼻窦、扁桃体等病灶感染,经血液而侵及神经外膜引起,多与肌炎和纤维组织炎伴同发生。寒冷、潮湿常为诱发因素。

继发性坐骨神经痛是因坐骨神经通路中遭受邻近组织病变影响引起。按照病理变化的部位又可分为根性和干性坐骨神经痛两种。根性坐骨神经痛病因以腰椎间盘突出最多见,其次有椎管内肿瘤、腰椎结核、脊椎骨关节病、蛛网膜炎、腰骶神经根炎等。干性坐骨神经痛病因有骶髂关节炎、盆腔内肿瘤、妊娠子宫压迫、臀部外伤、梨状肌综合征、臀肌注射不当以及糖尿病等。

【临床表现】

本病男性青壮年多见,单侧为多。疼痛程度和时间常与病因和起病缓急有关。

1.根性坐骨神经痛　急性或亚急性起病,少数为慢性起病。疼痛常自腰部向一侧臀部、大腿后,腘窝、小腿外侧及足部放射,呈烧灼样或刀割样疼痛,咳嗽及用力时疼痛可加剧,夜间更甚。病人为避免神经牵拉、受压,常取特殊的减痛姿势,如睡时卧向健侧,髋、膝关节屈曲,站立时着力于健侧,日久造成脊柱侧弯,多弯向健侧,坐位时臀部向健侧倾斜,以减轻神经根的受压。牵拉坐骨神经皆可诱发疼痛,或疼痛加剧,如Kernig 征、直腿抬高试验(Lasegue 征)阳性;坐骨神经通路可有压痛,如腰旁点、臀点、腘点、踝点及跖点等。患肢小腿外侧和足背常有麻木及感觉减退。臀肌张力松弛,伸踇及屈踇肌力减弱。跟腱反射减弱或消失。

2.干性坐骨神经痛　起病缓急也随病因不同而异。如受寒或外伤诱发者多急性起病。疼痛常从臀部向股后、小腿后外侧及足外侧放射。行走、活动及牵引坐骨神经时疼痛加重。压痛点在臀点以下,Lasegue征阳性.而 Kernig 征多阴性,脊椎侧弯多弯向患侧,以减轻对坐骨神经干的牵拉。

【辅助检查】

1.脑脊液检查　多数正常,椎管狭窄患者可有蛋白升高。

2.神经电生理　可有神经感觉及运动传导速度减慢,肌电图提示神经源性损害。

3.X线　摄片可见受累椎间隙变窄。

4.CT 或 MRI 检查　可明确病因。

【诊断及鉴别诊断】

根据疼痛的部位及放射方向,加剧疼痛的因素,减痛姿势,牵引痛及压痛点等诊断不难,但须确定病因。

1.腰椎间盘突出　病员常有较长期的反复腰痛史,或重体力劳动史,常在一次腰部损伤或弯腰劳动后急性发病。除典型的根性坐骨神经痛的症状和体征外,并有腰肌痉挛,腰椎活动受限和生理屈度消失,椎间盘突出部位的椎间隙可有明显压痛和放射痛。X线片可见受累椎间隙变窄,CT或MRI检查可确诊。

2.腰椎管狭窄症　多见于中年男性,早期常有"间歇性跛行",行走后下肢痛加重,但弯腰行走或休息后症状减轻或消失。当神经根或马尾受压严重时,也可出现一侧或两侧坐骨神经痛症状及体征,病程呈进行性加重,卧床休息或牵引等治疗无效。腰骶椎X线片或CT可确诊。

3.马尾肿瘤　起病缓慢,逐渐加重。病初常为单侧根性坐骨神经痛,逐渐发展为双侧。夜间疼痛明显加剧,病程进行性加重。并出现括约肌功能障碍及鞍区感觉减退。腰椎穿刺有蛛网膜下腔梗阻及脑脊液蛋白定量明显增高,甚至出现Froin征,脊髓碘水造影或MRI可确诊。

4.腰骶神经根炎　因感染、中毒、营养代谢障碍或劳损、受寒等因素发病。一般起病较急,且受损范围常超出坐骨神经支配区域,表现为整个下肢无力、疼痛、轻度肌肉萎缩,除跟腱反射外,膝腱反射也常减弱或消失。

5.其他　腰椎结核、椎体转移癌、骶髂关节、髋关节、盆腔和臀部的病变,必要时除行腰骶椎X线检查外,还可行骶髂关节X线检查,肛门指诊、妇科检查以及盆腔脏器B超等检查以明确病因。

【治疗】

1.卧床休息　特别是椎间盘突出患者更应该强调早期卧硬床休息,一般3～4周。

2.药物治疗　止痛药如阿司匹林、安乃近、保泰松、氨基比林,维生素B族如维生素B_1、维生素B_{12}。急性期可短程口服皮质类固醇激素,如泼尼松每日3次,每次5～10mg,持续2周。

3.理疗　急性期可用超短波疗法、红外线照射等治疗。慢性期可用短波疗法直流电碘离子导入。推拿和针灸也有效。

4.封闭　坐骨神经干普鲁卡因封闭疗法或骶管内硬脊膜外封闭疗法可缓解疼痛。

【预后】

预后良好,病程依病因而异,解除病因后多数治愈,少数反复发作,持续数月部分患者未及时治疗出现肌肉萎缩,甚至瘫痪。

(曲　艺)

第六章 神经系统感染

第一节 单纯疱疹病毒性脑炎

一、概述

单纯疱疹病毒性脑炎(HSE)是由单纯疱疹病毒(HSV)引起的急性中枢神经系统感染。病变主要侵犯颞叶、额叶和边缘叶脑组织,引起脑组织出血性坏死病变,故 HSE 又称急性坏死性脑炎或出血性脑炎,也称急性包涵体脑炎。在病毒性脑炎中 HSE 是最常见的一种非流行性中枢神经系统感染性疾病。该病可见于任何年龄,且发病无季节性。

(一)病因

单纯疱疹病毒性脑炎的病因是脑实质感染单纯疱疹病毒。HSV 是 DNA 类病毒中疱疹病毒科病毒。根据其抗原性的不同,单纯疱疹病毒被分为两型:Ⅰ型单纯疱疹病毒(HSV-Ⅰ)和Ⅱ型单纯疱疹病毒(HSV-Ⅱ)。HSV-Ⅰ感染比 HSV-Ⅱ感染常见,感染人群多为成人。HSV-Ⅱ感染人群多为新生儿和青少年。HSV Ⅱ对宫内的胎儿和产道内的新生儿威胁最大,成年人通过性传播经血行播散进入脑内。新生儿的感染多为分娩时母亲生殖道分泌物中的病毒与胎儿接触。

(二)发病机制

HSV-Ⅰ感染后多潜伏在三叉神经半月节或脊神经节内,一旦机体免疫功能下降,病毒即沿神经轴突进入中枢神经系统。额叶底部和颞叶底部往往先被 HSV-I 侵犯而发生病变。因此,HSE 患者在发病早期容易以精神和智力障碍为首发症状,而影像学提示感染的主要部位为颞叶或额叶底眶面。

HSV-Ⅱ的原发感染主要在生殖系统及会阴部皮肤黏膜,HSV-Ⅱ可通过骶神经潜伏在骶神经节内,后沿神经上行感染脑实质引起病变。新生儿于产道内受感染后,病毒经血行传入脑。

二、诊断步骤

(一)病史采集要点

1.前驱期 感染 HSV 后先表现为非特异性症状,如发热、咽痛、全身不适、头痛、肌痛、疲乏、头晕或眩晕、食欲不振、恶心、呕吐、腹泻和上呼吸道感染的症状。此期持续时间长短不等,即 1 天至数天,一般不超过 2 周,25% 患者有口唇疱疹病史。此期发热一般为 39～40℃,也有高达 41℃,此时应用退热药无明显效果。

2.中枢神经功能障碍期　①首发症状多表现为精神和行为异常,如人格改变、记忆力下降、定向力障碍、幻觉或妄想等,常被误诊为精神分裂症或癔症;②不同程度神经功能受损表现,如偏瘫、偏盲、眼肌麻痹等,局灶性症状两侧多不对称。也可有多种形式的锥体外系表现,如扭转、手足徐动或舞蹈样多动;③不同程度意识障碍,嗜睡、昏睡、昏迷等,且意识障碍多呈进行性加深;④常见不同形式的癫痫发作,严重者呈癫痫持续状态,全身强直阵挛性发作;⑤肌张力增高、腱反射亢进,可有轻度脑膜刺激征,重症者还可表现为去脑强直发作或去皮层状态;⑥颅内压增高,甚至脑疝形成。

(二)体格检查要点

前驱期的患者多没有明显的体征,多是一些非特异性症状。入院时多已经有明显的精神或行为异常,或意识障碍。查体时可发现不同程度的意识障碍,如嗜睡、昏睡甚至昏迷,记忆力下降,定向力障碍;两侧不对称的神经功能受损表现,如偏瘫、偏盲、眼肌麻痹等;肌张力增高、腱反射亢进、病理征等锥体束征;轻度脑膜刺激征,重症者还可表现为去脑强直发作或去皮层状态;颅内压增高的征象如视盘水肿,新生儿可有前囟突出、颅缝增大等。

(三)门诊资料分析

1.血常规　周围血象可提示白细胞和中性粒细胞增高,无特殊意义。

2.脑电图　早期即出现脑电波异常,76%～81%为局灶性脑电异常,86%为广泛性脑电异常。常表现为病变区域局灶性慢波,以后在慢波背景上出现局灶性周期性棘慢复合波。脑电图中最有诊断价值的是双侧脑电波不对称和以颞叶为中心的局灶性脑电波异常。

3.影像学检查　CT扫描颞叶或以颞叶为中心波及额叶的低密度病灶是HSE的特征性改变;病灶边界不清,有占位效应,其中可见不规则高密度点、片状出血;病灶可呈不规则线状增强。MRI早期T_2加权像在颞叶和额叶底面可见边界清楚的高密度区。HSE患者在发病1周后90%以上患者会出现上述改变,但在发病第1周CT、MRI常显示正常,故影像学检查不能作为早期HSE诊断依据。

(四)进一步检查项目

1.脑脊液检查　压力增高,细胞数增多,达(10～500)×10^6/L,通常＜200×10^6/L,呈淋巴细胞样改变,早期少数病例以中性粒细胞为主,常见少数红细胞,偶见数以千计红细胞(10^6/L)或黄变症,提示出血性病变。蛋白轻、中度增高,通常＜1g/L,糖和氯化物正常,个别病例晚期糖降低,须与结核性或真菌性脑膜炎鉴别。3%～5%的病例发病数日内脑脊液正常,再次复查发现异常。

2.HSV抗体测定　ELISA是现今国际上通用的HSV抗体检测方法。本法采用双份血清和双份脑脊液作HSV-Ⅰ抗体的动态检测。诊断标准如下:双份脑脊液标本有增高趋势,滴度1:80以上;双份脑脊液抗体4倍以上升高;血与脑脊液的抗体比值＜40。

3.HSV抗原测定　ELISA法检测HSV抗原,P/N≥2:1为阳性,早期检测脑脊液HSV抗原阴性可作为排除本病的依据。

4.脑组织活检　镜下可见特征性出血性坏死病变,神经细胞核内Cowdry A型包涵体,或电镜下发现HSV病毒颗粒,虽然其特异性高,但耗时长,对早期临床诊断意义不大。

三、诊断对策

(一)诊断要点

单纯疱疹病毒性脑炎的主要诊断标准为:①有口唇或生殖道疱疹史,或此次发病有皮肤、黏膜疱疹。②起病急,病情重;临床表现有上呼吸道感染前驱症状或发热、咳嗽等。③脑实质损害的表现.如意识障碍、精神症状、癫痫和肢体瘫痪等。④脑脊液常规检查符合病毒感染特点。⑤脑电图提示有局灶性慢波及癫痫样放电。⑥影像学(CT、MRI)显示额、颞叶软化病灶。⑦双份血清和脑脊液抗体检查有显著变化趋势。⑧病毒学检查阳性。通常有前5项改变即可诊断,后3项异常更支持诊断。

(二)鉴别诊断要点

HSE须与其他病毒性脑炎、急性播散性脑脊髓炎、脑脓肿鉴别。

1.带状疱疹病毒性脑炎　临床少见,病人多有胸腰部带状疱疹史,表现为意识障碍和局灶性脑损害症状体征,预后较好。MRI无脑部出血性坏死病灶,血清及脑脊液可检出带状疱疹病毒抗原、抗体或病毒核酸。

2.肠道病毒性脑炎　肠道病毒主要引起病毒性脑膜炎,也可引起病毒性脑炎,夏秋季多见,病初有胃肠道症状,流行性或散发性,表现发热、意识障碍、癫痫发作、平衡失调及肢体瘫痪等。脑脊液PCR检查可确诊。

3.急性播散性脑脊髓炎　常见于麻疹、水痘、风疹、腮腺炎和流感病毒等感染或疫苗接种后,引起脑和脊髓急性脱髓鞘病变,临床症状复杂,可有意识障碍和精神症状,以及脑干、脑膜、小脑和脊髓等病损体征。

4.巨细胞病毒性脑炎　临床少见,常见于免疫缺陷如AIDS或长期使用免疫抑制剂患者。亚急性或慢性病程,表现意识模糊、记忆力减退、情感障碍、头痛和局灶性脑损害体征。约20%病人MRI可见弥漫性或局灶性白质异常。脑脊液PCR可检出病毒。

5.感染中毒性脑病　常见于急性细菌感染早期或高峰期,又称细菌感染后脑炎,是机体对细菌毒素过敏反应发生的脑水肿,多见于败血症、肺炎、菌痢、白喉、百日咳和伤寒等。2~10岁儿童常见,原发病伴脑症状同时发生,出现高热、呕吐、头痛、烦躁、谵妄、惊厥、昏迷和脑膜刺激征等,偶见轻偏瘫或四肢瘫。CSF压力增高,细胞数不增多,蛋白轻度增高,糖和氯化物正常。1~2个月脑症状消失,不遗留后遗症。

(三)临床类型

1.Ⅰ型疱疹病毒性脑炎　多见于成人,即上述的常见的单纯疱疹病毒性脑炎。

2.Ⅱ型疱疹病毒性脑炎　多见于新生儿和青少年。特点为:①急性暴发性起病。②主要表现为肝脏、肺脏等广泛的内脏坏死和弥漫性的脑损害;患儿出现难喂养、易激惹、嗜睡、局灶性或全身性抽搐等表现。③子宫内胎儿感染可造成胎儿先天性畸形,如精神迟滞、小头畸形、小眼球、视网膜发育不全等;新生儿发病后死亡率很高。

四、治疗对策

(一)治疗原则

本病的治疗原则是积极抗病毒,抑制炎症、降颅压、防止并发症。

(二)治疗计划

1.抗病毒治疗

(1)阿昔洛韦(ACV):又称无环鸟苷,是治疗本病的首选药物,有抑制HSV-DNA聚合酶的作用,可透过血脑屏障,毒性较低。用药方法:每次10~15mg/kg,每天2~3次静脉滴注,连用10~21天。该药经肝、肾排出,副作用较少,可有谵妄、震颤、皮疹、血尿和血清转氨酶暂时升高,肾功能损害时应减量。当临床提示HSE或不能排除HSE时,即应给予阿昔洛韦治疗,而不应因等待病毒学结果而延误用药。

(2)喷昔洛韦(PCV):抗HSV疗效是阿昔洛韦的数倍,抗疱疹病毒谱广,对HSV疗效不超过阿昔洛韦,但对阿昔洛韦耐药HSV突变株敏感。用量每天5~10mg/kg,或250mg,静脉滴注,12小时1次,1小时以上滴完,一个疗程 14～21 天。主要副作用是肾功能损害和骨髓抑制,免疫抑制患者可出现中性粒细胞和血小板下降,与剂量相关,停药后恢复。

2.肾上腺皮质类固醇　能控制 HSE 炎症反应和减轻水肿,多采用早期、大量和短程给药原则。

(1)地塞米松:因不良反应较弱,为重症 HSE 治疗中常用药物。临床多用 10～20mg/d,每日 1 次,静脉滴注,连用 10～14 天。而后改为口服泼尼松 30～50mg,每日 1 次,以后每 3～5 天减 5～10mg,直至停止。

(2)甲泼尼龙:抗炎作用是所有激素中最强的,HSE 严重时可采用冲击治疗,用量为 500～1000mg,静脉滴注,每天 1 次,连续 3 天。而后改为口服泼尼松 30～50mg,每日 1 次,以后每 3～5 天减 5～10mg,直至停止。

3.抗菌治疗　合并细菌感染时应根据药敏结果采用适当的抗生素,如果发生真菌感染还应该加用抗真菌药物。

4.对症治疗　高热、抽搐、精神错乱及躁动不安等,可分别给予降温、控制痫性发作、镇静或安定剂等,颅内压增高可用脱水剂。

5.全身支持治疗　对重症及昏迷患者非常重要,注意维持营养及水电解质平衡,保持呼吸道通畅,必要时少量输血或给予静脉高营养或复方氨基酸。重症病例应加强护理,注意口腔卫生,防止褥疮、肺炎及泌尿系感染等并发症,高热须物理降温。恢复期积极采取理疗和康复治疗,促进神经功能恢复。

五、病程观察及处理

(一)病情观察要点

1.治疗期间定期检查外周血象、肝功能及肾功能;注意药物的不良反应。

2.注意观察患者的意识及神经系统损害的体征变化。

3.必要时应复查腰穿、脑脊液。

(二)疗效判断与处理

1.患者的意识障碍加重和(或)神经系统损害的体征增多,提示病情恶化,需加强降颅压、激素及支持等治疗。

2.如上述症状有改善,则提示病情控制理想,可酌情逐步减少降颅压、激素及支持等治疗。

六、预后评估

预后取决于治疗是否及时和疾病的严重程度。本病未经抗病毒治疗、治疗不及时或治疗不充分,以及病情严重的患者预后不良,死亡率高达 60%～80%。发病数日内及时给予足量的抗病毒药物治疗,多数患者可治愈。但 10%患者可能留有不同程度的精神智力障碍、癫痫、瘫痪等后遗症。因此,HSE 强调早期诊断和早期治疗。

七、出院随访

1.出院时带药皮质类固醇需逐渐减量直至停用,故出院时需带药。同时可给予神经营养及改善脑部微循环之类药物。

2.定期门诊检查与取药。

(刘　坤)

第二节　巨细胞病毒性脑炎

一、概述

巨细胞病毒性脑炎是人类巨细胞病毒(CMV)感染所致。CMV属人类疱疹病毒属,基因由双链线型DNA分子组成,可引起原发性和继发性感染,正常人群极少感染,免疫异常人群,如同种移植术后服用免疫抑制剂者、获得性免疫缺陷综合征(AIDS)患者及围生期胎儿及婴儿等是易感人群。CMV先天性感染是先天性神经系统缺陷的常见原因,约1%的成活婴儿可感染CMV,严重播散性感染(约占10%)称为巨细胞包涵体病。

二、诊断步骤

(一)病史采集要点

1.流行病学特点　CMV有传染性,无流行性和季节差异,有多种传播途径,如性传播、母婴传播、血液传播、官移植及密切接触等。正常人群极少感染,免疫异常人群,如同种移植术后服用免疫抑制剂者、获得性免疫缺陷综合征(AIDS)患者及围生期胎儿及婴儿等是易感人群。

2.临床表现　CMV引起的脑炎在临床上与HIV所致的痴呆常难以鉴别,而且在尸检之前常不能确诊。典型病人有亚急性或慢性病程,随后出现皮质功能障碍,从而引起意识障碍、昏睡、定向力障碍以及癫痫发作等。如果伴有脑干损害时可出现局部症状。在坏死性脑干脑炎患者,可以发现该病与脑神经损害、眼球震颤有密切关系,通过CT扫描可以发现脑室进行性增大,这种类型的CMV脑炎常在短时间内死亡。

(二)体格检查要点

患者可有一些痴呆的表现,如计算力、理解力、定向力、记忆力障碍;意识障碍如昏睡、昏迷等;脑干脑炎时根据受累部位的不同可有相应颅神经受累的表现,严重时引起生命体征的变化。

(三)门诊资料分析

1.血常规检查　多数正常或白细胞有轻度下降,无特异性意义。

2.病毒及包涵体　检查脑脊液、尿、唾液、精液、乳汁、子宫颈分泌物及粪便中PCR检查可检测出CMV。浓缩尿沉渣及唾液细胞中可查及包涵体。

(四)进一步检查项目

1.头颅CT　可显示脑室旁脱髓鞘样低密度病灶。

2.病理　CMV脑炎病理特点是含典型CMV核内包涵体的分散小胶质结节。

三、诊断对策

(一)诊断要点

可根据患者临床表现和PCR检测CSF中的CMV。CMV脑炎诊断困难,大多数AIDS患者,尤其男性同性恋者存在CMV循环抗体,并可从尿及血液中分离出CMV,但可无神经系统感染。

（二）鉴别诊断要点

1.CMV 所致先天性感染与弓形虫病、风疹、单纯疱疹病毒及梅毒所致先天性感染，临床上难以鉴别；血清学特异性 IgM 检测有助于鉴别。

2.AIDS 痴呆：CMV 脑炎与 AIDS 痴呆易混淆，CMV 脑炎一般较 AIDS 痴呆起病急，意识障碍出现早，存活时间短；AIDS 痴呆以认知障碍和精神障碍为主。

四、治疗对策

（一）治疗原则

本病的治疗原则是积极抗病毒，对症支持治疗。

（二）治疗计划

1.抗病毒治疗　已获得批准的抗 CMV 药物有更昔洛韦和膦甲酸，这些药物对血脑屏障通透性较好，脑脊液药物浓度可达血浆浓度的 1/3。

（1）更昔洛韦：也称丙氧鸟苷，抑制病毒 DNA 复制，抗疱疹病毒作用强。通常用量 5～10mg/（kg·d），静脉滴注，12 小时 1 次，14～21 天为 1 个疗程。副作用为中性粒细胞及血小板减少，与剂量有关，停药后可恢复，应注意监测；以及头痛、恶心、呕吐、抑制精子产生和潜在致癌作用等。

（2）膦甲酸：是膦乙酸焦磷酸盐类似物，直接作用于病毒 DNA 多聚酶，用量 60mg/kg，静脉滴注，8 小时 1 次，持续 2～3 周，继以维持量 90mg/（kg·d）。主要副作用是肾毒性，以及电解质紊乱、抽搐及恶心等。

2.对症治疗　高热、抽搐、精神错乱及躁动不安等，可分别给予降温、控制痫性发作、镇静或安定剂等，颅内压增高可用脱水剂。

3.全身支持治疗　对重症及昏迷患者非常重要，注意维持营养及水电解质平衡，保持呼吸道通畅，必要时少量输血或给予静脉高营养或复方氨基酸。重症病例应加强护理，注意口腔卫生，防止褥疮、肺炎及泌尿系感染等并发症，高热须物理降温。恢复期积极采取理疗和康复治疗，促进神经功能恢复。

（刘　坤）

第三节　亚急性硬化性全脑炎

一、概述

亚急性硬化性全脑炎（SSPE）是由麻疹病毒感染造成的大脑灰质和白质损害的全脑炎，又称慢性麻疹脑炎、亚急性麻疹包涵体脑炎、迟发性进行性脑炎、免疫抑制性麻疹病毒脑炎。本病见于世界各地，农村多于城市，好发于儿童或青少年人群，8～10 岁儿童发病率最高，男女患者比例为 2.5～3.3∶1。

二、诊断步骤

（一）病史采集要点

1.起病情况　SSPE 主要发生于儿童和少年，5～15 岁最多，农村男孩多见，18 岁后发病者甚少。典型病例通常在 2 年前有过麻疹感染,或经 6～8 年无症状期隐袭起病,呈亚急性或慢性进展型发展,约 10％ 病例为暴发性,病程持续数月至 2～3 年,以 1 年居多,通常 1～3 年死亡。少数病例可暂停发展或暂时缓解。

2.首发症状　病程早期主要有认知障碍,行为和动作障碍两大类。认知障碍表现为学习能力和接受能力下降、计算力略减低、记忆力略差、注意力不集中、言语减少。行为和动作障碍表现为常感乏力、易跌倒、手部动作不灵活、动作缓慢、偶尔小便失禁等。这些早期一般性症状多较轻,不易引起家长和旁人的注意。

3.病程演变　大体可分 4 个阶段①行为精神障碍期:主要是智力下降和精神症状。常表现为记忆力减退,表情淡漠,易激惹,注意力不集中,学习成绩下降,嗜睡,幻觉和性格、行为异常等。经数月或数周进入第二期。②运动障碍期:肌阵挛性抽搐是本期最主要的临床表现,肌阵挛的特点包括弥漫性、重复性和频发性。具体表现为头、躯体及四肢突然屈曲性抽搐。另外还可发生舞蹈样动作、共济失调、癫痫等。本期可历时 1～3 个月,个别可达数年。③昏迷、角弓反张期:表现为昏迷、阵发性角弓反张,呼吸不规整,并伴有自主神经功能障碍,如高热、多汗等。历时 1～3 个月。④大脑皮质功能丧失期:患者呈植物状态,睁眼昏迷.四肢肌张力降低,无躯体动作,癫痫、肌阵挛消失。约 80％ 于病后 9 个月死亡,10％ 死于病后 3 个月,不到 10％ 存活 4～10 年。

4.既往病史　多有麻疹病史或麻疹疫苗接种史。

(二)体格检查要点

不同的病程阶段体征各有不同。早期可无明显体征.多表现为高级神经活动受损的表现,如反应极迟钝,语言减少且极缓慢,思维迟钝,记忆力、理解力、计算力减退,定向力障碍。颅神经检查无异常;第 2 期可查及肌阵挛性屈曲性抽搐、共济失调、癫痫发作及其他锥体外系受损表现,如震颤、舞蹈样动作等不自主动作;第 3 期可查及昏迷、阵发性角弓反张,呼吸不规整及自主神经功能障碍表现,如高热、多汗;第 4 期患者呈植物状态,睁眼昏迷,四肢肌张力降低。

(三)门诊资料分析

1.血常规　SSPE 患者白细胞数可轻度增高。

2.脑电图　可作为支持性诊断。可见特征性的 SSPE 综合波,即:①在低平背景电活动上周期性双侧对称性出现的巨大 δ 波,周期间隙为 5～10 秒,常与临床的肌阵挛同时出现;②或者巨大 δ 波间混杂快活动波;③受巨大 δ 波阻断的长棘波。如果在疾病后期复查脑电图,可发现不规则的高幅慢波增多。晚期病人脑电活动节律紊乱,波幅低平。

(四)进一步检查项目

1.脑脊液　细胞数正常或仅有轻微增高(淋巴细胞为主),蛋白增高,以免疫球蛋白 IgG、IgM 增高为主,并出现单克隆 IgG 带。胶金曲线为麻痹型。

2.头颅 CT、MRI　早期正常,随病情进展,可出现皮质萎缩,脑室扩大和白质多灶性病变。

3.脑活检　病理学显示多数神经元和神经胶质细胞中有包涵体,并伴有小胶质细胞的激活。

4.免疫学检查　补体结合试验测定血清、脑脊液中麻疹抗体为阳性。荧光免疫检查,在脑活体组织或脑脊液中测出麻疹病毒。

三、诊断对策

(一)诊断要点

有学者认为诊断本病必有下列标准中的 4 条。①多有麻疹病史或麻疹疫苗接种史、典型的临床病程和相应的临床表现;②典型的脑电图表现;③脑脊液细胞学征象及免疫球蛋白增高,呈现寡克隆带,胶金曲线为麻痹型;④脑脊液及血清中有高滴度的麻疹抗体;⑤脑组织活检显示多数神经元和神经胶质细胞中有包涵体,提示全脑炎;⑥脑组织培养分离出麻疹病毒。

(二)鉴别诊断要点

本病须与 Creutzfeldt-Jakob 病及其他慢性脑炎相鉴别。

1.Creutzfeldt-Jakob 病(CJD)　又称皮质纹状体脊髓变性。多在中年以后发病,以精神障碍、进行性痴呆、肌阵挛、小脑性共济失调、锥体束或锥体外系损伤症状为主要临床表现,数月至 1 年左右死亡。血常规及脑脊液常规生化检查均正常。病程后期脑电图多表现为弥漫性慢波,伴有典型的周期性每秒 1～2 次的三相波。血液、脑脊液或脑组织免疫组织化学检测可检测出 PrP。病理上以大脑海绵状变性、神经细胞脱落、星形胶质细胞增生为主要改变。病原学检测为主要的鉴别要点。

2.Gerstmann-Straussler-Scheinker 病(GSS)　GSS 是一种以慢性进行性小脑共济失调、构音障碍、痴呆、锥体束征和下肢肌肉萎缩为主要表现的常染色体显性遗传朊蛋白病。发病年龄为 15～66 岁,平均发病年龄 45 岁。具有明显的家族史,疾病晚期出现与 CJD 相似的脑电图特征性改变,即在慢波背景上出现 1～2Hz 周期性棘波、尖波或三相波。肌电图可检查出腰骶肌群呈神经源性损害,而上肢正常。病理特点为大脑弥漫性的 PrP 淀粉样蛋白斑块,形态多种多样。

(三)临床类型

Brisma 在 1995 年 SSPE 国际年会上用放射影像学 CT 和 MRI 的表现作为本病严重度的分期。0 期:脑白质无脱髓鞘病灶也无脑萎缩表现;1 期:脑白质脱髓鞘病灶(＋)或脑萎缩(＋);2 期:脑白质脱髓鞘病灶(＋)和脑萎缩(＋);3 期:脑白质脱髓鞘病灶(＋＋)或脑萎缩(＋＋);4 期:脑白质脱髓鞘病灶(＋＋)和脑萎缩(＋＋);5 期:脑白质脱髓鞘病灶(＋＋＋)或脑萎缩(＋＋＋);6 期:脑白质脱髓鞘病灶(＋＋＋)和脑萎缩(＋＋＋)。

四、治疗对策

(一)治疗原则

迄今为止对 SSPE 尚无特效治疗,现有治疗的原则多为抗病毒、对症支持治疗及防止并发症,一些脑代谢药、免疫抑制剂和干扰素及转移因子等的疗效均不肯定。

(二)治疗计划

虽然 SSPE 病程发展中可有相对较长的一段缓解期,但最终仍是死亡。因此,主要的处理为对症治疗,目的是提高患者的生活质量和延长存活期。

1.抗病毒治疗

(1)阿昔洛韦(ACV)又名无环鸟苷,为本病首选抗病毒药物,可通过血脑屏障,毒性较低。用药方法:每次 10～15mg/kg,每天 2～3 次静脉滴注,连用 10～21 天。

(2)喷昔洛韦(PCV)和泛昔洛韦(FCV):PCV 口服吸收较差,改良为 FCV 后生物利用度提高,效果改善。FCV 为口服片剂或胶囊,250～500mg,每日 3 次口服,7 天为 1 个疗程。

2.对症支持治疗　对高热、抽搐、精神症状或颅内高压者,可分别给予降温、抗癫痫、镇静和脱水降颅压治疗。可配合神经细胞营养剂,如胞二磷胆碱等。对昏迷患者应保持呼吸道通畅,并维持水电解质平衡,予营养代谢支持治疗,加强口腔和皮肤护理,防止褥疮、下呼吸道感染和泌尿道感染等。可适当予理疗、按摩、针灸等帮助肢体功能恢复。

3.其他治疗　Dyken 等报道用异丙肌苷治疗数例患者可延长生命,改善部分症状。异丙肌苷每日用

100mg/kg,分数次给予。在上述治疗无明显效果时,可考虑尝试此治疗。

五、病程观察及处理

1.治疗期间应注意病情的进展,对可能发生的症状有一定的预知。

2.SSPE最后的死亡原因多为继发感染、循环衰竭或营养不良性恶病质,因此在治疗中应注意观察,预防并发症的出现及早期处理。

六、预后评估

SSPE预后差,患儿常于起病后3~4年死亡,但也有个别患儿长期存活甚至自行缓解。

七、出院随访

1.出院时带药:出院带药与住院期间用药大致相同。

2.检查项目与周期。

3.定期门诊检查与取药。

4.应当注意的问题。

(龙海丽)

第四节　结核性脑膜炎

一、概述

结核性脑膜炎(TBM)是由结核杆菌引起的脑膜非化脓性炎症。常继发于粟粒结核或其他脏器结核病变。除肺结核外,骨骼关节结核和泌尿生殖系统结核常是血源播散的根源。部分病例也可由于脑实质内或脑膜内的结核病灶液化溃破,使大量结核杆菌进入蛛网膜下腔所致。此外.脑附近组织如中耳、乳突、颈椎、颅骨等结核病灶,亦可直接蔓延,侵犯脑膜.但较为少见。

既往以小儿多见,常为肺原发综合征血源播散的结果,或全身性结核的一部分。成年发病率占半数以上,以青年发病率较高,但也可见于老年。有结核病史者在儿童中约为55%,在成人中仅为8%~12%。在发展中国家,由于人口流通和居住、营养条件等问题,结核病仍然多见。而且耐药性的发生、AIDS发生结核性脑膜炎,故中枢神经系统的结核仍然应该引起重视。

结核性脑膜炎的主要病理变化:

1.脑膜　脑膜弥漫性充血,脑回普遍变平,尤以脑底部病变最为明显,故又有脑底脑膜炎之称。延髓、桥脑、脚间池、视神经交叉及大脑外侧裂等处的蛛网膜下腔内,积有大量灰白色或灰绿色的浓稠、胶性渗出物。浓稠的渗出物及脑水肿可包围挤压脑神经,引起脑神经损害。有时炎症可蔓延到脊髓及神经根。

2.脑血管　早期主要表现为急性动脉内膜炎。病程越长则脑血管增生性病变越明显,可见闭塞性动脉内膜炎,有炎性渗出、内皮细胞增生,使管腔狭窄,终致脑实质软化或出血。北京儿童医院152例结核性脑膜炎病理检查.发现脑血管病变者占61.2%。

3.脑实质 炎性病变从脑膜蔓延到脑实质,或脑实质原来就有结核病变,可致结核性脑膜脑炎,少数病例在脑实质内有结核瘤。152例结核性脑膜炎病理检查,有结核性脑膜脑炎者占75%,有单发或多发结核瘤者占16.4%。

4.脑积水 结核性脑膜炎常常发生急性脑积水。初期由于脉络膜充血及室管膜炎而致脑脊液生成增加;后期由于脑膜炎症粘连,使脑蛛网膜粒及其他表浅部的血管间隙、神经根周围间隙脑脊液回吸收功能障碍,这两种情况,可致交通性脑积水。浓稠炎性渗出物积聚于小脑延髓池或堵塞大脑导水管或第四脑室诸孔,可致阻塞性脑积水。脑室内积液过多可使脑室扩大,脑实质受挤压而萎缩变薄。上述病理资料证实:有脑室扩张者占64.4%,且脑积水发生甚早,有4例在病程1周即已发生明显脑积水。

二、诊断步骤

(一)病史采集要点
多数病人有肺、骨、胸膜或淋巴结结核病史,或有结核病的密切接触史。发病多徐缓,也可相当急骤。妊娠、分娩是女性患者的主要诱因。

(二)体格检查要点
1.典型结核性脑膜炎的临床表现可分为3期

(1)前驱期(早期):约1～2周,一般起病缓慢,在原有结核病基础上,出现性情改变,如烦躁、易怒、好哭,或精神倦怠、呆滞、嗜睡或睡眠不宁,两眼凝视,食欲不振、消瘦,并有低热、便秘或不明原因的反复呕吐。年长儿可自诉头痛,初可为间歇性,后持续性头痛。婴幼儿表现为皱眉、以手击头、啼哭等。

(2)脑膜刺激期(中期):约1～2周主要为脑膜炎及颅内压增高表现。低热,头痛加剧可呈持续性。呕吐频繁、常呈喷射状,可有感觉过敏,逐渐出现嗜睡、意识障碍。典型脑膜刺激征多见于年长儿,婴儿主要表现为前囟饱满或膨隆、腹壁反射消失、腱反射亢进。若病情继续发展,则进入昏迷状态,可有惊厥发作。此期常出现颅神经受累症状,最常见为面神经、动眼神经及外展神经的瘫痪,多为单侧受累,表现为鼻唇沟消失、眼睑下垂、眼外斜、复视及瞳孔散大。眼底检查可见视神经炎,视乳突水肿,脉络膜可偶见结核结节。

(3)晚期(昏迷期):约1～2周意识障碍加重,反复惊厥,神志进入昏睡甚至昏迷状态,瞳孔散大,对光反射消失、呼吸节律不整,甚至出现潮式呼吸或呼吸暂停。常有代谢性酸中毒、脑性失铁钠综合征、低钾积压症等,水、电解质代谢紊乱。最后体温可升至40℃以上,终因呼吸循环衰竭而死亡。

2.非典型结核性脑膜炎

(1)较大儿结脑多因脑实质隐匿病灶突然破溃,大量结核菌侵入脑脊液引起脑膜的急骤反应。起病急,可突然发热、抽搐,脑膜刺激征明显,肺及其他部位可无明显的结核病灶,易误诊为化脓性脑膜炎。

(2)有时表现为颅内压持续增高征象,低热、进行性头痛、逐渐加剧的喷射呕吐。可见视神经盘水肿及动眼、外展、面神经受累症状,易被误诊为脑脓肿或脑肿瘤。

(3)因中耳、乳突结核扩散所致者,往往以发热、耳痛、呕吐起病,易误诊为急性中耳炎,出现脑膜刺激征时易误诊为中耳炎合并化脑,如出现局限性神经系统定位体征时,则易误诊为脑脓肿。

(4)6个月以下的小婴儿,全身血行播散性结核时,可继发结脑,或同时发生结脑,发热、肝脾淋巴结肿大,可伴有皮疹。

(三)门诊资料分析
1.外周血象可见白细胞总数及中性粒细胞比例升高、轻度贫血。血沉增快,但也有正常者。

2.结核菌素试验阳性对诊断有帮助,但阴性结果亦不能排除本病。

3.眼底检查 12.7%~80%病例可发现视网膜结节,于视盘附近单个或成组出现,初始为黄色,边界不清,随病程的进展周边可出现色素沉着。此种结节的出现对结核性脑膜炎的诊断有重要意义。

(四)进一步检查项目

1.脑脊液压力大多升高,澄清、无色或微浑呈毛玻璃样,静置后往往有薄膜形成,细胞增多一般为(50~500)×10^6/L,分类以淋巴细胞占优势(早期可能以分叶核中性粒细胞稍占优势),糖与氯化物减少。透明澄清的脑脊液,而糖量(低于 35mg/dl)与氯化物(低于 700mg/dl)一致下降,对结核性脑膜炎的诊断有重要意义(需除外真菌性脑膜炎),并可据此与病毒性脑膜(脑)炎相鉴别。脑脊液色氨酸与利文生试验阳性率颇高,对诊断有一定帮助。脑脊液涂片染色检查可发现结核杆菌,从薄膜中较易检出,阳性率为 37.9%~64.4%不等,有确诊价值。如脑脊液中结核杆菌虽为阴性,但始终未发现其他细菌或真菌,而抗结核治疗效果明显者,也大致可确定此病的临床诊断。

2.影响学检查:肺部 X 线检查如发现原发综合征,活动性结核、特别是粟粒性结核,有助于结核性脑膜炎的诊断。头颅 CT、MR 等影像学检查可显示脑膜、脑实质中的粟粒病灶,结核瘤及干酪性病变,还可显示脑底部的渗出物,脑组织水肿、脑室扩张等。对结核性脑膜炎分型、判断预后和指导治疗有重要意义。

3.TBM 的诊断:除临床症状、体征外,脑脊液(CSF)的实验室检测极其重要。近年来有关 CSF 检测项目在 TBM 诊断中的研究已取得了长足的发展,其中 CSF 常规结合 PCR、抗原抗体检测,对 TBM 的诊断、病情评估具有一定的价值。但一些检查指标的特异性、灵敏度尚不令人满意。主要包括下列几个方面:

(1)细胞学检查:TBM 的 CSF 细胞学改变具有一定的规律性,其特点是以嗜中性粒细胞为主伴一定数量的免疫活性细胞(小淋巴细胞、淋巴样细胞和浆细胞)和单核吞噬细胞的混合细胞反应,亦可见到嗜酸性粒细胞。尽管持续抗结核治疗,CSF 细胞学的混合细胞反应可持续 4 周,预后较好者嗜中性粒细胞减少,免疫活性细胞相对增高(Rhem 交叉现象)。CSF 中淋巴样细胞和浆细胞阳性率明显增高,是 TBM 早期的一个重要特征,若能结合生化检查和临床表现,可作为早期诊断的有力依据。

(2)病原学检测:CSF 分离抗酸杆菌仍然是确诊 TBM 最直接可靠的方法。反复送检可提高阳性率。

1)直接涂片法:自从 1882 年以来,涂片抗酸染色一直是检查结核杆菌的重要方法。该方法最为简单经济,但敏感性、特异性较差,在一般离心沉渣中难以收集到结核杆菌,国内外学者报告涂片阳性率约为 10%。为提高涂片的阳性率,一些学者提出加大离心转速、延长离心时间,用静止 CSF 标本析出的纤维蛋白膜染色镜检等方法。采用漂浮浓集法和离心浓集法,使涂片阳性率达到 92.19%和 62.15%,取 CSF 静置 24 小时后形成的薄膜涂片,抗酸染色阳性率可达到 91.0%。

2)结核杆菌培养:培养法的优点是直观,可做进一步鉴别、药敏和毒力检测。但结核杆菌生长缓慢,培养需 4~8 周,且阳性率在 20%~30%。有研究者用改良 Levinson 析出法对 64 例 TBM 和 54 例可疑诊断 TBM 标本进行检测,阳性率分别为 93.7%和 85.5%,而采用 Levinson 法阳性率分别为 79.7%、72.2%,结合 CSF 分析可确诊 89%的 TBM,显示了一定的优越性。

3)聚合酶链反应(PCR)检测结核分枝杆菌 DNA PCR 技术自 1985 年 Saiki 建立该方法以来,发展很快。1990 年以来,国内各大医院已将其用于临床。其在 TBM 的早期诊断和鉴别诊断中具有参考价值,其敏感性及特异性优于以往病原学检查常用的抗酸染色及结核菌培养。本方法目前存在的最大问题是易出现假阳性结果。

(3)生化分析

1)乳酸:许多学者对 CSF 乳酸(CSF-LA)测定评价较高,认为其是鉴别细菌性和病毒性脑膜炎的重要方法。CSF-LA 含量测定有气液色谱法和酶法 2 种,以 3.125mmol/L 为正常值界限,研究证实 TBM 的

CSF-LA 合量显著增高。

2）氨基酸：通过研究发现，亚硝酸盐和它的前体精氨酸、高半胱氨酸在 TBM 显著增高，苯丙氨酸增加和氨基乙磺酸及维生素 B_{12} 降低也仅在 TBM 发现。在临床工作中可根据这些重要生化指标的变化设计治疗方案。

3）酶活性测定

①腺苷脱氨酶（ADA）：ADA 是与机体细胞免疫有密切关系的核酸代谢酶，与 T 淋巴细胞增殖、分化密切相关。CSF-ADA 活性在 TBM 患者明显升高，阳性率可达 80%～90%，可作为 TBM 早期诊断指标之一。

②乳酸脱氢酶（LDH）：LDH 在体内分布广泛，脑组织中含量较高，多种疾病均可以引起升高，是反映疾病的敏感指标，相应地特异性很低。然而 LDH 同工酶测定可显著改善其特异性，在 TBM 的诊断中非常有用。有学者发现 LDH 及其同工酶可作为各型脑（膜）炎的鉴别诊断的工具：TBM 患者 LDH_4 活性增高，而化脓性脑膜炎是 LDH_3 活性增高，病毒性脑炎则是 LDH_2 和 LDH_1 活性增高。

③其他：CSF 腺苷酸激酶、谷氨酸脱羟酶（GAD）、谷氨酸脱氢酶（GLDH）的活性水平在 TBM 时显著升高。

（4）免疫学检测

1）细胞免疫检测：研究发现，CSF 中活性 B 细胞（ABL）在发病早期出现率较高，阳性率为 65.5%，特异抗体稍后出现，CSF 细胞数与淋巴细胞中 ABL 百分率在病程中存在正相关关系。用酶斑免疫结合技术，从体外检测 CSF 中 BCG 特异性 IgG 扰体分泌细胞，总阳性率为 91.7%，对照组（其他颅内炎症）检测无 1 例阳性，提示采用本法对结核性脑膜炎进行诊断具有特异性。

2）体液免疫检测在 TBM，CSF-Ig 系列指标明显升高.中枢神经系统 24 小时鞘内 IgG 合成率（IgG-syn）明显增高，且与病情严重程度有关，可以作为 TBM 患者病情严重程度、疗效及预后判断的重要指标。

3）结核分枝杆菌硬脂酸检测结核杆菌硬脂酸（102 甲基十八烷酸）（TSA）是结核杆菌菌体中特有成分，用气相色谱法检测有很高的敏感性和特异性。

（5）结核抗原检测＋抗结核抗体检测

ELISA、RIA 或 LPA 法检测 CSF 中的结核抗原，已可成功用于 TBM 的早期诊断，而用阿拉伯糖甘露糖酯（LAM，分枝杆菌细胞壁外表面特有的一种成分）抗原检测特异性 IgG 抗体对快速诊断 TBM 也有较高的应用价值。由于 ELISA 法检测结核抗原和抗结核抗体本身就存在 5% 左右的假阳性或假阴性的可能，因此尽可能同时进行抗原抗体检测。

（6）细胞因子检测肿瘤坏死因子（TNFα）、可溶性白介素 2 受体（SIL-2R）、基质金属蛋白酶谱（MMPs）及粒细胞集落刺激因子（G-CSF），均可作为 TBM 的辅助诊断。

三、诊断对策

（一）诊断要点

结核性脑膜炎的早期诊断是早期合理治疗的前提，据国内最近报道，本病早期诊治者无 1 例死亡，中期治疗者 4.8%～24% 死亡，晚期诊治者则有 40.6%～72.4% 死亡。因此，诊断、治疗的及时和合理与否，是影响本病预后的关键。

1.隐袭性起病，病初可有低热、盗汗、精神不振，儿童常表现为激动不安、食欲差、体重下降等。

2.常可查出病人身体其他脏器有结核病源或有密切的结核病接触史。

3.常有头痛、呕吐及视盘水肿等颅高压表现，多数病人脑膜刺激征阳性。

4.脑脊液外观透明或呈毛玻璃状,静置 24 小时常有白色纤维薄膜形成;脑脊液压力多增高,蛋白量升高,白细胞数增高,多不超过 $500×10^6/L$,分类以淋巴细胞为主;糖、氯化物一般均降低,部分病人脑脊液沉渣或薄膜涂片可找到结核杆菌,早期脑脊液荧光素试验即可呈阳性。

5.头颅 CT 检查早期多正常,有神经系统并发症时可见脑积水或脑梗死,少数病人(10%)可见脑结核瘤。

(二)鉴别诊断要点

结核性脑膜炎须与下列疾病鉴别。

1.化脓性脑膜炎　年龄较大儿可因脑实质下结核病灶破溃,大量结核菌突然进入蛛网膜下腔而急性起病,或婴幼儿急性血行播散继发结脑,均可出现脑脊液细胞明显增高、中性粒细胞百分比增高,易误诊为化脓性脑膜炎。但化脓性脑膜炎起病更急,病变主要在颅顶部故少见颅神经损害,治疗后脑脊液乳酸含量很快恢复正常等可资鉴别。但未经彻底治疗的化脓性脑膜炎,其脑脊液改变与结脑不易鉴别,应结合病史综合分析。

2.病毒性脑膜脑炎　脑脊液细胞轻-中度升高、以单核细胞为主、蛋白升高等,须与结脑相鉴别。但病毒性脑膜脑炎急性起病、脑膜刺激征出现早,可合并有呼吸道及消化道症状。脑脊液糖与氯化物多为正常,乳酸含量均低于 $300mg/L$。

3.新型隐球菌脑膜炎　二者临床表现及脑脊液常规生化改变极为相似,但新型隐球菌脑膜炎起病更为缓慢,脑压增高显著、头痛剧烈,可有视力障碍,而颅神经一般不受侵害,症状可暂行缓解。脑脊液涂片墨汁染色找到隐球菌孢子,或沙氏培养生长新型隐球菌即可确诊。

结核性脑膜炎与化脓性脑膜炎、病毒性脑膜脑炎、新型隐球菌脑膜炎等疾病的鉴别要点。

(三)根据病理改变,结核性脑膜炎可以分为 4 型

1.浆液型　其特点是浆液渗出物只限于颅底,脑膜刺激征及脑神经障碍不明显,脑脊液改变轻微。此型属早期病例。

2.脑底脑膜炎型　炎性病变主要位于脑底。但浆液纤维蛋白性渗出物可较弥漫。其临床特点是明显的脑膜刺激征及颅神经障碍,有不同程度的脑压增高及脑积水症状。但无脑实质局灶性症状,脑脊液呈典型的结核性脑膜炎改变。此型临床上最为常见。

3.脑膜脑炎型　炎症病变从脑膜蔓延到脑实质。可见脑实质炎性充血,多数可见点状出血、少数呈弥漫性或大片状出血;有闭塞性脉管炎时,可见脑软化及坏死。部分病例可见单发或多发结核瘤,可引起局灶性症状。除脑膜刺激征、颅神经受损及脑实质损害症状不相平行。本型以 3 岁以下小儿多见,远较前两型严重,病程长、迁延反复,预后恶劣,常留有严重后遗症。

4.结核性脊髓软硬脑膜炎型(脊髓型)　炎性病变蔓延到脊髓膜及脊髓,除脑和脑膜症状外,有脊髓及其神经根的损害症状。此型多见于年长儿,病程长、恢复慢,如未合并脑积水,死亡率不高。但常遗留截瘫等后遗症。

四、治疗对策

(一)治疗原则

早期、足量、全程联合应用抗结核药是治疗成功的关键,在症状体征消失后仍应维持用药 1 年半至 2 年。

(二)治疗计划

1.一般治疗　早期病例即应住院治疗,卧床休息,供应营养丰富的含高维生素(A、D、C)和高蛋白食物,昏迷者鼻饲,如能吞咽,可试着喂食。病室要定时通风和消毒,保持室内空气新鲜,采光良好。要注意眼

鼻、口腔护理,翻身,防止褥疮发生和肺部坠积瘀血。

2.抗结核治疗　抗结核药物宜选择渗透力强、脑脊液浓度高的杀菌剂,治疗过程中要观察毒副反应,尽可能避免毒副作用相同的药物联用。

3.肾上腺皮质激素的应用　肾上腺皮质激素能抑制炎性反应,有扰纤维组织形成的作用;能减轻动脉内膜炎,从而迅速减轻中毒症状及脑膜刺激征;能降低脑压,减轻脑水肿、防止椎管的阻塞。为抗结核药物的有效辅助治疗。一般早期应用效果较好。可选用泼尼松每日 1～2mg/kg 口服,疗程 6～12 周,病情好转后 4～6 周开始逐渐减量停药。或用地塞米松每日 0.25～1mg/kg 分次静注。急性期可用氢化可的松每日 5～10mg/kg 静点,3～5 天后改为泼尼松口服。

4.对症治疗

(1)脑压增高

1)20％甘露醇:5～10ml/kg 快速静脉注射,必要时 4～6 小时 1 次,50％葡萄糖 2～4ml/kg 静注,与甘露醇交替使用。

2)乙酰唑胺:每日 20～40mg/kg,分 2～3 次服用 3 天、停 4 天。

3)必要时(有严重脑积水颅内压增高者患者)作脑室-腹腔分流术引流,每日不超过 200ml,持续 2～3 周。

(2)高热、惊厥会消耗大量的氧,使脑组织缺氧更加严重,而加剧脑水肿,增加颅内压。因此,有效地降温和止痉(如人工冬眠),对降颅内压也很重要。硫酸镁能镇静和降压,用 10％硫酸镁 10ml 静脉缓注或 25％硫酸镁 10ml 肌内注射,或 30％硫酸镁 100ml 灌肠均可。

(3)因呕吐、入量不足、脑性低钠血症时,应补足所需的水分和钠盐。

5.鞘内用药　对晚期严重病例,脑压高、脑积水严重、椎管有阻塞,以及脑脊液糖持续降低或蛋白持续增高者,可考虑应用鞘内注射,注药前,宜放出与药等量的脑脊液。常用药物为地塞米松:2 岁以下 0.25～0.5mg/次,2 岁以上 0.5～5mg/次,用盐水稀释成 5ml。缓慢鞘内注射,隔日 1 次,病情好转后每周 1 次,7～14 次为 1 疗程。不宜久用。异烟肼能较好地渗透到脑脊液中达到有效浓度,一般不必用作鞘内注射,对严重的晚期病例仍可采用,每次 25～50mg,隔日 1 次,疗程 7～14 次,好转后停用。

(三)治疗方案的选择

1.异烟肼(INH)　分子量小,渗透力强,能通过各种生物膜,能自由通过正常和炎性的血脑屏障,为全杀菌药。INH 的杀菌作用和防止耐药性的作用最强,且是治疗结核性的首选药和必选药;经研究证明,结核性脑膜炎时 INH 的最佳剂量为 15mg/(kg·d)。INH 口服吸收良好,呕吐或昏迷患者可静脉应用。剂量超过 300mg/d 时应并用维生素 B_6,预防末梢神经炎的发生。

2.链霉素(SM)　只能部分通过炎性的血脑屏障,结核性脑膜炎时 CSF 中的 SM 浓度仅为血浓度的 20％,为半杀菌药,作用快,对急性结核性脑膜炎效果较好。用量 0.75～1.0g,总量 120～150g。

3.利福平(RFP)　为全杀菌药,杀菌力仅次于 INH,不易通过正常的血脑屏障,只能部分通过炎性的血脑屏障。CSF 中的 RFP 浓度为血浓度的 10％～20％。当脑膜炎好转或消失时,通过血脑屏障的比例可能缩小,但对于一定耐药程度,倾向于使用 RFP。

4.吡嗪酰胺(PZA)　为半杀菌药,能自由通过正常和炎性的血脑屏障,结核脑膜炎性 CSF 中 PZA 的浓度与血中浓度相似。一般主张结核性脑膜炎早期同时使用 SM 与 PZA,这样等于一个全杀菌药,能提高杀菌作用,疗效更佳。

5.乙胺丁醇(EMB)　为抑菌药,15mg/kg 有抑菌作用,20mg/kg 有杀菌作用,能部分通过炎性血脑屏障。结核性脑膜炎时 CSF 中 EMB 的浓度约为血浓度的 10％～50％。在结核性脑膜炎化疗方案中,四联以上的方案采用 EMB,若 SM 有毒副反应或耐药时,可用 EMB 替代 SM,在巩固期方案中也可使用 EMB。

6.对氨水杨酸(PAS)　不易通过血脑屏障,也为抑菌药,抑菌药作用相当于 EMB,能延缓其他抗结核药物的耐受,可减少 INH 的乙酰化,提高 INH 的有效浓度,对治疗结核性只起配合作用,往往由 EMB 取代。

结核性脑膜炎化疗方案的组成,应以 HRSZ 为基础药物。根据病情,一般结核性脑膜炎可用 4HRS2/14HRZ 方案;重症结核性脑膜炎、结核性脑膜炎合并脑外结核,尤其是全身血行结核者可用 6HRSZE/18HRZ 方案。强化期可延长为 4～6 个月。

五、病程观察及处理

(一)病情观察要点
注意观察重症患者生命体征,神经系统症状的变化。控制出入液量的平衡,防止电解质紊乱。定期复查,了解肝肾功能情况。

(二)疗效判断与处理
1.治愈症　状体征消失、连续 3 次脑脊液生化常规检查正常后维持用药 1 年半到 2 年,其中多次脑脊液生化常规检查均正常,无任何后遗症,停药后无复发。

2.好转　症状体征明显好转或消失,但脑脊液生化常规检查仍不正常,出现不同程度的并发症,仍需进行抗结核治疗。

3.未愈　症状体征及脑脊液检查与治疗前比较无明显改善。

六、预后评估

本病预后好坏主要决定于治疗酌早晚及其神志状态,有神志障碍者,死亡率明显升高。另外,幼儿死亡率亦较高。

我国自普遍推广接种卡介苗和大力开展结核病防治以来,本病的发病率较过去明显下降。并且由于诊断方法的改进、化疗方案的发展和不断完善,结核性脑膜炎的预后大为改观。早期合理治疗,可以完全治愈。如诊断不及时.治疗不合理,或患儿年龄太小、病变太严重等,仍有较高(15%～36%)的病死率。在治疗随访过程中,发现复发病例,再行合理治疗,仍可改善预后。

七、出院随访

1.出院时带药　基本同住院用药。

2.检查项目与周期　每月 1 次血象检查,半年左右复查头颅 CT 或 MR。

3.定期门诊检查与取药　每月门诊复查 1 次。

4.应当注意的问题　加强锻炼,增强体质,保持乐观,劳逸适度,使正气旺盛,减少发病。积极治疗原发结核,彻底清除结核病灶,防止继发感染。预防接种:接种卡介苗,不但预防肺结核等的发生,而且在新生儿时期接种卡介苗,可使结核性脑膜炎的发病率明显降低。

对于已患结核性脑膜炎的病人,应住院治疗,住院时间不少于 3～6 个月。本病是一消耗性疾病,在治疗期间应注意休息,增加营养,多进食高蛋白、高维生素、易消化的食物。当然,应该提醒的仍是对本病的治疗切不可半途而废,不能以症状和体征的改善甚至消失作为终止治疗的依据。

(龙海丽)

第五节　化脓性脑膜炎

一、概述

化脓性脑膜炎是由脑膜炎双球菌、肺炎双球菌、流行性感冒嗜血杆菌 B 型、金黄色葡萄球菌、链球菌、大肠杆菌等引起的较严重的颅内感染。脑膜炎双球菌最常侵犯儿童,又称为流行性脑脊髓膜炎,简称流脑。肺炎球菌脑膜炎呈散发,多见于冬春季,以 2 岁以下婴儿及老年患者为多,但成人亦不少见,本病常继发于肺炎、中耳炎、乳突炎等疾病,少数病人继发于颅脑外伤或脑外科手术后,约 20% 的病例无原发病灶可寻。由金黄色葡萄球菌引起的化脓性脑膜炎,发病率低于脑膜炎球菌、肺炎球菌和流感杆菌所致的脑膜炎。在各种化脓性脑膜炎中仅占 1%～2%,较多见于新生儿,常于产后 2 周以后发病。糖尿病等患者当免疫力低下时亦易发生。主要有金黄色葡萄球菌引起,偶见为表皮葡萄球菌。脑脓肿穿破引起者,除葡萄球菌外,常有厌氧菌混合感染。各季节均有发病,但以 7、8、9 月比较多见。大肠杆菌是新生儿脑膜炎最常见的致病菌。

二、诊断步骤

【病史采集要点】
(一)肺炎球菌脑膜炎
1.流行病学特点　散发性,多见于冬春季,以 2 岁以下婴儿及老年患者为多。

2.临床表现　本病起病急,有高热、关痛、呕吐。约 85% 发生意识障碍,表现为谵妄、昏睡、昏迷等。脑神经损害约占 50%,主要累及动眼和面神经,滑车及展神经亦可累及。皮肤瘀点极少见。颅内高压症及脑膜刺激征与其他化脓性脑膜炎相似。多次发作(数次至数十次)的复发性脑膜炎是本病特征之一,绝大多数由肺炎球菌引起,发作间期为数月或数年。

(二)金黄色葡萄球菌脑膜炎
1.流行病学特点　较多见于新生儿,常于产后 2 周以后发病。糖尿病等患者当免疫力低下时亦易发生。各季节均有发病,但以 7、8、9 月比较多见。

2.临床表现　一般呈急性起病,除由邻近病灶侵犯者表现局部症状外,多有明显全身感染中毒症状,高热,一般体温 39℃以上,呈弛张热,可伴畏寒、寒战、关节痛、肝脾肿大,甚至出现感染性休克。神经系统症状以头痛最为突出,常伴呕吐、颈背痛、畏光、眩晕。也可出现意识障碍及精神异常。早期病人激动不安、谵妄,以后发展为表情淡漠,意识模糊,昏睡,以致昏迷。也可出现局灶或全身抽搐。可出现偏瘫、单瘫、失语、一侧或双侧病理征。也可出现复视、眼睑下垂,面肌瘫痪等脑神经受损症状。严重者脑疝形成,常可见皮疹如荨麻疹和瘀点,偶可见猩红热样皮疹和全身性小脓疱疹。

【体格检查要点】
1.脑膜刺激征往往是患者的突出体征。患者常表现为颈抵抗、克尼格征及布鲁金斯基征阳性。

2.病人可有脑实质受损的表现。患者定向方、记忆力等下降,严重者意识模糊、昏睡以至昏迷。精神异常的现象也较常见,可出现精神错乱、谵妄。病人也可表现为失语、偏瘫、腱反射亢进及病理征阳性。另外可有颅神经损害的表现,以眼球运动障碍多见,如眼睑下垂、眼外肌麻痹、斜视、复视,另可有面神经瘫痪、听力下降等颅内压明显增高者可导致脑疝。

【门诊资料分析】

1.血常规 急性期血液中白细胞数增高,中性粒细胞占95%以上。

2.头颅CT、MR检查 在疾病早期大多正常,有神经系统并发症时可见脑室扩大、脑沟增宽、脑肿胀、脑室移位等异常表现。

【进一步检查项目】

1.脑脊液检查 压力增高,外观自微浑、毛玻璃样乃至凝成奶糕样浑浊,细胞数增多,以中性粒细胞为主。蛋白含量一般较高,糖和氯化物含量均降低,晚期病例有蛋白细胞分离现象,乃椎管阻塞所致,此时宜作小脑延髓池穿刺,引流的脑脊液中可见大量脓细胞。

2.细菌学检查 皮肤瘀点和脑脊液沉淀涂片检查有革兰阳性球菌发现;血及脑脊液细菌培养加药敏试验可发现病原及指导治疗。

三、诊断对策

(一)诊断要点

凡继肺炎、中耳炎、鼻窦炎及颅脑外伤后,出现高热不退、神志改变、颅内高压及脑膜刺激征者,应考虑肺炎球菌脑膜炎的可能,及早检查脑脊液以明确诊断。在冬春季节发生的脑膜炎,无以上诱因而皮肤没有瘀点者,也应考虑本病的可能。化脓性脑膜炎病人,如发现身体其他部位有局限性化脓灶,脑脊液沉淀涂片检查可找到多量簇状排列的革兰阳性球菌,则葡萄球菌脑膜炎的诊断可基本成立,脑脊液培养得到葡萄球菌可进一步与其他化脓性脑膜炎鉴别。

(二)鉴别诊断要点

1.其他化脓性脑膜炎 脑膜炎球菌脑膜炎多有特征性的皮疹;葡萄球菌性脑膜炎大多发现在葡萄球菌败血症病程中;革兰阴性杆菌脑膜炎易发生于颅脑手术后;流感杆菌脑膜炎多发生于婴幼儿;绿脓杆菌脑膜炎常继发于腰穿、麻醉、造影或手术后。

2.流行性乙型脑炎 患者以儿童为主,流行季节为7~8月份。表现为突起高热、惊厥、昏迷,但无皮肤瘀点、瘀斑。脑脊液清亮,细胞数不超过$100 \times 10^6/L$,以淋巴细胞为主。但早期中性粒细胞稍多于淋巴细胞,脑脊液糖量正常或偏高。血液补体结合试验有诊断价值;血液中特异性IgG抗体阳性亦可确诊。

3.病毒性脑膜炎 临床表现相似,但病情较轻。脑脊液压力正常或略高,外观澄清或微浑,细胞数大多为$(5 \sim 30) \times 10^6/L$,分类淋巴细胞占优势(早期可有中性粒细胞增多),蛋白量正常或略高,糖和氯化物含量正常。细菌及真菌涂片检查阴性。脑脊液乳酸脱氢酶活性、溶菌酶活性在细菌性脑膜炎时增高,且不受抗菌药物治疗的影响,而在病毒性脑膜炎时则为正常,故有助于二者的鉴别。

4.结核性脑膜炎 此病也有发热、头痛、恶心、呕吐,检查有脑膜刺激征,在临床上易与化脓性脑膜炎相混淆,需注意鉴别。但患者还有结核杆菌感染的一般指标,如血沉加快、PPD试验阳性等。脑脊液压力高,细胞数轻至中度增加$(5 \sim 50) \times 10^6/L$,蛋白轻至中度增加,糖和氯化物降低。发现结核菌有确诊价值。

四、治疗对策

(一)治疗原则

化脓性脑膜炎的治疗原则为抗菌治疗、抗脑水肿、降低颅内压以及一般对症和支持治疗。金黄色葡萄球菌脑膜炎的病死率甚高,可达 50％以上,应立即采用积极的抗菌治疗。应用原则为早期、足量、长疗程,且选用对金葡菌敏感,易透过血脑屏障的杀菌药。以及抗脑水肿、降低颅内压及一般对症和支持治疗。葡萄球菌脑膜炎容易复发。故疗程宜较长,体温正常后继续用药 2 周,或脑脊液正常后继续用药 1 周,疗程常在 3 周以上。

(二)治疗计划

1.抗生素应用   早期治疗可减轻病情,减少并发症和降低病死率。

(1)肺炎球菌脑膜炎

1)青霉素 G:为首选药物,剂量宜大,成人每天 2000 万 U,小儿为 20 万～40 万 U/kg,分次静脉滴注。待症状好转、脑脊液接近正常后,成人量可改为 800 万 U/d,持续用药至体温和脑脊液正常为止,疗程不应少于 2 周。青霉素 G 鞘内给药,可能导致惊厥、发热、蛛网膜下腔粘连、脊髓炎及神经根炎等不良反应,故不宜采用。

2)其他抗生素:若对青霉素过敏,可选用头孢菌素,常选用头孢噻肟或头孢曲松。前者 6～10g/d,后者 2～4g/d。此二药脑脊液浓度高,抗菌活力强。也可选用头孢唑肟,6～10g/d。对青霉素过敏中,约有 10％～20％可对头孢菌素发生交叉过敏,用药中应注意观察。其他可供选择的药物有红霉素 1.6～2.0g/d,静脉滴注;氯霉素 1.5～2.0g/d 静脉滴注。

(2)金黄色葡萄球菌脑膜炎

1)苯唑青霉素:成人每日 6～12g,儿童每日 150～200mg/kg,静脉滴注,同时口服丙磺舒,若对青霉素过敏或治疗效果不好,可改用万古霉素,头孢他啶或头孢曲松等,亦可选用磷霉素或利福平。

2)其他抗生素:万古霉素每日 2g,儿童每日 50mg/kg,分次静脉滴注。利福平的成人剂量为 600mg/d,儿童为 15mg/(kg·d),分 2 次口服,用药期间定期监测肝肾功能。万古霉素与利福平联合应用可提高疗效。磷霉素的毒性小,成人剂量为 16g/d,分 2 次静脉滴注。治疗期间最好配合庆大霉素鞘内注射,庆大霉素鞘内注射每次 5000～10000U(5～10mg),儿童每次 1000～2000U(1～2mg)。

2.一般治疗   颅高压者应卧床休息。可给予高营养、易消化的流质或半流质饮食。若不能进食则需鼻饲,注意供给足够能量。适当吸氧,保持呼吸道通畅,防治褥疮、肺部和泌尿道感染等并发症。

3.对症治疗

(1)发热:发热时用冰敷、冰毯、酒精擦浴等物理降温,必要时用药物乙酰水杨酸(阿司匹林)或亚冬眠疗法降温。

(2)惊厥、精神异常:如有惊厥或精神异常应首选地西泮,10～20mg 肌内注射或缓慢静脉推注;也可应用氯硝西泮、硝基西泮。

(3)脑水肿:颅内压增高者,须脱水治疗,除严格控制液体入量外,主要应用 20％甘露醇 125～250ml,q12h～q8h,静脉滴注;呋塞米 20～40mg,q12h～q8h,静脉推注。细菌被抗菌药物杀死及溶解后,常引起脑膜炎症状暂时加重,可用地塞米松 10～15mg/d,一般 2～3 天可抑制炎症反应,减轻脑水肿,降低颅内压。有条件者可适量应用 20％白蛋白 50ml,静脉滴注。若有肾功能减退者,可选用甘油果糖注射液以减轻肾功能损害。

(4)呼吸衰竭:主要用呼吸兴奋剂如洛贝林、可拉明、利他林等,也可用东莨菪碱、山莨菪碱等,必要时气管插管、气管切开接呼吸机辅助呼吸。

五、病程观察及处理

(一)病情观察要点

注意观察重症患者生命体征,神经系统症状的变化。控制出入液量的平衡,防止电解质紊乱。定期复查,了解肝肾功能情况。定期复查腰椎穿刺、检查脑脊液,评估疗效。

(二)疗效判断与处理

患者的意识障碍加重和(或)神经系统损害的体征增多,提示病情恶化,需加强降颅压、抗生素及支持等治疗。相反,如上述症状有改善,则提示病情控制理想,可酌情逐步减少降颅压等治疗。

六、预后评估

本病虽病情较重,但接受及时、合理治疗后,大多数病例经数周或数月后恢复健康,少数病例遗有偏瘫、精神异常、智能低下、癫痫等。有意识障碍表现为昏迷的患者可导致死亡。

七、出院随访

1.出院时带药:当患者生命体征正常,脑脊液检查也正常的情况下,可考虑出院。带药主要针对有助于神经系统损害康复的药物,如脑复康、B族维生素、脑蛋白水解物等。

2.检查项目与周期根据病情严重程度每1～3个月复查血常规、肝功能、脑电图等。

3.定期门诊检查与取药。

4.应当注意的问题。

(代　杰)

第六节　隐球菌性脑膜炎

一、概述

隐球菌性脑膜炎是由新型隐球菌感染脑膜和脑实质所致的中枢神经系统的亚急性或慢性炎性疾病,是深部真菌病中较常见的一种类型,该病可见于任何年龄,但以30～60岁成人发病率最高。其临床表现复杂,早期诊断困难,容易误诊,病死率和致残率高。隐球菌性脑膜炎在我国各省、市、自治区均有散在发病,以往在脑膜和脑实质感染中所占的比例很小,但目前发病率有所增高。由于隐球菌是条件致病菌,随着抗生素、免疫抑制剂等的广泛应用,器官移植、骨髓移植等新技术的开展,以及艾滋病等各种慢性消耗性疾病发病率的升高,近年来隐球菌性脑膜炎的发病率也呈明显上升趋势。据统计,美国约有5%～10%的艾滋病患者发生隐球菌性脑膜炎,而我国以散发非艾滋病人群为主,但也有艾滋病并发隐球菌性脑膜炎的报告。

该病呈世界性分布。虽然患霍奇金病、其他淋巴瘤、类肉瘤,或长期接受皮质类固醇治疗的病人为本病的高危人群,但它是艾滋病病人的一种机会性感染。对无明显免疫损害者,尤其是>40岁的男性,有时也会发生进行性弥散性隐球菌脑膜炎。典型的表现是脑膜炎症并不广泛,但可见灶性脑内镜下病变,脑膜肉芽肿及大的灶性脑病变明显。

二、诊断步骤

(一)病史采集要点

1.起病情况　隐匿起病;病程迁延,进展缓慢;少数可急性起病,通常不典型,需要详细的询问病史,了解发病情况和疾病的进展情况。

2.主要临床表现　病初可表现为轻度间歇性头痛,此后头痛逐渐呈爆裂样剧痛,常伴有恶心、喷射状呕吐。多数病人有发热、精神异常,病程长者有明显消瘦、虚弱等,少数病人有抽搐,1/3病人有意识障碍,表现为嗜睡、谵妄、昏迷等。常有多颅神经受损的表现:视力减退、视物重影、眼球活动障碍等。部分病人有肢体瘫痪,少数病人有脑疝形成。除眼或面部麻痹外,灶性体征在病程的较晚期时才出现。失明可由脑水肿或视觉传导束直接受累引起。

3.既往病史　新型隐球菌性脑膜炎通常易发生于恶性肿瘤、自身免疫性疾病、全身慢性消耗性疾病、严重创伤及长期大剂量使用抗生素、皮质类固醇激素或免疫抑制剂等情况中。若患者存在此类免疫功能降低的因素,则对于诊断有很大的帮助。

(二)体格检查要点

1.一般情况　全身营养状况差,精神萎靡。

2.神经系统　大多数病人脑膜刺激征阳性:颈项强直,Kernig征、Brudzinski征阳性,部分病人病理征阳性。约有1/3的患者有颅神经损害。视神经、动眼神经。展神经、面神经及听神经受累为主,其中以视神经受损最为多见。

(三)门诊资料分析

血常规示周围白细胞不高。胸部X线片:约62%隐球菌性脑膜炎患者可见类似肺结核样病灶或肺炎样改变,少数表现为肺不张、胸膜增厚或占位影像。

(四)进一步检查项目

1.腰椎穿刺　对于明确诊断有重要意义,通过了解颅内压的高低,脑脊液常规生化及微生物学检查可以明确诊断。隐球菌性脑膜炎诊断的金标准就是脑脊液中找到病原体。

(1)脑脊液常规生化检查:明显的"三高一低",即压力增高(大于200mmH$_2$O),以淋巴细胞增高为主的细胞数增高(10~500)×10^6/L,蛋白含量增高而糖含量减低。因结核性脑膜炎和其他真菌性脑膜炎患者的脑脊液也可有这些变化,因此这些指标并非特异性指标,但是隐球菌性脑膜炎的颅压高和脑脊液糖含量减低较其他更为明显。

(2)脑脊液微生物学检查:脑脊液涂片墨汁染色可见带有荚膜的新型隐球菌,这是隐球菌性脑膜炎诊断的金标准。镜下可见酵母样细胞,形圆、壁厚、围以宽厚的荚膜。但镜检的阳性率约30%~50%,故应反复多次检查,方能提高检出率。脑脊液真菌培养也是常用的检查方法,脑脊液培养2~5天可有新型隐球菌生长。

2.免疫学检查　隐球菌补体结合试验、乳胶凝集试验、酶联免疫吸附试验等提高了诊断的特异性。乳胶凝集试验可直接检测隐球菌多糖抗原,具有灵敏特异、迅速可靠、阳性率高(大于90%)的特点。根据抗原滴度变化,还可指导治疗和判断预后。乳胶凝集试验阴性者,除外隐球菌性脑膜炎的可信性大于90%。

酶联免疫吸附试验中脑脊液隐球菌荚膜多糖体抗体检测呈阳性,有助于隐球菌性脑膜炎的诊断。

3.影像学检查 CT、MRI:CT可见弥漫性脑膜强化、脑水肿、肉芽肿、囊肿或钙化、脑实质低密度病灶等。但是约25%～50%的隐球菌性脑膜炎的CT扫描没有任何变化。

有学者认为,血管周围间隙扩张是隐球菌性脑膜炎神经影像学最早期的特征。当血管周围间隙扩张大于3mm或隐球菌聚集成团大于5mm的胶状假囊时,在CT上表现为深穿支分布区域的两侧大脑半球深部白质、壳核、内囊或中脑被盖等处,较对称分布的斑点状边缘模糊的非强化略低密度影。

MRI比CT敏感,脑膜强化后信号明显增强,与低信号的脑组织形成良好的对比。脑实质的肉芽肿显示T_1等信号或稍低信号,T_2信号变化较大,可从稍低信号到明显高信号,周围水肿为T_2高信号。

4.其他检查 如血常规、肝肾功能生化检查、心电图、腹部B超等,以利于鉴别诊断和了解全身重要脏器功能,为正规治疗作准备。

三、诊断对策

(一)诊断要点
1.亚急性或慢性起病,患者头痛,伴有低热、恶心、呕吐和脑膜刺激征表现。
2.腰椎穿刺检查提示有颅内压增高、脑脊液常规生化检查呈现明显的"三高一低",病原学检查发现隐球菌和相关抗体。
3.影像学发现有脑膜增强反应和脑实质内的局限性炎性病灶。具备上述条件即可诊断。对于疑似病例,强调病原学的多次反复检验,以提高病菌检出率,减少误诊。

(二)鉴别诊断要点
隐球菌性脑膜炎需要与其他真菌感染性脑膜炎、结核性脑膜炎、细菌性脓肿等相鉴别。根据临床特点及病原学检测,结合影像学检测手段不难进行鉴别。

本病在早期极易与结核性脑膜炎相混淆,对于经系统抗结核治疗仍未见好转的患者,应高度警惕本病的可能。新近有研究提示,脑脊液检查可能是结核性脑膜炎和隐球菌性脑膜炎检查项目中敏感的指标,隐球菌性脑膜炎颅内压比结核性脑膜炎高。

四、治疗对策

(一)治疗原则
1.尽早明确诊断,及时治疗。
2.根据病程及严重程度进行分型,制订合理的治疗方案,药物的选择尽量做到个体化。
3.治疗基础疾病,提高机体免疫力。
4.在长期治疗过程中,应密切观察疗效,及时改进治疗方案。
5.注重防治药物的毒副作用,必须在用药前和用药期间定期检查肾和血液功能。
6.合理支持治疗,保持机体的生命体征和内环境稳定。
7.加强生活护理,给予量、高饮食,防治并发症。

(二)治疗计划
隐球菌性脑膜炎治疗,包括抗真菌药物治疗和对症治疗两部分。
1.抗真菌治疗 抗真菌治疗中强调合并用药和多途径给药,目前治疗真菌的特效药物主要是两性霉素

B、5-氟胞嘧啶和氟康唑。

(1)两性霉素 B：是由结节性链丝菌产生的多烯类抗生素，作用机制为本品通过与敏感真菌细胞膜上的胆固醇相结合，损伤细胞膜的通透性，导致细胞内重要物质如钾离子、核苷酸和氨基酸等外漏，破坏细胞的正常代谢从而抑制其生长。该药在体内的半衰期约为 24 小时，在肾组织中浓度最高，在体内经肾脏缓慢排泄，每日约有给药量的 2%～5%以原型排出，7 日内自尿排出给药量的 40%。停药后自尿中排泄至少持续 7 周，在碱性尿液中药物排泄增多，不易为透析清除。两性霉素 B 口服吸收差，而且不稳定，肌内注射对局部的刺激大，故临床上多采用经静脉缓慢滴注。开始静脉滴注时先试以 1～5mg 或按体重一次 0.02～0.1mg/kg 给药，以后根据患者耐受情况每日或隔日增加 5mg，当增至一次 0.6～0.7mg/kg 时即可暂停增加剂量，此为一般治疗量。成人最高一日剂量不超过 1mg/kg，每日或隔 1～2 日给药 1 次，累积总量 1.5～3.0g，疗程 1～3 个月，也可长至 6 个月，视病情及疾病种类而定。对敏感真菌感染宜采用较小剂量，即成人一次 20～30mg，疗程仍宜长。鞘内给药：首次 0.05～0.1mg，以后渐增至每次 0.5mg，最大量一次不超过 1mg，每周给药 2～3 次，总量 15mg 左右。鞘内给药时宜与小剂量地塞米松或琥珀酸氢化可的松同时给予，并需用脑脊液反复稀释药液，边稀释边缓慢注入以减少不良反应。

两性霉素 B 在发挥抗真菌作用的同时，亦可与人体细胞膜上的胆固醇结合，故可产生严重的毒副作用，如静滴过程中或静滴后发生寒战、高热、严重头痛、食欲不振、恶心、呕吐，有时可出现血压下降、眩晕等；几乎所有患者在治疗过程中均可出现不同程度的肾功能损害，由于尿中排出了大量的钾离子，因此可能会出现低钾血症；也可对血液系统、肝脏产生毒性反应，但相对较少见。该药毒性大，不良反应多见，但它又是治疗危重深部真菌感染的唯一有效药物，选用本品时必须权衡利弊后做出决定。肝肾功能损害者应慎用。治疗期间定期严密随访血、尿常规，肝、肾功能，血钾，心电图等。如血尿素氮或血肌酐明显升高时，则需减量或暂停治疗，直至肾功能恢复。为减少药物的不良反应，给药前可给解热镇痛药和抗组胺药，如吲哚美辛和异丙嗪等，同时给予琥珀酸氢化可的松 25～50mg 或地塞米松 2～5mg 一同静脉滴注。如果治疗中断 7 日以上者，需重新自小剂量(0.25mg/kg)开始逐渐增加至所需量。宜缓慢避光滴注，每剂滴注时间至少 6 小时。药液静脉滴注时应避免外漏，因可致局部刺激。用于治疗患全身性真菌感染的孕妇，对胎儿无明显影响。孕妇确有应用指征时方可慎用。哺乳期妇女应避免应用或于用药时暂时停止哺乳。

(2)5-氟胞嘧啶：用于念珠菌和隐珠菌感染，单用效果不如两性霉素 B，且单用易产生耐药性，与两性霉素 B 合用则可以起到协同作用。毒副作用较两性霉素 B 少，可出现食欲不振，白细胞或血小板减少，肝肾功能损害，精神症状和皮疹等，停药后不良反应可消失。口服吸收良好，每日剂量每千克体重 50～150mg，分成 3～4 次服，疗程自数周至数月。

(3)氟康唑属吡咯类抗真菌药，抗真菌谱较广，口服吸收良好，且不受食物、抗酸药、H_2 受体阻滞药的影响。作用机制主要为高度选择性干扰真菌的细胞色素 P-450 的活性，从而抑制真菌细胞膜上麦角固醇的生物合成。主要自肾排泄，以原形自尿中排出给药量的 80%以上。血消除半衰期为 27～37 小时，肾功能减退时明显延长。血液透析或腹膜透析可部分清除本品。首次剂量 0.4g，以后每次 0.2g，一日 1 次，至少 4 周，症状缓解后至少持续 2 周。

2.对症及支持治疗　脱水降颅压，镇痛，保护视神经和防止脑疝形成是隐球菌性脑膜炎最重要的对症治疗。大剂量脱水治疗时，应注意水电解质平衡。维生素 B_1、维生素 B_6、维生素 B_{12} 可助长隐球菌繁殖，故在隐球菌性脑膜炎治疗中应禁用。

五、病程观察及处理

(一)病情观察要点

注意观察重症患者生命体征,神经系统症状的变化。控制出入液量的平衡,防止电解质紊乱。定期复查,了解肝肾功能情况。定期复查腰椎穿刺结果,评估疗效。

(二)疗效判断与处理标准

1.治愈　症状体征消失、连续 3 次生化常规检查正常及脑脊液墨汁涂片和隐球菌培养均未发现隐球菌,维持半年左右无复发。

2.好转　症状体征明显好转或消失,但脑脊液生化常规检查仍不正常,脑脊液墨汁涂片和隐球菌培养仍可发现隐球菌,仍需进行抗真菌治疗。

3.未愈　症状体征及脑脊液检查与治疗前比较无明显改善。

处理:治疗切不可半途而废,"痊愈"后的 2 年内要定期回医院检查(必要时做腰穿查脑脊液)以排除复发的可能。

六、预后评估

未经治疗的隐球菌性脑膜炎患者难以存活,在接受治疗的病人中死亡率仍高达 10%～40%,免疫功能低下者死亡率达 50%以上。约 40%的患者遗留不同程度的神经系统后遗症,如视神经萎缩、外展神经麻痹等。治疗成功与否与①是否早期治疗;②药物对隐球菌的敏感性;③病人对药物的耐受性等因素有关。

七、出院带药

1.出院时带药　当患者生命体征正常,脑脊液检查也正常的情况下,可考虑出院。带药主要针对有助于神经系统损害康复的药物,如脑复康、B 族维生素、脑蛋白水解物等。

2.检查项目与周期　根据病情严重程度每 1～3 个月复查血常规、肝功能、脑电图等。

(代　杰)

第七节　艾滋病的神经系统病变

一、概述

艾滋病也称获得性免疫缺陷综合征(AIDS),是感染人类免疫缺陷病毒-1(HIV-1)所致。AIDS 首先于1981 年在美国同性恋人群发现并进而命名,于 1983 年分离鉴定了 HIV 病毒,明确为 AIDS 的病原。HIV 病毒是人类免疫缺陷病毒,是一种双链 RNA 病毒,感染人体后破坏人的免疫系统,表现为机会性感染和肿瘤。自 1981 年美国首例报告以来,全球已有 200 多个国家和地区先后报道本病,目前发病率还在逐年上升,成为严重威胁人类健康和Ⅱ生存的全球性问题。HIV 病毒有两种亚型,HIV-1 能引起免疫缺陷和

AIDS,呈世界性分布;HIV-2 仅在非洲西部和欧洲的非洲移民及性伴中发生,很少引起免疫缺陷和 AIDS。本病主要为性接触感染,欧美以同性恋或异性恋为主,吸毒者通过共用针头静脉注射感染,输血和输注血液制品也是重要传播途径,母婴垂直传播也可感染。日常生活接触不能感染本病。

HIV 是嗜神经性病毒。在疾病的早期就可侵犯神经系统。1985 年 Ho 和 Levy 等分别从神经组织中分离出 HIV。HIV 感染的特点是获得性的和严重的细胞介导免疫抑制,表现为皮肤免疫无应答,病毒与细胞表面 CD_4 受体结合,破坏 CD_4^+ 淋巴细胞,引起严重的 CD_4^+/CD_8^+ 淋巴细胞比例倒置,免疫功能低下,表现为机会性感染和肿瘤。导致真菌、病毒、寄生虫等病原体机会性感染及中枢神经系统的继发性肿瘤如淋巴瘤、Kaposi 肉瘤等。实际上所有的脏器都容易患病,包括中枢神经系统的所有部分,周围神经、神经根和肌肉。而且,由于免疫受抑制,神经系统不仅易于患病而且容易感染 AIDS 病毒。在艾滋病患者中,约 $40\%\sim70\%$ 的病人发生神经系统并发症,$10\%\sim27\%$ 的病人以神经系统症状为首发症状。在艾滋病患者的尸检中,约有 90% 的患者可查到神经病理异常。HIV 感染后促发疾病发作的因素包括 HIV 生物学变异、强毒力病毒株、宿主免疫低下及伴发感染,如巨细胞病毒、单纯疱疹病毒、乙型肝炎和丙型肝炎病毒、人类嗜 T 淋巴细胞病毒-Ⅰ型(HTLV-Ⅰ)等,使病情加重和临床表现复杂化与多样化。

HIV 直接感染中枢神经系统引起无菌性脑膜炎、亚急性脑炎和空泡性脊髓病。HIV 脑炎病理特征是多核巨细胞形成的多数神经胶质小结遍布大脑白质、皮质和基底节,也见于小脑、脑干和脊髓。90% 以上死亡病例可见半卵圆中心弥漫性髓磷脂苍白和神经胶质增生。成人艾滋病病理检查常发现空泡性脊髓病,特征是胸段后索及侧索白质空泡形成。全身 HIV 感染引起免疫抑制,导致巨细胞病毒性脑脊髓炎、单纯疱疹病毒性脑炎、进行性多灶性脑白质病、新型隐球菌脑膜脑炎、弓形虫病和中枢神经在系统原发性淋巴瘤、Kaposi 肉瘤等,可见相应的病理表现。

二、诊断步骤

(一)病史采集要点

感染 HIV 后会产生一系列紊乱,从临床表现不明显的血清学改变到多脏器多系统受累的 AIDS 相关综合征。患者早期常表现非特异性前驱症状,见于 $5\%\sim10\%$ 的病人。表现反复发热、无力、盗汗、咽痛、食欲不振、腹泻、体重明显下降、全身淋巴结及肝脾肿大、特发性血小板减少性紫癜及带状疱疹等。急性者病程约 $2\sim3$ 周,多为自限性,但脑部 HIV 感染仍持续存在,以后可以发展为亚急性或慢性,也可成为复发性。

临床上仅有 1/3 的患者出现神经系统异常,但在尸检中几乎所有的病例均存在有神经系统改变。神经系统受累表现艾滋病神经综合征,可为首发症状出现。临床根据起病快慢、病程长短、病毒侵及神经系统部位、伴其他病原体感染等,分为 HIV 原发性神经系统感染、继发性中枢神经系统机会性感染、继发性中枢神经系统肿瘤,也可以脑血管病的形式发病。

1.HIV 原发性神经系统感染

(1)HIV 急性原发性神经系统感染:主要表现为无菌性脑膜炎,历时短暂。有发热、头痛、全身不适、呕吐和脑膜刺激征。脑脊液可有蛋白增多,细胞数可正常或有淋巴细胞增多。多数患者的症状可恢复,呈可逆性脑病的表现。部分病人可表现为意识模糊、记忆力减退和情感障碍。因为这些病变是临床非特异性的,可先于血清改变之前出现,往往认识不到和 AIDS 的关系。

(2)HIV 慢性原发性神经系统感染

1)AIDS 痴呆综合征:在 HIV 感染的晚期,最常见的神经并发症是亚急性或慢性 HIV 脑炎,以痴呆为主要表现形式,以前称之为 AIDS 脑病或脑炎,现在通常称为 AIDS 痴呆综合征(ADC)。该综合征是 HIV

直接感染所致,可伴巨细胞病毒感染。疾病早期发病率约 1/3,但在 AIDS 患者出现临床症状和机会感染的表现后,痴呆的发生率急剧上升,接近 2/3 的患者。ADC 确切的发病机制尚未阐明,其神经病理改变包括:巨噬细胞在 HIV 感染后形成多核巨细胞的脑炎、髓鞘水肿脱失的白质脑病、星形胶质细胞增生伴有神经元脱失及树突异常的灰质营养不良。

艾滋病痴呆综合征可为艾滋病的首发症状,典型病例是不知不觉地起病,并逐渐加重,有时也有发展快的。痴呆发生后患者生存期通常为 3～6 个月或更长。早期患者的精神运动速度似乎更为敏感。ADC 以认知功能障碍、运动能力减退和行为改变为特征。病人主诉不能跟上对话、花费更长时间完成日常劳动,并且变得更加健忘。肢体运动不协调、共济失调步态、平扫追踪和扫视运动障碍通常是痴呆的早期伴发症状。可出现精神淡漠、回避社交、性欲降低、思维减慢、注意力不集中和健忘等,部分病人有抑郁或躁狂、运动迟缓、下肢无力、共济失调和帕金森综合征等;晚期出现严重痴呆、无动性缄默、运动不能、截瘫和尿失禁等。痴呆发生多较缓慢,多超过数周或数月。器质性精神病也可能是部分患者的特征。相比之下,ADC 并不包括神经症及功能性精神障碍。

2)慢性进展性脊髓病(空泡性脊髓病):慢性进展性脊髓病又称为空泡性脊髓病,可单独发生,也可与 AIDS 痴呆综合征合并表现。临床上有下肢无力、反射亢进、锥体束征阳性等截瘫表现,并有深感觉障碍及感觉性共济失调等表现,多在数周至数月完全依赖轮椅,少数在数年内呈无痛性进展;在脊髓中的分布与维生素 B_{12} 缺乏引起的亚急性联合变性相似。25% 的晚期艾滋病病人可发生脊髓损害。脊髓损害多发生在因出现耐药而治疗失败或未能及时应用抗逆转录病毒药物治疗的病人。病损主要以脊髓白质内空洞形成为特点,累及后柱及侧柱,以胸髓多见。在脊髓中很难分离出 HIV,因此,认为间接的递质介导可能是该病的发病机制。原位杂交或 HIV 分离培养可证实。

3)周围神经病:可表现远端对称性多发性神经病、多数性单神经病、慢性炎症性脱髓鞘性多发性神经病、感觉性共济失调性神经病、进行性多发性神经根神经病和神经节神经炎等,最常见的周围神经病变是远端感觉性周围神经病,临床表现为脚底和脚背的感觉异常,也有相当的患者有感觉传导障碍和感觉过敏。通常没有肌无力的症状,上肢一般不被累及。异常的神经体征包括踝反射的减退或消失,位置觉、痛温觉的减弱。

4)肌病:少见,病变以炎性肌病为常见,在 HIV 感染的各个阶段均可伴发肌病。表现为亚急性起病的肢体近端无力、血清中磷酸肌酸激酶水平增高,肌活检示血管周围、肌膜或间质炎性浸润,少数病人还出现线粒体疾病、肌萎缩侧索硬化综合征等。因患者服用齐多夫定常被怀疑药物所致。

5)复发性或慢性脑膜炎:表现慢性头痛、脑膜刺激征、可伴三叉神经、面神经和听神经损害,CSF 呈慢性炎性反应,HIV 培养阳性。

2.继发性中枢神经系统机会性感染　自 1996 年广泛应用抗逆转录病毒药物以来,AIDS 患者各种机会性感染发病率降低或病情减轻。

(1)脑弓形体病:是 AIDS 常见的机会性感染,占 13.3%。广泛应用抗弓形体药后已减少;病情缓慢进展,亚急性起病,伴持续发热;脑弥漫性损害表现不同程度意识障碍或精神症状,可有偏瘫、失语、癫痫发作和视野缺损,脑干和小脑症状。CT 显示多发块状病灶,75% 呈环形增强,周围见水肿带和占位效应;确诊需脑组织活检。AIDS 早期血清阳性患者用乙胺嘧啶及磺胺嘧啶治疗,数周后临床症状明显缓解。

(2)真菌感染:6%～11% 的病例可见新型隐球菌脑膜炎。患者常有 1～4 周的头痛,发热,恶心呕吐的病史。只有 1/3 的患者有典型的脑膜炎症状,如畏光、颈强直、克氏征阳性,常无典型脑膜脑炎症状。CSF 细胞数可不增多,蛋白和糖含量很少异常;CSF 墨汁染色和细胞学检查发现隐球菌或荚膜抗原阳性可确诊;CT 可无异常,增强偶可发现颅底肉芽肿;用两性霉素 B 和 5 氟胞嘧啶联合治疗效果较好。

（3）病毒感染：常见病毒性脑炎，可复发。①巨细胞病毒：可引起严重脑炎伴意识障碍、癫痫发作、腰神经根炎和视网膜炎导致失明，但诊断困难，PCR 检查可有帮助，可用更昔洛韦试验性治疗；②单纯疱疹病毒及水痘疱疹病毒：较少见，可累及多个脑白质区，类似进展性多灶性白质脑病，表现头痛、发热、轻偏瘫、失语、癫痫发作和人格改变等；③乳头多瘤空泡病毒：引起进行性多灶性白质脑病，弥漫性非对称性脑白质受累，表现进行性精神衰退、认知障碍、偏瘫、偏身感觉障碍、偏盲、失语、共济失调、构音障碍和面瘫等。CSF 通常正常，少数病例细胞和蛋白轻度增高；CT 可见晚期病例白质多灶性低密度区，无增强效应。确诊须脑活检。

（4）细菌感染：分枝杆菌较多见。AIDS 患者常伴结核感染，在发展中国家和吸毒者中尤常见。患儿可见发育迟滞、发热、进行性精神衰退、脑膜炎、脑脓肿、视神经炎和多发性神经病等。

（5）梅毒性脑膜炎和脑膜血管梅毒：AIDS 患者有增加倾向，根据血清学检查可诊断。

3.继发性中枢神经系统肿瘤　AIDS 细胞免疫功能破坏使肿瘤易感性增加，常合并环状红斑狼疮、血小板减少性紫癜等自身免疫病。

（1）原发性中枢神经系统淋巴瘤：较常见，约 5% AIDS 患者发生原发性中枢神经系统淋巴瘤，临床和影像学上与弓形虫病很难区分，也可继发于系统性淋巴瘤，组织学表明它是高度恶性 B 淋巴细胞瘤。临床表现轻偏瘫、失语、视力障碍、全面或局灶性癫痫发作，头痛、呕吐和视盘水肿等颅高压症状。

（2）非霍奇金淋巴瘤：非霍奇金淋巴瘤是最常见的 HIV 相关恶性肿瘤，神经系统表现为脑膜病，并伴有脑神经麻痹和脊神经根病变。侵入硬脊膜间隙可导致神经受压或马尾综合征；也可能侵犯臂丛，骶丛或周围神经。确诊需脑活检。预后差，仅存活数月。

（3）Kaposi 肉瘤：中枢神经系统很少受累，少数报道有脑转移，可表现为出血及神经丛和周围神经的局部浸润。

4.AIDS 继发性脑血管病

（1）血栓性和栓塞性脑梗死：见于少数病例，急性肉芽肿性脑血管炎和炎性栓子引起多发性脑梗死，涉及基底节、内囊、皮质下白质、脑叶和脑桥被盖部。表现精神异常、意识不清、高热，无神经系统定位体征。脑脊液细胞和蛋白增高，糖和氯化物不低。脑血管造影显示大脑前、中、后动脉节段性狭窄，病理证实肉芽肿性血管炎。

（2）淋巴瘤或 Kaposi 肉瘤引起非细菌性血栓性心内膜炎，可导致脑栓塞。血小板减少患者可发生脑出血和蛛网膜下腔出血。

（二）体格检查要点

1.一般情况　包括发热、咳嗽、乏力、咽痛、全身不适、全身淋巴结肿大等症状，常常是发生在感染后 6 日～6 周，一般持续 2 周后自行消失。个别患者也可出现精神萎靡、关节肌肉酸痛等症状，肝、脾可以肿大。

2.神经系统体征　不同的 HIV 综合征可有不同的神经系统体征，如 ADC 患者常出现腱反射亢进、Babinski 征、握持和吸吮反射、共济失调、下肢肌力下降逐渐发展为截瘫，缄默是疾病晚期的突出表现。病人常出现平扫追踪和扫视运动障碍。颅内占位性病变可有颅内压增高征，如恶心、呕吐、视盘水肿；脑实质受侵犯时可有神经系统的局灶性体征，如失语、构音障碍和面瘫，偏身感觉障碍、偏瘫、共济失调、或癫痫发作等。

（三）门诊资料分析

1.血常规　外周血常轻度贫血，红细胞、血红蛋白和白细胞降低，中性粒细胞增加，核左移。少数病例可见粒细胞减少，出现浆细胞样淋巴细胞和含空泡单核细胞；血小板无变化，个别病例合并血小板减少。

2.HIV 抗体检测　通常在 HIV 感染 4 周到 3 个月左右才能检测到特异性 HIV 抗体称为窗口期。感染后,抗体出现之前血清 p24 抗原阳性。可延至终身,是人类重要的检测指标,相比于近年来逐步发展起来的用免疫技术测定其感染因子,检测 HIV 特异性抗体仍是诊断艾滋病的重要依据。酶联免疫吸附实验(ELISA),可作为初筛实验。阳性血清需重复检测或用免疫印迹法复检确认,以防假阳性。免疫印迹实验是目前最特异、敏感的证实 HIV 感染的方法,也是国内 HIV 确认的首选方法。

(四)进一步检查项目

1.病毒学检查　HIV 感染者抗体转阴后 ELISA 检测抗原仍呈持续阳性反应,可能发展为艾滋病。AIDS 患者血清、唾液、乳汁、精液和阴道液等可检出 HIV 病毒颗粒,目前病毒分离尚未列入常规检查,可用核酸印迹法检查淋巴细胞中 HIV-RNA。

2.抗原检测　HIV p24 抗原的检测,用于抗逆转录病毒治疗疗效及 HIV 感染者发展为艾滋病的动态观察。应用免疫荧光法、ELISA 法及放射免疫法直接测 HIV 抗原,通常测 p24 抗原,由于 p24 抗原出现在抗体出现之前,对窗口期感染的早期诊断有帮助意义。

3.免疫学检查　外周血淋巴细胞计数下降至 $1.0 \times 10^9/L$,正常$(1.5 \sim 4) \times 10^9/L$。辅助性淋巴细胞 $CD_4 < 0.4 \times 10^9/L$,伴严重机会性感染时 $CD_4 < 0.05 \times 10^9/L$,正常$(1.05 \sim 1.68) \times 10^9/L$,$CD_8^+$ 正常或略增高,CD_4^+/CD_8^+ 比值倒置,<1.0(正常 $1.75 \sim 2.1$);CD_4 淋巴细胞计数可以表示免疫系统受损的范围。

4.CSF 检查　CSF 病原核酸扩增可诊断 CMV、弓形虫病合并感染或 PML,但阴性结果不能排除。无症状 HIV 感染患者发现 CSF 异常,须严格除外其他疾病方可做出诊断。CSF 很少能培养出病毒,多发性神经根病可能培养出 CMV。

5.EEG　可起到筛查作用,AIDS 脑病可见广泛慢活动,患者如有智能和人格改变更有诊断意义;有助于弓形虫脑病与脑淋巴瘤鉴别。

6.影像学检查　CT 检查可见单个大病灶或多数病灶。治疗有效时 CT 呈现好转,CT 显示进行性脑萎缩有助于 AIDS 痴呆综合征诊断;MRI 灵敏度高,可发现早期脑病变,如 HIV 痴呆综合征可显示皮质萎缩、脑室扩张和白质改变等,白质中可见边界明显的片状和弥漫性白质病变。MRS 和铊-SPECT 可鉴别肿瘤和感染。当中枢神经系统局灶性症状明显时,提示病情进展,但不一定与影像学检查结果成正比。很多艾滋病患者临床神经症状很重,但影像学检查无明显异常,还有的艾滋病患者无或很轻微的临床症状,但影像学检查可见明显异常。因此,在实际工作中,需要综合各方面的检查结果,才能指导临床治疗与预后。

7.EMG 和神经传导速度　可诊断脊髓病、周围神经病和肌病,必要时辅以肌肉、神经活检或立体定向脑活检。

8.脑活检　AIDS 确诊依靠脑活检。

三、诊 断 对 策

(一)诊断要点

艾滋病神经综合征诊断可根据流行病学资料、临床表现、免疫学及病毒学检查等综合判定。

1.有输血或卖血史及流动性较大的青壮年、有冶游史可能或静脉吸毒者。

2.临床表现:主要有原因不明的免疫功能低下;或近期内体重减轻 10% 以上伴有不规则发热(超过 38℃)1 个月以上;或近期内体重降低 10% 以上伴有持续性腹泻(每日达 4~5 次)1 个月以上;或有持续不明原因的全身淋巴结肿大,直径在 1cm 以上,无痛性;或中、青年患者突然出现语言障碍,出现痴呆症;合并有明显的口腔真菌感染或卡氏肺孢子虫肺炎,或巨细胞病毒感染或弓形虫病,或新型隐球菌性脑膜炎或迅速播散的活动性肺结核或卡波西肉瘤等条件性感染与肿瘤。

3.免疫学检查:①人类免疫缺陷病毒抗体确认阳性者;②HIV RNA 核心蛋白抗原或 HIV 培养阳性;③CD$_4^+$ 淋巴细胞总数少于 0.15×10^9/L,CD$_4^+$/CD$_8^+$ 比值少于 1;④CD$_4^+$ 淋巴细胞少于 0.12×10^9/L。

凡 HIV 抗体阳性加上临床表现的任何一项,即可以诊断为艾滋病。AIDS 患者表现神经系统多数损害,如合并细菌性脓肿、结核性肉芽肿、弓形虫病和原发性中枢神经系统淋巴瘤等,应高度怀疑本病。CT 显示进行性脑萎缩有助于艾滋病合并痴呆诊断,确诊有赖于脑活检、HIV 抗原及抗体检测,可行立体定向脑活检,ELISA 法测定 p24 核心抗原。脑脊液病原学检查有助于机会性感染病原体的确定。肌电图和神经传导速度可诊断周围神经病和肌病,必要时辅以肌肉和神经组织活检。

(二)鉴别诊断要点

1.先天性免疫缺陷:艾滋病患儿须与先天性免疫缺陷鉴别,前者常见腮腺炎及血清 IgA 增高,先天性缺陷少见,病史和 HIV 抗体可资鉴别。

2.与应用皮质类固醇、血液或组织细胞恶性肿瘤引起获得性免疫缺陷,其他原因慢性脑膜炎或脑炎等鉴别。可检测 CSF-HIV 抗体或 HIV 病毒分离。

3.与病毒、细菌、真菌性脑部感染等非艾滋病继发机会感染鉴别可通过病史及血清学检查。

四、治疗对策

艾滋病病毒是一种不同于一般病毒的逆转录病毒,具有极强的迅速变异能力,而人体产生相应的抗体总落后于病毒的变异,更何况人体免疫系统产生的抗艾滋病病毒抗体是毫无作战能力的非保护性抗体,因而无法阻止艾滋病病毒的繁殖和扩散。虽然目前还没有能够有效预防艾滋病的疫苗,但已经有用于临床治疗的多种抗病毒药物能有效地抑制人体内 HIV 病毒的复制,在很大程度上缓解艾滋病病人的症状和延长患者的生命。

(一)治疗原则

联合药物治疗抑制 HIV 复制和增强免疫功能可延长生命。

早期诊断,正确选择治疗时机。

抗病毒治疗是 AIDS 治疗的关键。

HIV 感染治疗必须求助于艾滋病治疗中心专家,采取抗 HIV 治疗,增强免疫功能,处理神经系统并发症如机会性感染和肿瘤等,也需对症和支持疗法。

(二)治疗计划

1.抗 HIV 治疗　1985 年第一种艾滋病治疗药物叠氮胸苷问世,到 2003 年经美国食品药品管理局批准用于抗艾滋病毒药物分为 4 类 21 种。即融合抑制剂 1 种;非核苷类抗逆转录酶抑制剂 3 种;核苷类抗逆转录酶抑制剂 10 种;蛋白酶抑制剂 7 种。目前,我国国内应用的抗艾滋病治疗的药物主要有 3 类。

(1)核苷逆转录酶抑制剂(NRTI):NRTI 抑制 HIV-1 复制是通过阻断病毒核糖核酸基因的逆转录,即阻止病毒双链 DNA 形成,使病毒失去复制的模板。目前被批准临床使用的 NRTI 包括齐多夫定(叠氮胸苷,AZT)、去羟肌苷(DDI)、扎西他滨(ddC)、司他夫定和拉米夫定 5 种。最早用于抗人类免疫缺陷病毒的 NRTI 中的齐多夫定能在一定的时间内延缓疾病的发展,降低艾滋病患者的病死率。齐多夫定与其他 NRTI 联合使用时,疗效优于单用。表现在 CD$_4^+$ 淋巴细胞计数显著升高,血清人类免疫缺陷病毒水平下降。

5 种 NRTI 制剂都具有依赖剂量的特异毒性。比较严重的不良反应包括骨髓毒性、外周神经疾病、胰腺炎、肌肉及肝功能异常。产生药物毒性的原因是复杂多样的,但主要机制是这些核苷类药物抑制宿主细胞 DNA 的多聚酶活性。

（2）非核苷逆转录酶抑制剂（NNRTI）：NNRTI 是一组与核苷无关，化学结构完全不同的特异性抑制人类免疫缺陷病毒-1 型逆转录酶的化合物，是一类强力的抗病毒药物，能在纳摩浓度下抑制 HIV-I 的复制，体外实验很理想。药物有如甲磺酸地拉韦定、依非韦伦和奈韦拉平等。用 NNRTI 单独治疗可以收到暂时效益，不过它们多半被选用与核苷类药物联合应用。

（3）蛋白酶抑制剂（PI）：如安泼那韦、印地那韦、奈非那韦、利他那韦和沙奎那韦等。PI 竞争性地抑制蛋白酶活性，或作为互补蛋白酶活性点的抑制剂，阻断蛋白酶的正常功能，使新产生的病毒不成熟而失去感染性。它们除对初期感染阶段起作用外，还抑制病毒在慢性感染细胞内的复制。采用强有力的 PI 加上两种 NRTI 或两种 PI 加上 NRTI 中的 1～2 种，可取得最好的治疗效果。其他组合在不同的情况下也可以选用，但疗效稍差。

（4）高效抗逆转录病毒疗法（HAART）：上述 3 类药物主要用于联合治疗 HIV-1 感染和 AIDS。这些药物多数均有不良反应，单用很难有效抑制病毒的复制，且易产生耐药。目前公认疗效最好的治疗方案趋向联合治疗，即应用二类药物中的三种药联合疗法，亦称鸡尾酒疗法，现称为高效抗逆转录病毒治疗。目前多以 1 种蛋白酶抑制剂（PIs）＋2 种核苷类逆转录酶抑制剂（NRTI）或 2 种 NRTI＋1 种非核苷类的逆转录酶抑制剂（NNRTI）联合。使用这些联合方案治疗，可高效抑制 HIV 复制，最大限度降低耐药性，提高患者生活质量和存活率，显著降低母婴垂直传播的危险。

（5）治疗时机的选择：关于抗病毒治疗的起始时机，目前研究一致认为，对于 CD_4^+ T 细胞计数小于 200 个细胞/mm^3 和出现 HIV 相关临床症状的患者，应立即开始抗病毒治疗。而对于 CD_4^+ T 细胞计数大于 200 个细胞/mm^3 的无症状患者，目前仍无随机对照研究数据明确其最佳治疗时机。但抗逆转录病毒治疗策略（SMART）亚组研究等大规模队列观察均显示，CD_4^+ T 细胞计数小于 350 个细胞/mm^3 开始抗病毒治疗者，进展为 AIDS 或发生机会性感染的风险，远低于以 200 个细胞/mm^3 为治疗阈的人群。

美国卫生与人类服务署（DHHS）据此在 2007 年 12 月修订的指南中，推荐对 CD_4^+ T 细胞计数小于 350 个细胞/mm^3 和出现 HIV 相关临床症状的患者进行抗病毒治疗。而对于 CD_4^+ T 细胞计数大于 350 个细胞/mm^3 的无症状患者，应权衡利弊再决定是否治疗；病毒载量的水平高低对判断治疗时机的意义尚不肯定。

（6）药物副作用：核苷类药物可引起剂量依赖性周围神经病，可导致致命性乳酸酸中毒，伴肝脏脂肪变性，并可引起胰腺炎；非核苷类可伴皮疹；蛋白酶抑制剂引起胃肠道障碍和血转氨酶水平增高。治疗 HIV 药物的神经副作用包括肌病（齐多夫定）、神经病（司他夫定、地拉夫定、扎西他滨）、感觉异常（利他那韦、安泼那韦）及梦魇和幻觉（依非韦仑）等。

2.HIV 相关性疾病的治疗

（1）AIDS 痴呆综合征：能成功地治疗全身 HIV 感染的药物并不能减少艾滋病痴呆综合征的发生，这可能与药物难以透过血脑屏障有关。从 1987 年开始使用齐多夫定后，其发病率明显减少。应用齐多夫定（AZT）每次 200mg，一日 3 次，能有效地改善病人的认知功能，但单一用药只能暂时、不完全缓解临床表现。使用齐多夫定后多核巨细胞（AIDS 痴呆综合征的标志物）数量有所减少。目前无充分的证据显示有针对 AIDS 痴呆综合征的特殊联合治疗方案，但至少要包括 1 种或 2 种脑脊液渗透性较强的药物更合理。将齐多夫定和司他夫定合用，一日 2 次，是治疗艾滋病痴呆综合征的理想药物。然而，ADC 仍然是一个重要的公共卫生问题，特别是在那些抗病毒药匮乏的发展中国家。正因如此，目前 HIV 正成为全世界继阿尔茨海默病和血管性痴呆后的又一主要的痴呆原因。

另外，针对精神症状的对症治疗也是 ADC 除抗病毒外的一个重要的辅助治疗。这些药物包括：抗精神病药、抗抑郁药、抗焦虑药、精神兴奋剂、抗躁狂药及抗惊厥药。这些药物并不能影响 ADC 的潜在病因或阻止其发展，但是可以减轻某些症状。同时，仍需要进一步研究其他可能治疗 ADC 潜在原因的药物。

（2）HIV 相关神经病

1）远端感觉性周围神经病/NRTI 相关性神经病：有周围神经病症状和体征的患者，若正在使用神经毒性药最好停用。因为在临床和神经电生理学上难以辨别这些症状和体征是由药物引起还是由 HIV 感染引起。但如果这些药物正有效地用于控制 HIV 感染时，是否停药则难以决定。加巴喷丁常作为远端感觉性周围神经病/NRTI 相关性神经病的一线治疗药物。

2）急性或慢性多发性脱髓鞘神经病：急性脱髓鞘神经病（Guillain-Barre 综合征）和非 HIV 者一样对静脉注射免疫球蛋白和血清置换疗法有效。对慢性脱髓鞘神经病，免疫球蛋白和皮质激素治疗有效。

（3）机会性感染

1）脑弓形虫病：用乙胺嘧啶和磺胺嘧啶联合治疗，克林霉素是碘胺嘧啶的有效替代物。有广泛损伤的患者若有明显的皮质水肿可致命，应加用皮质激素类药物。

乙胺嘧啶的用法为口服 100～200mg 负荷剂量，然后每天 50～75mg，磺胺嘧啶每天口服 6～8g，同时使用叶酸以防骨髓抑制。疗程一般在 3～6 周。如果治疗可以耐受的话，约 80% 有明显临床症状的改善，若不能耐受磺胺类药，可换为克林霉素 600mg 每天 4 次。弓形虫脑炎的复发在 AIDS 中约占到 80%，因而需要维持用药。若能耐受，一般用量为：乙胺嘧啶每天 25～50mg，磺胺嘧啶每天 1～4g。

2）隐球菌脑膜炎：急性期治疗一般选择两性霉素 B，剂量为 0.7～1.0mg/（kg·d），急性期治疗的目的是使脑脊液无菌，一般两性霉素 B 总量为 2000～3000mg，然后予氟康唑 400mg/d 口服 8～10 周。两性霉素 B 和 5-氟胞嘧啶联合用药的临床效果可靠，但有学者提出二者联用会增加 5-氟胞嘧啶所致的血细胞减少，故临床应用时需检测 5-氟胞嘧啶血浓度。维持治疗一般为氟康唑 200mg/d。AIDS 患者隐球菌脑膜炎易于复发，在积极抗逆转录病毒治疗的基础上，可予以小剂量氟康唑长期抑制治疗。

3）病毒感染：单纯疱疹病毒感染急性期可用阿昔洛韦，15～30mg/（kg·d）静脉注射，至少 10 天以上。合并 CMV 感染时，主要为抗疱疹病毒治疗，更昔洛韦可能缓解症状，推荐剂量为 7.5～15mg/（kg·d），分 3 次静脉滴注，用 2～3 周，维持量为 5mg/（kg·d），静脉滴注；巩固治疗可给予阿昔洛韦口服。巨细胞病毒导致神经根病进行性疼痛，早期可用更昔洛韦及三环类抗抑郁药如阿米替林等治疗。进行性多灶性白质脑病由 JC 病毒引起，无特效治疗手段，抗逆转录病毒治疗可能会延长生存期并延缓疾病发展。

4）机会性肿瘤：对于原发性中枢神经系统颅内淋巴瘤患者行头部放疗和皮质激素联合治疗，可使 76% 的患者有临床上的改善，14% 病程停止发展，69% 有 CT 改善。接受放疗者最常见的致死原因为机会性感染，目前认为化疗效果不明显。

对全身非霍奇金淋巴瘤的处理包括脑、胸、腹及骨盆的影像学检查和骨髓活检。腰穿检查是否有脑膜浸润。治疗包括颅部、脊髓的放疗以及鞘内化疗。大剂量化疗可增加机会性感染，故主张小剂量化疗。仅 50% 患者对该治疗有效，治疗有效的患者生存期为 15 个月，少数大于 2 年。

3.免疫治疗抗 HIV-1 感染的免疫治疗可分为两大部分，第一是增强 HIV-1 特异的免疫反应；第二是全面增强和调整机体的免疫反应。增强和调节机体免疫反应的药物有异丙肌苷、谷胱甘肽、转移因子、胸腺素、环孢素等。在应用 HAART 治疗的同时加用提高机体免疫功能的药物，可以进一步增强机体抗 HIV 的能力。常用的药物为 IL-2，二者联用可使 CD_4^+ 细胞数较单纯联合抗病毒治疗明显增多，血浆病毒量无明显变化，副作用发生率低。IL-2 还能提高 CD_4^+ T 细胞表面的 CCR5 辅助受体的表达，但并未明显增加病毒复制。干扰素能抑制多种逆转录酶和 HIV 复制。

4.中医中药治疗 中医药治疗艾滋病有药源丰富，副作用少等优点。近年来，国内外专家学者对上千种中草药进行了抗艾滋病药效的研究,从中已发现近百种具有抑制、拮抗 HIV 活性的药物,如天花粉、桑白皮、紫草、夏枯草、穿心莲、金银花、黄连等。中医药可以阶段性地增强和稳定机体的免疫功能;治疗某些机会性感染,改善患者的症状体征;提高患者的生活质量,延长寿命等。

(三)治疗方案的选择

大量临床研究证明,基于 NNRTI 的方案(1NNRTI+2NRTI)和基于 PI 的方案(1 或 2PI+2NRTI)具有良好的抑制病毒效果,被推荐为开始抗病毒治疗的一线用药;而单药或双药治疗、不含 NRTI 方案及 3NRTI 方案(阿巴卡韦+齐多夫定+拉米夫定和替诺福韦+齐多夫定+拉米夫定除外),由于其抑制病毒效果较差,不推荐使用。

五、病程观察及处理

(一)病情观察要点

1.掌握开始治疗的时机,病程中定期进行 CD_4 细胞计数的检测,了解治疗效果。

2.控制机会性感染,以防病情恶化。

3.注意药物的毒副作用。

(二)疗效判断与处理

血浆 HIV RNA 水平可作为评价疗效的指标。

有效:若治疗 8 周后血浆 HIV RNA 水平降低 1/10(1 个对数单位)和治疗 4～6 个月后 HIV RNA 测不出(小于 50×10^4 copy/L)为有效。

无效:若治疗 4～6 个月后 HIV RNA 超过 50×10^4 copy/L 则为治疗失败,可能的原因是药物不能结合到病毒上,或药品组合不合理、药物未达到最大浓度、耐药等。治疗失败者应至少改换 2 种与以前的药物无交叉耐药的新制剂。

六、预后评估

病程稳定进展或因伴发机会性感染急剧恶化,从 HIV 感染者一旦出现症状,约半数会在 1～3 年内死亡。

七、出院随访

入院治疗的病人,在病情稳定后,往往带药出院;部分病人也由于疗效和经济等原因常常不能坚持住院治疗。因此,强化对病人出院健康指导非常重要,不仅有益于降低 AIDS 社会感染率,而且能提高病人服药的依从性,增强病人的自我保护意识,以减少机会性感染。应定期复诊,做血常规、肝肾功能、淀粉酶等常规检查及 HIV 载量、T 淋巴细胞亚群等免疫检查。因为本病需要长期联合用药,所用的抗艾滋病药物毒副反应较大,并可出现抗药性,所以应让病人充分了解常用药物的用法、剂量及可能出现的药物副反应(神经系统症状、胃肠道反应、骨髓抑制、脂肪代谢障碍等),以提高病人的服药依从性,出院后能加以注意。

(白　雪)

第八节 脑囊虫病

生物病原体如蠕虫(血吸虫、肺吸虫、囊虫、包虫、蛔虫、旋毛虫等)及原虫(阿米巴、疟原虫、弓形虫、锥虫等)的成虫、幼虫或虫卵感染人的脑部,引起脑损害或炎症性反应,统称为脑寄生虫病。脑寄生虫病是周身性寄生虫病的一部分,但是随着国民生活水平的提高和环境的改善,脑寄生虫病的发生有下降的趋势。目前,我国比较常见的脑寄生虫病主要有脑猪囊虫病、脑肺吸虫病、脑型血吸虫病、脑包虫病等。

一、概述

脑囊虫病是猪带绦虫的幼虫(囊尾蚴)寄生于人脑所引起的疾病,是我国最常见的中枢神经系统寄生虫病之一。50%～80%的囊尾蚴寄生于脑内,也可寄生于身体其他部位,如眼、肌肉、皮下组织、肺、舌等。囊虫病广泛分布于世界各地,以中南美洲和远东地区为主。我国主要流行于东北、华北、西北等地区,长江以南地区发病率较低。好发于青壮年,国内报道14～50岁发病者占80%,男女比例大约为5:1。

人是猪带绦虫的唯一终末宿主,而猪为该虫的主要中间宿主。绦虫卵主要通过以下三种方式感染人体:①内在自身感染:绦虫病患者呕吐或肠道逆蠕动使绦虫妊娠节片回流到胃内;②外源自身感染:绦虫病患者的手沾染了绦虫卵,经口感染;③外源异体感染:患者自身无绦虫病,因吃了生或半生的感染了猪带绦虫的肉类,或被绦虫卵污染的水果、蔬菜而感染。绦虫卵入胃后经胃消化变成六钩蚴并进入血循环,停留在脑组织,发育成囊尾蚴,并引起相应的症状;有的经脉络丛进入脑室,而脑室由于缺乏周围组织的限制,囊虫体积一般生长较大,常阻塞脑室通道,如室间孔、第三脑室、导水管、第四脑室等处,引起阻塞性脑积水。囊尾蚴可在组织中存活3～10年,存活的囊尾蚴可引起较轻的脑组织反应,当濒死时释放大量抗原物质,导致机体免疫状况急剧变化,引起较强的脑组织反应。由于其在脑内寄生的部位及局部脑组织的反应程度不同,临床表现则复杂多样。

二、诊断步骤

(一)病史采集要点

1.起病情况 一般情况下,本病病程缓慢,多在5年以内,由于囊虫侵入神经组织的数目、部位不同,故临床症状极为复杂;甚至有的在尸检时发现囊虫而临床表现却不明显;有时多数囊虫进入脑内引起病情急骤发展,出现显著的精神症状,甚至迅速死亡;有些病例由于囊虫的发育过程不一样,先后死亡的时间不一,使病情出现波动和缓解。

2.主要临床表现 本病的主要表现有:头痛、癫痫发作、脑局灶体征、精神症状、脑膜刺激症状和颅内压增高症状,症状常呈复合出现。

(1)头痛:多为阵发性头痛,是脑囊虫的常见症状之一,程度随病情变化而波动,可伴呕吐。

(2)癫痫发作:最常见,约有1/2～2/3的患者以癫痫为首发或唯一症状。以反复发生的各类型癫痫发作为特征,全面强直阵挛发作最常见,占45%～50%。甚至呈癫痫持续状态;其次为单纯部分发作、复杂部分发作、失神发作等;位于皮层运动区的囊虫,可产生杰克逊型癫痫发作;可有精神异常和痴呆,可能与囊虫引起广泛脑损害或脑萎缩有关。发作形式多样性和易变性为其特征,即同一患者可出现两种以上不同形式的发作。发作后常有一过性肢体瘫痪、脑神经麻痹、失语,有时失明。病程一般较长,数月至数年不等。

(3)脑局灶体征:如果囊虫结节比较集中于某功能区,可表现相应的局灶体征。囊虫位于大脑皮层,可出现相应的运动、感觉和语言功能障碍,病理反射阳性;位于小脑则出现共济失调和眼球震颤;侵犯视交叉引起视力减退和视野改变;脊髓型囊虫可在颈胸段出现损害体征;第四脑室囊虫临床可表现为 Brun 征,即急转头时,因囊虫阻塞第四脑室正中孔而突然发生剧烈头痛、呕吐、眩晕、意识障碍、猝倒,甚至突然死亡。

(4)精神症状:多见于弥散性脑囊虫的病人,主要表现为认知障碍、注意力不集中、记忆力减退、理解判断力下降、幻觉、妄想、精神错乱、尿便失控等。

(5)脑膜刺激征:以急性亚急性脑膜刺激症状为特征,长期持续或反复发作。临床表现为发热、颈强直、头痛、呕吐、Kernig 征阳性、共济失调、视力减退、神经乳头水肿。主要病变为囊虫性脑膜炎,以颅底部和后颅凹多见;脑膜显著增厚与粘连性蛛网膜炎导致脑脊液吸收障碍,形成交通性脑积水。

(6)颅内压增高症状:轻重不等,与脑内囊虫结节数量和部位有密切关系。约 45% 的脑囊虫患者以急性进行性加重的颅内压增高为特征。主要表现为剧烈头痛、恶心、频繁呕吐、视神经盘水肿,外展神经麻痹,继发视神经萎缩,甚至失明。严重者不同程度的意识障碍、昏迷,脑疝形成。

3.既往病史　在流行地区,有绦虫病史或食用生猪肉史;有流行地区居住史,详细询问病史对诊断有重要意义。

(二)体格检查要点

1.一般情况　部分患者精神异常、智力减退,可出现性格改变、表情淡漠、记忆障碍等。部分患者可发现皮下囊尾蚴结节,表现为皮下或肌肉内可触及黄豆大小质地较硬的结节,可移动。有些患者在玻璃体和视网膜下可查到囊尾蚴寄生。

2.颅内高压征及局灶性体征　眼底视盘水肿,以及依病灶所在部位不同而出现的各种相应脑受压症状,如偏瘫、失语、偏盲、共济失调等。

3.脑膜刺激征　颈强直、头痛、呕吐、克氏征阳性等。

(三)门诊资料分析

1.血常规　脑囊虫病患者血液中嗜酸性粒细胞可增高,被认为是机体对囊虫排出的毒素所产生的过敏反应。当过敏反应消失,则嗜酸性粒细胞又转为正常,超过正常的 20% 时高度怀疑寄生虫感染。

2.大便检查　在病人粪便中可发现脱落的成虫节片,镜下可查到绦虫卵。但应注意囊虫可以单独侵犯脑部,而不伴有肠绦虫病者。

3.皮下结节　是本病诊断的重要依据之一,除询问病人曾否发现皮下结节外,应详细检查全身。一般皮下或肌肉内结节如黄豆大小,触诊较硬,可移动,经活检证实为囊虫,则诊断可以确定。

(四)进一步检查项目

1.脑脊液检查　常有脑脊液压力增高,可达 2.94~5.88kPa(300~600mmH_2O),白细胞反应与囊虫数量及部位有关,若囊虫数目少又位于脑实质内则可正常,若囊虫数目多又位于大脑皮质浅表则白细胞数增多。一般不超过 $100×10^6/L$,少数可达 $500×10^6/L$,通常以淋巴细胞为主,可发现嗜酸性粒细胞增多。蛋白增高,常在 500~1000mg/L。糖和氯化物可正常或降低。

2.免疫学检查　用囊尾蚴抗原检测脑脊液中的特异性抗体,对本病的诊断有定性意义。

(1)间接血凝集试验:以囊尾蚴抗原致敏于羊红细胞表面,按倍数比例稀释,滴定度:血 1∶20 以上为阳性;脑脊液 1∶4 以上为阳性。

(2)补体结合试验:血或脑脊液+囊尾蚴抗原+羊红细胞+免抗羊红细胞抗体,未见溶血为阳性。

(3)酶联免疫吸附试验(ELISA):检查血液中囊虫循环抗原或抗体的存在,阳性率可达99%～100%。

血和脑脊液囊虫补体结合试验和酶联免疫吸附试验可呈阳性,以酶联免疫吸附试验阳性率高。一般脑囊虫数量多,病变处于活动期者,则脑脊液囊虫免疫试验阳性率高。但阴性却不能排除单发性脑室系统囊虫病的可能。

3.脑电图　对癫痫患者有诊断价值,约40%～70%的脑囊虫病人,EEG显示异常。可见弥漫和局灶性异常波形,表现为高幅/低幅慢波、尖-慢波或棘-慢复合波。EEG异常与脑受累的部位及严重程度有关。有报道158例病人中EEG正常者占61.4%,在异常EEG改变的61例病人中,43例(70%)仅为轻度异常,中高度异常者仅18例(30%),其异常率低可能与囊虫结节一般体积较小、囊虫本身只是占位效应而不破坏脑组织以及疾病的慢性过程有关。

4.X线头颅平片检查　久病患者在小腿肌肉及头颅X线片中,可见散在囊虫结节的钙化,近年来CT广泛应用取代了X线头颅平片。

5.头颅CT检查　脑囊虫病的CT检查具有特征性,可帮助确诊,指明囊虫的数目和位置、脑室扩大以及脑水肿的情况。脑囊虫头部CT所见主要为:集中或散在的直径0.5～1.0cm的圆形或卵圆形阴影,有高密度、低密度、高低混杂密度病灶,增强扫描头节可强化。

6.头部MRI检查　对脑囊虫更有诊断价值,阳性发现和可靠性优于CT,根据囊虫感染的先后时间不同,可分为4期。根据各期的变化不同,可分辨出囊虫的存活和死亡。

(1)活动期:T_1加权像囊虫呈圆形低信号,头节呈点状或逗点状高信号;T_2加权像囊虫呈圆形高信号,头节呈点状低信号。

(2)退变死亡期:T_1加权像水肿区低信号内有高信号环或结节,或仅有低信号区;T_2加权像水肿区高信号,内有低信号环或结节。

(3)非活动期:T_1、T_2加权像上多呈圆形低信号。

(4)混杂期:T_1、T_2加权像上均呈混杂密度病灶。

7.脑组织活检　手术或CT立体定向取病灶脑组织活检,可发现囊虫。

三、诊断对策

(一)诊断要点

在1985年的全国脑囊虫病协作组会议上,提出脑囊虫病的诊断标准,具备下列三项中之二者,可诊断脑囊虫病。

1.患者具有脑部症状和体征:如头痛、颅内压增高、精神障碍等,并排除其他原因所造成的脑部损害。

2.脑脊液囊虫免疫学检查阳性。

3.头颅CT扫描显示有典型的囊虫改变,如多发性圆形囊或小囊,其内有头节影,或见多发性圆形高密度结节影(直径在10mm以下)。

如不具备上述二、三项,则应具备下列三项中之二方可诊断脑囊虫病:

(1)病理检查证实皮下结节为猪囊尾蚴,或者眼内、肌肉内发现囊虫,或血囊虫免疫学试验阳性。

(2)脑脊液淋巴细胞增多或蛋白含量增高,或找到嗜酸粒细胞。

(3)头颅X线平片显示多数典型的囊虫钙化影。

(二)临床分型

根据囊虫在脑内寄生的部位不同临床可分为4种基本类型:

1.脑实质型 最常见,约占脑囊虫病的一半。囊虫结节分布于脑实质内,在灰质者比白质为多,这与脑灰质较白质的血管丰富有关,浅者在脑表面即可看到。有不同程度的纤维组织增生,可引起癫痫发作或伴有颅内压增高。脑实质内囊虫,其周围被膜有三层:内层为胶质纤维及囊虫固有体壁;中层为炎性细胞,主要为淋巴细胞、浆细胞和嗜酸性粒细胞浸润;外层靠近脑组织,有腔质细胞增生。脑实质内囊虫也有报道形成较大囊胞的。所以,脑实质内囊虫也不尽都是豆粒大小的结节状囊虫。

2.脑室型 系囊虫寄生于脑室系统内,以靠四脑室最多见。一般较大,单发多见,直径可达 $1\sim3cm$。囊虫多在脑室内游动,有时与脑室壁相连,可引起脑脊液循环梗阻,而致脑室积水和颅内压增高。

3.脑池蛛网膜下腔型 发生率仅次于脑实质型,存在于脑底池和蛛网膜下腔的软脑膜上,常多发,并聚集成葡萄状黏附脑底诸池,可以引起蛛网膜炎、蛛网膜的粘连和增厚,产生颅神经损害,影响脑脊液循环,导致交通性脑积水。

4.脊髓型 非常罕见,可在颈胸段出现硬膜外损害。应注意脑囊虫病的上述各型可单独存在,亦可同时并存。

(三)鉴别诊断要点

1.孤立的脑囊虫应与巨大单发蛛网膜囊肿或脑脓肿鉴别,蛛网膜囊肿多发于外侧裂、交叉池、大脑及小脑表面,形状不规则或呈方形,边界平直。可伴有局部颅骨变薄,向外隆起。单腔脑脓肿中心部位为低密度改变,周围为低密度环形带,增强片见脓肿壁均一强化,周围脑水肿明显。

2.多发囊泡型囊虫应与多发性脑转移瘤、多发性腔隙性脑梗死鉴别:转移瘤为圆形或不规则的高密度或混杂密度影,肿瘤囊变时则有低密度区,增强可见明显的块状或环状强化,瘤周水肿明显。腔隙性脑梗死也表现为低密度影,多局限于基底节处,无占位效应。

3.原发性癫痫:发作形式多固定不变,发病年龄较小,CT、MRI 及囊虫免疫学检查均正常。

4.各种脑膜炎:结核、真菌、病毒性脑膜炎很容易与脑囊虫的脑膜炎相混,经 CT、MRI 及囊虫免疫学检查可以鉴别。

四、治疗对策

(一)治疗原则

主要是采用药物治疗猪带绦虫的成虫和囊尾蚴,结合手术治疗和对症治疗来清除病因和减轻症状。治疗方法主要根据脑实质内囊虫数量多少及囊虫的部位和引起的症状来确定。如果病人脑内只有数个少量囊虫结节、其症状又较轻时,常常由于囊虫死亡,疾病可以自然治愈。如果病人对药物治疗无效,出现颅内压增高,影响视力并威胁生命时,可施行颞肌下减压手术,对脑室型囊虫可开颅摘除囊虫,有脑积水者,则宜脑脊液分流术。

(二)治疗计划

本病的关键在于预防。治疗方法有药物治疗,支持对症治疗,手术治疗。

1.预防

(1)为杜绝脑囊虫病,应加强屠宰时对病猪的处理,作好宣传工作,不吃半生不熟的猪肉。

(2)切生熟肉菜的砧板要分开,避免误食绦虫卵,烹调时务必将肉或蔬菜煮熟。

(3)猪必须建圈饲养,并与人厕分开,不使猪食到人的粪便。

2.驱虫药物的治疗

(1)吡喹酮:为广谱抗寄生虫药,对全身各部位的囊虫均有杀灭作用,能通过血脑屏障直接杀死囊虫。

但是本药在脑脊液中浓度较低,故对脑室系统囊虫疗效较差。成人总剂量为300mg/kg,脑囊虫病患者应该先从小剂量开始,每日量为200mg,分2次口服,根据用药反应可逐渐加量,每日剂量不超过1g。达到总剂量为1个疗程。囊虫数量少,病情较轻者,加量可较快;囊虫数量多、病情较重者,加量易缓慢。2~3个月后,再进行第2个疗程的治疗,共治疗3~4个疗程。应注意,在用药过程中,由于颅内囊虫大量死亡,囊液和虫体蛋白释出,引起周围脑组织反应,出现颅内压增高、癫痫等局灶性脑组织受损害,因此应联合应用皮质类固醇。由于吡喹酮有一定的副作用,如消化道反应、头痛、眩晕、癫痫加剧、幻觉、妄想及颅内压增高等,故应住院观察治疗。

(2)阿苯达唑:又称丙硫咪唑,能抑制囊尾蚴对葡萄糖原的吸收,导致虫体糖原耗竭。成人总剂量为300mg/kg,与吡喹酮相似,从小剂量开始,而后逐渐加量,达到总剂量为1个疗程;1个月后在进行第2个疗程,共治疗3~4个疗程。需要注意的情况与吡喹酮相似。

(3)南瓜子与槟榔治疗:槟榔能使绦虫头节与前段节片瘫痪,二者合用能排出整体全虫。用法:早晨空复口服50~90g南瓜子粉,经2小时后加服槟榔煎剂150~200mg,一般在3小时后有完整虫体排出。

3.对症处理

(1)癫痫型脑囊虫病人需服用抗癫痫药物,一般需长期服用以控制发作。

(2)对颅内压增高型或治疗过程中出现高颅压者,均应用脱水剂及激素治疗。

(3)对无高颅压的病人,为预防治疗过程中出现颅内压增高,可先行脱水治疗,或同时加用椎管内注射地塞米松10~20mg/次,每周2~3次,经处理当颅内压降至正常时,再启用抗脑囊虫药物治疗。

(4)对病变广泛、多个散在囊虫的患者,往往也不能采取开颅囊虫摘除手术,使用药物治疗容易引起严重脑水肿、颅内压增高,甚至会有脑疝形成,这时可采取颞肌下减压手术,病情稳定后服药治疗。

4.手术治疗

(1)颞肌下减压术:治疗胞实质型囊虫病人,适用于脑实质内多发性囊虫因个数太多,无法一一摘除,如果并发颅内压增高,危及病人生命或影响视力而又不能用药物控制时,根据情况可施行一侧或双侧颞肌下减压术。

(2)分流术:对于脑池和蛛网膜下腔型病例出现交通性脑积水者,若脑积水无缓解,可按病情行三脑室或终板造漏术和侧脑室腹腔分流术。

(3)囊虫摘除术:①内窥镜囊虫摘除术:内窥镜适合摘除脑室系统的囊虫.尤其适合于侧脑室内的多发囊虫,近年来应用较多,疗效较好。②开颅囊虫摘除术:对于脑室内囊虫尤其是四脑室的囊虫、脑实质中单发并形成占位效应的囊虫可以开颅摘除;脑底型囊虫施行颅后窝开颅术,发现脑底池或脑干两侧有囊虫结节时,应尽量予以摘除。

注意:摘除囊虫时尽量将其完整取出,切忌使其破裂,摘除后还要反复冲洗;除手术治疗外,还应给予药物驱虫治疗。

五、病程观察及处理

(一)病情观察要点

1.早期诊断,早期驱虫治疗;预防再次感染。

2.注意合并症,如颅高压者,癫痫发作者,先处理颅内高压,癫痫发作,之后驱虫治疗。

3.用药期间注意药物的副作用。

(二)疗效判断与处理

近期疗效,在主要药物治疗结束后经6个月以上的观察,临床神经系统的症状和体征消失,实验室主要检查转为正常,还必须经 CT 扫描揭示原病灶吸收或转为高密度影才判定为治愈;远期疗效,需在治疗后 3 年以上才能判定。癫痫型脑囊虫病在不能停用抗癫痫药物治疗的病例,不能看作治愈。对于药物治疗无效者,有手术适应证者可行手术治疗,摘除囊虫。

六、预后评估

由于医疗卫生的改善,本病的发病率明显下降,结合药物与手术治疗,经及时恰当治疗一般预后较好,少数病人可残留局部神经体征。

七、出院随访

由于驱虫治疗往往需要 3~4 个疗程,因此病人需要在医生的指导下进行院外治疗,应让病人 1~2 周复查一次,观察目前病人的病情变化。

（李晓霞）

第九节　脑性血吸虫病

一、概述

脑血吸虫病是人体感染血吸虫后,虫卵和毒素侵入脑组织并造成相应的病理改变与临床表现的寄生虫病。是异位血吸虫病中危害最为严重的一种,占血吸虫病人中约 2%~4%,多发生于青壮年,男性较女性多。血吸虫病多发生在亚洲和热带地区,在我国主要流行于长江流域一带。寄生于人体的血吸虫有日本血吸虫、埃及血及虫、曼氏血吸虫,流行于我国的为日本血吸虫病。新中国成立前,日本血吸虫病曾是危害我国人民健康最严重的寄生虫病之一。长江流域与南方十三省、市广大农村和山区均有本病流行。新中国成立后,血吸虫病的防治工作取得了举世瞩目的成就。至今,已有 70% 的流行地区基本上消灭了血吸虫病。因此,血吸虫病的神经损害显著减少。

钉螺是日本血吸虫的唯一中间宿主。血吸虫病病人粪便中排出的活的虫卵污染了水源,虫卵在水中孵化成毛蚴,进入钉螺体内发育成尾蚴后,离开钉螺,在水面游动。人体接触到这种疫水时,尾蚴经皮肤钻入人体内,主要在门静脉系统寄生,排出大量虫卵,阻塞肝及肠系膜的静脉,引起一系列临床症状。人体感染血吸虫后,对再感染可产生一定的抵抗力,但此种获得性免疫所提供的保护力并不完全,以致重复感染经常发生。

脑型血吸虫病为血吸虫虫卵在脑组织中沉积所致。一般认为成虫寄生在门静脉系统,其虫卵通过体循环血流,以卵栓方式入脑,沉积于脑组织。虫卵多聚积于大脑中动脉,故在顶叶最常见,常发生于软脑膜和软脑膜下灰质和白质的浅底;也可能为寄生在门静脉系统内的成虫和虫卵分泌毒素或代谢产物作用于中枢神经系统,而导致中枢神经系统发生中毒或过敏反应。虫卵可在脊髓内沉积,引起脊髓压迫症,虫卵沉积所引起的过敏反应产生急性脊髓炎的症状和周围神经症状。

二、诊断步骤

(一)病史采集要点

1.起病情况　脑部症状可在感染后数周急性出现,也可在感染后数年慢性出现。根据临床表现可分为急性和慢性两大类。急性型潜伏期多发生在感染后 6 周左右,常见于青壮年,初次进入流行区,多次与疫水接触者;慢性型多发生于感染后 3～6 个月,最长可达 4 年,多见于流行区居民。

2.主要临床表现　血吸虫病的神经系统损害,根据其临床表现可分为急性和慢性两大类。

(1)急性型:表现为弥散性脑炎症状。可有高热、畏寒、持续性头痛、呕吐,定向力障碍、意识不清、精神症状等。重者可昏迷,瘫痪、锥体束征、脑膜刺激征等。随着体温恢复正常,这些症状一般都能逐渐好转或完全恢复,极少有后遗症。应注意与其他感染性疾病引起的中毒性脑病相区别。

(2)慢性型:表现为局灶性神经症状,临床表现根据其最突出的症候、病变情况等可分三种类型:①癫痫型:临床最多见,任何年龄的血吸虫病人均可发生。发作形式以局限性为多,常自身体的局部如唇、拇指、足趾等处开始,继可扩展至同侧上、下肢,甚至累及对侧,伴或不伴失语。多数病人一次发作之后,常可出现功能性的肢体瘫痪,经数周～数天恢复。此外还有癫痫大发作,精神运动性发作等。此型均无颅内压力增高。②脑瘤型:除有头痛、呕吐、视盘水肿及其他颅内压增高征外,常伴明显的定位体征,特别是局限性癫痫、偏瘫及偏身感觉障碍及失语等。③脑卒中型:系脑血管的急性卵栓引起,发病急骤,突然昏迷、偏瘫、失语。诊断时应与引起脑血管意外的其他原因鉴别,如高血压、心脏病、动脉硬化等。当发现脑卒中病人年龄很轻且来自血吸虫病流行区域,继卒中后常有局限性癫痫发作,应考虑本病。

3.既往病史　本病多见于长期生活在疫区,有疫水接触史的病人。若病人有血吸虫感染史,或在流行区居住,接触过疫水,对诊断有重要的意义。

(二)体格检查要点

急性期患者多有高热、荨麻疹、淋巴结肿大、肝脾肿大并有压痛,少数有不同程度的意识障碍、脑膜刺激征。慢性期患者可有门脉高压症,如肝、脾肿大,腹水,消瘦等。有局灶性神经系统症状,如偏盲、偏瘫、失语。累及小脑可出现肢体共济失调。部分患者精神异常、智力减退,可出现性格改变、表情淡漠、记忆障碍等。

(三)门诊资料分析

1.虫卵检查　大便孵化或乙状结肠镜检查,90%～100%可找到虫卵。在慢性病例中,必须多次用不同的方法检查虫卵,方能找到。

2.血常规　患者的白细胞总数多在 $(10\sim30)\times10^9/L$ 之间,可见类白血病反应。嗜酸性粒细胞明显增多,一般占 20%～40%,最高可达 57%。嗜酸性细胞增多为本病的特点之一。但其增高程度与感染程度不成比例关系。急性型增高数较慢性型为显著。

(四)进一步检查项目

1.脑脊液检查　白细胞数增高,尤其是嗜酸性粒细胞增多,以淋巴细胞为主,有时可以看到嗜酸性粒细胞。蛋白质正常或轻度增高,糖无改变。在脑脊液中可以找到虫卵,对该病有确诊价值。

2.免疫学检查　包括皮内试验、环卵沉淀试验(COPT)、间接血凝试验(IHA)、酶联免疫吸附试验(ELISA)等,以上试验阳性对本病有较高的诊断价值。其中 COPT 是国内最常用的方法,有较高的敏感性和特异性。而 ELISA 为免疫学中最敏感和特异的方法,阳性率为 95%。

3.头部 CT　CT 平扫在急性型主要为脑水肿,于脑实质内可见大小不一、程度不等的低密度灶,无强化表现。慢性型表现为局限性肉芽肿,呈等密度或略高密度,有占位表现,边界不清,周边水肿,增强扫描可见病灶有强化现象。

三、诊断对策

(一)诊断要点

对来自血吸虫流行区,有明确的疫水接触史或感染史,一旦出现颅内压增高、癫痫发作或神经系统阳性体征,应考虑脑血吸虫病,再结合血吸虫免疫学检查和影像学表现多能做出诊断。有时需要在手术切除的组织切片中发现虫卵方得肯定诊断。给予吡喹酮或锑剂治疗后,神经症状有所好转,更有助于诊断,但如神经症状未有改善,亦不能绝对排除脑型血吸虫病,因为血吸虫所致脑部损害,并非完全可逆的。

根据患者的临床表现、头部 CT 和(或)MRI 影像学特征、血吸虫疫水接触史及免疫学检查的阳性结果,可以临床诊断 CSM。确诊标准为:保守治疗患者经抗血吸虫病治疗症状缓解,1~3 个月复查,原发灶明显缩小或消失,水肿减轻;手术治疗患者经手术病理证实。

(二)临床分型

根据临床表现可以分为急性型和慢性型。

1.急性型　急性型的潜伏期多在感染后 6 周左右,有人认为急性型多由于血吸虫成虫和其虫卵所排出的毒素,使神经系统发生中毒性反应所致。

2.慢性型　多在感染后 3~6 个月发生,发病机制认为在于脑部组织内虫卵沉积和由于虫卵的机械刺激及其分泌毒素的刺激,促使形成肉芽组织和脑组织产生水肿。其临床表现根据其最突出的症候、病变情况等可为以下三种类型。

(1)癫痫型:此型系虫卵随血循环到脑膜或皮质内引起局限性脑膜炎所致,最多见。

(2)脑瘤型:系由颅内血吸虫性肉芽肿占位和弥漫性脑水肿引起,此型临床表现与脑瘤几无差别。

(3)脑卒中型:可能为脑供血动脉的急性虫卵栓塞,或以小动脉为主的血管炎性痉挛导致。

(三)鉴别诊断要点

脑血吸虫病临床和影像学表现常与颅内占位性病变相似,因此需与以下病变鉴别。

1.胶质瘤　增强扫描可见结节状、环状及花边状强化,延迟重复扫描 90 秒后病灶强化度逐渐降低并消退,为丰富的肿瘤血管供血所致。病灶多位于脑白质深部,占位效应明显。血清免疫学检查为阴性,有助于鉴别。

2.转移瘤　病变多位于皮质下区,可为单个或多个结节,环状或不规则强化灶,中心可有坏死囊变,无融合倾向,占位效应明显,临床上有原发瘤病史,而脑血吸虫肉芽肿为多个强化小结节聚集,部分融合成团块状,周围伴有不均匀小斑片状强化,较易鉴别。

3.结核瘤　可发生在脑实质任何部位,为结核杆菌沉积在脑内所致,易发生钙化,常为多发厚壁环形或结节状强化灶;多个聚集、有融合倾向的结核性肉芽肿呈串珠状或梅花样强化,可见"微环"征和"靶"征,灶周水肿较轻;合并结核性脑膜炎有基底池强化及程度不同脑积水,临床上有脑外结核史与结核中毒症状,且血清免疫学检查阴性与之鉴别。

4.脑囊虫病　同为脑内寄生虫病,常为多发散在的小囊泡及小结节强化,可伴有头节、水肿及占位效应轻,主要位于脑白质区,也可发生于脑室及蛛网膜下腔,而脑血吸虫肉芽肿为多发聚集的大小不等结节,灶周水肿明显,血清囊虫或血吸虫免疫学试验阳性,有利于鉴别。

四、治疗对策

(一)治疗原则

以化疗为主的综合防治原则,首选治疗药物是吡喹酮。

(二)治疗计划

1.预防　预防为主,加强粪便、水源管理,消灭中间宿主钉螺,避免接触疫水。加强疫区劳动保护和检查治疗病人。

2.支持和对症治疗　对高热病重患者,可适当给予肾上腺皮质激素及其他降温措施;对癫痫发作者,应给予足量的抗癫痫药,尽快控制癫痫发作;对颅内压增高患者,给予脱水降颅内压治疗;对贫血和低蛋白血症明显者,可给予生血药和高蛋白饮食。同时应给予促进神经营养、血供、代谢和功能恢复的神经保护剂。

3.病原体治疗　除一般支持治疗和针对不同类型采取相应的对症治疗外,关键还是杀虫治疗。

(1)吡喹酮:首选药物,只有吡喹酮不能使用时才可考虑应用其他杀虫药物。吡喹酮为一广谱抗蠕虫药,动物实验及临床应用表明本药对日本血吸虫、曼氏血吸虫和埃及血吸虫均具有良好疗效,对日本血吸虫的作用尤强。服药后可使虫体在门静脉中即死亡。国内报道,采用吡喹酮治疗各期血吸虫病上百万例,疗效显著。急性血吸虫病患者吡喹酮治疗后 6～12 个月粪便检查转阴率为 90%;慢性和晚期患者为 91.4%～100%。多采用吡喹酮 2 日疗法.可根据病情和是否重复感染等情况,间歇重复抗血吸虫治疗 1～2 个疗程。每次剂量为 10mg/kg,一日 3 次口服。急性病例需连服 4 日。晚期病人因多数伴各种并发症,剂量应酌减。病人必须住院治疗,如病人有颅内压增高或癫痫等症状,应同时用脱水剂或抗癫痫药物治疗。吡喹酮副作用一般轻微且短暂,有头晕、头痛、肌肉酸痛、乏力、眩晕、走路不稳等。个别病例出现腹痛、腹泻、肝痛、心悸、期前收缩、心绞痛、心律失常和严重过敏反应等。

(2)阿苯达唑(丙硫咪唑):具有低毒、广谱、高效、毒副作用小、疗程短和口服方便等特点。慢性血吸虫病的总剂量,成人为 60mg/kg,儿童为 70mg/kg,疗程 2～3 天,每日 3 次,饭后口服;急性血吸虫病的总剂量为 140mg/kg,5 天分服,每日 3 次。

(3)锑剂:锑剂在脑型血吸虫病的治疗中曾起过一定作用,但其治疗时间较长,副作用及禁忌证多,甚至危及病人生命。自 1977 年国内合成抗血吸虫新药吡喹酮后,由于该药服后可使虫体迅速"肝移",且对成虫虫体尤其雄虫体壁损害明显,因此吡喹酮取代了锑剂治疗脑型血吸虫病。

4.手术治疗　在下列情况时考虑手术治疗:①有大的血吸虫病肉芽肿引起明显颅内压增高,而药物治疗不能奏效时。②脑部炎症水肿反应造成急性颅内压增高,脑脊液循环通路阻塞或脑疝形成,内科药物脱水减压处理无效时应考虑一侧或双侧颞肌下减压术,然后再行药物治疗。③癫痫发作患者抗癫痫药物治疗无效者。④临床考虑脑血吸虫病.而又不能排除其他占位性病变者。

(三)治疗方案的选择

以药物驱虫治疗为主,首选吡喹酮;若出现手术指征,采用驱虫治疗与手术治疗相结合的方法。

五、病程观察及处理

用药期间注意药物的副作用,密切观察病情的发展,防止脑疝发生,积极控制癫痫发作。抗血吸虫治疗的治疗效果因临床类型表现的不同而异。药物治疗后,症状消除,癫痫发作停止或减少;定期检查大便虫卵,转阴,则为有效。反之,则应进一步寻找病因和考虑是否采用手术治疗。

六、预后评估

脑型血吸虫病的预后良好,经吡喹酮治疗后症状消除,癫痫发作停止或减少,保持原有劳动力者80%。如再次治疗,仍然有效。少数病人可残留局部神经体征。

七、出院随访

对于有癫痫发作的患者需要在医生的指导下,长期服用抗癫痫药物。应2周～1个月复诊1次,定期检测肝脏功能,并进行临床评估,防止复发。应指导患者注意个人卫生和饮食习惯,防止再次感染。

(董礼全)

第十节　脑型肺吸虫病

一、概述

脑型肺吸虫病是由卫式并殖吸虫和墨西哥并殖吸虫的成虫侵入脑组织后所致的寄生虫病。青壮年多发,男性较多见。肺吸虫侵入人体脏器主要在肺部,脑组织占第二位。根据国内资料,脑型肺吸虫约占活动性肺吸虫病的10%～20%。肺吸虫病分布很广,亚洲、非洲、美洲均有本病发生,我国多见于东北、华北、华东和四川等地,但现在已少见。

肺吸虫虫卵经宿主(人或其他动物)的痰和粪便排出,到水中长为毛蚴,寄居于第一中间宿主淡水螺内,发育成尾蚴后进入第二中间宿主(淡水蟹和蝲蛄)内变为囊蚴,此时为传染期。当人生食或半熟食带有肺吸虫囊蚴的蟹类或蝲蛄后囊蚴入胃,其囊壁在胃中被消化为幼虫。肠内幼虫可穿过肠壁进入腹腔,1～3周后可穿过腹肌到达肺部而发育成成虫。肺吸虫成虫在体内具有较大活力,能到处爬行,产生肺外病变。部分成虫或幼虫可沿颈动脉破裂孔进入颅内而引起脑肺吸虫病。病变以大脑颞叶最多见(占80%左右),枕叶及顶叶次之,额叶及小脑最少见。幼虫和成虫在移行过程中,亦可经椎间孔进入椎管内导致脊髓受压,多见于第10胸椎平面以下;尚可移行到眼球、皮下、肌肉、阴囊、淋巴结等组织和器官中,造成各种异位寄生和相应的临床症状。

脑型肺吸虫病的病理改变为脑实质内出现互相沟通的多房性小囊肿,呈隧道式破坏,多位于颞、枕、顶叶,邻近的脑膜呈炎性粘连和增厚,镜下可见病灶内组织坏死和出血,坏死区见有多数虫体和虫卵。受累的皮质或皮质下结构出现脑萎缩、脑沟及脑室扩大。

二、诊断步骤

(一)病史采集要点

1.起病情况　感染肺吸虫后多数患者最早出现的是腹部症状,如腹痛、腹泻等;然后是肺部症状,持续最久,有咳嗽、咳铁锈色痰、胸痛等,大约在2个月至5～6年后才发生脑部病变,其症状很凶险,需要及时处理。

2.主要临床表现　多数患者在出现脑症状前先有肺吸虫病。咳嗽、咳铁锈色痰,胸痛、咯血是常见的症状,此时痰液检查可发现虫卵。脑部早期症状有颅内压增高;脑膜脑炎期或囊肿破入蛛网膜下腔和脑室时,可有畏寒、头痛、颈强直等脑膜刺激征;脑实质受损时则出现癫痫、瘫痪等局灶性体征;晚期脑组织广泛萎缩,出现明显精神症状,智力低下、丧失劳动力。

3.既往病史　本病常发生于肺吸虫流行地区,患者多有食用未熟的淡水蟹、蝲蛄史。详细询问病史对于诊断该病有重要的诊断价值。

(二)体格检查要点

1.一般情况　早期患者有肺吸虫病的表现,可有轻度发热盗汗疲乏、荨麻疹等过敏性表现。侵犯脑膜时,可有发热、头痛等脑膜刺激症状。

2.胸腹部体征　肺部多无阳性体征,少数患者有局限性湿啰音,以及胸膜炎或胸膜增厚的体征。腹部可有压痛,有时可触到皮下结节,部分患者可有腹腔积液。

3.神经系统体征　头痛,呕吐,颈强直等脑膜刺激征;各种脑的局灶性症状,常见同侧偏盲、失语、偏瘫、偏身感觉障碍,因为病变多位于大脑半球额叶、顶叶;早期由于颅内压增高可出现眼底视盘水肿;癫痫发作亦较常见,多为全身性大发作;晚期脑萎缩,则病人可出现精神症状和痴呆等。

(三)门诊资料分析

1.血常规　嗜酸性粒细胞增多。

2.痰与大便　痰液呈铁锈色,约90%的病例在痰内可找到肺吸虫虫卵;大便检查也发现虫卵。

3.肺部X线　典型的肺部囊肿阴影较少见,仅有肺内小片状浸润及渗出性胸膜病变。

(四)进一步检查项目

1.脑脊液检查　脑脊液检查在诊断上很重要。在病变活动期,脑脊液内可见多形核细胞和嗜酸粒细胞增多,蛋白含量增高,偶可检出虫卵。在组织破坏期可出现血性脑脊液。在脓肿或囊肿形成期脑脊液压力升高、蛋白增加,而其他可正常。这种脑脊液的多变性是本病的特点之一。

2.免疫学检查　肺吸虫皮内试验阳性率95%左右,补体结合试验血清阳性率为75%～98%,脑肺吸虫病脑脊液阳性率85%～100%,以上均对诊断有意义。

3.影像学检查　颅骨平片可见钙化囊壁或颅内压增高改变。头部CT可确定病变的部位,CT平扫在急性期主要为脑水肿,于脑实质内见大小不一、程度不等的低密度水肿区,脑室狭小、不强化;在脓肿或囊肿形成期,出现略高密度的占位性病变表现,但边界不清,增强扫描可见病灶有强化。

4.游走性皮下包块活检　可找到肺吸虫虫体,可以确诊。

三、诊断对策

(一)诊断要点

1.患者来自肺吸虫病流行区,有生食蝲蛄、石蟹或饮生水史。

2.先有肺部症状或皮肤症状,继之出现头痛、呕吐、视盘水肿、癫痫、肢体瘫痪等颅内压增高及中枢神经系统症状和体征。

3.血液和脑脊液中嗜酸性粒细胞增高,痰或脑脊液中发现肺吸虫虫卵。

4.免疫学检查阳性。

5.有游走性皮下包块或皮下包块经活检证实。

6.影像学检查发现肺吸虫囊肿或钙化灶,是诊断脑型肺吸虫病的有力依据。

(二)鉴别诊断要点

脑型肺吸虫病影像无明显特征性,在诊断时必须结合上述要点综合分析。特别要注意与结核、转移性肿瘤、脑脓肿、包虫病、囊虫病、结节性硬化等鉴别,出血时还要和动静脉畸形等脑血管畸形相鉴别。

1.结核性脑膜炎 可有咳嗽,咯血等肺结核的症状和体征;有颅内压增高,脑膜刺激征的表现。有典型的结核中毒症状,抗结核治疗有效,病变呈多发和小的干酪样坏死性肉芽肿,增强后多呈小环状强化,或多环相连的征象;如合并脑膜的肉芽肿,增强后沿蛛网膜下腔的铸型样强化和脑积水是特征的表现。

2.脑脓肿 其临床主要特征是颅内压增高和定位性体征,伴有头痛、发热、颈强直、白细胞总数增高等急性颅内感染病史。脑脓肿病灶较大、壁较厚,且单囊多见。周围水肿带无指状压迹。

3.脑囊虫病 脑囊虫病脑实质型的一般表现为多发,平扫可见多发的斑点状钙化和低及混杂密度病灶,增强后呈结节状或环状强化,以环状强化和壁结节(囊虫的头节)样强化对鉴别诊断有较大的帮助,脑脊液的免疫抗体检查可帮助定性;囊虫还可发生于脑外,如眼眶和眶周的肌肉组织内等,脑 CT 和超声均可做出诊断。

4.结节性硬化 结节性硬化主要临床表现是癫痫、智力障碍、皮脂腺瘤,以不同器官形成错构瘤为特点,CT 显示室管膜下结节与钙化明显,也可散在分布于皮质、皮质下和基底节区,偶见于脑干与小脑。

四、治疗对策

(一)治疗原则

1.早期诊断,早期治疗。

2.病原体治疗为主,对症支持治疗,必要时手术治疗。

(二)治疗计划

1.预防 对自然疫源地的人群和进入疫区者进行肺吸虫病知识的宣传教育,提倡吃熟食,对感染的病人和病畜早期治疗,减少传染源。另外,还应加强粪便管理,不随地吐痰,不饮用生水。

2.病原体治疗

(1)阿苯达唑(丙硫咪唑):是一种新型的高效、广谱、低毒的苯咪唑类抗蠕虫药。它可阻断虫体对多种营养和葡萄糖的吸收,导致虫体糖源耗竭,致使寄生虫无法生存和繁殖。为目前较理想的药物。其疗效高,疗程短,杀虫作用强且迅速。用法:剂量为 10mg/kg,日服 3 次,共 2 日;或 15~20mg/kg,日服 3 次,共 1 日。可有不同程度的头痛、头晕、恶心和乏力等不适,个别病例还可出现颅内压增高等毒副症状。需要时可加服适量泼尼松等药,以减免其毒副作用。

(2)吡喹酮:新型广谱抗寄生虫药,也是较理想的药物。每次口服吡喹酮 10mg/kg,每日 3 次,总剂量为 120~150mg/kg。疗效较好,不良反应轻微。

(3)硫双二氯酚(别丁):是治疗肺吸虫的一种较为理想的药物,口服后易吸收,排泄较缓慢,无明显蓄积作用,适宜于普治。成人每日 3g,儿童 50mg/kg,分 3 次服,每日或间日服药,10~15 日为 1 疗程,需重复 2~3 个疗程。副作用轻微,有头晕、头痛、胃肠症状、皮疹等。严重肝病、肾病和心脏病者以及妊娠期妇女,应暂缓治疗。

3.对症治疗 脑水肿明显者可应用脱水药和皮质类固醇治疗;继发性细菌感染可酌情选用适量的抗生素;抽搐者给予抗癫痫药物治疗;对呕吐、腹泻患者,应注意供应水和保证热量、营养;肢体瘫痪者给予神经代谢药物和早期康复治疗。

4.手术治疗　病变呈占位性病变,有颅内压增高可施行一侧或两侧颞肌下减压术,若头部 CT 扫描显示病灶局限者和已有包膜形成的脓肿或囊肿,可施行开颅术切除病灶,特别是病灶内有成虫存在时,切除病灶和虫体,可以阻止神经组织受到更多的破坏。应彻底切除脑内虫体及病灶。

手术指征为:①巨大肉芽肿;②病灶局限且可完全切除者;③根据分析病灶内仍存在有活成虫者(如脑脊液中找到虫卵,临床症状还在继续进展及伴有急性脑炎样症状者)。下述情况则不宜手术治疗:①病灶过于广泛或为多灶性,且难能全部切除的患者;②处于急性脑膜炎期的患者;③脑萎缩病变且定位有困难者。

(三)治疗方案的选择

以内科药物治疗为主,首选丙硫咪唑,吡喹酮;对于出现手术指征者要手术治疗。

五、病程观察及处理

治疗期间应密切观察患者的反应和生命体征的变化,预防颅内高压;对于颅内高压者行脱水降颅压处理。注意患者的水电解质平衡,对于高热、头痛、癫痫发作等进行对症处理。在治疗期间应密切观察吡喹酮等药物的副作用。

若经治疗后,临床神经系统的症状和体征迅速改善或消失;多次大便检查,没有发现虫卵。则为临床有效。反之,则无效。对于药物治疗无效者,有手术适应证者可行手术治疗。

六、预后评估

由于医疗卫生的改善,本病的发病率明显下降,结合有效的药物与手术治疗,病人一般预后较好,少数病人可残留局部神经体征。

七、出院随访

对于有癫痫发作的患者需要在医生的指导下,长期服用抗癫痫药物。应 2 周～1 个月复诊 1 次,定期检测肝脏功能,并进行临床评估,防止复发。应指导患者注意个人卫生和饮食习惯,定期对痰、大便进行检查。防止再次感染。

(董礼全)

第十一节　脑棘球蚴虫病

一、概述

脑棘球蚴虫病又称脑包虫病,由细粒棘球绦虫(狗绦虫)的幼虫(即包虫)寄生大脑和脊髓形成囊肿所致。为自然疫源性疾病,分布广泛,主要流行于畜牧区。国外见于澳大利亚、新西兰、阿根廷、蒙古等地。在我国则主要流行于西北、华北、东北,以及西南地区广大农牧区。脑棘球蚴病虫少见,其发病率仅占全部棘球蚴虫病病人的 1%～2%,儿童多见。约占整个包虫囊肿的 2%～3%。

细粒棘球绦虫以狗、狼为终末宿主,牛羊为中间宿主,但人类吞食其虫卵可成为中间宿主,并可发生包虫病。细粒棘球绦虫的虫体长 2～7mm,雌雄同体。犬是本病最重要的传染源。在流行地区的羊群常感染有包虫病,包虫在狗的小肠内发育为成虫即细粒棘球绦虫。虫卵随狗粪排出体外,污染牧场、蔬菜、饮水、土壤、皮毛。人吞食污染虫卵的食物后,虫卵在十二指肠孵化成六钩蚴,经肠内消化,六钩蚴脱壳逸出,借助 6 个小钩吸附于肠黏膜,然后穿过肠壁静脉而进入门静脉系统,随血流到肺及肝脏中发育成包虫囊。幼虫经血流到达颅内,特别是在大脑中动脉分布区,引起脑包虫病,多为单发。其中以顶叶、额叶为最多,小脑、脑室及颅底部少见,从而引起相应的神经系统的症状和体征。

二、诊断步骤

(一)病史采集要点

1.起病情况　本病可发生于任何年龄,但常见于农村儿童。起病多缓慢。

2.主要临床表现　临床常见颅内压增高症状,颇似脑肿瘤;及局灶性神经体征,癫痫发作。病情缓慢进展,脑内囊肿增大病情逐渐加重。①毒性和变态反应:可出现食欲减退、体重减轻、消瘦、发育障碍、恶病质、皮疹、血管神经性水肿,囊液漏出过多者可引起过敏性休克,甚至死亡。②有颅内压增高症状:如头痛、恶心、呕吐等。儿童患者可有头围增大,头皮静脉扩张。③有局灶性症状:依病灶累及部位的不同而产生不同的症状,如癫痫、偏瘫、失语、偏身感觉障碍、偏盲和精神症状等。

3.既往病史　常有与犬、羊等动物接触史。应详细了解病史,对流行区来的病人,特别是有牲畜接触史者发现颅内高压症状时应特别注意。

(二)体格检查要点

1.一般情况　患者可有慢性消耗性疾病的体征如消瘦,可出现恶病质,小儿患者可有发育障碍、皮疹。

2.神经系统体征　有视盘水肿,颈项强直等颅高压症状。各种局灶症状如偏瘫、偏身感觉障碍、失语、偏盲等。

(三)门诊资料分析

1.血常规　半数病人,嗜酸性粒细胞增多,偶可达 70%。包虫囊肿破裂或手术后,嗜酸性粒细胞常可显著增高。

2.皮内试验　囊液抗原 0.1ml 注射前臂内侧,15～20 分钟后观察反应,阳性者局部出现红色丘疹,可有伪足(即刻反应)。若血内有足量抗体,延迟反应不出现。皮内试验阳性率在 80%～95% 之间,但易出现假阳性。

(四)进一步检查项目

1.补体结合试验　70%～90%包虫病呈阳性反应,人或羊包虫囊液作为抗原(含头节的包虫囊液效果较好),囊液抗原性较低或包虫囊外膜甚厚致抗原不易溢出时,可呈假阴性反应。囊肿穿破、手术近期或继发感染,阳性率可提高。囊肿完全摘除后数月补体结合试验即可转阴。如果包虫囊手术摘除后 1 年,本试验仍阳性,可视为复发。注意本病与血吸虫病及囊虫病之间存在着交叉反应。

2.脑脊液　脑脊液中嗜酸细胞增多,补体结合试验阳性。

3.头颅 X 线　平片颅骨为局限或广泛的多囊或单囊形态的膨胀性病变。多囊型葡萄串样,单囊型内板移位、硬脑膜移位及钙化,囊肿本身也可钙化。局限于颅底者缺少单囊或多囊特点,而呈骨质硬化表现,一般均无骨膜反应。常有颅内压增高改变,如囊肿较浅,可见局部骨质变薄,约 10% 病人可见囊壁钙化。

有时平片上显示弧线状、环形或蛋壳状及团块状钙化,如发现这种征象,可以定性。

4.脑CT　脑内类圆形囊性病变,边界清楚,边缘锐利,密度与 CSF 一致,增强后无囊壁强化。一般不能分辨子囊(若感染母囊液与子囊液密度不一,子囊则明显)。若邻近部位出现多个囊肿应考虑囊肿破裂。

5.脑血管造影　脑包虫囊肿常见于大脑中动脉供应区,尤以顶叶多,脑血管造影最能显示这种幕上的囊肿病变。一般表现为:①囊肿部位无血管区;②囊肿周围血管弧形受压、移位、环绕无血管区呈"手抱球"征象;③脑血管牵直变细,管径一致,似"蜘蛛足"样征;④颅内压增高。对中线及幕下包虫定位征不如脑室造影。

6.MRI 扫描检查　断层形态同 CT,壳状钙化无信号,囊内液体信号同脑脊液或稍高于脑脊液,T_1 为低信号,T_2 为高信号,头节在 T_1 为高信号,具特征性。含有较大子囊的包虫囊肿,因子囊液较母囊液密度低,显示出母囊内子囊的数量及排列情况,可以确诊。

三、诊断对策

(一)诊断要点

根据患者来自畜牧区,有狗、羊等密切接触史,患有肝、肺包囊虫病,加上脑部症状(或脊髓压迫征)即可考虑本病可能。对未能解释的年轻脑栓塞者,寄生虫性栓子的可能性应予考虑。血液、CSF 包囊虫补体结合试验阳性和包囊虫液皮内试验阳性具有诊断意义。CT 和脑血管造影具有定位诊断价值,特别 CT 能显示包虫囊的位置、大小、形态,典型的包虫囊为边界清晰、密度同 CSF 或略高的类圆形肿块,壁多有钙化,几乎不增强。病灶四周无脑才肿。同时需排除脑肿瘤、脑脓肿、癫痫和其他寄生虫病。

(二)临床分型

根据临床表现可以分为原发型和继发型。

1.原发型　幼虫经肝、肺及颈内动脉产生的棘球蚴病。棘球蚴逐渐增大,造成颅内占位效应,并对脑室系统压迫和梗阻,以致颅内压增高。由于包虫囊肿扩张性生长,刺激大脑皮层,引起癫痫发作,囊肿较大的出现头痛、恶心、呕吐,视力减退和视盘水肿等。依囊肿所在部位产生局灶性症状,如偏瘫、失语、偏身感觉障碍等。主要的临床特点是颅内压增高和癫痫发作。

2.继发型　此为原发包虫破裂,至左心房或左心室,幼虫途径主动脉弓,经颈内动脉达到颅内。症状比较复杂,一般分原发棘球蚴破入心内期,潜伏静止期和颅压增高期。继发棘球蚴破入心内,由于大量棘球蚴的内容物突然进入血流,可出现虚脱、呼吸急迫、心血管功能障碍,以及过敏性反应等症状。由于棘球蚴不断长大,且系多个,分布广泛,所以该型临床特点与脑转移瘤相似。

(三)鉴别诊断要点

1.颅内肿瘤　脑包虫病所致的颅内压增高和定位症状与颅内肿瘤相似,故常误诊为颅内肿瘤而手术,但对来自流行区有颅内压增高的病人,应提高警惕,须作详细而全面的体检,特别应注意有否伴发肝脏或肺脏包虫。必要时作包虫皮内试验和各种免疫学检查。

2.脑脓肿　本病在脓肿形成期以后,临床主要特征是颅内压增高和定位性体征,伴有头痛、发热、颈强直、白细胞总数增高等急性颅内感染病史。而包虫病人血象以嗜酸性粒细胞增高为主。前者包虫皮内试验和补体结合试验均为阴性。

3.脑囊虫病　一般具有共同的临床症状如颅内压增高、癫痫发作和定位性体征等。但本病常伴发皮下结节,切取标本进行切片镜检便明确诊断。遇有少数病人寻找不到皮下结节,取粪便检查到节片虫卵,亦可作为诊断的佐证。脑CT 检查不仅能做出准确的定位,并且可以定性。

4.脑血吸虫病　晚期病人表现为血吸虫性肉芽肿，及其反应性广泛性脑水肿。颅内压明显增高，常伴有偏瘫、偏身感觉障碍、失语等定位体征，有类似脑包虫病之处。病人一般都来自流行区，有涉水历史，肝及肠道受累较明显。粪便沉淀和孵化可查到虫卵和毛蚴。乙状结肠镜检查可见结肠黏膜浅表溃疡、息肉、瘢痕等病变。取活组织，查到虫卵阳性率极高。

四、治疗对策

（一）治疗原则
手术切除是唯一治疗方法，以完整摘除囊肿为原则。

（二）治疗计划
患者应住院手术摘除，因为目前尚无杀灭包虫的特效药物，手术为根治的唯一疗法。

1.预防　加强个人卫生和饮食卫生；严格、合理处理病畜及其内脏，不用其喂狗，严禁乱扔，提倡深埋和焚烧；定期为家犬牧犬驱虫。

2.对症支持治疗　包括颅内压、癫痫等的对症处理。

3.药物治疗　早期较小的棘球蚴可试用吡喹酮、阿苯达唑等药物治疗。

4.手术治疗　是根治本病的首选方法。

手术原则：避开功能区，避免囊液外漏，防止发生过敏性休克和继发感染。

根据情况分囊肿摘除术和内囊摘除术。以下三种情况以单纯内囊摘除为宜：

（1）脑包虫囊肿较大，位置深在，内囊摘除较为安全。因为一般都是脑棘球蚴病发展到相当大时，才被确诊；此时，脑组织已受到不同程度的损害和压迫，在这种情况下，再切开皮质广泛分离会进一步加重脑组织的广泛损伤，影响功能的恢复。

（2）脑棘球蚴病位于大脑功能区者。

（3）切开硬脑膜后，囊壁破裂、内囊自行膨出者。

下列情况适合包虫囊肿完整切除：囊壁较厚、囊肿感染、钙化、实质性者。

手术方法的选择根据具体情况采取不同的方法。无论哪种方法，都要用棉条保护好周围皮层，防止囊液外漏导致播散。为保证手术成功，术前定位精确，手术切口和骨窗要足够宽大。硬脑膜张力高时要用脱水剂，分离囊壁时必须轻柔小心，必要时可用漂浮法切除，即将病人头位放低，用洗疮器轻轻插入分离囊壁四周，冲注大量生理盐水，可将包虫囊漂浮起来，完整摘除。如完整漂浮有困难，最好先在囊肿距皮层最薄处穿刺，抽出的囊液，即可防止污染创面，又可骤然内减压，使内囊易自行脱落。手术的残腔太大时，可在残腔内安置一根硅胶细软管，关闭硬膜前，残腔内注满生理盐水，防止术后脑移位及颅内积气引起感染。引流管2～3日后拔出。

术中处理：万一手术囊液污染伤口，可用过氧化氢冲洗术野；如术中包虫囊肿破裂，可用过氧化氢、大量盐水冲洗，术后应用吡喹酮或丙硫咪唑口服，以防止种植病灶的出现。

五、病程观察及处理

对于颅内高压者应严密监测生命体征，以防脑疝，并进行脱水降颅压。手术应精确定位，防止囊液破裂并发囊内感染，造成脑脓肿。术中应严密监测患者的反应，防止发生过敏性休克。术后监测患者的反应，避免术后感染的发生。

临床表现好转,实验室检查阴性表现,影像学显示囊肿完全摘除可为手术治疗成功。如果包虫囊手术摘除后 1 年,补体结合试验仍阳性,可视为复发。应根据情况再次选择合适的手术治疗。

六、预后评估

临床预后取决于包虫囊肿多少、大小、部位以及手术是否及时,未手术病人 20%～60%于 3 年内死亡。术后病人近、远期死亡率为 4%～20%。若手术完全摘除可以根治,预后良好。

七、出院随访

对于有癫痫发作的患者需要在医生的指导下,长期服用抗癫痫药物。应 2 周～1 月复诊 1 次,定期检测血常规和补体结合试验,并进行临床评估,防止复发。应指导患者注意个人卫生和饮食习惯,防止再次感染。

(赵　婷)

第十二节　神经系统螺旋体感染

螺旋体是细长、柔软、弯曲呈螺旋状的运动活泼的单细胞原核生物。全长 3～500 μm,具有细菌细胞的所有内部结构。在生物学上的位置介于细菌与原虫之间,螺旋体广泛分布在自然界和动物体内,分五个属:疏螺旋体属、密螺旋体属、钩端螺旋体属、脊螺旋体属和螺旋体属。前 3 个属中有引起人类罹患回归热、梅毒、钩端螺旋体病的致病菌,后 2 个属不致病。疏螺旋体属有 5～10 个稀疏而不规则的螺旋,其中回归热疏螺旋体引起回归热,奋森氏疏螺旋体常与棱形杆菌共生,共同引起咽喉炎和溃疡性口腔炎等。Lyme病螺旋体是疏螺旋体的一种,引起以红斑性丘疹为主的皮肤病变,是以蜱为传播媒介、以野生动物为储存宿主的自然疫源性疾病。该螺旋体是 20 世纪 70 年代分离出的新种,属于疏螺旋体中最长(20～30 μm)和最细(0.2～0.3 μm)的一种螺旋体。密螺旋体属有 8～14 个较细密而规则的螺旋,对人有致病的主要是梅毒螺旋体、雅司螺旋体、品他螺旋体,后两亦通过接触传播但不是性病。钩端螺旋体属螺旋数目较多,螺旋较密,比密螺旋体更细密而规则,菌体一端或两端弯曲呈钩状,部分能引起人及动物的钩端螺旋体病。

一、钩端螺旋体病

钩端螺旋体病是由各种不同类型的致病性钩端螺旋体(简称钩体)引起的急性传染病。主要在热带和亚热带流行,洪水灾害和多雨季节是容易感染的机会。接触带菌的野生动物、家畜以及被污染的土壤或水源,钩体通过暴露部位的皮肤、消化道、呼吸道等途径进入人体而获得感染。属于人畜共患病,疫水、鼠类和猪为主要的传染源。

因个体免疫水平的差别以及受染菌株的不同,临床表现轻重不一。典型者起病急骤,早期(1～3d)出现高热、倦怠无力、全身酸痛、结膜充血、腓肌压痛和表浅淋巴结肿大等;出现症状后 3～5d 的免疫反应期可伴有肺弥漫性出血以及明显的肝、肾、中枢神经系统损害。

在无菌性脑膜炎病例中,钩体病脑膜炎型占 5%～13%。临床上以脑炎或脑膜炎症状为特征,剧烈头痛、全身酸痛、呕吐、腓肠肌痛、腹泻、烦躁不安、神志不清、颈项强直、克氏征阳性等。1/3 的患者脑脊液中细胞计数增多，蛋白反应呈弱阳性；糖和氯化物往往正常；钩体免疫试验阳性。

多数患者最后恢复，少数可出现后发热、眼葡萄膜炎以及脑动脉闭塞性炎症等。闭塞性脑动脉炎，又称烟雾病（MMD），是钩体病神经系统中最常见和最严重并发症之一。烟雾病是一组以双侧颈内动脉末端及其大分支血管进行性狭窄或闭塞，且在颅底伴有异常新生血管网形成为特征的闭塞性疾病，除钩体感染以外，还有其他不明原因也可导致的上述表现，因此也称为 Moyamoya 综合征，"烟雾"名称的来源是在脑血管造影时显示脑底部由于毛细血管异常增生而呈现一片模糊的网状阴影，有如吸烟所喷出的一股烟雾。本病的实质是脑底部动脉主干闭塞伴代偿性血管增生。

MMD1957 年由日本学者 Takeuchi 和 Shimi-zu 报道。我国自 1958 年以来在湖北、广东、浙江等流行地区的农村儿童和青壮年中散发流行了一种原因不明的脑动脉炎，1973 年明确由钩体感染引起。MMD 的发病率占钩体病的 0.57%～6.45%。15 岁以下儿童占 90%，余为青壮年。男女发病率无差别。发病高峰较当地钩体病流行推迟 1 个季度，即 10～12 月份起病。最长为病后 9 个月出现神经系统症状。表现为偏瘫、失语、多次反复短暂肢体瘫痪。脑血管造影证实颈内动脉床突上段和大脑前中动脉近端有狭窄，多数在基底节区有一特异的血管网。尸检脑组织中偶可找到钩体，预后较差。除上述神经系统后发症外，尚有周围神经受损、脊髓损害的报道。肺弥漫性出血、肝衰竭、肾衰竭常为致死原因。

诊断主要依据流行病学、临床表现、病原学检测等辅助检查。本病临床表现非常复杂，因而早期诊断较困难，容易漏诊、误诊。此外，尚需与细菌性败血症、流行性乙型脑炎、病毒性肝炎、流行性出血热等鉴别。

治疗主要是对症治疗和支持疗法。强调早期应用有效的抗生素。如治疗过晚，脏器功能受到损害，治疗作用就会减低。青霉素应早期使用，重症病例合用肾上腺皮质激素。其他抗生素如四环素、庆大霉素、链霉素、红霉素、氯霉素、多西环素（强力霉素）、氨苄西林等亦有一定疗效。

预防主要是管理传染源，切断传染途径，保护易感人群。本病因临床类型不同，病情轻重不一，因而预后有很大的不同。轻型病例或亚临床型病例，预后良好，病死率低；而重症病例如肺大出血、休克、肝肾功能障碍、微循环障碍、中枢神经严重损害等其病死率高。

二、莱姆病

【概述】
莱姆病是由伯氏疏螺旋体感染所致的一种传染性疾病，其传播媒介为蜱，鹿和鼠是蜱的宿主。1975 年，Steere A C 首先在美国康涅狄格州莱姆镇儿童中发现的蜱传螺旋体感染性人畜共患病。1977 年美国研究人员从莱姆病患者的血液、皮肤病灶和脑脊髓液中分离出了莱姆病病原螺旋体，并报道了该病的临床表现。1980 年，将该病命名为莱姆病。1982 年，Burgdorferi W 及其同事从蜱体内分离出螺旋体，莱姆病的病原从而被确定。1984 年，Johnson R C 根据分离的莱姆病病原螺旋体的基因和表型特征，认为该螺旋体是疏螺旋体属内的一个新种，正式将其命名为伯氏疏螺旋体。目前，世界上的莱姆病螺旋体分离株可分为 10 个基因型，在流行病学方面，螺旋体基因型与地理位置、传播媒介及宿主动物种类密切相关。世界上已有 70 多个国家报道发现该病，且发病率呈上升趋势，新的疫源地不断被发现。现已证实我国 29 个省（市、区）的人群中存在莱姆病的感染，并从病原学上证实其中至少有 19 个省（市、区）存在该病的自然疫源地。

【病因与发病机制】
莱姆病的病因为人感染了由蜱传播的伯氏包柔螺旋体。伯氏包柔螺旋体为革兰阴性病原体，对潮湿和低温条件抵抗力强,一般的灭菌处理即可杀灭。

当人接触成虫蜱时可感染伯氏包柔螺旋体,但出蜱的若虫传播给人最常见。人在被带菌蜱叮咬后,伯氏包柔螺旋体随唾液进入人的皮肤,经 3~30d 潜伏期后进入血液,此时机体产生针对伯氏包柔螺旋体鞭毛蛋白的抗体 IgG 和 IgM,进而诱发机体的特异性免疫反应,从而造成多系统损害。

【临床表现】

本病从临床表现和时间上可分为 3 期。

1.第 1 期　通常为蜱叮咬后 3~32d 发病,以游走性环形红斑为主要表现,红斑中心为蜱叮咬处。随后可出现小一些的第 2 批环形红斑中心硬结。本期可出现头痛、肌痛、颈僵、甚至脑神经麻痹(几乎总是面神经麻痹),但通常脑脊液检查正常。环形红斑通常 3~4 周后消退。

2.第 2 期　在环形红斑出现后数周转入第 2 期,本期神经系统表现和心脏症状突出。心脏情况通常为传导阻滞,也可出现心肌炎、心包炎伴左心室功能不全;神经系统主要为脑膜炎表现,如头痛、颈僵、发热等,多神经炎或多发单神经炎也可出现。表现为严重的根痛症状和局灶性力弱;脑神经(通常为面神经)受累常见。神经系统表现出现之前也可无游走性环形红斑或明确的蜱叮咬史。

3.第 3 期　本期的特征性表现是慢性关节炎,伴人类白细胞抗原(HLA)基因 HLA-DR2 抗原阳性。通常在初次感染后数月出现,也可与神经系统症状同时出现。关节炎可能与自身免疫性因素有关,虽然没能从关节腔积液中分离出螺旋体,但抗生素治疗也有效。

【实验室检查】

血常规正常,血沉快,脑电图改变一般无特异性,脑脊液检查初期正常,数周后细胞计数增多,淋巴为主,蛋白升高,寡克隆区带阳性,而髓鞘碱性蛋白(MBP)通常阴性。血和脑脊液中偶尔可分离到病原体,早期的方法包括间接免疫荧光抗体试验(IFA)和变异的荧光抗体试验(FIAX)。现大部分已经被酶联免疫吸附试验、酶联荧光试验、蛋白印迹法、免疫层析法及斑点实验、蛋白质芯片技术等所代替。血和脑脊液中螺旋体特异性抗体 IgG 和 IgM 滴度升高对诊断有重要意义。IgG 和 IgM 滴度以 1:64 以上为阳性,90% 以上患者在 1:128 以上。当血和脑脊液中抗体滴度升高时,脑 CT 和 MRI 检查可发现白质内异常信号。

【诊断】

诊断依据典型的流行病学资料、临床表现和血清学检查综合判断。血或脑脊液中分离到伯氏包柔螺旋体或特异性抗体阳性均有助于确诊。

【鉴别诊断】

本病累及范围广泛,包括皮肤、关节、心脏等,应注意与风湿、类风湿、结缔组织病、回归热等鉴别;神经系统表现应与其他类型脑膜炎、多发性或单发性神经根神经炎、周围神经病、面神经炎、多发性硬化等鉴别。血清或 CSF 中特异性抗体检测有助于鉴别。

【治疗】

1.病因治疗

(1)抗生素:多西环素、阿莫西林、克拉霉素常用于莱姆病早期出现游走性环形红斑时的治疗,四环素和阿奇霉素也可使用。对于有神经系统受累表现者,通常给予第三代头孢菌素静脉滴注,如头孢曲松钠、头孢呋辛酯等,从大部分临床观察看,疗程 2~3 周足够。抗生素的使用将神经症状的持续时间由平均 30 周缩短到 7~8 周。

(2)疫苗:美国 FDA 已批准一个针对伯氏包柔螺旋体的疫苗,该疫苗针对抗螺旋体外表面蛋白 A,第 2 个针对相同抗原的疫苗也在审批中。这两个疫苗都需要进行 3 次接种,有 80% 保护作用。单次接种后的保护时期不能明确,接种对象主要为在蜱流行区从事户外工作的人群,对 12 岁以下儿童不推荐使用。

2.对症治疗

对有心脏和神经系统损害的患者,可以短期使用激素治疗。

三、神经梅毒

【概述】

神经梅毒是指南苍白密螺旋体侵犯脑、脑膜或脊髓所导致的一组综合征,分为先天性与后天性梅毒两类。先天性梅毒系母体内的梅毒病原经胎盘传给胎儿所致,后天性梅毒患者通过性行为感染给对方。

随着青霉素的使用,梅毒的发生率一度下降,由 1942 年的 5.9/10 万人降至 1961 年的 0.1110 万人。而随着艾滋病患者和免疫力低下患者的增多,其发生率又有上升趋势,由 1981 年的 13.7/10 万人上升至 1989 年的 18.4/10 万人。

【病因及病理】

神经梅毒病因为苍白密螺旋体感染。在未经治疗的早期梅毒患者中,有 10% 最终发展为神经梅毒。在 HIV 感染者中,梅毒血清学检查阳性者占 15%,大约 1% 患有神经梅毒。

在神经梅毒早期,主要以梅毒性脑膜炎为主,此时可见脑膜有淋巴细胞和单核细胞浸润,在炎症反应的同时还可侵犯脑神经并导致轴索变性。炎症通常侵犯脑膜小血管,促使内皮细胞增生导致血管闭塞从而引起脑和脊髓的缺血坏死。在脑膜炎症后,淋巴细胞和浆细胞进一步向皮质及皮质小血管迁移,导致皮质神经元缺失和胶质细胞增生。此型在患者皮质中可以检测到梅毒螺旋体,而其他类型的神经梅毒中少见。在脊髓结核患者中,脊膜和小血管炎症伴随后根和后索变性,偶尔也可累及脑神经。麻痹性痴呆型以皮质损害为主,进展缓慢。

【临床表现】

梅毒的表现与感染期及感染途径有密切关系,一般分为获得性(后天性)梅毒、先天性梅毒;按病期分为 1 期、2 期(早期)及 3 期(晚期)梅毒。神经梅毒可分为以下 8 种临床类型,但以无症状性神经梅毒、梅毒性脑膜炎和梅毒性血管炎 3 种类型最为常见。

1.无症状型神经梅毒　病人无症状,诊断依据血和脑脊液的梅毒血清学检查结果,如脑脊液中细胞数超过 5×10^6/L,则称作无症状性梅毒性脑膜炎,MRI 扫描可见脑膜强化。

2.梅毒性脑膜炎　通常在感染后 1 年以内出现。临床表现与病毒性脑膜炎类似,表现为发热、头痛、呕吐、脑膜刺激征阳性,可见脑神经受累,尤以第Ⅶ、Ⅷ对脑神经受累常见,出现面瘫和听力丧失。神经系统体检也可无阳性特征。如脑脊液循环通路受阻则可导致阻塞性或交通性脑积水。此型神经梅毒症状可自行消退。

脑脊液检查可见压力增高,细胞数增高到 500×10^6/L 左右,蛋白含量增高超过 100mg/dl,糖降低,但通常不低于 25mg/dl。血及脑脊液的梅毒试验呈阳性。

3.脑血管型神经梅毒　梅毒感染还可引起脑梗死,临床表现与常见脑梗死一致,但患者年龄通常比动脉硬化性脑梗死患者更年轻,并且更具备患性病的危险因素。临床体检可发现同时存在脑膜受累表现(脑膜血管梅毒),在脑梗死发生前数周可出现头痛和人格改变等前驱症状,而脑梗死症状可在数天内逐渐加重。头部 MRI 检查可见脑膜强化。脑血管梅毒症状一般在一期梅毒感染后 5~10 年出现。诊断依据是血和脑脊液梅毒试验阳性。

4.麻痹性神经梅毒　也称作麻痹性痴呆或梅毒性脑膜脑炎。螺旋体感染导致慢性脑膜脑炎。病理检查可见软脑膜增厚,呈乳白色不透明状,与大脑皮质粘连;脑回萎缩,脑沟增宽,脑室扩大。脑室壁覆盖有沙粒样物质,称作颗粒性室管膜炎。

此型神经梅毒一般于初期感染后2～30年发病,发病年龄以35～45岁多见,大多隐袭起病。临床特征为进行性痴呆如记忆减退、判断力减低和情绪不稳。早期表现为性格改变,焦虑不安、易激动或抑制退缩,不修边幅,欣快和夸大妄想常较突出,时间及空间定向力障碍,记忆力、计算力、认知能力减退日趋严重,逐渐发展为痴呆。随着精神障碍加重的同时,可见阿-罗氏瞳孔,表现为瞳孔对光反射消失而辐辏运动时瞳孔可缩小。约2/3的患者出现面肌和舌肌细小或粗大的震颤、腱反射亢进和病理征阳性,此外还可并发卒中样发作和癫痫。如症状继续进展,最终发展为痴呆状态、痉挛性瘫痪或去皮质状态。如不治疗,存活期仅3～5年。

脑脊液改变同前。梅毒血清学检查阳性。

5.脊髓结核 也称作运动性共济失调,病变以脊髓后索和后根为主。表现为肢体闪电样剧烈疼痛、腱反射消失、进行性共济失调、深感觉障碍、括约肌功能障碍,男性患者阳痿常见。其中以下肢腱反射消失、深感觉减退和阿-罗氏瞳孔最突出。94％的脊髓结核患者瞳孔不规则,双侧不等大,对光反射迟钝。其中48％呈阿-罗氏瞳孔。

其他临床表现还有消瘦、肌张力减低、视神经萎缩和其他脑神经损害,营养障碍表现为Charcot关节和足部穿通性溃疡,肠道、膀胱以及生殖系统症状亦常见。脊髓结核本身很少导致死亡,而无张力性膀胱可导致泌尿系感染甚至死亡。疾病进程可自行停止或经治疗后得到控制,但剧痛和共济失调可持续存在。

6.脊膜脊髓炎和脊髓血管神经梅毒 传统所见横贯性脊髓炎(脊膜脊髓炎)常累及脊髓的感觉和运动通路以及膀胱控制中枢。本综合征须与脊髓结核(脊髓实质损害)鉴别。目前尚不能肯定脊髓梅毒是否可导致运动神经元病,而且对于梅毒可引起脊髓前动脉综合征"Erb痉挛性截瘫"的说法也存在争议。

7.梅毒瘤(树胶肿Gumma) 即硬脑膜肉芽肿,是梅毒性脑膜炎的一种局灶性表现,目前少见。

8.先天性神经梅毒 梅毒螺旋体在妊娠4～7个月即可由母亲传给胎儿。随着梅毒检测和治疗技术的发展,先天性神经梅毒的发生率逐渐降低,目前少见。其临床表现与成年人各型神经梅毒综合征相似,但脊髓结核少见,其他表现还包括脑积水和Hutchinson三联征(间质性角膜炎、牙改变和听力丧失)。

【实验室检查】

1.一般检查 脑脊液细胞计数增多,至少在$5×10^6/L$以上,蛋白含量通常升高而糖含量减低或正常。γ球蛋白升高,寡克隆区带阳性,但所有这些检查均无特异性。

2.病原学检查

(1)非螺旋体抗体检测试验:梅毒的辅助检查主要为梅毒血清学检查(STS)。STS主要检测两种抗体。非螺旋体抗体主要针对心磷脂、卵磷脂和胆固醇复合物,是Wasser-man补体结合试验、更灵敏的Kolmer试验、性病检查试验(VDRL)及快速血浆抗体试验(RPR)等检测的基础。RPR不适用于脑脊液检测。

(2)螺旋体抗体检测试验:另一特异性更高的检测是荧光密螺旋体抗体(FTA)试验。主要有螺旋体固定试验(TPI)和螺旋体抗体吸附试验(FTA-ABS)。血浆FTA-ABS检测阳性高度提示梅毒诊断,但却不能反应疾病活动性。另外,该试验高度灵敏,在1ml脑脊液中混有$0.8\mu l$血即可呈阳性,因此不适用于脑脊液检查。

(3)基因检测:还可采用聚合酶链反应(PCR)检测梅毒核酸,但未大范围开展。

【诊断】

神经梅毒的临床诊断必须同时满足以下四点:

1.先天或后天感染史。

2.临床表现符合神经梅毒。

3.血中梅毒螺旋体抗体滴度异常。

4.脑脊液中非螺旋体抗体试验阳性。四点全部符合,方可确诊神经梅毒。

【鉴别诊断】

神经梅毒侵犯部位广泛,脑实质、脑脊髓膜、脊髓、周围神经以及脑血管等均可受累,临床应注意与各种类型的脑膜炎、脑炎、脑血管病(Moyamoya、Takayasu动脉炎等血管炎)痴呆、脊髓或周围神经病鉴别。病史和病原学检查有助于鉴别。

【治疗】

神经梅毒的治疗应从早期梅毒开始,首选青霉素治疗。早期梅毒治疗方案较简单,苄星青霉素G240WU,每日肌内注射,10d为1个疗程,间隔2周再重复1个疗程。

苄星青霉素G对神经梅毒疗效差,推荐使用水溶性青霉素G 1200WU或2400WU/d,连用10～14d为1个疗程。或者给予240WU每日肌内注射,配合丙磺舒2g口服。丙磺舒可通过减少肾脏排泄而增强青霉素的血清效价比。对于青霉素过敏者,可给予多西环素300mg/d,分次口服,连续治疗30d,或使用四环素500mg口服,每日4次。

患者须在治疗后的1个月、3个月、6个月、12个月、18个月、24个月复查血及脑脊液,直到血清学检查转阴;2年后,每年复查血及脑脊液,如有阳性发现,重复治疗,直到连续2次脑脊液常规、生化检查正常且梅毒试验阴性。治疗失败率不足4%。以下情况认为治疗失败,须重复治疗:

1.临床症状持续存在。

2.VDRL显示抗体呈4倍升高。

3.1期梅毒治疗1年后或2期梅毒治疗2年后VDRL试验仍为阳性。一般认为只有当早期梅毒治疗2年后脑脊液仍然正常者,才有可能控制神经梅毒的发病。

(赵　婷)

第十三节　感染中毒性脑病

【流行病学】

感染中毒性脑病,又称急性中毒性脑炎,多见于2～10岁儿童,婴儿期少见。大多于急性感染疾病的前3d内发生,有的患儿在急性感染起病后数小时发生。

【病因】

急性细菌性感染为主要病因,如败血症、肺炎、痢疾、伤寒、猩红热、白喉、肾盂肾炎等,其次由流感病毒、副流感病毒、合胞病毒、腺病毒引起的急性呼吸道感染和疟疾亦可引起本病。

【病理变化】

毒血症、代谢紊乱和缺氧引起脑水肿为主要发病机制。脑的病理改变表现为弥漫性脑水肿,点状出血,毛细血管扩张,大脑皮质神经细胞变性,染色体溶解,细胞固缩;软脑膜充血,水肿,静脉淤血或血栓形成。

【临床表现】

患儿高热、严重头痛、呕吐、烦躁不安和谵妄乃至昏迷,常有惊厥发作,持续时间可长可短,多为全身性强直样发作或全身性强直-阵挛样发作。此外,常有阳性锥体束征、肢体瘫痪、失语、瞳孔异常等。有明显脑膜刺激征。醒转的患儿依病情轻重而有不同的转归。重症患者可有不同程度的视力障碍、听力减退、脑神经麻痹、单瘫或多肢瘫、智能减退及其他精神障碍,另一些患儿则从昏迷转为去皮质状态或去大脑强直状态,轻症者多可恢复,但有的仍可留有注意力不集中、学习能力降低、行为异常和性格改变等。

【辅助检查】

腰椎穿刺脑脊液压力增高,脑脊液常规及生化正常;脑电图正常或轻度慢波增多。

头颅 CT 一般正常,严重者可有颅内压增高的表现。

【诊断】

根据患者有伴高热的急性感染性疾病史,并出现呕吐以及各种精神症状和脑部神经体征,脑脊液压力增高而其常规、生化检测正常,即可诊断。

【鉴别诊断】

1.病毒性脑炎　虫媒传染的病毒性脑炎见于夏、秋季。其他病毒性脑炎可为散发。多呈亚急性起病,脑脊液检查除压力升高外,还可见脑脊液轻微浑浊,白细胞数增加和蛋白增高。

2.病毒感染后脑炎　于麻疹、流感、腮腺炎、水痘等病毒感染后1～2周在原发病开始缓解时起病。病理改变后脑白质有散在小静脉周围灶性脱髓鞘和单个核细胞浸润,脑脊液白细胞轻度增加、蛋白升高及出现寡克隆 IgG 区带。

3.急性细菌性脑膜炎　起病急,高热,剧烈头痛和呕吐,可迅速出现惊厥、精神障碍和意识障碍,脑膜刺激征明显,脑脊液改变显著,白细胞数明显增加,中性粒细胞占绝对优势,有时白细胞内还可见吞噬的细菌,蛋白量增高,糖及氯化物下降。

4.高热惊厥　多见于婴幼儿。一般在感染性疾病体温升至 38℃ 以上时即可发生,多呈全身强直或强直-阵挛样发作,往往一次发热仅发生一次,发作后不遗留明显脑损害。以后再发热还可发生。

【治疗】

1.积极治疗原发病　感染中毒性脑病多紧随原发病起病后发生,在诊断本病之后必须抓紧对原发疾病的治疗,如选择抗生素治疗细菌性感染,利巴韦林、干扰素治疗病毒性感染等。

2.退热降温　在体温超过 39℃ 时应采取物理降温措施,如放置冰枕和冷毛巾、酒精擦浴等。如持续高热,在充分抗感染措施的前提下,可临时应用类固醇激素药物(地塞米松静脉滴注,用法根据病人体重计算),还可应用小剂量吲哚美辛(消炎痛)。

3.预防及治疗惊厥　在体温升高至 39℃ 以上时,为减轻患者烦躁不安和预防惊厥,可予小剂量苯巴比妥口服或苯巴比妥钠肌注。在出现惊厥时应予地西泮静脉缓注,还可用苯巴比妥钠肌注。

4.减轻脑水肿　一般多用甘露醇静脉推注或甘油葡萄糖液静脉滴注。

5.应注意保持水、电解质平衡,防止吸入性肺炎,纠正心功能不全等。

6.其他　急性期后,如遗留重要的神经功能缺损,应积极予以治疗。除针灸、中药外还可应用紫外线照射血液疗法及都可喜等脑循环改善药物口服。

【预后】

较好。少部分病人死于脑疝、呼吸衰竭或心力衰竭。

(张　岚)

第十四节　脑脓肿

【病因】

健康脑组织对细菌有一定抗御能力,实验证明把致病菌接种于脑内,很难造成脑脓肿。外伤、梗死引起的脑组织坏死,以及术后残留无效腔等则有利于脑脓肿的形成。因此,脑脓肿大多继发于颅外感染,少数因开放性颅脑外伤或开颅术后感染所致。根据感染来源可分为以下几种。

1.直接来自邻近感染灶的脑脓肿　　其中以慢性化脓性中耳炎或乳突炎并发胆脂瘤引起者最常见,称耳源性脑脓肿,2/3 发生于同侧颞叶,1/3 在同侧小脑半球,大多为单发脓肿,但也可以是多房性的。额窦或筛窦炎可引起同侧额叶突面或底面的脓肿,称鼻源性脑脓肿。蝶窦炎可引起鞍内或颞叶脓肿。头皮疖痈、颅骨骨髓炎等也可直接蔓延至颅内形成脑脓肿。这些脓肿大多发生在原发感染灶同侧,少数在对侧。耳源性脑脓肿的发生率一度占脑脓肿的首位,近来随人民生活水平提高和对中耳炎防治的普及,其发生率已退居在血源性脑脓肿之后。

2.血源性脑脓肿　　多因脓毒血症或远处感染灶经血行播散到脑内而形成。如原发感染灶为胸部化脓性疾患(如脓胸、肺脓肿、支气管扩张症等)称为肺源性脑脓肿;因心脏疾患(细菌性心内膜炎、先天性心脏病等)引起者称为心源性脑脓肿。此外,皮肤疖痈、骨髓炎、牙周脓肿、膈下脓肿、胆道感染、盆腔感染等均可成为感染源。此类脓肿常为多发,分布于大脑中动脉供应区,以额、顶叶多见,少数可发生于丘脑、脑干等部位。

3.外伤性脑脓肿　　在开放性颅脑外伤中,因异物或碎骨片进入颅内带入细菌,或因颅底骨折伤及鼻窦、鼓室盖,细菌从骨折裂缝侵入。由非金属异物所致的脑脓肿多发生在外伤后早期,金属异物所致者,则多在晚期,有长达 38 年后发病的报道。脓肿部位多位于伤道或异物所在处。

4.医源性脑脓肿　　因颅脑手术感染所引起,如发生于开颅术、经蝶(或筛)窦手术、立体导向术后感染。

5.隐源性脑脓肿　　感染源不明,可能因原发病灶很轻微,已于短期内自愈或经抗生素等药物治愈,但细菌经血行已潜伏于脑内,一旦患者抵抗力减弱,潜伏的细菌就繁殖而致脑脓肿。因此,此类脑脓肿多为血源性,其病原体毒力低或机体抵抗力较强,急性化脓性炎症期不显著,病程长,诊断较困难。

【流行病学】

缺少流行病学报告。临床资料显示,随着诊疗水平提高,细菌性脑脓肿发生率显著减少,但是获得性免疫障碍引起的真菌性脑脓肿有增多趋势。美国 1991 年报告基于人口的脑脓肿发生率为 1.3/10 万,男女比为 3:1,5～9 岁和＞60 岁的患者最常见。

【病理】

1.致病菌随感染来源而异　　常见的有:链球菌、葡萄球菌、肺炎链球菌、大肠埃希杆菌、变形杆菌和铜绿假单胞菌(绿脓杆菌)等,也可为混合性感染。耳源性脓肿多属链球菌或变形杆菌为主的混合感染;鼻源性脑脓肿以链球菌和肺炎链球菌为多见;血源性脑脓肿取决于其原发病灶的致病菌,胸部感染多属混合性感染;外伤性脑脓肿多为金黄色葡萄球菌。不同种类的细菌产生不同性质的脓液,如链球菌感染产生黄白色稀薄的脓,金黄色葡萄球菌为黄色黏稠状脓,变形杆菌为灰白色、较稀薄,有恶臭的脓,铜绿假单胞菌为绿色有腥臭的脓,大肠埃希杆菌为有粪便样恶臭的脓。脓液应及时做细菌涂片固紫染色、普通和厌氧细菌培养及药敏试验。有时脓液细菌培养阴性,此乃由于已应用过大量抗生素或脓液长时间暴露在空气后再培养,也可由于未做厌氧菌培养。厌氧菌性脑脓肿的发生率日益增多,其中以链球菌居多,其次为杆菌和其他球菌。除开放性颅脑外伤引起的脑脓肿外,大多数厌氧菌脑脓肿继发于慢性化脓性病灶,如中耳炎和胸腔化脓性病变等。结核杆菌、诺卡菌、真菌(如放射菌、隐球菌)、阿米巴原虫及肺吸虫等偶也可引起脑脓肿,特别发生于免疫机制障碍者。

2.细菌侵入颅内的途径随病因而异　　耳源性脑脓肿的细菌主要入侵途径是经邻近的骨结构(如鼓室盖)直接蔓延至硬脑膜、蛛网膜、血管、血管周围间隙,从而进入脑实质,形成脓肿;在少数病例,并有血栓性静脉炎时,感染性栓子可经静脉窦逆行或经导静脉(或动脉)传入脑,引起远隔部位如顶叶、枕叶、额叶、小脑蚓部或原发病灶对侧的脑脓肿。鼻源性脑脓肿是因感染侵蚀鼻窦壁引起邻近的硬脑膜炎或硬脑膜外(或下)脓肿,进而炎症扩散入脑实质及其血管,形成脑脓肿。血源性脑脓肿细菌侵入脑实质的途径有:①经动脉血循环,多见于脓毒血症和胸腔内感染及细菌性心内膜炎,细菌或感染性栓子经动脉血循环到达脑内,先天性心脏病因有动静脉短路,大量静脉血不经肺过滤,直接进入左心,使细菌或感染栓子直达脑内,而且由于青紫型心脏病者常伴有红细胞增多症,血液黏度增加,易形成栓子造成脑栓塞,引起脑梗死,脑组织缺血缺氧、坏死,从而有利细菌繁殖而形成脑脓肿;②经静脉血循环,见于头面部感染、颅骨骨髓炎、牙周脓肿等,细菌可经面静脉与颅内的吻合支或板障静脉、导静脉等侵入颅内;③经椎管内静脉丛,肝、胆、膈下脓肿、泌尿系感染和盆腔感染,可经脊柱周围静脉丛与椎管内之静脉吻合进入椎管内静脉,再经椎静脉逆行入颅内;④外伤性脑脓肿因硬脑膜破损,异物侵入颅内将细菌带入。

3.病变的演变过程 病菌侵入脑内,一般经下述三个阶段形成脓肿。

(1)急性化脓性脑炎或脑膜脑炎期:由于病灶部位小血管的脓毒性静脉炎或化脓性栓塞,使局部脑组织软化、坏死,继而出现多个小的液化区,病灶周围血管扩张,伴炎症细胞浸润和脑水肿。

(2)化脓期:随着液化区扩大和融合而成脓腔,其中有少量脓液,周围有一薄层不规则的炎性肉芽组织,邻近脑组织有胶质细胞增生和水肿带。

(3)包膜形成期:脓腔外周的肉芽组织因血管周围结缔组织与神经胶质细胞增生逐步形成包膜,其外周脑水肿逐渐减轻。脓肿包膜形成的快慢不一,取决于机体对炎症防卫能力和病菌的毒力等。一般感染后10～14d包膜初步形成,4～8周包膜趋于完善。但少数患者因其抵抗力差或病菌的毒力强大,脑部化脓性病灶长期不能局限,感染范围不断扩大,脑水肿严重,除形成多灶性少量积脓外,无包膜形成,称为暴发性脑脓肿,这是脑脓肿的一种特殊类型,预后多不良。另外,在脓肿不同部位,包膜形成也不一致,在近脑皮质处,因血管丰富,包膜形成较厚;在白质深处包膜则薄而脆,因此脑脓肿易向脑室破溃。脑脓肿大小不一,可单房或多房。在脑脓肿周围常伴有局部的浆液性脑膜炎或蛛网膜炎,有时合并化脓性脑膜炎、硬脑膜外(或下)脓肿,增加鉴别诊断的困难。

【临床表现】

1.全身症状 多数患者有近期感染或慢性中耳炎急性发作史,伴发脑膜脑炎者可有畏寒、发热、头痛、呕吐、意识障碍(嗜睡、谵妄或昏迷)、脑膜刺激征等。周围血象呈现白细胞增高,中性多核白细胞比例增高,血沉加快等。此时神经系统并无定位体征。一般不超过2～3周,上述症状逐渐消退。隐源性脑脓肿可无这些症状。

2.颅压增高症状 颅压增高虽然在急性脑膜脑炎期可出现,但是大多数患者于脓肿形成后才逐渐表现出来。表现为头痛好转后又出现,且呈持续性,阵发性加重,剧烈时伴呕吐、缓脉、血压升高等。半数患者有视盘(视盘)水肿。严重患者可有意识障碍。上述诸症状可与脑膜脑炎期的表现相互交错,也可于后者症状缓解后再出现。

3.脑部定位征 神经系统定位体征因脓肿所在部位而异。颞叶脓肿可出现欣快、健忘等精神症状,对侧同侧偏盲,轻偏瘫,感觉性或命名性失语(优势半球)等,也可无任何定位征。小脑脓肿的头痛多在枕部并向颈部或前额放射,眼底乳头水肿多见,向患侧注视时出现粗大的眼球震颤,还常有一侧肢体共济失调、肌张力降低、肌腱反射下降、强迫性头位和脑膜刺激征等,晚期可出现后组脑神经麻痹。额叶脓肿常有表情淡漠、记忆力减退、个性改变等精神症状,亦可伴有对侧肢体局灶性癫痫或全身大发作,偏瘫和运动性失语(优势半球)等。若鼻窦前壁呈现局部红肿、压痛,则提示原发感染灶可能即在此处。顶叶脓肿以感觉障碍为主,如浅感觉减退、皮质感觉丧失、空间定向障碍;优势半球受损可有自体不识症、失读、失写、计算不能等。丘脑脓肿可表现偏瘫、偏身感觉障碍和偏盲,少数有命名性失语,也可无任何定位体征。

4.并发症　脑脓肿可发生两种危象。

(1)脑疝形成:颞叶脓肿易发生颞叶钩回疝,小脑脓肿则常引起小脑扁桃体疝,而且脓肿所引起的脑疝较脑瘤者发展更加迅速。有时以脑疝为首发症状而掩盖其他定位征象。

(2)脓肿破裂而引起急性脑膜脑炎、脑室管膜炎:当脓肿接近脑室或脑表面,因用力、咳嗽、腰椎穿刺、脑室造影、不恰当的脓肿穿刺等,使脓肿突然溃破,引起化脓性脑膜脑炎或脑室管膜炎并发症。常表现突然高热、头痛、昏迷、脑膜刺激征、角弓反张、癫痫等。其脑脊液可呈脓性,颇似急性化脓性脑膜炎,但其病情更凶险,且多有局灶性神经系统体征。

【诊断】

头颅超声波检查、脑电图检查和核素脑扫描由于缺乏特异性和敏感性,现已少应用。下面介绍常用的方法。

1.头颅 X 线平片　可发现乳突、鼻窦和颞骨岩部炎性病变、金属异物、外伤性气颅、颅内压增高和钙化松果体侧移等。

2.腰椎穿刺和脑脊液检查　在脑膜脑炎期颅内压多为正常或稍增高,脑脊液中白细胞可达数千以上,以中性多形核为主,蛋白相应增高,糖降低。脓肿形成后,颅压即显著增高,脑脊液中的白细胞可正常或略增高(多在 $100\times10^6/L$),糖正常或略低。但若化脓性脑膜炎与脑脓肿并存,则脑脊液的变化对诊断意义不大。而且,腰椎穿刺如操作不当会诱发脑疝。因此当临床上怀疑到脑脓肿时,腰椎穿刺要慎重。在操作时勿放脑脊液,只能取少量脑脊液送检。

3.脑 CT 检查　是诊断脑脓肿的主要方法,适用于各种部位的脑脓肿。由于脑 CT 检查方便、有效,可准确显示脓肿的大小、部位和数目,故已成为诊断脑脓肿的首选和重要方法。脑脓肿的典型 CT 表现为:边界清楚或不清楚的低密度灶(10～15HU),静脉注射造影剂后,脓肿周边呈均匀环状高密度增强(30HU),脓肿中央密度始终不变,脓肿附近脑组织可有低密度水肿带,脑室系统可受压、推移等。如脓肿接近脑室,可引起脑室室管膜增强征。少数脑脓肿的增强环不均匀,或呈结节状。可是,脑 CT 显示的环征并非脑脓肿特有,也可见于胶质母细胞瘤、转移癌、囊性胶质细胞瘤、脑梗死和脑内血肿等,应注意鉴别。一般脑脓肿的 CT 值有一定范围,环均匀,可有多发病灶和室管膜增强,以及常有感染病史等,还是容易与其他病变区别。在脑炎晚期,CT 也可显示增强环征,此乃由于脑炎时血脑屏障改变,血管周围炎症细胞浸润和新生血管形成等所致,因此脑炎的环征与脑脓肿包膜的环征在本质上不同。要区分这两种环征,除结合临床发病时间外,可采用延迟 CT 检查法,即在静脉注射造影剂 30min 后再扫描,脑炎原来低密度中央区也变成高密度,但脓肿中央区始终密度不变。由于皮质类固醇有抑制炎症反应和成纤维增生及新生血管形成之作用,乃至影响脑脓肿环的形成,因此,对可疑患者应停用激素后重复脑 CT 检查。

4.脑 MRI 检查　优于 CT,不仅可诊断和鉴别诊断,且可作疗效评估指标。常规序列(T_1W、T_2W)可显示脑脓肿特征表现,在急性化脓性脑炎,T_1W 为不规则略低信号区,T_2W 呈高信号伴病灶中央略低信号,有明显占位效应。T_1W 增强病灶显示不规则强化。脓肿形成后,T_1W 脓肿为边界清楚、低信号区,增强后呈环状增强带,病灶中央不强化。T_2W 则为等到中度高信号或高信号区,周围水肿带呈明显高信号。可是 MR 常规序列难与囊性或坏死性肿瘤鉴别。可用弥散加权(DW)或近似弥散系数(ADC)或分割各向异性(FA)成像技术,鉴别脑脓肿与非脓肿性病变。另外,ADC 和 FA 尚可作为评估疗效(如脓肿穿刺)的疗效。

5.钻孔穿刺　具有诊断和治疗的双重价值,适用于采取上述各检查方法后还不能确诊的病例,而又怀疑脑脓肿者。在无上述检查设备的单位,临床上高度怀疑脑脓肿者,可在脓肿好发部位钻孔穿刺。

【鉴别诊断】

1.化脓性脑膜炎　一般化脓性脑膜炎体温较高,中毒症状和脑膜刺激征较明显,多无定位体征,脑脊液呈化脓性炎症改变等,不难与脑脓肿鉴别。但若脑脓肿与化脓性脑膜炎相伴随,则临床上两者难以严格区别,可采用颅脑 CT 和头 MRI 加以鉴别。

2.耳源性脑积水　多因中耳感染、乳突炎和横窦血栓形成所致。其特点为颅内压增高而缺少定位体征,病程较长。可采用颅脑 CT 和头 MRI 检查来与小脑脓肿区分,以及 MRV 协作诊断或小心行腰椎穿刺,压迫病灶侧颈静脉,如不引起脑脊液压力增高,则提示该侧横窦阻塞(TobeyAyer 试验)。本病经药物抗炎、脱水治疗多能缓解。

3.化脓性迷路炎　为中耳炎的并发症,可出现眼颤、共济失调和强迫头位等,颇似小脑脓肿。但其头痛较轻,而眩晕较重,眼底视盘无水肿,也没有病理征和颈部抵抗,经药物治疗 2~3 周后多能好转。

4.脑瘤　一般根据病史、CT 和 MRI 可鉴别,有时须手术才能确诊。

【治疗】

在化脓性脑膜脑炎时选用有效的抗生素和脱水剂治疗,常可避免脓肿形成。

抗生素是治疗脑脓肿的一项重要措施,由于血脑屏障的存在,抗生素在脑组织和脑脊液中的浓度比血中要低。因此应用抗生素要注意:①用药要及时,剂量要足,一旦诊断为化脓性脑膜炎或脑脓肿,应立即全身给药,在某些情况下(如固紫染色阴性细菌感染),为提高抗生素在脑脊液中浓度,可从鞘内(或脑室内)与静脉同时给药;②开始选用抗生素时要考虑到混合性细菌感染的可能,抗菌谱要全面,通常选用青霉素和氯霉素,以后可根据细菌培养和药敏结果,再改用相应的抗生素;③持续用药时间要够长,必须完全控制感染,等脑脊液正常后方可停药,以免复发。在脑脓肿术后应用抗生素,不应少于 2~4 周。一般抗生素用法:青霉素钠盐或钾盐 500 万~1000 万 U/d,分 2~4 次静脉滴注;氯霉素 50mg/(kg·d),分 2~3 次静脉给药;氨苄西林 150~200mg/(kg·d),分 2~4 次静脉滴注;阿米卡星 200~400mg/d,分 2 次肌内或静脉给药;庆大霉素 3mg/(kg·d),分 2~3 次静脉滴注;头孢噻肟钠每次 0.5~1.5g,每日 4 次,肌内或静脉给药;头孢曲松钠每次 1~2g,每日 1 次或分 2 次,静脉给药;羧苄西米 300~500mg/(kg·d),分 2~4 次静脉给药;万古霉素 1~2g/d,分 2 次静脉滴注;利福平 1200mg/d,分 2 次口服;甲硝唑每次 500mg,8h 1 次静脉滴注。常用鞘内注射抗生素:庆大霉素每次 1 万~2 万 U,每日 1~2 次;阿米卡星每次 5~10mg,每日 1 次;多黏菌素每次 1 万~5 万 U,每日 1 次。用药前应明确该药批号能否鞘内注射,并用生理盐水把药稀释,注射时要缓慢,使药液逐渐在脑脊液中弥散,并根据患者反应调整针尖位置和注射速度,以减少药液对神经组织的毒性和刺激。

一旦脑脓肿形成,就不能单独用药物治疗,还必须采用手术。对包膜尚未完善形成的脓肿早期、多发性小脓肿、基底核等深部脑脓肿,或患者年老体弱不能耐受手术,可先采用内科治疗,但必须密切随访,定期神经系统检查和脑 CT 复查。

关于手术时机,有两种意见,一种主张一旦确诊为脑脓肿即应手术,另一种主张用抗生素治疗 1~2 周,待包膜形成完善后手术。多数人偏向后一种意见,但当病情恶化时,则应立即手术。手术方法如下。

1.颅脑穿刺抽脓术　简便安全,既可诊断又可治疗,适用于各种部位的脓肿,特别对位于脑功能区或深部脓肿(如丘脑、基底核)或老年体弱、婴儿、先天性心脏病及病情危重不能耐受开颅手术者适用。而且穿刺失败后,仍可改用其他方法。因此,随着 CT、MRI 的应用,穿刺法常作为首选的治疗方法,甚至用于多发性脑脓肿。对深部脓肿(如丘脑脓肿)采用立体定向技术或脑窥镜技术,可提高穿刺的准确性。但其缺点是疗程较长,对厚壁脓肿、脓腔内有异物者不适用。穿刺抽脓时,应根据脓肿部位,选最近脓肿而又不在脑功能区或大血管部位钻洞。穿刺入脓腔后,应保持针尖在脓腔中央,把脓液尽量抽吸出来,并反复、小心地用生理盐水冲洗脓腔,防止脓液污染术野。最后向脓腔内注入含抗生素的硫酸钡混悬液做脓腔造影,以便以后摄头颅正侧位片随访和作为再穿刺的标志,也可不做脓腔造影,单纯注入抗生素,而用脑 CT 随访来指导穿刺。临床症状、体征的消失,脓腔造影或 CT 显示脓肿缩小(一般直径<1cm)、皱缩,则说明脓腔已闭合,可停止穿刺。但临床还应定期随访半年至 1 年。也可用 MRI 的 ADC 和 FA 动态观察,判断疗效。

2.脑脓肿切除术　经穿刺抽脓失败者、多房性脓肿、小脑脓肿或脓腔内有异物者均应行脓肿切除术,对脓肿溃破者也应紧急开颅切除脓肿,并清洗脑室内积脓。术时应注意防止脓液污染伤口。本法治疗彻底,颅内减压满意,但它要求一定的医疗技术和条件。可见,上述两法各有利弊,应根据患者情况合理选用。一般而论,手术方法与术后癫痫发生率、脓肿复发率及神经系统并发症之间并无显著关系。不论采用什么方法,最重要的是及时诊断和治疗,在脑干尚未发生不可逆的继发性损伤以前清除病变,解除脑受压,并配合应用适当的抗生素、脱水治疗,注意营养和水、电解质平衡。

【预后与预防】

脑脓肿的病死率和病残率仍较高,大组病例报道的病死率为 20%～60%。自从脑 CT 应用以后,由于诊治水平的提高,病死率有所下降,但仍在 14%上下。复旦大学附属华山医院神经外科 25 年收治 321 例脑脓肿,手术死亡率从 17.8%下降到 3%。但必须指出,脑脓肿的各种疗法都有程度不等的后遗症如偏瘫、癫痫、视野缺损、失语、精神意识改变、脑积水等。因此,对脑脓肿来说,重要的问题在于预防和早期诊疗,尤应重视对中耳炎、肺部化脓性感染及其他原发病灶的根治,以期防患于未然。影响疗效和预后的因素有:①诊治是否及时,晚期患者常因脑干受压或脓肿破溃而导致死亡;②致病菌的毒力,特别是厌氧链球菌引起的脑脓肿发生率和病死率均较高,可能与其破坏脑组织的毒力有关;③心源性、肺源性和多发脑脓肿预后差;④婴幼儿患者预后较成人差。

(刘殿勋)

第十五节　脑型疟疾

疟疾是热带地区国家最为流行的疾病之一,据统计全球有超过 100 个国家和地区有本病流行,受威胁人口达 20 亿,每年的发病人数为 100 万～300 万。在住院疟疾患者中有 1%～10%为脑型疟疾,本病病情凶险,据 WHO 统计,其病死率达 10%～50%,是疟疾患者死亡最主要的原因。

【病原学】

人类疟疾有四种,即间日疟,病原为间日疟原虫;三日疟,病原为三日疟原虫;卵形疟,病原为卵形疟原虫;恶性疟,病原为恶性疟原虫。脑型疟疾主要是由恶性疟原虫感染所致。

四种疟原虫的生活史基本相同,需经过两个宿主,其中人是其中间宿主,蚊为其终末宿主。当蚊唾液中的子孢子进入人体后,迅速进入肝实质细胞进行裂体增殖,形成裂殖体,裂殖体内含有数万枚裂殖子(恶性疟 4 万裂殖子)。裂殖体成熟时,其内的裂殖子随肝细胞破裂透出肝细胞,进入血循环。其中大部分为巨噬细胞清除,少数通过血细胞膜上的特异性受体侵入红细胞,此期称为红细胞外期(红外期)。近来有人认为子孢子尚可分为速发型子孢子和迟发型子孢子。速发型子孢子进入肝细胞后首先完成红外期裂体增殖,引起短潜伏初发,迟发型子孢子则可能经过一段或长或短的休眠期后再进入红外期增殖。裂殖子进入红细胞后先形成环状体,随后逐步发育为成熟裂殖体。成熟裂殖体内含有经无性繁殖产生的多个裂殖子,红细胞破坏时,裂殖子可感染其他红细胞,再次进行裂体循环,经数代裂体增殖后,小部分裂殖子在红细胞中逐渐发育成雌雄配子体,此期称红内期。恶性疟原虫的裂体增殖后期系在内脏的微血管中进行,外周血中仅见配子体和环状体而无裂殖子。

红内期裂体增殖时间,间日疟、卵形疟为 48h,恶性疟为 24～48h,三日疟为 72h。

当雌蚊吸进疟疾患者血液时,疟原虫随血流进入蚊胃后,配子体发育成雌、雄配子,雌、雄配子合抱形成合子后,很快发育成能蠕动的初合子,穿过蚊胃壁上皮细胞,在上皮细胞和外层弹性纤维膜间发育为卵囊,进而分裂形成多个孢子胚球。孢子球经裂体增殖形成许多梭状子孢子,子孢子可以从囊壁逸出,经蚊体腔到达唾液腺,此期称孢子增殖期。

【流行病学】

1.地理分布　脑型疟疾主要分布在热带及亚热带地区,大多数患者集中在非洲大陆,此外,亚洲、拉丁美洲等近百个国家均有本病流行。在我国,本病主要流行于广东、广西、云南、贵州、海南各省。

2.传染源　疟疾患者和带虫者是本病的传染源,且当患者和带虫者血中存在疟原虫的配子体时方具有流行病学意义。

3.传播途径　本病为虫媒传播疾病,其传播媒介为按蚊。我国传播疟疾的按蚊主要有中华按蚊、微小按蚊、雷氏按蚊、巴拉巴按蚊四种。

4.易感人群　人群对本病均易感。但全年有本病流行的地区(如撒哈拉以南的非洲国家)幼儿的发病率尤高,如肯尼亚某些地方1~4岁儿童脑型疟疾发病率达 3.4%,为各年龄组之冠。而在其他地区儿童与成人的发病率无差异。进入疫区的未免疫人群的发病亦较高。

人体对各期的疟原虫均有一定的先天性免疫,感染后尚可产生细胞和体液免疫,其中意义最大的是 IgG,IgG 高水平时不仅可以抑制临床症状的发作,尚可抵抗同种虫体再感染。但由于疟原虫抗原复杂,且可出现变异,故机体难以产生完全免疫。患者可出现持续性低密度原虫血症,又称带虫免疫。

【发病机制和病理】

脑型疟疾的发病机制目前仍不十分清楚,基于大量的病理解剖资料,主要有如下的学说。

1.脑血管中广泛地充斥了含虫红细胞并黏附于血管内皮,阻塞血管而妨碍了脑组织的气体交换,导致脑缺氧,新陈代谢紊乱,加之原虫有毒因子的作用造成了严重的脑部病变和神经症状。MacPherson 等人比较脑型疟疾与非脑型疟疾颅内情况及组织血供情况,结果发现脑型疟疾患者脑血管中含虫红细胞显著高于非脑型疟疾患者,也高于自身其他器官,且红细胞排列紧密,并与血管壁黏附,这个结果支持此种学说。

2.另一种学说认为弥散性脑血管内凝血是导致脑组织缺氧和破坏的主要因素,但在尸检中未能找到充分的病理依据。采用肝素治疗此类患者不仅无效反而导致了死亡。故目前认为弥散性血管内凝血仅是少数恶性疟疾的并发症,并且不主张使用肝素。

含虫红细胞与血管内皮的黏附与红细胞膜成分改变的关系密切,研究表明感染红细胞表面至少有四种特异性蛋白质:PfHRPl、PfHRP2、PfEMPl、PfEMP2。前两种富含组氨酸,可在红细胞表面形成微小突起结节,与脑血管内皮黏附;后两种蛋白质当分子量大于 2.6×10^9 时也有黏附力。此外,近年的研究发现血管内皮上受体 CD36、细胞黏附因子(ICAMl)、血管黏附分子(VCAMl)、内皮—白细胞黏附分子(E 选择因子)等亦可能与黏附有关,但目前机制尚不清楚。

脑型疟疾的病理变化主要为软脑膜充血,脑组织高度水肿,脑回增宽、变平。大脑及小脑白质有散在出血点,灰质中可见疟色素沉着。镜检脑内毛细血管见明显充血,充满大量含虫红细胞和疟色素。在较大的血管中可见含虫红细胞黏附于血管内皮,并形成血栓。阻塞的微血管供血区脑组织坏死,髓鞘消失,坏死组织外围可见环状出血带,并伴有神经胶质细胞增生。脑型疟疾患者的其他重要脏器如心、肾、肺均有不同程度病变,一般可充血、水肿,严重者可出血、坏死。

【临床表现】

脑型疟疾早期症状与普通恶性疟疾并无不同,发作时多有畏寒,但极少有寒战,体温呈进行性上升,常出现高热或超高热,热型多不规则,发热时间可长达 20～36h,退热亦较缓慢,常无明显的大汗淋漓的表现,有时一次发作刚结束下一次发作又已开始而无间日疟、三日疟等发作时发冷、发热、出汗三个明显的时期。患者多出现剧烈头痛、恶心、呕吐等前驱症状,随着病情进展,患者数天后开始出现神经系统表现,成人与儿童的表现略有不同。

1.成人脑型疟疾　患者临床症状表现多样,但主要表现为神志的改变,可出现嗜睡、昏睡直至昏迷,并可表现为谵妄、意识模糊、定向力下降、烦躁、攻击性行为、人格异常及明显的精神病症状。超过 40％的成人脑型疟疾的患者尚可伴癫痫发作。癫痫以单纯大发作多见,部分发作较少见。此外,患者多有颈项强直,严重者甚至可出现角弓反张,双眼球偏斜,两侧眼轴不对称(称为"玩偶眼")的现象也不少见,偶有瞳孔变大或变小及对光反射迟钝。

国外研究资料显示约有 15％的成人脑型疟疾的患者在眼底检查时发现罗氏点有中央苍白的出血点,脑脊液检查压力升高,但细胞数多正常或稍增加(很少超过 $20\times106/L$),蛋白质、糖和氯化物一般均在正常范围。成人脑型疟疾存活者多在 72h 内神志转清,长期昏迷的患者预后很差。经及时的治疗后上述症状可完全消失,少数可残留震颤、共济失调、吞咽障碍、失语、失听、失明、失味或舞蹈病样运动、精神性多语等症状,通常在 4 个月内恢复正常。

2.儿童脑型疟疾　儿童脑型疟疾在临床表现、病理机制及预后上与成人有所不同。儿童患者病情进展迅猛,通常在 48h 内出现昏迷(2h 至 7d)。许多农村患者在未及送医即已死亡,同样地,儿童经治疗后恢复亦极迅速,国外资料显示 131 名脑型疟疾儿童患者在开始住院治疗 24h 内即恢复神志。

儿童患者中常见的早期症状为发热、呕吐、咳嗽、腹泻、抽搐等。持续的抽搐伴昏迷常预示着严重的神经系统后遗症及死亡。与成人患者不同,小儿患者多表现为肌张力下降,更易出现呼吸节律的改变以及眼球运动、角膜、瞳孔反射的异常。神经系统的后遗症的发生率在儿童患者亦较成人患者显著升高,约有 10％的存活的儿童患者留有后遗症,而成人患者仅约 5％。常见的后遗症有偏瘫、失明、失语、失听、共济失调等。

【诊断】

1.流行病学资料　有在疟疾流行地区居住或旅行史,近期有输血或疟疾发作史。

2.临床表现　早期有畏寒、高热、恶心、呕吐等前驱症状,随即出现嗜睡、昏迷、癫痫发作等神经系统异常表现。同时可伴有溶血性贫血表现以及肝脾肿大、肾功能损害等。

3.实验室检查

(1)血象:红细胞与血红蛋白在多次发作后可以下降,白细胞总数正常或偏低,单核细胞相对增多。

(2)疟原虫检查:一旦发现可以确诊。检查方法一般采用薄-厚同片法,即在同一玻片上,一端采一滴血,涂开约 10mm 直径的厚涂片,距其 10mm 处采一小滴血($1\sim1.5\mu l$)推成薄片。常用的染色方法有 Romanowsky Wright 法等,有经验的检查者操作敏感度可达每 106 红细胞中发现 1 个原虫。此外,采用骨髓检查的阳性率高于外周血涂片。

(3)血清学检查:近年来如间接荧光试验、间接红细胞凝聚试验、酶联免疫吸附试验、斑点杂交检测等方法均可用于检测待检血清中的疟原虫的抗原或抗体。这些方法目前主要用于流行病学调查,临床上应用较少。

(4)治疗性诊断:脑型疟疾病情凶险,进展迅速,如未能检到或无条件检查疟原虫但临床上怀疑本病者可试用蒿甲醚等抗疟药治疗,如用药 24～48h 后,症状逐渐控制者可诊断为本病。

【治疗】

脑型疟疾发作时常威胁患者的生命,故应立即采取可静脉滴注或肌内注射的作用迅速的药物予以治疗。治疗可分为两个方面：①特异性针对脑型疟疾的药物治疗；②对症支持治疗。

1.抗疟原虫治疗　常用的抗疟原虫药物可分为以下三类。

①主要用于控制临床发作、消灭裂殖体的药物：包括氯喹、奎宁、青蒿素、蒿甲醚、磷酸咯萘啶、甲氟喹、哌喹及经基哌喹和磺胺类等药物。②主要用于防止复发和传播的药物：代表药物为伯氨喹，可杀灭肝细胞内红外期的疟原虫和各种疟原虫的配子体。③主要用于预防的药物：代表药物为乙胺嘧啶，可杀灭各型红外期疟原虫，但对已成熟的裂殖体无作用。含有本药的血为按蚊吸食后尚可抑制蚊体内的配子体的发育。

近年来耐药的恶性疟原虫不时发现，对氯喹与乙胺嘧啶耐药的虫株现已广泛分布于非洲与南美洲，在我国海南亦有耐乙胺嘧啶虫株。耐氯喹的虫株最初在哥伦比亚发现，现已广泛分布于东南亚与南亚，我国云南、海南、广西与安徽的恶性疟原虫现大多数对氯喹耐药。

对脑型疟疾应选用作用迅速，可静脉滴注的或肌内注射的药物。可选用：

(1)磷酸咯萘啶：剂量为 $3\sim6mg/kg$，静脉滴注，每 6h 1 次，共 2 次。该药对恶性疟和间日疟红内期裂殖体均有杀灭作用，与氯喹无交叉耐药性，其不良反应轻微，少数患者可出现恶心、腹痛、腹泻等胃肠道反应。

(2)蒿甲醚：用法为第 1 天 320mg，第 2 天、第 3 天各 160mg，肌内注射。该药为我国研制一种与已知抗疟药完全不同的新型化合物，对各种疟原虫红内期无性体均有显著的作用，临床治疗奏效迅速；但其半减期短，不易根治。

(3)青蒿琥酯：用法为：片剂首剂 100mg，第 2 天起每日 2 次，每次 50mg，连服 5d。注射液用所附的 5%碳酸氢钠 0.6ml 溶解，摇匀 2min，待完全溶解后，加 5%葡萄糖注射液或葡萄糖氯化钠注射液 5.4ml，使每毫升溶液含青蒿琥酯 10mg，缓慢静脉注射。首次 60mg(或 1.2mg/kg)，7 岁以下儿童 1.5mg/kg。首次剂量后 4h,24h,48h 各重复注射 1 次。危重者首次剂量加至 120mg，3d 为 1 个疗程，总剂量为 $240\sim300mg$。本品药理作用同青蒿素。对红内期的原虫有杀灭作用，推荐剂量未见不良反应。如使用过量(大于2.75mg/kg)，可能出现外周网织红细胞一过性降低。

(4)二盐酸奎宁：用法为 50mg 加入 5%葡萄糖溶液中，于 4h 内滴完，12h 后再给药 1 次，第 2 天仍可重复，清醒后改为口服，每次剂量为 $300\sim600mg$，每天 3 次，共 7d。该药为金鸡纳树皮中含有的生物碱，对各型疟原虫的红内期无性体都有较强的作用，但本药使用时需注意心电监测，只有当 QT 间期不大于 0.1s，QRS 波群增宽不超过正常的 1/4 时才可使用奎宁。对严重的患者尚可联合用药，药物可选用伯氨喹或乙胺嘧啶，剂量为：伯氨喹每日顿服 3 片，连服 8d；乙胺嘧啶每次 25mg，每日 2 次，共 3d。

WHO 指出青蒿素提取物必须作为 ACTs 与第二种药物共同使用，以防单独使用出现抗药性。WHO 2010《疟疾治疗指南第 2 版》推荐用于恶性疟治疗的用于恶性疟治疗的 5 种以青蒿素为基础的联合化(ACTs)方案是：①蒿甲醚＋本芴醇；②青蒿琥酯＋阿莫地喹；③青蒿琥酯＋甲氟喹；④青蒿琥酯＋磺胺多辛/乙胺嘧啶；⑤双氢青蒿素＋磷酸哌喹。

2.对症支持治疗　脑型疟疾患者如有可能应在重症监护室(ICU)抢救。对症、支持治疗十分重要，如有并发症应及时处理，不然将危及生命。

(1)高热：脑型疟疾的患者多伴有高热，体温可达 40℃以上，高热可致抽搐，孕妇患者可导致胎儿窘迫，故应积极降温。可用冰敷、乙醇擦浴等物理降温措施，如体温过高者也可采用肾上腺皮质激素如地塞米松，也可酌情选用安乃近、柴胡等退热剂，力争将体温控制在 38℃以下。

(2)抽搐与癫痫：35%的脑型疟疾患者伴有抽搐，可给予地西泮等解痉镇静药或巴比妥钠治疗。地西泮可予 $10\sim20mg$(儿童 $0.2\sim0.4mg/kg$)，肌内注射或缓慢静脉推注。本药不良反应小，半衰期很短，可反复使用直至抽搐控制。戊巴比妥钠亦有控制抽搐的作用，如入院时注射戊巴比妥钠 200mg(儿童 5～

10mg/kg)可预防抽搐的发生。癫痫应采用苯妥英钠,卡马西平等抗癫痫药治疗。

(3)贫血:恶性疟原虫破坏各期红细胞引起进行性贫血;此外 G-6-PD 缺乏者对某些抗疟药如伯氨喹过敏者可发生溶血,使贫血加重。可予铁剂治疗,严重者应酌情输全血或红细胞。

(4)肺水肿:10%脑型疟疾患者可发生肺水肿,治疗时切忌输液过量,一旦出现肺水肿,应吸氧,使用强利尿剂,伴有心力衰竭患者可加用毛花苷 C(西地兰)治疗。

(5)脑水肿:应给予甘露醇快速静脉滴注,必要时可加用肾皮质激素治疗,可采用氢化可的松每天300mg 静滴,或地塞米松 20mg 静注,分次给药,连用 3～5d。

(6)吸入性肺炎和败血症:在患者中并不多见,病原体多为革兰阴性杆菌和厌氧菌,应采用相应的针对性抗生素治疗。

【预后】

本病甚为凶险,病死率颇高。婴幼儿和老年人预后较差。昏迷程度愈深,时间愈长,预后也愈差。

【预防】

1.控制传染源　彻底治疗现症患者和无症状带虫者。

2.切断传播途径　消灭蚊虫,并采取避蚊措施。

3.保护易感者　对进入疫区的人群应尽量避免蚊虫叮咬,并给予预防性服药。常用的预防药有乙胺嘧啶,每周 25mg 顿服,或每 10d 50mg;氯喹,每周 150mg 或每 10d 300mg 等。疟疾疫苗的研究正在全世界进行,但离实际运用尚有一段距离。

(秦　伟)

第十六节　中枢神经系统阿米巴病

阿米巴原虫在某些情况下可侵犯中枢神经系统,其发病率虽低,但病死率却相当高,应引起注意。引起中枢神经系统疾病的阿米巴原虫有两类:溶组织阿米巴是寄生于人体最常见的一种,一般导致阿米巴肠病或阿米巴肝脓肿、肺脓肿,极少情况下它也可侵入中枢神经系统引起中枢神经系统阿米巴病;自由生活阿米巴一般不致病,但在少数情况下可直接侵犯中枢神经系统引起原发性阿米巴脑膜脑炎(PAM)并可导致眼部损害。这两种感染表现各异,已引起很多学者的关注。

一、自由生活阿米巴脑部感染

本病由 Fowler 等人在 1965 年首先报道,病原包括福氏耐格勒阿米巴、格氏耐格勒阿米巴以及棘阿米巴属原虫。前两者主要引起原发性阿米巴脑膜脑炎,后者引起人亚急性或慢性肉芽肿性脑炎(GAE)和角膜炎(GAK)。

【病原学】

耐格勒阿米巴属的滋养体呈长椭圆形,大小约 $22\mu m \times 7\mu m$,染色后可见明显的细胞核,核内有大而圆的核仁,核仁与核膜之间有一透明圆,呈典型的泡状核。随着外界环境的变化,滋养体可转化为鞭毛虫或包囊形态。棘阿米巴仅有滋养体和包囊两种形态,无鞭毛虫形态。滋养体直径为 $14\sim40\mu m$,活动时呈缓慢滑行,最主要的特征是虫体表面有个棘突,核与耐格勒属相似。少数情况下小哈门属阿米巴也可致病,其滋养体较耐格勒稍大,结构相似,亦无鞭毛体。

自由生活阿米巴具有相似的简单的生活史,它可营自由生活,多见于污水、泥土或其他腐败有机物中,棘阿米巴在健康人的咽部也曾分离到。其滋养体主要以细菌为食物,进行简单的二分裂增殖,条件适当时4～14分裂一代。

【流行病学】

世界各地均有本病报道,全球由福氏耐格阿米巴引起的脑膜炎病例已超过 190 例,由棘阿米巴引起的肉芽肿性脑炎病例已超过 120 例(其中 59 例是 AIDS 患者),由曼德利尔阿米巴引起的脑炎病例现在报道已超过 80 例。国内已有 4 例原发性阿米巴脑膜脑炎、7 例肉芽肿性阿米巴脑炎的病例报道。本病主要通过在淡水湖或池塘中游泳时接触感染。原发性阿米巴脑膜脑炎好发于健康的儿童与青年,肉芽肿性阿米巴脑炎多发于免疫缺陷或低下的人群:如艾滋病患者、接受化疗或肾上腺皮质激素治疗的患者,有皮肤溃疡和严重基础疾病者也是本病的好发人群。

【发病机制和病理】

致病的自由生活阿米巴通过鼻腔经筛状板沿嗅神经束上行,侵入脑部后可通过其吞噬作用和分泌多种溶细胞酶而破坏脑组织,形成明显的“脱髓鞘病变”。现已发现可能与致病有关的酶有:氨基酸多肽酶、酯酶、水解酶、酸性或碱性磷酸酶、脱氢酶等,棘阿米巴分泌的胶原酶尚可能与角膜损害有关。此外,人体的免疫状况对发病也有重要影响。

原发性阿米巴脑膜脑炎在病理上可见大脑水肿、脑膜弥漫性充血伴脓性分泌物、皮质多发的浅表出血点、嗅球明显出血、坏死和脓性分泌物。镜检在蛛网膜下腔和血管周围间隙可发现许多虫体,病灶处脑组织伴有脱髓鞘改变。

【临床表现】

1.原发性阿米巴性脑膜脑炎　多见于青少年,起病急骤,病情发展迅猛,以头痛、发热、呕吐等症状开始,迅速出现谵妄、瘫痪和昏迷,不经治疗一般在 2～4d 内死亡。患者脑脊液细菌培养阴性,但可发现耐格勒阿米巴。

2.肉芽肿性脑炎　由棘阿米巴引起,起病相对缓慢,病程可达 1～2 个月,以脑瘤压迫样症状较明显。临床上表现为长期发热、共济失调、癫痫发作、偏瘫、失语、复视等,晚期逐渐进展到昏迷直至死亡。此外,棘阿米巴还可引起角膜炎、视网膜炎等眼部损害,常伴有剧烈疼痛。有时眼部的阿米巴也可侵入颅内致病。

【诊断】

患者多有接触池水史,继之出现原发性阿米巴脑膜脑炎或肉芽肿性脑炎的临床症状。原发性阿米巴性脑膜脑炎患者的脑脊液类似急性化脓性脑膜炎,呈脓性或血性可找到耐格勒阿米巴滋养体;肉芽肿性脑炎患者的脑脊液如病毒性或无菌性脑炎相似:清或轻度浑浊,无阿米巴,能观测到细胞大量聚集及大量的淋巴细胞和多形核白细胞,压力稍偏高,葡萄糖水平较低,蛋白质水平稍高。免疫学方法多用于科研,临床上尚未开展。

【治疗】

本病尚无理想的治疗药物,酮康唑、青霉素、氯霉素、双戊烷、两性霉素 B 可能有效,国内目前尚无治愈的报道。国外学者建议对原发性阿米巴性脑膜脑炎的患者应予最大耐受剂量的两性霉素 B 联合利福平、四环素等药物治疗,有一定效果。对肉芽肿性阿米巴脑炎可试用双脒类衍生物如丙烷脒、喷他脒等治疗,但疗效仍不肯定。国外学者建议对肉芽肿性阿米巴脑炎用磺胺嘧啶[200mg/(kg·d)加 5-氟胞嘧啶150mg/(kg·d)]。也有人报告多黏菌素 B 和戊烷脒经鞘内注射可能有效。

【预防】

对人群比较集中的游泳池应严格消毒制度,使水中氯浓度保持在 0.5～1.0mg/L 的水平。在农村地区,应避免在污染的水池中游泳,但是在炎热地区很难制止儿童在水中戏耍,此时应教育儿童尽量避免可使水大量进入鼻腔的动作如跳水、深潜等。

二、溶组织阿米巴脑病

溶组织阿米巴是人体常见的寄生虫,主要引起阿米巴肠病、阿米巴肝脓肿和肺脓肿,少数情况下虫体可侵入脑中形成阿米巴脓肿。

溶组织阿米巴有滋养体和包囊两种形态,前者为寄生型以细菌和组织碎片为食,以二分法繁殖。当其随粪便排出体外时,滋养体转化为包被囊壁的包囊,包囊对外界有较强的抵抗力,人因吞食包囊而致病。

全世界每年有近 5 亿人感染该虫,约有 8% 发病,4 万人死亡,在墨西哥、南美洲西部、南亚、非洲西部和东南部等地,流行尤为严重。中枢神经系统的阿米巴脓肿仅发生于患有阿米巴肠病的患者中,多伴发肝脓肿。患者多为 20～40 岁的年轻人,男女比例为 10∶1～20∶1。

溶组织阿米巴从肠道侵入中枢神经系统的机制目前尚不清楚,但在脑内形成的多发脓肿常位于灰质和白质的交界处,提示了虫体可能是通过血行进入中枢神经系统的。在中枢神经系统的虫体可通过吞噬和释放毒素而造成局部损害,病灶多位于大脑半球,小脑和脑干非常少见。在病理上可见脑实质水肿,严重的甚至有脑疝形成,脑的浅表有多发不规则病灶,中央部为坏死组织,直径在 2～60mm,数目由 1 至 20 不等。需要指出的是这些阿米巴脓肿并非通常意义上的脓肿,它的囊壁是由炎症细胞、成纤维细胞浸润所构成,中央为灰色或出血性的坏死组织。

本病的临床表现多样,主要包括头痛、呕吐、脑膜刺激征、嗜睡、癫痫直至死亡。此外,本病一般均伴有阿米巴肠病、肝脓肿和肺脓肿的表现。

阿米巴肠病或肝脓肿、肺脓肿的患者如出现中枢神经系统定位体征应怀疑本病。脑脊液检查可呈正常或非特异性改变。脑、肝、肺的影像学检查对明确诊断具有重要意义。

到目前为止大多数报告的阿米巴脑病的病例均死亡,但亦有采用甲硝唑辅以外科脓肿抽吸抢救成功的报道。因甲硝唑对溶组织阿米巴疗效很好且脑脊液中浓度很高,故被推荐为本病的首选药。但如同其他脑脓肿一样,穿刺抽吸仍十分重要。本病的预防主要是防止摄入阿米巴包囊,并积极治疗阿米巴肠病患者。

(秦　伟)

第七章　神经系统脱髓鞘疾病

第一节　多发性硬化

多发性硬化(MS)是一种中枢神经系统的自身免疫性、炎性脱髓鞘疾病,常累及 20～40 岁的青壮年人群,具有很高的致残率。过去的十多年,多发性硬化作为一个可治性疾病,在其发病机制、诊断、病程演变及治疗方面取得了巨大的进展,一些新的治疗方法及新药的上市给多发性硬化的治疗带来了希望。但遗憾的是,MS 有效治疗措施的发展受其病变某些特性的阻碍,迄今为止这些治疗方法只能改善临床症状,尚不能根治该疾病。因此,现阶段多发性硬化的治疗目标,在于最大限度地改善患者的生活质量,包括以改善急性发作期患者的症状为目标的治疗,及以减慢疾病进展、降低致残率为目标的治疗平台的建立和对症治疗。

一、临床特点与分型

MS 的临床表现多样,包括各种认知功能障碍、视力的丧失、眼球运动异常、无力、痉挛、小脑功能障碍、感觉缺失或感觉异常、大小便功能障碍、疲乏及发作性症状。MS 并非是一个良性病程的疾病,尽管早期急性发作后多有临床缓解。首次发作的中枢神经系统脱髓鞘(CIS),包括视神经炎,小脑、脑干等部位独立受累的患者,在 MRI 上可能与 MS 相似,免疫学特点也与 MS 相似,这些患者有可能发展为临床确诊的 MS(CDMS)。CDMS 在临床上常分为 4 种类型:复发-缓解型 MS(RRMS)、原发进展型 MS(PPMS)、继发进展型 MS(SPMS)和进展复发型 MS(PRMS)。复发-缓解型 MS 是指复发与缓解交替,两次复发间为稳定期。约 85% 的 MS 患者在病变初期表现为复发-缓解型 MS,临床症状的复发表明病变活动,但临床缓解期并不意味着病变静止。MRI 研究表明,在临床静止期存在活动性病变。发作间期的长短无规律、不可预测,平均接近 1 年。继发进展型 MS 则指初期的复发-缓解型 MS,神经症状的渐渐恶化、加重,伴或不伴重叠的急性复发。超过 75% 的复发,缓解型 MS 患者将发展为继发进展型 MS,复发-缓解型 MS 患者治疗的主要目标是阻止其发展为继发进展型 MS。原发进展型 MS,病变初期从症状发作开始即进行性发展,原发进展型 MS 症状首发多在年龄较大的患者,40～60 岁之间,常表现为隐袭进展的痉挛性无力,平衡及括约肌功能障碍,MRI 扫描常见小的颅内病变。进展复发型 MS 是一种少见的临床类型,和继发进展型 MS 相似,只是没有病变初期的缓解复发,在疾病发生即进行性加重的基础上重叠有复发。

大多数缓解-复发型 MS 在后期将转变成继发进展型 MS,其间隔时间为 10～20 年(平均 15 年)。约在病程 15 年时,MS 患者 EDSS 评分为 4～4.5 分,20 年后,MS 患者多伴有严重的神经功能缺损。瑞典一项研究显示,MS 患者平均寿命较正常人群减少 15 年。英国和丹麦的研究结果与瑞典的研究结果相似。

二、诊断

(一)MS 的早期诊断

RRMS 在复发阶段对抗炎与免疫调节药物反应较好,继发进展型 MS(SPMS)对抗感染治疗反应较差,目前对进展型 MS 尚缺乏满意的治疗方法,不可逆性轴突损害是导致继发进展型 MS(SPMS)永久性神经功能障碍的原因。因此,早期诊断、早期治疗直接影响到患者的预后,关系到患者的生存质量。由于持续性炎症是轴突损伤的原因之一,即使在 RRMS 的临床无症状阶段,早期积极的抗感染治疗可能有间接的神经保护效果。对 MS 病情的干预应从发病时起就持续不断地进行,以防止和延缓轴突变性及其所致的神经功能损害加剧。

目前将临床上只有一次发作和一个部位受累的脱髓鞘病变称作"临床孤立综合征"(CIS)。近年来研究发现,在第一次脱髓鞘发作时,相当数量的患者已具有 MS 样改变,且随访发现超过半数的患者将在未来5~10 年发展成临床确诊的 MS(CDMS)。当患者已经有两次临床发作符合 MS 诊断标准时,已出现部分不可逆性损害。很多证据表明,早期治疗 CIS 有助于延迟 CDMS 的发生。因此,多发性硬化的早期诊断越来越受到重视。

常见的临床孤立综合征见表 7-1。然而并非所有的 CIS 都发展成为 CDMS,由于目前对临床 CIS 早期治疗的长期预后尚存在争议,因此运用辅助检查手段预测 CIS 发展成为 CDMS 的可能性尤为重要。Morrissey 等对 89 例 CIS 患者随访 5 年,发现在发病时就有脑内 T_1WI 病灶的患者中有 65%(37/57)发展成 CDMS,而无病灶者中仅有 3% 发展成 CDMS(1/32)。发病时病灶数目有助于预测是否会发展成CDMS。相关研究也发现多个脑内 T_2WI 病灶者,高度提示其 CIS 将发展成 CDMS。此外,MS 患者发病后最初 5 年内病灶总容积(病灶负载)的增加速率也有预测价值。部分发病时无脑内 MRI 病灶的 CIS 患者也发展成 CDMS,提示除发病时应该常规进行 MRI 检查外,多次随访 MRI 动态观察病灶的发展情况也很有必要。另外,脑脊液寡克隆带(OB)和 IgG 鞘内合成率也能较好地预示 CIS 发展成为 CDMS 的可能性,但一般不能作为独立的预测指标,需要结合 MRI 才能做出更好的判断,MRS 和 MRT 能对早期脑萎缩和轴突损害做出更早的判断,发现 MRI 正常的脑白质组织(NAWM)的早期改变,更有利于预测 CIS 发展成为 CDMS 的可能性。

表 7-1　MS 临床孤立性综合征

综合征	特征
视神经炎	典型的单侧;球后;典型的疼痛;可恢复;无视网膜渗出;无斑点星;视神经盘出血少见
脊髓炎	部分感觉或运动受累;感觉更常见;Lhermitte 征;大小便功能障碍常见;束带感;急性肌张力障碍
脑干或小脑	眼球运动综合征(如核间性眼肌麻痹,眼震);偏侧或交叉感觉综合征;偏瘫;三叉神经痛;偏侧面肌痉挛
小脑	小脑性震颤;急性共济失调综合征
发作性症状	强直性痉挛;发作性构音障碍、共济失调

(二)MS 的 MRI 表现

对 MS 早期的诊断和治疗可避免永久性的功能丧失。尽管目前对 MS 的诊断仍需要多项指标的综合分析,但 MRI 已成为检测 MS 病灶最敏感的方法。2000 年 7 月,国际多发性硬化诊断小组对长期以来沿用的 Poser 标准进行了修订,确立了 MRI 在 MS 中的诊断价值。

MS 病灶在 MRI 上的表现:包括以下 4 个方面:

1.T_2WI 临床确诊的 MS 患者约有 2/3 叮在 T_2WI 上表现为皮质下白质的高信号。病灶大部分在白质,但皮质中也存在,T_2WI 目前所应用的多为 FSE 序列,对于脊髓病变,FSTIR 序列对病变的检测优于 FSE 序列。病灶可发生于幕上或幕下,幕上好发于侧脑室旁白质和胼胝体,幕下好发于第四脑室底部、小脑角和脑桥表面。病灶具有空间的多发性和时间的多发性。典型的表现为多发的大小不等的圆形或卵圆形病灶,因 MS 炎症倾向于沿血管走行,故表现为垂直于胼胝体,类似于手指从手掌向外辐射,故名为 Dowson 手指征。部分病灶可成斑片状,而极少数病灶较大者,表现为假肿瘤征;非常弥散的病灶则表现为"白质变脏征"。病灶多无占位效应,也不连成一片。

2.FLAIR 相 由于抑制了脑脊液信号,从而可以避免脑脊液产生的部分容积效应及流动性伪影干扰病灶的显示,而且 FLAIR 可使用较常规更长的 TE,使病变与周围背景组织的对比度有显著提高,因而比 T_2WI 更具优势,具体表现为:①能够检出较常规 T_2 相 2～3 倍多的病灶;②MRI 检测白质异常的敏感性高(皮质或皮质下);③MS 脑室旁高信号病灶成像好。但是对脑干和后颅凹病灶不敏感。

3.T_1 加权相 10%～20% 的 T_2WI 高信号患者,可同时出现 T_1WI 低信号。其中 T_1WI 低信号分为两种:急性期,T_1WI 低信号反映不伴有结构损坏的血管源性水肿,随着炎性反应的消退,T_1WI 低信号会消失;慢性期,T_1WI 低信号,称之为"黑洞",由严重的、不可逆的组织结构损伤引起,大的 T_2WI 高信号病灶更容易发展成 T_1WI 低信号灶,而弥漫的、T_2WI 轻度增高的信号发展成 T_1WI 低信号的可能性较小。大多数钆增强的活动病灶亦可出现暂时的 T_1WI 低信号病灶。约 50% 的急性 T_1WI 低信号病灶在病程后期的 T_1WI 上消失。

4.钆增强 T_1WI 此强化灶反映炎症造成的短暂的血脑屏障破坏,持续时间一般不超过 8 周,其强化形式一般由结节形强化逐渐变为环形、弓形、至最后强化消失。对比增强在检测急性活动性的病灶比较敏感,对检测药物的治疗效果有重要意义。

(三)多发性硬化的 MRI 诊断标准

2000 年 7 月,美国 MS 协会及 MS 国际联合会在伦敦召开国际会议,提出了新的 MS 诊断标准。

1.空间弥散性 该标准要求具备下述 4 条中的 3 条:

(1)至少有 1 个增强的病灶或 9 个长 T_2 信号。

(3)至少有 1 个幕下病灶。

(3)至少有 1 个皮质下病灶。

(4)至少有 3 个脑室旁病灶。一个脊髓病灶可以代替任何上述的脑内病灶。如果脑脊液中有免疫球蛋白异常,则 MRI 标准可以降低至 2 个典型的 MS 病灶即可。

2.时间弥散性

(1)如果距上一次临床发作 3 个月之后进行 MRI 扫描,发现 1 个新的增强病灶,且该病灶与上次发作无关。

(2)3 个月后扫描无增强病灶,但继续随访 3 个月后检查发现增强病灶或新的 T_2 病灶。

三、MS 免疫病理学机制

MS 患者轴索病理与神经功能缺失的关系,早期研究认为,MS 的免疫病理学机制为 T 淋巴细胞介导的中枢神经系统的自身免疫性疾病,病理改变为中枢神经系统白质多发的脱髓鞘,伴以胶质增生。随着病理学和影像学的发展,单纯的脱髓鞘已不能完全解释多发性硬化患者出现的不可逆性的神经功能缺损,目前认为神经轴突变性或损害是多发性硬化的主要病理改变之一,在病程早期已开始发生,而且可能是导致临床上出现进行性神经功能缺失的主要原因。

1.MS 早期轴索缺失的相关证据

(1)轴索的代谢障碍:N-乙酰天冬氨酸盐(NAA)由线粒体合成,并有赖于完整的线粒体能量代谢,神经及轴索缺失代谢障碍时,NAA 水平下降。磁共振波谱(MRS)分析结果显示,MS 患者的斑块及看似正常表现脑白质(NAWM)N-乙酰天冬氨酸盐(NAA)水平均有下降,且 MS 斑块内 NAA 水平的下降与轴索密度的降低平行,最近的神经病理研究进一步证实了 MS 斑块中 NAA 水平的下降与全脑轴索损伤有关,MS 患者早期弥散性 NAA 降低。因此 MS 病变早期存在轴索病变。

(2)淀粉样前体蛋白(APP):神经元中的淀粉样前体蛋白在正常组织中不易检测到,当神经元受损横断时在神经元周围聚集,它是衡量轴索损伤的敏感指标。大量的实验结果表明.APP 在 MS 患者活动期病灶及慢性活动性病灶的边缘的轴突中大量堆积,在多发性硬化早期即能检测到。说明 MS 的轴索损伤在早期就可以发生。

2.脑萎缩相关证据　尸解显示脑和脊髓的萎缩是中枢神经系统不可逆性损害。MS 患者中枢神经系统萎缩的早期研究表明,脑萎缩(局限性或全脑)的量化测定所得的数据与疾病的致残程度、智力、记忆障碍、痴呆和神经心理的评分降低均有一定的相关性。而脑干和上段脊髓的萎缩与 MS 患者 EDSS 评分有明显的相关性。侧脑室的扩大是一个持续的进程。

MRI 研究证实,临床神经功能缺损的程度与小脑、脊髓和脑组织萎缩之间存在相关性,多发性硬化的病变常常累及脑室周围的白质,并造成侧脑室进行性的扩大。在功能障碍较重且轴突丧失明显的慢性多发性硬化患者的脊髓中,平均颈髓横截面积减少了 25%.提示轴突丧失导致了脊髓的萎缩。进行性的脑萎缩同样出现在病程较短的缓解-复发型 MS(RRMS)中。在两年的观察中,轻至中度神经功能障碍的RRMS 患者脑萎缩每年都在加剧,但其中一些病例并无临床表现。此外,在一些慢性病灶中神经胶质原纤维酸性蛋白的显著上调,提示其他一些因素如代偿性星形胶质细胞增生参与影响组织的容积,星形胶质细胞增生理论上可导致脑组织萎缩。所以,多发性硬化患者的脑组织萎缩也可能是多种因素相互作用的结果。

3.轴索丧失导致不可逆神经功能缺失

(1)急性 MS 及短病程的 MS 富含横断的轴索,意味着病变发作时即有轴索丧失存在。

(2)MRI 研究发现,临床静止的炎性损害,在缓解期其轴索横断性损害仍在继续。

(3)轴索丧失是 MS 不可逆神经功能缺失及缓解复发型向继发进展型转变的原因。

4.炎性脱髓鞘疾病轴索损害的其他分子机制

(1)毒性因子的作用:随着炎症的发展,血脑屏障(BBB)破坏的加重导致炎性水肿,细胞外压力增加,造成轴索损伤,不仅如此,在复杂的炎性病灶中,造成轴索损伤的细胞毒性因子很多,如谷氨酸盐和一氧化氮(NO),前者可直接作用于少突胶质细胞的 α 氨-甲基-异恶唑-丙酸受体(AMPA),引起兴奋毒性轴索损伤,后者可引起线粒体功能障碍,导致离子动态的平衡性破坏,引起 Ca^{2+} 介导的轴索细胞骨架变性。

(2)巨噬细胞/小胶质细胞引起轴索损害:研究表明血脑屏障恢复后,由非中枢神经系统抗原诱发的迟发性超敏反应,仍会引起中枢神经系统进行性的轴索损害,激活的巨噬细胞和小胶质细胞聚集到病变部位,释放大量金属蛋白酶、细胞因子或纤溶酶原激活链成分,引起轴索损伤。这些巨噬细胞的产物也影响BBB 功能和细胞外的组织重建。在多发性硬化病灶的微环境中,组织损伤和修复的连锁反应取决于炎性细胞的活性状态,并且随时间的变化而改变。

(3)CD8[+] T 淋巴细胞引起轴索损害:针对轴索的直接免疫反应可能存在,因为神经元和轴索表达

MHC-Ⅰ,使他们更易于受到 CD8$^+$T 淋巴细胞介导的细胞毒性损害。在多发性硬化的活动病灶中,轴索损伤伴有大量 CD8$^+$T 淋巴细胞,提示细胞毒性 T 淋巴细胞与脱髓鞘病灶内的轴索有直接接触。将海马神经元与 CD8$^+$T 淋巴细胞共同培养 3h,可以观察到 CD8$^+$T 淋巴细胞介导的轴索溶解,CD8$^+$T 淋巴细胞与轴索之间的相互作用被证实,并且在 30min 内轴索膜病变就已经出现,但没有神经元胞体的损害。这些发现支持 CD8$^+$CTL 穿孔素介导的细胞溶解途径而不是细胞凋亡,因为细胞凋亡出现在接触后的几小时,并且整个神经元都被破坏。

（4）脱髓鞘病变导致轴索异常变化:有证据表明,在脱髓鞘病变处的轴突膜上有感觉神经特异性（SNS）钠通道成分,并且在多发性硬化患者小脑的浦肯野细胞上也有 SNS 钠通道蛋白表达。当神经冲动沿着轴索到达时,这些通道就被激活,做出不恰当的反应,提示至少部分多发性硬化可能是一种获得性通道病。除了神经传导失败之外,多发性硬化患者皮质病灶的形态学研究显示,巨噬细胞和小胶质细胞包裹神经元树突的末端,使突触分离,造成神经元之间的传导阻滞。

四、治疗

（一）MS 急性发作期的治疗

多发性硬化的急性发作期的斑块包括原发的淋巴细胞以及由其激活的巨噬细胞,在神经元轴突附近炎症被触发并开始髓鞘剥脱。髓鞘脱失导致神经传导受阻从而引起相应的症状,在一些急性病灶中,神经冲动也能够被一些可溶性细胞因子抑制,如 NO,在对实验性变应性脑脊髓炎（EAE）的研究中发现,早期的炎症可被一些迟发释放的抗炎因子所抑制,从而引起症状的改善。此外,脱髓鞘轴突自身 Na$^+$ 通道的重新分配以及髓鞘再生也可导致自身症状的缓解。

多发性硬化患者病情恶化,可能系本身的脱髓鞘所致,也可能系其他原因引起,如尿路感染、发热及疲劳。值得注意的是,尿脓毒症是非常常见的引起症状加重的原因。如果伴有尿路感染,应该进行正规的抗感染治疗;如果排除上述原因,则应对临床恶化程度进行评估:如果患者存在较严重的神经系统症状,给予甲泼尼龙冲击治疗。经甲泼尼龙冲击治疗后,症状改善,其神经功能缺损减轻,接下来应进行必要的免疫调节治疗。如果患者的症状没有改善,应采取其他的治疗措施,如血浆交换等。当然,如果患者的症状较轻,仅有单纯感觉障碍、快速恢复的症状、轻微的运动障碍等可以不予甲泼尼龙冲击治疗。

甲泼尼龙两种经典的给药方式,一是静脉应用甲泼尼龙 1000mg/d、500mg/d、250mg/d、125mg/d 各 3d 后,50mg/d 连续 5d 后逐渐减量至停。另一种用法为 500～1000mg/d（根据病情的轻重决定剂量）,连续 3～5d,继之口服泼尼松 60mg/d,7～10d 后逐渐减量至停药。

甲泼尼龙冲击治疗的患者,必须排除糖尿病或其他疾病不允许使用激素,如胃溃疡等。用药期间应该注意并发症的发生,如水钠潴留和低血钾,定期检查电解质,常规补钾,水潴留与相关高血压可以用利尿剂控制,常规保护胃黏膜防止胃出血。

循证医学研究表明,甲泼尼龙冲击疗法能够改善 MS 急性复发期患者的临床症状,但不能改变疾病发展的进程,也不能改善患者的预后。

（二）MS 治疗平台的建立

MS 的自然病程决定了它是一个病程很长的疾病,并且在这个自然病程中,存在反复发作和神经功能缺损进行性加重,严重影响患者的生活质量。因此,MS 患者除给予急性发作期的激素治疗外,缓解期治疗平台的建立更为重要,后者不但可以减少病变的复发,而且还能延缓 RRMS 转变成 SPMS,改善疾病的进程。目前国际上较为推崇的平台期治疗的药物包括:干扰素-β-1a、IFN-β-1a、IFN-β-1b、GA 商品名为

copaxone、米托蒽醌、anteg-ren™等。

1.干扰素

(1)作用机制:IFN-β具有许多免疫调节特性:干扰细胞迁移、细胞间黏附、细胞激活以及抗原提呈。IFN-β通过下调晚期激活抗原(VLA-4)的表达,可增加MS患者血清中的血管细胞黏附分子(VCAM-1)的水平,减少T淋巴细胞进入CNS;通过拮抗APC上的IFN-γ诱导的MHC-Ⅱ类分子表达,降低协同刺激分子(如B7、CD28)的表达,抑制T淋巴细胞活化和克隆增生;通过降低趋化因子和MMP-9的表达,减少活化的淋巴细胞通过BBB;降低小胶质细胞APC激活的T淋巴细胞产生肿瘤坏死因子(TNF-α)。

(2)三种IFN-β制剂疗效评估的相关证据

1)IFN-β-1a:相关的临床试验的结果显示,经利比治疗患者无论在复发次数、复发严重程度、用药后第1次再发的时间、疾病进展的速度及MRI的病灶数量上,rebif均优于对照。在PRISMS试验中,受试者为EDSS 0~5.0的RRMS患者,患者接受22μg或44μg(6MIU或12MIU)每周3次的皮下注射或安慰剂,与对照组相比,两种剂量在复发次数、复发严重度、用药后第1次及第2次复发的时间、无复发的患者数、疾病导致神经功能缺失的进展及MRI的病灶上均有疗效。44μg组的疗效比22μg组更为明显,提示较高的剂量疗效较佳。

2)IFN-β-1a:avonex以30μg(6MIU)每周1次肌内注射。301名EDSS介于1.0~3.5的RRMS及RPMS的患者接受药物或安慰剂的治疗,治疗组在疾病进展、复发次数及MRI的病灶体积上显示出疗效。

3)IFN-β-1b:IFNβ-1b在北美以betaseron上市,而在其他地区则以betaferon上市。EDSS 0~5.5分RRMS的患者分别予隔日皮下注射8MIU、1.6MIU、IFN-β-1b,与对照组比较,IFN-β-1b只有在高剂量组显示出疗效。IFN-β-1b在降低恶化次数、复发严重度,延迟用药后第1次及第2次复发及减少MRI上的病灶上均有疗效。

这3种干扰素均能有效地减少RRMS的复发次数,由于剂量及实验设计的不同,不容易比较彼此间的疗效。但疗效与其剂量有关,似乎较高的剂量有较佳的疗效。最近的一个研究比较1星期使用3次rebif44μg及使用1次30μg的疗效,在48周的试验期中,rebif组复发率avonex更低,磁共振上的病灶也较少。

在最近的一项多中心、随机、安慰剂对照试验(CHAMPS)试验中,符合以下两个条件者为纳入病例:①临床上初发急性脱髓鞘性疾病,病变部位包括视神经(单侧视神经炎)、脊髓(不全横贯性脊髓炎)、脑干或小脑;②头颅MRI显示既往有亚临床的脱髓鞘病灶。符合纳入标准者被随机分为两组,一组接受IFN-β-1a肌内注射,1次/周,另一组为安慰剂组。该试验在满足预期阶段性检验效能分析后即终止,按Poser定义的MS标准,符合临床确诊标准MS的累积概率avonex治疗组较安慰剂组有显著的降低,MRI显示,接受avonex治疗的患者脑内病灶体积相对减小,新发病灶、扩大病灶以及强化病灶也有所减少。因此,对于初次临床发作的患者、MRI上显示亚临床脱髓鞘证据的患者以及所有可能为MS的患者,予avonex治疗可以推迟第2次临床发作及转化为临床确诊MS的时间。另一项ETOMS研究也得到了相似的结论。

(3)干扰素治疗的不良反应:在接受IFN-β-1b治疗的MS患者中,产生抗IFN-β-1b的中和抗体(Nab)的比率显著地高于接受IFN-β-1a治疗者,其原因除与给药剂量与给药途径不同有关外,还可能因avonex本身未糖基化,使得IFN-β-1b相对更具免疫源性。然而,就Nab对IFN-β-1b活性的体外标志的作用是否具有长期临床后果尚存争议,尽管几项研究表明,Nab的产生与疗效丧失有关,但在许多MS患者体内,Nab的存在可能仅仅是暂时的。

除此之外,3种IFN-β制剂均有相似的不良反应,如流感样症状、转氨酶轻度升高、头痛、贫血以及注射部位的局部反应。几项多中心研究并未显示临床抑郁与IFN-3使用相关。尽管尚无证据表明干扰素有致畸作用,但却常可造成流产,因此孕妇应避免使用。

2.copaxone(GA)　copaxone 在 1996 通过美国食品和药物管理局(FDA)批准用于临床 MS 治疗,它是人工合成的髓鞘碱性蛋白(MBP),由 L-丙氨酸、L-亮氨酸、L-赖氨酸和 L-酪氨酸组成寡肽混合物,是一个选择性多受体免疫调节剂,主要用于 RRMS 的治疗。

(1)作用机制:其作用机制可能是抑制 MBP 和 T 淋巴细胞受体的结合。GA 结合到 APC 上 MHC-Ⅱ分子,阻止了 MHC-Ⅱ分子与 CNS 抗原(MBP、MOG 及蛋白脂蛋白)的结合,同时可置换出已经与 MHC-Ⅱ分子结合的 CNS 抗原。而且,与 MHC-Ⅱ分子结合的 GA,干扰 MHC-Ⅱ分子与 MBP 及其他髓鞘抗原特异性 T 淋巴细胞受体的结合。因而,GA 作为一种改变的肽类配体影响 T 淋巴细胞产生调节性细胞因子,使 T 淋巴细胞处于无应答状态;GA 可以诱导 GA 反应性 T 淋巴细胞由 Th1 向 Th2 转化,并且 GA 可以通过"旁路抑制"效应,促进 TH2 细胞进入 CNS 而发挥抗炎效应。

(2)GA 的临床疗效:251 例 RRMS 患者进行的多中心、随机、双盲对照 2 年研究结果显示,GA 治疗具有临床疗效;20mg 每天 1 次皮下注射治疗 2 年,可使临床发作的频率降低 29%。这些患者的 3 年随访结果显示,GA 对 MS 的复发仍有治疗作用。最初的研究时间为 1～11 年,证实了注射治疗的可耐受性及安全性。经过 6 年的评价后,GA 仍可降低临床恶化的发生率及减少临床致残的累积,具有持续疗效。一项近期的多中心、随机研究明确了 GA 对 MS 的治疗作用及疗效持续时间,这项研究监测了 MRI 上病灶的活动性,239 例 RRMS 患者,测定 MRI T_1 加权像上 Gd 强化病灶的总数,与安慰剂组相比,GA 治疗能显著降低 Gd 强化病灶的总数。

(3)GA 的不良反应:GA 是一种耐受性良好、安全的药物。GA 的不良反应比干扰素小,所以在一些症状较轻的患者以及早期的患者更倾向于用 GA。常见不良反应为注射部位轻微水肿、红斑、疼痛;另一不良反应为全身性反应,包括胸部发紧、心悸、焦虑及面红,发生率约为 15%,多为一过性。由于其潜在的致畸作用,故妊娠期妇女禁止使用 GA。

3.米托蒽醌

(1)作用机制:米托蒽醌通过氢键嵌入到 DNA,引起 DNA 交链及双链的解链;并通过抑制分裂及非分裂期细胞的拓扑异构酶Ⅱ活性影响 DNA 复制。在 MS,米托蒽醌的临床作用在于对自身反应性致脑炎性 T 淋巴细胞、B 淋巴细胞及巨噬细胞复制的抑制;体外研究表明,米托蒽醌影响抗原提呈及炎性细胞因子的分泌,包括 IFN-γ、TNF-α 和 IL-2。

(2)米托蒽醌临床疗效的有关证据:米托蒽醌是美国 FDA 批准的用于治疗 SPMS 伴有复发加重及进行性复发病程的一线药物。这项批准依据的是一项多中心随机安慰剂对照的Ⅲ期临床实验(MIMS)。MIMS 临床试验包括 194 例 RPMS(复发性病程,两次发作间缓解不完全)或 SPMS 患者。患者随机接受安慰剂、小剂量静脉用米托蒽醌($5mg/m^2$)和大剂量米托蒽醌($12mg/m^2$),每 3 个月用药 1 次,随访时间 3 年。该项临床试验的主要观察指标:①依据扩展的残疾状态量表(EDSS)、行走指数、标准化神经功能状态评分确定神经功能缺失程度。②治疗后首次复发的时间。③治疗后总的复发次数。大剂量米托蒽醌治疗组疾病持续进展下降 64%,复发次数减少 69%。对脑 MRI 扫描在不同脑区进行盲法评价,结果显示与安慰剂治疗组相比,Gd 增强病灶及 T_2WI 病灶数减少。因此,广谱免疫抑制对进展型 MS 患者有益。

(3)不良反应:米托蒽醌累计剂量超过 $140mg/m^2$ 时能引起中度至重度充血性心衰。因此在应用该药前,若出现充血性心力衰竭的症状及体征或累积用量接近中毒阈值 $100mg/m^2$,应该进行心排出量的评价。MS 患者左心室射血分数低于 50% 不应使用该药治疗;米托蒽醌若在女性受孕期或妊娠期使用可引起胎儿缺陷。当该药单独使用或与其他抗肿瘤药联合使用时,有报道引起不育,可为永久性。哺乳期妇女不主张使用;由于米托蒽醌能暂时性降低功能性淋巴细胞数目,故对免疫遭受抑制的患者不能使用;米托蒽醌尚可引起血尿、导致痛风急性发作、血小板减少。其他少见的严重不良反应包括可逆性脱发、暂时性巩膜及尿的变色、静脉窦淤血、便秘、腹泻、恶心、呕吐、头痛、痛经、颈部淋巴结病等。其细胞毒性而限制了它的应用。

(三)他汀类降脂药在 MS 中的免疫调节治疗

他汀类降脂药作为免疫调节剂应用于 MS 的治疗,目前正在受到关注,其作用已在 EAE 的实验研究中得到肯定。

1.作用机制 ①他汀类药物可以通过甲羟戊酸途径抑制 IFN 诱导的 MHC-Ⅱ反式因子 CⅡTA 的表达,抑制 MHC-Ⅱ的表达,从而影响 APC 对髓鞘交叉反应性抗原的提呈。②结合 LFA-1、抑制 LFA-1 结合到 ICAM-1、阻断 LFA-1 介导的细胞黏附及淋巴细胞协同刺激,抑制 T 淋巴细胞激活。③他汀类药物可抑制单核细胞趋化因子(MCP-1)的严生,抑制单核细胞分泌 MMP-9。从而抑制 T 淋巴细胞向 CNS 迁徙。④抑制诱导性 NO 合成酶(iNOS)、IFN-γ、TNF-α 的表达及炎性递质 NO 的释放,因为 NO 对神经元具有细胞增生抑制及细胞毒性双重效应,因此,他汀类药物具有神经保护效应。

2.相关证据 Sawsan 等建立了 3 种 EAE 动物模型,得出阿伐他汀(立普妥)0.1mg/kg 就能够改善临床症状。Vollmer 等的最近一项研究,30 个活动性 RRMS 患者,用辛伐他汀(诺可)80mg/d 治疗 6 个月,结果 MRI 新增强病灶减少 43%,MRI 新增强病灶的体积缩小 41%。其疗效与 Copaxone 相差无几。目前,美国一个由 15 个医疗中心参加的阿伐他汀 80mg/d 治疗 SIC 双盲、安慰剂对照的 Ⅱ 期临床试验正在进行。

3.他汀类药物的不良反应 一般而言,他汀类既安全又有良好的耐受性。不常见的不良反应包括转氨酶升高以及骨骼肌炎症(肌炎)。较为罕见的不良反应有严重的肌肉疾病,甚至肌肉组织完全破坏伴有继发性肾衰竭。然而,这些较为严重的并发症的发生率,可能与患者有潜在肾脏或甲状腺疾病有关,或与服用与他汀类竞争血清蛋白结合从而抑制他汀类代谢的药物有关。

(四)抗黏附分子治疗

那他珠单抗 antegrenTM 是新近通过美国 FDA 认证,并在欧美已经上市的新的 MS 有效的治疗药物。是一类人化的整合素单克隆抗体,它能够抑制 α₄β₁ 整合素(VLA-4)与其受体 VCAM-1 结合,从而抑制活化的淋巴细胞和单核细胞进入 CNS。

最近一个多中心的随机的双盲的 Ⅱ 期临床试验,213 例 RRMS 和 relapsingSPMS 患者,随机分成 3 组,3mg/kg、6mg/kg 和安慰剂组,每 28d 治疗一次,连续治疗 6 个月,6 个月后行 MRI 扫描。结果发现与安慰剂组相比,两个治疗组 Gd 增强病灶的数量均显著减少,3mg/kg 组平均新发病灶数为 0.7 个,6mg/kg 组平均新发病灶数为 1.1 个,安慰剂组平均新发病灶数为 9.6 个。3mg/kg 组有 13 个患者复发,6mg/kg 组有 14 个患者复发,而安慰剂组有 27 个患者复发。此外尚有 Antegren 和 IFN-β-1a 的联合治疗试验正在进行中。常见的不良反应有头痛、疲乏以及鼻咽炎。

(五)其他治疗

1.雌激素 雌激素能够缓解 MS 的进展,妊娠期 MS 患者很少复发,而且分娩后的最初几个月病情常易恶化。雌激素具有免疫调节作用,促使 Th1 向 TH2 转化,在动物实验中能够缓解 EAE 的症状。在一个 12 例非孕妇女参加的临床试验中,雌激素(8mg/d)能够显著降低炎症因子的产生。

2.造血干细胞移植 造血干细胞移植包括自身干细胞移植和同种异体造血于细胞移植。从理论上讲,同种异体造血干细胞移植最为理想,它不仅用健康的干细胞代替了自身免疫反应细胞,而且可以诱导受者自身反应性淋巴细胞凋亡。但是,同时这种移植物抗宿主反应也给受者带来很高的危险性,其病死率为 15%~30%。因此,临床上多选用自体干细胞移植,它的基本原理是去除体内具有自身免疫反应性的淋巴细胞,通过移植自身造血干细胞在"个体发生学重演"的过程中重建自身免疫耐受,而达到治疗目的,但这种移植由于没有改变自身的遗传易感性,可能会有很高的复发率。

目前用于治疗多发性硬化的造血干细胞移植,主要是自身造血干细胞移植。由于该治疗方法存在很高的风险,因此选择病例时应兼顾效益和风险,而且其确切疗效尚缺乏Ⅲ期临床试验进一步证实,因此该治疗方法不能作为首选治疗,只有当常规治疗无效,不进行积极治疗患者将有生命危险的情况下考虑使用。

3.免疫抑制剂　主要用于继发进展型 MS 的治疗。

(1)甲氨蝶呤(MTX):该药有抑制细胞免疫、体液免疫及抗炎症作用,小量口服相对无毒。一项对 65 例进展型并有中至重度残疾的 MS 患者。用 MTX 7.5mg/周治疗 2 年,其病情持续恶化程度较安慰剂组显著减轻。

(2)环磷酰胺(CTX):是一种强烈的细胞毒和免疫抑制药,能选择性抑制 B 淋巴细胞,大剂量尚能抑制 T 淋巴细胞及免疫母细胞;它可透过血-脑屏障,阻断中枢神经系统的免疫反应,保护髓鞘免受破坏或减轻脱髓鞘程度。从而逆转神经传导阻滞。适用于治疗快速进展型 MS,尤其是 MTX 治疗无效者。

(3)环孢素(CSA):是一种新型强效的免疫抑制剂,能可逆、特异性地抑制 T 淋巴细胞亚群的增殖、白细胞介素的释放和 IFN-γ 的产生,从而影响早期的免疫应答。不良反应主要有头晕、恶心、心慌及肝肾功能异常。

(六)EAE 早期轴索损害的实验性神经保护治疗

EAE 及 MS 钠通道开放增加的机制早期 MS 的轴索变性导致不可逆的神经功能缺失。因此,神经保护性干预治疗应着重于保存轴索以减少功能的缺失。研究发现,在 EAE 及 MS 患者脱髓鞘的轴突膜上钠通道蛋白表达明显上调,分子瀑布效应导致 CNS 白质 Ca^{2+} 介导的脑损害,其机制是:①ATP 耗竭(炎性介质 NO)导致 Na^+-K^+-ATP 酶衰竭,从而引起去极化和转膜离子梯度的崩溃。②Na^+ 进入轴索通过持续的钠电导,进一步导致转膜钠梯度的丧失。③细胞内钠增高去极化,触发 Na^+-Ca^{2+} 交换的逆转,细胞内 Ca^{2+} 增高,导致轴索变性。Na^+ 通道作为 MS 的治疗靶已经受到重视。有报道钠通道阻滞剂氟卡尼在慢性复发型 MS(CRMS)EAE 的治疗研究中,发现治疗后其轴突存活率为 83% 和 98%,而治疗前的轴索存活率为 62%,表明钠通道阻滞剂氟卡尼有一定的神经轴索保护作用。另外一个钠通道阻滞剂为苯妥英在对 MOG 介导的 EAE 的实验性治疗实验中,病程 27～28d 时 50% 的视神经轴索丧失,苯妥英治疗组仅 12% 视神经轴索丧失。苯妥英已被很好地证明是一个钠通道阻滞剂,具有轴索保护作用。

(七)对症治疗

1.疲劳　疲劳是多发性硬化患者常见的症状,有 80%～97% 的患者有疲劳症状,由于疲劳是一个非特异性的症状,其他原因也能引起疲劳,所以首先要识别多发性硬化所致的疲劳,多发性硬化患者的疲劳呈周期性,随着机体生理温度的增高而加重。目前治疗包括非药物治疗和药物治疗,前者主要包括:让患者了解疲劳是疾病临床表现的一部分,给患者树立信心,轻度的体育锻炼可以减轻疲劳,良好的睡眠也能改善疲劳的症状,治疗抑郁和其他症状如贫血、疼痛和痉挛有助于改善疲劳。药物治疗主要有:金刚烷胺 100mg/d,如果无效,可以增加到 100mg,每天 2 次,治疗 1 个月如仍没有效果,应改换其他药物,如匹莫林,然而其作用最近受到质疑,有报道特异体质的人服用后会导致肝功能障碍,另报道莫达非尼也可用于疲劳的治疗。

2.痉挛　痉挛的主要治疗方法有功能锻炼和中枢肌松药的应用,如巴氯芬和替扎尼定的使用,治疗的目标是减轻痛性痉挛和增加活动性,如果单纯锻炼达不到理想的效果,那么药物辅助治疗很有必要,巴氯芬通常开始剂量为每日 5～10mg,分 3 次口服,可以逐渐加量至每日 40～80mg,分 4 次口服,其主要不良反应为嗜睡,超剂量会引起精神错乱,如果口服巴氯芬治疗失败,鞘内注射对难治性痉挛可能有效。上述治疗如无效果,地西泮、丹曲林可以作为二线治疗药物。地西泮的作用机制可能是中枢性的,不良反应为嗜睡和疲劳,通常剂量每天5～10mg。丹曲林是一种外周骨骼肌松弛药,因为其作用机制是解除横纹肌兴奋一收缩耦联,所以该药可能会引起肌无力加重,该药初始剂量一般为25mg,经过几周后可以逐渐加量到每天200～400mg,分4次口服,该药不良反应主要为肝功能损害、嗜睡、头晕、腹泻等,因此肝功能异常者慎用,并定期检查肝功能。

3.膀胱功能障碍　多发性硬化引起的膀胱功能障碍情况比较复杂,可分为单纯性尿失禁、单纯性尿潴留和两者都存在。如果尿失禁是由于无抑制性不自主逼尿肌引起,口服溴丙胺太林7.5～15mg,每日4次,可取得满意疗效,然而部分患者可能矫枉过正,出现尿潴留,这部分患者可以间歇性导尿。如果尿失禁不单纯是由不自主逼尿肌收缩引起,还由括约肌障碍,那么药物治疗效果不理想,这可能需要内置导尿管和假性导尿。对于排尿障碍的患者,如果是膀胱颈部功能障碍,交感神经α受体阻滞剂治疗可能有效,如果是逼尿肌收缩无力,应用氨甲酰胆碱,每日6mg,其他患者可以用克勒德或瓦尔萨尔瓦手法排尿,可能有效,在上述治疗无效的情况下,需内置导尿管,患者可以自控的间歇导尿最理想。

4.疼痛　疼痛是多发性硬化患者比较常见的症状,有些疼痛可能是由于肌肉痉挛和不舒服的姿势引起,这部分患者可以通过使用拐杖和轮椅改善症状。累及肢体末端的短暂的、间歇性、发作性强直痉挛引起的疼痛,可以用小剂量的卡马西平(每天100～400mg)治疗,卡马西平也是治疗三叉神经痛的一线药物,但是往往需要大剂量(每天400～1200mg)。此外,对于弥散的、持续的疼痛,可以试用一些抗抑郁药,一般用较低剂量的阿米替林25mg/d,逐步增加到高剂量,以增加患者的耐受和减少不良反应。其他二线药物如加巴喷丁、苯妥英、托吡酯、拉莫三嗪、米索前列醇可以考虑应用。

5.震颤和共济失调　不容易治疗,可以选用普萘洛尔40～120mg/d,地西泮5～15mg/d,最近报道,重复丘脑刺激取得满意的疗效,但实施困难。

6.抑郁　抑郁是多发性硬化患者的常见症状,对每一个多发性硬化患者应该引起足够的重视。

7.性功能障碍　大约有70%的患者会出现性功能障碍,其原因可能有,一是由于病灶本身引起自主神经功能障碍;二是由于继发性心理障碍。如果性功能障碍与疾病的恶化相关,那么随着疾病的好转,性功能障碍可能是暂时的,这一点应该让患者明白,以免加重患者的负担。如果性功能障碍时间较长,可服用一些治疗性功能障碍的药物,如昔多芬等。

(李晓霞)

第二节　视神经脊髓炎

视神经炎指严重急性横贯性脊髓炎及视神经炎的一种综合征,又称Devic病(NMO)。NMO的标准定义仅指最暴发病例的急性横贯性脊髓炎及视神经炎,同时或数周内序贯发生,单相性,部分病例可在数年内复发。病理发现为明显的炎症性病变,因其破坏性质限于脊髓及视神经,不伴脑部病损,呈现炎症及脱髓鞘,成为一种独特疾病。

近20年,近代神经影像、实验室检查,特别是CSF分析,已证明NMO的诊断性试验结果与MS不同,包括脑MRI扫描正常、与急性脊髓炎发作相关的不寻常长的脊髓病变,CSF白细胞(中性较淋巴细胞多)增多,大部分有典型NMO综合征的患者有多次临床复发,而非单相性疾病。因此,现已认识NMO为一种与MS不同的临床疾病。NMO特异性自身抗体的发现(NMO-IgG),其靶向水通道蛋白-4,因而已认定NMO的临床及神经成像表现,超出视神经炎及脊髓炎范围,故统称为NMO谱疾患。

虽有家族性 NMO 病例报告,大多数 NMO 病例系散发性,以非白种人较白种人(亚洲人、非洲美国人、西班牙人)多见,多数 CNS 脱髓鞘病例与 NMO 相符。90% NMO 为复发性 NMO,多为女性,全球报告 NMO 病例,女:男为(2~10):1。发病高峰近 40 岁,但可见于任何年龄,从婴儿到 90 岁,病前病毒感染可疫苗接种与起病首次发作与以后临床复发相关,某些患妇首次发作于产褥期,与 MS 相似,但 NMO 的平均起病年龄稍晚,约半数女性患者在疾病起病前已经分娩,故常无并发症。妊娠与 NMO 间关系尚无系统性研究。

NMO 是一种有明确神经病理表现的独特疾病,视神经的脱髓鞘及脊髓有炎症细胞浸润,如脊髓及视神经疏松、多形核细胞浸润、脊髓广泛脱髓鞘及破坏,病损连续多节段脊髓,脊髓的灰质、白质均受累,明显的炎症性浸润,无胶质增生,与 MS 及坏死性脊髓炎有区别。

最早期的神经病理变化以急性炎症为特征:血管周围多形核细胞为主的白细胞及浆细胞渗出。继后以组织破坏及血管周围灶性脱髓鞘为特征。小病灶汇合成较大病损,可见轴索破坏。脊髓灰质可单独受累或扩展到邻近白质。坏死性病损常见于视神经。再后以反应性微胶质增生为特点,多数小胶质细胞、常伴以满载脂质吞噬细胞内含有髓鞘,足该期的典型所见。最后阶段以星形细胞增生及胶质瘢痕形成为特点,与 MS 斑块不同的是胶质瘢痕不常见,且常仅为部分性。NMO 是其他脱髓鞘疾患的亚型。很多 NMO 的病理发现亦见于典型的 MS 病例,很多学者考虑 NMO 为 MS 的一种类型。根据暴发型 NMO 死检病理的发现,NMO 与 MS 有病理学差异,反映脱髓鞘程度不同,并非不同的病理过程。约 50% NMO 病例最终发展成 MS 一样的神经学体征,因此 NMO 是 MS 的一种表现形式,其初级病因相同,为一种神经过敏反应。

NMO 亦可能是 ADEM 的一种类型。NMO 及 ADEM 均产生灰质及白质受累,血管周嗣浸润及局灶性坏死,但 NMO 病例可有复发-缓解病程。

一、临床表现

典型的呈现 NMO 的临床综合征为视神经炎及急性横贯性脊髓炎同时发生或先后序贯发生,发生于血清 NMOIgG 阳性患者,伴或不伴视神经炎及脊髓炎。视神经炎可为单侧或双侧性,序贯或同时发生,视交叉亦可被累及。视觉丧失在 NMO 较严重,神经炎的临床症状不可能鉴别系 MS 抑 NMO。已报道在 NMO,视网膜血管异常,包括孔头周围血管减少,局灶性微动脉狭窄,眼相干断层图(OCT)亦证明 NMO 时视网膜神经纤维层厚度较 MS 减低。

NMO 时脊髓炎发作常(但非经常)为临床严重,MRI 上广度>3 个或以上脊椎节段(纵长广泛的横贯性脊髓炎 LETM)。两侧肢体麻痹、脊髓感觉综合征、大肠及膀胱功能障碍为单次发作的标志;神经病性疼痛及 Lhermitte 征为常见伴发症。阵发性强直性痉挛为反复、定型、痛性肌肉痉挛,与局灶脊髓脱髓鞘相关.发生于约 40% 的患者,小剂量抗惊厥剂治疗常可缓解。脊髓炎发作扩展到脑干可引起神经源性呼吸衰竭,可能为 NMO 患者死亡的潜在原因。累及脑干可导致顽固性恶心、呕吐或呃逆,由于延髓中央管周围区病变,可能影响最后区及孤束核的内、外侧部,这些症状影响多到 40%~45% 患者,血清 NMO-IgG 阳性的患者有呕吐及脑病。其他不常见临床综合征与 NMO 存在 NMO-IgG 自身抗体包括:内分泌病(可能是自身免疫性或由于正丘脑功能障碍所致)、脑病、昏迷、大脑综合征与大的局灶或多灶皮质下白质病损及 PRES 有关。

NMO 可以是单相性视神经炎与脊髓炎同时或近期先后发生,非较后的复发,>90% 病例随后为一复发过程,临床复发倾向于丛状发生,间以不定及非预料时程,初次临床呈现后,约 60% 在 1 年内复发,3 年内 90% 复发。

复发性 NMO 患者的临床表现及病程相似,无论 NMO-IgG 自身抗体状态如何,单相性患者较可能系血清阴性者,复发频发及严重患者在血清阴性患者似较低。在原发性 MS,临床复发一般为轻中度严重性,常完全或近乎完全,2/3 以上复发疾病的患者,最终继以继发性进展病程,逐渐丧失神经功能,这是 MS 致残患者的主要机制。相反,NMO 发作常严重,患者常仅获部分恢复,继发进展疾病极不常见。因此,NMO 致残发生为临床发作的累积效应的结果。这提示治疗策略复发预防的强有效性(如长期的临床缓解),可能使患者维持临床稳定。

二、诊断标准

NMO 的诊断标准已有建议(表 7-2),但尚无一种标准得到广泛接受。

表 7-2 NMO 的诊断标准

修订的 NMO 诊 断标准(2006)
 需要标准:
  横贯性脊髓炎
  视神经炎
 支持标准(至少以下 3 要素之 2):
  (1)脑 MRI 的发现不符合 MS 诊断
  (2)脊髓 MRI 病变扩展≥3 脊椎节段
  (3)血清 NMO-IgG 阳性
美国国家 MS 学会特别工作组(NMSS)NMO 诊断标准(2008)
 主要标准(3 条均需,但可以分隔,间隔不定):
 (1)视神经炎,一眼或两眼
 (2)横贯性脊髓炎,临床完全或不全性,但伴脊髓病损影像证据在脊髓炎急性发作时 T_2WI 高信号,T_1WI 低信号
 (3)无类肉瘤或血管炎证据,无临床无表现的 SLE,或舍格伦综合征,或其他综合征的解释
 次要标准(至少 2 条之 1):
 (1)大多数新近脑 MRI 扫描必须正常,或可显示异常不符合 Barkhof 标准,用于 McDonald 诊断标准,包括:非特异性脑 T_2 信号异常,不符合作为 McDonald 标准纲要中的 Barkhof 标准
  背侧延髓病变,与脊髓病损连接或不连接
  下丘脑性和(或)脑干病损
  线性脑室周围/胼胝体信号异常,但非卵圆状及非伸展人大脑半球实质,呈现 Dawson 手指形
 (2)血清或 CSFNMO-IgG/水通道-4 抗体阳性

三、发病机制

在 EAE 时,不同的髓鞘抗原用于诱导自身免疫反应,用作 CNS 脱髓鞘疾病的动物模型。在很多种动物,MOC 有高度致脑炎性,能诱导复发或进行性疾病,有突出的 CNS 脱髓鞘,酷似人类 MS,40% MOG 诱导 EAE 鼠有视神经及脊髓的选择型的重要区别,是需存在抗-MOG 抗体诱导完全的脱髓鞘表型。因此,T 淋巴细胞及 B 淋巴细胞反应在这种 MS 样病损的诱导中可能起重要作用。

抗-MOG 抗体存在于 NMO 患者,但不存在于单独脊髓炎或视神经炎患者,提示抗 MOG 自身免疫可能是某些 NMO 患者的生物学标志。但抗-MOG 抗体亦见于某些 MS 患者及某些对照个体,故不可能只对

NMO 有特异性,进一步需要证明抗-MOG 抗体在 MS 或 NMO 的发病机制中有作用,至少 MOG 自身抗体的亚型具有致病作用。

若干 NMO 死检病例显示脊髓存在异常血管,似 Marie、Foix 及 Alagouanine 综合征(MFAS),即类似亚急性坏死性脊髓炎的改变,可能是硬膜动静脉畸形坏死的结果。

近代死检研究支持脊髓血管可能是 NMO 对自身免疫炎症的靶点,NMO 病损与 MS、ADEM 及脊髓栓塞病损比较,100%NMO 活动性脱髓鞘病损伴血管玻璃样变,而未见于 MS、ADEM 或梗死病损中。免疫球蛋白、活化补体(Cq 新抗原)及巨噬细胞对髓鞘蛋白的免疫反应性,包括 MOG,共存于血管周围区域,提示脊髓血管是自身免疫攻击的靶点,补体活化的体液反应在组织破坏中起作用,这些结果与 NMO 发病初始阶段的神经病理、血管周围炎症相一致。

NMO 代表一种综合征,可有不同的基础病理病因学。识别的疾病包括胶原血管、感染及毒性病因可呈现脊髓炎及视神经炎的症状,脊髓炎及视神经炎与其他典型 MS 有明确关联。遗传因素、环境因素或两者共同影响脱髓鞘综合征,表现相对选择性脊髓及视神经疾患。

与西方人 MS 患者比较,亚洲人 CNS 脱髓鞘限于脊髓及视神经的高比例。在高加索人(美国)多病例 MS 家族,早期表现限于视神经-脊髓受累。遗传性基础影响临床表现,日本人 MS 提示 HLA 基因可能与西方型 MS 及 NMO 不同,HLA 单元型在该综合征的发病机制中起作用。为什么倾向于脊髓及视神经?因为某些 NMO 病例观察到 MOG,其他抗体及补体沉淀,提示体液介导自身免疫的发病机制。

四、治疗

对 NMO 尚无经证明有效治疗的存在,GCS 用于急性期可能有益,且呈 GCS 依赖性,GCS 的剂量与用法同 MS 急性期治疗。泼尼松龙减量时可能复发。PE 试用于对 GCS 无反应者,PE 对 NMO 可起中度或显著改善,IFN 及免疫抑制剂可预防复发,但前瞻性资料未证明其有效,长程泼尼松及硫唑嘌呤可维持疗效 6 个月,因 NMO 患者可自发改善,不可能通过非对照试验确定治疗有任何益处。有报告用淋巴细胞血浆交换可能有益,根据最近的实验及病理学证据,免疫球蛋白及补体体沉淀在 NMO 的发病机制中起作用,应进行随机、对照试验研究抑制补体(可溶性 Cr-1)、B 淋巴细胞减少(抗-CD20)或 PE 的效果。B 淋巴细胞选择性免疫抑制药物,可溶性补体抑制剂及 PE 等治疗 NMO 可有效。

治疗临床复发用 IV 皮质类同醇治疗,如 MP 1000mg/d,共 5d,对严重发作、对激素反应不立即反应或加重,应选用 PE。标准疗程包括隔日疗法,每次交换 1.5 血容积,7 次 PE 亦适用于 NMO 发作(违拗性脊髓炎及视神经炎)的治疗。

预防性免疫抑制的指征为复发患者或已经过初次事件(LETM)及血清阳性的 NMO~IgG,标准的 MS 免疫调节治疗对 NMO 可能无效,且干扰素可加剧 NMO;或替代一般的免疫抑制剂或 B 淋巴细胞减少似乎可改善疾病的自然史,减少发作频率。

口服硫唑嘌呤(目标每日剂量 2.5~3.0mg/kg)可用作初始治疗,合用泼尼松 0.5mg/(kg·d)到 1mg/(k·d),目标是建立硫唑嘌呤单剂治疗,当硫唑嘌呤达到充分效果时,先渐减泼尼松量,典型的在 4~6 个月内完成。口服莫非替尔 100mg,2 次/d,有时用以代替硫唑嘌呤,Chlmenc 抗 CD20 单抗利妥希单抗可迅速及选择性地减低 B 淋巴细胞,在利妥希单抗治疗后临床病程较佳。需每 6~12 个月反复静脉滴注,以维持 B 淋巴细胞的减少。其他免疫抑制途径包括环磷酰胺、米托蒽酸或 IVIg。复发性 NMO 患者需长程免疫抑制治疗,但对临床稳定的患者停止继续治疗的合理性尚待确定。

(李晓霞)

第三节　脑桥中央及脑桥外髓鞘溶解症

脑桥中央髓鞘溶解症(CPM)在 1959 由 Adams 等报道,是发生于酒精中毒及营养不良患者的一种疾病。1962 起又认识到病损可发生于脑桥以外,故称脑桥外髓鞘溶解症(EPM),至 1976 年认识 CPM/EPM 与低钠血症迅速纠正有关,1982 基本上确定两者因果关系。Martin(2004)将 CPM 及 EPM 称为渗透性脱髓鞘综合征(ODS)。

一、临床特点

(一)CPM

CPM 常呈双相性临床病程,最初的脑病性或呈现因低钠血症所致的痫性发作,在血钠恢复时,仅在恶化数日后症状迅速恢复。CPM 的起初体征,包括发音困难及吞咽障碍(继发于皮质延髓束受损)、弛缓性四肢瘫(由于皮质脊髓束受损),而后转变为痉挛性,均系脑桥基底部受损所致。病损扩展到脑桥的被盖部时,可出现瞳孔、眼动异常,甚至呈"闭锁综合征"。病损大,特别易产生闭锁综合征。如尚有 EPM 则临床表现可以非常复杂,可与上述症状一起出现,或在其前出现,呈现不同的明显精神性及行为改变及运动疾患。

(二)EPM

EPM 的病理学改变与 CPM 相同,研究显示 EPM 可与或不与 CPM 一起发生,一项 58 例死检研究报道,约 1/2 为单独 CPM,约 3/5CPM 合并 EPM,约 2/5 呈单独 EPM。EPM 司累及不同部位,病变常显著对称,不同部位 EPM 病变的时间表现是一致的。CPM 与 EPM 是同一种疾病,具有相同的病理学、伴发症及病程,但其临床表现不同。

1.EPM 时表现的运动疾患　由于 EPM 病损的广泛性,可表现为缄默症、帕金森综合征、肌张不全及木僵。曾有人报告 2 例木僵症:1 例为短暂发作,持续数日,而后代以帕金森综合征表现。另 1 例在痉挛性四肢瘫痪后出现木僵,持续 2 周后自发缓解,但这种表现可能被忽略。EPM 时可出现不同临床表现,如痉挛性截瘫伴位置性肢体震颤、肌阵挛性抽动、帕金森综合征伴舞蹈手足徐动,最后呈持久性帕金森综合征状态伴肌张力不全。另 1 例以帕金森综合征为主要临床表现伴锥体束征,而后在 4 个月缓解,被一过性颈后仰斜颈及口颌肌张力不全及持久性臂肌张不全伴痉挛性构音障碍所替代。

EPM 的运动疾患代表渗透性脱髓鞘综合征的可治性表现,可用多巴胺能性药物治疗,可获症状性改善。

2.其他渗透性脱髓鞘病损　其他与 CPM 及 EPM 有关的神经学病损,包括大脑皮质硬化及后柱受损。

(三)CPM/EPM 的基础疾病

最初 Adams 报道的病例是见于酒精中毒(3/4)及营养不良者,已报道的成人 CPM/EPM 见于一些严重疾病及某些手术后,甚至精神性烦渴的蹒跚行走者。CPM/EPM 患者无基础的显著疾病者是非常罕见的。低钠血症是临床最常见的生化异常,但 CPM/EPM 却仅见于有限数量的临床病例;而且在某些疾患发生相似程度的渗透压变化时,并不常引起 CPM/EPM。

CPM/EPM 伴发于酒精中毒特别常见(多至 40%),韦尼克脑病并不常相伴发生,约占病理研究系列中的 30%。酒精本身抑制抗利尿激素(LDH),干扰钠/水调节,酒精中毒者营养不良是明显的伴发病。

CPM 是已知的肝移植的并发症,在 10 年回顾的 627 例移植中 2% 发生 CPM(只占神经学总并发率 26% 中的小部分);可能被忽略,死检研究证明发生率较高。EPM 的可能性被计入"急性脑病"为肝移植后最多的神经学并发症而被忽略。ODS 还可见于恶病质、大面积烧伤、严重创伤等,该病已成为理化因素导致中枢脱髓鞘的代表。

渗透性脱髓鞘未见于肾衰竭,可能与肾衰竭患者中尿素起一种无效应溶质的作用,因其易于通过细胞膜,并不起张力效应,因而从在透析中迅速钠迁移而得到保护。动物实验研究提示机制可能更复杂。

CPM 以基底部病损为突出,除非极重病例被盖部免受损害,病理改变始于脑桥中央近正中缝,向两侧蝶样扩展,到附近脑桥基底部。病损可扩展到中脑,但极罕见向下至延髓,最多累及两侧锥体,其基底是三叉神经起源处。病损形状及部位位于脑干中央。该区是灰质及白质要素混杂的最大区域。EPM 的病损同样见于灰-白质并置区域。镜下病损显示少突胶质细胞变化及丧失,除非晚期病损,轴索仍可见到。病损区脱髓鞘但不伴炎症细胞浸润,与 MS 的炎症性质不同。

确定 CPM/EPM 的病灶数及范围主要依赖 MRI 的结果,在 ODS 的急性期,可见脑桥脑基底部正中 T_1WI 呈脱髓鞘低信号灶,对称分布,在亚急性期,T_2WI 及 FLAIR 相由于存在内皮损伤诱导的微出血而呈高信号,DWI 可发现水弥散伴细胞功能紊乱的改变,在急性期(数小时内)即可见高信号灶,该时 T_2WI 可能尚未见到病灶。应注意大的不对称性桥脑病损不可能是 CPM 病损。在伴 EPM 时,MRI T_1、T_2、FLAIR 与 DWI 所列出 EPM 部位的对称性脱髓鞘改变病灶。EPM 的影像学改变多于起病后 10~14d,数周后病情缓解,MRI 改变可部分或完全消失,提示 MRI 病灶可能系可逆性水肿表现。因此,MRI 病灶不能提供预后意义。

二、发病机制

CPM/EPM 的病损是对称的,部位恒定,属毒性或代谢性疾病,基础病因为生化性。

现有的临床及实验研究均表明,CPM/EPM 的发生与低钠血症有关,在低钠血症时,由于血钠下降,导致细胞内相对高渗,水大量进入细胞内,逐渐使细胞内外达到新的平衡,如在此时快速补钠,导致血钠离子快速升高,细胞内相对低渗,细胞内水分渗出,细胞便发生皱缩,机体对这种反应有完备的保护机制,几分钟后机体会启动保护机制,随着肾及脑脊液排水增加,白蛋白、糖及氨基酸等小分子物质也大量合成,提高细胞内渗透压,保住水分,此过程在损伤发生后几小时至几天内完成,已推算出体内不同物质在细胞内渗透压的组成中所占的比例,K^+ 29%,Cl^- 19%,游离氨基酸(牛磺酸、谷氨酸、精氨酸、赖氨酸等)共占 15%,Na^+ 13%,其余物质占 24%。所以如果低钠血症与恶病质、慢性消耗、营养不良及大面积烧伤,肝肾功能损伤等同时出现时,有机物的合成及转运不能及时到位,不能及时纠正细胞内渗透压降低,从而有效对抗由于血钠升高所致细胞外高渗、细胞胞体皱缩,最终导致细胞溶解。构成中枢神经系统髓鞘的少突胶质细胞对渗透压改变是最敏感的,所以在此过程中较易受损伤。目前,有机物质的合成速度及能力还不能准确测定,所以还难以规定一个电解质和有机物质浓度的安全界限。

最近研究发现神经凋亡涉及所有神经系统疾病发病机制,有充分证据证明高渗刺激所致持续性细胞物理性皱缩在各种细胞中均存在,且导致细胞死亡,少突胶质细胞也是对凋亡最敏感的细胞之一。一组对婴儿缺血缺氧性脑病尸检资料显示,所有与凋亡促进有关的因子,在少突胶质细胞内表达均有中等程度上调,如 death receptor3,Bax、Bar 等。有趣的是,凋亡相关因子的活化可激活一种 K^+ 的两种新的优势通道,可能渗透压的改变通过激活这些离子通道引发凋亡级联放大效应。

三、治疗

(一)低钠血症的处理

低钠血症往往导致严重器官水肿、功能障碍、循环衰竭甚至死亡。在多数系列报道中,严重低钠死亡率高达 40%～50%,所以许多学者认为,片面强调缓慢补钠有可能延误患者抢救,增加死亡机会,所以相对于增加 CPM/EPM 的危险性,内科、ICU 及外科医生会选择前者,目前大多数学者都同意依据低钠血症的发病急慢程度和持续时间而确定补钠的速度。

1.急性低钠血症 ①测得低钠血症持续<48h。②血钠下降速度>0.5mmol/h。往往发生在外伤、手术、饥饿及内分泌失调等导致的机体短期电解质严重紊乱,由于机体来不及马上调节、耐受。所以低钠血症的症状很早显现,后果也严重,易迅速导致脑等多器官水肿,功能衰竭,循环衰竭等,死亡率高,同时机体营养状态尚可,合成及转运有机物质的能力强,所以一般主张此类患者应迅速补钠,迅速纠正电解质紊乱。

2.慢性低钠血症 ①测得低钠血症持续时间>48h。②血钠降低速度<0.05mmol/h。往往发生在慢性消耗性疾病患者、慢性酒精中毒、烧伤、盐耗综合征、慢性肾功能不全、尿崩症等。目前认为,慢性低钠血症治疗首先要解除病因,同时慢性低钠应缓慢纠正,因为这类患者低钠血症程度往往较重,但因为有较长时间的适应和代偿,一般在短时间内不会产生严重后果。另外,由于代偿结果导致神经元及少突胶质细胞内渗透压低下,相对水肿较重,同时机体产生及转运有机物质分子能力极度低下,维持细胞内渗透压能力降低。所以,目前主张慢性低钠血症应缓慢补钠。一般应该低于 0.8mmol/(L·d)。同时,可在血钠升至中等低钠水平后稳定数日,再继续上升,给机体充分代偿和调整的时间,同时应采取辅助治疗,增强体内有机物质的合成转运。目前还很难规定一个安全的界限。同时,血钠的上升也受多重因素影响,有时很难准确控制。有动物实验资料认为给予地塞米松及秋水仙碱治疗可防止髓鞘脱失,但临床上难以证实。

(二)针对 CPM/EPM 的治疗

静脉内注射免疫球蛋白:Finster 等曾报告 1 例慢性酒精中毒伴特发性低钠血症患者在 CPM 发病后立即静脉注射免疫球蛋白[0.4g/(kg·d)],5d 后症状及体征均改善。目前认为与稳定髓鞘结构、消除可能存在的抗髓鞘抗体及促进髓鞘再生有关。目前尚未见其他相关报道。

Bridgeford 等采用哌醋甲脂,5d 后患者症状停止发展,并有好转及体征改善。据推测其有逆转髓鞘脱失相关精神症状的作用。另外,血浆置换、肾上腺皮质激素等亦可试用。必须指出,CPM/EPM 是一个自限性疾病,其病情发展可因损伤因素的去除而中止,所以药物及治疗方法的有效性评价,应进行随机对照试验验证。

1.纠正低钠血症 当机体出现低钠血症时,应按常规补钠(每小时不超过 0.5mmol/L),最初 24h 内补钠量应低于 12mmol/L,最初 48h 内应低于 21mmol/L,逐渐控制及纠正低钠血症,避免血钠大幅度波动是预防 CPM 的重要环节。

2.血管加压素拮抗剂的应用 近年,V_1/V_2 受体拮抗剂和考尼普坦均获得 FDA 的许可,用于临床低钠血症的治疗,该药减少机体靶器官对血管加压素的敏感,从而有效保钠排水,纠正低钠血症,同时还可降低中枢神经系统髓鞘结构对低钠的易感性,有效防止髓鞘病变的发生,其临床效果值得期待。

3.糖皮质激素与血浆置换、IVIg 临床个案报道提示使用糖皮质激素或与血浆置换联合使用均可有效减少 CPM 的发生,同时减轻部分患者的临床症状,特别是对合并垂体功能减退的 CPM 患者,但缺乏临床实验证实。

地塞米松对渗透性脱髓鞘的保护性效应:迅速纠正低钠血症后 BBB 的损害可能为渗透性脱髓鞘的发生原理中起中心作用;因此能减低 BBB 通透性的药物,对防止渗透性脱髓鞘可能有效。糖皮质激素调节

BBB 通透性,并预防由高渗诱导的 BBB 破坏。

动物实验研究证明:地塞米松治疗在迅速纠正后不久注射较有效,地塞米松于纠正后 0.3h、3h 及 6h 注射有预防脱髓鞘的显著效果,而 6h 及 12h 后注射地塞米松则无明显有益效应,说明在纠正后 6h 内 BBB 通透性增加,提示 BBB 破坏,地塞米松需要在预防脱髓鞘病变有效前给予,一旦 BBB 破坏发生,细胞毒性物质可通透入脑,损害少突胶质细胞,已难以用地塞米松治疗来逆转。因此,地塞米松治疗的时间窗窄,以预防迅速纠正低钠血症后渗透性脱髓鞘。

渗透性应激可释放髓毒性化合物,引起脱髓鞘,PS 可减低毒性物质,导致临床改善,IVIg 治疗对 CPM 治疗亦为有用的选择。因此 PS 及 IVIg 应为安全及有效疗法,以改善肝移植 CPM 患者的临床后果。

四、预后

CPM 属自限性疾病,多数死亡是由于原发病的加重所致,如果能控制原发病且逐步纠正水电解质紊乱,其神经系统病变均可基本痊愈,Menger 等追踪观察 34 例本病患者,发现其中 32 例存活,11 例完全康复,另 11 例留有神经系统后遗症但具独立生活能力,仅 10 例遗留严重神经系统后遗症而需要照顾(4 例智能障碍、3 例四肢瘫痪、2 例小脑共济失调及 1 例其他异常)。CPM 的预后与低钠血症的程度及持续时间无关,也同 MRI 脑桥损害的程度、范围以及急性期病情轻重和原发疾病的情况均无直接关系。

虽然目前 CPM/EPM 缺乏有效治疗,但若能积极控制原发病,避免发生吸入性肺炎、逆行性尿道感染、败血症、深静脉血栓形成及肺栓塞等非特异性并发症,多数患者可得到痊愈。Menyer 等研究 44 例 CPM 患者临床资料,结果发现,32 例存活患者中,11 例完全康复,未遗留任何后遗症,11 例留有神经系统后遗症但具独立生活能力。仅 10 例患者遗留严重神经系统后遗症需生活照顾(4 例为智能障碍,3 例为四肢瘫痪,2 例为小脑共济失调,1 例为其他异常)。

(董礼全)

第四节 急性播散性脑脊髓炎

急性播散性脑脊髓炎(ADEM)是一种中枢神经系统(CNS)的原发性炎症性脱髓鞘疾患,因缺乏脑活检,尚无该病的诊断性标志。今后随着对 ADEM 的发病原理研究的深入,将发现诊断性生物标志,将深化对 ADEM 的病理生理的理解、分类及治疗。ADEM 是一种 CNS 的急性炎症性脱髓鞘性疾患,常呈单相性病程,但可有复发变异型,与多发性硬化(MS)不同,称为多相性播散性脑脊髓炎(MDEM)。ADEM 多见于儿童。ADEM 包括感染后脑脊髓炎及疫苗接种后脑脊髓炎等,虽其触发原因不同,但在临床及病理学上则很相似。相当多病例无前驱感染或炎症事件,而在组织学、微生物学或血清学相同,故统称为 ADEM。ADEM 较 MS 的急性发作或复发为严重,但较致死性急性出血性白质脑脊髓炎的病情轻。ADEM(及 MDEM)并不像 MS 呈进展相。常在启动损害后可缓解,最终预后较好。

一、ADEM 的临床特点

(一)临床表现

ADEM 最常见于儿童及年轻成人,虽可发生于任何年龄。在儿童病例有季节性,以冬及春为发病高峰,在儿童人群,男性发病较多,而成人则相反。约 2/3 儿童病例有前驱感染的临床证据,而成人约占 1/2。

首发症状的时间因触发感染而不同；典型的在非神经疫苗接种后的 1～14d,出疹性疾病中皮疹出现后 1 周或不到 1 周,接种狂犬病疫苗后则为 1～3 周(或更长),呈现广泛性的不同神经表现,可以是局限性及非局限性,起病迅速,数小时到数天进展,急性脑膜脑病常见于儿童(及几乎均伴发于麻疹).意识水平可内抑制进展到昏迷。青春期及年轻成人偶可呈现精神病。儿童较常伴有虚性脑膜炎、头痛及发热、全身违和及肌痛,但偶见于成人病例。局限及全身性痫性发作较常见于感染后 ADEM,比接种疫苗的多。可发生呼吸衰竭(继发于意识抑制或脊髓炎),而脑病、发热、痫性发作及虚性脑膜炎症在 MS 是非常罕见的。

ADEM 的局限性表现可有不同,取决于 CNS 内炎症性脱髓鞘性过程的部位及严重程度。多灶性神经缺损包括锥体束、大脑(偏瘫)、脑干(脑神经麻痹)、脊髓(截瘫)及小脑征等的不同组合,极常见。脑神经病包括两侧视神经炎,发生于 ADEM 较 MS 多见(表 7-3)。孤立的横贯性脊髓炎常考虑为独立的病名引起截瘫及排尿功能障碍,但可以是 ADEM 的一部分,约占 1/4 病例。

ADEM 可累及周围神经系统,特别是在疫苗接种后的类型,好发于神经根。疫苗接种或感染后,可引起 CBS,而感染后 CBS 与 ADEM 合并发生已有报道。MS 时未见周围神经受损,为 ADEM、MS 鉴别的主要发现之一。

表 7-3　ADEM 及 MS 的表现比较

	ADEM 较可能	MS 较可能
年龄	儿童<10 岁	成人、儿童免损
性别	儿童男性稍多,成人则相反	女性较男性多见,约 2 倍
症状	前驱感染	常不严重
	前驱疫苗接种	
	双侧视神经炎	单侧视神经炎
	常较严重	症状缓慢进展性
发热		
头痛		
失语	急动性语言	
虚性脑膜炎		
昏迷	正常意识	
脑干症状		
痫性发作	震颤	
认知受损	阵发性症状(三叉神经痛)	
多灶性神经缺损		
CSF	淋巴细胞增多,寡克隆带阴性,起病时可阳性,但 6 个月后消失,蛋白质上升	淋巴细胞增多,寡克隆带持久阳性,但起病时可阴性,以后再出现蛋白质上升(但较 ADEM 低)
IgG 指数正常	IgG 指数增加	
MRI	较大的病变	脑室周围病损
占位效应及水肿	钆增强不均匀	
灰质受累	T$_1$ 低强度("黑洞")	
一致性钆增强	随访扫描可显示新病损	
	随访扫描正常或病变消散无新病损	

急性出血性白质脑脊髓炎或 Weston-Hurst 病是罕见的,病情较 ADEM 重(常致命),可能系同一疾病的重型,其病程较迅速,伴明显的系统性表现;痫性发作常见及常陷入昏迷。CSF 常显示压力增高及多形性细胞反应(淋巴细胞、中性粒细胞)及红细胞数明显增多,反映微出血性过程。

多症状性表现常见于 ADEM,如脑病及对称性四肢锥体束征,儿童在激发感染后呈暴发性脑炎样疾病。某些患者病情发展较缓慢,呈行为改变,技能发育的丧失,头痛及慢性疲乏。

(二)检查

ADEM(及 MDEM)的诊断常依据典型临床表现,尚无一种试验具有特征性,以下检查有助于诊断。

1.脑脊液　ADEM 的 CSF 可能完全正常,但可显示 CSF 淋巴细胞增多(<100/dl)、蛋白增高,均较 MS 明显。CSF 寡克隆带较 MS 的少,儿童 ADEMCSF 寡克隆带发生率为 3%～20%,成人 ADEMCSF 寡克隆带阳性率为 58%,ADEM 患者 CSF 出现一过寡克隆带并非不常见,恢复期 CSF 寡克隆带几均阴性,但在 MS 则罕见一过性寡克隆带,检出 ADEM 患者 CSF 特异性病毒蛋白成为其病因,但其诊断价值未确定。NMO-IgG 阴性,ADIM 无 MRI 增强反映为血清阳性 NMO 的患儿表现。

2.影像学检查　ADEM 的脑 CT 可以正常,但常显示皮质下白质非特异性低密度病损,可有或不增强。急性出血性脑脊髓炎病例的 CT 扫描可显示炎症伴出血及水肿。MRI 的诊断价值较 CT 大,MRI 为帮助 ADEM 诊断、鉴别 ADEM 与 MS 的辅助标准。标准 T_1、T_2 及 FLAIR 及 T_1 对比剂序列为肯定疾病活动的初始步骤,系列 MRI 检查极为重要。ADEM 时典型的 MRI 发现为:不对称、两侧性、多斑点头区均匀或轻度不均匀,T_2WI、质子密度加权成像及 FLAIR 信号强度增高,病变>4cm。ADEM 相关病变可以是大的连接占位,可达几乎白质的全部,但较小病变似 MS。可观察到广泛局灶性周围水肿,胼胝体在 ADEM 常不受累,虽白质受累突出,灰质亦可受累,特别是基底核、丘脑及脑干、深部灰质受累可能为 ADEM 与 MS 鉴别的可靠标准。

所有 ADEM 病损显示对比后增强,可为斑点状、结节、弥漫结节、无定形脑回或不完全或完全的环形增强,系列 MRI 检查已证明见于大部分 ADEM 病例。脑病损可部分或完全消散,随访时新病变形成极罕见,而 MS 则否。某些 ADEM 病例 MRI 异常显现,在症状起病与一般 MRI 扫描间延迟数天、数周,甚或超过 1 个月。

区别 ADEM 及 MS:无弥漫性两侧病变型,黑洞的存在,有存在 2 个或 2 个以上的脑室周围病变。用这个标准,MS 首次发作与单相 ADEM 患者鉴别,敏感性为 81%,特异性为 95%。

DWI 及 MRS 对急性脱髓鞘高度敏感,对诊断可能有帮助。单一复发 DEM 患者的 MRI 可提示 DWI 能识别 ADEM 时的急性与慢性脱髓鞘。MRS 可区别急性脱髓鞘与脑肿瘤,因 ADEM 病损显现巨分子及乳酸上升,NAA 下降,谷氨酸/谷氨酰胺(GLx)水平有助于鉴别 ADEM 与脑肿瘤。该检查显示 ADC 在大多数 ADEM 病例局限化,见于病变的周边,ADC 值从 $0.55 \times 10^{-3} \sim 0.64 \times 10^{-3}$ mm^2/s。急性期 ADC 值下降,提示弥散下降,稍后成像(亚急性期)显示弥散增加,ADC 值增加,急性期成像病变的 NAA/含胆碱化合物有下降,但亚急性期 NAA/肌酐及 NAA/含胆碱化合物均减低。

ADEM(5/8 例)弥散受限,DWI 高信号,ADC 圈低信号,但与疾病的时期不相关,脑干受累,可见脑干水肿征,天幕上或脑干的信号强度改变指示预后差,FLAIR 序列、DWI 及 ADC 图像显示最佳,虽 DWI 及 HRS 主要可鉴别急性脱髓鞘与脑瘤。

脊髓脱髓鞘病变特别难以鉴别 ADEM 与 NMO,ADEM 的脊髓病变多为火焰状,高 T_2 信号,可局限于灰质、白质,或两者均累及,较 MS 更广泛。与 MS 或特发性横贯性脊髓炎比较,ADEM 可波及全切面脊髓。常伴有肿胀及斑点周围增强,使之这些病变仅通过成像背景难以与脊髓肿瘤区别。PNS 受累在诊断脊髓 ADEM 中特别重要。

MRI 可正常,或在起病后 5~14d 出现异常,儿童 ADEM 可显示仅单个脱髓鞘灶,成人患者亦可呈现单灶,甚至呈肿瘤样,有时需作活检,以排除感染或恶性病变。病灶多播散于整个 CNS 内,MRIT$_2$WI 可见多灶高信号病灶。如 MS 时所见,但其分布不同,ADEM 的病灶常较大,倾向于广泛及对称分布于大脑及小脑白质,有时在基底核、丘脑及脑干,有时亦可局限于脑干、小脑。钆增强亦有助于鉴别 ADEM 与 MS,因仅急性病变会增强,ADEM 所见病损及其增强征应同一时间及程度,而 MS 病灶的时间亦是不同的。时间上均匀病损在儿童病例较成人病例常见,时间上不均一病损表现不一定排除 ADEM。MS 时新病灶可为无症状性,在 T$_1$WI 呈低信号或"黑洞",提示系以前的破坏性炎性脱髓鞘过程。ADEM 及 MDEM 的 MRI 随访扫描应显示出病损部分或完全消散,但未见新病损出现。

MRI 在急性 CNS 白质疾患诊断具有核心重要性,临床孤立综合征者脑 MRI 异常倾向于进展为 MS,一项研究报告 10 年随访中占 83%,而 MRI 正常者仅 11% 在同期转变成 MS。病灶数增多,幕下病损及脑室周围病损具有 MS 阳性预告价值。ADEM 多累及皮质下白质,很少累及脑室周围白质。反之,MS 病灶倾向于皮质下白质及脑室周围,成人 MS 大都位于脑室周围病灶,特别在侧脑室三角部及体部。皮质灰质病灶虽不常见,仅见于 ADEM 组,亦可以是 ADEM 的仅有表现。基底核病灶常为无症状性,近 2/3 部分消散,1/3 近乎消失。

ADEM 病损边缘不清,可能系水肿之故。但 MS 病灶边缘较清晰,某些恢复期 ADEM 病例 MRI 病灶迅速消散。

ADEM 及 MS 白质病灶均不对称,是获得性脱髓鞘病损的特征。对称性白质异常应考虑白质营养不良。反之,ADEM 的深部灰质异常常是对称性的。恢复期 MRI 有助于鉴别 ADEM 与 MS。大多数儿童 ADEM 复查 MRI 显示完全或部分消散,某些病例可残留胶质增生及脱髓鞘,恢复期 MRI 单相性组无新病灶。相反,系列 MRI 扫描成人及儿童 MS 常显示新的症状性病损(复发时),或无症状性病灶(恢复期)。DWI、MTI、质子波谱分析可提高诊断特异性。

(三)诊断

ADEM 的诊断常根据在前驱事件(如感染或疫苗接种)的背景下,发生局灶或多灶性 CNS 播散性损害综合征。一般诊断不困难。依据发病年龄及临床表现对其病因进行鉴别诊断,在鉴别时以下情况应予注意:①初次发作需与 MS 鉴别,表 7-4 有助于鉴别 ADEM 与 MS。非特异性感染在临床神经综合征前并不能鉴别 ADEM 及 MS,因 MS 可在感染后加重。②CNS 血管炎亦可呈现 CNS 多灶性损害表现,可伴或不伴系统性表现(为 DIC 或血清病),应注意鉴别。③多发脑梗死特别是心源性脑栓塞常无前驱事件。④慢性脑膜炎或肉芽肿瘤(结节病)的起病形式及 CSF、MRI 改变与 ADEM 有明显差别。如主要临床表现是单灶性,需排除局限性脑炎、脑脓肿或脑瘤。⑤病情严重者应与感染性脑炎鉴别(表 7-4)。

表 7-4 ADEM 与感染性脑炎的比较

	ADEM	感染性脑炎
临床特点		
最常见年龄	儿童	任何年龄
近期疫苗接种	常	不常
前驱疾病	常有	偶有
发热	可发生	常见
视觉丧失(一或两眼)	可发生	不常见
脊髓受损征	可发生	罕见

续表

	ADEM	感染性脑炎
实验室发现		
血液	偶发生白细胞增多	白细胞增多常见
MRI(T_2加权)	多发相同程度高信号灶,可累及两侧大脑半球白质,基底核、脑干、小脑及脊髓	两侧大脑皮质灰质及其白质一个或多个弥漫性高信号灶。基底核、脑干及小脑较小范围的高信号灶
CSF	淋巴细胞性白细胞增多,蛋白质升高,糖正常及培养阴性,急性出血性白质脑炎可见红细胞	淋巴细胞性白细胞增多,蛋白质升高,糖正常、培养阴性,单纯疱疹脑炎可见红细胞

(四)病程

ADEM 可在数日内达高峰,缓解亦可相同迅速。以往死亡率高(可达 20%),特别是麻疹后 ADEM(10%～30%),随麻疹疫苗接种后麻疹发病降低,死亡已属罕见。大多数 ADEM 可在数周或数月得到完全恢复,有的病例可残留运动紊乱、认知受损、视力丧失及行为问题。少数发生痫性发作,成人 ADEM 的预后较儿童 ADEM 差。

儿童 ADEM 并不复发,儿童 MS 至少 2 次分开发作(至少相隔 1 个月)。ADEM 发病后数月内复发,应考虑复发性 DEM,其复发表现与首次相似。复发在 6 个月后,则为 MDEM,复发表现与首次发作不相同,所有儿童 MDEM 复发在停用激素 2 个月内,故至少 6 个月应避免免疫刺激(疫苗接种)。儿童 MS 在一年内复发占 35%～60%.某些病例可数年不复发,但可进行性加剧。

二、ADEM 的临床类型

(一)感染后脑脊髓炎

感染后脑脊髓炎(PIEM)有前驱或伴发感染,一般发生于感染后 30d 内常为病毒性,多为麻疹病毒感染,约为 1/1000。ADEM 可见于水痘-带状疱疹及风疹病毒感染,发生率分别为 1110000 及 1/20000。其他感染(或副感染)激发原因包括支原体(及其他非典型肺炎)感染、疱疹病毒、钩端螺旋体及包柔螺旋体。PIEM 的发生率在广泛接种麻疹疫苗后已大大减少,但仍有发生。非特异性感染或未认识的病毒性感染亦可为 ADEM 的前驱,故无特异性感染介质,不应排除其诊断,Olek 等(2000)称之为特发性 ADEM。依据前驱疾病,ADEM 表型可有不同,麻疹伴 ADEM 倾向于临床表现严重,小脑性共济失调与风疹感染密切有关。最近报道儿童 ADEM 可伴发于链球菌 Aβ 感染,见于 3～14 岁儿童,呈典型的 ADEM 临床表现,但以肌张力不全性锥体外综合征为突出表现(70%),或呈情绪不稳,不适当言语等行为疾患(50%),该综合征发生在急性咽炎后,但与风湿热或小舞蹈症不同,可伴抗基底核抗体上升。

(二)疫苗接种后脑脊髓炎

历史上描述的狂犬病疫苗接种后及麻疹病毒感染后疾患为疫苗接种后脑脊髓炎(PVEM)原型。1853年较广泛接种琴纳天花(牛痘)疫苗患者发生"神经麻痹性意外",1920 年接受从兔脊髓制备的狂犬病疫苗后,使约 1/1000 人发生"神经麻痹性意外"。

最初认为神经麻痹性意外由疫苗的病毒组分所引起,后认识到其系 CNS 组织污染了疫苗的结果。现已不再用活体感染的 CNS 组织来制备疫苗,与实验性过敏性脑脊髓炎(EAE)相似,EAE 是由接种髓鞘或髓鞘抗原到合适的实验动物,产生临床及病理上与 ADEM 极相似的疾病。PVEM 继续见于狂犬病疫苗含神经组织后,如样本制剂是从兔脑制备,鸭胚疫苗亦含小量神经组织,特别应用在发展中国家。无神经成分的麻疹、腮腺炎及风疹疫苗是最常伴发 PVEM 的,但其发生率为(1～2)/1000000 活麻疹疫苗接种,低于麻疹病毒感染后 PIEM 的发生率 1/1000。虽两者均为 ADEM 的原因,为预防 ADEM,疫苗接种会显著降低 ADEM 的发生率。PVEM 将只占现今 ADEM 病例中 5% 以下。PVEM 的潜伏期一般为疫苗接种后 3 个月内。

(三)器官移植后脑脊髓炎(POREM)

同种异体实质器官移植已用于心脏、肺、胰、肝、肾及其他器官疾病的治疗,此外同种异体性骨髓移植已成为血液急性肿瘤的治疗方法,自体血细胞生成性干细胞移植近已考虑用于自身免疫性疾病的治疗。近有报告 ADEM 发生于 2 例移植后患者,其中 1 例 EB 病毒可能为其致病原。至少两种不同的机制引起 POTEM:①由于器官移植后,长期应用免疫抑制/免疫调节药物,使这些患者受急性微生物感染或潜在病毒感染再活化的危险性增加。感染的危险性在同种异体移植时增加明显,感染可经供者器官转移到受者。②甲氨蝶呤、环孢素及环磷酰胺等免疫抑制剂与像 ADEM 的 CNS 白质疾病有关。这些药物亦抑制免疫反应,其与引起 ADEM 的发病原理有关,因而可能用于 ADEM 的治疗。若器官移植受者 ADEM 的总发生率较一般人群高,随着器官移植应用的增多,ADEM 的发生可能会增加。

(四)MDEM

ADEM 的临床表现为单相病程。恢复期发生复发代表生理性传导阻滞,而不是免疫介导机制的真正再活化。已有报告复发的脑脊髓炎病例,特别是小儿病例,成人复发则难与 MS 鉴别。相对罕见的 ADEM 病例复发,曾称为慢性或复发性 ADEM,近曾建议称双相性 EM,由于缺乏 MDEM 的严格定义,而致不同组报道的 MDEM 描述呈现不同的临床病理学实体。MDEM 可能代表激素调制的 ADEM,或一种不寻常类型的 MS,或易感 ADEM 个体的机会复发,或可能是三者的综合。

一项重要的对的 48 例儿童 CNS 急性播散性脱髓鞘病的研究,平均随访 5.64 年,28 例(58.1%)最终诊断为 ADEM,7 例(15%)为 MDEM,13 例(27%)为 MS。MDEM 病例在初次发作后数月内复发,所有复发发生于停用激素后 2 个月内,提示 MDEM 部分可能是激素干预 ADEM 的自然史的现象。在此后的随访期可未再复发。而另一组 84 例儿童 ADEM 随访 6.6 年,其中 90% 为单相性,10% 为双相性病程;可见 MDEM 好发于儿童。

据报道,成人 MDEM 的平均年龄为 30～77 岁,1 例曾 4 次发作,2 例 3 次发作,2 例各有 2 次发作,均无前驱感染或疫苗接种。首次复发见于首次发作后 13 个月。复发的临床表现,至少部分是在首次发作的相同 CNS 范围,少有寡克隆带。MDEM 在空间及时间的播散性较 MS 的少。

(五)急性出血性白质脑脊髓炎(AHLEM)

AHLEM 或 Weston-Hurst 病是一种超急性 ADEM,罕见,病情较 ADEM 严重,常可致命。

最常见前驱病史是非特异性上呼吸道感染,无特异性诊断性临床试验。临床表现拟似 ADEM,但发展更急,更严重。伴明显的 CNS 表现,包括局部或多灶神经学体征,常发生痫性发作及意识模糊,常可陷入昏迷。曾有报告在初期恢复后复发。常伴发热,CSF 压力常增高,蛋白质、红细胞、白细胞增多,反映微出血性过程。初期 CT 正常,继以低密度白质病变,出现在首发症状后 12h 内,CT 上的病损可随病情缓解而大部分消失,MRI 在病损发展方面可显示更多发现。

该疾患代表较严重及破坏型 ADEM,CNS 白质坏死性血管炎,累及小静脉及毛细血管,血管周围多形核细胞及红细胞积聚。血管周围脱髓鞘病损常融合成大的病损。

鉴别诊断包括:迅速发展的发热及意识模糊的局灶性大脑疾患,包括脑脓肿及脑炎,特别是单纯疱疹性脑炎。

(六)复合性中枢及周围性脱髓鞘病

尚未完全确定,有些病例报告其呈亚急性进展性病程,迄今尚未证明有关的病毒或神经抗原,PNS 可见洋葱球形成,提示脱髓鞘及再髓鞘化,这些患者有与 MS 一致的临床表现,可能是中枢神经及周围性脱髓鞘病两种疾病并存。

(七)局限型 PIEM

ADEM 的病损及表现可局限于 CNS 的某部分,如脊髓、视神经或小脑。

1.急性及亚急性横贯性脊髓炎 急性及亚急性横贯性脊髓炎是指数小时到数天的单独脊髓功能紊乱,无脊髓受压证据,严重者呈完全性横贯性脊髓炎,39%有前驱发热病,初症为感觉异常、背痛或下肢无力,37%神经缺损在 1d 内达最重,42%后果良好,38%一般及 20%差。迅速发病者预后差,约 7%发展成 MS(临床诊断)。完全性横贯性脊髓炎与部分性或不全性综合征不同,后者中 50%～90%演变成 MS。

2.视神经炎(ON) MS 时的 ON 大多数为单侧性,VEP 亦提示对侧眼受累,同时两侧性 ON 罕见于 MS,较常见于 Devic 病。ON 后发展成 MS 的发生率在 20%～70%,单独 ON 并不代表 ADEM,小儿发疹后发生 ON 是副感染的最佳例子,曾有报告在麻疹、风疹、腮腺炎及水痘后。大多数病例呈双侧 ON 受累,仅小部分病例有附加神经异常。年龄较轻进一步提示不是 MS 的初起表现。大多数 ON 患者视力恢复好,在风疹后 ON 病例预后稍差。

3.小脑炎 急性、单一共济失调见于很多不同的病毒感染后,最常见于水痘感染,约有 50%,小儿水痘病例中为 1/1000,恢复良好,病程数日到 3～4 周,大多数病例可自发缓解,ON 系直接侵入还是自身免疫,皮质激素治疗效果等均待解决。

三、发病原理

ADEM 的感染因子与免疫系统尚未被广泛研究。虽感染因子与 ADEM 发病机制密切有关,但 CSF 内未曾分离到微生物。分子拟似可能是前驱感染触发 ADEM 的机制之一。虽有研究已经证明儿童 ADEM 的周围及 CSF 淋巴细胞特别是 Th2 细胞已对 MBP 的反应性增加,在血清中亦未发现抗 MBP 抗体。然而,ADEM 的进一步免疫学研究,尚需决定 ADEM 与 MS 间是否存在差异。尽管 ADEM 与 MS 在多灶性脱髓鞘伴淋巴细胞性及巨噬细胞浸润间存在明显的病理学相似性。但仍有重要的差异,死于起病后 1 个月内不同间隔的 ADEM 患者的病理组织学研究,已经证明在临床表现数天内显示非常多的镜下病损,以后病损大小或数目并不增加。而在相同时期急性或早期 MS 起始时病损较少及较大,且在病程中病损增大及数目增多。以炎症脱髓鞘病的动物模型看,EAE 与 ADEM 很相似;狂犬病疫苗接种后 ADEM 实际上就是人 EAE。

ADFM 的组织病理,炎症及脱髓鞘区显示静脉周围有单核细胞,有时有中性粒细胞及满载脂质的吞噬细胞,较晚期有星形细胞增生及胶质增生的病理证据。

动物模型研究的结果指出感染机制及一种继发性自身免疫反应引起 ADEM 的 CNS 脱髓鞘。感染因子引起初始损伤,继之以继发性自身免疫反应。髓鞘蛋白的序列与入侵病毒有明显同源性,感染因子(或一种疫苗)及髓鞘位点分享共同抗原,能触发一种自身免疫反应,常指分子拟似性。T 淋巴细胞介导自身免疫反应对髓鞘自身抗原(如 MBP、PLP 及髓鞘少支细胞糖蛋白)。在福氏试剂免疫接种后可诱导 ADEM。在 Theiler 小鼠 EM 病毒模型中,$CD4^+$ 及 $CD8^+$ T 淋巴细胞与继发自身免疫反应有关。已经观察到在病毒感染后对髓鞘自身抗原的 $CD4^+$ 及 $CD8^+$ T 淋巴细胞反应。有趣的是,严重免疫缺陷小鼠不能发生免疫反应,并不发生脱髓鞘。B 淋巴细胞及抗体对神经节苷脂 GM_1 及 CDla 亦可能起作用。研究识别 Th2 细胞($CD4^+$ 辅助亚组,驱动 B 淋巴细胞产生抗体),其对 ADEM 患者的周围血中 MBP 有反应性。引起 PIEM/PVEM 症状的精确分子机制尚未完全阐明,在 ADEM,B 淋巴细胞及 T 淋巴细胞一起介导 CNS

炎症性损害。可能是多种免疫机制导致临床综合征的效应相,进一步动物模型研究可能会提供对 ADEM 的病理生理更多认识。

四、治疗

对 ADEM 尚无特殊治疗。因其罕见,故尚无报道关于其任何治疗药物的规范的临床试验,因此疾病的处理是根据其发病机制。与 MS 一样,进行免疫抑制及免疫调节。因 MS 有慢性神经变性、轴索丧失与炎症程度相关性差,故 ADEM 更属纯粹的炎症性脱髓鞘疾病。用于 MS 的治疗会更有效于 ADEM,并影响长程预后。

1.皮质激素 皮质激素对 ADEM 是有效的第一线治疗,建议静脉滴注甲泼尼龙 0.5～1g/d,3d。ADEM 的自然病程呈现自发性改善,因此难以绝对确定其有效性。最近倾向认为激素对 ADEM 病例的存活改善,可能反映皮质激素,特别是甲泼尼龙的应用增多。皮质激素应用的合理性是其能减轻炎症、减轻脑水肿及封闭血脑屏障,降低引起脱髓鞘的活性免疫细胞及体液因素。在某些病例,停用皮质激素治疗可继以复发,可能是形成 MDEM 的基础,MDEM 复发较 ADEM 后时间更短。GCS 使 ADEM 恢复改善,致残减轻,激素类治疗起保护性影响,停用激素而复发故应谨慎渐减口服泼尼松龙 1～2 个月。

2.血浆交换(PE) PE 用于对静脉滴注皮质激素反应差的病例,若干报告 ADEM 对 PE 的反应好,但多与皮质激素及环磷酰胺合用。14d 中 7 次 PE,但改善常见于首次交换后。

3.静脉滴注免疫球蛋白(IVIg) IVIg 亦曾成功治疗数例 ADEM,但其证据逊于 PE,已有若干未被证明神经炎症经 IVIg 治疗证明有效,常作为替代 PE 的简便治疗。现应用于 ADEM 对皮质激素治疗无反应及禁忌者,或不能实际应用 PE 者。IVIg 对 PVEM 患者较 PE 好。静脉滴注环磷酰胺治疗曾有成功的例子,但未得到广泛认可。

严重 ADEM 患者,特别是急性出血性白质脑脊髓炎,可发生脑水肿,应合用甘露醇及过度换气。若保守治疗无效,可考虑开颅减压术。ADEM 在常规疫苗接种后复发而成为 MDEM,故应在确诊 ADEM 后至少 6 个月内避免疫苗接种或其他免疫刺激。

4.电刺激小脑顶核(FNS) 我们曾对 5 例 ADEM 患者在皮质激素治疗后仍处于 AM 的病例,应用电刺激小脑顶核治疗 5～7d,患者的意识障碍有明显改善,神经缺损症亦随之逐渐恢复,若同时服用多巴胺激动剂,效果可增加,值得临床试用,有待今后积累更多经验,进一步确定其疗效。关于其治疗机制、可能与 FNS 抑制血管免疫炎症、保护神经元,改善与促进神经传导等有关。

(龙海丽)

第五节 弥漫性硬化

【流行病学】
弥漫性硬化是一组少见的大脑半球白质及嗜苏丹中性脂肪广泛脱髓鞘疾病,本病可发生于任何年龄,但好发于婴幼儿及青少年,平均 30 岁左右,有家族性。因 Schilder 于 1912 年首先报道,故又称 Schilder 病。

【病因】
本病原因不明,可能与遗传、中毒、感染、过敏反应、神经营养不良、铜缺乏、及自身免疫有关。

【病理变化】
大脑、小脑半球皮质下区域有广泛性脱髓鞘改变,枕叶与颞叶多受损。病理解剖可见有脑沟增宽和脑回萎缩。切面可见大脑白质有单个大面积病灶,呈棕色或灰色。多数患者呈多灶性。脑白质病变常侵及整个脑叶或大脑半球,两侧病变常不对称,也可对称性受累,多以一侧枕叶为主,界限分明。视神经、脑干和脊髓可发现与 MS 相似的分离病灶。

镜下所见:新鲜病灶可见血管周围淋巴细胞浸润和巨噬细胞反应,晚期有胶质细胞增生;也可见组织坏死和空洞,故有人认为弥漫性硬化是发生于幼年或少年期的严重而广泛的 MS 变异型。

【临床表现】

临床表现有视力丧失及肢体感觉和运动障碍等症状,人格改变和行为障碍往往早于神经系统症状的出现。

1.幼儿或少年期发病,多呈亚急性、慢性进行性恶化病程,停顿或改善极为罕见;多数患者在数月至数年内死亡,但也有存活十余年的病例。

2.精神症状表现为欣快幼稚、情绪不稳、智能减退等,约占 50%。有的表现幻觉、妄想、语词新作、被动体验,情感淡漠等,类似精神分裂症的症状,而无明显智能缺损。还有表现记忆减退、易激惹、人格改变或精神错乱伴有定向力障碍,是脑器质性综合征,无论精神症状如何表现,后期均呈现痴呆状态。

3.神经系统症状早期常见痉挛性下肢轻瘫或四肢轻瘫,并伴有感觉缺失。眼部症状有视力下降、同向性偏盲或皮质盲,一般无眼底改变。当病变累及视束及视交叉部时,可出现视盘苍白,对光反应迟钝。视神经萎缩和梗死也不少见,严重者双目失明。颅内压升高可发生头痛、呕吐、眩晕等。晚期出现去大脑强直和肢体挛缩。

【辅助检查】

1.CSF-MNC　正常或轻度增高,可达 $50\times10^6/L$,蛋白轻度增高,仅个别病例可检出寡克隆带。

2.EEG　为高波幅慢波占优势的非特异性改变。

3.视觉诱发电位(VEP)　多有异常,且与病人的视野和主观视敏度缺陷一致,而 MS 的 VEP 异常多指示视神经受损。

4.CT　可显示脑白质大片状低密度区,以枕、顶和颞区为主,累及一侧或两侧半球,不对称。

5.MRI　可见脑白质长 T_1、长 T_2 弥漫性病灶,如病情有缓解复发可显示病灶大小及分布的相应变化。

【诊断】

主要根据病史、病程经过、临床表现及辅助检查综合判定。

【鉴别诊断】

1.肾上腺脑白质营养不良(ALD)　弥漫性硬化临床上易与肾上腺脑白质营养不良(ALD)混淆,但 ALD 呈性连锁遗传,仅累及男性,肾上腺萎缩,多伴有周围神经受累及 NCV 异常,血中极长链脂肪酸(VLCFA)含量升高。

2.多发性硬化(MS)　多在 20～40 岁发病,女性多见,病程有缓解-复发。弥漫性硬化多于幼儿或青少年期发病,男性较多,极少有缓解-复发,以皮质盲、智能减退、精神障碍多见。

【治疗】

本病目前尚无有效治疗方法,文献报道用肾上腺皮质激素和环磷酰胺可使部分病例的临床症状有所缓解,主要采取对症及支持疗法,加强护理。

【预后】

预后差,发病后即呈进行性恶化,多数在发病后几年内因并发症而死亡,平均病程 6.2 年,短期缓解者罕见,死因多为合并感染。

(白　雪)

第六节　同心圆性硬化

【流行病学】

同心圆性硬化(Balo病)是较少见的而又具有特异性病理改变的大脑白质脱髓鞘病变,以青壮年女性多见。在我国东北和西南地区有散发病例的报道。

【病因】

病因不清。有认为本病可能是急性 MS 的变异型。

【病理变化】

本病突出的病理特点是脱髓鞘带与正常髓鞘保留区形成整齐相间的同心圆形分层排列,状如树木的年轮,故名同心圆性硬化。小静脉周围可见淋巴细胞为主的炎性细胞浸润,病损的总体分布和临床特点均与多发性硬化相似。

【临床表现】

1.患者多为青壮年,女性多见,急性或亚急性起病。

2.首发症状多为沉默寡言、淡漠、反应迟钝、无故发笑、重复语言等精神障碍,有头痛、头晕、疲乏等先驱不适。

3.随后出现大脑多病灶症状,如偏瘫、失语、眼外肌麻痹、眼球浮动和假性球麻痹等;体征可有轻偏瘫、肌张力增高及病理征等;病情进展,导致意识障碍,呈去皮质状态。

【辅助检查】

1.脑脊液检查　常规多数正常,少数病例颅内压偏高。

2.MRI　可显示额叶、顶叶、枕叶、颞叶白质区洋葱头样或树木年轮样黑白相间的类圆形病灶,大小在0.2～0.5cm,低信号环为脱髓鞘带,等信号是正常髓鞘保留带,共 3～5 个相间环;脱髓区轴索损害较轻。

【诊断】

依据临床表现及典型 MRI 所见,最有力的诊断依据有赖于脑活检。

【鉴别诊断】

需与散发性脑炎鉴别,后者多见急性起病,出现脑脊液中细胞、蛋白增多。

【治疗】

目前尚无一种特效的药物或手段根治本病,治疗的主要目的是抑制炎性脱髓鞘病变进展,阻止病情进展,缓解临床症状,减少复发或延长复发间歇期;晚期采取对症和支持疗法,预防各种并发症,尽量保存神经功能。减轻神经功能障碍带来的痛苦。

1.激素治疗　促皮质素及皮质类固醇是治疗 MS 急性发作和复发的主要药物,具有抗炎及免疫调节作用,缩短急性期和复发期病程。多主张大剂量短程疗法,临床常用药物是:①甲泼尼龙:显效较快,作用持久,副作用较小,近年来有取代其他类固醇制剂的趋势;成年人中至重症复发者可用 1000mg/d 加于 5% 葡萄糖 500ml 静脉滴注,3～4h 滴完,连用 3～5d 为 1 个疗程;继之以泼尼松 60mg/d 口服,12d 后逐渐减量至停药。②ACTH:以 80U/d 开始,静脉注射或肌内注射 1 周;依次减为 40U/d,4d;20U/d,4d;10U/d,3d。③泼尼松:80mg/d 口服 1 周。依次减为 60mg/d,5d;40mg/d,5d。然后每 5d 减 10mg,4～6 周为 1 个疗程。④地塞米松:30～40mg 加入生理盐水 50ml 静脉缓慢推注,5min 内注完,短时间内使血药浓度达峰,1～2 次可望控制急性发作;但应注意该药副作用较大,半衰期较长,对水、电解质代谢影响较大,为避免复发可在第 1、3、5、8 和 15 天注射 5 次;也可用地塞米松 20mg 加甲氨蝶呤 10mg 鞘内注射,对急性发作及重症者效果尤佳,可于 1 周后再行第 2 次注射。

2.免疫抑制药 对于伴有严重溃疡病、高血压和糖尿病,不能应用肾上腺皮质激素的病人,以及经正规激素治疗 1 个月症状仍无改善的病人,均应改用或加用免疫抑制药。通常环磷酰胺(CTX)200mg/d,口服或静脉注射;硫唑嘌呤(AZP)100mg/d,口服。环孢素是强力免疫抑制药,剂量应在 2.5mg(kg·d)内,Smg/(kg·d)以上易发生肾中毒,需监测血清肌酐水平,为减少毒性可分 2～3 次口服,因该药价格昂贵,临床上尚未能普遍应用。

3.抗菌药物的应用 在应用大剂量肾上腺糖皮质激素或环磷酰胺等免疫抑制的同时,应使用足量、有效的抗菌药物,以防治各种感染性疾病。一般主张每日静脉滴注青霉素 400 万～800 万 U 或头孢唑啉钠 4.0～6.0g。

4.大剂量丙种球蛋白 大剂量静脉注射丙种球蛋白可起到制作用。免疫球蛋白 G 0.1～0.4g/kg,连用 5～7d。可根据病情月加强治疗 1 次,用量为 0.4g/(kg·d),可连续 3～6 个月。

5.干扰素疗法 干扰素具有较强的抗病毒作用,可增强 MS 患者免疫细胞的抑制功能。

6.对症治疗 对伴有痛性痉挛的患者可给予卡马西平 0.2g,每日 2 次口服;对精神抑郁者可给予三环类抗抑郁药(如阿米替林、丙咪嗪、氯米帕明等)或选择性 5-羟色胺再摄取抑制剂(SSRIs,如百忧解、赛乐特等);对痉挛性瘫痪者可口服巴氯芬 10mg,3/d;对尿频、尿急者可给予普鲁本辛口服。严重姿势性震颤可用异烟肼每日 300mg 口服,每周增加 300mg,直至每日量 1200mg;每日并用吡哆醇 100mg,可获改善,但机制不清;少数病例用卡马西平或氯硝西泮也有效。

7.其他治疗 方法血浆交换疗法、紫外线照射充氧自血回输疗法、胸腺和脾脏放射线照射疗法、胸导管引流术亦可用于治疗多发性硬化。此外,应保持病人的运动功能,避免劳累、感染、创伤等诱因,以减少多发性硬化的复发也十分重要。

【预后】

病程短,多数病例存活仅数周至数月。个别可达 2 年以上,死因多为脑疝或并发肺炎。

(白　雪)

第八章 运动障碍疾病

第一节 帕金森病

帕金森病又称震颤麻痹,1817年詹姆斯·帕金森首先描述了本病的综合征,后人为了纪念他的重要贡献,因而得名。

帕金森病是好发于中老年的神经退行性疾病,临床主要特征为进行性运动徐缓、肌强直及震颤。

【流行病学】

帕金森病50岁以前少见,随着年龄增加,发病率增加。世界各地均有本病发生,白人多于黑人区域。帕金森病的发病率(按年龄调整的发病率)美国纽约为每年13.5/10万,瑞典为9.7/10万,日本Yanago为11.7/10万。

患病率在60岁以上的上海人群中为1.24%。中国四地区(2003)调查65岁以上男女的帕金森病的标化患病率为2.06%(男性2.12%,女性1.98%)。1983年,中国6个城市帕金森病及综合征调查发现,两者患病率为44.3/10万(帕金森病为34.8/10万,帕金森综合征为9.5/10万)。其中男性帕金森病患病率为57.5/10万,帕金森综合征为12.8/10万;女性中帕金森病患病率为12.6/10万,帕金森综合征为26.3/10万。2003年,我国帕金森病患病率(经年龄调整)为:60~69岁组为289.7/10万;70~79岁组为1157.2/10万;80~84岁组为3534.0/10万;>85岁组为3472.2/10万。这些调查材料提示近年来我国帕金森病有增加的趋向。

【病因和发病机制】

1.基底节皮质环路学说 基底神经节与运动有关的神经联系可认为主要有两条与大脑皮质相关的神经环路。

纹状体(壳核和尾状核)是基底节环路的主要传入部分,接受来自运动皮质及其辅助区绝大部分皮质的冲动传入,其神经元活动受黑质-纹状体多巴胺能通路的明显影响。纹状体抑制性冲动投射到苍白球内侧区和黑质网状部,两者一起构成了基底节的输出通路。通过从苍白球内侧区到丘脑运动核(丘脑腹外侧核)的抑制性GABA能神经投射,和丘脑到额叶皮质之间的兴奋性联系,基底节与皮质形成调控运动的环路。

基底节的传入和传出部分存在两条通路:一条是直接从壳核至苍白球内侧区的抑制性通路(GABA能通路);另一条则是涉及苍白球外侧段(GPe)与丘脑底核(STN)的间接通路,这条间接通路对苍白球内侧区活动可能起兴奋作用,因为它涉及两条抑制性通路,即GABA能通路(①从壳核到苍白球外侧区②从苍白球外侧区到丘脑底核),以及另一条从丘脑底核到苍白球内侧区的兴奋性通路—谷氨酸能通路。

大多数认为,源于基底神经节的运动障碍是由于"运动"回路功能异常,引起苍白球内侧区和黑质网状部（SNr）传出改变,从而使运动发生障碍。

正常情况下,直接投射到苍白球内侧区的壳核神经元受多巴胺激动,壳核投射到苍白球外侧区的神经元受多巴胺抑制。

在帕金森病发病的环路学说中,由于纹状体多巴胺的缺少,导致直接投射到苍白球内侧区的抑制性纹状体神经元活动降低,纹状体多巴胺的耗竭导致纹状体投射到苍白球外侧区神经元的过分活动,继而将丘脑底核从过度抑制中解脱出来,致使丘脑底核神经元兴奋性活动增强,这种增强的活动能激动苍白球内侧区的神经元,最后引起许多冲动从基底节传到丘脑。壳核多巴胺减少既导致直接抑制通路的活动减弱,也导致间接兴奋通路的活动增强,共同引起苍白球内侧区活动增强。因为苍白球内侧区到丘脑投射为抑制性,苍白球内侧区释放冲动增强后导致丘脑皮质神经元受到抑制,致使皮质兴奋性减少,引发帕金森病少动强直的临床症状。

2.生化病理学说　纹状体中多巴胺-乙酰胆碱是一对互相拮抗的递质,多巴胺是抑制纹状体的递质,乙酰胆碱是兴奋纹状体的递质。在正常人两者处于平衡状态。帕金森病患者是因纹状体中多巴胺含量显著减少,以致乙酰胆碱的兴奋性作用相对加强而发病,因此,应用多巴胺的前体——左旋多巴可以补偿脑中多巴胺的不足,或者应用抗胆碱能药物抑制乙酰胆碱的作用,均可治疗本病。

3.环境毒物因素学说　20世纪70年代,美国圣约瑟城的化学师私自合成一种违禁的抗精神病药物,其副产品中含有神经毒物MPTP,后来以MPTP可制成猿猴的帕金森病动物模型。1979年Davis等在美报道1例23岁男性,用自己合成的与哌替啶类似的1-甲基-4-苯基-丙氧哌啶（MPPP）后出现帕金森病症状,该药中含有污染物MPTP,用药过量者死后尸检发现黑质DA能神经元严重死亡,但当时未被重视。1982年6月1例42岁药瘾者因瘫痪住入圣约瑟医学中心。1周后,其姐亦因帕金森病症状而来院,此两例患者均注射过自己合成的海洛因。当时恰巧邻近的神经病学家Tetrud也发现有两例因注射自己合成的海洛因而发生帕金森病的患者。事后证实上述自己合成的海洛因中均含有MPTP,其代谢产物是MPP$^+$,能选择性破坏黑质的多巴胺神经元。此后,MPTP成为人们制作小鼠、猴帕金森病动物模型的有效工具。

除草剂百草枯、有机氯农药氧桥氯甲桥萘、杀真菌剂代森锰、鱼藤酮也可导致帕金森病动物模型。百草枯与MPP$^+$化学结构类似,在稻田等农业中广泛利用,成为一种致帕金森病的危险毒物。流行病学证实,种水稻者比种果树者多见,饮用井水者比饮用河水者帕金森病多见,庭园中用除草剂者比用人工除草者帕金森病多见。在合成含有MPTP或与MPTP类似结构的药厂（如生产除草剂、杀虫剂药厂）有本病的小流行。帕金森病患者尸检时脑内发现有杀虫剂氧桥氯甲桥萘的残留。此外,食物中含异喹啉类化合物（如去甲猪毛菜碱）可能诱发本病。

4.神经细胞的老化加速　在正常人中黑质神经元每10年减少4.7%,但并不导致帕金森病的发生。环境毒物的暴露、氧化应激损伤、谷氨酸等兴奋性氨基酸损伤线粒体呼吸链Complex Ⅰ等因素使正常人中黑质致密部、额叶、颞叶和顶叶等神经元易于老化,黑质-纹状体的多巴胺神经元老化加速,一旦其数量减少到正常50%左右,纹状体内多巴胺递质减少80%,则会引起帕金森病症状。

5.氧化应激和线粒体损害导致黑质细胞的损害　在动物实验中发现MPP$^+$通过纹状体中多巴胺神经元末梢多巴胺转运体转运到胞体,造成多巴胺神经元的损害。在细胞代谢中产生许多氧自由基及多巴胺产生的羟自由基等,它们大量积聚在线粒体内,致使黑质细胞内富含的Fe^{2+}代谢转变为Fe^{3+},后者对线粒体呼吸链Complex Ⅰ产生损害。谷氨酸或其他代谢毒物与呼吸链中Complex Ⅰ结合,阻断呼吸链,导致线粒体损害。氧化应激和线粒体损害互为因果,形成恶性循环。

6.遗传易感性　5%～20%的帕金森病患者中有家族史。已发现家族性帕金森病的相关致病基因在第1、2、4、6、12号染色体。其中约50%家族性及15%～20%年轻起病的散发性帕金森病患者存在Parkin基因的突变,其他致病基因包括 α-synuclein 基因、UCH-L1 基因、DJ-1、PINK1 等。

如在家族性帕金森病中,已知常染色体显性遗传的有 PARKl、PARKs。已知常染色体隐性遗传的有 PARK2、PARK7。近年发现 LRRK2 基因突变在家族性和散发帕金森病中均有意义。

尽管原发性帕金森病患者有上述多种发病学说,但确切的原因并不清楚。

由于脑部感染、药物和毒物、外伤、肿瘤及其他遗传变性病等继发原因造成的帕金森病病样表现,则称为帕金森综合征。帕金森病可与其他神经系统疾病合并发生,此时称为帕金森叠加综合征。

【病理】

主要病理变化为黑质和蓝斑含色素的神经细胞减少、变性和空泡形成,胞质内有嗜酸性包涵体(Lewy 小体),其主要组分为异常聚集的 α-synuclein。神经胶质增生,网状结构和迷走神经背核等处也有类似变化,而苍白球和壳核的变化较轻。此外,中枢神经系统的其他部分还呈现散在的老年性或炎症后的变化。

【帕金森病分类】

(一)原发性帕金森病

(二)继发性帕金森综合征

1.感染　昏睡性脑炎、Prion 病、脑脓肿等。

2.血管性　卒中等。

3.药物　抗精神病药物、利血平、氟桂利嗪、桂利嗪等。

4.毒物　MPTP、一氧化碳、锰等。

5.外伤　脑外伤、拳击性脑病等。

6.其他　正常压力性脑积水、脑瘤等。

7.遗传变性帕金森综合征

(1)弥漫性 Lewy 体病。

(2)Huntington 病。

(3)肝豆状核变性。

(4)Halleverden-Spatz 病。

(5)家族性基底节钙化。

(6)神经棘红细胞增多症。

(三)帕金森叠加综合征

1.进行性核上性麻痹。

2.多系统萎缩。

3.皮质基底节变性。

【临床表现】

60 岁后发病多见(约占 80%)。约 20% 的患者在 40 岁以前发病。男女均可发病。

帕金森病患者的主要症状包括震颤、肌张力增高(强直)、运动障碍及姿势和平衡障碍等。起病缓慢,逐渐加重,首发症状因人而异。且上述症状并非全部出现,症状多自一肢或一侧开始,然后扩展至多肢或对侧或全身。但少数患者症状也可始终局限于单一肢体或偏身或某一局部。故对早期或不典型的患者,临床医师对本病应有高度的警觉性。70% 左右的患者以震颤先起病。

1.震颤　震颤是因肢体的促动肌与拮抗肌接连发生节律性(4～6Hz)收缩与松弛而引起。震颤的节律与速率可用肌电图等记录之。震颤最先出现于肢体的远端,多由一侧上肢的远端(手指)开始,然后逐渐扩展到同侧下肢及对侧上、下肢。下颌、口唇、舌头及头部一般均最后受累。上、下肢皆有震颤时,上肢震颤的幅度比下肢大,仅有个别患者只限于下肢出现轻微震颤。手指的节律性震颤形成所谓"搓丸样动作",手部不断地做旋前旋后动作。在本病早期,震颤仅于肢体处于静止状态时出现,故称静止性震颤,随意运动时可减轻或暂时停止。晚期则变为经常性(包括静止性震颤和动作性震颤),随意动作中亦不减轻或休止,情绪激动可使震颤加重。在睡眠或麻醉中震颤则完全停止。强烈的意志努力可暂时抑制震颤,但持续时间很短,过后反有加剧之趋势。有的患者静止性震颤可与姿位性震颤合并发生。

2.强直 强直是由于锥体外系性肌张力增高,促动肌及拮抗肌的肌张力都有增高。在关节做被动运动时,增高的肌张力始终保持一致,而感到有均匀的阻力,称为"铅管样强直"。如患者合并有震颤,则在伸屈肢体时可感到在均匀的阻力上出现断继的停顿,如齿轮在转动一样,称为"齿轮样强直"。四肢、躯干、颈部及面部均可受累。由于这些肌肉的强直,患者出现特殊姿态:头部前倾,躯干俯屈,上肢之肘关节屈曲,腕关节伸直,前臂内收,双手置于前方,下肢之髋及膝关节均略为弯曲。手足姿势特殊,指间关节伸直,手指内收,拇指对掌,形成特征性屈曲的"猿猴姿势"。疾病进展时,这些姿势障碍逐渐加重。在严重的患者特别是脑炎后,有时腰前弯可成直角。头部前倾严重时,下颌几可触胸。个别脑炎后患者颈可过伸。这些异常并非真正的挛缩所引起,而是姿势异常或节段性肌张力不全所致,因为屈曲的关节可随意主动或被动地伸直。肌强直严重者可引起肢体的疼痛,易被误认为风湿痛、"冻肩(肩周病)"及腰痛。有一种对早期患者有诊断价值的体征称"路标现象",是腕关节伸肌的强直所引起。令患者把双肘搁于桌上,使前臂与桌面成垂直位置,并请其两臂及腕的肌肉尽量放松。在正常人,此时腕关节与前臂约成 90° 屈曲,而在本病患者则腕关节或多或少仍保持伸直位置,俨若铁路上竖立的路标。

3.运动障碍 肌强直加上姿势、平衡及翻正反射等障碍可引起一系列的运动障碍。在本病初期,因肌强直患者的动作缓慢或运动减少,常因臂肌及手指肌的强直,使患者上肢不能做精细动作,表现为书写困难,所写的字弯弯曲曲,越写越小,尤其在行末时写得特别小,称为写字过小征。日常生活不能自理,坐下时不能起立,卧床时不能自行翻身,系鞋带和解纽扣、穿脱鞋袜或裤子、剃须、洗脸及刷牙等动作都有困难。快复动作如腕关节的旋前、旋后运动障碍尤为明显。靠视力的帮助,运动障碍可稍改善,例如扣衣袖的纽扣比扣颈部的纽扣要稍容易一些。步态障碍甚为突出。在早期,表现走路时下肢拖曳,随病情的进展,步伐逐渐变小变慢,起步困难,但一迈步后,即以极小的步伐向前冲去,越走越快,不能即时停步或转弯,称慌张步态。因此,患者感到奔跑比步行更容易。在轻型患者,慌张步态只限于走下坡时出现。因有平衡与翻正反射障碍,所以行走时可有踌躇、前冲、后冲或侧冲步态,造成患者特别容易跌倒。路上若遇有极小的障碍物,也要停步不前。有的患者在黑夜见不到障碍物时,行走可比白昼快得多。当患者企图转弯时,平衡障碍特别明显,此时因躯干僵硬,乃采取连续小步使躯干和头部一起转弯。

患者因失去联合运动,行走时上肢的前后摆动减少或完全消失,这往往是本病早期的特征性体征。

面肌运动减少,形成面具脸,表现为面部无表情、不眨眼、双目凝视等。患者发笑或其他面部表情时反应既非常迟钝,又过度延长,而且肌肉运动的幅度减少。有的患者只一侧肢体受累,则其面部表情障碍也可只限于患肢同侧一半,或该侧一半特别严重。

大量流涎是由口、舌、腭及咽部等肌肉运动障碍所引起,而唾液分泌并无增加,仅因患者不能把唾液自然咽下所致。严重患者亦可发生明显的吞咽困难。

4.非运动症状

(1)消化道症状:自主神经症状在本病中颇为常见。迷走神经背核的损害是本病自主神经症状的病理基础。患者常出现顽固性便秘,钡餐检查可显示大肠无张力甚至形成巨结肠。食管、胃及小肠的运动障碍引起吞咽困难、食管及胃痉挛以及胃-食管反流等,另有人认为胃-食管反流及便秘是因肠系膜神经丛的神经元变性,而致胆碱能功能不足所引起。

（2）皮肤症状:有的患者大量出汗,出汗可只限于震颤一侧,行丘脑破坏术后,震颤消失,多汗也停止,因此有人猜测大量出汗可能是由于肌肉活动增加所引起,并非因交感神经障碍所致。有的患者出汗减少,影响体温调节,故夏天容易中暑。皮脂溢出在本病亦相当多见,特别是脑炎后患者尤为显著,但其真正的发生率尚无精确统计。亦可出现头皮屑增多。

（3）泌尿生殖系统症状:男性患者可有阳痿。本病不侵犯直肠及膀胱括约肌,有些患者可有尿频、尿急、排尿不畅,甚至尿潴留。可有性欲减退。

（4）动眼危象:是一种发作性两眼向上或一侧窜动的不自主眼肌痉挛动作,多见于脑炎后帕金森综合征患者,原发性帕金森病患者甚少见。少数患者尚可出现调节辐辏障碍、垂直性（向上、向下）凝视麻痹等。

（5）言语障碍:晚期患者可有言语障碍,语音变低,发音单调无音调变化,称失语韵能力,发音呈暴发性,言语极快速,咬音不准,使旁人难以听懂。

（6）认知功能与精神症状:抑郁焦虑是本病最常见的症状,尤其出现药物疗效减退的左旋多巴长期综合征,病情波动和加重时,抑郁和焦虑症状十分明显。认知障碍出现在病程中晚期和晚期。约30%的晚期患者均有不同程度的认知障碍。

（7）其他:早期患者就有嗅觉减退或消失,有肢体肌肉的酸胀和疼痛,尤其出现在左旋多巴剂量不足和无效时。患者有思睡,少数出现睡眠-窒息综合征和睡眠中喊叫。少数患者视敏度减弱。少数晚期患者,尤其应用多巴胺受体激动剂者,可有视幻觉。

【生化和影像检查】

脑脊液中多巴胺的代谢产物 HVA 含量降低。尿中多巴胺及其代谢产物 HVA 含量亦降低。

基底节多巴胺神经元的功能显像:^{99m}Tc 标记的 TROD 灯-1 SPECT 或^{18}F 标记的 FPCIT PET 中可显示基底节多巴胺转运蛋白（DAT）,能早期诊断出偏侧帕金森病。患者的患肢对侧基底节多巴胺转运蛋白比同侧基底节和正常人明显减少。123I 标记的 IBZM 在 SPECT 中可显示早期帕金森病患者病侧基底节区多巴胺 D_2 受体功能超敏,晚期则下降。

【诊断和鉴别诊断】

根据本病有震颤、肌强直及运动徐缓三主征,诊断不困难。

有学者提出原发性帕金森病的诊断如下:

1.在中、老年人同时具备3个主要条件

（1）逐渐出现进行性加重的活动和动作缓慢,持久活动后动作更慢、幅度更小;

（2）颈和（或）肢体肌张力增高;

（3）4～6Hz 的静止性震颤或姿势不稳。

2.确诊本病时必须在上述条件中再附加至少3个或3个以上的下列条件

（1）偏侧肢体起病;

（2）一侧肢体受累后,较长时间才扩散到另一侧肢体,病情呈现明显不对称性;

（3）良好的左旋多巴试验反应（评分记分法判断,可好转70%以上）;

（4）左旋多巴制剂的良好疗效可持续5年以上;

（5）病程中体征呈现十分缓慢地进行性加重,但病程至少9年以上;

（6）PET、SPECT 检查显示黑质-纹状体区多巴胺能神经元受累依据:①纹状体区多巴胺转运体摄取值降低,后壳核损害更严重;两侧纹状体损害可呈不对称性;或②纹状体区多巴胺 D_2 受体,在疾病早期功能上调,疾病晚期功能减退;或③^{18}F-fiurodopa 在纹状体区摄取减少,双侧纹状体区可以呈不对称性。

3.本病不应该有下列疾病和体征

(1)反复发作后出现阶梯样加重的活动徐缓、震颤、肌张力增高、姿势不稳;

(2)视力障碍、前庭疾病和感觉障碍造成的姿势不稳;

(3)小脑体征;

(4)头颅反复外伤;

(5)脑炎;

(6)精神药物治疗的迟发性运动障碍;

(7)一个以上的亲属有同样临床表现;

(8)病情逐渐缓解和恢复;

(9)核上性凝视麻痹;

(10)病程早期出现直立性低血压等自主神经障碍症状;

(11)3 年以上的病程,表现明显的单侧肢体受累;

(12)早期出现痴呆,出现语言和行为障碍;

(13)Babinski 征阳性;

(14)神经影像证实的脑瘤、脑积水、血肿和基底节钙化;

(15)接触百草枯、氟桂利嗪、锰等多种毒物和药物。

本病首先应与各种帕金森综合征鉴别。脑炎后帕金森综合征可发生于任何年龄,但常见于 40 岁以前的成年人,过去常有发热、眼肌麻痹及昏睡或被蚊虫叮咬等病史。但有许多患者,并无脑炎病史,只有类似流行性感冒的病史。此型帕金森综合征的发病及进展都比原发性帕金森病快,常见有动眼危象、皮脂外溢及流涎增多。昏睡性(甲型)脑炎系第一次世界大战中的流行病,现已不存在,但其他各种脑炎(流行性乙型脑炎)也可后遗帕金森综合征。腔隙状态的血管性帕金森综合征是由纹状体的腔隙梗死所引起,临床表现以步态障碍为突出,可有痴呆和锥体束征,而震颤、运动减少则少见。

颅脑损伤引起的帕金森综合征者,则必有头颅损伤或为拳击运动员的历史。一氧化碳中毒产生缺氧性脑病。因为一氧化碳中毒后,基底节尤其是豆状核细胞对缺氧特别敏感而获病。因此,中毒后存活的患者可出现震颤和强直,但总的症状并不像典型的帕金森病。锰中毒见于矿工、拆船工、用高锰焊条的焊接工,工作数年后可产生类似帕金森病的症状,有时亦可出现以强直为主的症状。利血平可阻止 DA 的储存,氯丙嗪及氟哌啶醇类药物为突触后 DA 能受体阻滞剂,这三类药物过量或中毒都可因干预 DA 的功能而引起帕金森综合征。一般停药后即可逐渐恢复。其他如抗抑郁剂、二硫化碳、汞、氰化物等中毒亦可引起帕金森综合征。有基底节钙化者,需查明引起钙化的原因,特别是有无甲状旁腺功能异常。但有基底节钙化者(Fahr 病)未必都出现帕金森综合征。

由其他原因所引起的震颤必须与帕金森病鉴别。老年性震颤见于老年人,四肢、下颌及舌头均可受累,震颤以速率更快、节律更规则及幅度更小为特征。这种震颤主要出现于随意运动中,一般无强直,但痴呆很常见。麻痹性痴呆亦可有手的震颤,但程度较轻,常合并有面肌及舌肌的震颤,梅毒血清学试验呈阳性及尚可有阿·罗瞳孔等,可资鉴别。酒精中毒的震颤常呈持久性,合并有面肌震颤、胃肠道症状及谵妄,无强直,也无帕金森病的其他症状。特发性震颤有时可误认为帕金森病,常见于男性,一般当肢体静止时减轻。随意运动时加重,往往仅限于两手或两臂,亦可扩展至口唇及面部,常有震颤家族史,当饮酒或用普萘洛尔后震颤可显著减轻。焦虑症或甲状腺功能亢进患者所出现的震颤,根据病史,不难识别。

只有一只手部强直而无震颤的早期帕金森病患者应与书写痉挛鉴别。书写痉挛仅于书写时出现,与执笔和书写有关的肌肉痉挛并疼痛,其他动作完全正常,亦无客观的病理体征,不难鉴别。书写痉挛现被认为始终局限性肌张力障碍。帕金森病以四肢强直为突出症状者,应与高颈位病变所引起的两侧上、下肢痉挛鉴别,肌痉挛是锥体束受损的表现,有肌张力增高呈"折刀征"、腱反射亢进及巴宾斯基征阳性等,与病变的锥体外系性肌强直不同。帕金森病尚应与进行性核上性麻痹、夏伊-德雷格综合征、Jacob-Creutzfeldt病、阿尔茨海默病、橄榄体脑桥小脑萎缩、正常压力脑积水等鉴别。根据患者的症状、体征、服药反应及过去史亦有助于鉴别帕金森病与不同类型的帕金森综合征。

CT 和 MRI、MRS 对帕金森病诊断一般无多大帮助。只有当诊断有怀疑、对左旋多巴反应不良、有痴呆或锥体束征时,才可考虑做 MRI 检查。

【治疗】

本病无根治方法。各种药物治疗虽能使患者的症状在一定时间内获得不同程度的好转,但皆不能阻止本病的自然进展。应鼓励患者尽可能多地进行体力活动,继续工作,培养业余爱好。用体疗训练患者可使其能更好地从事行走、进食等日常活动。

1.药物治疗　药物治疗为首选方法,累及一侧肢体的患者或年轻者应用多巴胺受体激动剂和单胺氧化酶 B 抑制剂。尽量推迟左旋多巴的应用。65 岁以上患者,病情严重则宜用左旋多巴。晚期严重患者,而且长期服用左旋多巴疗效减退者,左旋多巴可与多巴胺受体激动剂或儿茶酚氧位甲基转移酶抑制剂(COMTI)合用。

药物治疗可使相当一部分患者症状得到一定程度和时间内的改善。治疗中剂量和方法应个体化。每种药物宜从小剂量开始,缓慢增加到适量,然后长期维持。长期服用后都存在效果减退或出现严重不良反应的问题。

(1)抗胆碱能药物:适用于早期轻症患者,也可作为左旋多巴的佐药。常用的有以下几种。

1)苯海索(安坦):2～4mg。每日 3 次。

2)东莨菪碱:0.2～0.4mg,每日 3 次。

3)苯扎托品:1～3mg,每日 1～2 次。

4)丙环定(开马君):5～10mg,每日 3 次。此类药物的不良反应主要有口干、眼花、无汗、面红、恶心、失眠和不宁,严重者可引起谵妄,停药或减量后可消失。有青光眼者禁用此类药物。在老年人有引起精神障碍和中暑的可能,以选用左旋多巴为宜。

(2)金刚烷胺:适用于轻症患者,口服 100mg,每日 2 次,用药后 1～10d 即可见效,有效时间维持不长。本药能促进神经末梢释放多巴胺并阻止其再摄取而起作用。晚期患者若单服此药,几周后药效可减退,若合用左旋多巴可维持疗效。不良反应有恶心、失眠、头晕、幻觉、精神错乱、皮肤网状青斑及足踝水肿等。剂量过大可引起抽搐,故有癫痫病史者禁用。

(3)多巴胺替代疗法:多巴胺本身不易通过血脑屏障。故需选用能通过血脑屏障的左旋多巴,左旋多巴在脑中脱羧变成多巴胺。近年来为增加多巴胺进入脑实质的量并减少其在外周的不良反应,同时应用一些多巴脱羧酶抑制剂或增效剂以提高疗效。

1)左旋多巴(L-多巴):开始治疗时 250～500mg/d,分 1～3 次服用,以后每隔 3～5d 增加剂量,每日增加 250～500mg,直至疗效最著而不良反应尚轻为宜。每日最适剂量在 2～4.5g,多数为 3.5～4.5g,最大剂量不应超过 5g/d。每日剂量达 3g 以上时,应分 4～6 次服用。应在饭前或小食后服药。

本药是目前治疗帕金森病最有效的药物。主要不良反应有恶心、呕吐、厌食、轻度血压降低、心脏症状、各种不随意运动(如舞蹈样动作、手足徐动)、"开-关现象"和精神异常等。所谓"开-关现象"是动(开)和不动(关)交替出现的双相现象,患者可在几分钟内肢体、口、面部等处的多动突然转变为强直性的不动状态,后者可持续数分钟至 1h。胃肠道不良反应在治疗初期多见。不随意运动及"开-关现象"在长期治疗中多见,减量或停药后这些不良反应均可消失。在服用左旋多巴期间,禁用维生素 B$_6$ 和 A 型单胺氧化酶抑制剂(MAOI)。因为维生素 B$_6$ 是多巴脱羧酶的辅酶,用后可加强外周多巴脱羧酶的活性,使脑外多巴加快变成多巴胺,使血中左旋多巴浓度降低,从而减少左旋多巴进入脑组织中的量,降低其疗效,并加强其在外周的不良反应。

2)脑外多巴脱羧酶抑制剂:这类药物的特点是本身不易通过血脑屏障,故当应用小剂量时,仅抑制左旋多巴在脑外的脱羧作用,而不影响其在脑内的脱羧作用,因此与左旋多巴合用时可阻止血中多巴转变成多巴胺,使血中有更多的多巴进入脑内脱羧成多巴胺,从而减少左旋多巴的用量,加强其疗效并减少其外周(脑外)不良反应(如胃肠道及心血管系统的症状),但不减少中枢(脑内)的不良反应(如不随意运动、"开-关现象"及精神症状)。应用此类药物时应加用维生素 B$_6$,使脑内左旋多巴的脱羧加快、加强。苄丝肼和卡比多巴都是多巴脱羧酶抑制剂。

常用的有美多巴及复方卡比多巴(森那特)。

美多巴:是左旋多巴和苄丝肼的复方制剂。美多巴"125"含左旋多巴 100mg 和苄丝肼 25mg,供开始治疗用。美多巴"250"含左旋多巴和苄丝肼的量各为前者的 2 倍,供维持治疗用。第 1 周,美多巴"125"每日 1 片,其后每隔 1 周美多巴"125"每日增加 1 片,一般每日最大量不超过 8 片,并应分成 3～4 次服用。剂量稳定后改为美多巴"250",片数减半。美多巴的控释片可延长有效血药浓度时间。

复方卡比多巴(森那特):是左旋多巴和卡比多巴的复方制剂,有 10/100、25/250、25/100 三种片剂(分别含左旋多巴 100mg、250mg、100mg,以及卡比多巴 10mg、25mg、25mg)。开始时用森那特 10/100 半片,每日 3 次,以后每 3d 增加 1 片,直至达到最适剂量为止,每日最大量不超过森那特 25/2504 片。对顽固性难治患者,最后才考虑用 25/100 片剂,每日最大量不超 4 片。息宁是森那特的控释片,可延长有效血药浓度时间。

(4)多巴胺受体激动剂:早期帕金森病患者可单用多巴胺受体激动剂。在长期服用左旋多巴类药物出现疗效减退和(或)"开-关"现象、每剂末症状恶化加重等情况时可与上述左旋多巴复方制剂合用。

常用多巴胺受体激动剂大致按其化学结构分为麦角碱(溴隐亭、培高利特、卡麦角林)、非麦角碱(普拉克索、罗匹尼罗、阿扑吗啡、N-丙基去甲阿扑吗啡、吡贝地尔)两大类。多巴胺受体激动剂对多巴胺 D$_2$ 受体激动起主要作用。长期应用培高利特等麦角碱类药会引起心脏瓣膜病和脏器纤维化,现已少用。

多巴胺受体激动剂均应从小剂量开始,逐渐加量,一直到出现满意疗效而无不良反应为止,长期维持。较易出现恶心、食欲减退、精神症状和体位性低血压等不良反应。

常用的有以下几种。

1)普拉克索:起始用 0.125mg,每日 3 次。第二周 0.25mg,每日 3 次。第三周 0.5mg,每日 3 次。均为餐后服用。

2)吡贝地尔(泰舒达):起始用 50mg/d,以后每周增加 50mg,有效剂量范围为 150～250mg/d。每日剂量分 3 次在饭后服用。

3)溴隐亭:起始用 1.25mg/d,以后每 5d 增加 1.25mg,每日剂量分 3 次在饭后服用。有效剂量范围为 10～20mg/d。因为属于麦角类多巴胺能受体激动剂,有致心脏瓣膜纤维化等风险,目前临床已经少用。

4)罗匹尼罗:盐酸罗匹尼罗片有 1mg,2mg,5mg 剂量。逐渐增加剂量。常用治疗量为 4～10mg/d,分为三次饭后口服。控释型罗匹尼罗片规格为 2mg、4mg。治疗逐渐增加剂量。最大剂量 24mg/d。

5)阿扑吗啡:阿扑吗啡是一种治疗帕金森病强烈的 DA 受体激动剂,其结构式与 DA 有类似之处,故亦能模拟 DA 的作用,能激动 DA 的 D$_1$、D$_2$ 及 D$_3$ 受体,治疗帕金森病。皮下注射阿扑吗啡与口服左旋多巴制剂合用时,虽可加强左旋多巴的疗效,并减少左旋多巴引起的不良反应,但本品必须皮下注射,且必引起呕吐,是本品的缺点。皮下一次性注射或用简易泵皮下连续滴注阿扑吗啡都可改善帕金森病的运动不能、肌强直及静止性震颤。本品一次性皮下注射后 10～25min 即可起效,疗效可持续 20～120min 不等。阿扑吗啡口服剂或肛栓剂疗效不及皮下注射。常见的不良反应包括恶心、呕吐、直立性低血压、打哈欠等。在应用本品前 1～3d 先开始口服多潘立酮,每次 10～30mg,每日 3 次,以后两药合用,可以减轻或消除外周不良反应。在应用阿扑吗啡前半小时用 50mg 多潘立酮也可减轻不良反应,精神的不良反应比麦角碱少见。总之,皮下注射本品最适合于以下情况:解除严重的"关"期,令患者迅速转为"开"期;不动性危象;手术前后的治疗。目前国外尚有阿扑吗啡鼻腔喷雾剂和舌下含剂。

(5)B 型单胺氧化酶抑制剂(MAO-BI)

1)司来吉兰:1960 年匈牙利合成此药。用于治疗抑郁症,作用机制不明,只知其中间代谢物为苯丙胺及甲基苯丙胺,过量时可引起失眠。其后发现本品能选择性不可逆地抑制 DA 降解成高香草酸的神经元内外的 B 型单胺氧化酶(MAO-B),阻止 DA 的降解,增加 DA 的蓄积,以期延长外源性及内源性 DA 的作用时间而加强左旋多巴的疗效。Reider 等 1983 年还发现它能减少 DA 的再摄取,促进 DA 的释放。20 世纪70 年代欧洲已提出用此药治疗帕金森病,但未被重视。至 80 年代才开始用它治疗帕金森病,每日口服量为 5～10mg;PET 研究显示 MAO-B 酶被不可逆地抑制可长达 3～8 周。司来吉兰与左旋多巴剂合用时,左旋多巴的量可减少 10%～15%,甚至减少 30%,约半数患者仍能维持临床疗效。加用司来吉兰后亦可减轻左旋多巴引起的轻度症状波动,但可能会加重左旋多巴诱导的异动症状。初次加用本药时还可促发帕金森病患者发生多梦或幻觉,故对有精神病史的帕金森病患者应禁用或慎用本药。本药也不应与选择性5-羟色胺再摄取抑制剂(SSRI)合用,如氟西汀。如果患者病情必须要用 SSRI 类药物,则应在开始应用SSRI 之前先停用司来吉兰满 6 周,因为司来吉兰抑制 MAO-B 的活性时间甚长。司来吉兰可与其他抗抑郁剂如米安色林合用,它们之间并无相互药物作用。

现已知 MAO 有 A 和 B 两型,前者主要存在于神经元中,后者不仅存在于神经元,也存在于胶质细胞中,人脑中以 MAO-B 为主。A 型单胺氧化酶抑制剂(MAO-AI)如氯吉兰可阻止去甲肾上腺素降解。使血中去甲肾上腺素蓄积,而使血压升高,甚至发生高血压危象,称为奶酪效应。MAO-BI 司来吉兰与左旋多巴合用,可加强左旋多巴的疗效,并减少其不良反应。本药与左旋多巴合用非常安全,有半数甚至 2/3的患者早期剂末现象获得改善,但对晚期严重的左旋多巴诱导的"开-关"现象无效。

司来吉兰用法为口服 5mg,每日 2 次。午后用药会引起夜间失眠,过量时则变为非选择性 MAO-B 抑制剂,也会抑制 MAO-A,引起高血压。司来吉兰的不良反应还包括轻度心律失常、骨骼肌不适感、轻度AST 与 ALT 升高等,在中重度帕金森病患者中还可能引起幻觉、焦虑或精神错乱。

司来吉兰是否具有保护神经作用仍然存有争议。1993 年北美帕金森病研究组的一个 DATATOP 研究,观察 400 例未经任何治疗的患者接受司来吉兰,另 400 例接受安慰剂治疗,主要终点指标为必须应用左旋多巴才维持独立的日常生活,结果,司来吉兰组需要用左旋多巴的时间延迟约 9 个月。此结果可用司来吉兰本身具备症状改善的作用来解释,也可用该药的本身疗效加上该药有保护神经作用来解释。但随访 3年后,在安慰剂加左旋多巴组与司来吉兰加左旋多巴组两者之间,不论在临床症状进步上及治疗需要上都无统计学的差异。再进一步分析发现用司来吉兰治疗未见有症状进步,但需要用左旋多巴的时间确比用安慰剂治疗组明显延迟很多,这提示司来吉兰有一些神经保护作用。但从 PET 研究及司来吉兰对中枢的作用时间甚长的角度来看,本组研究的洗脱期起先只是 1 个月,以后改为 2 个月,似属太短,不足以消除本品对症状的作用。

英国的帕金森病研究组(1993)用随机、开放式研究,观察 3 年后,结果发现早期合用左旋多巴和司来吉兰联合组不论从临床疗效上或不良反应的发生频率上并不优于左旋多巴单独治疗组。在同一研究经平均治疗 5 年、6 年后,发现左旋多巴和司来吉兰联合组的病死率反高过左旋多巴单独治疗组。左旋多巴和司来吉兰联合组与左旋多巴组的病死率比例为 1.57 : 1($P=0.0152$),即左旋多巴和司来吉兰联合组患者比左旋多巴单独治疗组多死 50%～60%。这两组不良反应的发生率(如发生异动症及剂末症状波动等)却相似(英国帕金森病研究组,1995)。病死率高的原因并不清楚,是否归咎于司来吉兰治疗尚有待确定,因为该研究的统计学设计也存在问题,受到多方的责难与批评。所以,至今尚无结论性的证据证明司来吉兰能减慢帕金森病的长期自然进展。但司来吉兰能延迟 9～12 个月才需要应用左旋多巴的事实已被普遍接受。总之,司来吉兰是否有保护神经作用,能否阻止帕金森病的自然进展,尚有争议,有待今后继续研究。

我国曾报道用进口的司来吉兰治疗 18 例经左旋多巴或复方多巴治疗后有疗效减退、症状波动、有剂末现象、"开-关"现象及不自主运动等症状的患者,剂量一般不超过 10mg/d。个别达 15mg/d。在 13 例有疗效减退的患者中,10 例有明显增效作用;4 例有剂末现象者,治疗后剂末现象消失或显著进步;1 例有僵硬现象者用药后症状消失;对"开-关"现象无效,对不自主运动反而加重。部分患者用司来吉兰后可减少左旋多巴或复方多巴的药量。不良反应有口干、胃肠症状、直立性低血压、精神症状、不自主运动等,但皆不严重。

2)雷沙吉兰:可与人脑内 MAO-B 不可逆地结合,其对 MAO-A 抑制较司来吉兰强 17～65 倍。对 MAO-B 抑制比司来吉兰强 5～10 倍。雷沙吉兰治疗帕金森病的剂量为每日 1mg。

(6)儿茶酚氧位甲基转移酶抑制剂:DA 通过 MAO 及 COMT 两酶交替作用最后降解成高香草酸。应用此两酶抑制剂均可阻止 DA 的降解而加强多巴的疗效。

恩他卡朋:本药不通过血脑屏障,只抑制脑外的 COMT。对猴的 PET 研究显示它能抑制血浆氟多巴的代谢,而增加纹状体对氟多巴的摄取。单剂 200mg 与左旋多巴合用可加强左旋多巴的疗效。

恩他卡朋的有效率为 74.6%。日本学者报道,用恩他卡朋 100mg 单剂与左旋多巴合用可加强左旋多巴的疗效,当然疗效没有恩他卡朋 200mg 与左旋多巴合用更明显。

2.外科治疗

(1)长期脑深部刺激:在锁骨皮下埋置带电池的刺激顺序脉冲调节器,通过电线连接颅内靶点针极。有效脉冲因人而异(135～180Hz)。刺激靶点区分别在丘脑底核、丘脑腹中间核或苍白球,以丘脑底核为多选。适用于复方左旋多巴制剂仍然有效但出现疗效减退或药物造成的运动障碍患者,尤其适用于帕金森病出现异动症及原发性震颤的患者。但 5 年以上的疗效随访的研究仅有个别文献报道。

(2)苍白球毁损术:由于缓解帕金森病的症状时间不长,国外已趋少用。

(曲 艺)

第二节　帕金森综合征

一、进行性核上性麻痹

进行性核上性麻痹(PSP),属神经变性病。临床上以姿势不稳、PDS、垂直性核上性凝视麻痹、假性球麻痹、躯干僵硬和轻度痴呆为特征。

【病因与病理】

病因不明。曾怀疑与慢病毒感染有关,但未能找到感染源,亦未能在灵长类动物中建立起动物模型。

迄今尚无家族性发病报道。

PSP 大体标本可见中脑萎缩,第三脑室及导水管轻度扩张。镜下可见苍白球、丘脑底核、黑质、上丘、导水管周围灰质、顶盖前核等处神经元脱失、颗粒空泡变性、胶质细胞增生,伴大量神经纤维 NFTs 和异常磷酸化的 tau 蛋白,以及神经纤维丝网形成。在皮质区,神经元脱失和 NFTs 多见于中央前区及Ⅳ、Ⅴ层大脑皮质。可出现星形胶质细胞丛。脊髓前角亦可见神经元脱失。

PSP 的生化代谢改变有纹状体对^{18} F-多巴摄取减少,D_2 受体密度降低;多巴胺(DA)和高香草酸(HVA)含量减少;胆碱能神经元亦受累,胆碱乙酰转移酶活性降低。额叶、纹状体、丘脑、小脑葡萄糖代谢或葡萄糖利用率及氧代谢明显降低,以额叶最明显,少数患者可显示为弥漫性糖代谢降低,但以额叶和纹状体较明显,与 PD 时纹状体代谢正常或增高不同,可能有助于两者的鉴别。

【临床表现】

多于 55～70 岁发病,病程 6～10 年,男性多于女性。起病隐匿,病程缓慢持续进展。常见起始症状有疲劳、嗜睡、无故跌倒(常为向后跌倒)等,症状对称者约 81%。

常见临床症状有姿势不稳伴反复跌倒,构音障碍伴吞咽困难,动作徐缓,视觉症状等。还可出现认知和行为障碍、语言障碍及额叶症状,肢体震颤极罕见。病程晚期患者常处于无动状态,并可出现强哭、强笑等。核上性凝视麻痹是其特征性临床表现。早期表现为垂直性凝视麻痹,以后逐渐出现水平性凝视麻痹,最终两眼球固定于中间位。极少数患者可终身不出现此征。肌张力障碍主要表现为全身肌强直,躯干伸肌强直使躯干呈笔直状;颈部伸肌强直使颈部常处于过伸位,呈头后仰。这种特殊体位有助于 PSP 与 PD 鉴别。面肌强直及面肌运动迟缓常使面部表情呈担忧或焦虑状,或张口惊讶状。

头颅 CT 检查可见大脑萎缩,MRI 检查可显示中脑萎缩,伴第三脑室后部扩大,颞叶前部萎缩;T_2WI 上部分患者可显示壳核低信号。

【诊断与鉴别诊断】

PSP 的诊断主要依靠临床表现。临床上出现智能障碍、核上性眼肌麻痹、步态异常即应疑及 PSP。1996 年美国国立神经疾病和卒中研究所(NINDS)及国际进行性核上性麻痹协会(SPSP)联合制定了一个 PSP 诊断标准。

1.可疑 PSP

(1)必备条件:①40 岁以后发病,病程逐渐进展;②垂直性向上或向下核上性凝视麻痹或明显的姿势不稳伴反复跌倒;③无法用排除条件中所列疾病解释上述临床表现。

(2)辅助条件:①对称性运动不能或强直,近端重于远端;②颈部体位异常,尤其是颈后仰;③PDS 对左旋多巴反应欠佳或无反应;④早期出现吞咽困难和构音障碍;⑤早期出现认知障碍如淡漠、抽象思维能力减弱、言语不流畅、应用或模仿行为、额叶释放症状,并至少有两个上述症状。

(3)排除条件:①近期有脑炎病史,或有异己肢体综合征、皮质感觉缺损、局限性额叶或颞叶萎缩;②与多巴胺能药物无关的幻觉和妄想、AD 型皮质性痴呆;③早期出现明显小脑功能障碍或无法解释的自主神经功能障碍;④严重不对称性 PDS 如动作迟缓;⑤脑部结构损害(如基底节或脑干梗死、脑叶萎缩)的神经放射学依据;⑥必要时可用聚合酶链反应(PCR)排除 Whipple 病。

2.拟诊 PSP

(1)必备条件:①40 岁以后发病;②病程逐渐进展;③垂直性向上或向下核上性凝视麻痹,病程第一年出现明显的姿势不稳伴反复跌倒;④无法用排除条件中所列疾病解释上述临床表现。

(2)辅助条件和排除条件:与疑诊 PSP 的诊断标准相同。

3.确诊 PSP 组织病理学检查证实。

临床上,PSP 应注意与 PD、脑炎后或动脉硬化性假性帕金森综合征、皮质基底神经节变性(CBGD)、MSA、弥漫性 Lewy 小体病(DLBD)等鉴别。

【治疗】

无特效治疗。复方多巴、DR 激动剂、金刚烷胺对 PSP 早期的肌强直、动作徐缓、步态障碍有一定改善作用(对眼球运动障碍毫无作用),但疗效短暂。其他药物如培高利特、麦角乙胺等的疗效与上述药物相似。复方多巴宜从小剂量开始,逐渐增量,左旋多巴最大剂量可达每日 800mg。金刚烷胺的推荐剂量为每次 100mg,每日 2 次,口服。选择性 5-羟色胺再摄取抑制剂如氟西汀、美舍吉特及赛庚啶等对 PSP 的运动和吞咽功能有轻度改善作用,对提高患者生命质量有一定作用。局部注射肉毒毒素可改善眼睑痉挛及其他局灶性肌张力障碍,但对颈过伸无效。尚应采取一定措施以防止患者跌倒;早期有吞咽困难者,应予柔软或糊状饮食,晚期患者则应留置鼻胃管以防吸入性肺炎。

【预后】

本病存活期 1~20 年,平均约 5.6 年。早期出现跌倒、尿失禁、肌张力障碍者存活期短,以震颤为主要表现者存活期长。发病年龄、性别、早期出现痴呆、垂直性核上性凝视麻痹或躯干强直不影响预后。最常见的死亡原因是肺炎,其次是心血管疾病如肺动脉栓塞、心肌梗死、充血性心力衰竭及肾脏感染。

二、关岛肌萎缩侧索硬化-帕金森综合征痴呆复合征

关岛肌萎缩侧索硬化-帕金森综合征痴呆复合征(Guam-ALS-PDC)是仅见于西太平洋沿岸地区(关岛、本州、新几内亚和澳大利亚某些地区)的地方性神经系统变性病。临床上以肌萎缩侧索硬化、帕金森综合征及痴呆为主要表现,多于中年后发病。

【病因与病理】

确切病因未明。根据当地居民食用的苏铁属蕨树种子粉饼中含 β-N-甲基-氨基-L-丙氨酸、苏铁苷及糖配基等多种神经毒性物质,及上述地区土壤和饮用水中钙、镁含量低而铝含量高,提出了中毒学说和无机盐代谢异常学说;根据其临床表现及病理学特征酷似脑炎后帕金森综合征,且两者在发生时间上似有某种相关性而提出了病毒感染学说;根据本病有明显家族发病倾向或认为其发病与载脂蛋白表达相关的等位基因 ε3、ε2 的表达有关而提出了遗传学说;尚有自由基损害学说和细胞凋亡学说等,但均未得到公认。

本病病理改变包括严重且双侧对称的大脑皮质萎缩(以额叶和额颞叶最明显);广泛的神经元脱失和 NFTs 形成(主要见于新皮质区,尤其在 Ⅱ、Ⅲ 层分布密度较高,海马及皮质下结构如杏仁核、丘脑、基底节、黑质),脑干和小脑及上、下运动神经元变性,据此可与 AD 鉴别。一般无老年斑、Lewy 小体、颗粒空泡变性及嗜银性皮克小体。

【临床表现】

Guam-ALS-PDC 起病隐匿,病程缓慢持续进展。临床上主要表现为 ALS、PDS、进行性痴呆。ALS 的临床表现与散发性 ALS 相同;PDS 主要表现为运动迟缓和肌强直,震颤常不突出;痴呆严重且呈进行性发展,酷似 AD 或皮克病(Pick 病)。约 1/3 的患者可长时间只表现为痴呆。

CSF 常规及生化检查无异常。EMG 检查呈典型的神经源性肌萎缩;Guam-PDC 患者可显示亚临床型上或下运动神经元损害,以上运动神经元损害多见。EEG 检查对鉴别诊断帮助不大。

【诊断和鉴别诊断】

典型者诊断不难。但本病常首先表现为 Guam-ALS 或 Guam-PDC,经 1~6 年后才表现为完整的 Guam-ALS-PDC,故后者的早期诊断颇难。

临床上,以 Guam-ALS 起病者应注意与正中神经或尺神经病变、脊髓空洞症、多发性硬化症、颈肋及肺尖肿瘤等鉴别;以 Guam-PDC 起病者应注意与 PD、脑炎后帕金森综合征、HD、AD、皮克病、CJD 及锰中毒等鉴别。

【治疗】

本病无特效治疗。

三、动脉硬化性假性帕金森综合征

动脉硬化性假性帕金森综合征又称血管性帕金森综合征,由脑血管病变如多发性腔隙性脑梗死、基底节腔隙状态、皮质下白质脑病、淀粉样血管病等引起,临床表现类似 PD。

本病常于一次急性脑卒中或全身性低氧血症后突然发病,也可于多次脑卒中后逐渐出现。病程呈阶梯状进展,起病时症状多不对称。临床上主要表现为双下肢运动障碍。典型症状为"磁性足反应"——起步极其困难,但活动中行走近乎正常或呈短小步态。无急性脑卒中史或神经影像学改变者的临床表现类似老年性步态障碍。常伴锥体束征和痴呆。

有急性脑卒中史或有脑卒中危险因素如高血压病、高脂血症、糖尿病、动脉栓塞或心律失常、先天性心脏病、颅内外血管内膜粥样硬化的患者,如突然出现类似 PD 的步态障碍,症状呈阶梯状进展或伴锥体束损害或痴呆时,应高度怀疑本病可能。头颅 CT 和 MRI 检查显示脑梗死灶,尤其是位于基底节或脑干的腔隙性梗死灶,有助于本病诊断。

本病除应与 PD、PSP 鉴别外,还应注意与早期正压性脑积水鉴别,尤其在病程晚期,头颅 CT 和 MRI 检查显示整个脑室系统扩大,有正压性脑积水影像学改变等。

左旋多巴和 DR 激动剂对本病多数无效或疗效甚微,仅极少数患者可能有效。也曾试用过金刚烷胺、抗胆碱能药、B 型单胺氧化酶抑制剂等,均未取得满意疗效。行走和平衡技能训练可能对患者有所帮助。本病药物治疗着重于控制心脑血管病的危险因素,在医师指导下可予以抗凝、抗血小板黏附或聚集药物。

四、脑炎后帕金森综合征

脑炎后帕金森综合征因其在患脑炎后发病而得名。20 世纪 20 年代,昏睡性脑炎大流行,部分存活者出现 PDS,故认为昏睡性脑炎是其病因。昏睡性脑炎现已绝迹,但由其他脑炎(如流行性乙型脑炎、B 型柯萨奇病毒性脑炎、流行性斑疹伤寒及麻疹性脑炎等)引起的 PDS 仍可见到。本病病理上主要表现为黑质神经元数量减少,色素脱失;残存神经元内 NFTs 形成;血管周围单核细胞浸润。脑干、基底节及大脑皮质可见类似改变。

本病潜伏期 5～20 年或更长,约 1/4 的患者无脑炎病史,以 40 岁前的成年人多见,病程进展极其缓慢。临床上主要表现为 PDS,如各种肌张力障碍、舞蹈症、肌阵挛、抽动、锥体束征及行为改变。症状常仅累及单侧肢体或局限于面部(酷似迟发性运动障碍),常伴瞳孔改变、动眼危象(本病特征性表现)。本病对小剂量左旋多巴无论产生药理作用抑或导致不良反应都极其敏感。根据病前有(或无)脑炎病史及典型临床表现,CSF 检查有炎性改变,诊断不难。治疗与 PD 相同。

(彭　彬)

第三节 舞蹈病

舞蹈病一词源于希腊语中描述舞蹈的词语。炼金术士 Paracelsus(1493～1541)首先将该词用于医学上描述圣维特斯舞蹈病。

舞蹈病的舞蹈样动作是一种累及面、躯体、肢体肌的异常运动。受累肌肉常过度运动而不受意识控制,各肌群的快速收缩互不协调。临床上表现为一种极快的不规则的跳动式和无目的的舞蹈样怪异动作,动作变幻不定,有一定连续性。舞蹈样动作多累及肢体近端肌或远端肌。当此异常动做出现在肢体近端时,往往幅度较大,甚至带有一定程度的投掷状,如肩、肘关节的快速收展、屈伸、举、垂等不规律活动。也有累及颅面部出现挤眉弄眼、张口舔唇等奇怪表情。舞蹈动作在静止时出现,自主运动、情绪激动时加重,睡眠时可消失,但也有报道认为睡眠中也可能会持续存在。舞蹈症常有肌张力降低、肌力减退。

舞蹈病是由许多疾病造成的一个症状。按年龄分类,可分为:儿童型和成年型舞蹈病。从病因学角度可分为遗传性和散发性舞蹈病。

常见的遗传性舞蹈病的病因包括亨廷顿病、舞蹈-棘红细胞增多症、遗传性非进行性舞蹈病(良性家族性舞蹈病)、先天性舞蹈病、脊髓小脑变性、遗传性痉挛性截瘫、毛细血管扩张性共济失调、橄榄体脑桥小脑萎缩、齿状核红核苍白球丘脑下体萎缩、先天性皮质外轴索再生障碍症、戊二酸血症Ⅰ型、δ-甘油酸血症、苯丙酮尿症、莱-尼综合征、亚硫酸盐氧化酶缺乏症、GM₁神经节苷脂沉积症、GM₂神经节苷脂沉积症、肝豆状核变性、苍白球黑质红核色素变性、婴儿亚急性坏死性脑病、结节硬化症。

散发性舞蹈病常见病因:

1.脑部炎症性疾病

(1)病毒性脑炎:如昏睡性脑炎及天花、麻疹、流行性感冒、ECHO25型、传染性单核细胞增多、HIV等病毒性脑炎。

(2)细菌性感染:如白喉、猩红热、伤寒、结核、淋病等细菌性脑炎。

(3)螺旋体感染:如脑梅毒、莱姆病。

2.脑部血管性疾病 基底节区梗死、出血、动-静脉畸形、静脉性血管瘤、烟雾病等。

3.颅内占位性疾病 硬膜下血肿、原发性或转移性脑肿瘤、脑脓肿等。

4.中枢神经系统脱髓鞘性疾病 多发性硬化症、急性播散性脑脊髓膜炎。

5.颅脑外伤后 拳击性帕金森病。

6.以舞蹈样运动为伴发症状的全身性疾病

(1)营养不良:蛋白质-热量营养不良后(恶性营养不良病后)、婴儿维生素B₁缺乏症(脚气病)、维生素B₁₂缺乏症。

(2)代谢障碍性疾病:高钠血症、低钠血症、低钙血症、低镁血症、高糖血症(含高血糖性非酮症性脑病)、低糖血症、心肺分流术的并发症、缺氧性脑病、胆红素脑病,以及前述神经系统遗传性疾病中的代谢障碍性疾病。

(3)内分泌功能障碍性疾病:甲状腺功能亢进或减退、假性甲状旁腺功能减退、胰岛细胞(B细胞)肿瘤、胰岛素分泌过多、肾上腺功能不足。

(4)肝病:肝性脑病、急性黄色肝萎缩、慢性肝病性肝脑退行性变。

(5)肾性脑病。

（6）结缔组织病：系统性红斑狼疮、抗磷脂抗体综合征、结节性多动脉炎、小舞蹈病、妊娠舞蹈病。

（7）血液病：棘红细胞增多症等。

（8）药源性：多巴胺能药物；抗癫痫药物，如苯妥英钠、卡马西平；类固醇类药物，如口服避孕药、合成代谢性类固醇；抗酸药如西咪替丁；降血压药，如二氮嗪（氯甲苯噻嗪）、甲基多巴、利血平；强心药，如地高辛；血管扩张药，如氟桂利嗪；抗结核药，如异烟肼；三环类抗抑郁剂，如丙咪嗪、阿米替林、氯丙咪嗪及多塞平（多虑平）等。

（9）中毒性疾病：锂、铊、铅、锰、汞中毒，一氧化碳中毒及甲苯中毒等均可能发生舞蹈样运动。

一、小舞蹈病

小舞蹈病是由 Thomas Sydenham（1624～1689 年）发现的一种儿童时期发病的舞蹈症，故称为 Sydenham 舞蹈病。

小舞蹈病又称风湿性舞蹈病、β溶血链球菌感染性舞蹈病。常为急性风湿病的一种表现。其临床特征为不自主的舞蹈样动作、肌张力降低、肌力减弱、自主运动障碍和情绪改变。本病可自愈，但复发者并不少见。

小舞蹈病目前已趋减少。据国外统计，在 1940 年前，儿科医院的住院患者中有 0.9％是因舞蹈病而入院的，1950 年后，降至 0.2％。

【病因和发病机制】

本病与风湿病密切相关，它往往是风湿热的一种表现。多数人有 A 组链球菌感染史。易感儿童经 A 组 β溶血性链球菌感染后，部分患者出现血清抗神经元抗体增高。这类抗体错误地识别了尾状核、丘脑下核神经元的抗原，引起炎症反应而致病。

无并发症的急性舞蹈病很少死亡，故病理资料很少。但多数作者认为本病主要的病理变化为大脑皮质、基底节、黑质、丘脑底核及小脑齿状核等处散在的动脉炎和神经细胞变性，偶亦可见到点状出血，有时脑组织可呈现栓塞性小梗死。软脑膜可有轻度的炎性改变，血管周围有小量淋巴细胞浸润。在本病尸检的病例中 90％可发现有风湿性心脏病的证据。

【临床表现】

多数为急性、亚急性起病。临床症状取决于病变的部位。基底节的病变时常出现本病所特有的舞蹈样动作；小脑的病变可引起肌张力降低和共济失调；皮质的病变则出现肌无力。早期症状常不明显，不易被发觉，表现为患儿比平时不安宁，容易激动，注意力涣散，学习成绩退步，肢体动作笨拙，书写字迹歪斜，手中所持物体经常失落和步态不稳等。这时父母或教师常可误认患儿有神经质或由顽皮所致。症状日益加重，经过一定时期后即出现舞蹈样动作，是一种极快、不规则的、跳动式的和无意义的不自主运动，不同于习惯性或精神性痉挛呈刻板样动作。舞蹈样动作的严重度和频度因人而异。常起于一肢，逐渐扩及一侧，再蔓延至对侧。若局限于一侧者称半侧舞蹈病。舞蹈样动作总以肢体的近端最严重，且上肢重于下肢。上肢各关节交替发生伸直、屈曲、扭转等动作；手指不停屈伸和内收。肘和肩关节的不自主运动，轻者只有轻度的痉挛，重者则出现严重的挥舞，以致常常发生撞伤。伸手时出现特殊的姿势，腕关节屈曲，掌指关节过伸，手臂旋前。两上肢平举或举臂过头时可出现手掌和前臂过度内旋，称为旋前肌征。此征于举臂过头时最为明显。与患者握手时，可发现其握力不均匀，时大时小，变动不已，称为"挤奶女工捏力征"。下肢的不自主运动表现为步态颠簸，常常跌倒。躯干亦可绕脊柱卷曲或扭转。面肌的舞蹈样动作表现为装鬼脸，颜面表情频繁皱额、努嘴、眨眼、吐舌、挤眉等。舌肌、咀嚼肌、口唇、软腭及其他咽肌的不自主运动则引起舌头咬破,构音困难,以及咀嚼和吞咽障碍。头部亦可左右扭转或摆动。呼吸可因躯干肌与腹肌的不自主运动而变为不规则。不自主运动多是全身性的,但上股常重于卜肢或面部。有 35% 的患者不自主运动以一侧肢体更重或仅限于一侧肢体。舞蹈样动作可在情绪激动或作自主运动时加剧,平卧安静时减轻,睡眠时完全消失。自主运动可因肌张力降低、共济失调或真性肌无力而发生障碍,动作不能协调,自主动作可因不自主运动的发生而突然中断,每一动作均突然冲动而出,很不自然。肌力常显得减弱,严重者俨若瘫痪,称麻痹性舞蹈病。肌张力普遍降低,各关节可过度伸直。腱反射迟钝或消失。极个别患者可出现钟摆样的膝腱反射。锥体束征阴性,全身深浅感觉均无异常。

精神改变轻重不等。多数患者有情绪不稳定,容易兴奋而致失眠,有的则骚动不安或出现狂躁、忧郁和精神分裂症样的症状,亦可出现妄想、幻觉或冲动行动。周围的嘈杂声音或强光刺激均可使患者的骚动及舞蹈样动作明显加重。

曾有报道儿童舞蹈病患者合并有中央视网膜动脉梗死。多数作者认为此系患者合并有隐性心脏瓣膜病而引起视网膜动脉的栓塞所致。另一种可能为局部的血管炎而引起血栓形成。

全身症状可甚轻微或完全缺如。刚起病时可无发热,但至后期则可出现发热、皮肤苍白及低血色素性贫血等症状。伴有风湿性心脏病者可有心脏扩大或杂音,还可有急性风湿病的其他表现,如发热、关节炎、扁桃体炎、皮下结节等。可有抗"O"、血沉、C 反应蛋白升高,无并发症的舞蹈症患者,血、尿、血沉及 C 反应蛋白常可正常。部分患者可有嗜酸粒细胞增多。

脑脊液检查极少有异常,但亦有报告小舞蹈病患者的脑脊液中有轻度细胞数增多。

有 55%~75% 的舞蹈症患儿有脑电图异常。但多甚轻微,于病程高峰时脑电图异常的发生率最高,临床症状恢复后,脑电图亦逐渐恢复。这种异常改变并非特异性,包括有顶枕区高幅弥漫性慢波,α 节律减少,局灶性或痫样发放以及偶然出现的 14Hz 或 6Hz 正相棘波的发放。

【诊断】

根据起病年龄,典型的舞蹈样动作、肌张力降低、肌力减退等症状,诊断并不困难。如有急性风湿病的其他表现(关节炎、扁桃体炎、心脏病、血沉增快等)则诊断更可肯定。有 25%~30% 的小舞蹈病患者,既无风湿热的其他证据,又无其他少见的可以引起舞蹈病的原因,这些患者实际上仍属风湿性舞蹈病,不过舞蹈样动作是风湿热的首现症状而已。小舞蹈病需与习惯性痉挛、慢性进行性舞蹈病即 Huntington 舞蹈病及狂躁性精神病鉴别。习惯性痉挛也多见于儿童,有时易与小舞蹈病混淆,但前者不自主运动是刻板式的、重复的、局限于同一个肌肉或同一肌群的收缩,肌张力不降低,无风湿病的典型症状或旋前肌征。慢性进行性舞蹈病多见于中年以上,有遗传史,不自主运动以面部为主,常伴有痴呆或其他精神症状。本病有典型的舞蹈样动作,不难与躁狂性精神病鉴别。

【治疗】

首现应防治风湿热。风湿热确诊后应给予青霉素治疗,一般用普鲁卡因青霉素肌内注射,40 万~80 万 U,每日 1~2 次,2 周为 1 个疗程,亦有主张长期应用青霉素以预防风湿热的发生。青霉素过敏者,可予口服红霉素或四环素。此外需同时服用水杨酸钠 1.0g,每日 4 次;或阿司匹林 0.5~1.0g,每日 4 次。小儿按 0.1g/(kg·d) 计算,分次服用,于症状控制后减半用药。治疗维持 6~12 周。风湿热症状明显者,可加用泼尼松或泼尼松龙,10~30mg/d,分 3~4 次口服,以后逐渐减量,总疗程需 2~3 个月。

在舞蹈病发作期间应卧床休息,避免强光、嘈杂等刺激。床垫床围亦柔软,以免四肢因不自主运动受伤。饮食以富营养及易于消化吸收的食物为主。有吞咽困难者给以鼻饲。对不自主运动,可用硫必利,自 0.1g 开始,每日 2~3 次;也可用氟哌啶醇,自每次 0.5mg 开始,每日口服 2~3 次,以后逐渐增加至不自主运动控制为止。亦可选用氯丙嗪 12.5~50mg,苯巴比妥 0.015~0.03g,地西泮 2.5~5mg,硝西泮 5~7.5mg

或丁苯那嗪 25mg,每日口服 2～4 次。但氟哌啶醇及氯丙嗪均有诱发肌张力障碍的可能,故在用药中应严密观察。个别患儿应用苯巴比妥后可有更加兴奋与不自主运动反而加剧的反常反应,应即改用他药。有严重躁动不安者,可给地西泮 10mg,静脉徐缓注射,或用氯丙嗪 25mg 肌内注射。上列各药的剂量应视儿童的年龄大小酌情增减,以达到安静为止。目前多使用非典型抗精神病药物,如利培酮,自每次 0.5mg 开始,每日 2 次。视病情控制情况调整药物剂量。

有研究发现,丙种球蛋白可缩短小舞蹈病的病程和严重度。用药剂量为 0.4g/(kg·d),5d 为 1 个疗程。也有报道认为继发于心脏移植术的舞蹈症对激素治疗有效。

部分患者舞蹈动作恢复后,经一定时日可复发,故应予定期随访观察。

【预后】

本病预后良好,约 50% 的病例经 3～10 周的时间可自行恢复,但亦有持续数月或 1 年以上者。偏侧投掷运动常有很高的自发缓解率。1/5～1/3 的患者可在间隔不定的时间后再次复发。间歇期可经数周、数月或数年不等。女性患者舞蹈病可于以后初次妊娠中或口服避孕药中复发或首次发作,在妊娠期发作者称妊娠舞蹈病。伴发风湿性心脏病者预后较差。有的患者可遗传有性格改变或神经症。在小舞蹈病的患者中,如不给予适当治疗,有 55%～75% 最后表现风湿热的证据,另有 25%～35% 不论有无风湿热的其他表现,以后均出现心脏瓣膜的损害。

二、亨廷顿舞蹈病

亨廷顿病是一种常染色体显性遗传的神经系统变性病,由 George Huntington(1850～1916 年)首先描述,是最常见的遗传性舞蹈病患者常在成年发病。尽管也有青少年和老年人发病的报道,但其平均发病年龄为 40 岁。患者常伴有认知功能下降和精神症状,现在也以其名字命名该疾病为 Huntington 病(HD)。该病能无情地进展,通常在发病后 15～20 年死亡。西方国家患病率为 4/10 万～10/10 万,全世界均有该病的报道,是遗传性舞蹈症的最常见的疾病。

研究发现,HD 的外显率较高。HD 基因的突变率较低,约为每代 5/100 万。散发病例(既无阳性家族史)的 HD 约占整个 HD 患者的 1%。

【病因和发病机制】

1993 年 Gusella 等发现 HD 系由 4 号染色体的 IT15 突变所致。该基因包括 10366 个碱基,其中还有由 18 个 A 构成的 polyA,可读框包括了 9432 个碱基编码、3144 个氨基酸,由此构成了分子量约 34800 的蛋白质,称为 Huntington 蛋白,相应基因即 IT15 基因,称为 Huntington 基因。起始密码子位于可能的转录起始点下游等 316 碱基处,终止密码子为 UGA。

Gusella 等认为 IT15 基因是引起 HD 发生的基因,是因为在整个 IT15 基因序列编码多聚谷氨酰胺蛋白基因可读框的 5 起始端有一个 p[CAG(胞嘧啶-腺嘌呤-鸟嘌呤)]n 的三脱氧核苷酸重复拷贝。正常人重复的拷贝数都低于 30 个,而在 HD 患者则出现重复的拷贝增多,在 42～66 个或 66 个以上,或在 37～86 个,正常人与患者之间 p(CAG)n 的拷贝数无重叠现象。

HD 的一个较显著的临床特点是其遗传早发现象,是指在同一家系中,后代患者症状随着世代的传递而越加严重,发病年龄早于上一代的现象。在 HD 家系中 CAG 的重复数目与 HD 的发病年龄呈反比,因此,三核苷酸重复拷贝数的多少随世代增加,基因所编码的亨廷顿蛋白对机体产生的危害程度由拷贝数的多少来决定的。由于脱氧三核苷酸重复的扩增,增加了该区域的不稳定性,因而,发生"再扩增"的可能性也随之增加。这样在世代的传递中,拷贝数越增越多,而稳定性也越来越低,构成了恶性循环(区别于点突变的静态）。与之相关的病情严重度也就越重，发病年龄也越早。

在病理生理的发病机制中是由于基底节-丘脑-皮质环路的损害所致。

有两个投射系统连接基底神经节的传入和传出结构：①纹状体和苍白球内节及黑质网状部之间的单突触"直接"通路，此通路为抑制性的，以 GABA 和 P 物质作为神经递质；②通过苍白球外节和丘脑底核的"间接通路"，在这条同路中，纹状体与苍白球外节之间和苍白球外节与底丘脑核之间的投射都是抑制性的和 GABA 能的，而丘脑底核—苍白球内节通路则是谷氨酸能的。激活直接通路可抑制输出核的活动，从而使丘脑皮质投射神经元脱抑制。反之，激活间接通路对苍白球内节和黑质网状部具有兴奋效应，从而对丘脑皮质神经元起抑制作用。

在 HD 早期，纹状体到苍白球外节（LGP）投射系统选择性的退行性变，造成纹状体神经元到苍白球外节的神经元选择性地减少，导致 LGP 神经元对 STN 抑制活动增强，结果使 STN 释放冲动减少，也即对基底神经节（MGP，黑质的 SNr 和 SNc）兴奋性冲动释放减弱，并继而引起丘脑腹外侧核（VL）对皮质反馈性抑制增强。这就可造成偏身舞蹈或偏身投掷。

【病理】

本病主要是侵犯基底节和大脑皮质。尾核及壳核受累最严重，小神经节细胞严重破坏，大神经节细胞仅轻度受侵。尾核皱缩并发生脱髓鞘改变，伴有明显的胶质细胞增生。尾核的头部因严重萎缩以致侧脑室前角的下外侧缘失去其正常的凸出形态，变成扁平甚至凹陷。脑室普遍扩大。苍白球的损害比纹状体还要轻得多，只显示有轻度的神经节细胞丧失。基底节系统的其他部分或为正常或接近正常。大脑皮质（特别是额叶）也有严重损害，其突出的变化为皮质萎缩，特别是第 3、第 5 和第 6 层的神经节细胞丧失及合并有反应性胶质细胞增生。

【临床表现】

最主要的症状为舞蹈病及痴呆。常于成年期起病后，症状不断进展。不自主运动往往比精神衰退先出现，但有些病例可恰恰相反。患者最初只诉述行动笨拙和不安，并可间歇性出现轻度的耸肩、手指的抽搐和扮鬼脸等不自主动作。随后，舞蹈样动作日益严重，此种不自主运动可侵犯面肌、躯干肌及四肢肌。舞蹈样动作是迅速的、跳动式的和多变的。不自主动作有时虽可重复，但绝不是刻板不变的。面肌受累时则患者可扮出各种鬼脸，舌肌及咽喉肌受累时则发生构语困难甚至吞咽障碍。上肢则出现不规则的屈曲和伸展，手指亦可出现指划运动，以致上肢的随意运动发生障碍。由于下肢的不自主屈伸以及躯干和头部的不自主扭转，患者失去平衡，以致不能起坐或行走，常突然跌倒。不自主运动可局限于一个肢体的其他部分。舞蹈样动作不能自行克制，可因情绪紧张而加重，静坐或静卧时减轻，睡眠时完全消失。

肌张力多为正常，但少数患者以震颤麻痹症样的肌强直为突出症状，而舞蹈症状甚轻微或完全缺如。这种强直型的慢性进行性舞蹈症被认为是苍白球受累的结果。青少年 HD 患者中少动-强直型较成年 HD 患者多见，而成年患者中少动-强直型少见。

精神衰退出现于每一个患者，显示器质性智能障碍的特征，即记忆力减退和注意力不能集中等。精神衰退多在不知不觉中进展，往往在舞蹈病出现后多年才变得明显，最后则成痴呆。在本病的终末期，痴呆多甚明显。亦可出现精神症状如情绪不稳、猜疑妄想、夸大妄想及幻觉等。病情总是不断进展，本病一般都可持续 10 至 20 年，平均于起病后 15～16 年死亡。

个别患者除了不典型的慢性进行性舞蹈症外尚可出现癫痫，包括肌阵挛性发作等。青少年 HD 患者较成人发病的患者更易发生癫痫，病情常较重，生存期较短。也可发生遗传性共济失调、偏头痛及肌病等。

血尿、脑脊液的常规检查均属正常。脑电图可有弥漫性异常。头颅 X 线平片正常。但头颅 CT 检查因尾核严重萎缩而显示脑室扩大，且侧脑室的形状呈特征性的蝴蝶状。气脑造影亦可有同样发现。用氟脱氧葡萄糖作 PET 检查可发现患者或其后代的尾核及壳核的葡萄糖代谢降低。

【诊断】

本病诊断一般都不难,主要依据是:①遗传性;②中年(35~40 岁)起病;③舞蹈症状进行性加重;④进行性痴呆。但亦可有散发性病例。有些可首先出现智能低下而无舞蹈症状,这样的病例早期诊断则甚困难,只有长期观察待其出现不自主运动时才能确诊。若首现的症状为舞蹈症状而无痴呆者,早期诊断可发生困难,往往被误诊为"神经性抽搐"或"习惯性痉挛"。若细加观察这两个病还是可以鉴别的。

基因诊断:PCR 方法检测 IT15 基因的 CAG 重复拷贝数。正常人不超过 36 个拷贝。有家族史的可疑患者,若得 40 个以上的重复扩展,则可诊断 HD;34~38 个没有诊断意义。对来自散发家系的新突变,其 (CAG)n 三核苷酸重复拷贝数在 34~42 者也难以诊断;少于 34 个重复时,不能确诊 HD,但也不能完全除外。

【鉴别诊断】

HD-like 综合征(HDL):进行性舞蹈症状、认知功能下降、精神症状和常染色体显性遗传的家族史曾经是 HD 的诊断标准。但是,随着诊断性基因检测方法的出现,1%的疑为 HD 的患者未发现 CAG 三核苷酸重复拷贝数扩增,这类患者通常被称为 HD-like 综合征。

HDL_1 和常染色体显性遗传的特异性家族性 Prion 病常需与 HD 相鉴别。编码 Pr 蛋白的基因中有一个 8 肽核苷酸序列重复插入(PRNP),其他类型的 PRNP 也可产生 HD 样综合征。家族性 Prion 病可产生多种临床表现,甚至在一个家系中也可产生多种临床表现。而 HDL_2、HDL_3 则多见于有非洲血统患者,亚洲人少见。在疑为 HD 的患者中未检出 ITl_5 基因异常时,需要检测这些疾病的基因,以防漏诊或误诊。脊髓小脑变性(SCA)-Ⅰ型、Ⅲ型及 HDL_4 也可通过相应的基因检测而明确诊断。棘红细胞增多症患者除舞蹈症状和阳性家族史外,常合并有周围神经损害,外周血中棘状红细胞的比例常超过 5%。而 $NBIA_2$、NBIA/PKAN 除基因突变异常外,头颅影像检查也可见特征性改变。

本病尚应与风湿性舞蹈病和老年性舞蹈病鉴别。风湿性舞蹈病发生于儿童,且非进行性疾病,虽也可伴有精神症状,但系短暂性的,与慢性进行性舞蹈病的精神症状逐渐发展成为痴呆者不同。老年性舞蹈病发生于老年人,往往由血管性疾病所引起,故起病急骤,且非家族性,舞蹈样动作为唯一症状,不伴有智能衰退。本病尚应与重症精神病由药物诱发的迟发性多动症及棘状红细胞增多症并发舞蹈症鉴别。

【治疗】

尚无阻止或延迟 HD 发展的方法,治疗集中在对心理与神经症两方面的症状治疗,同时进行必要的支持治疗。

1.心理治疗　要让患者帮助家族中其他患者及可能得病者树立信心,相互帮助,建成富有乐观主义的家庭。对于抑郁、焦虑的患者,可用三环类抗抑郁剂如阿米替林、丙咪嗪、氯丙咪嗪与多塞平(多虑平),也可选用抗抑郁剂如舍曲林与帕罗西汀。但必须注意抗抑郁剂的抗胆碱能作用可加重患者的异常运动和认知障碍。另需注意患者或有的自杀意向。对合并有痴呆的患者,尤须加强护理与支持治疗。

2.药物治疗　宜着眼于既能减少舞蹈样动作又能改善活动质量,药物治疗宜从小剂量起用,缓慢加量,直至满意控制舞蹈样运动。

药物治疗可分为运动障碍的治疗、精神症状的治疗和行为障碍的治疗三种。

(1)舞蹈症状的治疗:可选用多巴胺耗竭剂,如丁苯那嗪和利血平。苯二氮卓类,如氯硝西泮、地西泮也可选用。有报道抗惊厥药,如苯妥英、卡马西平、丙戊酸也可试用。多巴胺受体阻滞剂,如硫必利、氟哌啶醇和匹莫齐特也可选用。

1)丁苯那嗪:可耗竭脑中神经元内的多巴胺、5-HT 和去甲肾上腺素的贮存,可逆性抑制囊泡单胺转运体(VMAT2)功能,改变大脑控制运动的电信号的传导,从而减轻 HD 的舞蹈症状。疗效优于利血平,较少产生低血压。

初始剂量:12.5mg/d;1 周后改为 12.5mg,每日 2 次;每周增加 12.5mg,直到舞蹈减轻或达最大耐受剂量——75～100mg/d,分 3 次服用。每日剂量不要超过 100mg。常见不良反应有失眠、抑郁、嗜睡、坐立不安和恶心;也可能使心情恶化,加重认知障碍,加重肌强直,生活能力下降,延长 QT 间期。一项随机、双盲、安慰剂对照的多中心研究证实了丁苯那嗪的疗效和安全性。对于 CYP2D6 代谢较差者,丁苯那嗪单次剂量不要超过 25mg,日剂量不超过 50mg,日剂量超过 50mg 者,需要行 CYP2D6 基因型分析。

2)利血平:成人初始剂量为 0.05～0.1mg/d,口服,每周逐渐增加剂量,直到疗效好转或出现不良反应。

3)抗惊厥药物:主要用来减轻舞蹈时的肌肉痉挛,丙戊酸和氯硝西泮可有效治疗舞蹈症,且相对安全,可首先选用。①丙戊酸的作用可能与增加脑中 GABA 水平有关。成人的初始剂量为口服 250mg/d,最大剂量 2000mg/d,分 2～3 次口服,不要超过 60mg/(kg·d)。②氯硝西泮能增强 GABA 的活性,对舞蹈症可能有效。不会诱发神经安定剂引起的 Parkinsonism 或增加迟发性运动障碍的发生,因此,可在使用多巴胺受体拮抗剂前试用该类药物。成人初始剂量:0.25～0.5mg/d,口服;最大剂量 2～4mg/d,分 2～3 次使用。可缓慢增加剂量,避免过度镇静作用。

4)神经镇静剂:由于可能会改善患者的舞蹈样动作,但会加重 HD 的其他症状,如运动迟缓和肌强直,进一步导致功能下降,不推荐首选。①利培酮(维思通)为 DAD$_2$ 和 5-HT 受体拮抗剂,很少出现典型神经安定剂引起的 EPS。成人初始剂量 0.5～1mg/d,口服;逐渐增加剂量直至有效或出现不良反应,最大剂量不超过 6mg/d,分两次服用。②氟哌啶醇是经典的抗精神病药物,对多巴胺受体有拮抗作用,仅在最后才考虑使用该药物来治疗舞蹈。成人初始剂量 0.5mg/d,口服;谨慎增加剂量达 6～8mg/d 后逐渐减少剂量到最低有效维持剂量并取得令人满意的疗效。

(2)对运动过缓、运动不能-强直征群的治疗:可选用抗震颤麻痹药物如左旋多巴类、金刚烷胺或苯海索。用药也宜从低剂量开始。

(3)智能减退:可用多奈哌齐(安理申)、石杉碱甲(双益平)、茴拉西坦(三乐喜)等。有精神障碍者可选用氯氮平、喹硫平等治疗。

DBS 对部分患者可能有效,通过报道了 12 例儿童舞蹈症患者经 DBS 治疗舞蹈症状减轻。1 例患者出生时脑出血导致脑瘫。另一例 11 岁患者为 7 岁丘脑出血导致舞蹈症。通过报道苍白球刺激治疗 2 例继发于脑瘫的成人舞蹈症状和 2 例肌张力障碍者(儿童和成人各一例)。肌张力障碍显著改善,舞蹈症状改善不明显(2 例轻度改善,2 例无改善),通过报道双侧苍白球内侧核刺激治疗 HD,可改善舞蹈症状,但刺激频率过高(130Hz)可能会加重运动迟缓,40Hz 时对运动徐缓作用甚微,但能显著改善与执行和判断功能相关区域的血流。

3.细胞移植治疗　仍有争论,尚处于早期研究阶段,结论不一。有学者将胎脑神经元细胞移植到宿主纹状体后可使患者的舞蹈症状、眼球运动功能、步态和认知功能稳定或改善,但肌张力障碍加重类似于未移植患者。但这些结果仅持续 5 年左右,然后症状继续进展。有学者通过 2 例尸解发现,移植的胎脑神经元能够分化和存活,但其不能与宿主的纹状体建立连接,这就解释了为什么移植治疗不能取得临床疗效。

4.对症治疗　对于自理生活困难者,加强护理,注意营养,防止压疮等并发症。

三、妊娠舞蹈病

妊娠舞蹈病是一种少见的妊娠并发症,为一种晚发型的小舞蹈病,由妊娠所激发。对于本病的病因,曾有种种推测。有一部分患者过去有风湿热或猩红热的病史,约有 40% 的患者于幼年时曾有小舞蹈病病史,且本病并发风湿病的频率与小舞蹈病相似,因此较多的人认为本病的病因与风湿病有关。另有人于尸检时发现患者的大脑几乎到处都有充血和出血,还有人发现脑、肝、肾及脾都有变性和炎性的改变,但无心内膜炎的证据,因此认为本病系由妊娠高血压综合征或感染性疾病引起轻度脑炎所造成。认为妊娠高血压综合征引起本病的理由还有:患者没有感染或心脏病史,终止妊娠后,舞蹈样动作立即停止。

有少数作者认为妊娠舞蹈病可由精神因素、全身毒血症或感染所诱发。欧洲还有人认为妊娠舞蹈病是归因于胎儿的变态反应。总之,妊娠舞蹈病的真正病因尚不清楚,妊娠可能只是诱发因素,而非舞蹈病的根本原因。

本病最多见于 17~23 岁间的初产妇,再次妊娠可能复发,初发于 30 岁以上的妇女极为少见。其发生率为 2000 次至 3000 次分娩中一次。往往在妊娠的前半期特别是首 3 个月发病,在妊娠的后半期发病者实为罕见。

本病的临床症状与较重的小舞蹈病类似,当舞蹈样动做出现前数周往往先有头痛和性格改变,全身衰竭症状可能比小舞蹈病更早出现。有人报告,本病的病死率达 13.1%,胎儿的病死率约高两倍。但足月出生的婴儿绝大多数都是正常的,仅有少数报告婴儿有畸形。患者往往发生流产,舞蹈病可于妊娠期中或分娩后 1 个月内自行停止,亦有人报告于人工流产后立即停止者。

本病的治疗原则与小舞蹈病相同。妊娠舞蹈病的死率较高,因此有人极力主张于全身情况开始衰竭前尽早终止妊娠,但有人主张对于轻症病例用非手术疗法。早期应用镇静剂可减轻症状和防止进展。

四、老年性舞蹈病

为发生于老年的舞蹈动作,无家族史,病情较轻,无精神症状而且病程比较良性。本病的舞蹈动作,有时只出现于舌、面、颊肌区。为与慢性进行性舞蹈病相鉴别,把它列为一个独立的疾病单元。本病的病理改变与慢性进行性舞蹈病极为相似,但无大脑皮质的变性。然而,近年来不少人指出,慢性进行性舞蹈病也可在老年发病,遗传性疾病除有家族史外,还有一部分散发病例的事实。因此,老年性舞蹈病亦被认为是发生于老年的遗传性疾病。本病的诊断要点和治疗原则同其他舞蹈病。

五、半侧舞蹈病

半侧舞蹈病为局限于一侧上、下肢的不自主舞蹈样运动。它可以是风湿性舞蹈病,慢性进行性舞蹈病的一个部分,亦可以是基底节发生血管性损害的结果。

多见于中年或老年的病例,突然起病的偏瘫或不完全性偏瘫及瘫侧肢体的舞蹈样动作。舞蹈样动作可于发病后立即发生,亦可数周或数月之后出现。偏瘫较完全者,常在偏瘫开始恢复后才出现舞蹈样动作。这种不自主运动通常以上肢最严重,下肢及面部较轻。严重的舞蹈样动作甚难与偏侧舞动症相鉴别。不自主运动持续的时间随病因不同而异,多数可随时间的延长而逐步减轻。

对于应用氯丙嗪、利血平、地西泮、氟哌啶醇等药物治疗无效的患者,采用苍白球、丘脑腹外侧核的电凝或冷冻手术可有一定帮助。

六、Meige 综合征

Meige 综合征是成年人发病的局限性肌张力障碍。本病没有家族史。Meige(1910)首先描述,主要表现为眼睑痉挛和口、下颌肌张力障碍,舌肌亦受累时称口、下颌肌、舌肌张力障碍。

【病因】

本病病因不清。虽有相当一部分患者伴感情障碍,如抑郁、焦虑,可能的病因为:①脑干上部、基底节异常,中脑及基底节过度活化,使参与眼轮匝肌反射的脑桥髓内中间神经元过度活动所致;②多巴胺受体超敏;③基底节等脑内胆碱能系过度活跃。

【病理】

通过报道的眼睑痉挛和 Meige 综合征的尸解病理无异常。通过报道 1 例 Meige 综合征在纹状体背侧有斑块状神经元缺失和胶质增生。通过报道 1 例 Meige 综合征在脑干处核群(黑质致密部、蓝斑、缝核、脑桥脚核)中有较严重的神经元脱失;在黑质和蓝斑中有少量细胞外神经黑色素着色,黑质中神经源纤维缠结较少。

【临床表现】

本病多见于老年人,一般在 50 岁以后起病,高峰发病年龄为 60 岁。女性多见,男女之比 1：2。

Meige 综合征的临床表现可分为 3 型:①眼睑痉挛型;②眼睑痉挛合并口、下颌肌张力障碍型;③口、下颌肌张力障碍型。Jankovic 称眼睑痉挛合并口、下颌肌张力障碍型为完全型,余为不完全型。各型所占比例各家报道相差甚远,但均以眼睑痉挛型和眼睑痉挛合并口、下颌肌张力障碍型占绝大部分。

双眼睑痉挛为最常见的首发症状(占 76%～77%),部分由单眼起病,渐及双眼。睑痉挛前常有眼睑刺激感,眼干、畏光和瞬目增多。睑痉挛的发作频率常由稀疏至频繁。痉挛可持续数秒至 20min,不经治疗可持续收缩造成功能性“盲”。患者常需用手将双上睑拉起且不敢独自出门或过马路。

口、下颌和舌痉挛常表现为张口、牙关紧咬、缩唇、噘嘴、伸舌等,致面部表情古怪特殊。重者可引起下颌脱臼,牙齿磨损,尚可影响发声和吞咽,口、下颌的痉挛常由讲话、咀嚼触发。

除眼睑痉挛及口、下颌肌张力异常外,Meige 综合征尚可伴斜颈、头后仰前屈等。一般无智能障碍,无锥体束病变、小脑病变及感觉异常。约三分之一的患者有情感障碍,如抑郁、焦虑、强迫人格、精神分裂的人格变化。

【诊断和鉴别诊断】

老年患者有典型的眼睑痉挛和(或)口、下颌肌张力异常,而无服用抗精神病、抗帕金森病药物的病史,即应考虑 Meige 综合征的可能。需要鉴别的疾病有:①迟发性运动障碍:有长期服用吩噻嗪类、丁酰苯类抗精神病药物史,受累肌常以蠕动为主而非肌肉痉挛;②偏侧面肌痉挛:常局限于一侧及面神经支配肌,不伴口、下颌肌张力障碍的不随意运动,偶可累及双侧,但双侧痉挛不同步与 Meige 综合征不同;③神经症:可发生于任何年龄,常伴情绪不稳,睡眠障碍,症状变化多,波动大,心理治疗有效。

【治疗】

目前尚无根治治疗。

国外广泛应用 A 型肉毒毒素行局部注射(BTX-A)。肉毒毒素既稳定又易纯化,注射后作用于神经肌肉接头部位,阻碍乙酰胆碱释放。方法:痉挛部位局部皮下注射,一侧 0.5～2.5U,分 4～5 处注射,总剂量 10～50U,疗效持续 3～5 个月,无全身不良反应,是目前被公认为最好的治疗方法,对 80% 以上的睑痉挛有效。舌肌注射尚可治疗不自主伸舌。

也可应用多巴胺拮抗剂、氟哌啶醇、丁苯那嗪、苯海索及苯二氮卓类中的氯硝西泮。

(龙海丽)

第四节 肌张力障碍

肌张力障碍是一组由身体骨骼肌的协同肌和拮抗肌的不协调、间歇性持续收缩造成的反复的不自主运动和异常扭转姿势的综合征。多以异常的体位姿势和不自主的变换动作而引人注目。肌张力障碍大部分病因不明,称为原发性肌张力障碍,有些则继发于中枢神经系统的病变。

【肌张力障碍的分型】

肌张力障碍有许多种分类方法,临床上一般按以下三种方法分类。

1.按肌张力障碍范围分类

(1)局灶性肌张力障碍(累及身体某一部分)

1)眼睑部:眼睑痉挛。

2)口周部:口下颌肌张力障碍。

3)喉部:痉挛性构音障碍。

4)颈部:痉挛性斜颈。

5)前臂或手部:书写痉挛。

(2)节段性肌张力障碍(累及邻近数个部位)

1)颅部节段性肌张力障碍

2)纵轴节段性肌张力障碍

3)臂部节段性肌张力障碍

4)下身节段性肌张力障碍

(3)多灶性肌张力障碍(累及不相邻多个部位的肌张力障碍)

(4)偏身肌张力障碍

(5)全身性肌张力障碍

2.按病因分类 过去一般分为原发性和继发性肌张力障碍,2011 年 Fahn 等则将肌张力障碍分为以下五类。

(1)原发性肌张力障碍

1)遗传性(常染色体显性遗传、常染色体隐性遗传)如典型的原发性扭转痉挛、非典型的原发性扭转痉挛、低语性肌张力障碍等。

2)散发性

(2)肌张力障碍叠加综合征:肌张力障碍-肌阵挛综合征、快速起病的肌张力障碍-帕金森综合征、多巴反应性肌张力障碍。

(3)遗传变性性肌张力障碍:Hallervorden-Spatz 病、多系统萎缩、低 β 脂蛋白血症、神经棘红细胞增多症、Huntington 舞蹈病、遗传性共济失调、共济失调毛细血管扩张症、Lubag 病、肝豆状核变性、戊二酸血症、甲基丙二酸尿症、脂代谢障碍、异染性脑白质营养不良、维生素 E 缺乏症、神经节苷脂沉积症等。

(4)继发性肌张力障碍

1)血管性:脑血管病、动静脉畸形、围产期脑血管病。

2)感染性疾病:病毒性脑炎、昏睡性脑炎、梅毒、艾滋病。

3)外伤:颅脑外伤、颈部外伤、产伤。

4)肿瘤:基底节肿瘤。

5)代谢性疾病:核黄疸。

6)脱髓鞘性病变:多发性硬化。

7)结构畸形:Arnold-Chiari 畸形、脊髓空洞症、寰枢(椎)半脱位。

8)中毒:锰、一氧化碳、二硫化碳、甲醇等。

9)药源性:左旋多巴、多巴胺受体激动剂、抗精神病药物、甲氧氯普胺、苯丙胺、抗惊厥剂、麦角制剂、某些钙离子拮抗剂等。

(5)肌张力障碍作为其他明确的神经系统疾病的表现之一:如肌张力障碍性抽动、发作性运动障碍、帕金森病、进行性核上性麻痹、皮质-基底节变性等。

3.按起病年龄分类

(1)按年龄段:分为三型

1)儿童型:<12 岁起病。

2)少年型:12～20 岁起病。

3)成人型:>20 岁起病。

(2)按发病早晚:分为两型

1)早发性:发病年龄≤26 岁。

2)晚发性:发病年龄>26 岁。

【病因和发病机制】

原发性肌张力障碍的病因和发病机制尚不明确。从基底节环路的角度上,目前认为,肌张力障碍可能为直接通路的过度激活所致。病理生理学资料表明,肌张力障碍患者存在着神经系统基底节-丘脑-皮层环路不同水平的功能失衡,是引发肌张力障碍的主要环节。纹状体功能亢进导致了苍白球抑制功能的减低,进而导致丘脑皮层投射过度兴奋,使得皮层兴奋性增高,致使运动筹划紊乱和输出增加且不协调,继此影响脊髓和脑干中间神经元的兴奋性,使其抑制功能减弱和紊乱,最终引起肌肉的不自主过度收缩或运动的不协调。另一方面,感觉反馈功能的紊乱致使中枢神经系统不能及时调整运动的异常。

继发性的肌张力障碍有相应的病因,因此可伴有神经系统体征、影像学、生化及病理学等异常。

遗传分子生物学方面重要的进展:Ozelius 等(1991)在 9q32-34 发现了第一个原发性肌张力障碍致病基因(命名为 DYT1),其编码蛋白称为扭转蛋白 A,是一个功能与热休克蛋白密切相关的新的 ATP-结合蛋白。该基因的 3 个碱基对的缺失导致 1 对谷氨酸残基的缺失,进而影响扭转蛋白 A 的功能。此后,通过对其他家系的研究,逐渐发现了与肌张力障碍相关的致病基因。

一、扭转痉挛

(一)原发性扭转痉挛

扭转痉挛又称扭转性肌张力障碍,变形性肌张力障碍,是全身性肌张力障碍的一种。原发性扭转痉挛(PTD)是一组由于躯干、肢体、颈部或颜面肌肉协调功能失调,而出现各种姿势的异常或肢体的扭转。以年轻人发病多见,初期表现为局限性,以后波及全身。可有家族史。继发性扭转痉挛是由基底节或中枢神经系统其他部位损害所致。

常染色体显性遗传的早发性 PTD 是一种最常见的扭转痉挛,亦称 Oppenheim 肌张力障碍。东欧和 Ashkenazi 犹太人发病率最高。普通人群的患病率约为 0.6/10 万,在 Ashkenazi 犹太人中可高达 50/10

万。不同的家系中外显率差异较大。

PTD 在病因上是异源的,包括临床和种族的,种族和连锁的研究表明许多亚型有不同的基因起源。1989 年 Ozelius 和 1990 年 Kramer 将致病基因定位于染色体 9q34,命名为 DYT1 基因。此基因编码 332 个氨基酸组成的扭转蛋白 A。患者该部位基因保守区中 GAGGAG 缺失一个 GAG,造成它编码的扭转蛋白 A 羧基末端的谷氨酸丢失。扭转蛋白 A 为高度保守的一组蛋白,与 ATP 酶和热休克蛋白具有同源性。扭转蛋白 A 在黑质背部高度表达,表明了这种结构在多巴能系统中的重要作用。野生型扭转蛋白 A 在内质网中广泛分布,而突变型扭转蛋白 A 在细胞核的周围,与来源于螺旋物内质网的螺旋物形成大的包涵体,干扰了内质网的完整性,导致膜和神经元滤泡运输的倾泻。1998 年 Augood 通过 mRNA 探针对死亡脑组织进行研究发现,DYT1 mRNA 在富含多巴胺的神经元细胞高度表达,提供基底节多巴神经能的神经支配,它的缺失表明了多巴胺功能障碍可能为早发性 PTD 的病理基础。

在 3 个西班牙的吉卜赛家系中发现的早发 PTD 为常染色体隐性遗传,染色体定位为 DYT2。基因定位不祥。

早发性 PTD 绝大部分为常染色体显性遗传,即 DYT1 型,是最经典的扭转痉挛。发病以年长儿童和年轻人多见。病初只表现局限性的肌张力障碍症状,多自一侧上肢开始,以后波及其他肢体乃至全身,造成扭转痉挛。家族成员中有多个同病成员或有多种顿挫型局限性症状。可长期局限于起病部位,即使发展成全身型,症状亦较轻。在 Ashkenazic 犹太人中有阳性家族史的多见。躯干及脊旁肌的受累则引起全身的扭转或作螺旋形运动是本病的特征性表现。常引起脊柱前凸、侧凸和骨盆倾斜,面肌受累时则挤眉弄眼、牵嘴歪唇等动作。舌肌与咽喉肌的受侵,则呈现舌头时而伸出,时而缩回或时而在口内扭动等不自主动作,并有构音与吞咽障碍。严重的患者可因不自主运动而不能从事正常的活动。肌力,反射及深、浅感觉和智力一般皆无改变,但亦可能有智能减退者。病程进度多甚缓慢。晚期病例可因骨骼畸形、肌肉挛缩而导致严重残疾。起病年龄小和下肢起病者预后不良。

早发性 PTD 属常染色体隐性遗传者即 DYT2 型,通常在儿童期起病,平均发病年龄为 15 岁。表现一侧或两侧下肢的轻度运动障碍,足呈内翻跖屈,行走时足跟不能着地,随后躯干和四肢发生不自主的扭转运动。病情一般进展迅速,最后几乎都发展成全身型,预后不良,多于起病后若干年死亡,但也有少数病例可长期不进展,甚至可自行缓解。

(二)多巴反应性肌张力障碍

多巴反应性肌张力障碍(DRD)在全身型肌张力障碍中也比较常见。

(三)X-连锁的肌张力障碍-帕金森综合征

本病又称 Lubag 病,同时具有肌张力障碍及帕金森综合征的特征。最早出现在菲律宾的 Panay 岛,该病为 X 连锁显性遗传,完全外显,致病基因 DYT3 定位于 Xq13.1。X 连锁的肌张力障碍一帕金森综合征发病为男性,平均发病年龄 35 岁。肌张力障碍开始为某一部位受累,大约 5 年后,全身累及,病情进行性加重。首发部位可为全身任意部位。帕金森综合征包括动作迟缓、震颤、强直、姿势反射消失,病程可超过 40 年。患者常可死于喉部肌张力障碍继发的感染和营养不良。

二、痉挛性斜颈

痉挛性斜颈是由颈肌阵发性的不自主收缩,引起头向一侧扭转或阵挛性的倾斜。是颈部肌张力障碍最常见的表现形式,多为原发性,也可继发于颈椎外伤(半脱位)或心因性。原发性颈部肌张力障碍患病率大约是 9/10 万。

【临床表现】

痉挛性斜颈是由于异常的不随意肌收缩引起的颈部不随意性扭曲和转动。因颈部肌肉不随意性持续强直或阵挛性收缩,产生头和颈部的异常姿势。因颈部肌张力障碍对侧肌肉的拮抗作用,还可出现周期性头颈短暂抽搐或震颤。患肌可发生肥大。颈部深浅肌肉均可受累,但以胸锁乳突肌、斜方肌、颈夹肌和颈椎旁肌等受累所表现的症状最突出。一般头部在得到支撑时,如平卧位或靠在座椅上,症状可明显缓解,情绪激动时加重,睡眠中则完全消失。可同时伴有面部、躯干或肢体的肌张力障碍。

痉挛性斜颈有多种临床类型:①旋转型,头颈过中线以矢状面发生旋转,该型中有水平旋转型,后仰旋转型和前屈旋转型;②侧屈型,以双侧外耳和下颏三点相连组成的正中冠状面为准,患者该面向前倾称前屈型,该面向后仰,头颈过中线的矢状面侧屈向左或向右,称后仰型;③混合型,肌肉痉挛无规律,头颈姿态多变。单独一侧的胸锁乳突肌收缩时致头向对侧扭转,颈部向对侧屈曲。一侧胸锁乳突肌合并对侧斜方肌和颈夹肌同时收缩时头转向对侧并固定于此位置不伴颈部向收缩肌侧的屈曲。双侧胸锁乳突肌同时收缩头向前屈曲,为前屈型,双侧颈夹肌及斜方肌同时收缩则头向后过伸,为后仰型。肌肉呈强直性收缩者则呈现反复的阵挛样跳动式痉挛,往往两侧颈肌均有受累,但总以一侧更严重。

起病多缓慢,偶见急性起病者。颈肌的不随意运动早期症状轻微常被忽视,以后则日益严重,必须用极大力量才能把向一侧扭转的头部扳回原位。痉挛的频度因人而异。不随意运动可因情绪激动而加重,头部得到支撑(如靠在椅背上或平卧)时减轻,睡眠中完全消失。受累肌肉可有牵拉和酸痛感,一般程度不严重。反射及感觉均正常。部分患者有自愈倾向。由于姿势的异常,患者的日常生活和工作学习受到影响,往往也有各种情绪障碍,如抑郁、焦虑,更加重了疾病的严重程度。

【诊断】

根据特征性的斜颈表现诊断不难。须与以下疾病鉴别。

1.继发性颈肌张力障碍　头部外伤、脑血管意外、丘脑手术、脑炎或颅内感染后、多发性硬化、代谢性疾病(例如甲状旁腺功能减退)、药物(例如多巴胺阻滞剂、左旋多巴、麦角衍生物、抗惊厥药物)、中毒(例如一氧化碳、甲醇)。

2.假性颈肌张力障碍　这些疾病有颈部的异常姿势,但不是因为颈肌张力障碍所引起,它包括了一组的疾病和综合征。

(1)神经系统疾病:包括肿瘤在内的后颅窝和小脑结构性异常(如 Arnold-Chiari 畸形、第四脑室囊肿)、脊髓肿瘤或脊髓空洞症、神经—眼科疾病(例如同向性注视障碍,一侧眼障)、局限性痫性发作。

(2)骨骼疾病:颈椎骨折或脱位、椎间盘变性、Klippel-Feil 综合征(颈椎融合综合征)。

(3)肌肉病变:先天性斜颈、颈部肌肉外伤或血肿、颈肌纤维化、周围组织感染(例如由咽炎或痛性淋巴结病引起)。

3.心因性颈肌张力障碍　如癔症、精神病。癔症性斜颈的不自主运动呈多变性,不如器质性斜颈刻板不变,于精神刺激后突然起病,且经暗示后症状可以缓解。但器质性斜颈症状的波动也常与精神因素有关。因此癔症性斜颈的诊断必须慎重,仅在神经系统的全面检查已排除器质性疾病后方可确定。

三、手足徐动症

手足徐动又称指划运动,与肌张力障碍类似,也是一种临床综合征,并非一个独立的疾病单元,可为多种神经系统疾病的表现。其临床特征为肌强硬和手足发生慢性和不规则的扭转运动。

【病因】

1896 年 Anton 报告双侧手足徐动症脑的病理呈大理石状态,且把产后发生的双侧手足徐动症描述为脑性双侧瘫痪或 little 病。

本病可见于许多情况,如基底节大理石样变性、脑炎、出生时窒息、早产、产伤、核黄疸、肝豆状核变性等。基底节大理石变性是最常见的病因。

【病理】

双侧手足徐动症通常发生在出生后最初几个月,其病理特点为基底节(特别是纹状体中的壳核、尾核)呈大理石样变性,最可能是因脑缺氧后基底神经节的神经细胞变性,由髓鞘纤维的髓鞘过度增生所造成。丘脑、苍白球、黑质、内囊及大脑皮质亦可有变性。少数病例可能是因核黄疸后发生基底节髓鞘形成状态。脑发育不良或脑回变小亦常见到。

【临床表现】

先天性手足徐动症的临床特征通常为生后即出现不自主运动,但亦可于生后数月症状才变明显者。发育迟缓,开始起坐、行走或说话的时间均延迟。不自主运动其实早已开始,但起初皆不明显,直至患儿能作随意运动时才能显著发觉。由肝性脑病、酚噻嗪、氟哌啶醇或左旋多巴过量引起的手足徐动症可于成年以后或老年期发病。本病所特有的手足徐动性运动是手足不断做出缓慢的、弯弯曲曲的或蚯蚓爬行样的奇形怪状的强制运动。这些动作以四肢的远端较近端显著。下肢受累时,拇趾常自发地背屈,造成假性的巴宾斯基征。有时面部亦可受累,患者常弄眉挤眼,扮成各种鬼脸。咽喉肌和舌肌受累时,则言语不清,构语困难,舌头时而伸出时而缩回,吞咽亦发生障碍。尚可伴有扭转痉挛或痉挛性斜颈。这种不自主运动可因情绪紧张或精神受刺激时或作随意运动中加重,完全安静时减轻,入睡时停止。其肌张力时高时低变动无常,肌张力当肌痉挛时增高,肌松弛时正常,故本病又称易变性痉挛。约有半数患者因锥体束受累可出现双侧轻瘫或痉挛,特别是下肢。半数以上有智力缺陷。全身感觉正常。本病一般为慢性疾病,病程可长达数年或几十年之久,少数患者可长期停顿而不进展,手足徐动症运动严重且伴有咽喉肌受累者,可早期死于并发症。

【诊断】

手足徐动症有手足特殊姿势的不自主运动,故诊断并不困难。舞蹈病的舞蹈样动做出现于肢体躯干及头面部,范围广泛,且比不自主动作更迅速,呈跳动样。不同于本征的不自主动作主要局限于手足,但本征有时与舞蹈病并存则称为舞蹈手足徐动症。

【肌张力障碍的治疗】

病因治疗十分重要。但大多数原发性肌张力障碍的病因不明,因此对症性治疗是目前最常用的治疗方法。

不同类型肌张力障碍的治疗方法有所不同:头面部、手和臂部的肌张力障碍首选肉毒毒素注射,药物为辅助治疗,不选择手术方法。颈部肌张力障碍以肉毒毒素注射为主要治疗,可以辅以药物治疗。在注射和药物治疗无效时可行颈部硬膜内和硬膜外神经切断术。节段性、多灶性或全身性肌张力障碍以药物治疗为主,肉毒毒素注射和脑部立体定向手术作为辅助治疗。

1.药物治疗 除了多巴制剂对多巴反应性肌张力障碍具有良好的疗效以外,其他原发性肌张力障碍的药物疗效个体差异很大。

(1)复方多巴制剂:多巴制剂对多巴反应性肌张力障碍疗效显著,故有学者主张对所有以全身性肌张力障碍起病的儿童患者均应该试用复方多巴制剂进行诊断性治疗。所需剂量为美多巴"250"或息宁"250"1/2 片每日 2 次或每日 3 次,一般观察 4~5d 即可,如有疗效,则需长期服用,剂量也无需加大。

(2)抗胆碱能药物(苯海索、东莨菪碱等):抗胆碱能药物治疗原发性肌张力障碍中,50%的儿童患者和40%的成人患者可获中等程度或显著的疗效。安坦的起始量为 2mg/d,逐渐加量。国外最高可达每日

80mg。但此类药物中枢和周围的不良反应大,患者常常无法耐受有效的治疗剂量,而且疗效难以持久。

(3)巴氯芬:属 GABA 激动剂。叫能通过 GABA-B 的激动,降低了来自脊髓上升性传导通路中感觉冲动的传入,因而改变了运动冲动的传出,从而改善肌张力障碍的症状。口服起始剂量为每日 5mg,最大剂量每日 100mg。国外有脊髓鞘内微泵持续注射的给药方法,起始用量为每日 50μg,最大用量每日 140μg。

(4)卡马西平:卡马西平对某些患者有显效,但也有其可能会加重病情的报道,且易出现皮疹等不良反应,故应谨慎使用。

(5)氯硝西泮:近 20%的患者有效,起始剂量为每日 0.25mg,最大剂量每日 4mg。

(6)多巴胺能阻滞剂:如丁苯那嗪、氟哌啶醇、硫必利等,在以多动为主要表现的患者中可应用。起始宜小剂量,常引起嗜睡,须注意锥体外系不良反应。

2.肉毒毒素注射治疗 肉毒毒素(BTX)在神经科治疗领域的应用是近年来的一大进展。肉毒毒素对各种肌张力障碍都有效,尤其是局灶性肌张力障碍的首选治疗手段。

肉毒毒素是由肉毒梭状芽孢杆菌(肉毒杆菌)在繁殖过程中产生的嗜神经外毒素。根据血清抗原性不同,可分为 A、B、C、D、E、F、G 等 7 型。A 型肉毒素(BTX-A)因其稳定性最好,易于制备和保存而普遍用于临床。肉毒毒素注射到局部肌肉后,可选择性作用于神经肌肉接头的突触前原浆膜,裂解 Synap-25 递质转运蛋白,抑制乙酰胆碱的释放,从而导致肌肉麻痹。BTX-A 有多种制剂,如我国生产的衡力、美国的 Botox、英国的 Dysport 等。

Scott(1979)成功地将 BTX-A 用于斜视的治疗。1989 年美国 FDA 正式批准 Botox 作为新药用于斜视、眼肌痉挛和面肌痉挛等运动障碍疾病。1993 年 10 月我国卫生部兰州生物制品研究所研制和生产的注射用 A 型肉毒毒素问世,国内也开始了广泛应用。治疗各型肌张力障碍(尤其是眼睑痉挛、颈部肌张力障碍及面肌痉挛)有较好疗效。注射后一般 2~3d 起效,持续数月,一般均会复发。复发后可重复注射,大多数患者仍可有满意疗效。少数患者由于体内产生自身抗体,影响了重复注射的效果,这种情况下换用 B 型肉毒毒素仍可奏效。目前美国已有 BTX-B 上市。

3.手术治疗 对于上述内科治疗效果均不佳的全身型肌张力障碍患者,可考虑行脑立体定向手术。方式有毁损和深部电刺激。后者以其微创、具有可逆性、双侧手术不良反应小而有取代前者的趋势。但由于手术本身都具有一定的风险,加上疗效尚不肯定,因此要严格掌握手术指征。内科治疗无效的痉挛性斜颈可行颈部肌肉或神经切断术。

4.其他治疗 包括支具治疗、生物反馈及行为治疗等。

四、多巴反应性肌张力障碍

多巴反应性肌张力障碍(DRD),是一种好发于儿童或青少年,以进行性肌张力障碍或步态异常为主要表现的遗传性疾病。DRD 的症状具有昼间波动性,以及小剂量多巴制剂疗效显著的特点。1976 年 Segawa 等首次描述该病,故又称 Segawa 病。

【病因和发病机制】

DRD 可以呈常染色体显性遗传或者常染色体隐性遗传。数个基因突变可以导致 DRD。神经递质多巴胺在体内的合成从酪氨酸开始,酪氨酸羟化酶(TH)以四氢生物蝶呤(BH4)为辅因子催化这一反应。在体内,鸟苷三磷酸(GTP)经 3 步生成 BH4。三个催化酶分别为 GTP 环化水解酶 I(GCH I),6-丙酮酰四氢蝶呤合成酶(PTS)和墨蝶呤还原酶(SR)。

GCH I 是合成 BH4 所需要的第一个酶,同时也是关键酶。GCH I 突变导致多巴胺合成减少是 DRD

的主要病因,占所有 DRD 的近 80%。GCH I 突变往往是常染色体显性遗传。突变形式包括错义突变、无义突变、剪切突变、启动子突变、片段或染色体缺失等。

DRD 患者黑质-纹状体多巴胺能神经元数量和结构正常,并无神经细胞退行性变性、缺失和胶质细胞增生,但脑内 TH 合成 DA 的活性功能减低,导致 DA 水平明显下降。病理检查证实,纹状体酪氨酸羟化酶蛋白表达下降,酶活力下降,多巴胺减少。患者脑脊液中高香草酸及生物蝶呤含量均低于正常。而 PET 检查发现纹状体^{18}F-dopa 摄取量正常,提示该病多巴脱羧酶及多巴胺受体是正常的,持续给予少量外源性多巴制剂,可弥补多巴胺不足,改善症状。

TH 或者 SR 突变导致常染色体隐性遗传的 DRD。TH 是合成儿茶酚胺的限速酶,TH 缺乏导致包括婴儿进行性脑病和 DRD 的系列疾病。疾病的严重程度与机体残余的酶活力相关。通常,因为 TH 缺乏导致的 DRD,残存的酶活力约 10%～20%。与 GCH I 突变相比,TH 突变导致的 DRD 患者对左旋多巴的反应延迟,且不完全,而且可能产生左旋多巴诱导的异动。因此,治疗和诊断性治疗时的缓慢滴定是必要的。

SR 催化 6-丙酮酰四氢蝶呤还原为 BH4,SR 突变造成的疾病表型更为严重,出生 6 个月内出现婴儿脑病伴发育障碍。SR 突变患儿仅部分对左旋多巴有效,且需持续补充 BH4 和 5-羟色氨酸。

【临床表现】

DRD 发病年龄为 6.9±2.6 岁,占儿童肌张力障碍的 10%,少数患者成人起病。发病率女＞男,男：女=1：2～4。儿童起病者,多以一侧下肢肌张力异常为首发症状,累及足趾关节、踝关节时表现为步态异常,如足尖着地行走、马蹄内翻足、躯干前屈等,累及上肢时可出现掌指关节、指间关节的过屈或过伸,并因关节挛缩而出现畸形,有时患儿仅表现学走路较迟,易摔倒。发病 10～15 年后,肌张力障碍逐渐进展,影响到其他肢体,甚至头颈部及身体中轴,出现痉挛性斜颈、扭转痉挛。患儿可有肢体震颤、肌强直及病理征,语言及智能一般不受累。成人起病者罕见,30～50 岁发病,以肢体不自主震颤、强直-少动等帕金森样表现多见。患者行动迟缓,易疲劳,肢体肌张力增高,腱反射亢进,病理征阳性。许多这样的患者,特别是家族史不明显的常被误诊为早发的帕金森病。

75% 的患者症状有昼夜波动性或活动后加重现象。晨起症状轻微,下午或劳累后症状加重,稍事休息后症状减轻。这种波动现象随年龄增大会变得不明显。

【辅助检查】

PET 检查有助于鉴别 DRD 与早期帕金森病。纹状体^{18}F-dopa 摄取量正常。^{11}C 二羟丁苯那嗪(DTBZ)是囊泡单胺转运酶(VMAT2)的配体,DRD 患者的"C-DTBZ"摄取增加,反映囊泡多巴胺浓度下降或转运体表达代偿性增高。

【诊断和鉴别诊断】

DRD 的诊断主要依据临床表现及对小剂量多巴制剂的反应性。儿童或成人起病,以原因不明的肢体肌张力异常、震颤、步态怪异等为首发症状,昼夜波动和休息后减轻现象是主要临床特点,尤其有家族遗传背景的,应高度怀疑 DRD。

可疑患者给予口服小剂量多巴制剂,多数在 1～3d 症状缓解;若无效,可适当增加剂量,如果每日的左旋多巴剂量达到 450～600mg,并持续治疗 6 周仍无效者,可排除 DRD 的诊断。然而,左旋多巴治疗下肌张力障碍轻微进展不除外 DRD。

DRD 应与脑性瘫痪、少年型帕金森病、扭转痉挛、肝豆状核变性、痉挛性截瘫等鉴别。

1.脑性瘫痪 DRD 发病早者可能被误认为脑瘫,患儿呈现活跃或者亢进的下肢腱反射,肌张力增高,明显的伸性跖反射(肌张力障碍性趾背伸),一种类似阳性病理征的纹状体趾(通常仅表现为大足趾背屈,而不伴有其余足趾的扇形展开和同侧下肢关节的协同屈曲,以此与典型的病理征象鉴别)。患儿运动诱发电位正常,颅脑 MRI 未见明显异常。无论有无阳性家族史,应行左旋多巴试验。脑瘫患儿常以肌张力异常增高及痉挛为主要特征,有围产期的异常情况,临床症状无波动性,对多巴制剂无反应。

2.少年型帕金森病　极少发生在 8 岁以下儿童,PET 检查示^{18}F-dopa 或^{11}C-CFT 摄取下降,长期应用多巴制剂需逐渐增加剂量,且易出现异动、剂末效应等治疗并发症。

3.肝豆状核变性　常伴肝脏损害及智力、精神异常,角膜可见 K-F 环。

4.肌张力障碍　对于所有不明原因的从肢体起病的肌张力障碍,需进行左旋多巴试验,小剂量多巴的戏剧性反应性是最重要的鉴别要点。

5.痉挛性截瘫　通常有家族史,双侧同时发病,以锥体束损害为主要特征,表现为髌阵挛和踝阵挛,阳性病理征,左旋多巴治疗无效。

【治疗】

DRD 的首选治疗是左旋多巴制剂。目前推荐使用左旋多巴的起始剂量为 1mg/(kg·d),逐渐加量直到症状完全缓解或达到出现最小不良反应的剂量。大多数的患者小剂量显效,50～200mg/d 足以改善所有症状,罕有需要 600mg/d 以上的。而且随着治疗时间延长,患者对多巴持续有效。然而,约 15%～20% 的 DRD 患者在长期使用左旋多巴后会出现异动症,这可能与多巴胺随年龄增长的代谢降低有关。多巴受体激动剂和抗胆碱药物对 DRD 同样有效。

对纯合突变和复合杂合突变的 GCHⅠ来说,需要额外补充 BH4 和 5-羟色氨酸。

五、不宁腿综合征

不宁腿综合征(RLS)最早由英国的 Thomas Willis(1685)提出,其后 Ekbom(1945)详尽描述其表现特征,命名为不宁腿综合征,故又称 Ekbom 综合征。RLS 的主要临床表现为夜间上床睡眠,双下肢的极度的不适感,迫使患者不停地移动下肢或下地行走以改善症状,导致患者严重的睡眠障碍。该病虽然不危及生命,却对患者的生活质量造成严重损害。

【病因和发病机制】

RLS 的病因和发病机制目前尚未明确,一般认为与下列因素有关。

1.遗传因素　50% 以上的原发性 RLS 患者有家族史。Walters 报道,小于 20 岁发病的 RLS 患者中,81% 有阳性家族史,而大于 20 岁发病的患者中阳性家族史的比例为 58%。对 30 岁以下发病的患者研究,强烈提示本病具有常染色体显性遗传特征。最近的全基因组相关研究显示,本病与 MEIS1、BTBD9 和 MAP2K5/SKOR1 基因变异相关。

2.缺铁　O'Keeffe 等研究发现 RLS 患者的血清铁较正常人低。妊娠后妇女常常有较高的患病率,有较多患者同时也有缺铁性贫血的现象。流行病学研究提示,大于 45 岁发病的患者与低血清铁蛋白密切相关。因此,铁代谢异常可能参与了不宁腿综合征的发病机制。神经生理学研究发现铁是酪氨酸羟化酶的辅助因子,该酶是多巴胺合成的限速酶,且多巴胺受体 D_2 是一种含铁蛋白,所以铁的缺乏影响多巴胺的合成和多巴胺的表达。因此,缺铁可能是通过影响多巴胺系统而参与 RLS 的发病。

3.多巴胺系统障碍　近年来多巴胺系统与 RLS 的关系越来越受到人们的关注。Montplaisir 等研究发现 RLS 患者 CSF 中多巴胺和其代谢产物高香草酸增多,Sowers 等研究发现夜间多巴胺浓度降至最低,此时正是 RLS 发作的高峰期,调查发现长期接触多巴胺受体阻断剂者,RLS 发病率较高。临床治疗证实,多巴胺类药物或多巴受体激动剂对不宁腿综合征有较好的疗效。因此,多巴胺系统异常可能在 RLS 发病机制中发挥重要作用。用^{18}F-Dopa 和^{11}C-Raclopride PET 扫描发现 RLS 患者 D_2 受体的表达较正常下降。

动物实验证实间脑的多巴胺细胞有纤维投射到脊髓,该处的病灶能引发大脑类似 RLS 的发作,故推测黑质纹状体的多巴胺系统参与帕金森病的形成,而其他多巴胺系统如间脑-脊髓的多巴胺系统则介导 RLS 的发生。

4.周围神经病变 RLS 常是尿毒症、糖尿病、维生素缺乏、各种癌肿等疾病的并发症,这些疾病多能引起周围神经病变。许多患者存在感觉和运动传导速度异常。

【临床表现】

虽然流行病学资料表明其患病率为总人口的 4%～29%,但至专科寻求诊断、治疗的患者比例可能只占其中的 6.2%。RLS 在整个人群中的患病率为 5%～15%,其中约 2.5% 的成年人的症状比较严重,需要接受药物治疗。该病可见于各种年龄包括学龄前儿童,但是更多见于中老年人,女性多于男性(2～3∶1)。而且,高纬度地区(欧洲 3.2%～18.3%)的患病率显著高于赤道附近的非洲地区(0.01%)。

RLS 的临床特征是对称性的下肢出现自发的、难以忍受的异常不适感,以小腿最常见,大腿或上肢偶尔也可以出现,患者常主诉在下肢深部有撕裂感、蠕动感、刺痛、烧灼感、疼痛或者瘙痒感。患者产生急迫、强烈要活动的感觉,并导致过度活动。症状在休息时出现,活动可以部分或者完全缓解症状。正常情况下,夜间卧床时症状变得强烈并且在半夜后达到高峰,患者被迫踢腿、活动关节或者按摩腿部,患者往往形容"没有一个舒适的地方可以放好双腿。"严重者要起床不停地走路,方可得到缓解。失眠是必然的结果,大多数患者伴发有睡眠中周期性肢体动作(PMS)。PMS 是夜间睡眠中出现的腿部刻板的、重复的屈曲运动,多发生在快动眼相睡眠期,持续 0.5～5.0s,有时呈节律性发作,间歇期 20～40s。PMS 较常见,特别在老年人,但大多数情况与 RLS 无关,或由其他疾病所致。然而,80% 的 RLS 患者经历过 PMS,与 RLS 有关的 PMS 有时可将患者惊醒,但部分患者仅仅意识到睡眠差,或被一起睡的人发现。由于夜间睡眠差,导致患者白天睡眠过多,工作能力下降。

按照疾病的病因,RLS 分为原发性与症状性两大类。无明显病因的为原发性不宁腿综合征,部分有家族史,特别是年轻发病者。继发性不宁腿综合征继发于其他疾病,包括尿毒症、缺铁性贫血、叶酸缺乏、风湿性关节炎、帕金森病、周围神经病、代谢疾病和某些药物。

【辅助检查】

RLS 的诊断主要依靠病史,最重要的检查手段是多导睡眠监测,有诊断价值。RLS 患者表现为入睡潜伏期延长,总睡眠时间较短,觉醒指数较大,睡眠分期转换数较高,以及 REM 睡眠潜伏期较长。

辅助检查可以明确继发性 RLS 的病因,主要包括血清铁蛋白、转铁蛋白、血清铁结合力、肾功能、血糖等。

【诊断和鉴别诊断】

1.诊断标准

(1)最低诊断标准:国际不宁腿综合征研究组(IRLSSG)制定了一个由 4 个症状组成的最低诊断标准。

1)异常感觉:由于肢体的难以形容的不适感,导致有运动肢体的强烈愿望,主要是下肢。这些异常感觉常发生在肢体的深部,而不是在肢体表面。

2)运动症状:患者无法入睡,不停运动肢体以缓解异常感觉。主要表现为来回走动,不停晃动或屈曲伸展下肢,或者在床上辗转反侧。

3)症状休息时加重,活动可以暂时缓解。

4)症状在夜间加重,深夜达到高峰。

(2)美国睡眠医学研究会(1997)睡眠障碍国际分类中制定不宁腿综合征的诊断标准

1)患者主诉夜间腿部有不适感或夜间入睡困难。

2)腓肠肌内有一种非常不愉快的感觉,常伴有腿部出现一时性疼痛和瘙痒。

3)不舒服的感觉可以通过移动肢体得到缓解。

4)多导睡眠图显示睡眠时肢体有运动。

5)不能用内科和精神科障碍解释其症状。

6)可以有其他睡眠障碍存在。

(3)最低诊断标准:符合上述(1)+(2)+(3)

(4)严重程度标准

1)轻度:偶尔周期性发作,轻微影响患者入睡,但不会引起明显的困扰。

2)中度:一周内发作不超过2次,可以明显延迟入睡时间,中度干扰睡眠,轻微影响白天的功能。

3)重度:一周内发作超过3次,严重干扰夜间的睡眠,明显影响白天的功能。

(5)病程标准

1)急性期:2周以内。

2)亚急性期:超过2周,但在3个月以内。

3)慢性期:3个月以上。

2.鉴别诊断　诊断不宁腿综合征需要排除与RLS有相同表现的疾病,包括周期性肢动、焦虑性神经症、周围性神经病、下肢痛性痉挛、药物引起的静坐不能、老年性瘙痒症等疾病。

【治疗】

1.一般治疗　RLS的患者应该注意睡眠卫生以及规律作息(睡前少用兴奋性食物,如咖啡、茶或酒精),避免过度劳累,加剧症状。纠正贫血状况。

2.药物治疗

(1)多巴胺能的药物:原发性RLS的药物治疗,多巴胺能的药物是首选,特别是多巴受体激动剂,如普拉克索或罗匹尼罗。70%~90%的患者对多巴受体激动剂疗效良好,尤其是发作频率较高的患者。罗替戈汀贴剂具有缓释作用,对白天也有症状或凌晨反跳的患者可能是不错的选择。药物应从低剂量开始,以上床或腿动发作之前1~2h用药为宜。受体激动剂可能会有恶心、嗜睡、头痛、头晕、低血压、外周水肿等不良反应。部分患者可能会有病理性赌博、购物狂、性欲亢进等冲动控制障碍(ICD)症状。激动剂较少产生"加重现象",但也可在25%的患者中出现。

(2)左旋多巴制剂:从小剂量开始,如50mg到100mg,睡前一个小时服用。左旋多巴类药物可能会出现:①反跳现象:逐渐撤药后症状加重;②强化现象:药物疗效减低,症状加重,每日出现症状的时间更长,甚至有时在下午出现,累及的范围更广;③药物耐受:原有药物和剂量不能有效改善症状。一旦出现反跳、强化现象,单纯增加药物剂量,可加重反跳、强化,停药后可消失。

如果患者对多巴胺能的药物有禁忌,如出现心律失常或者精神疾病,或者产生了严重不良反应,可以考虑换用阿片类药物。双氢可待因对严重的原发性或继发性的RLS都有很好的效果,但长期应用易产生药物依赖性。0.5mg到2mg的氯硝西泮可单独或者与多巴胺能药物或阿片类药物联合使用。

(3)抗惊厥药物:卡马西平、丙戊酸钠或者加巴喷丁等抗惊厥药物作为二线药物,添加或在上述药物无效或者因不良反应不能耐受时使用。

3.病因治疗　继发性RLS,首先是要治疗原发疾病。随着病因的消除,RLS的症状也会随之消失。如尿毒症患者的肾移植、缺铁性贫血患者的铁剂治疗,叶酸缺乏患者的叶酸补充等。

(曲　艺)

第五节　多系统萎缩

多系统萎缩(MSA)的概念由 Graham 和 Oppenheimer 于 1969 年首次提出,它包括纹状体黑质变性(SND),散发性橄榄体脑桥小脑变性(SOPCA),夏伊-德雷格综合征(SDS)三个临床综合征。MSA 是一组成年期发病、散发性神经系统变性疾病,临床表现为进行性小脑性共济失调、自主神经功能不全和帕金森综合征等症状,病因及发病机制不详。由于在起病时累及这三个系统的先后不同,所以造成的临床表现各不相同。但随着疾病的发展,最终出现这三个系统全部损害的病理表现。

MSA 病因不明。病理上表现为程度不等的黑质、尾状核、壳核、下橄榄核、脑桥腹核、小脑皮质、胸腰髓中间外侧柱细胞及骶髓 Onuf 核等部位神经细胞脱失,胶质细胞增生。蓝斑、迷走神经背核、前庭核、锥体束和脊髓前角亦可受累。无 Lewy 小体(除个别外)和神经原纤维缠结(NFT)发现。少突胶质细胞和残存神经元内可见嗜银性胞质包涵体,其主要组分为 alpha-synuclein,这被认为是 MSA 所特有的病理特征,具诊断意义。

迄今尚无 MSA 确切发病率的报道。20 世纪 90 年代以前文献报道 MSA 占帕金森病的 7.9%～20%。Adams(1997)报道 MSA 占英国帕金森病的 13%,推测英国 MSA 患病率达 16.4/10 万。MSA 发病年龄 36～74 岁,病程 1～11 年,多数认为男性多于女性,但 Quinn 认为无明显性别差异。影响 MSA 预后的因素主要有发病年龄、性别、病初 Hoehn&-Yahr 评分。

Wening 等(1994)报道的 100 例多系统萎缩中,纹状体-黑质变性为 82 例(82%),其中单纯型纹状体-黑质变性为 48 例(48%)。Quinn(1994)报道单纯型纹状体-黑质变性占多系统萎缩的 44%。因本病的单纯型十分类似帕金森病,所以 Shinotoh 等(1993)报道它占帕金森综合征中的 4%～8%。

OPCA 又分为散发性和家族性两类,现在把家族性 OPCA(FOPCA)归类于脊髓小脑性共济失调内。SND、SOPCA、SDS 三者尽管在各自起病时的主要临床表现各不相同,但随着病程进展,最终都表现为锥体外系统、小脑系统和自主神经系统损害的症状和体征,部分患者还可出现锥体束损害的症状和体征。

在非正式的多系统萎缩称呼中以帕金森病表现为突出者称为 MSA-P。以小脑共济失调表现为突出者为 MSA-C。目前又将多系统萎缩中以自主神经功能不全突出者为 MSA-A。但在各种英、美的神经病学教本中并无此亚型分类,属非正式称谓。

一、纹状体黑质变性

SND 患者黑质损害最严重,小脑变性改变有时呈亚临床型,脑干顶盖和被盖部未见异常。SOPCA 患者脑桥、下橄榄和小脑损害最严重,黑质、纹状体变性有时呈亚临床性,脊髓病变变异颇大。SDS 患者脊髓侧角中间外侧柱损害最严重,病理改变多从脊髓骶段开始,逐渐向上蔓延扩展。尾状核、黑质、橄榄核、蓝斑、小脑等处亦可明显受累;脊髓前角、橄榄体脑桥小脑束及 Clarke 柱较少受累。

【病因与病理】

纹状体—黑质变性病理上可分为 2 类,即单纯型和混合型。

1.单纯型纹状体-黑质变性　黑质损害最严重,黑质神经元中度或重度脱失(普遍重于帕金森病)。在致密带背侧缘和腹侧缘均可见大量神经元脱失,但多数患者背侧缘神经元相对保留,提示腹侧缘神经元易受损(与帕金森病相似)。在黑质内还可见大量细胞碎片、神经元外色素沉着及较严重的胶质细胞增生,除黑质广泛神经元脱失外,无 Lewy 体或神经纤维缠结发现,豆状核和尾状核中有明显变性。尚有继发性苍白球萎缩(主要是纹状体-苍白球纤维减少)。

2.混合型纹状体-黑质变性　除上述纹状体-黑质损害的病理表现外,小型变性更广泛。尚有下丘脑、蓝斑、脑桥腹侧核、下橄榄核、小脑锥体细胞、迷走神经背核、前庭神经核、中间外侧角细胞神经元等脱失,胶质细胞增生,小脑脑桥臂(中脚)和橄榄小脑纤维少。

【生化代谢改变】

SND 患者纹状体^{18}F-多巴摄取明显减少,壳核最明显,尾状核亦明显降低,而帕金森病尾状核相对保持完好;纹状体 D_2R 结合位点减少,尾状核、壳核前后部 D1R 结合位点也减少,且 D1R 和 D_2R 结合位点减少的分布特征相似。SOPCA 患者纹状体对^{18}F-多巴摄取也减少,壳核、尾状核和伏隔核内多巴胺含量减少。

SND 患者大脑皮质葡萄糖代谢降低,以额叶皮质最明显,壳核和尾状核葡萄糖代谢亦降低,而帕金森病时纹状体葡萄糖代谢则正常或增高。SOPCA 患者除双侧小脑半球、小脑蚓部及脑干^{18}F-脱氧葡萄糖代谢降低外,大脑皮质、丘脑、壳核等处的葡萄糖代谢亦降低,而家族性 OPCA(FOPCA)患者大脑皮质、丘脑、壳核等处的葡萄糖代谢则无改变,这可能有助于两者鉴别。

【临床表现和辅助检查】

纹状体-黑质变性临床上以进行性肌强直、运动迟缓、步态障碍为主要表现,最后病情发展可导致自主神经损害、锥体束损害和(或)小脑损害的症状和体征。

1.单纯型纹状体-黑质变性　开始时有一侧肢体的僵硬、强直、少动,以后累及对侧,造成动作缓慢、躯干前冲,上肢固定、少摆动,构音不清,位置性震颤等,酷似帕金森病。SND 无精神症状,小脑体征、随意运动和反射等也无异常,用抗胆碱能药物治疗可缓解部分症状,故临床均诊断为"帕金森病"。但本型也有两侧肢体同时累及患者。不像帕金森病先累及一侧肢体、无静止性震颤,而以动作性和静止性震颤共存,大部分患者用左旋多巴治疗无效,1/3 的患者有效但维持时间不长。

脑部 MRI T2W 像示双侧壳核的后外侧有明显的低信号,提示铁的沉着,这在早期患者中可与帕金森病区别。PET 扫描时发现壳核和尾状核中 6-^{18}F-多巴和^{11}C-诺米芬辛摄取降至正常对照组的 56%,而帕金森病时尾状核在这两种显像中相对完好。Devolder 等(1989)报道本病壳核和尾状核中^{18}F-脱氧葡萄糖代谢下降,但帕金森病患者无此表现。

2.混合型纹状体-黑质变性　除上述帕金森综合征的表现外,尚有自主神经功能障碍或与橄榄脑桥小脑变性合并发生。临床上表现为步态不稳、快复动作和跟膝胫试验差等,并有小脑性共济失调和动作缓慢、震颤等帕金森综合征表现。

自主神经功能障碍表现为 7/10 的患者有尿频、尿急、尿失禁,1/3 的患者有尿潴留、体位性晕厥、性功能不全,若出现体位性低血压,这就构成了 Shy-Drager 综合征。

少数患者有锥体束征阳性,双眼向上凝视困难、肌阵挛、呼吸和睡眠障碍。罕见偏身舞蹈症。

括约肌肌电图示失神经支配。

【诊断】

壮年起病,左旋多巴无效或疗效甚微的帕金森病表现者,伴有性功能不全、体位性晕厥或尿失禁等自主神经功能障碍者,应考虑本病。

二、散发性橄榄脑桥小脑萎缩

散发性橄榄脑桥小脑萎缩主要表现为小脑性共济失调,也可有自主神经损害和(或)帕金森综合征、锥体束征等损害表现。

【病理】

本病与遗传类型橄榄脑桥小脑萎缩的病理表现十分相似,均累及下橄榄核、脑桥底和小脑,并出现萎缩,有神经元脱失、胶质细胞明显增生、白质纤维脱髓鞘。半数患者有黑质-纹状体(壳核、苍白球)、延髓网状结构细胞脱失。少突胶质细胞中可有嗜银包涵体,脊髓中也有广泛变性。

【临床表现和辅助检查】

成年起病,缓慢发展。男女均受累。有明显步态不稳、眼球震颤、构音障碍等小脑性共济失调。头部和躯干震颤。后期出现肌张力增高、腱反射亢进和 Babinski 征,视神经萎缩。少数有眼肌麻痹、眼球向上或向下凝视麻痹。

其他尚有强直、震颤、运动缓慢等锥体外系症状,罕见有软腭阵挛。可有性功能减退、尿失禁、晕厥。

头颅 MRI 检查示双侧小脑半球、延髓腹侧面、脑桥小脑角等有明显萎缩。第四脑室、脑桥小脑角池扩大。

【诊断】

成年患者缓慢进行性加重的小脑性共济失调伴有或无锥体外系损害、锥体束征,并有尿失禁、尿潴留、性功能减退、晕厥时,应考虑本病。

三、Shy-Drager 综合征

Shy-Drager 综合征表现为进行性自主神经系统变性并伴锥体外系、小脑和(或)锥体系变性的一种病因不明的多系统损害性疾病。

Rajput 等(1990)对 59 例帕金森病患者进行尸体解剖,病理诊断为 Shy-Drager 综合征的占 22%。Hughes 等(1992)对 100 例帕金森病患者尸体进行解剖,病理诊断为 Shy-Drager 综合征者占 7%。

【病理】

中枢神经系统广泛的神经细胞变性、脱失和反应性胶质细胞增生。有胸段脊髓中间外侧核、节前交感神经细胞和脑干迷走神经背核内细胞脱失。黑质、小肠、脑桥、苍白球和壳核、下橄榄核,甚至脊髓前角细胞等均有广泛的细胞脱失。在黑质、迷走神经背核中尚有 Lewy 体出现。

【临床表现和辅助检查】

50~60 岁发病多见(21~83 岁),男性多见,隐匿起病,病程缓慢进展。首发症状为突然起立后头昏、眼花甚至昏厥,也有以性功能减退为起病症状。病程发展到一定程度,相继出现体位性低血压和小脑、锥体外系等多系统损害症状。

自主神经系统损害表现有:平卧和直立时收缩压下降 30mmHg 以上,直立后有头昏、眼花、面色苍白、黑矇等脑供血不足表现,数分钟后消失,严重时有昏厥、抽搐等,甚至需要长期卧床。此外,尚有出汗减少或无汗、阳痿、小便淋漓、尿频、尿潴留甚至尿失禁。少数患者有便秘和腹泻等肠道功能障碍,皮肤划痕试验减弱或消失,冷热试验后血管收缩反应消失,Horner 征阳性。

锥体外系症状有表情呆板、双侧肢体强直、动作减少、肌张力增高、肌肉震颤、小步慌张步态等类似帕金森病的表现。

小脑系症状为步态不稳、上肢笨拙、笔迹不佳、手部意向性震颤、构音含糊,后期有指鼻试验阳性等小脑损害体征,眼球震颤和视神经萎缩较少见。

可有假性延髓麻痹、四肢反射亢进、双下肢巴宾斯基征阳性、肌萎缩等锥体系损害表现,少数患者有智能减退,偶有肌电图周围神经损害的依据。

脑脊液生化检查一般无异常,高香草酸含量和 5-羟吲哚乙酸(5-HIAA)含量低于正常,乙酰胆碱酯酶水平低于正常。

CT 和 MRI 检查在疾病早期无异常,病程中、晚期可见有脑干和(或)小脑的萎缩,偶尔也有大脑萎缩表现。在疾病早期,MRI T2W 示壳核的后外侧有明显的低信号,提示铁的沉着。

PET 的壳核和尾状核 6-^{18}F-多巴摄入减少,提示多巴胺代谢下降和^{18}F 脱氧葡萄糖代谢下降,并有纹状体多巴胺 D_2 受体损害。

【诊断和鉴别诊断】

根据中年男性起床或站立过久有头昏或晕厥、性功能减退伴小便淋漓。直立时与平卧时血压比收缩压下降 30mmHg 以上,平均血压(舒张压＋1/3 脉压)下降 20mmHg 以上,脉搏不变,并有小脑、锥体外系等多系统病损症状,则 Shy-Drager 综合征诊断可明确。直立后血压有上述数十毫米汞柱的变化是本病的重要特征。还应与服用镇静药、利尿剂、各种抗高血压药,以及内分泌疾病(肾上腺功能减退、甲状腺功能减退、垂体功能减退等)、各种原因的贫血和血容量不足等原因所致的体位性低血压区别。

在 MSA 的早期,很难与帕金森病、进行性核上性麻痹和罕见的纯自主神经功能不全相鉴别。根据成年期缓慢起病、无家族史、临床表现为逐渐进展的小脑性共济失调,自主神经功能不全和帕金森综合征等症状及体征,应考虑本病。但应排除有类似症状而有其他原因可解释的疾病。

1.病史

(1)30 岁以前发病。

(2)有相似疾病的家族史。

(3)有系统疾病或可查出的原因能解释临床症状。

(4)和药物无关的幻觉。

2.体格检查

(1)存在痴呆(DSM 标准)。

(2)垂直扫视明显缓慢,或垂直性核上性凝视麻痹。

(3)存在局限性皮质功能障碍,如失语、异己手(肢)综合征和顶叶综合征。

3.实验室检查　有代谢、分子遗传和影像学证据支持由其他病所致。

【治疗】

尚无特效治疗方法。用血管 α 受体激动剂米多君、去氨加压素少量滴鼻可改善血压。丁螺环酮改善小脑性共济失调症症状。少数患者病初用美多巴有效。

（刘　坤）

第六节　特发性震颤

震颤是最常见的不自主运动,指身体的一个或者多个部位的肌肉不自主地节律性收缩和松弛导致的往复动作。部分学者提议删除"不自主",认为诈病者的自主性震颤同样属于震颤。这个定义的缺陷是仅涉及表现形式,未涉及病因。另外需注意的是,某些节律性动作并非震颤,如扑翼样震颤、部分癫痫持续状态、阵挛、节律性的节段性肌阵挛。所有的震颤中,特发性震颤(ET)也称为原发性震颤最为常见,主要为手、头部和身体其他部位的姿位性和运动性震颤。

【病因】

本病具有遗传倾向,故又称为家族性震颤,约60％的患者有阳性家族史,呈现常染色体显性遗传特征,但是仍难以获得致病基因。究其原因可能是遗传异质性,如多致病基因或多危险因素基因作用。现已有3个基因染色体定位,3q13(ETM1),2p22-25(ETM2)和6p23。

【发病机制】

ET可能是由于中枢神经系统内的网状结构或核团的异常振荡所致,但是确切起搏点仍有争论。骆驼蓬碱诱导的灵长类动物震颤模型的行为特征与人类的ET很相似,认为是一种较理想的ET动物模型。哈尔明碱是一种骆驼蓬碱β咔啉类似物,可使人类产生震颤。研究该震颤动物模型发现起搏点位于下橄榄核。多数研究认为橄榄小脑节律紊乱是ET的病因。震颤起源于下橄榄核,其节律通过纤维到达小脑蒲肯野纤维和小脑核,并通过前庭神经外侧核和网状核输出,再沿小脑丘脑皮质路径激活脊髓运动神经元。在激活过程中,中枢或周围神经系统多个运动单位发生同步化放电,最终产生姿位性震颤。

正电子发射断层扫描检测发现,在静息状态下,患者丘脑和延髓的糖代谢增加,双侧小脑血流增加,震颤时血流增加更加明显,主动或被动震动手腕时,仅引起同侧小脑血流增加,因此认为ET可能与双侧小脑联络通路的过度活动有关。临床经常发现ET患者表现轻度的步态异常和平衡障碍。病理发现证实小脑浦肯野细胞减少和残存细胞变性。这些证据提示震颤的发生与小脑相关网络功能紧密相连。

【临床表现】

特发性震颤可在任何年龄发病,随着年龄增长发病人数增加,平均起病年龄37～47岁。特发性震颤在普通人群中发病率为0.6％～0.9％,并且随年龄增长而增加,60岁及以上人群的患病率高达4.6％。

震颤是本病的主要症状,但随着病程的延长,患者可出现除震颤以外的其他表现,如语调的改变和轻微步态异常。震颤通常首先由上肢开始,主要影响上肢,也可以影响头、腿、躯干、发声及面部肌肉。姿位性震颤在维持身体某一部位不动以抵抗重力保持一定姿态时出现,而动作性震颤则发生在骨骼肌的随意收缩时。姿位性震颤是最常见的震颤形式,可同时含有运动性、意向性或静止性震颤成分。震颤可能在指向目的的运动中加重。震颤的频率为4～8Hz。起病时频率稍高,为8～12Hz,随着病程和年龄的增加,频率逐渐降低,幅度逐渐增加。

典型的震颤是手的节律性外展内收样震颤和屈伸样震颤,旋前旋后样震颤(类似于帕金森病)十分少见。书写的字可能变形,但不会表现为写字过小。另一个常影响的部位是颅颈肌肉群。头部、舌或发声肌均可累及,表现为患者手部严重的姿位性震颤和头部震颤,包括垂直的"点头"运动和水患者平的"摇头"运动。软腭、舌的震颤会导致发声困难。

震颤在发病10～20年后会影响活动,随年龄增长严重程度增加,以致完成精细活动的能力受到损害,至发病后第六个10年达到高峰。86％的患者在60～70岁,震颤可影响社会活动和生活能力。震颤幅度越大,影响活动能力也越大。饥饿、疲劳、情绪激动和温度(高热、热水浴)等会加重震颤。与大多数不自主运动一样,特发性震颤在睡眠时缓解,也有个别报道,震颤在浅睡中仍然持续存在。

持发性震颤患者对乙醇(酒精)的反应是特征性的。部分患者仅摄取少量乙醇(酒精)就可减轻震颤。42％～75％的患者饮酒后震颤减轻,但减轻作用只是暂时的,一般维持2～4小时。

6.6％～47％的特发性震颤患者存在肌张力障碍。姿位性震颤在肌张力障碍中也很普遍。特别是书写痉挛,在肌张力障碍中有7％～23％伴发特发性震颤。痉挛性斜颈常伴有头部和躯干震颤表现。

特发性震颤患者中常出现步态和平衡障碍,这支持小脑功能障碍是震颤病因的机制理论。除了步态不稳外,眼球活动检查可发现视追踪异常和病理性抑制前庭-眼反射。

在特发性震颤家族中,少数成员还可以发现其他运动障碍性疾病如抽动秽语综合征和不宁腿综合征。

有报道,特发性震颤和典型偏头痛共存的情况比较普遍,但是目前研究未发现两者之间的内在相关性。

最近,病例对照和人群研究显示,ET 与 PD 相关,且 ET 明显增加未来发展为 PD(3～13 倍)的风险。人群研究显示,震颤患者在 65 岁以后发展为痴呆的可能几乎是正常人群的 2 倍。

【诊断】

患者如经常出现姿势性和(或)动作性震颤,饮酒后减轻,有阳性家族史,不伴有其他神经系统症状和体征,但可有轻度齿轮样现象(Frament 征),应考虑 ET 的可能性。

1.诊断标准　美国运动障碍学会和世界震颤研究组织提出了 ET 的诊断标准。

特发性震颤鉴别诊断十分重要。帕金森病多在老年发病,此时期也是特发性震颤的多发年龄,因此许多特发性震颤被误诊为帕金森病。虽然典型的帕金森病具有静止性震颤、肌强直和运动迟缓的特征,但是病程早期往往缺乏特征性的表现,特别是起病时仅有震颤,尤其是姿位性震颤(这在帕金森病同样非常多见),这时容易导致误诊。

2.鉴别诊断

(1)帕金森病:约 6.1% 的 ET 患者同时合并 PD,PD 患者的亲属发生震颤的概率至少是正常对照组的 2.5 倍,而 PD 合并 ET 患者的亲属发生震颤的概率可高达 10 倍。PD 患者的震颤主要为静止性震颤,可合并动作性震颤,手部搓丸样震颤和下肢的静止性震颤是 PD 的典型表现。除震颤外,PD 患者常伴有动作迟缓、强直、步态异常、表情减少等。

(2)甲状腺功能亢进和肾上腺功能亢进:它们引起的是一种生理亢进性震颤。当对肢体施加较大惯性负荷时,震颤频率可减少至 1/5 以上,而 ET 无此表现。除震颤外,可伴有多汗、心率加快、食欲亢进、神经兴奋性增高、体重减轻、甲状腺肿大等表现,或伴有满月脸、向心性肥胖、高血压等肾上腺功能亢进的表现。

(3)肝豆状核变性:特别是青少年发病者易与 ET 混淆。本病多有角膜 K-F 环,血清铜蓝蛋白及血清铜降低、尿铜增高等特点可与 ET 鉴别。

(4)小脑传出通路病变:主要是小脑底核和结合臂的病变。表现为上肢和下肢的意向性震颤,常伴有小脑的其他体征,如共济失调,而 ET 通常不伴有小脑症状。

(5)中毒或药物引起的震颤:通常为姿势性震颤合并动作性震颤,也可出现静止性震颤和意向性震颤,取决于药物的种类和中毒的严重程度。多数患者的震颤可累及全身,节律不规则,可出现扑翼样震颤,多数患者伴有肌阵挛。

(6)直立性震颤:表现为站立时躯干和下肢的姿势性震颤,也可累及上肢,可伴有体态不稳和小腿痉挛,坐下或仰卧后缓解,行走时减轻。震颤频率较快,为 14～18/s,两侧肢体同步。ET 患者合并直立性震颤的概率较高,提示 ET 和直立性震颤之间可能存在一定的联系。与 ET 相比,直立性震颤频率更快,氯硝西泮治疗可显著缓解。

(7)皮质性震颤:为一种不规则高频的姿势性和运动性震颤,常伴有运动性肌阵挛。电生理检查可发现巨大体感诱发电位以及体感反射亢进。

(8)红核和中脑性震颤:是一种静止性、姿势性和意向性震颤的混合体,震颤频率 2～5/s。通常由红核附近的病变引起,影响一侧黑质-纹状体和结合臂通路,导致对侧肢体震颤,本病常伴有脑干和小脑病变的其他体征。

【治疗】

大多数特发性震颤患者仅有轻微的震颤,只有 0.5%～11.1% 的患者需要治疗,其中不足 50% 的患者用药物能很好地控制症状,其余患者对药物不敏感,治疗效果不佳,需要肉毒毒素注射或立体定向治疗。

1.药物治疗　经过这么多年的研究,普萘洛尔仍然是治疗 ET 疗效最好的药物。

(1)肾上腺β受体阻滞剂:普萘洛尔对特发性震颤疗效较好,但仍有相当一部分患者对其反应不理想。患者中50%～70%症状可缓解,幅度可以降低68%。普萘洛尔的治疗效果与剂量呈相关性,国内用量为每次10mg,每日3～4次。国内罕见每日用量达80mg者。

长期服用后撤药要慢(大于1周),以防止心动过速、出汗、震颤和全身不适等戒断反应。普萘洛尔治疗的相对禁忌证有心功能不全、Ⅱ度或Ⅲ度房室传导阻滞、哮喘或其他支气管痉挛疾病、胰岛素依赖型糖尿病。大多数不良反应是相应的肾上腺β受体阻滞作用,脉率降低,但60次以上的心率都能耐受。其他少见的不良反应包括疲劳、体重增加、恶心、腹泻、皮疹、阳痿和精神状态改变(如抑郁)。普萘洛尔不良反应在治疗一段时间后大多可以耐受。

新型肾上腺β受体阻滞剂阿罗洛尔也可应用。盐酸阿罗洛尔是新型的α、β受体阻滞剂,它的β受体阻滞作用是普萘洛尔作用的5～6倍,是治疗ET的新手段。治疗剂量为每日5～10mg。

(2)扑米酮:若特发性的患者同时存在慢性阻塞性气道疾病、心功能不全或周围血管病,禁忌用普萘洛尔者则可首选扑米酮治疗。对于幅度大的震颤,扑米酮比普萘洛尔为好。

扑米酮治疗特发性震颤可用125mg,每周2次,最大可用250mg,每周3次。该剂量对从未接受过治疗及已用过普萘洛尔的患者都显著减少震颤幅度。扑米酮治疗中,1/5的患者即使服用极小的剂量也可能出现急性毒性反应,如头昏、恶心、呕吐等。所以起始剂量用62.5mg,每日1次。加量要慢,每2d增加62.5mg,直至达到治疗效果好而又无不良反应为度。扑米酮治疗震颤,比治疗癫痫的不良反应大,首剂的急性反应和大剂量的不良反应往往导致治疗中断。

(3)抗癫痫药物:如托吡酯和加巴喷丁,多项临床试验均提示对ET治疗有效。

2.非药物治疗

(1)A型肉毒毒素注射:A型肉毒毒素阻滞周围神经末梢释放乙酰胆碱,导致一定程度的肌无力,对67%的患者有效。最长的有效期是10.5周,无力是最常见的不良反应。

(2)立体定向手术:立体定向丘脑手术能显著减轻特发性震颤。丘脑手术的靶点是丘脑腹中间核(ViM)以及其下部结构,包括未定带和丘脑底核,手术包括毁损术和深部电刺激。

丘脑腹中间核高频电深部刺激治疗效果优于或等同于毁损术。用长期高频刺激的电极种植于丘脑腹中间核,白天打开刺激器,晚间关闭,疗效显著,而不良反应轻微。手术最大的危险性是颅内出血,32%的不良反应有轻微不适,如讷吃、腿部肌张力障碍或平衡障碍,但都能忍受,而且关闭刺激器后所有的不适都消失了。双侧种植电极同样没有发现严重并发症,这特别适用于临床表现为双侧肢体震颤的患者。震颤改善率达80%～90%。

(刘　坤)

第七节　抽动秽语综合征

抽动秽语综合征(GTS;TS)是一种儿童期发生的慢性动作性和发声性抽动症,常伴有多种行为障碍,如强迫症(OCD)和注意力缺乏/多动障碍(ADHD)。

【病因和发病机制】

1.遗传因素　尽管有许多抽动秽语综合征患者无明显家族史,且遗传机制不清,但一些遗传研究方面的结果提示本病具有遗传因素。Cornings等(1996)发现抽动秽语综合征为多基因遗传疾病,并发现在遗传家系的患者中有3种多巴胺能系的基因,即多巴胺D_2受体、多巴胺羟化酶和多巴胺转运蛋白1(DAT1)

的基因与抽动秽语综合征的发病有关。但 Alsobrook 等(1991)认为抽动秽语综合征为单基因遗传病,其遗传方式是常染色体显性遗传,但外显率降低,某些杂合子也发病。截至至今只发现了许多候选相关基因,尚未明确证实和发现真正的致病基因。Eapen(1993)发现抽动秽语综合征的遗传外显率存在性别差异,男性为 88.2%~100%,女性为 45.2%~98.0%。Lichter 的研究证实了这一点,而且还发现由母系遗传的抽动秽语综合征患者倾向于出现更复杂的动作性抽动和更频繁的行为紊乱;由父系遗传的抽动秽语综合征出现发音性抽动的频率高,发声性抽动较动作性抽动更早出现,以及伴发更明显的注意力缺陷多动症。

2.脑内单胺递质代谢的障碍　Rogeness 等认为患者由于存在遗传缺陷所致的纹状体多巴胺突触后受体的超敏,导致代偿性的突触前多巴胺释放降低。一旦这种代偿不足以维持多巴胺能的平衡和皮质环路的正常功能时,去甲肾上腺素能和 5-HT 能系统参与调节,使机体不出现抽动和抽动秽语综合征。如果去甲肾上腺素能和 5-HT 能系统也处于失代偿状态,那么上述环路功能则不能正常动作,出现严重的抽动秽语综合征。

3.其他因素　①脑内兴奋性氨基酸的异常,尤其是谷氨酸的异常作用在发病中也起一定作用。Kurlan 等(1992)认为抽动秽语综合征中兴奋性氨基酸引起兴奋性神经元持续去极化,使细胞内钙离子超载,以致神经元的损伤。②性激素代谢的影响可能也参与了抽动秽语综合征的发病。流行病学调查中发现抽动秽语综合征大多发生于青春期前,男性多于女性,提示雄激素在其发病中有一定作用,然而作用机制并不清楚。③也有发现免疫因素参与发病机制。在有抽动症状的儿童患者或抽动秽语综合征的病儿血清中发现有抗人尾状核抗体的存在。

【临床表现】

抽动秽语综合征的年发病率为 0.5/10 万~1/10 万。成人的患病率男性为 0.77%,女性为 0.22%,所有的研究都表明男性患病率高于女性。Shapiro(1978)还发现抽动秽语综合征患者左利手者多达 22.8%,而在正常人群中仅为 5%~10%。

该病起病年龄为 2~15 岁,平均 7.2 岁。30% 的患者在 6 岁以前起病,58% 在 7 岁以前,80% 在 9 岁以前,90% 在 10 岁以前,93% 在 11 岁以前。病程可从 2.2~55.8 年不等,平均 12.5 年。确诊为抽动秽语综合征平均年龄为 16 岁。从起病至确诊平均为 10 年。

1.运动症状　抽动秽语综合征起病形式多样,51% 的患者以单个抽动起病,其余 49% 以多形性抽动起病。最常见的起病症状为眼睑抽动(占 42.1%),其他依次为头部抽动(20.2%)、发出声响或词语(19.3%)、扮鬼脸(11.7%)、肩部抽动(8.3%)、口吃(7.6%)和秽语(6.2%)。抽动秽语综合征的抽动症状临床上可表现为单纯动作性抽动、动作-发声性抽动、单纯发声性抽动、复杂动作性抽动和复杂发声性抽动。

(1)单纯动作性抽动:是本病典型的表现,可以累及单个或多个部位。大多从单眼眨眼,突然轻微甩头开始。进展后出现刻板、多变、难以自制的面部、颈部、肩、肩胛等处抽动。躯干的抽动十分轻微,抱住患者的身体检查,即可察觉躯干肌的多处抽动。下肢抽动比上肢少见。抽动难受意识控制(一般仅能控制数分钟),随时间波动。

(2)动作一发声性抽动:这是 GTS 综合征中最典型的也是较多见的类型。79%~98.5% 的患者常在单纯性抽动后 1~2 年内发生发声性抽动,也可在发声性抽动后数月~1 年内出现动作性抽动。

(3)单纯发声性抽动:症状多样,难受意识控制(仅能控制数分钟),随时间波动。发声性抽动临床上有下列几种:其中哼声、吠声最为常见,占患者总数的 74.5%;62.4% 的患者出现咳嗽、清喉声;62.1% 的患者出现尖叫、嗥叫声;58.6% 的患者有吸气嗤鼻声;22.1% 的患者表现为口吃。上述症状是由于胸腹部、横膈内肌肉收缩,影响了正常的言语气流引起。如果在说话过程中发生发声性抽动,某些字词会突然变响或者变音,吐音不清,可引起言语障碍(6.2%)。上述动作和(或)发声症状有时非常明显且频繁发作,十分引人注意,使人厌烦或费解。

(4)复杂动作性抽动:抽动动作需要数组肌群协调运动,这些动作复杂、多变,具有模仿性,发生率为73.1%。Shapiro统计了106名出现复杂动作性抽动的患者,各类动作竟有37种之多,其中最常见的是触摸自己、别人或物体(37.9%)、殴打自己或别人(34.5%),跳动(27.6%),模仿动作(17.2%),跳跃(15.9%)和下蹲(11.7%),其他动作还有跺脚、下跪、屈膝动作、弯腰、来回折返踱步等。这些怪异的动作使得患者本人、家庭和周围的人极为厌烦和费解。

(5)复杂发声性抽动:包括模仿言语(重复别人说话的最后词语)、重复言语(重复自己说话的最后词语)和秽语。35.2%的患者出现模仿言语,29.1%的患者出现重复言语,还有极个别的患者可出现重复言语,即总想自己说过的最后一个词语,却不发出声音。1.4%的患者既出现模仿言语,也出现重复言语;64.1%的患者出现模仿言语或者重复言语。秽语对患者的社交能力影响最大。国内秽语的发生率不高,出现秽语的平均年龄为13.5岁,抽动秽语综合征起病与秽语出现的平均时间差为6.4年,但秽语也可以是抽动秽语综合征的起病症状。患者有良好的自知力,但难以自制,在不适当的地点和场合,以无礼方式、大声表达淫秽字语,偶尔用淫秽手势和下流姿势替代言语。

一旦药物治疗正确,秽语通常是最先消失的症状。8.3%的患者未经任何治疗,秽语自行缓解。尽管抽动秽语综合征有时会自发缓解,但通常持续终身。其症状在紧张时加重,注意力分散时减轻。抽动秽语综合征常有自发性波动,时轻时重。

抽动秽语综合征一般不出现严重的体征(如肢体瘫痪、强直或痉挛)。但许多抽动秽语综合征患者(20%~57.1%)出现多种轻度的神经科体征,包括肢体不自主抽动、发声、肌张力增高或降低、腱反射亢进、一侧肢体协调动作减少,少数患者出现面部不对称或面瘫、舞蹈样动作、辨距不良、旋转性眼震、共济失调、多动、双侧腱反射不对称、单侧巴宾斯基征阳性,但睡眠时上述体征消失。

2.行为障碍　抽动秽语综合征患者常出现精神行为紊乱、学习能力下降和学习成绩下降。大多有神经质但智商高,其中有些学习成绩优良,但在出现注意力缺乏、涣散、多动后学习成绩下降。有人统计有75%的患者有学习上的问题。患儿的行为障碍最常见是OCD和ADHD。OCD包括强迫的观念和强迫的行为,表现为不自主地反复出现或持续存在的不切实际的想法、冲动行为、重复行为,如不停洗手、计数、默诵等,或脑中不断出现一些曾经见过的影像。这些症状不自主地反复出现,造成思维中断,患儿因而极度痛苦和烦恼。ADHD使得患儿很难长时间集中注意力在某些相关的事情上,导致难以完成学习任务。ADHD症状常早期出现,中枢性兴奋药虽可控制ADHD,但可诱发潜在的抽动并加重病情。GTS常合并其他情绪和行为异常,表现为易怒、焦虑、抑郁、惊恐、袭击、性骚扰和反社会行为等。有时患儿会有自伤行为。

抽动秽语综合征是一种长期的慢性疾病,有3%左右的患者可自行缓解,但大多数患者需用药物控制症状,预后良好。Erenberg(1987)报道青春期中抽动症状的好转、消失率为73%,秽语症也可缓解;在18岁以上的患者中,41%仍然需要接受药物治疗,少数患者在成人期有不同程度的自伤行为、攻击行为、学习能力下降和强迫观念和行为等。

60%的GTS综合征患者有轻至中度脑电图异常。

【诊断和鉴别诊断】

在青少年或儿童中面、肢体、颈和上半身先后出现急速、不自主、多发的抽动和(或)发声,仅能短时间主观抑制及睡眠中消失时应考虑本病。必须与习惯性多动、不安腿综合征等相区别。

1.Shapiro等(1978)提出抽动秽语综合征的诊断标准

(1)起病年龄在2~15岁之间;

(2)同时伴有动作性和发音性抽动,特点为多发、快速、刻板和不随意;

(3)病情波动,症状时轻时重,缓慢变化;

(4)主观抑制虽可短期内减轻或甚至完全控制症状,但导致内在情绪紧张,最终症状释放加重;

(5)全神贯注于其他事情可减轻症状;

(6)睡眠或过度兴奋时症状通常消失;

(7)病程至少 1 年,有慢性迁延至终身的倾向。

以下几个症状如果出现有助于确诊为抽动秽语综合征,但并非确诊抽动秽语综合征的必要条件:①秽语;②秽亵行动;③模仿言语;④模仿行为;⑤重复言语。

2.目前国际上通用的抽动秽语综合征的诊断标准　基本从 Shapiro 提出的标准发展而来,主要包括两种,分别为美国精神疾病诊断和统计手册第四版以及 Tourette's Syndrome 分类研究小组的诊断标准。

(1)多数 18 岁前起病(2~21 岁);

(2)重复不自主快速无目的的动作,涉及多组肌肉,抽动在 1 天内发作多次(或间歇性发作),可受意志控制达数分钟至数小时;

(3)病程中同时或先后存在多发性运动以及频率≥1 次的声音抽动;

(4)临床表现不能用其他直接的生理效应(如服用兴奋药)或其他疾病(Huntington 舞蹈病或病毒感染后脑炎等)解释;

(5)数周至数月内症状可有波动,间歇期连续<3 个月,总病程超过 1 年。

有不宁腿综合征者均为老年人,以下肢为主,夜间多发。有麻和不适的感觉和下肢多动症状,并间歇出现。习惯性多动见于 5~10 岁的男孩,多动症状表现单一和局限,可在眼部、颈部、面部和肩等处。某一动作很少持续存在,一般数周后又变换为另一种动作。也应与儿童中多见的轻微脑功能障碍等区别。

【治疗】

治疗前应首先明确导致患儿日常生活障碍的主要症状。这些症状可能是抽动、口中发声等运动症状,也可能是强迫观念和行为、注意力缺陷多动症、人格改变等。

1.一般治疗　医生应对患者及其家长和老师解释抽动症、注意力缺陷多动症、强迫观念和行为的性质,耐心教育,不打骂患儿,重新安置学生在学校的教学环境,提供必要心理教育和治疗。上述方法可使轻度的抽动症患者完全适应正常的学习生活,而不需要任何药物治疗。

2.药物治疗　如果抽动症的症状严重影响日常学习和生活,则应考虑药物治疗。目前,针对上述目标症状可选用的药物很多,选择的原则是根据每一个药物可控制的特殊目标症状及可能产生的不良反应。剂量宜个体化,从小剂量开始,逐渐加量,以能稳定控制症状的最小剂量维持。

(1)抽动症的治疗:由于抽动症状本身存在波动,因此用各种药物治疗要严密观察,而且用药时间宜长,减药过程要十分缓慢。

1)抗精神病药

苯酰类抗精神病药:泰必利(又称硫必利)。本药与多巴胺 D_2 受体结合,抑制中脑边缘系统多巴胺能受体。起始量为 50mg 口服,每日 2~3 次,治疗量一般为 150~500mg/d,分 2 或 3 次口服。头昏、嗜睡、恶心等不良反应不严重,大多患者在逐渐加药过程中均能耐受。

氟哌啶醇:是控制抽动症最经典的药物,有效率达 80% 左右,但其不良反应(尤其是镇静)较其他神经安定类药物多,现多在其他药物控制不佳时选用。从 0.25~0.5mg/d 开始,逐渐加量至 1~4mg/d,分 2~3 次服用。

利培酮:是新型抗精神病药,初始剂量为 0.25~0.5mg,每日 1 次,逐渐加量至 1.0~3.0mg,每日 1 次或每日 2 次,常见不良反应有嗜睡、激动、焦虑、失眠、头痛等,较少引起锥体外系反应和体重增加。

齐拉西酮:亦是新型抗精神病药,可用于儿童,初始剂量 10～20mg,每日 2 次,逐渐加量至 20～80mg,每日 2 次。主要不良反应是引起 QT 间期延长,禁用于 QT 间期延长的患者,禁忌与其他延长 QT 间期的药物合用。

氟奋乃静:是运动障碍协会推荐的二线药物之一,从 0.5～1.0mg/d 开始,逐渐加量至 1.5～10mg/d,分 3～4 次服用,不良反应较轻微,包括锥体外系反应、白细胞减少、过敏性皮疹等。

哌咪清:是神经安定类药物,可明显减少抽动的严重度和频度,疗效较氟哌啶醇稍差,不良反应出现的程度相仿,但频度低。

2)α₂ 肾上腺素能受体激动剂

可乐定:是治疗轻至中度抽动的首选用药之一,作为中枢性 α₂ 肾上腺素能受体激动剂,疗效与氟哌啶醇相仿。初始剂量为 0.025～0.05mg,口服,每日 1 次,逐渐加量至 0.1～0.3mg/d,分 2～3 次口服,主要不良反应包括镇静、口干、头痛、紧张及失眠等。由于可乐定有降血压作用,并可引起心律失常,建议用药时监测血压及心电图。

胍法辛:也是中枢性 α₂ 肾上腺素能受体激动剂,作用与可乐定相似,半衰期较长,0.5～1.0mg 口服,每日 1 次,可加量至 0.5～1.0mg,每日 3 次,主要不良反应类似于可乐定。

3)丁苯那嗪:与上述的神经安定类药物阻滞多巴胺能受体不同,丁苯那嗪治疗抽动秽语综合征的机制是耗竭突触前多巴胺的储存。该药可应用于氟哌啶醇等药物疗效欠佳的情况。

4)肉毒毒素:推荐用于局灶性运动性抽动(频繁眨眼、肌张力障碍性抽动、颈部抽动)或发声性抽动,主要不良反应是注射部位酸痛、无力、失声。

(2)注意力缺乏/多动障碍的治疗:哌甲酯(又称利他林)是治疗 ADHD 的一线用药,但有引起或恶化抽动症状的不良反应,不推荐单独使用。选择性去甲肾上腺素再摄取抑制剂托莫西汀能有效控制 ADHD,且不影响抽动症状。可乐定和胍法辛除可有效地控制抽动症状,对伴发的注意力缺陷多动症状也有效。

(3)强迫症的治疗

1)选择性 5-羟色胺重摄取抑制剂(SSRI)类药物:是治疗强迫症的首选药物,各种 SSRI 疗效相当[除艾司西酞普兰外,氟西汀、氟伏沙明、舍曲林、帕罗西汀和西酞普兰],推荐从小剂量起,缓慢增量。应注意的是儿童使用 SSRI 类药物可能出现行为过激,以及自杀观念、自杀行为。

2)氯丙咪嗪:不推荐作为首选,仅当分别用两种 SSRI 类药物无效时才考虑使用。氯丙咪嗪起始剂量 25mg,每日 1 次,每周逐渐加量直到疗效满意,通常维持剂量为 75mg,每日 1 次。主要不良反应是 QT 间期延长、室性心动过速、疲劳、头昏眼花、口干、出汗、震颤、便秘、尿潴留、体重增加等。

3.手术治疗　药物治疗效果欠佳的严重抽动秽语综合征患者可尝试手术治疗。目前主要的手术方法为脑深部电刺激术(DBS)靶点为丘脑前腹侧核和苍白球内侧部。

（彭　彬）

第八节　迟发型运动障碍

迟发性运动障碍(TD)是由抗精神病药物诱发的一种持久性、异常的不自主运动,最常见者为由酚噻嗪类及丁酰苯类药物所引起。

迟发性运动障碍的患病率并不清楚,据报道为 4%～40%。Kane 发现患病率与服药时间的长短有关。

他起初调查患病率为 5%，而在 5 年后，同一组患者的患病率上升到了 10%。患病率也与使用的抗精神病药物相关。经 3 年随访，经典的抗精神病药导致 TD 的比例（9.4%）显著高于新型抗精神病药（如奥氮平、喹硫平、阿立哌唑，2.9%），也高于利培酮（6.25%）。

【病因】

造成迟发运动障碍的病因并不清。中枢多巴胺能神经元受损是一种学说。也有认为 GABA 能系功能减退、自由基产生的神经毒性、抗精神病药对神经系统的直接作用等学说。

【临床表现】

1.急性反应　阻滞多巴胺受体的药物除可引起迟发性运动障碍外，尚可引起其他急性神经综合征。急性特异质性反应多于应用抗精神神经病药物后 2d 内发生，主要侵犯儿童及年轻成人。患者于用药后戏剧式地出现肢体、躯干、颈部、舌头及面肌的抽动或不舒适的姿势，但这些反应可由注射抗胆碱能药（如肌注苯甲托品甲磺酸盐 2mg）或地西泮（肌注 5~7.5mg）而迅速控制。急性静坐不能可能是一种内心不安感，患者急切要行走、踱步或奔跑，多发生在正在增加剂量中的任何年龄患者。有时用抗胆碱能药或加大抗精神神经病药物可使症状缓解。

2.药物诱发的帕金森综合征　是因抗精神病药物过量中毒所引起，其症状与原发性帕金森病完全相同。左旋多巴对此并发症无效，是因多巴胺受体被抗精神病药物所占据及阻滞，不能再与外源性多巴胺结合之故。口服抗胆碱能药可有效。停用抗精神病药物数周或数月后帕金森综合征可消失。

3.动眼危象及镇静剂性恶性综合征　动眼危象是肌张力障碍的一种类型。患者两眼同时向一个方向凝视的固定姿势可持续数分钟至数小时；可发生于抗精神病药物治疗中的任何时间，用于上述治疗急性特异质性肌张力障碍的药物亦可使本症缓解。对镇静剂性恶性综合征的发生了解最少，以出现发热、植物性神经功能障碍（如苍白、出汗、血压不稳、心动过速、肺充血、呼吸急促）及运动障碍（如静坐不能、肌张力增高或多动症）三主征为特征。常以昏睡、昏迷及死亡而告终。疗法包括立即停用抗精神病药物及支持疗法。以后重新开始抗精神病药物治疗时可不再出现此综合征。

4.迟发性反应　迟发性运动障碍、迟发性静坐不能及迟发性肌张力障碍是抗精神病药物治疗的并发症，上述症状往往是持久性的。迟发性运动障碍的动作是刻板重复的，下面部的肌肉最常受累。面、舌、颊肌的不自主运动俨若连续的咀嚼运动，舌头间歇性地突然伸出口外，称捕蝇舌。躯干的不自主运动则表现躯干反复的屈曲与伸展，称身体摇晃征。肢体的远端则显现连续不断屈一伸动作，称弹钢琴指（趾）。肢体近端的肌肉一般均幸免。患者站立时，下肢反复运动，步态并无障碍，但上肢的摆动显著增多，且步伐亦加大。患者不觉得有运动障碍，除非合并有迟发性静坐不能。迟发性静坐不能与急性静坐不能不同，迟发性静坐不能每当停用抗精神病药物后反加重。迟发性运动障碍亦于停用药物后加重。这两种迟发型运动障碍都能变为持久性。

迟发性运动障碍的发生率随年龄的增长而增高，好发于老年女性、长期及大剂量应用能阻滞多巴胺受体或与之结合的抗精神病药物的患者，尚未见报道发生于应用多巴胺耗竭剂如利血平者。多巴胺受体超敏可能是发病原因之一，但也可能还有其他未明的因素。

【治疗】

迟发性运动障碍的治疗，一般说来相当困难，效果都不太理想。所以，首要的是预防，避免危险因素。临床医生应该坚持以下原则：只有确实需要应用抗精神病药的患者（例如精神分裂症），才可服用抗精神病药。绝对不应该用抗精神病药来治疗神经症或忧郁症，更不应该把抗精神病药当作安眠药来治疗失眠。因为迟发性运动障碍的发生与药物剂量的大小没有关系，即使小量也会产生。如果是精神分裂症患者发生了迟发性运动障碍，则应权衡轻重，不可贸然停药。

出现迟发性运动障碍症状的精神病患者应换用第二代抗精神病药，如氯氮平、奥氮平、喹硫平、阿立哌唑、齐拉西酮等。这些药物对 D_2 受体的阻滞作用远弱于经典的抗精神病药物，而且具有抗 $5\text{-}HT_2$ 受体的作用。它可以使 40％的迟发性运动障碍症状有所减轻。

金刚烷胺可作为多巴胺调节剂，同时也是谷氨酸非选择性阻滞剂，已经被广泛接受用于左旋多巴诱导的异动症的治疗，在一项双盲研究中显示可以改善 TD。

可乐定是突触前 α_2 受体激动剂，可降低肾上腺神经元的放电频率，减轻 TD 症状。普萘洛尔（心得安）抑制突触后的 β 受体，对部分患者有效。

吡拉西坦是 γ 氨基丁酸的衍生物，对 TD 有效。左乙拉西坦是吡拉西坦的结构类似物，亦对 TD 有效。氯硝西泮治疗迟发性运动障碍中有 41％的患者有效。

褪黑素具有明显的抗氧化活力，降低多巴胺能活力，具有抗 TD 作用。另外一个可能的抗 TD 药物是唑尼沙胺，它原本是抗癫痫药物，可用于左旋多巴诱发的异动症治疗，在开放性研究中显示其具有抗 TD 效果。

（彭　彬）

第九章　睡眠障碍疾病

第一节　睡眠呼吸暂停综合征

睡眠呼吸暂停主要是指睡眠过程中经鼻和口的气流完全停止。病理性睡眠呼吸暂停,每晚睡眠时发生的次数>30 次(或每小时>5 次),每次暂停持续的时间 10s 或更长。可分为阻塞性、中枢性和混合性 3 种,均与睡眠时呼吸控制功能异常有关。

一、阻塞性睡眠呼吸暂停综合征

阻塞性睡眠呼吸暂停综合征(Obstructive sleep apnea syndrome,OSAS)是指由于气道解剖结构异常引起夜间睡眠过程中反复发生完全或部分上气道阻塞,导致频繁呼吸暂停和低通气,从而产生间歇性低氧、CO_2 潴留、频繁夜间觉醒、睡眠片段化及自主神经功能紊乱等临床表现的常见呼吸睡眠疾病,是临床上的常见病和多发病。本征是睡眠呼吸障碍中最为多见的一种,并且是白日过度嗜睡的最常见的原因之一。

(一)病因

任何原因造成上气道狭窄影响呼吸气流通畅和阻力增加的病变,都可以是阻塞性睡眠障碍的原因。

(二)临床表现

1.睡眠障碍　主要是睡眠维持障碍。患者频繁觉醒,有些患者不知道觉醒的原因,而有些患者因呼吸困难或窒息引起觉醒。

2.鼾声　阻塞性睡眠呼吸暂停患者可出现特征性的鼾声。一般持续 20~30s 秒的沉默,接着是响亮的鼾声和短暂的喘息声交替出现。

3.呼吸暂停　呼吸暂停发生时虽然呼吸肌如膈肌和胸壁肌随胸腔内压力变化运动,但鼻和口无气流。

4.白天过度嗜睡　是本病突出的恒有症状。

5.并发症　目前认为 OSAS 是一个系统性疾病,可以引起多系统并发症,近年来大量的研究证实其与心脑血管疾病的发生有着密切的关系,而且会明显提高心脑血管病发病风险,被认为是一种心脑血管疾病的独立危险因素。高血压、高血脂、高血糖、心律不齐在呼吸暂停时甚为常见,甚至出现心绞痛、心肌梗死、脑卒中。也有些患者出现反流性食管炎或夜间遗尿、晨起后头痛、注意力不集中、记忆力减退、抑郁、焦虑等。

(三)诊断方法

睡眠多导图:对睡眠呼吸监测方面的检查包括鼻气流、胸式和腹式呼吸动度、鼾声、血氧饱和度。呼吸暂停持续 10s 以上,鼻和口无气流通过,而胸腹呼吸运动仍存在。每小时发生 5 次以上可诊断阻塞性睡眠呼吸暂停。呼吸暂停低通气指数(AHI)5 次/h～20 次/h 为轻度,21 次/h～40 次/h 为中度,＞40 次/h 为重度。

(四)诊断

诊断阻塞性睡眠呼吸暂停综合征主要依据患者在睡眠时出现睡眠呼吸暂停。如有响亮的鼾声、频繁觉醒、憋气、白天过度嗜睡等症状应高度怀疑本病。多导睡眠图有助于诊断。OSAS 诊断标准:临床有典型的夜间睡眠打鼾伴呼吸暂停、日间嗜睡(ESS 评分≥9 分)等症状,查体可见上气道任何部位的狭窄及阻塞,呼吸暂停低通气指数(apnea-hypopnea index,AHI)/＞5 次/h 者可诊断 OSAHS;对于日间嗜睡不明显(ESS 评分＜9 分)者,AHI≥10 次/h 或 AHI≥5/h,存在认知功能障碍、高血压、冠心病、脑血管疾病、糖尿病和失眠等 1 项或 1 项以上合并症也可确立诊断。

(五)鉴别诊断

应与中枢性睡眠呼吸暂停综合征鉴别。但应注意阻塞性睡眠呼吸暂停患者可合并有中枢性睡眠呼吸暂停。由于阻塞性睡眠呼吸暂停患者白天可以出现嗜睡,需与发作性睡病、特发性睡眠过多等鉴别。此外还应与突发性呼吸困难、惊恐发作等鉴别。

(六)治疗

1.病因治疗　在于消除上气道阻塞的根本病因。由于病因复杂,涉及许多科室,以下仅介绍一般原则。

(1)纠正鼻咽腔阻塞性病变。

(2)口咽腔手术。

(3)颌面部手术。

(4)其他病因治疗:如甲状腺功能低下者补充甲状腺素,肢端肥大症者切除垂体瘤或服用生长激素抑制剂等。

2.内科治疗　阻塞性睡眠呼吸暂停(OSA)内科治疗实践参数一发布,包括减轻体重、体位治疗、药物治疗、氧疗和促醒药:

(1)减轻体重:肥胖是 OSAS 发展的一个重要危险因素。大量研究证明,适当体重减轻(5～10％)可以减轻上气道的塌陷,有效改善睡眠呼吸暂停,但体重减轻降低 AHI 的作用因人而异。

(2)姿势和体位治疗:许多 OSA 患者仰卧位时呼吸暂停明显加重,在侧卧位睡眠是呼吸暂停最少。

(3)氧气治疗:单纯经鼻吸氧可取消低氧对呼吸中枢的刺激,可延长呼吸暂停的时间.但如果对严重的阻塞性睡眠呼吸暂停患者供氧加上持续气道正压通气,则可明显减少睡眠呼吸暂停的次数,改善低氧血症。

(4)机械通气治疗:包括经鼻持续气道内正压通气(CPAP)和双气道正压通气。

(5)药物治疗:当前常用的药物如下:①神经呼吸刺激剂,对达到最佳 CPAP 治疗压力仍有持续白天嗜睡,并且没有明确其他睡眠障碍的原因,可以考虑使用莫达非尼[Modafinil(Provigil)]或阿莫达非尼[Armodafinil(Nuvigil)]。莫达非尼常用剂量是 200mg～400mg,清晨服用。②抗抑郁药普罗替林和氯丙咪嗪可减轻快速眼动睡眠时出现的呼吸暂停和低氧血症.但有眼干、尿潴留等副作用。

(6)口腔矫治器和舌托。

二、中枢性睡眠呼吸暂停综合征

中枢性睡眠呼吸暂停综合征(Central sleep apnea syndrome,CSAS)是由于中枢损害引起的呼吸中枢节律性活动停止,而且呼吸运动明显减弱或停止,并伴有血氧饱和度的降低。

（一）临床表现

患者常常诉失眠，其特征是睡眠中间觉醒，而且一夜中多次觉醒；次日也可有明显嗜睡、头痛和疲劳感。鼾声不明显。可发生高血压、心律不齐、肺动脉高压和心力衰竭等并发症。

（二）诊断方法

睡眠多导图可见典型的中枢性睡眠呼吸暂停或低通气，一般持续 10～30s；接着慢慢或突然又开始呼吸运动，可出现 10～60s 的过度呼吸，接着每次呼吸量逐渐减少，直至呼吸停止。

（三）诊断

主要依据睡眠时频繁出现呼吸浅表和停止，在呼吸停止时胸腹部无呼吸运动。睡眠多导图可出现中枢性呼吸暂停持续 10s 以上，每晚发生呼吸暂停的次数＞30 次。

（四）治疗

1.机械通气治疗。

2.氧疗　可消除或减少中枢性睡眠呼吸暂停，尤以高原伴有低氧过度通气和酸中毒者适用。低流量吸氧是治疗中枢性睡眠呼吸暂停的有效方法。

3.药物治疗　安宫黄体酮、茶碱等有兴奋呼吸中枢的作用，可以试用。

（殷　梅）

第二节　发作性睡病

本病病因不明。男女患病率大致相等。多于 30 岁前特别是青少年时发病。

一、临床表现

1.白天过度嗜睡和睡眠发作　常为首发症状。白天过度嗜睡可以表现为间断性的睡眠发作，也可以表现为连续性嗜睡伴间断恶化。嗜睡可以贯穿全天，不论前一夜的睡眠时间和睡眠质量如何。患者白天常感疲劳乏力、嗜睡，尤其在安静或单调环境下，常可发生不可抗拒的入睡发作。当疲劳时，更可不分场合和时间，甚至在危险环境下，也出现睡眠发作。

2.猝倒发作　见于 65%～90% 的本病患者。可与睡眠发作同时起病，也可在出现睡眠发作症状后数年起病。其特征是在情绪激动、惊吓、恐惧、愤怒等情况下全身肌肉突发无力而跌倒，反射消失，但意识清楚，为时数秒到数分钟。

3.睡眠瘫痪　见于 10%～60% 患者。发生在将入睡或刚睡醒时，表现为意识清醒状态下，出现除眼外肌和呼吸肌以外的全身躯体活动不能和言语不能，为时数秒到数分钟。随后完全醒转或再入睡。

4.睡眠相关幻觉　见于 10%～15% 的患者。发生在夜间入睡前的称为睡前幻觉，发生在清醒时称为醒后幻觉。出现鲜明的梦境样幻觉，持续时间通常少于 10min，频率多变。以上白天睡眠发作、猝倒、睡眠瘫痪和睡眠相关幻觉，常合称"发作性睡病四联征"。

二、诊断方法

1.多次小睡潜伏期试验　5 次小睡中出现 2 次或 2 次以上快速动眼（Rapid eye movement sleep,

REM)睡眠,或第 1 次入睡即有睡眠始发 REM 睡眠,同时平均入睡潜伏期≤5min。

2.多导睡眠图 本病的睡眠脑电图上可见 REM 睡眠潜伏期明显缩短,患者有时一入睡不经过 NREM 睡眠就直接进入 REM 睡眠,称为"睡眠始发 REM 睡眠"(Sleep-originating rem sleep,SOREMS),但 REM 睡眠的次数,总时间和所占比例正常。在进行白日多次小睡潜伏期试验的前一夜,最好先作常规多导睡眠图检查,以了解夜间睡眠的特点和质量。

三、诊断

本病的诊断主要依靠临床的典型症状,通常根据睡眠发作和猝倒发作即可诊断。当四联症中,白天嗜睡以外的其他 3 项症状不明显或不典型时,须与其他白天过度嗜睡疾病鉴别。必要时可进行白天多次小睡潜伏期试验。

四、鉴别诊断

1.白天过度嗜睡 发作性睡病应与其他白天过度嗜睡的疾病鉴别,尤其是应注意与阻塞性睡眠呼吸暂停相鉴别,个别重症睡眠呼吸暂停综合征可与发作性睡病十分相似。本病的嗜睡多为突然发作、持续时间短、多发于青年,性别差异不大;而阻塞性睡眠呼吸暂停综合征有习惯性响鼾,白天嗜睡呈经常性,即使增加睡眠,醒后仍觉头脑不清醒。如患者为男性,且年龄偏大,或肥胖且病程持续发展,则更支持后者的诊断。必要时可进行多次小睡潜伏期试验以明确诊断。

2.猝倒发作 需与失张力性癫痫和椎基底动脉短暂缺血发作鉴别。癫痫无睡眠发作等病史,也无睡眠始发 REM 睡眠。椎基底动脉短暂缺血发作的猝倒症,绝大多数尚有眩晕等症状,且有自身应有的体征和实验室所见。

3.睡眠麻痹和入睡前幻觉 也可见于正常人群中,应加以注意。

五、治疗

(一)一般治疗

严格遵守作息时间。加强营养和改进饮食习惯,如减少碳水化合物的摄入,睡前禁用含咖啡因的饮料等。白天加强体力活动和各种视听刺激,以改善白天过度嗜睡,从而也改进夜间睡眠。

(二)药物治疗

1.嗜睡 主要使用兴奋剂,均自小剂量开始。如利他林:成人量为 5～10mg,每日 2～3 次,最大量可达 40～60mg/d。

2.猝倒、睡眠麻痹和睡眠前幻觉 因均系 REM 睡眠的表现形式,故多使用对 REM 睡眠有抑制作用的抗抑郁剂。如丙米嗪、氯丙米嚷,均 25～50mg,睡前一次服。氟西汀,20mg,每日服 1 次即可。

(殷 梅)

第三节 失眠

失眠是指患者有充足的机会睡眠,但存在失眠的主诉以及睡眠障碍相关的一些日间功能损害。与失眠相关的主诉包括睡眠起始困难、睡眠维持困难、早醒、长期非恢复性睡眠或者睡眠质量不佳。患者白日乏力、精神萎靡、嗜睡、注意力减退、反应迟钝、情绪低落、焦躁。

一、病因

1.器质性疾病引起的失眠。包括脑器质性失眠,躯体器质性睡眠障碍。

2.神经症性失眠和心理生理性失眠。

3.精神疾病引起的失眠。

4.觉醒/睡眠节律失调引起的失眠。

5.药物引起的失眠。

6.老年性失眠。

二、临床表现

(一)失眠按其发生长短,可分为

1.一过性失眠　指偶尔失眠。

2.短期失眠　指为期 2～3 周或数月的失眠。

3.慢性失眠　通常是指病程在 6 个月以上的经常性失眠。

(二)失眠就其表现形式,可有

1.入睡困难　指入睡潜伏期超过 30min。

2.睡眠不实　指觉醒的次数过多或时间过长,包括以下的 1 至数项:①全夜超过 5min 的觉醒次数 2 次以上;②全夜觉醒时间超过 40min;③觉醒时间占睡眠总时间的 10% 以上。

3.睡眠表浅　主要指 NREM 的 3～4 期深睡减少,不足睡眠总时间的 10%。REM 睡眠比例的减少,也表明睡眠深度的不足。

4.早醒　睡眠较平素正常的醒起时间提前 30min 以上。

5.睡眠不足　<80%。在青少年或老年人则应分别以<90% 和<65% 为睡眠不足标准。总的说来睡眠是否不足应结合患者平时的睡眠习惯和白日症状而定。

6.结构失调　主要指 NREM/REM 睡眠周期<3 次和(或)NREM 和 REM 睡眠时间比例失常。

(三)按照病因可分为

1.原发性失眠:包括适应性失眠、心理卫生性失眠、矛盾性失眠、特发性失眠和睡眠卫生不良。

2.继发性失眠指的是与心理疾病相关的失眠,或合并其他疾病的失眠。

三、诊断方法

睡眠脑电图和睡眠多导图可以全面地、客观地、量化地反映和诊断失眠。一方面可以确切显示因睡眠进程异常引起的各种失眠表现,如入睡困难、多醒、早醒等及其严重程度;另一方面还可以发现睡眠结构的紊乱。

四、诊断

失眠的诊断应根据患者的主观症状。对于一些真伪难辨,病因不明的,常年受到失眠折磨的慢性失眠患者,应结合客观检查以明确之。有选择性地进行睡眠脑电图特别是睡眠多导图的检查,有助于诊断。

五、治疗

(一)睡眠卫生指导

保持有规律的就寝和起床时间。午后不要喝咖啡和茶。晚上不要饮含酒精的饮料。白天进行有规律的运动有助于晚上的睡眠。卧室宜保持安静,温度应适宜。学会克服不能入睡引起的焦虑和烦躁等。

(二)药物治疗

1.苯二氮卓类 根据失眠情况使用时效不等的药物.短效类包括咪唑安定每晚 7.5～15mg;三唑仑起效快,但是可能导致明显的睡眠反弹,目前已经不作为一线抗失眠药物使用。短效药物可用于治疗入睡困难性失眠。中效类包括艾思唑仑每晚 1～2mg、阿普唑仑 0.4～0.8mg、唑吡坦 5～10mg 等,中效药物可以用于治疗入睡困难或睡眠维持困难性失眠,但可以使有些患者出现日间镇静作用;长效类包括地西泮每晚 5～10mg、硝西泮 5～10mg、氯硝西泮 0.5～2mg 等。长效药物会增加日间镇静作用和其他残存效应的风险。中效类包括艾思唑仑每晚 1～2mg、阿普唑仑 0.4～0.8mg 等;长效类包括地西泮每晚 5～10mg、硝西泮 5～10mg、氯硝西泮 0.5～2mg 等。

2.一些新型安眠药 佐匹克隆每晚 7.5mg、唑吡坦 5～10mg。对有明显抑郁或焦虑者,应选用兼有抗抑郁或抗焦虑作用的药物。注意镇静安眠药可产生依赖性和耐药性,并可降低白天的警觉性。

(三)其他疗法

包括心理治疗、行为疗法、光疗、时间疗法、中医药治疗。

(殷 梅)

第十章　癫痫

第一节　概述

【流行病学】

癫痫是一组反复发作的神经元异常放电所致的暂时性中枢神经系统功能失常的慢性疾病。每次发作或每种发作称为痫性发作。国内流行病学调查,其发病率约为人群的 $1‰$,患病率约为人群的 $5‰$。

【病因】

1.原发性癫痫　又称真性或特发性或隐源性癫痫。其真正的原因不明。虽经现代各种诊查手段检查仍不能明确。

2.继发性癫痫　又称症状性癫痫,指能找到病因的癫痫。

(1)脑部疾病:①先天性疾病。结节性硬化、Sturge-Weber 综合征、脑穿通畸形、小头畸形等。②颅脑肿瘤。原发性或转移性肿瘤。③颅脑外伤。产伤、颅内血肿、脑挫裂伤及各种颅脑复合伤等。④颅内感染。各种细菌性、病毒性、真菌性及寄生虫性感染所引起的颅内炎症,如各种脑炎、脑膜炎、脑膜脑炎、脑脓肿、蛛网膜炎、脑囊虫病、脑弓形体病等。⑤脑血管病。脑出血、脑蛛网膜下腔出血、脑梗死、脑动脉瘤、脑动静脉畸形及脑动脉粥样硬化等。⑥变性疾病。多发性硬化、早老性痴呆、皮克病等。

(2)全身或系统性疾病:①缺氧。窒息、缺氧及一氧化碳中毒等。②代谢疾病。低血糖、低血钙、苯丙酮酸尿症、尿毒症、碱中毒、水潴留等。③内分泌疾病。甲状旁腺功能减退、糖尿病、胰岛素瘤等。④心血管疾病。阿-斯综合征、二尖瓣脱垂、高血压脑病等。⑤中毒性疾病。有机磷、酰肼类药物、中枢兴奋剂及某些重金属中毒等。⑥其他,如血液系统疾病、风湿性疾病、儿童佝偻病等。

【影响因素】

1.遗传　经谱系、双生子及脑电图研究和流行病学调查等,充分证明原发性癫痫有遗传性,有的是单基因遗传,有的是多基因遗传,但不一定都有临床发作。晚近认为外伤、感染、中毒后引发的癫痫可能也有遗传因素参与。

2.年龄　年龄对癫痫的发病率、发作类型、病因和预后均有影响。癫痫的初发年龄 $60\%\sim80\%$ 在 20 岁以前。新生儿中常呈移动性部分性发作,6 个月到 5 岁热性惊厥多见。儿童良性中央-颞棘波灶癫痫多在 $4\sim10$ 岁开始,青春期后自愈。成年期多为部分性发作或继发性全身性发作。病因方面,婴儿期首次发作者多为脑器质性特别是围生前期疾病,其后至 20 岁以前开始发作者常为原发性者,青年至成年则颅脑外伤是一重要原因,中年期后颅脑肿瘤为多,老年者以脑血管病占首位。

3.觉醒与睡眠周期　有些全身强直-阵挛性发作患者多在晨醒后及傍晚时发作,称觉醒癫痫;有的则多在入睡后和觉醒前发作,称睡眠癫痫;觉醒及睡眠时均有发作者称不定期癫痫。后者多为症状性癫痫。婴儿痉挛亦常在入睡前和睡醒后发作,失神发作多为觉醒期发作。

4.内分泌改变　性腺功能改变对癫痫有一定影响。全身强直-阵发挛性发作及部分性发作常在月经初潮期发病,有的在经前或经期发作加频或加剧。少数仅在经前期或经期中发作者称经期性癫痫。妊娠可使癫痫发作次数增加,症状加重,或仅在妊娠期发作,后者称妊娠癫痫。

5.诱发因素

(1)发热、过量饮水、过度换气、饮酒、缺眠、过劳和饥饿等均可诱发癫痫发作。某些药物如美解眠、丙咪嗪、戊四氮或突然撤除抗癫痫药物,亦可导致癫痫发作。

(2)感觉因素:某些患者对某些特定的感觉如视、听、嗅、味、前庭、躯体觉等较为敏感,当受刺激时可引起不同类型的癫痫发作,称反射性癫痫。

(3)精神因素:某些患者在强烈情感活动、精神激动、受惊、计算、下棋、玩牌等时可促癫痫发作,称精神反射性癫痫。

【病理生理机制】

1.神经元性放电的发生　正常情况下,每一种神经元都有节律性的自发放电活动,但频率较低,一般为 $10\sim20Hz$。在癫痫病灶的周围部分,其神经元的膜电位与正常神经元有不同,在每次动作电位发生之后出现称为"阵发性去极化偏移"(PDS)的持续性去极化状态,并产生高幅高频(可达 $500Hz$)的棘波放电。在历时数十至数百毫秒之后转入超极化状态。

2.癫痫性放电的传播　当异常放电仅局限于大脑皮质的某一区域时,表现为部分性发作。若在此局部的反馈回路中长期传导,则导致部分性发作持续状态。通过电场效应及传播通路,也可扩及同侧其他区域甚至一侧半球,表现为杰克逊发作。当异常放电不仅扩及同侧半球而且扩及对侧大脑半球时,引起继发性全身性发作。当异常电位的起始部分在中央脑(丘脑和上部脑干)而不在大脑皮质并仅扩及脑干网状结构上行激活系统时,则表现为失神发作;而广泛投射至两侧大脑皮质和网状脊髓束受到抑制时则表现为全身强直-阵挛性发作。

3.癫痫性放电的终止　其机制未明,可能脑内存在主动的抑制机制。即在癫痫发作时,癫痫灶内巨大突触后电位,通过负反馈的作用而激活抑制机制,使细胞膜长时间处于过度去极化状态,抑制放电过程的扩散,并减少癫痫灶的传入性冲动,促使发作放电的终止。此外在此过程中,抑制发作的代谢产物的积聚,神经胶质细胞对钾及已经释放的神经介质的摄取也起重要作用。

4.影响癫痫性放电的因素　癫痫性放电的发作、传播和终止,与遗传、生化、电解质、免疫和微量元素等多种因素有关。具有癫痫遗传素质者其膜电位稳定性差,在后天因素及促发因素作用下容易引起癫痫性放电及临床发作。癫痫性放电与神经介质关系极为密切,正常情况下兴奋性与抑制性神经介质保持平衡状态,神经元膜稳定。当兴奋性神经介质过多或抑制性介质过少,都能使兴奋与抑制间失衡,使膜不稳定并产生癫痫性放电。细胞内外钠、钾的分布也影响膜的稳定性。血清钙、镁离子减少,可使神经元兴奋性增强;微量元素铁、锌、铜、锰、锂等在癫痫发作中也起一定的作用。晚近对癫痫发作与免疫因素的关系也作过许多研究,认为在致癫痫病因作用下,血脑屏障破坏,脑组织抗原进入血液循环可产生抗脑抗体,后者作用于突触,封闭抑制性受体,减少抑制性冲动,亦可促成癫痫性放电。

【病理变化】

原发性癫痫无特征性病理改变,甚至有多年癫痫发作史者,仍无重大的病理变化,常见者仅为继发的缺氧、缺血性改变。继发性癫痫的病理改变因病因不同而异。

【临床表现】

癫痫的临床发作形式繁多,常见的有如下类型。

1.全身强直-阵挛性发作 又称大发作。按其发展过程可分如下三期。

(1)先兆期:约半数患者有先兆,指在意识丧失前的一瞬间所出现的各种体验。常见的先兆可为特殊感觉性的幻视、幻嗅、眩晕,一般感觉性的肢体麻木、触电感,内脏感觉性的如腹内气体上升或热血上涌感,运动性的如头眼向一侧斜视,精神性的如恐怖感、奇异感等。一般持续 1s 至数秒钟。有先兆者,可利用此段时间坐、卧或避开危险。同一患者其先兆症状多固定不变,常指明大脑皮质有局限性损害,故可根据先兆症状协助定位。原发性全身强直-阵挛性发作无先兆。

(2)痉挛期:继先兆期后,随即意识丧失,进入痉挛发作期。首先为强直性发作(强直期),表现突然尖叫一声,跌倒在地,全身肌肉强直,上肢伸直或屈曲,手握拳,下肢伸直,头转向一侧或后仰,眼球向上凝视。呼吸肌强直致呼吸暂停,面唇发绀。瞳孔散大,对光反应消失。唇、舌或口腔黏膜有咬伤。约持续 20s,进入阵挛期,全身肌肉呈节律性抽搐,频率开始较快,随之逐渐减慢,随最后一次痉挛后抽搐停止。此期,自动呼吸恢复,面、唇发绀逐渐减轻,口腔内分泌物增多,口吐白沫或血沫。还可伴尿失禁、全身大汗。持续约 1min。在痉挛发作期尚可出现心跳加快、血压升高等,且由于意识障碍,突然跌倒,可致患者外伤、溺毙、触电、烧伤或引起火灾及各种安全事故。

(3)昏睡期:抽搐停止后患者进入昏睡、昏迷状态,然后逐渐清醒,部分患者在清醒过程中有精神行为异常,表现为挣扎、抗拒、躁动不安。醒后除先兆外,对发作过程不能回忆,并可感到头痛、全身乏力、疼痛、呕吐等。有些患者在一次发作之后意识尚未恢复又连续多次发作称全身强直-阵挛性发作(大发作)持续状态。常由于突然撤除或更换抗癫痫药物或感染等引起。由于持续状态期间脑神经元能耗骤增,脑内 pH 下降,加之全身性缺氧,肌肉强烈而持久性收缩,酸性代谢产物增加,可导致脑缺氧、脑水肿甚至脑疝形成。由于呼吸循环改变可致缺氧性脑病、昏迷、去大脑皮质综合征,甚至危及生命。

2.失神发作 又称小发作。通常有如下几种类型。

(1)简单性失神发作:又称典型失神发作。临床表现为突发突止的意识障碍,可在工作、活动、进食和步行等情况下发生。患者突然动作中断、呆立(坐)不动,手中持物跌落,呼之不应,但从不跌倒,持续 5～30min。对发作过程不能回忆。一日发作数次至上百次不等。多见于 6～12 岁儿童。脑电图呈爆发性、两侧对称同步性 3Hz 棘慢波发放,容易受深呼吸诱发。

(2)复杂性失神发作:又称失神(小)发作自动症。除表现发作性意识丧失外,在发作期间还可有类似颞叶自动症的一些表现,如咂嘴、无目的摸索、双手摩擦、徘徊等一些刻板动作。对发作期不能回忆。须与复杂部分性鉴别。本症发作时间较短,无感觉性及精神性先兆,发作期及间歇期均无颞叶损害证据,发作时脑电图为 3Hz 棘慢波综合,而非一侧或双侧颞叶波和(或)棘波放电,过度换气亦容易诱发。

(3)肌阵挛性失神发作:又称肌阵挛性小发作。表现为两侧对称性眼、面、颈、四肢或躯干短暂肌阵挛发作,不伴有或伴有短暂意识障碍。脑电图呈典型 3Hz 的棘慢波爆发或发作性多棘波慢波综合发放。2/3 的患者过度换气可诱发发作,约半数儿童患者对光敏感。

(4)运动不能性发作:又称失张力性猝倒发作。突然出现短暂意识障碍,肌张力丧失姿势不能维持而跌倒。脑电图表现与简单性失神发作相同。

3.简单部分性发作 又称局限性发作。是不伴有意识障碍的运动、感觉和自主神经症状的发作。

(1)简单运动性发作:多数呈阵挛性发作,少数呈强直性发作。常见于一侧肢体远端如手指、足趾或一侧口角或眼部,持续数秒至十数秒后自然终止。若发作持续数时、数日、数周甚至数月者称部分性癫痫持续状态或称 Koshevnikov 癫痫。若发作按大脑皮质运动区排列顺序扩展,发作可从某一局部扩及整个一侧头面及肢体,此时不伴有意识障碍,称 Jackson 发作。当发作扩及皮质下的丘脑、中脑网状结构并扩及对侧大脑皮质时可引起意识障碍及全身强直-阵挛性发作,称继发性全身性发作。若部分性运动发作持续时间长或较严重时,发作停止后可使原有瘫痪暂时加重或出现暂时性局限性瘫痪者称 Todd 麻痹。

(2)简单感觉性发作:多表现为手指、足趾、口角或舌部的发作性麻木感、针刺感、触电感等。亦可与简单运动性发作一样,神经元异常放电沿大脑皮质感觉区分布顺序扩散,成为 Jachson 发作;若扩及中央前回则呈部分性运动性发作,扩及中央脑及对侧皮质则呈继发性全身强直-阵挛性发作。

4.复杂部分性发作 又称精神运动性癫痫。系伴有意识障碍的部分性发作。其多数病例病灶在颞叶,故又称为颞叶癫痫(发作)。但有的病灶并不在颞叶而在额叶或边缘叶。

(1)特殊感染性发作:多为幻觉发作。嗅幻觉者多闻及难以形容的怪味,如腐尸臭气、烧焦或霉烂气味等。若伴有意识模糊、梦境感者称钩回发作,病变多在颞叶钩回。视幻觉者表现为眼前闪光、视物变大、变小、变形、变近、变远等。听幻觉者为听到模糊或清晰的语声、噪声或乐声等。味幻觉者为尝到异味感。前庭性者有旋转感,飘浮感等。

(2)内脏感觉性发作:常表现为自感腹部或胸部有一股热气向头部方向上升,还可有心悸、腹痛、肠鸣、急便感等。

(3)记忆障碍发作:常见的为对陌生的人、地有似曾相识(人物)或旧地重游(环境)的熟悉感;或反之对熟人熟地有陌生感或失真实感。

(4)情感障碍发作:表现为恐惧、焦虑、不安、愤怒、忧郁或欣快等。

(5)思维障碍发作:表现为强迫思维、妄想等。

(6)自动症:发作期间意识混乱,做出一些简单或复杂的动作,分别称为简单自动症和复杂自动症。前者可表现为咂嘴、咀嚼、吞咽、流涎等(称摄食或口咽自动症),或为反复搓手、拍手、解开衣扣、掏摸衣袋等症状(称行为或习惯性自动症);后者可分为梦游症和漫游症两种。梦游症多在夜间睡眠中突然起床活动,做出一些不可理解或可以理解的动作及行为,如整理室内物品、清扫、洗衣、开关抽屉等,然后又复入睡,次晨对发作经过毫无所知;漫游症又称神游症,系指发作发生在白昼,表现为离开原工作岗位,无目的漫游,或搭乘车船,外出旅游等,对发作过程亦多不能回忆。有时伴有精神运动兴奋,表现为赤身裸体、无理吵闹、越墙、跳楼等。若伴有幻觉,可做出一些伤人、毁物、甚至杀人、放火等危害社会治安的暴力行为。每次发作可持续数分、数时、数日乃至数月之久。

5.功能性部分性发作 系一种原发性良性发作,多见于儿童。

(1)儿童良性中央-颞棘波灶癫痫。多在 3~13 岁发病,表现为一侧口角、齿龈的感觉异常与一侧口唇、面部、舌咽部强直性或阵挛性抽搐,伴言语困难,但意识清楚。多于睡眠中发作。抽搐可波及上肢,甚或发展成全身强直-阵挛性发作。因父母在患儿全身抽搐时才发现发作,故常误诊为全身强直-阵挛性发作。脑电图呈一侧或双侧中央区和颞部棘波灶。发作频度较少,常为数月发作一次。占儿童癫痫的 15%~20%,对抗癫痫药物有良效,至青春期自愈,预后良好。

(2)儿童良性枕部放电灶癫痫:属原发性、良性癫痫。发病年龄自 15 个月至 17 岁,平均 7 岁。多表现为发作性黑矇、幻视(单纯性)、错视,继之可有偏侧肢体阵挛性抽搐或全身强直-阵挛性发作。约有 25% 的患者发作后有偏头痛样头痛。闭目状态下脑电图可见发作性枕部高波幅棘波、尖波或棘慢波发放,睁眼时消失。

6.其他类型

(1)婴儿痉挛:以短暂、激剧和强烈的多发性肌强直或阵挛性收缩发作为其主要表现。以"折刀样"或"鞠躬样"、"点头样"发作最多,亦可呈 Moro 反射(拥抱反射)样痉挛发作。常在婴儿期(4~6 个月)起病,多伴有智力发育迟滞,脑电图呈高度失律,West 综合征。可由胎儿期、围生期及出生后多种原因引起。

(2)热性惊厥:小儿急性发热性疾病伴有的一种痉挛发作。以 3 岁以前婴幼儿多见,多呈全身强直-阵挛性发作。与热度高低不呈正相关,有时低热即可引起,与遗传因素有一定关系。预后多良好,多数不需服用预防性抗癫痫药,在学童期自愈。亦有一部分患儿在反复出现热性痉挛后转变为无热惊厥(癫痫)。

【辅助检查】

1.CT/MRI　可协助确定病因。

2.脑电图　发作时记录的脑电图意义最大,但此种机会少,一次发作间记录,其发现癫痫样电活动的概率不过50%,多次重复记录可使阳性率提高到85%,其余15%有应用遥控脑电图和动态脑电图的适应证,个别复杂部分性发作患者可行脑深部电极记录。主要的癫痫波为棘波、尖波、棘(尖)慢波、高度失律和其他发作性节律波等。

3.磁共振波谱(MRS)　可测定脑内多种微量代谢产物的变化。

4.PET　测定脑内葡萄糖的代谢。癫痫发作间期行PET检查可显示脑内葡萄糖的代谢降低区,表明此区即为癫痫灶所在。

5.SPECT　测定脑的局部血流(rCBF)。癫痫灶的rCBF在发作期增加,而发作间期减低。

【诊断】

1.确定是否为癫痫发作

(1)依据病史资料:故除向患者了解病史外,还应向家人或目睹患者发作者作补充了解。注意询问初次发作年龄、发作情况及以后的发作频度、发作时间、场合,有无先兆,哪一部位首先出现症状,发作时有无意识障碍、口吐白沫、面色青紫、瞳孔散大、病理反射、自伤、外伤、失禁,发作后有无肢体瘫痪、无力、神经系统体征等。

(2)脑电图检查:这是诊断癫痫极为有价值的辅助手段。

(3)排除其他发作性疾病。

1)癔症:临床症状与癫痫有许多相似之处,但癔症性抽搐发作时意识清楚或朦胧,发作形式多变,往往有号哭或喊叫,面色潮红,瞳孔正常,一般自伤、失禁,每次发作持续时间较长,发作多与精神因素有关。

2)晕厥:发作时以意识障碍为主症,很少在卧位尤其在睡眠中发作,发作过程较缓慢,在意识丧失前常有头晕、眼前发黑、腹部不适和心慌等症状,晕厥时常有面色苍白、血压降低。意识丧失时很少伴抽搐,平卧后意识很快恢复。

3)暂时性脑缺血发作(TIA):呈发作性的局限性抽搐、肢体瘫痪、意识障碍或猝倒,应与部分性癫痫和失神发作相鉴别。TIA通常发病年龄较大,常有高血压、动脉硬化、血脂增高等心血管性疾病,脑电图多无痫性发作波。

4)发作性低血糖:可见意识障碍、精神症状,极似复杂部分性发作。但发作多在清晨,持续时间较长,发作时血糖降低,脑电图呈弥漫性慢波,口服或静注葡萄糖可迅速缓解。

(4)诊断性治疗:若经上述诊断程序仍不能确诊而又有癫痫可疑者,可试投抗癫痫药物治疗,若为癫痫可减少或完全控制发作。

2.区分癫痫的发作类型　主要依据详细的病史资料、脑电图常规检查、长时间监测和录像结果进行判断。失神发作为双侧对称、同步3Hz的棘慢波放电,肌阵挛性癫痫为多棘波慢波放发,部分性发作为局限性棘波、尖波、棘慢波,婴儿痉挛为高度失律脑电图。

3.查明癫痫的病因　应询问有无家族史,胎儿期、围生期的情况,有无产伤、头颅外伤、脑炎、脑膜炎、脑寄生虫等病史。查体中注意有无皮下结节、全身性疾病及神经系统局限体征。然后针对所怀疑的病因选择有关检查,如血糖、血钙、血脂、脑脊液、脑电图、经颅多普勒超声波、脑血管造影、核素脑扫描、rCBF、CT、MRI等检查,以进一步查明病因。

【治疗】

1.病因治疗　一旦病因明确,应对因治疗,如脑瘤、脑血管畸形、脑组织瘢痕、颅内异物等可行手术治疗,脑寄生虫病需行抗寄生虫药物治疗。有的(如反射性癫痫)应尽量避免诱发因素的刺激以减免其发作。

2.药物治疗　对于病因未明或病因已明而暂不能治疗者一般均需行药物治疗。

发作期的治疗

(1)全身强直-阵挛性发作时的处理:首先应将患者置于安全处,解开衣扣,保持呼吸道通畅。若患者张口状态下,可在上下白齿间垫一软物(缠纱布的压舌板或卷成细条状的衣角或手帕等),以防舌咬伤,切勿强力撬开。抽搐时轻按四肢以防误伤及脱臼,抽搐停止后让患者头转向一侧,以利口腔分泌物流出,防止吸入肺内致窒息或肺炎。抽搐停止后患者意识未恢复前应加强监护,以防自伤、误伤、伤人、毁物等。

(2)全身强直-阵挛性发作持续状态的处理:癫痫持续状态是一严重的紧急情况,需做出及时正确地处理,以减少其致残和死亡率。

1)迅速控制抽搐

地西泮:成人首次剂量 10~20mg,按 1~5mg/min 缓慢静脉注射,有效而复发者,30min 后可重复应用,或在首次用药后将地西泮 20~40mg 加入 10%葡萄糖液 100~250ml 中缓慢静滴,10~20mg/h,视发作情况控制滴注速度和剂量,24h 总剂量不超过 120mg。儿童剂量每次 0.25~0.5mg/kg 静推,速度 1mg/min,婴儿每次不超过 2mg,幼儿每次不超过 5mg。5~10 岁 1mg/岁,儿童一次用量不超过 10mg。新生儿及婴儿亦可用地西泮,每次 0.5~1mg/kg 肛管给药。应同时注意有无抑制呼吸。因其作用时间较短,可同时给鼻饲苯妥英钠或肌内注射苯巴比妥钠。

异戊巴比妥钠:成人用 0.5g,以注射用水或生理盐水稀释成 10ml,以 50mg/min 速度缓慢匀速静注,直到抽搐停止后再追加 50mg,剩余部分可行肌内注射。注射过程中需密切观察呼吸情况,如有抑制呼吸现象应立即停止注射,并做人工呼吸。

苯妥英钠:按 8~10mg/kg 或突击剂量 14~20mg/kg,成人以 50mg/min、儿童以 1~3mg/min 速度缓慢静注。有心律失常、呼吸功能障碍及低血压者慎用。

利多卡因:成人用 1%的利多卡因 10ml,以 20mg/min 速度匀速静注。

副醛:成人 8~10ml、儿童 0.3ml/kg,用植物油稀释后保留灌肠。

10%水合氯醛:成人 20~30ml、儿童 0.3ml/kg 保留灌肠。

发作控制后应继续鼻饲或口服抗癫痫药。

2)减轻脑水肿:可用 20%甘露醇、呋塞米 20~40mg 或 10%葡萄糖甘油利尿脱水,以减轻脑水肿。

3)其他:维护呼吸道通畅,注意循环功能,纠正水电解质及酸碱平衡紊乱,控制高热及感染等。

发作间歇期的处理

(1)常用的抗癫痫药物

苯巴比妥:适用于全身强直-阵挛性发作,部分性发作,成人 0.09~0.3g/d,儿童每日 2~5mg/kg,有效血药浓度 10~40μg/ml,主要不良反应为嗜睡、过敏性皮疹、中毒性肝炎。

苯妥英钠:适用于复杂部分性发作,全身强直-阵挛性发作,成人 0.2~0.6g/d,儿童每日 6~8mg/kg,有效血药浓度 10~20μg/ml,主要不良反应有齿龈增生、共济失调、眼震、复视、多毛。

丙戊酸钠:适用于全身强直-阵挛性发作,失神发作,成人 0.6~1.2g/d,儿童每日 15~20mg/kg,有效血药浓度 50~100μg/ml,主要不良反应有恶心、呕吐等消化道症状,共济失调。

卡马西平:适用于复杂部分性发作,全身强直-阵挛性发作,成人 0.2~1.2g/d,儿童 0.1~0.3g/d,有效血药浓度 4~10μg/ml,主要不良反应嗜睡、胃肠道反应、血白细胞减少。

扑痫酮:适用于全身强直-阵挛性发作,部分性发作,成人 0.75～1.5g/d,儿童每日 12.5～25mg/kg,有效血药浓度 5～12μg/ml,主要不良反应有嗜睡、过敏性皮疹、中毒性肝炎。

乙琥胺:适用于失神发作,成人 1.0～1.5g/d,儿童每日 15～35mg/kg,有效血药浓度 40～100μg/ml,主要不良反应有胃肠道反应、眩晕、嗜睡、粒细胞减少、精神症状。

安定:适用于失神发作,全身强直-阵挛性发作持续状态,成人 7.5～40mg/d 静注,每次 10～20mg,儿童每日 0.2～1.3mg/kg,主要为嗜睡、疲乏无力、共济失调。

硝西泮:适用于失神发作,全身强直-阵挛性发作持续状态,成人 5～25mg/d,儿童每日 0.4～1.0mg/kg,有效血药浓度 0.5～2μg/ml,主要副作用嗜睡、肌张力降低、共济失调、唾液分泌减少。

氯硝西泮:适用于失神发作,全身强直-阵挛性发作持续状态,成人 3～20mg/d,儿童每日 0.1～0.2mg/kg,主要副作用有嗜睡、肌张力降低、共济失调、行为障碍。

托吡酯(妥泰,TPM):对难治性部分性发作、继发 GTCS、Lennox-Gastaut 综合征和婴儿痉挛等均有一定疗效。成人 75～200mg/d,儿童 3～6mg/(kg·d),应从小剂量开始,在 3～4 周逐渐增到治疗剂量。可有厌食、体重减轻、肾结石、精神症状等不良反应,但很少出现严重毒性反应。

拉莫三嗪:对部分性发作、GTCS 和 Lennox-Gastaut 综合征有效。成人起始剂量 25mg,2/d,之后缓慢加量,维持剂量 150～300mg/d;儿童起始剂量 2mg/(kg·d),维持剂量 5～15mg/(kg·d),不良反应较少,加量过快时易出现皮疹。

加巴喷丁:可作为部分性发作和 GTCS 的辅助治疗。起始剂量 300mg,3/d,维持剂量 900～4800mg/d,分 3 次服。

菲氨酯:对部分性发作和 Lennoz-Gastaut 综合征有效,可用作单药治疗。起始剂量 400mg,维持剂量 1800～3600mg/d。可出现再生障碍性贫血和肝毒性。

氨己烯酸:用于部分性发作、继发性 GTCS 和 Lennox-Gastaut 综合征,对婴儿痉挛症有效,也可用作单药治疗。起始剂量 500mg,2/d,每周增加 500mg,维持剂量 2～4g/d,分 2 次服。

(2)抗癫痫药物的使用原则

1)一经确诊为癫痫,原则上应及早用药,但仅有一次发作而有明确诱因或数年一发者可先观察,暂不给药。

2)尽快控制发作,应长期按时定量服药,间断服药既无治疗价值,又有导致癫痫持续状态的危险。

3)按癫痫发作类型选抗癫痫药(AEDs)药。选择有效、安全、价廉和来源有保证的药物。通常全身强直-阵挛性发作选用苯妥英钠、丙戊酸钠、苯巴比妥、卡马西平;部分性发作选卡马西平、苯妥英钠、苯巴比妥;失神发作选丙戊酸钠、乙琥胺;婴儿痉挛选 ACTH(24～50U/d,4～6 周)、泼尼松、氯硝西泮等。

单纯及复杂部分性发作、部分性继发 GTCS:一线 AEDs 为卡马西平、丙戊酸钠、苯妥英钠、苯巴比妥、扑痫酮;二线 AEDs 氯硝西泮。

GTCS:一线 AEDs 卡马西平、丙戊酸钠、苯妥英钠、苯巴比妥、扑痫酮,二线 AEDs 乙酰唑胺、奥沙西泮、氯硝西泮。

特发性大发作合并失神发作继发性或性质不明的 GTCS:首选丙戊酸钠,其次苯妥英钠或苯巴比妥、卡马西平、丙戊酸钠、苯妥英钠。

失神发作:首选丙戊酸钠、乙琥胺;其次乙酰唑胺、氯硝西泮。

强直性发作:一线 AEDs 卡马西平、苯巴比妥、苯妥英钠;二线 AEDs 奥沙西泮、氯硝西泮、丙戊酸钠奥沙西泮、氯硝西泮、丙戊酸钠。

失张力性和非典型失神发作:一线 AEDs 奥沙西泮、氯硝西泮、丙戊酸钠;二线 AEDs 乙酰唑胺、卡马西平、苯妥英钠。

肌阵挛性发作:首选乙琥胺、氯硝西泮,其次乙酰唑胺、奥沙西泮、硝西泮。

婴儿痉挛症:促肾上腺皮质激素(24～50U/d,4～6周)、泼尼松、氯硝西泮。

有中央-颞部和枕部棘波的良性儿童期癫痫:卡马西平。

Lennox-Gastaut综合征:首选丙戊酸钠,次选氯硝西泮。

4)合适的药物剂量:通常从小剂量开始,逐渐增加至有效控制发作而无明显不良反应的剂量,坚持长期按时定量服用。最好结合血浆药物浓度的监测来调整剂量。病情尚未控制,血浆浓度未达稳态时宜加量。儿童因随年龄增长体重不断增加,故需经常调整药物剂量。

5)单一药物为主:一般主张使用单一药物治疗。只有当一种药物最大剂量仍不能控制发作、出现明显不良反应或有两种以上发作类型时,可考虑两种药物联合使用,但需注意药物相互作用。

6)换药:某一药物用至极量,药物血浆浓度亦超出正常范围仍不能控制发作,和(或)有严重的不良反应时,需考虑换药或联合用药。除因不良反应无法继续使用者外,严禁突然撤换,以免引起持续状态。换药宜有至少1周以上的交替时间。

7)停药:应根据发作类型,既往发作情况、颅内有无持久性病灶和脑电图异常来决定。一般原发性者完全控制2～4年后,脑电图正常或发作波消失者方可考虑停药。停药宜逐渐减量,最好在3～6个月完成。对继发性癫痫有时停药困难,有的可能要终身服药。

3.手术治疗 手术治疗主要适用于难治性癫痫。凡确诊为癫痫后,经系统药物治疗,并在血浆浓度监测下治疗2年仍不能控制,每月发作在4次以上,病程在3年以上者,可考虑行手术治疗。

外科治疗方法主要有三类:一类为切除癫痫源病灶或癫痫源区,如大脑皮质、脑叶及大脑半球切除术等;第二类为阻断癫痫放电的扩散经路,提高癫痫阈值,破坏癫痫的兴奋机构,如大脑联合(胼胝体)切开术、立体定向脑深部结构摧毁术(杏仁核、Forel-H区)等;第三类为刺激癫痫的抑制结构,如慢性小脑刺激术、迷走神经刺激术。

【预后】

癫痫是可治性疾病,大多数患者预后较好。发作当时对生命的威胁小,个别大发作可因窒息或吸入性肺炎而发生危险,偶然有导致骨折、脱臼或严重损伤。癫痫持续状态如不能及时控制将引起脑水肿、酸中毒、电解质紊乱、肺部感染和呼吸循环衰竭。对于反复发作能否控制决定于发作类型、病变性质、病程长短、药物疗效等,特发者较易控制。症状性癫痫中发病较早、病程较长、发作频繁、形式多样,伴有精神症状以及脑电图长期有背景活动明显异常者,预后差。

(李晓霞)

第二节 常见癫痫综合征

一、伴中央-颞叶棘波的良性儿童癫痫

3～13岁起病,9～10岁为发病高峰,男孩常见;部分病人有遗传倾向;发作表现一侧面部或口角短暂的运动性发作(抽动),常伴躯体感觉症状,夜间发作有泛化倾向;发作频率稀疏,每月或数月1次;EEG表现中央－颞区高波幅棘波常伴慢波。常由睡眠激活,有扩散或游走(从一侧移至另一侧)倾向;丙戊酸钠或

卡马西平治疗有效,可于 16 岁前自愈。

二、颞叶癫痫

常在儿童或青年期起病,常有高热惊厥史,部分病人有家族史。根据发作起源分为海马、杏仁性发作和外侧颞叶性发作,某些临床症状,特别是先兆可有提示意义。表现单纯部分性发作、复杂部分性发作、继发泛化发作或这些发作形式组合,散发或连续成串发作。高度提示颞叶癫痫的特征是:表现自主神经和(或)精神症状,嗅觉、听觉性(包括错觉)症状的单纯部分性发作,最常见为上腹部胃气上升感;以运动停止开始、特征性伴消化性自动症的复杂部分性发作。也可为其他形式自动症。典型发作持续时间长于 1min,常有发作后朦胧,事后不能回忆,逐渐恢复。PET 可显示颞叶局部代谢降低。EEG 常见单侧或双侧颞叶棘波,也可为其他异常(包括非颞叶异常)或无异常。

三、儿童型失神性癫痫

频繁失神发作,可伴轻微的其他症状,但不会有肌阵挛性失神;发病高峰期 6~7 岁,女孩多见;见于其他方面正常的学龄儿童;明显的遗传倾向;EEG 示双侧同步对称的 3Hz 棘-慢波(有时欠规则),背景活动正常,过度换气易诱发痫性放电甚至发作;对乙琥胺、丙戊酸、拉莫三嗪反应好;预后良好,大部分痊愈,青春期后少数病例出现 GTCS,但极少还有失神发作。

四、Lennox—Gastaut 综合征

学龄前(1~8 岁)起病,8 岁后很少发生;常有弥漫性脑损害,伴精神发育迟滞及人格改变;常见发作形式是全面性强直性发作、非典型失神发作、失张力性发作,也常伴肌阵挛发作、GTCS、部分性发作等;发作频繁,每日多达数十次,开始即不易控制。易出现癫痫持续状态,在木僵状态基础上出现肌阵挛、强直或失张力性发作;觉醒状态下 EEG 背景活动异常,常见弥漫性<3Hz 棘慢波和多灶性异常,前头部明显;睡眠中出现快节律暴发(约 10Hz);治疗选用丙戊酸钠、拉莫三嗪等,大部分患儿预后不良。

五、典型 West 综合征(典型婴儿痉挛症)

1 岁前发病,3~7 个月为发病高峰。三大主征:肌阵挛性发作(典型表现快速点头状痉挛、双上肢外展,下肢和躯干屈曲,下肢偶可为伸直状);智力低下;EEG 高峰节律紊乱。病因多样,可分为特发性(或隐源性)与症状性,症状性多见。一般预后不良,早期用 ACTH 或皮质类固醇疗效较好。

六、非典型 West 综合征(非典型婴儿痉挛症)

无智力损害,发作形式不典型(如出现惊吓性发作),或起病早于 3 个月,可无特征性 EEG 改变。

(刘殿勋)

第三节　癫痫持续状态

癫痫持续状态或称癫痫状态,是癫痫连续发作之间意识尚未完全恢复又频繁再发,或癫痫发作持续30min以上不自行停止。

【病因】

最常见的原因是不适当地停用AEDs,或因急性脑病、脑卒中、脑炎、外伤、肿瘤和药物中毒等引起,个别患者原因不明。不规范AEDs治疗、感染、精神因素、过度疲劳、孕产和饮酒等均可诱发。

【临床表现】

1.全面性发作持续状态

(1)全面性强直-阵挛发作持续状态:是临床最常见、最危险的癫痫状态,表现强直-阵挛发作反复发生,意识障碍(昏迷)伴高热、代谢性酸中毒、低血糖、休克、电解质紊乱(低血钾、低血钙等)和肌红蛋白尿等,可发生脑、心、肝、肺等多脏器功能衰竭,自主神经和生命体征改变。脑炎、脑卒中等引起的继发性强直-阵挛发作持续状态,先出现部分性发作,然后继发泛化为全面性强直-阵挛发作。

(2)强直性发作持续状态:多见于Lennox-Gastaut综合征患儿,表现不同程度意识障碍(昏迷较少),间有强直性发作或其他类型发作,如非典型失神、失张力发作等,EEG出现持续性较慢的棘慢或尖-慢波放电。

(3)阵挛性发作持续状态:阵挛性发作持续时间较长时可出现意识模糊甚至昏迷。

(4)肌阵挛发作持续状态:(良性)特发性肌阵挛发作患者很少出现癫痫状态,严重器质性脑病晚期如亚急性硬化性全脑炎、家族性进行性肌阵挛癫痫等较常见。肌阵挛多为局灶或多灶性,EEG表现泛化性放电。

(5)失神发作持续状态:主要表现意识水平降低,甚至只表现反应性下降、学习成绩下降;EEG可见持续性棘-慢波放电,频率较慢(<3Hz)。多由治疗不当或停药等诱发,临床要注意识别。

2.部分性发作持续状态

(1)单纯部分性运动发作持续状态(Kojevnikov癫痫):病情演变取决于病变性质,部分隐源性患者治愈后可能不再发;某些非进行性器质性病变后期可伴同侧肌阵挛,但EEG背景正常。Rasmussen综合征(部分性连续性癫痫)早期出现肌阵挛及其他形式发作,伴进行性弥散性神经系统损害表现。

(2)边缘叶性癫痫持续状态:常表现意识障碍(模糊)和精神症状,又称精神运动性癫痫状态,常见于颞叶癫痫,须注意与其他原因导致的精神异常鉴别。

(3)偏侧抽搐状态伴偏侧轻瘫:多发生于幼儿,表现一侧抽搐,伴发作后一过性或永久性同侧肢体瘫痪。

【治疗】

1.从速控制发作是治疗的关键,控制发作可选用下列药物。

(1)地西泮(安定):是成人或儿童各型癫痫状态有效的首选药。成人剂量10~20mg,单次最大剂量不超过20mg;儿童0.3~0.5mg/kg。以每分钟3~5mg速度静脉推注。如15min后复发可重复给药,或用地西泮100~200mg溶于5%葡萄糖盐水中,于12h内缓慢静脉滴注。地西泮偶可抑制呼吸,需停药。

(2)10%水合氯醛:成人25~30ml,小儿0.5~0.8ml/kg,加等量植物油保留灌肠。

(3)氯硝西泮(氯硝安定):药效是地西泮的5倍,半衰期22~32h,成人首次剂量3mg静脉注射,对各型癫痫状态疗效佳,以后5～10mg/d,静脉滴注或过渡至口服药。须注意本药对呼吸及心脏抑制较强。

(4)异戊巴比妥钠:成人0.5g溶于注射用水10ml静脉注射,儿童1～4岁每次0.1g,5岁以上每次0.2g,速度不超过每分钟0.05g,至控制发作为止;0.5g以内多可控制发作,剩余未注完的药物可肌内注射。

(5)利多卡因:2～4mg/kg加入10%葡萄糖内,以50mg/h速度静脉滴注,有效或复发时均可重复应用。心脏传导阻滞及心动过缓者慎用。

2.控制发作后应使用长效AEDs过渡和维持,早期常用苯巴比妥钠,成人0.2g肌内注射,3～4/d,儿童酌减,连续3～4d。同时应根据癫痫类型选择有效的口服药(早期可鼻饲),过渡到长期维持治疗。

3.有效的支持、对症治疗,如保持呼吸道通畅、纠正酸碱平衡、电解质紊乱,预防或治疗感染等。高热可物理降温。

4.防治脑水肿可用20%甘露醇250ml快速静脉滴注,或地塞米松10～20mg静脉滴注。

【预后】

癫痫状态是内科常见的急症,若不及时治疗可因高热、循环衰竭或神经元兴奋毒性损伤导致永久性脑损害,致残率和死亡率很高。

(白　雪)

第四节　难治性癫痫

难治性癫痫(IE)是指频繁的癫痫发作,至少每月4次以上;应用适当的第一线抗癫痫药物正规治疗且药物的血药浓度达有效范围,无严重药物不良反应,至少观察2年仍不能控制发作,影响日常生活;无进行性中枢神经系统疾病或占位性病变者。

【流行病学】

癫痫是神经系统最常见的疾病之一,其中的75%通过常规的一线抗癫痫药物治疗可获得满意疗效。约25%为难治性癫痫,全国的难治性癫痫患者至少有150万人以上。难治性癫痫与发作类型也有关,单纯部分发作有11%难治,复杂部分性发作为17%,部分发作继发全身发作有12%为难治性;颞叶起源的发作常为"难治性"。

【病因】

多见于一些特殊的病因,如结节性硬化、Stuge-Weber综合征、脑肿瘤、严重的脑部畸形、动静脉畸形、中枢神经系统感染或脑外伤后遗症。难治性癫痫也可能是某种癫痫综合征,如婴儿痉挛或其他类型婴幼儿癫痫综合征。

危险因素有:①复杂部分性癫痫;②有多种癫痫类型同时存在;③癫痫持续状态;④有跌倒发作者;⑤丛集性癫痫发作;⑥经常引起外伤的癫痫发作;⑦精神发育迟滞;⑧脑电图背景异常;⑨有家族史者;⑩婴儿期发病的某些癫痫类型。而医疗性危险因素主要有:①诊断错误;②发作分型不确切;③选药不当及用药不当;④患者依从性差等。

【诊断】

诊断步骤:①严格按照前难治性癫痫的定义做出诊断;②明确患者是癫痫发作还是假性发作,或两者并发症;③是否可以找到明确的病因;④对过去的治疗进行系统回顾,如药物选择、剂量、不良反应及血药浓度等;⑤对患者的智力、认知水平及心理状态做出评价。

【治疗】

治疗原则:①明确发作类型及癫痫综合征的诊断方予治疗;②按癫痫发作类型选择药物;③在控制不

良的发作中应确保用最大耐受量;④单药治疗,仅单药治疗失败后行多药联合治疗;⑤避免高剂量过度治疗及过早撤停 AEDS;⑥正确使用抗癫痫新药;⑦取得患者和家属的合作;⑧严格掌握手术适应证。

1.药物治疗

(1)大剂量一线 AEDS 单药治疗:应注意 AEDS 剂量不能超过最大耐受剂量,并配合血药浓度监测。

(2)在确认单药治疗失败后,可考虑进行多药联合治疗:一般根据病情采用两种或两种以上药物的联用;联合用药时应注意药物相互作用对血药浓度的影响,以避免错综复杂的血药浓度变化及药物中不良反应的增加。

(3)新型抗癫痫药的应用:主要药物有非氨酯、拉莫三嗪、加巴喷丁、托吡酯、噻加宾、氨乙烯酸、乐凡替拉西坦、奥卡西平及唑尼沙胺。

(4)辅助药物治疗:加用钙拮抗药治疗能获得肯定疗效,目前主要药物是尼莫地平及氟桂嗪;国外已有用球蛋白治疗难治性癫痫成功的报道,国内用丙种球蛋白治疗难治性癫痫;其他尚有加用维生素 E,加用镁盐治疗难治性癫痫有效的报道。

2.非药物治疗

(1)外科手术:常用手术方法有前颞叶切除术、病灶切除术、选择性杏仁核-海马切除术、半球切除术、胼胝体切除术、多处软脑膜下横纤维切断术。并非所有难治性癫痫都能通过手术而治愈,其中癫痫源综合定位极为重要,否则盲目手术不但不能终止发作,还会增加手术的并发症。因此,应严格掌握手术指征:①经长时间正规药物治疗无效者;②MRI 或 CT 已显示可被切除的异常结构;③已被证实发作起源于可见的单一病灶;④智商＞70;⑤年龄＜45 岁;⑥无严重的精神异常和其他手术禁忌。

(2)其他方法:①迷走神经刺激术(VNS)。通过刺激迷走神经减少癫痫发作,适于对药物无效而无手术指征的患者。②立体定向放射治疗。目前临床使用 γ-刀或 X-刀较为普遍,是一种损伤小的微创治疗手段,可获得 70% 控制发作的效果。③慢性小脑刺激术。

【对机体的影响】

未控制的癫痫患者,不仅存在精神及社会性心理障碍,而且有脑部神经元的不断损害。频繁活动的癫痫灶"点燃"邻近组织而使其成为新的癫痫源,进一步导致神经损害。对于儿童难治性癫痫,如果痫性发作不能控制,将不可避免导致智力低下。频繁的癫痫发作可产生坏死性神经丧失和凋亡性神经元丧失及大脑结构的改变。近来对癫痫患者的突然意外死亡研究日趋重视,而癫痫发作控制不良起关键作用;难治性癫痫患者突然意外死亡的年发病率较高,为 1/450～1/200;有神经系统体征或心理缺陷的癫痫患者也容易发生突然意外死亡,因这类患者易发展为难治性癫痫。以上事实说明,一旦确诊癫痫应及早给予正规治疗,以免形成难治性癫痫造成脑器质性损害、智力低下或发生突然意外死亡。

（白　雪）

第十一章　头痛

第一节　概述

　　头痛是常见的临床症状,通常指局限于头颅上半部包括眉弓、耳廓上缘和枕外隆突以上的疼痛。头痛的发病机制十分复杂,产生头痛的原因有:①颅内痛敏组织被牵拉或移位(牵引性头痛);②颅内外动脉扩张(血管性头痛);③颅内外感觉敏感组织炎症(脑膜刺激性头痛);④颅外肌肉收缩(紧张性头痛);⑤传导痛觉的脑神经和颈神经直接受损或炎症;⑥眼、耳、鼻、牙齿病变引起疼痛的扩散(牵涉性头痛)等。根据病因可分为原发性头痛(如偏头痛、紧张性头痛、丛集性头痛等)和继发性头痛(如外伤、感染、肿瘤等)。

一、诊断

　　1.病史询问　应特别注意以下几点:①头痛起病方式、发作时间、性质、部位、频度、严重程度、持续时间、缓解和加重的因素;②先兆症状及伴随症状;③病人的情绪、睡眠和职业状况,既往发作情况,以及服药史、中毒史和头痛家族史等;④头痛对日常生活、工作和社交的影响。
　　2.体格检查　全面详细的体格检查和神经系统检查,必要时进行精神或心理检查。
　　3.辅助检查　针对个体的具体情况选择相关的辅助检查如血液检查、影像学检查(CT、MRI、CTA、DSA)、经颅多普勒超声、腰椎穿刺脑脊液检查和脑电图检查等。

二、治疗

　　主要包括:①病因治疗:对病因明确的病例应尽早去除病因;②对症治疗:目的是减轻或终止头痛发作症状,同时对头痛的伴发症状如眩晕、呕吐等给予适当治疗。③预防性治疗:对于慢性头痛呈反复发作者给予治疗,预防头痛复发。

(殷　梅)

第二节　偏头痛

　　偏头痛是一种反复发作的一侧或两侧搏动性头痛,为临床常见的原发性头痛。少数典型者发作前有视觉、感觉和运动等先兆,可有家族史,人群患病率为 5%～40%,女性多于男性。

一、病因和发病机制

(一)病因

尚为完全明了,可能与下列因素有关:

1.遗传因素 约 60%病人有头痛家族史,偏头痛患者亲属的发病率是一般人群的 3~6 倍。有先兆偏头痛(magraine with aura,MA)患者大多有家族史。对于偏头痛患者的遗传方式,至今仍未明确,多数人认为是多种环境因素和遗传因素相互作用的结果。

2.内分泌和代谢因素 女性患者易患偏头痛,常起始于青春期,月经前期和月经来潮时易出现偏头痛发作,妊娠期或绝经后发作减少或停止。

3.其它因素 食用富含酪胺或苯乙胺的食物(如奶酪、巧克力、红酒和血管扩张剂等)可诱发偏头痛。紧张、焦虑、抑郁、睡眠障碍、饥饿、气候变化等都与偏头痛发作有关。

(二)发病机制

偏头痛的发病机制至今尚未明了,有以下几种假说:

1. 血管源学说 1963 年 Wolff 提出血管源学说,认为颅内动脉收缩引起先兆,继之颅外血管扩张,血管周围组织产生血管活性多肽导致无菌性炎症而诱发头痛。Cutrer 等研究显示在视觉先兆早期,双侧枕叶血流下降 30%左右,且证实在先兆结束、头痛开始时血流仍然减少,因此,血管扩张不能作为头痛的唯一解释。

2.神经源学说 该学说认为,神经功能改变在先,而血流量的改变是继发的。

(1) 皮质扩散性抑制(cortical spreading depression,CSD)假说:指各种刺激使大脑皮层局部神经元去极化,并导致皮质电活动的抑制,由刺激部位向周围组织呈波浪式扩展的一种脑电病理生理性改变。扩散性抑制可解释偏头痛的先兆。在偏头痛的发作初期大脑枕部局部脑血流首先降低(平均降低 20%~25%),这种低血流在 30~60min 内以 2~3mm/min 的速度向顶、颞叶扩散,可持续到头痛期或头痛消失后 48 小时。

(2)神经递质学说:5-HT、去甲肾上腺素及多巴胺等神经递质与偏头痛发作有关,其它引起头痛的物质还有 P 物质、降钙素基因相关肽(CGRP)及神经肽 A 等。目前最为肯定的与偏头痛有关的神经递质是 5-HT,许多药物通过与 5-HT 受体作用而发挥疗效。

(3)三叉神经血管学说:Moskowitz 等提出颅内血管特别是硬膜血管分布着三叉神经的无髓细胞纤维,当它受到刺激时,释放血管活性物质,如降钙素基因相关肽、P 物质(SP)、神经激肽 A 等,产生神经元性炎症(无菌性炎症)。

二、临床表现

(一)不伴先兆的偏头痛(普遍型偏头痛)

最为常见。发作性中度到重度搏动性头痛,伴恶心、呕吐或畏光。体力活动使头痛加剧。发作开始时仅为轻到中度的钝痛或不适感,几分钟到几小时后达到严重的搏动性痛或跳痛。约 2/3 为一侧性头痛,也可为双侧头痛,有时疼痛放射至上颈部及肩部。头痛持续 4~72 小时,睡眠后常见缓解。发作间有明确的正常间隙期。若 90%的发作与月经周期密切相关称月经期偏头痛。至少出现上述发作 5 次,除外颅内外各种器质性疾病后方可作出诊断。

（二）伴有先兆的偏头痛（典型偏头痛）

可分为先兆和头痛两期：

1.先兆期　视觉症状最常见，如畏光，眼前闪光、火花，或复杂视幻觉，继而出现视野缺损、暗点、偏盲或短暂失明。少数病人可出现偏身麻木、轻度偏瘫或言语障碍。先兆大多持续 5～20 分钟。

2.头痛期　常在先兆开始消退时出现。疼痛多始于一侧眶上、眶后部或额颞区，逐渐加重而扩展至半侧头部，甚至整个头部及颈部。头痛为搏动性，呈跳痛或钻凿样，程度逐渐加重发展成持续性剧痛。常伴恶心、呕吐、畏光、畏声。有的病人面部潮红，大量出汗眼结膜充血；有的病人面色苍白，精神萎靡，厌食。一次发作可持续 1～3 日，通常睡觉后头痛明显缓解，但发作过后连续数日倦怠无力。发作间歇期一切正常。上述典型偏头痛可分成几种亚型：

(1)伴有典型先兆的偏头痛：包括眼型偏头痛，偏瘫型偏头痛，失语型偏头痛等。至少出现过 2 次上述典型发作，排除器质性疾患后诊断方可成立。

(2)伴有延长先兆的偏头痛（复杂型偏头痛）：症状同(1)。先兆在头痛发作过程仍持久存在，延续时间超过 1 小时而不到 1 周。神经影像学检查不能发现有颅内结构病损。

(3)基底型偏头痛（原称基底动脉偏头痛）：有明确起源于脑干或双侧枕叶的先兆症状，如失明、双眼颞侧和鼻侧视野都有的视觉症状、构音障碍、眩晕、耳鸣、听力减退、复视、共济失调、双侧性感觉异常、双侧轻瘫或精神错乱等。多在数分钟至 1 小时内消失，继而发现双侧枕区搏动性头痛。间隙期一切正常。

(4)不伴头痛的偏头痛先兆（偏头痛等位发作）：出现见于偏头痛发作的各种先兆症状，但有时间并不随后出现头痛。当病人年龄渐老，头痛可完全消失而依然有发作性先兆症状，但完全表现为先兆症状而无头痛者则较少。40 岁后首次发病者需作深入检查，除外血栓栓塞性 TIA。

（三）眼肌麻痹型偏头痛

极少见。起病年龄大多在 30 岁以下。有固定于一侧的头痛发作史，在一次较剧烈头痛（眼眶或眶后痛）发作后，出现同侧的眼肌麻痹，以上睑下垂最多见。麻痹持续数日或数周后恢复。开始几次发病麻痹完全恢复，但多次发作后可遗留部分眼肌麻痹而不恢复。神经影像不宋体排除颅内器质性病损。

（四）儿童期良性发作性眩晕（偏头痛等位发作）

有偏头痛家族史但儿童本人无头痛。表现为多次、短暂的眩晕发作，也可出现发作性平衡失调、焦虑，伴有眼球震颤或呕吐。神经系统及脑电图检查正常。间隙期一切正常。部分儿童成年后可转为偏头痛。

（五）偏头痛持续状态

偏头痛发作持续时间在 72 小时以上（其间可能有短于 4 小时的缓解期）的称偏头痛持续状态。

三、辅助检查

1.脑电图检查　偏头痛的脑电图改变目前认识不一致，其异常表现可有局灶性 δ 波增多；阵发性短程或中程至高幅的慢波、棘波、棘-慢综合波及散发的尖波，对过度换气或闪光刺激的异常反应。偏头痛患者脑电图慢波灶可发生于偏头痛的发作期、发作前及发作后。国外统计偏头痛发作期间脑电图异常率为 20%～55%。国内有学者统计为 25.2%。有学者报道偏头痛患者发作期脑电图异常率比对照组高 3 倍。

2.经颅多普勒（TCD）　TCD 是一种非创伤性的探查颅内血管血流的超声检查方法，通过各种检测参数的评价，可以评估脑血管舒缩反应能力、脑血流自动调节功能状况，从而反映血管的功能状态。

3.头颅 CT　临床发现偏头痛患者头颅 CT 扫描多为正常，偶有局灶性梗死或水肿现象。偏头痛患者 CT 检查不作为常规检查，当有神经系统异常或疑有颅内占位病变时才做该项检查。

4.脑血管造影　当偏头痛患者有以下情况存在时：①发作时并发神经缺失体征，如偏瘫、眼肌麻痹等；②颅内有血管杂音；③头痛发作剧烈且长期位于一侧；④颅骨 X 线平片有异常；⑤抗偏头痛治疗无效；⑥无阳性偏头痛家族史，建议行脑血管造影检查，条件允许者同时行数字减影检查。

5.免疫学　部分偏头痛是由某些食物引起，因此，有学者认为这是一种过敏反应所致。很多事实证明，食物中的一些成分如谷氨酸钠、硝酸盐、酪胺、苯乙酸等进入体内可引起机体强烈反应，使血管活性物质增多或直接作用于颅内外血管，而激发偏头痛发作。

实验室检查中对食物诱发的偏头痛已有很多异常发现，较早发现的是血清中特异 IgE 在偏头痛发作时增高，如事前服用能预防引起肥大细胞释放组胺的色甘酸钠，则能有效地预防偏头痛发作。

6.血小板功能　Josaph 等研究发现，偏头痛发作时和偏头痛患者发生缺血性脑血管病时，血小板功能异常亢进，除血小板中 5-HT 增高外，尚有二磷酸腺苷（ADP）、血栓烷 A2、β-血小板、球蛋白和血小板因子Ⅳ增高。这些物质能强烈收缩血管、增加血液黏度及血小板的聚集和释放反应，易形成脑栓塞。雌激素对凝血系统、纤溶系统和血小板均有影响，故偏头痛患者以女性多见。而且与月经周期明显相关，因而雌激素的变化也是导致偏头痛患者发生脑血管病的一个原因。

7.血流动力学和微循环　国内有学者对 100 例偏头痛患者进行血液流变学测定，与正常人群比较，发现患者血液的血细胞比容、凝血因子Ⅰ、全血黏度均高于正常人组。另一项研究（2000 年）发现，偏头痛发作期存在明显的甲床和球结膜微循环改变，主要表现在毛细血管管径缩小，管袢形态异常，袢周出血。经治疗后，管袢清晰度变清，血流速度加快，红细胞聚集性减小，加权积分提示治疗前后甲床和球结膜微循环有显著性改变。

三、诊断与鉴别诊断

偏头痛是一种伴有多种神经系统和非神经系统表现的反复发生的头痛综合征，而非简单意义上的头痛。诊断偏头痛，目前尚无确切的实验室及特殊检查异常指标，主要依靠详细询问病史及尽可能排除其他疾病，前者包括头痛的前驱症状、发作起止形式、部位、性质、持续时间、病程及伴随症状等。

偏头痛的诊断不仅是一个排他性诊断，阳性诊断亦是可行的。阳性诊断应该依据偏头痛发作时的表现及可能的诱发因素，还需要熟悉偏头痛的临床分型、变异和自然病程。偏头痛的阳性诊断需要有详细的病史，包括家族史、伴发症状和诱发因素。简捷的体格检查和神经系统检查也同样重要，它们可提供最为相关的信息。

（一）偏头痛分类

1.无先兆型偏头痛　无先兆型偏头痛是偏头痛中最常见的类型，与先兆型偏头痛相比，前者发作更频繁，并且通常导致更大程度的劳动能力下降。先兆症状并不是诊断偏头痛所必须的。

(1)至少 5 次发作符合标准 B~D。

(2)头痛发作持续 4~72h(未治疗或治疗不成功)。

(3)头痛至少具备以下特点中 2 条。

1)单侧。

2)搏动性。

3)疼痛程度为中度或重度。

4)日常体力活动(如散步或爬楼梯)可以加剧头痛，或避免日常体力活动。

(4)头痛期间至少具备以下中的 1 条。

1)恶心和(或)呕吐。

2)畏光和畏声。

(5)不归因于其他疾患。

2.先兆型偏头痛　先兆型偏头痛以前使用过的术语为经典偏头痛,是反复发作的疾患,表现为可逆性局灶症状逐渐发展,时间通常在 5～20min 以上,持续时间少于 60min,通常在先兆症状之后出现头痛。先兆型偏头痛具有无先兆型偏头痛的头痛特点,少数情况下,可以缺乏其特点或完全不出现头痛。典型先兆包括视觉和(或)感觉和(或)言语症状。先兆特征为逐渐发展持续时间不超过 1h,既可表现为阳性症状(兴奋性症状),也可表现为阴性症状(抑制性症状),可完全恢复。

(1)至少 2 次发作符合标准 B～D。

(2)先兆包括至少 1 条,但是无活动力弱。

1)可完全恢复的视觉症状,包括阳性症状(如点斑状或线形闪光)和(或)阴性症状(如视野缺损)。

2)可完全恢复的感觉症状,包括阳性症状(如针刺感)和(或)阴性症状(如麻木)。

3)可完全恢复的言语障碍。

(3)至少符合以下 2 条。

1)双侧视觉症状和(或)单侧感觉症状。

2)至少 1 个先兆症状逐渐发展时间≥5min 和(或)不同的先兆症状接连出现≥5min。

3)每个症状持续时间≥5min 并且≤60min。

(4)在先兆期或先兆症状随后 60min 之内出现符合无先兆型偏头痛的 B～D 标准的头痛。

(5)不归因于其他疾病。

3.儿童周期综合征——常为偏头痛的先驱

(1)周期性呕吐:周期性呕吐患者通常呈反复发作性刻板性症状,表现为恶心和剧烈呕吐,发作时伴有面色苍白和嗜睡。发作间期症状完全缓解。此综合征的临床特点与偏头痛的伴随症状相似。近年多方面的研究提示周期性呕吐是一种偏头痛相关性疾病,可能是儿童偏头痛的前驱。

(2)腹型偏头痛:腹型偏头痛是一种特发性反复发作性疾患,主要见于儿童,其特点是发作性腹中线处疼痛,发作持续 1～72h,发作间期正常。腹痛程度为中度至重度,常伴恶心和呕吐。腹痛具有以下特征:①位于中线、脐周或难以定位;②性质为钝痛;③程度为中度至重度。腹痛期间,至少具有以下症状中的 2 项:食欲减退;恶心;呕吐;面色苍白。诊断前必须排除其他疾病。疼痛可能较重,足以干扰患者的日常活动。儿童患者往往不易区分食欲减退和恶心。面色苍白时常有黑眼圈。在某些患者血管舒缩主要表现为面红。大多数患有腹型偏头痛的儿童以后会发展为偏头痛。

(3)儿童期良性阵发性眩晕:儿童期良性阵发性眩晕很可能是变异性疾病.其特点是反复短暂眩晕发作,眩晕发作可以突然发生,迅速缓解。神经系统检查、听力检查和前庭功能检查正常。眩晕发作时间通常短暂,可伴有眼震或呕吐。有些患儿可发生单侧搏动性头痛。

4.视网膜性偏头痛　视网膜性偏头痛表现为反复发作的单眼视力障碍,包括闪光、暗点或失明,伴有偏头痛。视觉障碍常可完全恢复,且总限于单眼视野。头痛符合无先兆型偏头痛的诊断标准。发作间期眼科检查通常正常。值得注意的是,某些患者常把偏盲误认为单眼视力障碍。据报道一些病例无头痛出现,对于这些病例,必须排除短暂单眼盲(一过性黑矇)的其他原因,如视神经病变或颈动脉夹层。

5.偏头痛并发症

(1)慢性偏头痛:慢性偏头痛的定义是在无药物过量情况下,偏头痛每月发作 15 日或超过 15 日,持续3 个月以上。

(2)偏头痛持续状态:偏头痛持续状态指剧烈的偏头痛发作持续72h以上。通常发生在无先兆型偏头痛患者,患者往往到急诊室接受治疗。需要注意的是,偏头痛持续状态可以由药物过度使用引起,诊断时必须对此加以评估。偏头痛持续状态通常伴有极重的恶心和呕吐,导致脱水,故补液在治疗过程中显得尤为重要。

(3)无脑梗死的持续偏头痛先兆:有些患者的先兆症状持续存在超过1周,而无脑梗死的影像学证据。这些先兆可以是视觉先兆、感觉先兆或运动先兆。视觉先兆常为双侧,可持续数月或数年。对有持续症状的病例,排除诸如白质脑病等器质性疾病是很重要的。

(4)偏头痛性脑梗死:先兆型偏头痛患者偶尔可发生脑梗死,后者有某些持续性神经系统症状。偏头痛性脑梗死的症状与原先的偏头痛发作相同,不同之处是此次发作的先兆症状持续时间超过60min,并且神经影像学检查证实相关部位缺血性梗死灶。只有脑梗死发生在先兆型偏头痛的典型发作期间,才可称为偏头痛性脑梗死。几项研究证实45岁以下女性偏头痛患者发生脑卒中的风险增加,老年女性和男性之间关于偏头痛和脑卒中的相关性的证据不一致。年轻女性患有先兆型偏头痛,同时重度吸烟、口服避孕药,可能会增加发生脑梗死的风险。脑梗死部位通常在枕叶后部,为典型的楔形梗死。对于偏头痛性脑梗死的患者,必须除外脑梗死的其他诱发原因,如心脏异常、抗心磷脂抗体综合征和结缔组织疾病。

(5)偏头痛诱发性癫痫:偏头痛先兆诱发的癫痫发作偶尔会发生。偏头痛和癫痫都是发作性脑部疾病。偏头痛样头痛常发生于癫痫发作后期,有时癫痫发作发生在偏头痛发作期间或之后。这种现象,有时也称之为偏头痛癫痫,可见于先兆型偏头痛患者,但这种情况较少见。

6.可能偏头痛　以前使用的术语为偏头痛疾患,可能偏头痛是指偏头痛的发作不完全符合先兆型和无先兆型偏头痛的所有诊断标准。此类患者在门诊中相当常见,实际上,他们应该考虑为偏头痛,并按偏头痛来治疗。

(二)鉴别诊断

1.紧张性头痛　比偏头痛更常见,是由于精神因素等导致自主神经功能紊乱,血管收缩,组织缺血,代谢异常,致病物质释放,痛阈降低和各种原因导致的肌肉收缩所致。紧张性头痛的主要特点是疼痛呈持续性,时轻时重,从无缓解;性质为钝痛,或患者诉头部有紧箍感、重压感;部位多在顶颞部和(或)枕颈部;常伴有睡眠障碍、精力衰退、焦虑、疲倦等症状。抗抑郁药、轻型安定药能减轻头痛,抗偏头痛药治疗常无效。

2.颈动脉痛　可呈阵发偏头痛样发作,每日发作数次或每周数次,每次持续几分钟到几小时,类似偏头痛,但颈动脉痛有以下特点:①症状多样、广泛,即除头痛外尚可有头晕,步履不稳,颌面、咽、颈及肩肿痛等。②单侧或双侧颈动脉痛是其突出特点。

3.丛集性头痛　丛集性头痛有以下特点:①以眼为中心刀插样痛,并有结膜充血;②有伴随症状,如鼻塞流涕、流泪;③在头痛间歇期,每次饮酒必发作;④疼痛范围不超过头的正中线。

4.颈椎病　颈椎病也有偏头痛型。但多数是从枕部疼痛向前放射,检查一侧枕大神经和枕小神经区域的压痛,以及一侧颈部的压痛,常伴有肩和上肢的麻木。

5.三叉神经痛　三叉神经第一支痛和第二支痛的特点是疼痛几秒钟,有扳击点。而偏头痛的疼痛部位、时间、性质与此完全不一样。

6.鼻窦性头痛　据报道,相当一部分偏头痛患者常被误诊为鼻窦性头痛或紧张性头痛。一项研究显示,42%的偏头痛患者以前诊断为鼻窦性头痛。大多数这样的诊断由患者做出,一般为他们的医师所接受。很多情况下,偏头痛被误诊为鼻窦性头痛。如果偏头痛疼痛位于鼻窦区(双侧前额、眼眶和眶下区域),则易与鼻窦性头痛相混淆。天气变化常诱发偏头痛,这时也容易被误认为是鼻窦性头痛发作。偏头痛常有鼻部和眼部症状(发生于40%~45%的患者)。鼻充血伴发头痛常被误认为是由于鼻窦疾患所致。

此外,治疗鼻窦疾患的药物,包括减轻鼻充血的药物,可能会减轻患者的头痛,因此,常将它归因于鼻窦疾患。大多数诊断为鼻窦性头痛的患者实际上患有偏头痛,并且伴有劳动能力下降,急性发作时对曲普坦类药物也有良好反应。

细菌性鼻窦炎相关性头痛不是一种反复发作性疾病。它通常有鼻腔黏液脓性分泌物、发热、鼻窦区压痛和鼻窦炎的影像学表现。抗生素治疗有效,且不易复发。而所谓的鼻窦性头痛的影像学检查通常正常。

四、预防和治疗

(一)偏头痛的有效治疗方法

偏头痛治疗应注意几个方面的问题:①偏头痛是多病因的,包括遗传因素、外部(酒精、应激)和内部(激素)的诱发因素,因此,多种不同的治疗方法都被证明是有效的。②偏头痛是短暂的脑、硬脑膜和硬脑膜血管功能障碍,并不涉及脑实质,也不会增加脑瘤和动静脉畸形的危险。③偏头痛不是精神障碍,亦无神经源性,但心理因素在偏头痛的频繁发作中起着重要作用。④虽然偏头痛不能治愈,但可成功地治疗急性发作,还可用药物和行为方法减少发作。⑤教条的原则无助于成功的治疗。许多医师对偏头痛的病因学和病理生理学有着固定的观念,因而给予单一原因的治疗。来自不同医师的各种解释也使患者困惑。安慰剂治疗在预防偏头痛发作上可有明显效果,但这种效应 3 个月后减弱。

(二)急性偏头痛发作的治疗

1.止吐药　在治疗偏头痛时,遇到呕吐的病例,由于呕吐会延缓药物吸收,使镇吐药不能迅速达到血药峰值。止吐药甲氧氯普胺和多潘立酮可减轻呕吐等自主性失调,加速胃排空,在发作开始时应尽早使用。具有抗多巴胺作用的止吐药有时也能改善头痛。甲氧氯普胺通常与口服药包括非甾体类抗炎药(NSAIDs)或曲普坦类药物联合使用。口服剂量为 10~20mg,直肠栓剂为 20mg,或肌肉注射剂量 10mg。如果有呕吐的风险,可在给予急性抗偏头痛药物前 10~20min 先给甲氧氯普胺。对于偏头痛持续状态患者,可联用甲氧氯普胺(5mg,静脉注射)与双氢麦角碱(静脉注射)。甲氧氯普胺主要有锥体外系运动不良反应,如肌张力障碍、震颤、静坐不能、眼动现象。如果在偏头痛前驱症状期给予多潘立酮 30mg,可终止偏头痛发作。甲氧氯普胺和多潘立酮都不能用于儿童。在美国,不使用多潘立酮,而使用抗多巴胺药,如氯丙嗪或丙氯拉嗪。静脉注射丙氯拉嗪 10mg 治疗偏头痛,不仅对恶心、呕吐有效,而且对疼痛本身也有效。在急诊室,丙氯拉嗪可作为阿片类药物的替代用药,必要时,可在 30min 重复使用。丙氯拉嗪可引起肌张力障碍,但其镇静作用较氯丙嗪弱。其不良反应直立性低血压也不如氯丙嗪常见。

2.镇痛药　镇痛药、非甾体类抗炎药(NSAIDs)和阿司匹林可通过抑制前列腺素的合成,影响外周受体和炎性递质的释放。阿司匹林、布洛芬和对乙酸氨基酚对于轻至中度偏头痛发作是首选的镇痛药。阿司匹林与甲氧氯普胺合用几乎与专门的偏头痛治疗药舒马曲坦一样有效。对乙酰氨基酚的镇痛和退热作用与阿司匹林相当,但消炎作用较弱。最近试验结果表明,对乙酰氨基酚与多潘立酮合用能较快和较好地解除疼痛。对乙酰氨基酚的耐受性好,不良反应少,偶见皮疹。

3.麦角胺和双氢麦角胺　麦角胺和双氢麦角胺为血管收缩药,在动物模型上能抑制无菌性外周血管炎,在人和动物还能抑制 CGRP 的释放。麦角胺和双氢麦角胺有许多不良反应,包括恶心、呕吐、头痛加重、麻痹、头晕眼花、眩晕、胃部不适、口干和焦虑不安。常规服用可引起麦角胺中毒,导致偏头痛加重,出现每日发作的、钝性的、弥散性的头痛(麦角胺性头痛),与慢性紧张性头痛难以区分。双氢麦角胺的不良反应轻一些。一旦停服麦角胺头痛会加重(反弹性头痛)。此外,常规服用麦角胺会使偏头痛预防失败。服用麦角胺和双氢麦角胺的禁忌证包括缺血性心脏病、心肌梗死、间歇性跛行、Raynaud 病、高血压和妊娠期妇女。

4.曲普坦类药物　曲普坦类药物是一个特异性5-HT(5-HT$_{1B/D}$)受体激动剂。所有的曲普坦类药物都作用于血管壁的突触前5-HT$_{1B}$受体,在动物模型上,它们引起大脑和硬膜动脉收缩的作用强于冠状动脉和外周动脉。此外,这类药物可抑制刺激三叉神经节5-HT$_{1D}$受体而引起的硬膜无菌性脉管炎。注射舒马曲坦后,偏头痛发作时颈静脉内升高的CGRP水平下降。舒马曲坦不能通过完好的血脑屏障,而新型5-HT$_{1D}$受体激动剂佐米曲坦、那拉曲坦、利扎曲坦和依来曲坦可以通过并结合于三叉神经核和神经元上。

口服5-HT$_{1B/D}$激动剂在60min内使30%～40%的发作患者头痛缓解,2h后可使50%～70%的发作患者头痛缓解,恶心、呕吐、畏光、畏声随之得到改善。但如果首剂无效,再给第二剂也无效,曲坦类药物存在的问题是24h内有30%～40%的患者头痛复发,这是因为药物并未根治脑干内的病源。舒马曲坦有较宽的治疗剂量范围,可根据发作的程度和不良反应强度来选择剂量。佐米曲坦的疗效与舒马曲坦相同,但可用于对舒马曲坦无反应的患者。利扎曲坦起效较快,收缩冠状动脉的作用较弱,这是否使之不良反应较轻还有待进一步检验。在Ⅱ期临床试验中,依来曲坦40mg和80mg的疗效优于舒马曲坦,但其80mg的不良反应强于舒马曲坦100mg。

5-HT$_{1B/D}$受体激动剂典型的不良反应有疲乏、头晕、咽喉症状、虚弱、颈痛、镇静和胸部症状。皮下注射舒马曲坦还可见注射不良反应,如麻刺感、温热感、头晕或眩晕、面红、颈痛、紧迫感等。最常见的不良反应难以与偏头痛本身症状相区别,但只有2%～6%的患者因不良反应而退出试验,无心肌梗死、心律失常等严重不良反应发生。理想的偏头痛治疗药物应该有舒马曲坦的疗效,而没有收缩血管不良反应。然而没有收缩血管作用的强神经源性炎症抑制剂,如SP拮抗剂、内皮素拮抗剂均无治疗偏头痛作用。

(三)严重偏头痛发作的治疗

严重偏头痛发作可给予甲氧氯普胺10mg静脉注射(静注)或肌肉注射(肌注)。阿司匹林0.5～1.0g静注或双氢麦角胺1mg肌注也有效。安定类、阿片类、巴比妥类、苯二氮卓类和可的松类药物在紧急状态下可广泛使用,在这方面几乎没有严格的安慰剂对照试验。

严重头痛发作治疗失败主要有以下几方面原因:①诊断不正确,如患者是紧张性头痛而不是偏头痛;②单独使用镇痛药或麦角类药物而未与止吐药合用;③使用较长时间才能达到有效血药浓度的制剂(如片剂);④使用错误剂型,如呕吐时用片剂,腹泻时用栓剂;⑤剂量不足;⑥使用镇静药或阿片类药物,镇静药、催眠药、安定药和阿片类药物或者无效,或者有成瘾的危险;⑦镇痛药与其他药配伍用,试验表明,用镇痛药+咖啡因+麦角胺治疗头痛的效果并不比正确剂量的单一药物效果好,长期服用咖啡因后突然停药会导致头痛发作;⑧滥用药物,许多患者常规服用偏头痛治疗药物,导致药物性慢性头痛,急性发作时药物不再起作用,越有效的药物导致药物性头痛的危险性越大;⑨高限药效,许多药物都在某一剂量时达到最大药效,超过此剂量,药效不再增加,进而引起更大的不良反应。

(四)偏头痛的预防

理想的偏头痛预防药物应杜绝头痛发作,解除症状,然而这个目标现在还难以达到。

1.下列情况下应开始进行偏头痛预防　①每月发作3次或更多;②发作时间>48h;③头痛极度严重;④急性发作后头痛未充分缓解;⑤发作前的先兆期长;⑥急性发作治疗导致不良反应的发生。

2.问题　大部分预防偏头痛药物的作用方式尚不清楚,也没有研究该药物的动物模型。安慰剂在3个月内可使头痛发作减少至70%。联合用药是否比单一用药效果好也不得而知,但最好避免联合用药,以降低不良反应。另一个问题是患者可有不同的不良反应谱。试验结果发现,因不同原因服用同类药物时,偏头痛患者更常出现不良反应。

(1)β-受体阻滞剂:β-受体阻滞剂预防偏头痛的作用是在治疗同时患有高血压和偏头痛时偶然发现的。

普萘洛尔和美托洛尔都有预防偏头痛的作用。在 53 项试验中,3403 名患者用普萘洛尔 160mg 或另一相关药物或安慰剂,结果普萘洛尔使偏头痛发作平均减少 44%,5.3% 的患者由于不良反应退出试验。阿替洛尔、噻吗洛尔、纳多洛尔和比索洛尔也有潜在的预防作用;而醋丁洛尔、阿普洛尔、氧烯洛尔和吲哚洛尔没有预防作用。

(2)钙拮抗剂:氟桂利嗪用于预防偏头痛是基于它有抗脑缺氧作用,然而它有许多不良反应,例如抗多巴胺作用(锥体外系不良反应)、抗 5-HT 作用(镇静、体重增加)和抗肾上腺素作用(抑郁)。该药在许多国家都未获准用于预防偏头痛,尽管许多试验表明它确实有效。其他钙拮抗剂如维拉帕米仅稍见效,硝苯地平和尼莫地平无效。环扁桃酯在最近的研究中显示有可与 β-受体阻滞剂相比的预防效果,并且不良反应少。

(3)双氢麦角胺:双氢麦角胺在一些欧洲国家广泛用于预防偏头痛,确能减少偏头痛发作,但长期服用双氢麦角胺会导致慢性头痛。

(4)5-HT 拮抗剂:苯噻啶和美西麦角是 5-HT 拮抗剂,能有效预防偏头痛,但不良反应较多。美西麦角能导致腹膜后纤维化,因而服用不能超过 6 个月,现在只限用于持续头痛和其他预防药无效的偏头痛患者。

(5)阿司匹林和 NSAIDs:在一项 22071 名男性医师参加的隔日口服阿司匹林 325mg 预防心肌梗死和脑卒中的试验中发现,661 名患有偏头痛的医师服用阿司匹林后头痛发作减少 20%。另一项试验比较了每日服用美托洛尔 200mg 和阿司匹林 1500mg 的效果,结果美托洛尔组 67% 的患者发作明显减少,而阿司匹林组只有 14% 减少。最近一项 270 名患者参加的试验再次证明阿司匹林 300mg 的预防效果不如美托洛尔 200mg,反应率分别为 42.7% 和 56.9%,但不良反应较少。萘普生钠能较好地预防偏头痛发作,其效果与苯噻啶相当。其他 NSAIDs 类药物如酮洛芬、甲芬那酸、托芬那酸和氯诺昔康也有效。但有些患者因胃肠作用不能长期服用。

(6)其他药物:麦角乙脲在一些国家被获准用于预防偏头痛发作,它可能是通过多巴胺和 5-HT 受体起作用。阿米替林的疗效较弱,可用于合并有紧张性头痛和发作较少的偏头痛。丙戊酸可减少偏头痛发作,但不减轻头痛严重程度和持续时间。

3.选药顺序　开始预防治疗前,患者应注意记录偏头痛发作的频率、严重程度和持续时间。用药应从小剂量开始。预防治疗应进行 9～12 个月以逐步减少药量,然后观察 2～3 个月,如一种药使用 3～5 个月无效应换另一种药。

β-受体阻滞剂应作为首选治疗偏头痛的药物,如患者同时患有高血压和焦虑,其疗效会很显著。低血压和睡眠障碍等不应使用 β-受体阻滞剂。禁忌证是心力衰竭、房室传导阻滞、1 型糖尿病和哮喘等。有畏食、睡眠障碍的患者最好选用氟桂利嗪,而有震颤、抑郁和锥体外系症状的患者禁用。第三选择是 5-HT 拮抗剂,但常出现不良反应(如镇静、头晕、体重增加和抑郁),禁忌证包括妊娠、冠心病、外周血管疾病、高血压和肝肾功能障碍等。

4.失败原因　与急性发作的治疗相似,预防治疗偏头痛失败的原因包括:①诊断错误;②使用未确切疗效的药物;③未首选 β-受体阻滞剂或氟桂利嗪;④未从小剂量开始,以致出现患者不能耐受的不良反应;⑤用药时间过短,至少应用 3 个月;⑥用药时间过长,给药 9～12 个月停药;⑦期望值过高,希望能治愈,但预防治疗只能减少发作频率和严重程度;⑧不良反应,应告知患者有关的不良反应。

（殷　梅）

第三节 紧张性头痛

一、发病机制

紧张性头痛的发病机制尚未十分清楚,目前一般认为从心理角度来讲是由于焦虑及抑郁所致,从神经病理生理角度讲是由于钾离子的升高、交感神经兴奋等,使机体产生过多的 5-HT、儿茶酚胺样物质,从而造成肌肉痉挛、血管收缩,发生持久的头颈部肌肉疼痛。

(一)精神因素

疼痛阈值是指人体感知疼痛的最小刺激量。正常情况下,人体对一定的刺激量是能够忍受的,不会引起痛苦感觉。在病理情况下,由于患者长期处于焦虑及抑郁状态,心理状态不佳,大脑皮质高级整合能力紊乱、失控,导致痛觉阈值降低,同时脑啡肽样物质分泌出现异常,以至小量的刺激即可引起疼痛,尤其表现在头、面、颈、肩部,持久的疼痛造成束紧感及压迫感。Cathcart 等(1998 年)就诱发相关情绪和发作性紧张性头痛之间的关系做了生物心理学的实验。他们采用激化-去激化形容检测量表(ADACL)将诱发的力量、厌倦、紧张和安静做记分定量分析。结果发现发作性紧张性头痛患者的紧张水平高于对照组,即使在不头痛时也升高。另在非头痛期,其紧张水平显著低于头痛期。因此认为紧张和头痛之间是有关系的。此种患者治疗的核心在于解除焦虑、抑郁,达到心理平衡,使脑啡肽的分泌恢复平衡状态。

Friedman 报道 400 例紧张性头痛患者,所有的病例都有明显的焦虑。Kolb 报道紧张性头痛患者处于慢性焦虑状态,同时指出患者在生气情况下给予治疗是很困难的。Martin 分析 100 例患者,发现 74% 有显著的情绪紧张,35% 表现为抑郁,56% 有疾病性获益。最常见的精神心理问题有依赖性、性欲和冲动的控制失调等。但这方面的研究几乎没有对照组,其统计学意义尚不清楚。这些资料都是从长期头痛的患者中搜集到的,因而,情绪紊乱有可能是长期慢性头痛的后果。

在进行精神实验中发现,此类患者的内省力缺乏。1976 年 Dayis 应用加利福尼亚人格指数的研究发现,头痛类型与人格特点有关。有学者应用明尼苏达多相人格调查表(MMPI)研究 25 例紧张性头痛,发现多数患者有疑病症、抑郁症及癔症。这些资料与其他慢性头痛患者所得结果相似。虽然已普遍认为应激和焦虑在紧张性头痛的发病中有一定作用,但精神疗法在治疗上尚无满意的结果。

(二)交感神经兴奋性增高学说

20 世纪 40 年代 Cannon 将内环境的相对稳定称为稳态,这种稳态若发生紊乱,轻则影响生理功能,重则可导致病理变化。内环境稳态的维护,有赖于各系统的协调活动,这与神经系统密不可分。对内脏诸器官的调节主要依赖于自主神经系统。自主神经的调节由交感神经和副交感神经互相补充、互相制约,使器官、系统活动协调平衡。这种神经调节一般由两方面完成,一是通过它的兴奋性发放递质,二是这种递质的发放再反馈给高级中枢,来调节它们的兴奋性,这些高级中枢在神经节、脑干及丘脑下部。交感神经兴奋性增高学说认为紧张性头痛的发生是由于当患者紧张、生气、恐惧时交感神经兴奋性升高,使动作电位传输呈跳跃式传导活动加重,动作电位传输的终极出现去极化,去甲肾上腺素(NE)、5-HT、儿茶酚胺等神经递质释放增多,这些物质可促使血管收缩,组织缺血、缺氧,酸性代谢产物蓄积,致紧张性头痛发生。正常生理情况下,人体有自我调节的能力,当紧张、抑郁、恐惧时发生交感神经兴奋,各种递质分泌增多,反馈地刺激机体,使机体在高级中枢指令下,副交感神经兴奋性升高,动作电位传输加快,在终极产生去极化,发放递质乙酰胆碱等而抵消去甲肾上腺素、儿茶酚胺、5-HT 等的作用,使机体保持相对稳态,不发生血管收缩。所以正常人虽也有紧张、生气、恐惧等,但不会出现紧张性头痛。而紧张性头痛患者则不然,主要是紧张、恐惧、害怕等频频发生,去甲肾上腺素、5-HT、儿茶酚胺等释放机会增多,反馈的频率虽也加大,但副交感神经的调节来不及反应,最终使阈值下降,难以制约,平衡打破,稳态失衡,交感神经的兴奋性处于劣势,过多的去甲肾上腺素、5-HT、儿茶酚胺多次、间断地刺激使血管收缩频频发生,紧张性头痛就经久不愈。Martinez 等(1994 年)发现紧张性头痛患者血浆 5-HT 水平高于对照组,血浆 DA 水平与头痛持续时间呈正相关,肾上腺素水平与头痛呈负相关。此外,还发现单胺水平与抑郁程度并无相关性。这些结果提示紧张性头痛患者中枢单胺能神经系统功能有变化,这种变化和随之而来的抑郁无关,而和发生头痛的病一理生理机制有关。Marukawa 等(1996 年)发现紧张性头痛患者发作期唾液中 SP 和 5-HT 含量显著升高,而 SP 可能是由痛觉系统所释放。因此,对此类患者稳定情绪,恢复平衡,造成相对的稳态,是我们治疗的关键。

(三)血管因素

偏头痛发作期颈部肌肉收缩作为前驱症状并不少见,由此引起肌肉小动脉收缩,产生肌肉缺血收缩和疼痛,说明血管运动调节异常。1956 年 Brazil 及 Friedman,1957 年 Ostfeed 等给予紧张性头痛患者血管扩张剂治疗,如亚硝酸异戊酯、乙醇、烟酸等,患者头痛减轻,说明紧张性头痛与肌肉内血管收缩有关。但 1978 年 Martin 及 Mathew 发现亚硝酸异戊酯等血管扩张剂使 40% 的紧张性头痛患者病情加重。1980 年 Olesen 发现静脉注射组胺可使 50% 的紧张性头痛患者产生搏动性头痛,对照组无此作用,说明部分患者是由于血液中组胺类物质升高而致头痛。紧张性头痛患者结膜小血管检查发现其血管收缩同头痛持续时间相一致,进一步证明血管运动功能不稳定。紧张性头痛患者颞动脉搏动的波幅比对照组小。

1961 年 Ond 等发现,紧张性头痛患者在头痛发作期将放射性钠注入头夹肌后,廓清率比头痛缓解期大,可推断当肌肉收缩时血管扩张,血流量较高,但肌肉的血流量增加是否超出代谢的增加尚无人测定。可以解释 Na24 清除率的增加并未涉及小动脉血流量增加的原因包括关闭的毛细血管开放,滤过率和重吸收增加以及淋巴回流的加速。1986 年 Meyer 发现,部分紧张性头痛患者脑血流量增加,同无先兆偏头痛患者脑循环的变化所见相似。

(四)颅周肌肉疾患

自 1940 年以来很多文献对这两者之间的关系加以论述,但肌肉疾患是紧张性头痛的原因还是结果,或只是紧张性头痛发病机制之一,至今尚无结论。

Peterson 等(1995 年)对一组紧张性头痛患者就其头痛时发生在头部疼痛肌肉位置的特异性做了研究。他们采用自我分级评定法检测 5 处肌肉,包括额肌、颞肌、咀嚼肌、头夹肌和斜方肌的疼痛及肌紧张程度,并观察这些肌肉的肌电活动水平。虽然对每块肌肉都做了详细的定量观察,结果并未发现肌肉疼痛和肌紧张程度与肌电活动水平之间有显著的关系。对于紧张性头痛患者颅周肌患和头痛之间的关系,Jensen 等(1998 年)曾对其亚型慢性紧张性头痛(CTTH)和发作性紧张性头痛(ETTH)各 28 例,通过触痛定量、压痛阈值、热痛阈值和颞肌及斜方肌肌电活动进行观察,结果发现在 CTTH 伴有颅周肌肉疾患者,其触痛显著,对机械性刺激的疼痛呈过敏性反应,即触痛越显著,其对机械性刺激反应也越敏感,并且肌电活动也显著增加。但热刺激阈值并无异常。在 ETTH 患者则上述改变均不明显。由于触痛产生的机制可能通过下述 3 个步骤:①外周肌筋膜感受伤害的感受器发生敏感;②在脊髓/三叉神经水平上的第二级神经元过敏;③对感受伤害的中枢性调节活动发生障碍。因此肌肉疾患成为与颅周疾患有关的 CTTH 的重要因素。对于与颅周肌肉疾患无关的紧张性头痛,其头痛发病机制则考虑可能和受伤害的中枢性调节发生障碍有关。研究者还认为 ETTH 和 CTTH 在发病机制方面可能有共同之处,但估计还有其他机制存在。

Nakashima 等(1994 年)根据以往认为颅周肌肉收缩可以引起头痛以及颞肌的随意运动可因刺激三叉神经而受到抑制,后者称作外感受性抑制(ES),并且 ES 又分为两个时相,即 ES1 和 ES2。此外,在以前的研究中还发现在 CTTH 伴有颅周疾患的患者,其 ES2 时相降低,并认为这种降低是由于中间神经元对肌肉收缩和松弛调控失常的结果。Nakashima 等对 18 例 CTTH 患者,在给予 α_2-肾上腺素能拮抗剂替扎尼定的前后观察颞肌肌电图(EMG)活动,结果发现在用药后当弱电刺激时可使 ES2 延长,提示替扎尼定可以改善中枢神经系统对外感受器性抑制作用从而减轻头痛。由于强电刺激不能引起 ES 的改变,故替扎尼定的作用是轻度的。已知替扎尼定是一种可以有效地减低多触突性屈肌反射和对人类抗痉挛和抗瘫痪作用有关的物质,这些作用可能改善兴奋性和抑制性神经元的活动,介导肌肉收缩和松弛神经控制系统。Bansevicius 等(1999 年)对紧张性头痛患者的肌肉疼痛、紧张和肌电反应之间也进行了相关性研究。实验对疼痛采用视觉模拟量表(VAS)记录前额、左右颞肌、颈部和左右肩部肌肉的疼痛程度,并同时描记该部位浅层肌电活动。另对紧张和疲劳采用问询方式,由患者自我评定,也按 VAS 方法记录。通过上述定量研究发现:疲倦和疼痛之间,在全部实验过程中有显著相关性,疲倦犹如头痛的一部分,即头痛时间越长,疲倦感觉越显著;但紧张和疼痛之间的相关性较弱,仅在后实验有相关性,且只见于颈部肌肉。至于肌电活动和疼痛之间均无相关性。因此认为紧张在紧张性头痛中的作用并不突出,未能证明在头痛名称中所谓"紧张性"的含义。

但目前也有学者认为肌肉收缩是头痛的后果。对焦虑患者的研究发现,其额部肌肉的收缩比对照组大得多。长期的情绪紊乱使头颅肌肉处于收缩状态,是产生紧张性头痛可信赖的假说。肌肉持续性收缩,肌肉出现触痛和疼痛,其原因可能为压迫肌肉内的小动脉,使其继发性缺血所致。当肌肉松弛后缺血可持续几日。已明确骨骼肌收缩是疼痛产生的原因。普鲁卡因浸润收缩的肌肉可以使疼痛缓解,但很少使头痛完全消失。

在多数情况下,头痛的发生与头颅和颈部肌肉收缩有关。在头痛发作期间,肌电图的研究表明颈部肌肉收缩较颞部肌肉更强,而偏头痛患者比紧张性头痛更明显。在疼痛缓解期,偏头痛患者颞部、额部和颈部肌电活性比紧张性头痛更强。

(五)钾离子致病学说

实验证明当向颞肌注射 6%盐水时,产生颞肌收缩而出现局部疼痛,若反复注射,则出现持续性肌肉收缩,而在持续收缩或缺血的肌肉中,钾离子的浓度升高,钾离子有可能刺激组织中的化学感受器而产生疼痛。

正常血清钾离子浓度为 3.5～5.5mmol/L,若低于 3.5mmol/L 则称为低钾血症,若高于 5.5mmol/L 则称为高钾血症。血清钾离子浓度和体内钾离子的总量之间并不一定呈正相关。当血清钾离子浓度增高时,细胞内可能处于缺钾状态,反之亦然。当体内慢性缺钾时,血清钾离子浓度可能在正常范围内,甚至在正常范围的高限,在这种情况下,钾离子离子可刺激组织中的化学感受器产生紧张性头痛。由于血清钾离子浓度有时很难说明细胞内钾离子水平,故紧张性头痛的钾离子致病学说易被忽略。

根据肾脏的解剖学特点,原尿是肾脏的超滤液,因钾离子属小分子物质,能够通过肾小球膜,故血浆钾离子浓度与原尿钾离子浓度相同,均为 0.02g/100ml,但终尿钾离子浓度为 0.15g/100ml,终尿/血浆钾离子浓度比率为 7.5∶1,这说明正常生理情况下,无论血钾高或低,钾离子都要排出,所以真正出现高钾的情况不多。但根本问题不在于血清钾离子浓度升高多少,紧张性头痛血钾致病学说主要指因内环境的失衡,细胞内外钾转运出现障碍,造成血清钾离子波动在正常范围的高限,刺激化学感受器致头痛。细胞内钾离子释出至细胞外,使细胞外钾离子浓度增高可见于:①pH 值降低,一般来说 pH 值每下降 0.1,血钾浓度可上升 10%～15%;②氧不足,氧不足时细胞内 ATP 生成减少,细胞膜钠泵转运发生障碍,钠离子潴留于细胞内,细胞外液的钾离子不易进入细胞内,因而引起血钾升高。轻度高钾血症(略高于 5.5mmol/L)时,细胞膜内外钾离子浓度差减小,细胞内钾离子外流也减少,从而使静息电位变小,神经肌肉兴奋性增高,临床上出现肌肉轻度震颤。紧张性头痛患者血钾浓度升高一般不超过 5.5mmol/L,但多处于正常范围的高限,也能对化学感受器发生刺激作用,使交感神经兴奋性升高。加之钾离子升高本身可致静息电位兴奋性升高,因而发生紧张性头痛,呈束紧感或持久的、难以缓解的波动性痛。波动的静止期即间歇期,可能是由于肾脏排泄作用降低了高限水平的血钾浓度,使静息电位的兴奋性受到抑制,对化学感受器的刺激减轻,交感神经兴奋性降低,或恢复至接近正常水平,故头痛减轻,肌肉震颤也消失。国内有学者等用西比灵(盐酸氟桂利嗪)治疗紧张性头痛,结果显示优于对照组,而西比灵为钙离子拮抗剂,阻止钙离子内流,使钾离子在细胞内浓度减低,血钾浓度相对升高。故本学说对紧张性头痛的解释还有矛盾之处,还值得进一步研究。

(六)姿势因素

姿势引起的紧张性头痛是指人体采用某种姿势长久工作,如伏案工作长时间屈颈、低头;不断地咬牙、皱眉等,造成慢性、持久的头、颈部肌肉收缩,而引起头痛。此种患者应保持正确的工作姿势,间断地改变姿势,加强锻炼,改掉皱眉、咬牙等不良习惯。烟酒及寒冷刺激造成的焦虑及自主神经功能失调也可导致紧张性头痛的发生。另外,还有一些易被人们忽略的原因也会引起紧张性头痛,如戴新潮的假发或帽子使头部箍紧;戴得眼镜过重,对太阳穴和鼻部产生压力;穿太高的高跟鞋使背部肌肉劳损,牵涉颈部和头部肌肉而产生头痛等。

二、临床表现

(一)头痛部位

90%以上的患者头痛多为两侧痛,多见于后枕部、颈项部、两颞侧、头顶部、额部或全头痛,有时伴有颈部、肩部或头面部肌肉紧张、僵硬,患者活动头颈部时感到不适或肩部疼痛。

(二)头痛性质、程度及持续时间

头痛多为轻至中度疼痛,很少因为头痛而卧床不起或影响日常生活。头痛表现为钝痛、胀痛、压迫感、麻木感、沉重感和束带样紧箍感,后颈部、肩胛部肌肉有压痛,有时可触及 1 个或多个硬结,该硬结叫"痛性结节",是由肌肉长期收缩所致,精神紧张可加重,头前后屈伸可诱发,不因体力活动而加重,这些患者不需休息。但有些重型患者,因伴有恶心、呕吐和其他偏头痛症状,而迫使其卧床休息。患者长年累月的持续性头痛,很多患者的症状可回溯 10～20 年。患者整日头痛,但 1 日内可逐渐增强或减轻。因应激、生气、失眠、焦虑或忧虑等因素使紧张性头痛阵发性加剧。

1.紧张性头痛一般分为两型　Z 型和 H 型。

(1)Z 型紧张性头痛以压迫感为特征:有些患者诉说"头顶、额部或头后部重压感"、"头周紧束感",有些患者诉说全头有紧缩感或胀痛感,这些症状在紧张、烦恼、失眠、疲劳时加重。头痛虽然从早到晚或数周持续存在,但不影响进食、工作和娱乐。按摩、指压、冷敷、热敷都不能缓解症状,服用止痛药效果亦不明显。如仔细询问多为一些工作、经济、个人、家庭的问题所困扰,学生、儿童常被来自学校、父母或个人生活上的压力所困扰,多数患者在病初或在病程中继发有焦虑、抑郁、躁狂症状。

(2)H 型紧张性头痛以局限性疼痛为特征:疼痛常有明显的部位,如位于颈上段,若为双侧痛,可放射至枕部;若为单侧痛,可放射至顶颞部,甚至眼外眦;若位于额部,并可传到顶颞部,而后又返回至耳前或耳后,晨醒时痛,甚至由于痛而早醒,几小时后减轻或消失,服止痛药 20～30min 后可缓解疼痛。患者常有颈椎关节强直、颈椎韧带或软组织病变,颈部活动受限,部分患者有下颌关节炎。从临床上看,将这两型区分开来,对指导治疗有一定意义。

2.在新的分类中还根据头痛发作的时间和颅周肌肉疾患将紧张性头痛再分为两种亚型

(1)发作性紧张性头痛(ETTH):包括与颅周肌肉疾患有关的发作性紧张性头痛和与颅周肌肉疾患无关的发作性紧张性头痛。

(2)慢性紧张性头痛(CTTH):包括与颅周肌肉疾患有关的慢性紧张性头痛和与颅周肌肉疾患无关的慢性紧张性头痛。ETTH 和 CTTH 的区别在于 ETTH 每月发作 15 日以内,至少有 10 次头痛发作,每次持续 30min 至 7 日之久;而 CTTH 则每个月至少有 15 日的头痛发作。

(三)紧张性头痛与偏头痛的关系

紧张性头痛与偏头痛关系极为密切。有些患者初期表现为症状明确的偏头痛,当发作频率逐渐增加后表现为发作性紧张性头痛,并进而可转为慢性紧张性头痛。

Takeshima 等在复习文献时指出两组患者之间又有不少共同之处,各种表现都有一定重叠性,如两者血小板 5-HT 均可降低,血浆 5-HT 均可升高,两者外周自主神经系统的交感神经功能均可低下,遗传学家研究发现同一家族中既有偏头痛又有紧张性头痛患者,两者均有颈部肌肉收缩、头部充血及癫痫倾向等。根据 Ziegler 的 1200 例及 Drummond 的 600 例头痛患者的分析,尚未找到具有鉴别意义的独特症状。Hannerz 等提出紧张性头痛是否为偏头痛。他们通过试验后认为紧张性头痛患者头痛的发生和颅脑血流动力学有密切关系,但头痛强度和血管内的血流变化无关。就是说,各种症状对任意一种头痛只有发生率的多少之分,没有有无之别。在诊断中具有相对价值,无绝对性意义。

三、诊断与鉴别诊断

(一)分类

1988 年 Daroff 指出,在新的国际头痛分类中将精神性和肌收缩性头痛统称为"紧张性头痛"。说明紧张性头痛反映出肌肉紧张和精神紧张两种状况所致的头痛。新的头痛分类中对紧张性头痛又区分为与头颅肌肉收缩有关或无关的发作性和慢性紧张性头痛的亚型。

(二)诊断

1.慢性紧张性头痛

(1)慢性紧张性头痛的诊断标准

1)头痛平均为 15 天/月(或 180 天/年)以上,持续 6 个月以上。

2)至少符合下列疼痛特点中 2 项:①性质为压迫性或紧箍痛(非搏动性);②程度为轻至中度(可有活动受限);③多位于两侧;④不因上楼梯或类似的日常躯体活动而加重。

3)具备下列两项:①无呕吐;②仅有下列症状之一,恶心、畏光、怕声。

4)至少符合下列中 1 项:①病史、躯体检查及神经系统检查均不支持国际头痛分类中 5~11 类疾病中任何 1 种;②病史和(或)躯体检查和(或)神经系统检查中提示有 5~11 类中某种疾病,但被适当的检查排除;③虽有 5~11 类中某种疾病存在,但紧张性头痛的首次发生在时间上与这种疾病无密切关系。

(2)慢性紧张性头痛的两个亚型

1)与颅周肌肉障碍有关的慢性紧张性头痛(慢性肌收缩性头痛):①符合慢性紧张性头痛诊断标准;②在休息或生理测验时颅周肌电图波幅增高和(或)颅周肌压增加。

2)与颅周肌肉障碍无关的慢性紧张性头痛(慢性自发性头痛):①符合慢性紧张性头痛诊断标准;②无

颅周肌触痛增加,颅周肌肌电图正常。

2.发作性紧张性头痛

(1)发作性紧张性头痛的诊断标准

1)至少有 10 次反复发作头痛,头痛天数 1 年不超过 180 日(1 个月不超过 15 日)。

2)头痛持续 30min 至 7 天。

3)疼痛特点至少符合下述中的 2 项:①性质为压迫性或紧箍痛(非搏动性);②程度为轻至中度(可有活动受限);③多位于两侧;④不因上楼梯或类似日常躯体活动而加重。

4)具备下列两项:①无恶心和呕吐(可有畏食);②可有畏光或怕声,但两者不能同时存在。

5)至少具有下列中 1 项:①病史、躯体检查及神经系统检查均不支持头痛国际分类中 5~11 类疾病中任何 1 种;②病史和(或)躯体检查和(或)神经系统检查中提示有 5~11 类中某种疾病,但被适当的检查排除;③虽有 5~11 类中某种疾病存在,但紧张性头痛的首次发生在时间上与这种疾病无密切相关。

(2)发作性紧张性头痛的两个亚型

1)与颅周肌肉障碍有关的发作性紧张性头痛(肌收缩性头痛):①符合发作性紧张性头痛诊断标准。②至少具有下列 2 项之一,手触诊或压痛计检查示颅周肌肉压痛明显;在休息或生理测验时颅周肌电图波幅增高。

2)与颅周肌肉障碍无关的发作性紧张性头痛(自发性头痛、心因性头痛):①符合发作性紧张性头痛的诊断标准;②无颅周肌肉触痛增加,颅周肌肉肌电图正常。

(三)鉴别诊断

紧张性头痛诊断较难,容易与其他头痛混淆,应认真进行鉴别诊断以排除其他疾病。

1.偏头痛

(1)偏头痛与紧张性头痛关系密切:两者在临床表现上有相同之处,如两种疾病均有颈部肌肉收缩、头部充血及癫痫倾向等,血小板内 5-HT 浓度均低,心理因素均可诱发疾病,两种病对阿米替林、麦角新碱、普萘洛尔(心得安)等的反应相似。最近研究表明,紧张性头痛的生化机制与偏头痛亦有相似之处。对于长期复发性头痛的患者,初期可能表现为先兆型偏头痛,后来逐渐转为无先兆型偏头痛及紧张性头痛与血管性头痛合并存在,最后成为紧张性头痛。这说明它们的生物学本质是一样的,其临床表现的不同仅是在程度、量及伴发症状上不同,其程度的轻重可能与血中 5-HT 等致痛物质的量不同有关。

(2)偏头痛与紧张性头痛的不同:两者在发病年龄、突出症状、每日发作的频度、持续时间、病变部位、发作时是否伴发呕吐、头痛家族史等方面均有不同,但各种表现都有一定的重叠性。

2.鼻源性头痛 如鼻炎、鼻窦炎等,因抗生素的广泛应用,鼻部本身症状表现可不明显,易与紧张性头痛混淆,应做鼻腔及鼻窦检查,尤其是拍鼻窦 X 线片以明确诊断。

3.齿源性头痛 尤其是第一恒磨牙龋病已形成洞,食物残渣填塞到一定程度时,刺激牙髓神经,引起头面部疼痛,酷似紧张性头痛,详细询问病史,仔细检查口腔,不难确诊。

4.颈椎病 本病疼痛的部位和性质与紧张性头痛相似,但颈椎病常伴有眩晕、肩痛、手麻木或臂痛、眼花或眼胀,X 线有颈椎退行性病变等,以此做鉴别。

5.头面部的部分恶性肿瘤 如鼻咽癌、上颌窦癌等,在发病初期多以头痛为主要表现,而无鼻部本身的症状。应提高警惕,做 X 线检查、颈部淋巴结触诊及鼻腔检查。

6.颈动脉炎 颈动脉炎与紧张性头痛的发病年龄及病程等有相似之处,但两者临床上有明显区别:颈动脉炎者单侧头痛居多,若为双侧也常有一侧偏重,左侧较多。痛区有大有小,小者仅限于前额及颞部,大者可遍及半侧及全头痛,多以前额明显,枕颞部次之,也有游走性疼痛者。头痛轻重不一,性质各异,如持续性胀痛,针刺、刀劈、烧灼或触电样剧烈阵发锐痛,少数剧烈难忍,彻夜不眠,高效止痛药不见效。其表现明显不同于紧张性头痛。

四、预防和治疗

（一）心理治疗

焦虑、抑郁、紧张等精神心理或情绪上的因素是紧张性头痛的病因之一。在排除器质性疾病引起的头痛后,开展心理治疗是十分必要的。诊断不同的紧张性头痛,应向患者做充分解释,缓解紧张情绪,消除应激,解除焦虑和抑郁的精神因素,开展心理教育,并给予专业性心理治疗技术,使心胸开阔。再配合休息和适当的文体活动,可提高治疗效果,减少复发。

（二）止痛治疗

常用的非甾体类抗炎药物对发作性紧张性头痛有效,如阿司匹林、对乙酰氨基酚、布洛芬等。有临床证据表明,咖啡因能够加强抗炎药物的止痛效果。抗炎药物对慢性紧张性头痛的止痛效果不理想,而长期使用又会降低头痛预防性用药的效果,并可能在原发性头痛的基础上发生滥用止痛药性头痛。因此每周用药次数应当受到限制,若剂量合适则可以起到暂时缓解疼痛的作用。

（三）预防性用药

1.发作性紧张性头痛　若头痛频度稀少,疼痛强度不重,且对止痛药的反应较好,则预防性用药并非必须。若头痛发作较频繁,持续时间长,疼痛程度重以致影响了日常工作或活动,可给予阿米替林或其他三环类抗抑郁药物。阿米替林口服剂量开始为 75mg/d,睡前服用,每服 3～4 晚可增加 12.5～25mg,达 150mg/d,分次服用。

2.慢性紧张性头痛　预防性用药是慢性紧张性头痛的主要治疗方法,药物治疗选择一些抗抑郁药物。阿米替林可明显减缓头痛持续时间和减轻头痛程度。也可选用其他三环类抗抑郁药物,如去甲替林、多虑平等。也有不少医师使用选择性 5-HT 再摄取抑制剂（SSRI）,包括氟西汀、帕罗西汀、舍曲林等。

一些医疗单位应用超声或电刺激、放松运动训练、按摩等来预防紧张性头痛。临床经验总结为有效,但缺乏较大临床样本、正规、全面的评估。有不少文献报道,颅部肌肉注射肉毒素可以明显减轻头痛程度,较长时间缓解头痛。

3.混合性头痛综合征　混合性头痛综合征患者多有一定程度的抑郁,抗抑郁药物被用来作为该综合征的预防性药物。在多数情况下,混合性头痛综合征患者对常规治疗的反应较差。有学者将三环类抗抑郁药物与单胺氧化酶抑制剂（MAOI）联合应用治疗混合性头痛综合征,达到满意的效果。但由于 MAOI 不良反应大,且与多数药物相互作用,一般不主张门诊使用。若要对患者进行联合用药,应当住院治疗,密切注意患者症状和药物的不良反应,避免摄入含酪胺食物。抗抑郁药物配合普萘洛尔或钙离子阻滞剂对混合性头痛也有一定的效果。由于任何药物均可能产生依赖性,因此对混合性头痛综合征患者要尽量避免。应在院内对混合性头痛综合征患者撤习惯性药物,密切注意患者的戒断症状,同时给予支持治疗和预防性治疗。

（吴　怡）

第四节　丛集性头痛

一、发病机制

丛集性头痛的发病机制和病理生理学至今尚未阐明,目前有以下几种学说。

(一)血管学说

丛集性头痛发作有明显的血管变化,发作时温度描记显示病侧眶周散热增加,65%~85%的病例眶上或眶周出现寒冷带或低温,乙醇及硝酸甘油等血管扩张药可诱发头痛发作,提示丛集性头痛与血管扩张有关。然而,多数学者在丛集性头痛发作期用现代脑血流测定技术检查,未能获得脑血管扩张的证据,血管扩张主要在颅外。Aebelholt-Krabbe 等虽见到累及中央区、基底节和额颞区局部脑血流量增加,但被解释为与疼痛有关的活动而非病源性。

(二)神经学说

丛集性头痛的范围一般固定在三叉神经分布区,有明显的单侧性及自主神经症状,提示与三叉神经及三叉神经血管系统有关。Moskowitz 证实,三叉神经 SP 是 CGRP 头痛疼痛的通常径路,三叉神经逆行性刺激可诱发 SP、CGRP 和其他血管活性多肽的释放,引起血管扩张及疼痛、血管周围区域肥大细胞和血小板改变以及蛋白外渗产生神经源性炎症,导致丛集性头痛发作。

(三)组胺学说

很早以前就有学者提出丛集性头痛是组胺作用所致,主要根据其临床表现类似组胺反应,组胺脱敏疗法对部分患者有效。Appenzeller 等在丛集性头痛患者头痛侧颞部皮肤活检,电镜发现皮神经周围肥大细胞数量增加、沉积及脱颗粒现象,更促使人们对组胺学说的兴趣。然而,其他学者不能复制这些现象。应用 H_1 和 H_2 受体拮抗剂对丛集性头痛频率及强度无明显作用,所以此学说还未得到公认。

(四)单胺学说

丛集性头痛常于夜间发作,多在快速动眼睡眠期(REM),较少在非快速动眼睡眠期(NREM),从而认为丛集性头痛发作与睡眠时单胺变化有关。因为 REM 睡眠的出现,受脑桥被盖背外侧部蓝斑核内 NA 能神经元的影响,NA 能系统有上行性和下行性疼痛抑制系统;NREM 睡眠则受中脑至延脑中线部的缝线核群内 5-HT 能神经元的影响,均与丛集性头痛密切相关。

(五)肥大细胞学说

Prusinski 发现丛集性头痛患者额部皮下肥大细胞数目增多。肥大细胞能合成和贮存多种血管活性物质,如组胺、5-HT 等,当肥大细胞膜功能不稳定时,这些血管活性物质就从肥大细胞中释放出来,产生相应的症状。Speld(1984 年)用肥大细胞膜稳定剂治疗丛集性头痛,效果良好。丛集性头痛患者可能存在着多种细胞膜功能不全。Appenzeiter 等(1981 年)通过颈部皮肤超微结构检查,也发现丛集性头痛者无论在头痛发作期或无症状的间歇期,均存在肥大细胞逐日增加和明显的肥大细胞脱颗粒现象,但他认为本病是一种脑神经病变,其病因可能是潜在病毒感染或免疫学异常,头痛发生可能是三叉神经轴索反射的结果,是由于肥大细胞颗粒内释放出作用于血管并引起疼痛的物质(缓激肽)沿感觉轴索逆向活动所致。

(六)SP 能神经功能亢进

最近研究表明,三叉神经内有 SP 能神经纤维存在,组胺等的刺激可引起三叉神经释放 SP,SP 是已知非常强的扩血管物质,同时也能产生眼睑下垂、瞳孔缩小等症状,皮下注射 SP 能产生类似组胺的反应,它可使眼结膜、鼻黏膜的血管扩张而产生流泪、流涕症状,三叉神经眼支 SP 纤维丰富,产生眼和眼周痛,这些都与丛集性头痛症状非常一致。

(七)生物钟学说

哺乳动物脑内存有调控每天周期性生理节律的起步点。这种生物钟作用最重要的部位是视上核,它是丘脑下部前部背侧面到视交叉间的两个小细胞群。起步点引导着生理性节律,与外环境同步。它可使内环境暂时性最大限度地适应外环境,在节律的位相和周期性上与白天和黑夜同步。从视网膜到视交叉上核的视觉通路对此过程的调节是非常重要的。在正常情况下,由起步点产生的节律传递到突触,受体节律对第二信号进行加工并控制神经递质。锂对此第二信号系统起一定作用。视上核的突起伸入中脑导水管周围灰质,这是疼痛调节的重要部位。而且从中脑背侧缝际核发出的含 5-HT 能末梢神经纤维分布到视上核神经元的致密丛,促进 5-HT 的摄取。说明 5-HT 涉及生理性节律的产生。视上核对中脑缝际核到视上核纤维的 5-HT 释放反应敏感,但目前尚不能确定固有起步频率受 5-HT 调节。锂盐对生理节律的影响是通过增强 5-HT 能神经递质而实现的。

丛集性头痛犯病期间有周期性定时性疼痛发作,研究患者激素分泌昼夜节律,表明其中枢生物调节机制起一定作用。在发病期间褪黑素、可的松、睾酮、β-脂肪酸释放激素、催乳素等节律性分泌减少,缓解期恢复正常。

二、临床表现

丛集性头痛的患者主要为男性(男:女约为 9:1)。人群中的患病率为 0.1%~0.4%。大多在 20~40 岁起病,但亦有在此年龄范围以外的病例报道。其特有的头痛形式、周期性、自主神经表现使丛集性头痛有别于其他形式的头痛。

(一)头痛的形式

丛集性头痛以急性起病为主,10~15min 达到高峰,一般持续 30~45min。按国际头痛协会(IHS)诊断标准,头痛可持续 15~180min。在头痛高峰波动一段时间后,头痛迅速减轻,头痛后患者感到极度虚弱。头痛通常局限于一侧,最常见的部位按发作频率高低依次是眼眶、眶后、颞侧、眶上和眶下。极少数发生在三叉神经区域以外。头痛发作频率不等,从每周 1 次到每日 8 次或更多。

在任何丛集期,头痛始终发生在同一侧,甚至每年都在同侧,以后偶尔头痛位于对侧,左右两侧交替出现更少见。头痛非常剧烈,通常难以忍受。患者常描述钻痛或撕裂样疼痛,如同"滚烫的火钳戳入眼里"、"眼球好像被拽出",其与偏头痛的搏动样钝痛有明显不同。

(二)周期性

发作的周期有如钟表一般规律,该现象被认为与下丘脑生物钟功能失调有关。最新影像学研究发现,急性发作时有下丘脑灰质后部的激活。通常在入睡后不久即出现头痛,至少某些患者与快速眼动睡眠(REM)有关,夜间发作也可发生在非快速眼动期。睡眠呼吸暂停和氧饱和度下降可能诱发丛集性头痛发作。有时,每晚 3~4 次头痛发作使患者无法入睡,导致白天打盹,出现更加严重的头痛发作。也可在每年同一季节发作。

(三)自主神经症状

副交感神经过度兴奋导致同侧眼流泪、结膜充血、鼻塞或流涕。由于部分交感神经麻痹也导致瞳孔缩小、眼睑下垂。经常伴随面部发红或苍白、头皮和面部触痛、同侧颈动脉压痛、心率减慢等症状。上述症状中的一些也会在慢性阵发性偏侧头痛(CPH)患者及其他一些情况下出现,例如颈动脉切断时,但是丛集性头痛与它们的区别在于每次发作时间短暂。

(四)发作时的行为变化

在丛集性头痛发作期,患者有烦躁感或易怒,一些患者不停踱步或保持坐位以最大限度缓解疼痛。患者由于平卧可使疼痛加重常难以平卧休息,这有别于偏头痛,后者常在安静、黑暗的房间休息。丛集性头痛患者可能表现为行为怪异、咆哮、哭喊或尖叫,甚至有的会自杀。一些患者发现体育锻炼,如慢跑,可缓解疼痛。一些患者用手、冰袋或热毛巾压住眼睛或颞部以缓解疼痛,即使天气很冷,许多患者也愿意独处或到户外。头痛发作后,患者常感觉筋疲力尽。患者害怕入睡后头痛再次发作,宁愿彻夜不眠。当睡意最终无法克服时,这种无用的努力导致患者迅速进入 REM 活动,入睡后数分钟头痛再次发作。

(五)诱发因素

酒精在丛集期经常诱发患者出现头痛,而在间歇期很少会诱发头痛。大多数患者一旦意识到丛集期开始时,便停止饮酒。一些接受预防性治疗的患者饮酒后可不发生头痛。一些患者无论在疾病的哪一期饮酒都不对头痛发作产生任何影响。实际上极少部分患者通过大量饮酒后促进入睡也不会导致头痛发作。与偏头痛不同,任何形式的酒精制剂(如啤酒、烈酒和葡萄酒等)都可以诱发丛集性头痛。酒精也许仅作为血管扩张剂发挥其作用,但其机制目前尚不明确。

其他血管扩张剂,例如硝酸甘油片和组胺,也可诱发易感患者出现丛集性头痛发作。使用硝酸甘油后会发生短暂而轻微的低氧血症。Kudrow 等报道丛集性头痛间歇期和非头痛对照者,尽管使用硝酸甘油后也出现短暂去氧饱和作用,但都未出现头痛。而在丛集性头痛的丛集期,轻度去氧饱和状态持续存在,始终达不到基线水平,导致头痛发作。高原低氧血症和睡眠呼吸暂停导致的低氧血症在丛集期也会诱发丛集性头痛发作。KudmwL 和 Kudrow DB 基于以上观察提出颈动脉体化学感受器参与丛集性头痛发病机制的假说。

食物类型以及对某种食物嗜好不会诱发丛集性头痛发作,丛集性头痛患者中吸烟者的比例较高,一些患者戒烟后,头痛获得缓解。

对发作期的患者而言,丛集期和间歇期开始与结束的决定因素目前尚不清楚。压力、抑郁和心理因素在丛集性头痛的发病机制中似乎不如在其他类型头痛中那样重要。一些丛集性头痛患者在发作期的行为表现类似躁狂发作,丛集性头痛的周期性部分患者使用锂盐治疗有效,这些提示丛集性头痛类似于双向情感障碍。

(六)病程

发作性丛集性头痛和慢性丛集性头痛都会持续数年。发作性丛集性头痛间歇期可能持续很多年,直到老年才会停止复发。Krabbel 随访的大量病例显示,只有少数患者不会随年龄增加而减少发作。慢性丛集性头痛也可转化为发作性丛集性头痛。

三、辅助检查

(一)脑结构的异常

高级的成像技术显示与相匹配的对照者比较丛集性头痛患者的脑组织,结果发现丛集性头痛患者脑灰质密度与正常相匹配的志愿者相比明显增加。无论患者发作与否,这些差别均存在,这表示其改变是永久性的。研究人员使用以体素为基础的形态测定法研究了 27 例丛集性头痛患者的脑结构,并与 25 例匹配的对照者进行了比较。他们发现丛集性头痛患者头痛发生一侧的下丘脑灰质密度增加,这与丛集性头痛急性发作期的正电子发射型断层扫描术观察到的活动区域几乎完全一致,而下丘脑是与周期节律性有关的脑区。

(二)面部热图检查

Drummond(1984年)用热图检查33例丛集性头痛患者,发现受累眶区热的丧失增加。有些患者热丧失区分布于眼上下、鼻下及颞侧。

(三)脑血流量

丛集性头痛同偏头痛相似,常见颈外动脉扩张。丛集性头痛发作期间眼球内血管床的搏动增加,偏头痛发作无此现象。丛集性头痛患者尚未查出颈内动脉及其分支受累的证据。有学者用鞘内注入盐水,脑脊液压力达$70cmH_2O(6.86kPa)$左右使某些患者疼痛缓解,说明部分颈内动脉于颅内分支扩张。

以往因乙醇、组胺、硝酸甘油等血管扩张物质,在丛集性头痛发病期间可诱发头痛发作而强调血管扩张的重要性,但近代在头痛发作期局部脑血流量的研究发现其变化是不恒定的,从而不支持疼痛是因血管扩张所致。Drummond(1985年)的研究表明,患者的颅外动脉血流量增加及颞动脉搏动增加接着受累侧疼痛发作。他们的结论是丛集性头痛的血管变化是继发的,原发的是神经元放电。

(四)生化检查

1.5-HT　丛集性头痛患者5-HT的变化比偏头痛患者更敏感。研究发现,丛集性头痛发作期全血的5-HT呈中度增加,而偏头痛发作期血小板5-HT水平降低。Waldenlind(1985年)发现,丛集性头痛患者在发病期间的疼痛间期及缓解期全血5-HT水平降低,与偏头痛患者所见相似。

2.红细胞胆碱　丛集性头痛患者红细胞胆碱浓度降低,经锂盐治疗后其水平有较大增加,持续几个月。胆碱降低不局限于急性发作,在缓解期亦存在。进一步证明丛集性头痛患者细胞膜卵磷脂与胆固醇比例增加,提示红细胞卵磷脂更新率下降。此点与本病发生机制的关系尚不清楚。

四、诊断与鉴别诊断

(一)诊断

丛集性头痛的诊断主要是临床诊断,主要依赖于头痛发作史、疼痛的详尽描述、头痛持续时间短暂、促发因素和伴随自主神经症状。其中疼痛迅速加剧、夜间发作明显以及每次头痛持续时间短是病史中的重要内容。尽管很少伴随结构异常,但仍推荐行神经影像学检查,最好是头颅 MRI 或增强 CT。

1.至少5次符合标准 B~D 发作。

2.重度、极重度的单侧眶、眶上和(或)颞部疼痛,如不治疗疼痛持续15~180min。

3.头痛伴有以下几项中至少一项。

(1)同侧结膜充血和(或)流泪。

(2)同侧鼻充血和(或)流涕。

(3)同侧眼睑水肿。

(4)同侧前额和面部出汗。

(5)同侧瞳孔缩小和(或)上睑下垂。

(6)感觉躁动或不安。

4.发作频率从隔日1次到每日8次。

5.不能归于其他疾病。

(二)鉴别诊断

1.与偏头痛型血管性头痛相鉴别　先兆型偏头痛者有前驱症状,疼痛性质为搏动性,伴有恶心和呕吐等自主神经症状,其疼痛部位可超过头部正中线,女性多见,父母可有头痛病史,而丛集性头痛不具备这些特点。

2.与单纯眼型血管性头痛相鉴别　此型血管性头痛仅有眼痛,而丛集性头痛不仅有眼痛,而且放射至同侧的颞部、额部、枕部,还伴有鼻塞、流涕、流泪、结膜充血等。

3.与颈性头痛相鉴别　此头痛的部位以枕部为中心,伴有颈肩的疼痛和眩晕。

4.与三叉神经痛的鉴别　三叉神经痛是三叉神经第2、3支分布范围内短暂、剧烈的疼痛。最常见的疼痛部位是口周、口角附近,或三叉神经第2支分布区的眼眶周围。三叉神经痛的特征是面部存在"扳机点",刺激该处可引起剧烈疼痛。三叉神经痛患者不愿接触面部,而丛集性头痛患者按压面部以缓解疼痛。三叉神经痛更常见于50岁以上患者,每次疼痛仅持续数秒钟。

五、预防和治疗

(一)急性发作的治疗

急性丛集性头痛发作起病突然,持续时间短暂,因此须给药以迅速缓解疼痛。只有那些能迅速起效的药物才会在急性丛集性头痛中发挥作用。对偏头痛有效的止痛药和口服麦角胺,对丛集性头痛无效,因为它们的起效时间对于剧烈和短暂的丛集性头痛而言,显得相对较慢。最有效的治疗是吸氧和皮下使用舒马坦。近来有报道应用鼻腔内舒马坦和鼻腔内佐米格和口服佐米格治疗。

1.氧疗　在本病发作时,吸氧是最有效的治疗方法之一,用面罩给氧,以100%的氧,每分钟流量为7L,其中85%的患者可在15min内缓解,无不良反应。某些患者吸氧虽不能完全终止其头痛发作,但可推迟下次发作时间。

2.舒马坦　皮下注射舒马坦治疗丛集性头痛发作,96%在15min内头痛缓解(从非常剧烈、剧烈或中度疼痛到轻度疼痛或疼痛消失)。长期治疗后未出现效果减弱或者发作频率增加。这项研究显示,长期皮下注射舒马坦6mg是一种耐受性好的治疗急性丛集性头痛发作的有效方法。

预先口服舒马坦,每次100mg,每日3次,既不能影响头痛发作时间,也不能影响头痛的频率。对缺血性心脏病及未控制的高血压病患者,禁用舒马坦。吸氧和舒马坦都可降低丛集性头痛发作中患者颈外静脉CGRP含量,而阿片类物质却不能。

3.佐米格

(1)佐米格鼻腔喷雾:快速起效,使用方便,没有异味,使佐米格鼻腔喷雾成为治疗急性丛集性头痛发作有吸引力的药物。在鼻腔喷雾5mg佐米格的单盲实验中,76次丛集性头痛发作中60次(78%)在15min内完全缓解,25次(46%)在10min完全缓解。安慰剂治疗的发作直到25min才起效。目前大样本双盲安慰剂对照试验尚在进行中。由于起效快速,易携带(不像氧气),使用方便(不像皮下注射舒马坦),鼻腔用佐米格成为治疗急性丛集发作的很重要的药物。

(2)佐米格片剂:佐米格是第一种在发作性丛集性头痛急性期治疗中证实口服有效的曲普坦类药物。发作性丛集性头痛患者使用佐米格(10mg和5mg)后30min,头痛缓解,并且易于耐受。

4.双氢麦角碱　在美国,双氢麦角碱(DHE)有注射给药和鼻腔给药,并对急性丛集性头痛发作有效。静脉注射可在10min内迅速缓解疼痛,而肌肉注射和鼻腔给药则起效较慢。

5.麦角胺　麦角胺仅能以片剂或栓剂的形式给药,由于起效时间较长,因此即使药物有机会起效,头痛发作可能已经开始自行缓解,故对应急处理无效。然而一些患者对麦角胺栓剂起效相对快一些。总之,由于麦角胺起效缓慢,麦角胺片剂和栓剂对急性丛集性头痛发作并不是非常有效。

6.其他 本病与偏头痛一样,解除患者心理方面的担心是必要的,采用支持心理疗法,对不安和抑郁的处理也是重要的。

(二)预防丛集性头痛发作

预防性药物治疗是丛集性头痛处理中的重点。发作性丛集性头痛的丛集期需每日用药,而慢性丛集性头痛需连续用药。最有效的药物包括麦角胺、维拉帕米、碳酸锂、皮质激素、美西麦角和丙戊酸盐。吲哚美辛对阵发性偏头痛有效,β-受体阻断剂和三环类抗抑郁药则无特效。

预防性药物治疗的原则,包括在丛集期的早期即开始坚持每日用药,直至患者头痛消失后至少2周,逐渐减量到治疗结束,而不是突然停药,在下一个丛集期开始又重新给药。对每位患者,必须向其解释药物的不良反应。尽管预防给药,但仍有一些患者出现头痛,此时,可给予吸氧或舒马坦治疗终止发作。

选择何种药物作为预防治疗的药物取决于以前对预防药物的反应、药物的不良反应、药物禁忌证、丛集性头痛的类型(发作性、慢性或慢性阵发性偏侧头痛)、患者的年龄、发作的频率、发作的时间(夜间还是白昼)以及丛集期可能持续的时间。对某些患者,有必要联合使用两种或多种药物以达到理想的控制效果。

1.酒石酸麦角胺 每次1mg,口服,每日2次,是一种非常有效的预防措施。与偏头痛不同的是,尚无证据表明麦角胺能引起丛集性头痛反跳现象。睡前口服麦角胺对控制夜间发作的丛集性头痛有效。麦角胺禁用于有外周和心血管疾病的患者。

2.二甲麦角新碱 每次2mg,每日3～4次,可以合并用赛庚啶8mg睡前服。

3.苯噻啶 每次0.5～1.0mg,每日3次。青光眼、前列腺肥大者及孕妇忌用。不良反应为嗜睡。

4.维拉帕米 对发作性和慢性丛集性头痛都具有预防作用,常规剂量为120～480mg/d,分次口服。维拉帕米可与麦角胺联合使用,该方法适用于发作性丛集性头痛的预防治疗。

5.碳酸锂 开始时用小剂量0.125g,每日3次,逐渐增大剂量至每日0.9～2.0g。

6.泼尼松 初始剂量为40mg/d,5日后逐渐减至15mg/d。

7.美西麦角 是有效的预防性药物,对年轻的丛集性头痛患者更佳,对有潜在的动脉粥样硬化性心脏病的老年患者需谨慎使用。美西麦角有许多不良反应,包括肌肉痉挛和疼痛、水潴留、纤维化反应。由于发作性丛集性头痛通常不超过4个月,因此在此期间使用美西麦角是可以接受的。但是在慢性丛集性头痛患者中,必须谨慎使用本品,宜间隔用药。如果患者必须反复使用美西麦角,则连续使用6个月,中间须停用2个月。并定期行胸部X线、超声心动图、静脉肾盂造影(IVP)以观察纤维环发展。

8.丙戊酸钠 有报道丙戊酸钠600～2000mg/d,分次口服,可以减少丛集性头痛的发作频率。但须定期复查血药浓度和肝脏转氨酶。

9.钙通道阻滞剂 异搏定40mg,每日4次;尼莫地平20～40mg,每日3次;硝苯吡啶10～20mg,每日3次。一般要连续4周后才能奏效。

(三)预防慢性丛集性头痛

预防慢性丛集性头痛可选用酒石酸麦角胺、碳酸锂、苯噻啶、二甲麦角新碱及钙通道阻滞剂。

(殷 梅)

第五节 其他原发性头痛

一、阵发性偏侧头痛

阵发性偏侧头痛(Paroxysmal partial headache,PH)是一组少见的良性头痛疾患,临床表现与丛集性头痛类似,但是标准抗丛集治疗效果不佳。PH 发作具有类似于丛集性头痛的疼痛特点、伴随症状和体征,但是持续时间短暂,出现更频繁,更常见于女性,而且使用吲哚美辛治疗显现绝对疗效。慢性阵发性偏侧头痛(Chronic paroxysmal partial headache,CPH)有发作性(具有间歇期),命名为发作性阵发性偏侧头痛(Paroxysmal partial headache,EPH)。CPH 可能从 EPH 演变过来。

有时由于剂量不够,吲哚美辛的疗效不是特别好。一般而言,最初需要一次口服或者直肠给药 150mg 或者更大剂量,随后可以给予略低的维持量。

阵发性偏侧头痛与丛集性头痛的主要区别是女性发病率高,其发病率女∶男为 3∶1。虽然有儿童发病的报道,但是通常为成年发病。

CPH 和 EPH 的家族史并不常见。报道病例的 21% 有文献记载的偏头痛家族史,只有 1 例患者有阳性丛集性头痛家族史。

大多数患者疼痛局限在单侧发作,并且无双侧交替发作。疼痛多出现在眼部、颞部、腭部和额部,颈背部、枕部和眶后较少出现疼痛。疼痛偶尔放射至同侧的肩臂部。疼痛被描述为搏动样痛、钻痛、跳痛或刺痛,疼痛程度从中度至极痛。28 例以往的报道中,轻度不适感出现在常见疼痛部位发作间期。头痛期间患者喜欢静坐或者蜷缩着躺在床上;然而少数患者会来回踱步,就像丛集性头痛患者一样。

CPH 每日发作 1～40 次。然而发作频率有明显的变化;轻度发作的频率为每日 2～14 次,重度发作为每日 6～40 次。大多数患者每日发作 15 次或者更多。每次头痛通常持续 2～25min(范围 2～120min)。

EPH 每日发作 2～30 次,每次发作持续 3～30min。头痛期为 2 周～4.5 个月,而间歇期为 1～36 个月。

EPH 和 CPH 都有极度疼痛的特点,颞部和眶部严重的搏动样疼痛或刺痛,伴有同侧典型的丛集性疼痛的自主神经症状。EPH 和 CPH 都有相似的临床表现:每日发作多次的短暂头痛、夜间发作、酒精性饮料加重,对吲哚美辛治疗绝对有效。

EPH 和 CPH 不同在于时间短暂,EPH 的特点为不连续性发作,有间歇期,而 CPH 为慢性发作没有间歇期。因而 EPH 经常被误诊为发作性丛集性头痛(ECH),由于它们都有发作期,每日出现多次持续短暂的极痛,伴有同侧自主神经功能障碍,有疼痛间歇期。EPH 和 CPH 都可能夜间发作,都可由酒精诱发。EPH 不同于 ECH 的是发作频率高,单次头痛时间短,对于吲哚美辛治疗绝对有效。CPH 必须同慢性丛集性头痛相鉴别。

【诊断性检查】

正如其他头痛疾患那样,详细的检查是很重要的,排除所有器质性疾患。每位拟诊阵发性偏侧头痛的患者必须进行诊断性神经影像学检查,排除以下继发因素。类似 CPH 的结构性病变包括鞍旁垂体腺瘤、上颌窦囊肿、枕叶梗死、起源于蝶鞍的神经节细胞瘤、眼部带状疱疹、动静脉畸形、海绵窦脑膜瘤、额叶肿瘤和 Pancoast 肿瘤。建议进行磁共振检查,因为磁共振对于检查肿瘤和血管畸形比 CT 敏感。

【治疗】

CPH 对于吲哚美辛敏感。通常起始剂量为 50mg,每日 2 次;部分起效的患者应该给予 150mg 或 200mg。多数患者对于每日 150mg 有效,并且头痛症状迅速缓解。在给予正确剂量后 48h 内应该起效。少见的情况是个别患者需要高达 300mg/d 的剂量。对于吲哚美辛治疗缺乏效果应该怀疑是继发于上述损害的 CPH 样表现。

胃肠道不良反应是长期治疗的主要问题。胃肠道不良反应通常可以用 H_2 受体拮抗剂、质子泵抑制剂或者前列腺素控制。米索前列醇 $100\sim200$mg,每日 4 次能够很好地预防非甾体类药物导致的胃溃疡。吲哚美辛治疗的时间不等,CPH 患者可能需要长期使用吲哚美辛,而 EPH 患者只需短期使用。有些患者停用吲哚美辛头痛未复发,有些患者由于不良反应不得不停用。如果吲哚美辛效果不佳时,部分患者可以使用 COX-2 抑制剂。

二、原发性咳嗽性头痛

原发性咳嗽性头痛又称为良性咳嗽性头痛,是临床上相对少见的一种原发性疾病。主要为双侧突发性的针刺样头痛,历时多在 1min 以内。疼痛常被突然的 Valsalva 动作所诱发,但不能被持续的体力活动诱发。此病男性多于女性。

目前对原发性咳嗽性头痛发病机制尚未完全清楚。一般认为,与咳嗽引起的短暂性颅内压增高有关。颅腔是一个相对恒定的空间,当咳嗽时大脑静脉扩张引起颅内压增高,可引起大脑组织向枕骨大孔处发生位移,造成组织、血管和硬脑膜的牵拉,使脑组织推至颅骨腔面,后者是疼痛敏感结构,从而引发头痛。一般正常人咳嗽时不会引起头痛,可能是由于脑组织被牵拉的程度和方向未达到某种程度。

有研究发现,咳嗽时颅内压力的变化先后经历两个阶段。在第一个阶段,腰部压力大于脑内压力;在第二个阶段,脑内压力大于腰部压力。咳嗽时,胸内压和腹内压急剧升高,这些部位的血液通过脊椎周围无瓣膜的静脉转移至硬膜外静脉,使之充盈扩张。这些扩张的静脉压迫硬脊膜,形成一个压力波,上传至颅内,形成颅内高压后,又迅速降至正常。一般情况下,液体由腰部上行至颅内相对容易,而由头部下行返回脊椎可能会将脑组织挤进枕骨大孔内,从而阻断了压力的传递,造成颅内高压,进而引发头痛。这种头部和脊椎间形成一个压力差的现象称为颅-脊椎压力分离现象。

在原发性咳嗽性头痛中无小脑扁桃体疝形成。由此,有学者认为疼痛可能是由于某种未知的受体敏感性增高所致。还有学者认为,原发性咳嗽性头痛可能是由于功能性的颈静脉血液回流受到阻碍而导致颅内压增高所致。此外,5-羟色胺神经传递也可能参与了疼痛的机制。

【临床表现】

本病多见于男性,本病的总体患病率约为 1%,其中以 $37\sim77$ 岁患病率最高,平均发病年龄为 55 岁。

临床表现典型者为双侧突发性的短暂针刺样锐痛,历时短于 1min,不伴有恶心、呕吐、眼结膜充血、流泪、鼻塞、流涕等症状。头痛由咳嗽或其他特殊动作所诱发,疼痛程度几乎在同时到达顶点,在随后的数秒至数分钟内迅速减轻,有时疼痛会在最高峰维持数秒钟。需要指出的是,咳嗽不会加重头痛程度,但避免咳嗽会阻止头痛的发生。大多数患者在发作间期无症状,但有一些患者可在一次发作后紧随一个持续数小时的头部钝痛,从而使患者误认为是持续性疼痛。头痛绝大多数是双侧性的,但也有个别患者为单侧性疼痛。

【诊断与鉴别诊断】

原发性咳嗽性头痛主要需与症状性咳嗽性头痛相鉴别,后者有 Chiaril 畸形、颅中/后窝脑膜瘤、松果体瘤、拒染(色)性腺瘤(垂体前叶)、中脑囊肿、后颅(骨)凹陷症、硬膜下血肿以及其他脑部肿瘤等。必须通过神经影像学检查以排除器质性损害,如后颅窝肿瘤等。影像学检查主要包括头颅 MRI(排除后颅窝病变)、MRA(排除颅内未破裂的血管瘤)等。若患者有与短暂性脑缺血发作(TIA)相伴的咳嗽性头痛,则需行颈部血管超声和颅外 MRA 检查,以明确诊断。此外,颈动脉狭窄、血管瘤、大脑前/中动脉梗死均可通过相应的检查予以鉴别。偏头痛、丛集性头痛、腰穿后头痛和颅内压增高都可由于咳嗽而导致疼痛加剧,但良性咳嗽性头痛仅由咳嗽诱发,但不能加重疼痛的程度。

【治疗】

由于原发性咳嗽性头痛发作时间的短暂性,故预防性治疗显得更为重要。

1.避免诱发因素 消除咳嗽的病因,避免可能诱发头痛的用力动作,对预防原发性咳嗽性头痛有着积极的预防作用。

2.药物治疗 吲哚美辛,有效剂量为 50～200mg/d,个别病例每日剂量需增加到 250ml。治疗需持续 6 个月至 4 年不等,长期治疗时需选用质子泵抑制剂与之联合应用。由于吲哚美辛具有降低颅内压的作用,故与其他非类固醇类抗炎药相比,效果更显著。随着病情的好转,需逐步减少剂量。

乙酰唑胺的最大使用剂量可达 1～2g/d,但需要根据药物疗效和不良反应不断调整药物剂量,一般的维持剂量为 0.6g/d,其主要的不良反应是肢端麻木。其他如甲基麦角酰胺、麦角新碱、苯乙肼、萘普生也有效,普萘洛尔仅在极个别患者有效。另外,有报道行腰椎穿刺术一次放液 40ml 能起到缓解甚至治愈原发性咳嗽性头痛的效果。托吡酯有抑制碳酸酐酶的作用,可试用于难治性病例的治疗。

3.预后 此病预后较好,大约 70% 的患者经治疗而缓解或数年后自发缓解,有近 30% 的患者头痛无任何变化,将持续终生。

三、睡眠性头痛

睡眠性头痛最早由 Raskin 于 1988 年提出,又称顺时头痛或定时头痛。多数学者认为睡眠性头痛是一种原发性头痛,为临床上少见的头痛类型。

目前缺乏有关睡眠性头痛的实验性研究,其发病机制仅是推测性的。一些学者认为,睡眠性头痛的时间特征与丛集性头痛相似,可以将睡眠性头痛看作是丛集性头痛的一个亚型。但睡眠性头痛无严格的单侧性以及无副交感神经活化的表现,与三叉神经自主性头痛明显不同。临床上观察到,绝大多数睡眠性头痛发生在快眼动睡眠相(REM)。部分患者夜间血压增高,血压增高也发生在快眼动睡眠相,头痛可能与血压升高有关。睡眠呼吸暂停也可引起早晨或夜间头痛,但多导睡眠检查发现睡眠性头痛一般无睡眠呼吸暂停现象。睡眠性头痛可能与生物钟紊乱有关。视交叉上核是调控内源性 24 小时节律最重要的大脑结构,是节律的起搏点,与水管周围灰质之间具有传入和传出性连接。随着年龄的增长,丘脑下部—松果体轴,尤其是视交叉上核功能下降,褪黑激素分泌减少,进而导致头痛的发生。

【临床表现】

中年以后发病,以年长者患者居多,平均为 63 岁。多见于女性,男女比例约为 1∶2,占所有头痛的 0.1%。首次头痛发作绝大多数发生在入睡后 2～4h 之间,常在凌晨 1 时至 3 时之间开始发作。少数患者昼间睡眠时也可发生头痛。疼痛呈弥散性或局限于额颞部或头后部,多为双侧性,也可为一侧性或呈交替性,多数为中等程度疼痛,约 1/3 为剧烈疼痛。疼痛性质多为钝痛,也可为搏动性或针刺样疼痛,可伴有恶心,但无呕吐;无或少有畏光、畏声、流泪以及上睑下垂等症状。一次发作持续 15min 至 3h(一般在 1h 左右)。患者在直立位或活动时疼痛减轻。发作频率可每周 1 次至每晚 6 次,这种睡眠性头痛发作可连续数月至数十年之久。在此期间,头痛发作十分有规律性,每次发作的时间几乎固定不变。此外,部分患者有其他类型头痛的病史,还可与高血压、心房纤颤、糖尿病、抑郁症、心境恶劣、脑卒中、癫痫等伴发。

【诊断和鉴别诊断】

目前尚无一种仪器或实验室检查可作为诊断睡眠性头痛的依据,诊断主要根据临床表现。国际头痛协会(IHS)的头痛分类第一版(1988)中未包含睡眠性头痛,在第二版(2004)增加了睡眠性头痛。

以下病症同睡眠性头痛一样,与睡眠之间存在密切的时间关系。

1.爆炸样头痛综合征　发病多在 50 岁以后,其临床特点为头部持续数秒的爆炸样噪声,将患者从睡梦中惊醒,但并没有真正实际的头痛发生,通常在由清醒向睡眠的过渡期出现。多相睡眠记录仪检测表明,症状在睡眠的所有时相均可发生。此现象的短暂和头痛的缺如有助于鉴别。

2.龟样头痛　发生在早晨睡醒后复又入睡之时。头痛呈双侧性,仅在患者将床上被子拉盖到头上或把头缩到被下时发作。其主要原因是由于缺氧所致,是一种症状性夜间头痛。

3.夜间头痛-高血压综合征　头痛发生在夜间或清晨,主要是由于高血压所致,是一种症状性疾病。使用降血压药物治疗效果显著,可与睡眠性头痛相鉴别。

【治疗】

1.药物治疗

(1)急性发作期的治疗:目的在于减轻或终止头痛的发生。主要应用阿司匹林,可获得较好效果,另外,对乙酰氨基酚和麦角衍生物也具有一定疗效。

(2)预防性治疗:锂盐的应用可获得良好的效果,吲哚美辛、氟桂利嗪、咖啡因、泼尼松、维拉帕米、加巴喷丁也具有一定的预防发作效果,其中,吲哚美辛仅对单侧性头痛有效。

2.非药物治疗　睡眠行为学疗法和物理疗法的效果虽未得到明确肯定,但可作为辅助治疗。此外,持续正压通气对个别病例有效。

四、霹雳样头痛

霹雳样头痛是一种严重的暴发性头痛,发作突然,疼痛剧烈似雷打,发作不可预测。该术语初始用来描述未破裂的颅内动脉瘤的头痛表现。在临床实践中观察到,此症状除了未破裂颅内动脉瘤外也见于无明确颅内器质性病变以及其他颅内病变的患者。霹雳样头痛是描述性术语,可在多种病症出现,如蛛网膜下腔出血、脑静脉窦血栓形成、垂体卒中和高血压脑病等多种严重疾病。

【临床表现】

原发性霹雳样头痛发作突然、疼痛剧烈,一般在 1min 内疼痛程度达到高峰,通常持续 1h 或数小时,剧烈头痛可能在数周或数月内重复发作。一些文献报道,原发性霹雳样头痛似乎与广泛的节段性血管痉挛有关,血管造影可见血管痉挛。霹雳样头痛在休息或轻微的活动时可出现,或者可被剧烈的活动、Valsalva动作、性活动促发。

在一些特发性病例中,原发性霹雳样头痛为自限性,在不治疗的情况下,2 个月内缓解。若有脑血管痉挛存在时,必要的临床监测很重要。可用尼莫地平来预防或者改善迟发性缺血损伤。

【鉴别诊断】

原发性霹雳样头痛是排除诊断。应该强调,对有霹雳样头痛的患者必须做详尽的查体和辅助检查,以排除继发性病因。

（一）偏头痛

少数偏头痛患者的急性头痛发作表现为霹雳样，这类患者有偏头痛病史，头痛时伴有恶心、呕吐。有学者将此有自限性的异常突然发作的严重头痛称为急性偏头痛。这种偏头痛的表现酷似原发性霹雳样头痛。头痛程度在 $10\sim20s$ 内达到高峰，而腰椎穿刺和血管造影是正常的。

（二）原发性刺痛

原发性刺痛又称为冰凿痛，疼痛持续数秒钟，多数患者为孤立性发作，少数患者在 1 日内可重复多次，疼痛部位位于一侧眶周、颞顶部。疼痛可从一处转移到另一处，甚至到对侧相应区域。若疼痛区域固定，应除外器质性病因。大约 40% 的偏头痛患者和 30% 的丛集性头痛患者经历过类似的刺痛。霹雳样头痛缺少上述特点，易于鉴别。部分原发性刺痛病例对吲哚美辛治疗有反应。

（三）未破裂的颅内动脉瘤

长期以来一直认为，猝发的严重头痛是颅内动脉瘤出血的特征性症状。20%～50% 的患者在出血前的几日至几周内，经历过与以往头痛性状不同的严重头痛，称为警告征。一般认为，此为一种颅内动脉瘤的破裂先兆，或是蛛网膜下腔小的动脉瘤出血。有文献报道，在蛛网膜下腔出血前 1 个月有 11% 的患者有这种严重头痛。以往霹雳样头痛用来描述未破裂的颅内动脉瘤头痛的临床特征，有学者认为，霹雳样头痛患者可存在未破裂颅内血管瘤，即使患者的头颅 CT 和脑脊液正常也必须进行脑血管造影检查。有回顾性临床研究结果显示，头颅影像学检查和脑脊液正常的霹雳样头痛患者中，通过脑血管造影发现 9.3% 有颅内动脉血管瘤。

（四）其他继发性病因

蛛网膜下腔出血发病时表现为霹雳样头痛，其他可能发生突然急骤头痛的疾病还有脑静脉窦血栓形成、垂体卒中、颈部动脉夹层瘤、高血压危象、自发性低颅压等病症。除蛛网膜下腔出血外，这些疾病 CT 和腰穿脑脊液检查可能见有异常。

1.脑静脉窦血栓形成　头痛是脑静脉窦血栓形成最常见的症状，75% 的患者可有头痛。这种头痛可以为弥散性或为局限性，大多数为持续性，卧位和 Valsalva 动作会加重头痛。超过 10% 的患者会出现霹雳样头痛，25% 的患者 CT 检查未见异常，有局灶性神经症状的患者低于 10%。有文献报道，脑静脉窦血栓形成的病例中 20%～50% 有脑脊液红细胞、细胞数增高，蛋白升高，但是超过 40% 的患者无脑脊液细胞生化变化，而仅有单纯的脑脊液压力升高。当怀疑有脑静脉窦血栓形成时，MRI 应作为首选的检查手段。

2.颈内动脉夹层瘤　头痛是颈内动脉夹层瘤出现最早和最常见的临床表现，75% 以上的患者会出现头痛。Horner 综合征、眼交感神经麻痹和单侧头痛（特别是前头部疼痛）是颈内动脉夹层瘤的特征性表现。在 13% 的患者中，头痛的发作是猝发和严重的，若不伴有缺血性卒中，头颅 CT 和腰椎穿刺脑脊液检查常不能发现异常，但磁共振血管成像能发现病变，此为颈动脉夹层瘤最合适的检查手段。颈动脉夹层瘤也可发生持久的神经功能缺陷，甚至死亡，但多数预后尚好。对颈动脉夹层早期应用抗血小板和抗凝治疗，可能有益于防治严重的缺血性脑损伤。

3.自发性低颅压　自发性低颅压患者中有 14% 会发生霹雳性头痛。头颅 MRI 可显示患者有大脑或小脑扁桃体下移、脑膜增厚等表现。

4.垂体卒中　垂体卒中也会出现霹雳样头痛。有时其临床表现、头颅 CT、腰穿脑脊液检查缺乏特征。垂体卒中的典型表现为急性头痛、眼肌麻痹、视力降低、意识改变。但是，垂体卒中的临床表现变化多样，可以从临床良性经过到肾上腺危象、昏迷，甚至突然死亡等。垂体肿瘤与脑组织密度基本相同，常规头颅

CT 检查容易被忽略,甚至在垂体内有出血时也有可能被忽略。头颅 MRI 能够识别垂体肿瘤以及相关的出血。

【辅助检查】

突发的严重头痛是蛛网膜下腔出血最常见的症状。对于 10％～50％的患者,头痛可能是即将发生蛛网膜下腔出血的先兆或者是蛛网膜下腔出血的唯一表现。对所有的患者行头颅 CT 是必须的。对头痛发作后 12h 内的蛛网膜下腔出血有 100％的敏感性和 98％的特异性,在 24h 内有 93％的特异性。CT 敏感性在头痛发作 1 日后降低到 86％,2 日后为 76％,5 日后为 58％。因此,当 CT 检查是阴性或不确定时,对患者均应进行腰椎穿刺脑脊液检查。

高颅压是脑静脉窦血栓形成的重要证据之一,脑静脉窦血栓形成患者大约有 25％头颅 CT 检查是阴性。脑脊液压力增高还可帮助区分血性脑脊液是腰椎穿刺的损伤性出血还是蛛网膜下腔出血。由于血性脑脊液有 20％是腰椎穿刺的损伤所致,因此对此进行鉴别是至关重要的。而用三个连续的试管中观察红细胞计数减少的方法也并不完全可靠。若脑脊液不能快速冷冻离心和检查,由损伤导致的红细胞会在体外分解,产生氧合血红蛋白变性引起脑脊液黄变。对黄变的脑脊液进行肉眼观察会错过 50％以上的标本。在急性发作后 12h 到 2 周进行腰椎穿刺的话,对蛛网膜下腔出血最正确的检查是对黄变的脑脊液进行分光光度检查,敏感性可达到 100％。

对有霹雳样头痛的患者,若神经病学检查、头颅 CT 和腰穿脑脊液检查均正常,是否需做脑血管造影(MRA)检查以排除非破裂性血管瘤还存有争议。一些随访研究结果显示,头颅 CT 和腰椎穿刺脑脊液检查正常的患者,极少发生蛛网膜下腔出血或突然死亡。在脑脊液或临床表现有疑问者或危险因素高的患者(蛛网膜下腔出血的家族史和个人病史),应进行脑 MRA。MRA 和 CT 血管成像(CTA)是评价颅内动脉瘤存在与否的非创伤性检查。MRA 对颅内动脉瘤的敏感性为 69％～100％,特异性为 75％～100％。动脉瘤的大小是检测的重要影响因素,以往的 MRA 研究显示,对直径 6mm 以上的动脉瘤敏感性为 59％以上。螺旋 CTA 有 85％～98％的检出率。

选择性脑血管造影是有创性检查,费用较昂贵。1％的患者出现一过性神经系统并发症,0.5％患者出现永久性神经系统损害。这种危险性在霹雳样头痛患者中更高,特别是存在弥散性血管痉挛时。

总之,霹雳样头痛是临床急症,要求做快速的检查以排除蛛网膜下腔出血,早期的 CT 检查对蛛网膜下腔出血有较高的敏感性和特异性。但是如果是阴性,一般要求做腰椎穿刺检查。对神经病学、CT 检查和脑脊液检查正常的患者,可行 MRA 检查,而不一定需要进一步做脑血管造影检查。颈胸动脉夹层瘤、脑静脉窦血栓形成患者在发病早期可以发生霹雳样头痛,这些患者的头部 CT 检查经常为阴性,腰椎穿刺也常为阴性,可能仅有颅内压增高的表现。当尽可能地排除了所有潜在的其他病因时,可以做出原发性霹雳样头痛的诊断,但应密切观察,特别是对有局灶性神经损害的患者。

五、慢性每日头痛

慢性每日头痛是指每天头痛或几乎每天头痛,每个月头痛的天数在 15 日以上。慢性每日头痛可为原发性和继发性,前者又可分为疼痛时间短的(头痛发作时间＜4h,包括慢性丛集性头痛、慢性阵发性偏侧头痛、睡眠性头痛)和疼痛时间长的(头痛发作时间＞4h,包括慢性紧张性头痛、转换性偏头痛、新发生的每日持续性头痛、持续性偏侧头痛)头痛。

流行病学调查结果显示,普通人群中慢性每日头痛的患病率为 3％～5％,大多数由发作性头痛转变而来,小儿中慢性每日头痛的患病率为 0.2%～0.9%,女性患病率高于男性患者 1 倍,5 岁至 80 岁以上者都有可能发生慢性每日头痛。大多数慢性每日头痛患者患病时间为 2～5 年,也有患病数十年者。头痛专科门诊 40%～55% 的病例为慢性每日头痛。大多数慢性每日头痛的疼痛程度为中等程度,双侧和非搏动性,60% 以上的慢性每日头痛患者有过度应用止痛药物的情况。

【头痛类型】

1.新发生的每日持续性头痛　　新发生的每日持续性头痛为描述术语,目前还缺乏对该头痛深入的认识,一般认为是一种原发性头痛。

患者少有以往头痛病史,头痛自开始发生后不缓解或几乎不缓解,表现为每天或几乎每天头痛。疼痛部位为双侧、非搏动性,约半数患者有恶心、畏光、畏声等症状。由于发病较急,多数患者能比较准确地回忆起初始头痛的时间。患者无其他原发性头痛病史,也缺乏精神心理应激或脑外伤史。不少患者过去曾经有过一次偏头痛样头痛发作或有头痛家族史。女性患病高峰为 20～40 岁,男性患病高峰为 40～60 岁。大约 1/3 的患者伴有流感症状。患者的神经系统检查、实验室检查和神经影像学检查均正常。

颅内压增高是引起继发性新发生每日持续头痛的重要病因之一。当患者出现视盘水肿时相对容易诊断,而在发生视盘水肿之前头痛表现酷似新发生的每日持续性头痛。高度怀疑高颅压时,应行影像学检查,必要时谨慎行腰穿检查。

静脉流出道堵塞是造成颅内高压的机制之一,其原因有慢性中耳炎、高凝状态、脑外伤、脑瘤、脑水肿等。静脉流出道压力增高,也可以由非阻塞性病因引起,如心力衰竭、呼吸功能衰竭、颅内动静脉畸形等。颅内压增高程度并不总是与头痛、视盘水肿的有无和程度并行。

2.转换性偏头痛　　大约有 70% 的慢性每日头痛患者以往有明确的偏头痛病史,偏头痛发作变得频繁后,患者极易发生头痛,并同时患有紧张性头痛,导致几乎每天都发生头痛。虽然头痛频繁,但头痛的程度往往较以往减轻,恶心、呕吐、畏光、畏声等症状也减轻或发生频度降低。在转换性偏头痛的发展过程中,女性患者在经期头痛明显加重。转换性偏头痛多有头痛家族史,以及神经系统和消化系统症状。

目前认为,偏头痛患者的自主神经功能不稳定,若长期或慢性暴露于一些诱发因素,如药物、应激、外伤、高血压、人格障碍等,可导致转换性偏头痛的发生。

一些止痛药物的长期滥用是导致转换性偏头痛发生的重要原因。巴比妥、镇静剂、咖啡因、麦角胺类属容易产生转换性偏头痛的药物,非甾体抗炎药物、异美汀、曲普坦类止痛药物也可引起转换性偏头痛。

3.慢性紧张性头痛　　慢性紧张性头痛中有少部分(3%～15%)是从发作性紧张性头痛转换而来。患者每月头痛天数超过 15 日,持续半年。头痛部位多为双侧,较为弥散,常累及后头部和颈部,往往缺少恶心、呕吐、畏光等症状。慢性紧张性头痛与转换性偏头痛表现相似,应注意鉴别。慢性紧张性头痛患者常有止痛药物用药过度的情况。

4.慢性丛集性头痛　　慢性丛集性头痛相对少见,占丛集性头痛患者的 10%～15%。慢性丛集性头痛多由发作性丛集性头痛转换而来,而以慢性发病者少见。

5.持续性偏侧头痛　　持续性偏侧头痛的临床特征为持续性偏侧中等程度的头痛,时轻时重,但很少完全缓解。持续性偏侧头痛对吲哚美辛反应良好。

6.药物过度使用和反跳性头痛　　患有经常性头痛的患者往往过度应用止痛药物。一般认为,慢性头痛患者长期以来每周服用 2 次以上一种或多种止痛药物者应视为药物过度使用。一些患者在服用药物后短时间内头痛可减轻,但药效过后头痛复现(反跳),患者重又服药,最终导致恶性循环,发生慢性每日头痛。在治疗原发性头痛急性发作时都有出现止痛药物过度使用的潜在危险。因此,对于每周服用止痛药物一次以上者应考虑给予预防性治疗。撤药可改善慢性每日头痛患者的症状,但有 1/3～1/2 的患者成为发作性头痛。撤药后慢性每日头痛无改善者极有可能复用止痛药物,应当引起注意,考虑预防性治疗。

7.慢性每日头痛与精神障碍共患 慢性每日头痛患者可能同时伴有焦虑、抑郁障碍,患病时间长、女性、过量服用止痛药物、慢性紧张性头痛等都是危险因素。有临床资料显示,慢性每日头痛患者中69%患有普遍性焦虑,25%患有重症抑郁,5.7%患有癔症。对于有上述精神障碍者,治疗效果往往不满意。

【治疗】

1.过量服用止痛药物慢性每日头痛的治疗原则 撤除过量服用的止痛药物。若患者长期过量服用止痛药物,提示患者的慢性头痛形式与用药有关。因此,应首先向患者解释和说明撤药的必要性和重要性。逐步减少服药的剂量,直至停药,整个撤药时间以 2 周为宜。在撤药过程中最好要求患者记录头痛和服药的情况。

2.预防性治疗 预防性治疗的药物可选用双丙戊酸盐和三环类抗抑郁药物。前者为精神稳定剂,可消除患者对撤药的恐惧和减轻戒断反应,后者有治疗抑郁症状和失眠的作用。对有明显戒断症状者应用药物,可应用可乐定治疗麻醉药物的过量使用。

3.辅助治疗 包括生物反馈治疗、认知行为治疗、理疗、运动疗法等。

4.新发生的每日持续性头痛的治疗 对于原发性新发生的每日持续性头痛的治疗效果常不满意。可试用三环类抗抑郁药物、丙戊酸、托比酯进行治疗。目前认为,本型头痛属自限性,患病 3～5 年后可自行缓解。

对于继发性新发生的每日持续性头痛,应针对病因进行治疗。

六、与性活动相关的头痛

近年来,由性兴奋剂引起的头痛,特别是枸橼酸西地那非的使用,引起人们的关注。此外,用于治疗性活动伴发症状的药物也受到医学界的重视。

【性交性头痛】

伴随性活动的头痛最早被认为是用力性头痛的一种。早期有关的文献报道多集中于这类头痛的相似性,但后来的研究发现,性交性头痛并非完全符合用力性头痛的特点。性交性头痛多见于男性,男女之比为 4:1,患者多为中年、肥胖、伴有高血压者。

性交性头痛被一些学者定义为一种短时头痛,类似慢性阵发性偏侧头痛或冰凿样头痛。但实际上,一些患者性交性头痛持续时间较长。性交过程中发生的头痛可以归为以下三种类型。

性交早期头痛,为中等程度疼痛,持续时间较短;性高潮头痛,发生突然,疼痛程度严重,持续 15～20min;性交后期头痛,持续数小时至数天,在性高潮后发生。

原发性性交性头痛多为反复、周期性或无一定规律,预后一般较好。与其他类型的血管性头痛一样,其发病机制也主要为三叉神经一血管效应,但也有肌肉成分参与其中。高血压、原有偏头痛以及心理因素等也都与性交性头痛的发生有关。

国际头痛协会(IHS)在第二版的头痛分类中列有与性活动相关的原发性头痛,其下又分为性高潮前头痛和性高潮头痛。

有学者观察了良性性交性头痛患者十多年的自然病程,多数患者为反复发作,约 40%伴有其他原发性头痛,性交性头痛一般不伴有恶心、呕吐、视觉症状、躯体感觉或运动症状以及意识障碍。

性交性头痛需要与其他突发性头痛相鉴别,如寒冷或药物诱发的头痛、食物依赖性头痛、与鼻窦炎或青光眼相关的头痛、咳嗽性头痛等。对疑有颅内器质性病变者应进一步检查。

普萘洛尔能降低性交性头痛的血压,用于治疗性交性头痛有效。一些学者主张采用普萘洛尔和吲哚美辛联合用药。

性交性头痛易与性交过程中发生的霹雳样头痛混淆,后者提示发生颅内事件,如蛛网膜下腔出血。有文献报道,性交过程中发生的头痛,有少部分为颅内血管事件所致。

【头痛与艾滋病】

关于伴发 HIV 感染头痛的报道最早见于 20 世纪 80 年代初,早期的观察主要集中于 HIV 的机会性感染,后来又认识到原发性 HIV 感染也是头痛的原因。用于治疗原发性感染的药物、慢性疾病的情绪变化也都与头痛有关。

常见的 HIV 机会性感染包括隐球菌病、弓形体病、结核性脑膜炎、疱疹病毒感染(包括脑病和视网膜病),相对少见的感染有曲霉病、毛霉菌病、克鲁斯锥虫感染、球孢子菌属感染、小孢子虫病、巨细胞病毒视网膜炎等。

HIV 感染的其他并发症也会引起头痛,如进行性多灶性白质脑病、非霍奇金氏淋巴瘤、卡波西肉瘤、继发性急性闭角型青光眼和 HIV 脑病。

几乎所有的抗 HIV 药物都有头痛的不良反应,特别是拉米夫定和其他抗菌药物。此外,头痛可以是 HIV 感染早期的症状之一。有文献报告,紧张性头痛和偏头痛是 HIV 患者常见的病症。

【头痛与性兴奋剂】

治疗阳痿的主要进展是枸橼酸西地那非的应用,尽管该药的使用还比较安全,但用药时须注意。须在性活动前 1h 服用枸橼酸西地那非,其半衰期为 3~5h。该药通过抑制磷酸二酯酶-5 对环磷鸟苷的降解作用,选择性扩张海绵体血管。常见的不良反应有鼻充血、胃食管反流、色觉障碍和头痛。这些不良反应可被释放氧化氮的药物加强。枸橼酸西地那非由 P-450 酶系统代谢,因此,任何由 P-450 酶系统代谢的药物都会影响枸橼酸西地那非的作用,这些药物有利托那韦、沙奎那韦、西咪替丁、酮康唑、红霉素、曲普坦类药物等。

冠心病患者和服用含硝酸基药物者应慎用枸橼酸西地那非。目前已报道了不少因服用枸橼酸西地那非致死的病例,多数为有心脏病、服用含硝酸基药物或缺乏锻炼、体质差者。

【治疗头痛的药物和性功能】

一些抗高血压药物和抗精神病药物会引起性功能障碍,这是导致服药依从性差的原因之一。这些药物可引起性欲低下、性高潮延迟、射精障碍、男子女性型乳房、阳痿或阴茎异常勃起等。其药理学机制涉及肾上腺素能受抑制、抗胆碱能、内分泌和镇静作用。

1.抗高血压药物　在用于治疗偏头痛的抗高血压药物中,交感神经阻滞剂(如中枢 α-激动剂、β-拮抗剂)和利尿药等药物会引起性功能障碍。阳痿是抗高血压药物引起的常见性功能障碍,这些药物有甲基多巴、胍乙啶、盐酸可乐定、普萘洛尔。而抗精神病药物引起的性功能障碍中最常见的是射精障碍。钙通道拮抗剂的不良反应有性欲低下、性高潮延迟、射精障碍、男子女性型乳房、阳痿或阴茎异常勃起,但不常见。

2.抗抑郁药物和抗精神病药物　神经递质在头痛发病中起重要作用,因此影响脑内神经递质水平的治疗头痛药物是头痛治疗的重点。已知多巴胺可加强性活动,血清素可抑制性活动。在临床上已广泛使用抗抑郁药物,如三环类抗抑郁药物、选择性 5-羟色胺再吸收抑制剂、单胺氧化酶抑制剂以及新型抗抑郁药物文拉法新和奈法唑酮等。大多数抗抑郁药物会影响男性性功能,主要为勃起困难和射精障碍。有文献报道,于性交前 2h 服用氯贝胆碱,可在一定程度上减轻这种不良反应。

有关影响性功能的报道,多为选择性 5-羟色胺再吸收抑制剂,最常见的是射精延迟、性欲降低、性高潮延迟或缺乏。选择性 5-羟色胺再吸收抑制剂的这种不良反应与药物剂量呈明显正相关。但也有文献报告,5-羟色胺再吸收抑制剂有减轻早泄的作用。

抗抑郁药物安非拉酮和奈法唑酮的性功能障碍不良反应发生率很低,但在临床上其治疗头痛的效用尚未被证实。

抗精神病药物硫利达嗪有较强的抗胆碱能作用和 α-阻滞作用,有性功能障碍的不良反应,通过换用异相机理的药物可减轻或消除。在评估服用抗精神病药物的性功能障碍不良反应时,医师应首先考虑其他潜在的性功能障碍原因。

减轻或消除抗抑郁药物的性功能障碍不良反应的方法有减少药物剂量或换用其他药物。一些药物,如赛庚啶、育享宾可用于治疗这种不良反应。

药物的性功能障碍不良反应逐渐成为医疗实践中有实际意义的内容,而在头痛治疗中应用的不少药物有这方面不良反应,这种对性功能的影响多为良性,通过适当的处理可消除。

（殷　梅）

第十二章　神经系统遗传代谢性疾病

第一节　遗传性共济失调

遗传性共济失调是一组以慢性进行性小脑性共济失调为特征的遗传变性病,世代相传的遗传背景、共济失调表现及小脑损害为主的病理改变是三大特征。本组疾病除小脑及传导纤维受累外,常累及脊髓后柱、锥体束、脑桥核、基底节、脑神经核、脊神经节和自主神经系统等。共济失调步态最先出现且逐渐加重,最终使患者卧床,临床症状复杂、交错重叠,即使同一家族也可表现高度异质性,分类困难。

一、遗传性痉挛性截瘫

本病又称 Strumpell-Lorrain 病,是以双下肢进行性肌张力增高、肌无力和剪刀步态为特征的综合征。是遗传性共济失调中较多见的类型,有常染色体显性、隐性和 X 连锁隐性三种遗传方式。人群患病率为(2~10)110 万。

(一)病因及病理

本病有高度遗传异质性,已发现 20 个基因位点,按发现的顺序依次命名为 SPG1~SPG20,其中 5 个基因已被克隆。主要病理变化为脊髓的双侧皮质脊髓束的轴突变性和脱髓鞘,以胸段最重,脊髓小脑束、薄束、前角、巨锥体细胞、基底节、脑干、小脑、视神经等亦可有改变。

(二)临床表现

多在儿童期或青春期发病,男比女略多。主要特征是缓慢进行性双下肢痉挛性截瘫。可分为两型。

1.单纯型　主要表现缓慢进行发展的双下肢中枢性瘫痪,患儿自小即有双下肢僵硬、无力,呈剪刀步态,下肢腱反射亢进,有病理反射,常可见弓形足。病情逐渐发展时,双上肢也可无力,并发现锥体束征。

2.复杂型　由于病变累及部位不同,可出现复杂的症状和体征,构成不同综合征或亚型。

(1)Ferguson-Critchley 综合征属常染色体显性遗传。临床特点是中年起病,四肢锥体束征同时伴有眼球震颤、侧向及垂直注视受限、四肢强硬、不自主运动、面部表情刻板和前冲步态等。

(2)Kjellin 综合征属常染色体隐性遗传。多数在 25 岁左右开始发生痉挛性截瘫,双手和腿部的小肌肉进行性萎缩,智能减退,中心性视网膜变性。

(3)Troyer 综合征为常染色体隐性遗传。儿童早期发病,伴手部肌萎缩,继之出现下肢痉挛或挛缩,身材短小,轻度小脑症状,手指徐动和耳聋等,部分病例不自主苦笑,构音障碍,至 20~30 岁仍不能走路。

(4)Sjogren-Larsson 综合征为常染色体隐性遗传。幼儿期发病或生后不久出现颈、腋窝、肘窝、耻区及腹股沟等皮肤弥散性潮红和增厚,随后皮肤角化脱屑,呈暗红色鳞癣,痉挛性截瘫或四肢瘫(下肢重),常伴假性延髓麻痹、癫痫大发作或小发作、手足徐动、轻至重度精神发育迟滞等；1/3 的病例视网膜黄斑色素变性导致视力障碍，可见视神经萎缩或视神经炎，但不失明；患儿身材矮小，牙釉质发育不全，指（趾）生长不整齐。预后不良，多在发病不久死亡，罕有存活至儿童期。

（5）Mast 综合征于 11～20 岁起病，主要表现是痉挛性截瘫伴有早老性痴呆，基底节症状。

（三）诊断

根据家族史，儿童期（少数 20～30 岁）发病，缓慢进行性双下肢痉挛性截瘫，剪刀步态，伴视神经萎缩、锥体外系症状、共济失调、肌萎缩、痴呆和皮肤病变等即可诊断。但需与脑性瘫痪及运动神经元病鉴别，这两种疾病均无家族史，前者于出生时即有症状，但随年龄增长而有一定好转，后者多在中年发病。

（四）治疗

尚无特效疗法，主要是对症处理。左旋多巴、巴氯芬、盐酸乙哌立松可减轻肌张力高的症状，理疗、按摩和适当运动也有所帮助。

（五）预后

预后不良。开展遗传咨询和产前诊断以防止患儿出生。

二、弗利得来共济失调

弗利得来共济失调，为遗传性脊髓型共济失调的常见类型，多数为常染色体隐性遗传，但少数为显性遗传和散发病例。人群患病率为 2/10 万，近亲结婚发病率高达 5.6%～28%。本病具有独特的临床特征，如儿童期发病，肢体进行性共济失调，伴锥体束征、发音困难、深感觉异常、脊柱侧突、弓形足和心脏损害等。

（一）病因及病理

本病是 9 号染色体长臂（9q13-12.1）frataxin 基因非编码区 GAA 三核苷酸重复序列异常扩增所致，正常 GAA 重复扩增 42 次以下，患者异常扩增（66～1700 次）形成异常螺旋结构可抑制基因转录。FRDA 基因产物 frataxin 蛋白存在于脊髓、骨骼肌、心脏及肝脏等细胞线粒体内膜，导致线粒体功能障碍而发病。重复扩增愈多，发病年龄愈早。

肉眼可见脊髓变细，胸段明显；镜下显示后索、脊髓小脑束和皮质脊髓束变性，后根神经节和 Clarke 柱神经元丢失，周围神经胶质增生；脑干、小脑和大脑受累较轻。心脏因心肌肥厚而扩大。

（二）临床表现

1.发病年龄从婴儿至 30 岁，但以儿童多见，无性别差异，通常于发病后 10 年内发展至严重残疾而卧床不起，少数患者出现症状后尚可存活 20 余年，极少数患者表现为症状轻微而不甚发展的顿挫型。

2.最早症状为后索病变所引起的逐渐发生的步态不稳、步态蹒跚、闭目难立征阳性、下肢深感觉减退或消失，膝、跟腱反射消失。病变进展亦可波及上肢。

3.后期由于合并锥体束损害而出现两下肢无力和病理反射。

4.严重病例多可出现眼球震颤与构音困难等小脑功能障碍的症状和体征。

5.80% 患者出现骨骼畸形，如弓形足和脊柱后侧凸等。

6.多数患者早期即合并有心脏病，90% 患者最后死于心脏病变。

7.少数患者有视神经萎缩，偶有神经性耳聋和轻度痴呆等。

（三）诊断及鉴别诊断

1.诊断　根据儿童或少年期起病，自下肢向上肢发展的进行性共济失调，明显的深感觉障碍如下肢振动觉、位置觉消失，腱反射消失等，通常可以诊断，如有构音障碍、脊柱侧凸、弓形足、心肌病、MRI 显示脊髓萎缩和 FRDA 基因 GAA 异常扩增可确诊。

2.鉴别诊断　不典型病例需与以下疾病鉴别：①腓骨肌萎缩症。为遗传性周围神经病，也可出现弓形足，但该病没有明显的共济失调；②多发性硬化。有缓解-复发病史和 CNS 多数病变的体征；③维生素 E 缺乏。可引起共济失调，头部震颤明显，血清维生素 E 缺乏，用维生素 E 治疗效果较好；④共济失调-毛细血管扩张症。儿童期起病表现小脑性共济失调，可见特征性结合膜毛细血管扩张。

（四）治疗

目前本病无特效治疗，轻症患者可用支持疗法和功能训练，重症者可手术矫正治疗足部畸形等。用胞磷胆碱、毒扁豆碱可有一定疗效。心功能不全和糖代谢异常的对症治疗也很重要。

（五）预后

预后不良。死亡年龄 21～69 岁。死亡原因 90％是心脏病，10％为糖尿病并发症。

（刘殿勋）

第二节　糖原沉积病

糖原沉积病系一组由于遗传性糖原代谢障碍致使糖原在组织内过多沉积而引起的疾病。根据引起糖原代谢障碍的酶缺陷和过量糖原在体内沉积的组织不同，可区别为 11 个亚型，其中除Ⅸa 型为性连锁隐性遗传以外，均为常染色体隐性遗传。0、Ⅰ、Ⅲ、Ⅵ和Ⅸ五型主要为糖原分解调节血糖水平的过程发生缺陷，在新生儿时期经常发生低血糖而引起惊厥等神经症状；0 和Ⅲ型尚有先天性肌无力和肌张力过低。Ⅴ、Ⅶ、Ⅷ和Ⅹ型则系因剧烈运动时供应肌肉能量的糖原无氧分解过程的缺陷而引起症状。第Ⅱ型主要为肌无力的表现，可伴有心脏症状。

一、Ⅰ型糖原沉积病

Ⅰ型糖原沉积病，系由葡萄糖-6-磷酸酶缺乏所引起。临床特征为低血糖、肝肿大、酸中毒、高脂、高尿酸血症、凝血功能障碍和发育迟缓等。

（一）临床表现

本病为常染色体隐性遗传，两性均可罹病。婴儿多见，亦可见于儿童及成年。症状随发病年龄而异。其主要症状包括：

1.肝、肾肿大。在 1 岁时即可发现肝肿大，但脾脏不大，肾肿大，但肾功能正常。

2.低血糖，婴儿反复发生惊厥、抽搐、昏迷，并继发智能减退。严重者可发生酮症酸中毒和继发感染。

3.生长发育迟缓，体态矮胖，或瘦小。全身不同部位可有过多脂肪沉积而使脸、臀部及乳房大量脂肪沉积。肥胖原因可能与糖原异生增强有关。

4.肢体极易疲劳，以下肢尤为明显，严重者步履困难。

5.高尿酸血症，10 岁以下儿童发生痛风，常为本病的早期症状。系由尿酸、乳酸及丙酮酸生成增高而影响尿酸的排泄所致。

6.出血倾向，鼻出血、牙龈出血等为本病的常见症状，出血原因与血小板内葡萄糖-6-磷酸酶的缺乏有关。

7.高脂血症,包括胆固醇、β-脂蛋白、三酰甘油均见异常增高,以致出现奶油状血浆、乳化视网膜(视网膜表面似一层奶油)、臀部及四肢出现黄色瘤病等。

(二)诊断

空腹血糖极低,三酰甘油、胆固醇和 β-脂蛋白等含量极高,尿酸增高及临床检查肝、肾肿大者可以提示诊断。凡拟诊者可做特异性极高的果糖或半乳糖耐量试验予以确诊。方法为果糖(0.5g/kg)或半乳糖(1g/kg)配成 25% 的溶液于静脉内注射,注射前后的 1 小时内每 10 分钟取血测定其葡萄糖、乳酸、半乳糖、果糖的含量。若葡萄糖正常而乳酸升高者当可诊断。

(三)治疗

本病的治疗应以维持婴儿的血糖水平、防止低血糖和低血性中枢神经系统损害为原则,可予少量多餐进食和补充葡萄糖。少用水果、牛奶,以免过多摄入半乳糖而产生酸中毒。肠外营养疗法,寡多糖氨基酸和维生素混合饮食治疗,有望使症状好转。理想的进食方法,防止酸中毒和继发感染,可使病期延长,或许能达到自动纠正之可能。

(四)预后

本病预后差,多数在 2 岁前夭折。若能生存至 4 岁以后者,多数可望通过某些调节而逐步改善症状。

二、Ⅱ型糖原沉积病

Ⅱ型糖原沉积病,由酸性麦芽糖酶缺陷而引起糖原在溶酶体内沉积、溶酶体增生、破坏、甚至释放不正常的溶酶体酶而致一系列的血细胞结构破坏。

(一)临床表现

本病为常染色体隐性遗传,亦有散发。根据临床表现可分为婴儿型、儿童型和成年型。

婴儿型患者常在出生后 1 个月至数月后出现呼吸窘迫,进食后发绀、全身肌无力、肌张力降低,心脏扩大、巨舌等症状和体征。少数婴儿可有肝脏肿大。心电图检查可有 P-R 缩短,S-T 段抬高,T 波倒置、心律失常等改变。婴儿病者的中枢、周围神经和肌肉、心脏同时受累。临床上很难与婴儿型脊肌萎缩症相鉴别。

儿童型患者以四肢肌无力为主,主要表现为类似肢带肌营养不良症。常伴心脏扩大、心力衰竭和呼吸困难。肢体有假肥大、血清 CPK 升高,GOT、GPT 正常,血液涂片可见泡沫细胞。此型病者进展缓慢,常因反复呼吸道感染而致命。

成年型患者常在 30~40 岁出现症状,表现为缓慢进行的四肢肌肉萎缩、力弱,近端较远端重,以躯干肌和骨盆带肌肉萎缩更为明显。50% 患者影响呼吸肌。此型病者易被误诊为多发性肌炎或肌营养不良症。预后良好。

(二)诊断

本病诊断依照于典型的临床症状,心脏和肌肉的体征,成年起病者需行肌肉活检,于切片中见到较多的糖原沉积;周围血白细胞的糖原染色阳性以及成纤维细胞培养及肌肉活组织检查中酸性麦芽精酶活力测定予以肯定诊断。

(三)治疗

本病尚缺乏特效治疗。有人试用纯化 α-糖苷酶后,肝内糖原有所减少。

三、Ⅴ型糖原沉积病

第Ⅴ型糖原沉积病又称 McArdle 病,由磷酸化酶缺乏所引起。主要临床特征为肌肉剧烈收缩后出现疼痛、痉挛和无力。

(一)发病机制

肌肉收缩需要消耗能量,能量主要由肌肉中的糖原分解成葡萄糖并进行,有氧分解产生大量的 ATP 而提供。静息时,肌肉中储存有少量的磷酸肌酸和 ATP,在数次肌肉收缩以后即消耗完毕。当糖原分解的第一步中所必须的磷酸化酶缺乏时,糖原不能还原成葡萄糖而进行代谢。因此,所贮存的有限磷酸肌酸和 ATP 消耗完毕之后,肌肉即处于尸僵的强直样痉挛而不能放松。

(二)临床表现

按发病年龄不同可分为儿童或少年期发病者,常表现为肌肉易疲劳或间歇性肌红蛋白尿;成年早期起病者,特征为运动后肌痉挛和偶伴一过性肌红蛋白尿,晚发型病者,在 40～50 岁起病,特征为进行性肌无力,但少有肌红蛋白尿。不管何种类型的 McArdle 肌病,一般均有下列数组临床症状。

1.运动性肌痉挛　在剧烈运动,如奔跑、跳跃、爬山、登高之后出现剧烈肌肉疼痛,以下肢为明显。重者可伴大汗淋漓。肌肉疼痛于休息后好转。肌肉疼痛持续时间从数分钟至数小时,偶可达数天之久。间歇期症状完全消失。

2.继减现象　系指肌肉痉挛或肌肉疼痛一旦发生后,仍坚持轻度至中度的肢体活动,肌肉痉挛反而逐步减轻或消失的现象。产生这种继减现象的原因尚不清楚。

3.肌疲劳和肌无力　剧烈运动后出现的肌肉疲劳和无力可持续存在。严重发病时可出现四肢不能活动,甚至眼肌亦出现疲劳,但此时伴有肌红蛋白尿,肌无力的分布酷似肌营养不良症。

4.运动后肌红蛋白尿　见于 1/2～1/3 患者。在剧烈运动后 1 至数小时出现,持续时间在 48 小时之内。晚发病者很少出现肌红蛋白尿。

5.肌肉萎缩和肌肉肥大　腓肠肌轻度肥大约占本组病例半数以上,系由糖原于肌纤维内沉积所致。肌肉萎缩见于疾病晚期。

6.实验室检查　可见心电图上 QRS 增高,R-P 延长和 T 波倒置。血清 CPK、LDH 正常或轻度升高。血和尿中肌红蛋白含量增高。肌电图检查正常或肌原性改变,重复电刺激后诱发电位下降和肌肉痉挛。肌肉活组织检查可见肌纤维肿胀、变性和局限性坏死,肌膜核增多,间质中有多形核细胞和吞噬细胞。电镜下可见肌膜下、肌纤维间、肌丝间有许多糖原颗粒沉积,线粒体肿、退变,肌纤维被大量糖原堆积,但形态正常;肌纤维组化染色可见磷酸化酶缺乏或完全消失。

(三)诊断和鉴别诊断

根据运动后肌肉痉挛、疼痛、肌力减退等临床特点可以拟诊本病。

前臂缺血运动试验有助本病之诊断。方法为:将血压计袖带扎于患者上臂,充气后气囊内压力维持在 26.6kPa 以阻止血流,然后令患者做远端肢体运动(握拳,捏握力计等)1 分钟,此后在第 3 和第 10 分钟取静脉血测其中乳酸含量。凡运动后血液中乳酸含量较运动前增高 3 倍以上者为正常,McArdle 病者则无变化。该方法的阳性率可达 92.5%。然而,诊断中仍需与酒精中毒性肌病、缺血性肌病和肌红蛋白尿等相鉴别。亦需与神经性肌强直症出现的痛性肌强直、僵人综合征等鉴别。

(四)治疗

避免剧烈运动和剧烈肌肉收缩。在进行剧烈或长期运动之前应服用少量葡萄糖、果糖和乳糖可以预防或减轻发作。

(赵　婷)

第三节　类脂沉积病

类脂沉积病是一组类脂质代谢障碍引起类脂于体内细胞中沉积而致的遗传性疾病。随着对病理组织的组织化学和酶学、分子生物学的研究，对由类脂代谢障碍所引起的遗传病认识逐步增多。由鞘磷脂降解过程中不同酶的缺陷所引起的不同代谢产物于组织内沉积，产生不同的临床症状和不同的疾病。

类脂沉积病所引起的神经系统病变大致可归纳为三种情况：①主要损害脑白质的类脂沉积病，如异染色性脑白质营养不良，球状细胞脑白质营养不良。这组疾病的共同特点为脑白质髓鞘脱失和类脂质于全身组织异常沉积。另外一组嗜苏丹性脑白质营养不良，虽然酶的缺失尚不清楚，但亦属遗传性疾病；②白质和灰质同时受累的类脂沉积病，共同特点为类脂质于脑和内脏的严重沉积。脑内有神经元的肿胀、空泡形成，亦有广泛的斑块性髓鞘脱失。肝、脾、淋巴结和骨髓中有大量类脂沉积而致脏器肿大和骨髓功能低下；③灰质的类脂沉积病，GM_1、GM_2、GM_3 类脂沉积病均属此类。病理中以广泛的神经元中类脂沉积，节细胞肿胀和消失，晚期继发髓鞘脱失。临床上惊厥、异常惊吓反射、肌阵挛样抽搐和智能减退为本组疾病之共性。随着分子生物学的进展，以往称为家族性黑矇性痴呆的 TAY-SACKS 病，实际包括 GM_1 型和 GM_2 Ⅰ、Ⅱ型两种类脂沉积病。现将 GM_2 Ⅰ型称为 Tay-Sacks 病，其他予以单独命名。

一、脑苷脂沉积病

脑苷脂沉积病（葡萄糖脑酰胺沉积病），为常染色体隐性遗传性疾病。根据起病年龄可区分为婴儿型、少年型或成年型。所有病员均有肝、脾、淋巴结肿大和长骨受累。婴儿型患者可伴智能发育迟钝和进行性加重的痉挛性瘫痪。

（一）病因病理

葡萄糖脑苷脂主要来源于正常人白细胞的脑酰乳酸苷和衰老红细胞的基质葡萄糖脂-红细胞糖苷，经脾脏中非常活跃的葡萄糖脑苷酶分解为葡萄糖和脑酸胺。婴儿型患者的脾脏和神经元中缺乏这种酶，成年型 Gaucher 病的脾脏中，该酶活性仅占正常人的 15%。因此，正常红、白细胞死亡后分解的葡萄糖脑苷将无法进一步分解而被单核-吞噬细胞系统丰富的肝、脾、淋巴结、骨髓等吸收，并沉积于这些器官。其次亦沉积于胸腺、甲状腺、肾和中枢神经组织（大脑、小脑、脊髓）。由于葡萄糖脑苷脂的沉积，相继产生内脏肿大、病理骨折和神经症状。

（二）临床表现

根据起病年龄不同可区分为婴儿型和成年型。婴儿型者可于出生后 6～12 个月之内出现症状。多数于 3 个月大小的婴儿即有脾肿大，同时表现发育停滞，神情淡漠。至 6 个月大小时，患儿可呈现头后仰、神情淡漠、眼球活动受限、喉肌痉挛、吞咽困难、四肢肌张力增高、或牙关紧闭、四肢抽搐等。晚期病孩则呈痉挛性过伸姿态，眼球斜视，流泪，腹部膨隆而肝、脾巨大。多数病孩于 3 岁前死于呼吸道感染或全身衰竭。

成年型病者，起病隐匿。无特殊原因的脾脏肿大、贫血、血小板减少和病理性骨折为其常见的表现形式。几乎不表现神经症状。病程进展速度个体差异很大，可活至 60 岁以上。贫血、血小板减少和继发感染是本病的主要死亡原因。X 片中呈现皮质变薄，骨髓腔变大，骨小梁断裂或呈蜂窝样变；骨髓穿刺见到大量 Gaucher 细胞，正常骨此细胞抑制，但是肝功能正常。

少年神经型极为罕见，主要表现为进行性发育迟钝，智能减退，眼球运动不灵，肢体多动，共济失调，吞咽困难,或伴抽搐发作。体格检查可见肝、脾肿大。脑电图检查提示异常脑电图。

(三)诊断

病因不明的脾肿大儿童和不明原因的成年人病理性骨折均应想到本病之可能。血清中酸性磷酸酶活力增高,骨髓中发现大量 Gaucher 细胞;骨骼 X 片提示典型 Gaucher,细胞侵蚀性变;以及白细胞或经组织培养的成纤维细胞中的葡萄苷酶活力降低等,即可确立诊断。

二、神经鞘磷脂沉积病

神经鞘磷脂沉积病是由神经鞘磷脂酶缺乏所起的遗传性疾病。

(一)病因病理

神经鞘磷脂为神经髓鞘和其他细胞膜的组成成分之一,在神经鞘磷酯酶的作用下水解成脑酰胺和磷酸胆碱。当神经鞘磷酯酶活性不足时,引起鞘磷脂的水解不全和在细胞内的沉积,致使细胞肿胀、变性和泡沫细胞形成。细胞侵及之处即可引起内脏肿大、神经细胞死亡、髓鞘脱失等。

主要的病理改变为单核-吞噬细胞系统丰富的内脏器官,如肝脏、脾、骨髓、肾脏以及肺组织中可以见到特异的直径在 $20\sim90\mu m$ 的泡沫细胞。A 型病者可有严重的神经系统损害,以小脑、脑干和脊髓受累较明显,大脑皮质较轻。神经元或神经核(如齿状核)的类脂沉积引起神经元明显减少,星形细胞或胶质细胞增生。脑白质正常,或发生严重的脑髓鞘性改变。

(二)临床表现

根据发病年龄和有无神经症状,Crocker 将本病分为 A、B、C、D 四个类型。

A 型:为急性婴儿型,最常见。常于婴儿出生后数月之内进行性肝、脾肿大,体重减轻,呕吐,运动和智力功能减退;体格检查可见全身肌张力降低,腱反射减弱,智能低下,黄斑区有樱桃红斑点。病孩常因反复呼吸道感染而于 1～4 岁之前死亡。极少数病例于起病后相对稳定,可活至 10 岁左右。

B 型:神经鞘磷脂沉积病为慢性内脏型。此型患儿除肝、脾肿大之外,生长发育正常,不伴神经系统体征和智能障碍。

C 型:为亚急性少年型,常于 1～6 岁出现症状。步态不稳和共济失调为常见的首发症状。随后发现肝、脾肿大,肌张力降低,腱反射异常等。数年后出现智能减退,神经症状逐步突出,表现为抽搐、痉挛步态、构音障碍、易惊和尿失禁等症状和体征。部分患者可有眼球上视不能,表现为核上性眼肌麻痹和进行性智能减退。

D 型:类似于 C 型病者,常于出生后不久发病,肝、脾肿大,数年之后出现进行性智力减退,严重病者表现为淡漠、抽搐。最终常因继发感染于儿童后期死亡。

(三)诊断

新生儿或儿童中肝、脾肿大和智能低下,共济失调者应考虑本病之可能性。骨髓涂片中见到泡沫细胞有重要参考诊断价值。周围血白细胞和组织培养的成纤维细胞中神经鞘磷脂酶活力测定具有特异诊断意义。

三、半乳糖脑苷类脂沉积病

半乳糖脑苷类脂沉积病亦称婴儿家族性弥散性硬化,系由半乳糖脑苷-β-半乳糖苷酶缺乏所引起的,为主要累及脑白质的遗传性疾病。十分罕见,新生儿发生率均为 1/5 万。

（一）病因病理

病因为半乳糖脑苷-β-半乳糖苷酶的缺乏。主要病理改变局限于中枢神经系统白质，表现为受累白质中有大量的球状细胞，细胞内有许多半乳糖脑苷的沉积，胞质不规则，数个细胞核，有光面内质网和许多游离的核糖体。此外，白质中明显的髓鞘脱失，继发星形细胞和胶质增生。中枢神经白质受累同时，周围神经施万细胞亦可受累，出现节段性髓鞘脱失、间质增生等病变。视神经可以同样受累。但是周围神经轴突常可保持完善。

（二）临床表现

本病于 1916 年由丹麦儿科医师 Krabbe 首先报道，因此常称 Krabbe 病。婴儿 Krabbe 病的共同点为出生后数周至数个月内，患儿极易兴奋、受惊，频繁哭叫，全身僵硬，无故发热、呕吐，进行性智能及活动减退，发育缓慢。此后逐步出现肌张力增高、交叉腿、身体侧扭、踝阵挛，对听、视、触觉等刺激反应过度，伴有抽搐和进行性精神运动恶化。晚期患儿进一步发展成盲、聋，有痉挛性发作和去大脑强直，但对周围无任何反应。少数患儿可伴脑积水，高热和多汗、多毛等征。晚发病者少见，可于 5～6 岁之后出现抽搐、进行性小脑性共济失调，视神经萎缩。早期痴呆和锥体束征阳性。

本病预后极差。婴儿型者常于 1 岁之内病故。晚发者可至 1 岁左右。

（三）诊断

典型的症状为临床诊断提供参考。患者血白细胞、血清、培养的成纤维细胞中测定半乳糖脑苷-β-半乳糖苷酶活性为诊断确定的主要依据。

四、异染色性白质脑病

异染色性白质脑病（MLD）亦称异染色性白质萎缩或营养不良。1910 年由 Alzheimer 首先报道。系由芳基硫脂酶-A 缺乏所引起的常染色体隐性遗传性疾病。发病率为 11(4～13)万。

（一）病因病理

硫酸脑苷脂分布于神经组织髓稍、肾小管上皮细胞等细胞膜中。正常情况下，芳基硫酸脂酶 A 催化硫酸脑苷脂水解，将半乳糖硫酸脑苷脂分解为半乳糖脑苷脂和硫酸。此酶缺乏时引起硫酸脑苷脂于体内沉积。主要的病理改变为中枢神经系统髓鞘脱失，周围神经受累轻微。病理切片中，以甲苯染色时，可见神经细胞、神经胶质和巨噬细胞中有红黄色的异染物质沉积。肝、肾组织亦可同时受累。

（二）临床表现

根据起病年龄可以区分为晚期婴儿型（1～2 岁起病）、少年型（4～15 岁起病）和成年型（16 岁以后起病），以晚期婴儿型最为常见。典型者其病程可分为下列数个时期。

1.第一期　为 1～2 岁之间发病，病前婴儿发育正常；起病后患儿逐步出现运动减少、肌张力降低，步态蹒跚，维持姿势困难，不能独立站、坐，甚至竖头困难。体格检查可见肌张力降低，腱反射降低或消失，视神经盘苍白，锥体束征阴性。脑电图正常或有慢波增多。脑脊液压力正常，可有轻度蛋白质增高。此期持续数周至数月。

2.第二期　患儿进行性智能减退，语言减少到消失，对周围环境逐步反应减少，尖叫而卧不起。体格检查可见瞳孔光反应迟钝，视神经盘苍白萎缩，面无表情，吞咽动作缓慢，四肌张力增高。肢体伸直，膝反射亢进，病理锥体束征阳性，但躯干和颈肌肌张力正常或偏低。脑脊液压力、细胞正常，蛋白质明显升高。脑电图出现弥散慢波灶。此期病程可持续 1 年至数年。

3.第三期　为晚期病症。患儿对外周极少反应，常有抽搐和肌阵挛发作。呈现特殊的去大脑强直体位,头后仰,项强直,肌强直,四肢腱反射极难引出,两侧病理锥体束征阳性。瞳孔大而对光反应极差,眼球游动或呈有"玩偶"眼征。吸吮和吞咽严重障碍。脑电图出现弥散性慢波和散在的多棘波综合波。脑脊液蛋白质进一步增高,达 1g/L 以上。多数患儿多次继发感染而于 5 岁左右病故。

少年型和成年型病者起病晚,进展缓慢。常有周围神经感觉缺失。晚期可有精神和行为异常。

(三)诊断

本病临床症状与 Krabbe 病没有什么区别,诊断十分困难,特别是成年型病者诊断更为困难,需与 Pick 病、Alzheimer 病等鉴别。尿、血液白细胞中芳基硫酯酶 A 活性降低为诊断本病的依据。患者皮肤成纤维细胞培养更为敏感。周围神经活检、直肠黏膜活组织检查中发现异染色性类脂质颗粒可为本病确诊。

(四)治疗

无特效治疗。曾有人应用牛脑提取的芳基硫脂酶 A1000 万 U 静脉或鞘内注射,虽然在治疗以后肝脏组织中酶的活性恢复正常,但脑内酶活性和脱髓鞘性变仍无任何改善。

五、神经节苷脂沉积病

神经节苷脂沉积病为一组常染色性隐性遗传性疾病。神经节苷脂水解代谢中不同酶的缺乏引起不同物质在神经组织中的沉积而致病,90%见于犹太人。

(一)病因病理

神经节苷脂为脑酰胺与一个低聚糖分子和涎酸结合而组成的葡萄糖脂,分布于神经组织的神经细胞膜上。酸性-β-半乳糖苷酶的原发性缺乏产生婴儿性家族性黑矇性痴呆,称为 GM_1 沉积病。此型病者小脑损害较重,视网膜变性,脊髓和周围神经均有不同程度的髓鞘脱失。氨基己糖酶的缺乏引起 GM_2 沉积病。其中 I 型为婴儿型,称为 Tay-Sachs 病,II 型为急性早期婴儿型,称为 Sand-hoff 病。主要病理改变为大脑皮质中神经细胞内有大量类脂沉积,细胞变性、消失,晚期有髓鞘脱失和胶质细胞增生。电镜检查可见沉积物为圆形分层结构,称为膜状细胞质小体。除大脑受累外,小脑和脑干均有普遍萎缩,脑室扩大。

(二)临床表现

1.GM_1 神经节苷脂沉积病者又可分为 I 型和 II 型。 I 型亦称全身性神经节苷脂病,假性 Hurler 病。患儿外貌特异:凸前额、凹鼻梁,低耳,巨大舌,牙龈增生,人中特长,角膜混浊,关节挛缩,肝、脾肿大,眼底黄斑区有樱桃红点。新生儿时期蛙形体位、面部水肿、哺乳不良、智力发育极差。6~7 个月时,患儿对外周仍无反应,吞咽无力,不能竖头,肌张力降低,自主活动减少,膝反射亢进。听觉过敏,惊吓反射极为明显。惊厥频繁发作,抗惊厥药物治疗往往无效。随病程进展,逐步出现去大脑强直状态。极少活过 2 周岁。II 型者新生儿期大致正常,外貌正常,但听觉过敏、惊吓反射明显,常于 6 个月内出现全身抽搐、肌阵挛发作、发育落后等。可伴轻度肝、脾肿大,无黄斑樱桃红点。

2.GM_2 神经节苷脂沉积病由氨基己糖酶缺乏引起,其中 I 型为婴儿型,即典型的 Tay-sachs 病,II 型为急性早期婴儿型,称为 Sandhoff 病。Tay-Sachs 病者,于初生时正常,出生后 4~6 个月开始出现对周围注意减少,运动减少,肌张力降低,听觉过敏、惊跳、尖叫、肌阵挛发作或不自主发笑可能为首发早期表现。起病后 3~4 个月内病程迅速发展,头围增大,视力下降而逐步出现黑矇,视神经萎缩。体检可见瞳孔光反应差,肝、脾不大,90%以上患儿可见黄斑樱桃红斑点。1 岁以后出现肢体肌张力增高,去大脑强直样角弓反张体位,痛苦尖叫病容但叫不出声音。2 岁之后完全痴呆,全身频繁肌阵挛和抽搐发作,反应消失。吸吮和吞咽能力消失而需要鼻饲。平均病程 2 年左右。多数患儿在 4 岁之前天折。Sandhoff 病与 Tay-Sachs 病表现相似,但前者伴有肝、脾肿大和进展更急为其特点。II 型病者起病晚,以进行性精神、运动衰退为特点。脑、肝、脾、肾内均有 GM_2 沉积，但程度较轻，因此进展较慢，可活至 $10\sim15$ 岁不等。

（三）诊断

特殊外貌和临床症状可为诊断提供参考。黄斑区樱桃红斑点为常见体征，但亦可见于 Nimann-Pick 病和 Gaucher 病而无特征意义。X 线中椎体发育不良，长骨中骨皮质厚薄分布异常，掌骨楔形，蝶鞍鞋形，肋骨薄片状，髂骨外张等可为诊断提供佐证。约有 5U% 的周围血淋巴细胞中有空泡，骨储组织细胞中空泡形成等均可支持诊断。人工底质鉴定血清和皮肤成纤维细胞的酶活力是诊断神经节苷脂沉积病并进一步分型的唯一方法。

（四）治疗

酶的补充疗法尚在研究之中。

（刘　坤）

第四节　腓骨肌萎缩症

腓骨肌萎缩症又称为 Charcot-Marie-Tooth 病（CMT），是一组临床表型相同的遗传异质性疾病。CMT 由 Charcot、Marie 和 Tooth（1886）首先报道，是遗传性周围神经病最常见的类型，发病率为 1/2500。根据神经传导速度（NCV）分为脱髓鞘（CMTl）型（NCV＜38cm/s）和神经元（CMT_2）型（NCV 正常或接近正常）。CMT_1 型根据基因定位分为 1A、1B 和 1C 三个亚型，CMT_2 型分为 2A、2B、2C、2D 和 2E 五个亚型，CMTIA 型最常见。

【病因、病理及发病机制】

本病家族遗传性者约中 80%，散发者约占 20%，多是近亲婚育子女。多数呈常染色体显性遗传，少数为常染色体隐性遗传或 X-连锁隐性遗传（主要见于近亲婚育子女），X-连锁显性遗传者罕见。

病理改变主要在肌肉及周围神经。肌肉多数为神经源性萎缩，但也可见肌源性萎缩，或两者混合存在。周围神经有节段性脱髓鞘、再生、轴突变性、有髓纤维减少和神经内结缔组织增生等病理变化。电子显微镜观察发现施万细胞增生，形成"洋葱头"样结构。脊神经根、神经及脊髓也可有改变。

一向认为本病是由于周围神经的施万细胞或轴突遗传性缺陷所致，近年认为可能与免疫有关。患者可能存在胸腺及肠道免疫机制不完善，让某些外源性物质如慢病毒通过肠黏膜，对遗传易患性的个体侵袭而致病。

【临床表现】

多在青春期隐匿起病，病情进展极其缓慢，男性多见，且症状较重。

1.发病初期患者常感双下肢无力，活动不灵、麻木、腓骨肌、伸拇肌和胫前肌群开始萎缩，其后足的骨间肌及小腿的屈肌群萎缩。肌萎缩渐向上发展，但一般不超过大腿下 1/3，界线较分明，患者下肢外形呈"倒置酒瓶样"或"鹤腿样"畸形，萎缩的肌肉可有肌束震颤。跟腱反射早期即减弱或消失。因腓肌群的萎缩使足呈马蹄内翻畸形，足部小肌肉的萎缩则引起弓形足、锤状或爪状趾，有跨阔步态。

2.发病数年后，双手也渐无力，手部出现骨间肌、大小鱼际肌萎缩，呈"猿形手"。肌萎缩渐向上发展，但一般不超过肘关节。少数病例上下肢同时受累或上肢先于下肢。

3.部分患者有肢体远端呈套式感觉障碍，包括深浅感觉减退。下肢重，常有疼痛、麻木、肿胀、发绀、发凉、少汗等表现。感觉障碍多发生于肌萎缩之后，也是早期症状之一。偶见视神经萎缩、视网膜变性、瞳孔改变、眼肌麻痹及眼震、突眼、心肌炎等症状。

【辅助检查】

1.肌电图和神经传导速度检测　检查神经传导速度(NCV)对分型至关重要。CMT$_1$型NCV从正常的20m/s减慢为38m/s,通常为(15～20)m/s,在临床症状出现前可检测到运动NCV减慢。CMT$_2$型NCV接近正常。肌电图示两型均有运动单位波幅升高,有纤颤和束颤电位,运动末端潜伏期延长,呈神经源性损害。多数患者伴有感觉神经动作电位消失。

2.诱发电位检测　X连锁显性遗传患者脑干听觉、视觉诱发电位异常,躯体感觉诱发电位的中枢和周围传导速度减慢,说明患者中枢和周围神经传导通路受损。

3.肌肉及神经活检肌活检　显示为神经源性肌萎缩。神经活检CMT$_1$型周围神经主要是脱髓鞘和施万细胞增生形成"洋葱头";CMT$_2$型主要是轴突变性。

4.基因分析　可确定各亚型。

5.脑脊液检查　结果正常,少数病例蛋白增高。血清肌酶正常或轻度升高。

【诊断与鉴别诊断】

根据病史、症状和体征不难做出诊断,肌电图和活组织检查有助确诊。

1.诊断依据　①儿童或青春期出现缓慢进展的对称性双下肢肌无力;②"鹤腿"、垂足、弓形足,可有脊柱侧弯;③腱反射减弱或消失,常伴感觉障碍;④常有家族史;⑤运动NCV减慢,神经活检示"洋葱头"样改变(Ⅰ型)或轴索变性及神经源性肌萎缩;⑥基因检测CMTIA基因重复及相应基因的点突变等。

2.CMT1与CMT2型的鉴别

(1)CMT1型发病年龄约12岁,运动NCV显著减慢,基因诊断17号染色体短臂(17p11.2～12)1.5Mb长片段(其中包含PMP22基因)重复或PMP22基因点突变(1A)。

(2)CMT2型发病年龄约25岁,运动NCV正常或接近正常,1号染色体短臂(1p3536)基因突变(2A)。

3.鉴别诊断　需与下列疾病鉴别:

(1)远端型肌营养不良症:四肢远端肌无力、肌萎缩、逐渐向上发展,需于CMT鉴别;但该病成年起病,肌电图示肌源性损害,运动传导速度异常可资鉴别。

(2)强直性肌营养不良症:主要病变部位为面部及四肢肌肉、晶状体、睾丸、卵巢等,除肌强直外,可伴有肌营养不良症、肌萎缩、秃头、生殖功能障碍、白内障等。无感觉障碍。

(3)慢性多发性神经炎:可引起肢体远端肌肉的萎缩,但多有肌肉压缩和神经牵拉痛,感觉缺失较明显。

(4)遗传性共济失调性多发性神经炎:表现为伴有神经增粗的慢性多发性神经炎,但尚有夜盲、听觉及视觉障碍、小脑共济失调、血清总类脂质增高等特点。

【治疗】

本病尚无特效疗法,主要是对症治疗和支持疗法。应避免寒冷刺激和过度劳累。药物治疗可用维生素类促进病变神经纤维再生,神经肌肉营养药有一定帮助。针灸理疗及肌肉和跟腱锻炼可增强其伸缩功能。踝关节挛缩严重者可手术松解或肌腱移植。

【预后】

因病程进展缓慢,预后尚好。大多数患者发病后仍可存活数十年,对症处理可提高患者的生活质量。

【预防】

应首先进行基因诊断,确定先证者的基因型,然后利用胎儿绒毛、羊水、或脐带血,分析胎儿的基因型以进行产前诊断,终止妊娠。

（白　雪）

第五节　神经萎缩瘤病

　　神经纤维瘤病(NF)为常染色体显性遗传病,是基因缺陷使神经嵴细胞发育异常导致多系统损害。根据临床表现和基因定位分为神经纤维瘤病Ⅰ型(NFⅠ)和Ⅱ型(NFⅡ)。NFⅠ由 Von Recklinghausen(1882)首次描述,主要特征为皮肤牛奶咖啡斑和周围神经多发性神经纤维瘤,外显率高,基因位于染色体17q11.2。患病率为 3/10 万;NFⅡ又称中枢神经纤维瘤或双侧听神经瘤病,基因位于染色体 22q。

【病因、病理及发病机制】

　　1.病因、发病机制　　NFⅠ基因组跨度 350kb,cDNA 长 11kb,含 59 个外显子,编码 2818 个氨基酸,分布在神经元,具有控制神经细胞分化的功能。NFⅠ基因是一肿瘤抑制基因,当其发生易位、缺失、重排、火点突变时,肿瘤抑制功能丧失而致病。NFⅡ基因产物为 merlin,由 587 个氨基酸组成,merlin 参与多种细胞活动,具有调节细胞生长的功能。NFⅠ基因突变引起 Schwann 细胞瘤和脑膜瘤。

　　2.病理　　主要特点是外胚层神经组织发育不良、过度增生和肿瘤形成。NFⅠ神经纤维瘤好发于周围神经远端、脊神经根,尤其马尾;脑神经多见于听神经、视神经和三叉神经。脊髓内肿瘤包括室管膜瘤和星型胶质细胞瘤,颅内肿瘤最常见为脑胶质细胞瘤,肿瘤大小不等,成梭性细胞排列,细胞核似栅栏状。皮肤或皮下神经纤维瘤多位于真皮或皮下组织,无细胞膜,皮肤色素斑由表皮基底细胞层内黑色素沉积所致。NFⅡ多见于双侧听神经瘤和多发性脑膜瘤,瘤细胞排列松散,常见巨核细胞。

【临床表现】

　　1.皮肤症状

　　(1)皮肤色素沉着:几乎所有患者均有浅棕色或黄褐色斑,称为牛奶咖啡色斑,形态、大小及数目不一,边缘不整,不凸出皮肤,好发于身体的不暴露部位。青春期前 6 个以上大于 5mm 的皮肤牛奶咖啡斑(青春期后大于 15mm)者具有高度诊断价值。约 20% 的患者于腋窝和阴部有雀斑状色素沉着。

　　(2)皮肤和皮下肿瘤:皮肤纤维瘤和纤维软瘤可在儿童后期或成年时出现,分布于躯干及面部,数目较多,大小不一,大者可达 10kg 之多,小者如芝麻大小,固定或有蒂,质地较软。浅表神经纤维瘤沿神经分布,呈纺锤状或圆形硬结,触之能动,偶有压痛,甚至可出现沿神经干的疼痛和感觉异常。神经干及其分支的弥散性神经纤维瘤常伴有皮肤和皮下组织的过度增生而引起颞、面、唇、舌、颈后或一个肢体皮下组织弥散性肥大,称丛状神经纤维瘤或神经瘤性橡皮病。

　　上述两种皮肤症状可出生时就有,也可生后发生,但常在青春期后开始明显。

　　2.神经系统症状　　50% 病例出现神经系统症状,主要是由肿瘤压迫所致。颅内肿瘤以双侧听神经瘤最常见,其次为多发性脑脊膜瘤、视神经胶质瘤等,三叉神经、舌咽神经、迷走神经亦均可有肿瘤。椎管内肿瘤可单发或多发于脊髓的任何平面或神经根上,常见的有脊膜瘤、室管膜瘤。少数可并发脊髓空洞症、智能发育不全或精神障碍等。神经系统症状由肿瘤大小及所在部位决定,多数需肿瘤缓慢生长至一定程度时才出现症状。

　　3.骨骼异常　　约 30% 病例并发骨骼损害,包括脊柱侧凸、后凸、椎体扇形变、脊柱裂、颅骨缺损、颅底凹陷、眶板缺损等,以及长骨、面骨、胸骨的过度生长、长骨的骨膜下骨质增生、骨干弓形变和假关节形成等。

　　4.眼部症状　　上睑可见纤维软瘤或丛状神经纤维瘤,眼眶可扪及肿块和突眼搏动,裂隙灯可见虹膜粟粒状橙黄色圆形小结节,为错构瘤,也称为 Lisch 结节,可随年龄增大而增多,是 NFⅠ特有的表现。眼底可见灰白色肿瘤,视盘前凸;视神经胶质瘤可致突眼和视力丧失。

5.其他症状 神经纤维瘤可发生于内脏器官,如纵隔、肾上腺肿瘤、心横纹肌瘤、肺或消化道神经鞘瘤等,偶可伴有嗜铬细胞瘤。

【诊断与鉴别诊断】

1.诊断

(1)NFⅠ诊断标准(美国 NIH,1987):6 个或 6 个以上牛奶咖啡斑,青春期前最大直径>5mm,青春期后>15mm;腋窝和腹股沟区雀斑;2 个或 2 个以上神经纤维瘤或丛状神经纤维瘤;一级亲属中有 NFⅠ患者;2 个或 2 个以上 Lisch 结节;骨损害;

(2)NFⅡ诊断标准:影像学确诊双侧听神经瘤,一级亲属患 NFⅡ伴一侧听神经瘤,或伴神经纤维瘤、脑脊膜瘤、胶质瘤、Schwann 细胞瘤中的两种,青少年后囊下晶状体混浊。

2.鉴别诊断 应与结节性硬化、脊髓空洞症、骨纤维结构不良综合征和局部软组织蔓状血管瘤鉴别。

【治疗】

目前无特效治疗,广泛的皮肤及皮下肿瘤无需特殊治疗。颅内肿瘤、椎管内肿瘤、视神经瘤及周围神经肿瘤迅速长大或压迫神经者,宜手术治疗,以解除压迫或防止恶变。癫痫发作者可用抗癫痫药治疗,部分患者可用放疗。

(代 杰)

第六节 结节性硬化病

结节性硬化病,以面部皮肤血管痣、癫痫发作和智能减退为临床特征。发病率为 1/10 万,患病率为 5/10 万,男女之比约 2:1。

【病因、病理及发病机制】

本病为常染色体显性遗传,基因定位于染色体 9q34、16P13.3、12q、11q23,基因产物分别为错构瘤蛋白和结节蛋白。脑部的特征性病理变化为皮层结节、白质内的异位细胞团和脑室壁内的小结节。脑室壁结节可阻塞脑脊液通路而引起脑积水和颅内压增高。皮脂腺瘤系由皮脂腺、扩张的血管和结缔组织的过度增生所致。视网膜可见胶质瘤、神经节细胞瘤,肾脏、心脏及其他各脏器也可发生肿瘤。肺部有间质纤维化及囊性变。

【临床表现】

典型表现为面部皮脂腺瘤、癫痫发作和智能减退。大多于 10 岁前起病,男多于女。

1.皮肤受损表现 特征性症状是口鼻三角区对称蝶性分布皮脂腺瘤,呈淡红或红褐色针尖至蚕豆大小的坚硬蜡样丘疹,约 90%出现于 4 岁前,随年龄增长丘疹逐渐增大,青春期后可融合成片,可发生在前额,很少累及上唇。85%的患者出生后就有 3 个以上 1mm 长树叶形色素脱失斑,沿躯干四肢分布。约 20%的患者 10 岁后可见腰骶区灰褐色粗糙的鲨鱼皮斑,略高于皮肤为结缔组织增生所致;也可见牛奶咖啡斑、甲床下纤维瘤和神经纤维瘤等。

2.神经系统症状

(1)癫痫发作:70%～90%的患者出现癫痫发作。可在皮损之前出现,表现为婴儿痉挛、全身性发作、精神运动性发作或局限性发作等。有的仅有癫痫发作而无其他表现。

(2)智能障碍:60%～70%患者有不同程度的智能障碍。多呈进行性加重。智能减退者几乎均有癫痫发作,如癫痫出现早,则智能发育不全更明显,部分患者表现为人格和行为的异常,情绪紊乱、行为幼稚、易冲动和思维紊乱等精神症状。

（3）其他:偶有肌力及肌张力的改变,肢体瘫痪或共济失调。若脑脊液循环受阻,则出现颅内压增高症。

3.眼部病损　见于30%～60%的患者,其中视网膜晶体瘤最具特征性,可能在本病的一般症状出现之前即已存在,通常不引起症状,仅偶尔导致失明。眼底检查可见视盘附近多个虫卵样钙化结节或视网膜周边黄白色环状损害,易误诊为视盘水肿或假性视乳头。其他眼部表现有小眼球、突眼、青光眼、晶状体混浊、白内障等。

4.内脏病变　本病可伴发肾肿瘤、心脏肿瘤及其他内脏肿瘤,从而出现相应的症状。肾肿瘤和囊肿最常见,其次为心脏横纹肌瘤、肺癌和甲状腺癌等。肺部病变可致呼吸困难、自发性气胸、咳嗽、咯血等。

【辅助检查】

1.X线　头颅平片50%～70%患者可见颅内钙化点及巨脑回压迹。气脑造影可见脑室壁上似烛泪状凸出的小结节。胸片上可见蜂窝状弥散性囊形阴影。手足X线片示假囊样损害,掌趾骨皮质不规则增厚。

2.脑电图　多不正常,EEG显示高波幅失律及各种痫性波。随病情发展而变化甚多。

3.头颅CT、MRI　对早期诊断有重要意义。CT发现侧脑室结节和钙化、皮质和小脑结节有确诊意义。

4.脑脊液检查　正常。

【诊断及鉴别诊断】

1.诊断　根据常染色体显性遗传家庭史,典型皮脂腺瘤、3个以上色素脱失斑、癫痫发作包括婴儿痉挛、智能减退可以临床诊断,如CT检查发现颅内钙化灶及室管膜下结节可确诊。若伴肾脏或其他内脏肿瘤、EEG检查异常也有助于诊断。

2.鉴别诊断

（1）与神经纤维瘤病鉴别,后者也累及皮肤、神经系统和视网膜。

（2）与原发或继发性癫痫以及脑囊虫病相鉴别。

【治疗】

目前本病无特异性治疗方法。一般对症治疗,如抗癫痫等。对有颅内压增高或伴颅内肿瘤者,必要时可考虑手术治疗。面部丘疹可用冷冻法和整容术治疗。

（代　杰）

第七节　肝豆状核变性

肝豆状核变性(HLD)又称为Wilson病(WD),是一种常染色体隐性遗传的铜代谢障碍所引起的家族性疾病。由于基因突变致铜代谢障碍,大量的铜沉积于组织,沉积于组织的铜对组织细胞具有毒性。铜代谢障碍的确切机制不清楚。本病多在青少年期发病,主要病理改变是豆状核变性和肝硬化。其临床表现复杂多样,易于延误诊断。该病如不及时治疗,病情多数持续进行性发展,其预后主要取决于诊断和治疗的早晚。

WD初期的临床表现复杂多变,每个患者的症状都可不尽相同。有人从下列4种不同临床类型出发来考虑对WD患者的诊断。

1.神经疾病型　神经疾病型患者中约1/2在出现症状前几年已有精神症状或行为异常。如果患者同时合并有肝脏疾病,肝酶谱异常,胆红素和肝功能异常,脾机能亢进、血小板减少、白细胞减少,则应考虑WD的诊断。几乎所有神经疾病型 WD 患者在出现神经症状时都已有角膜 K-F 环出现。

2.精神疾病型　出现神经症状前很长一段时间里(平均为 2 年),约 1/3 的神经疾病型患者可以先出现行为异常和精神疾病症状。如同时合并有肝脏疾病,脾机能亢进,应立即想到 WD 的可能。精神疾病型的WD 患者几乎都可发现有角膜 K-F 环存在。

3.肝脏疾病型　约 1/3WD 患者的表现为肝脏疾病的临床表现,通常为 10 多岁的小孩。多数患者表现为慢性肝炎、肝硬化、肝功能衰竭、溶血性黄疸,疾病进展迅速。如果一个患者同时表现有溶血和肝脏疾病存在应想到 WD 的诊断。肝脏疾病型的 WD 患者角膜 K-F 环检出率为 70%～90%,表现为急性肝脏疾病的 WD 小儿 30%可无此体征。

4.症状前型　对新诊断 WD 患者的亲属进行筛查,测定血清铜蓝蛋白,24h 尿铜,进行角膜 K-F 环检查,有助于发现症状前纯合子及杂合子。大多数症状前纯合子具有低铜蓝蛋白血症及尿酮症,如存在明确的 K-F 环,可以拟诊 WD;单独检测得血清铜蓝蛋白降低常缺乏特异性和敏感性,同时有 24h 尿铜 $100\mu g$,可以拟诊 WD。症状前 WD 患者口服青霉胺负荷试验,其 24h 尿铜排泄量一般远较正常人和杂合子个体为高,可作为症状前纯合子及杂合子个体的鉴别诊断的依据。

总之,当遇见上述患者时应想到 WD 的可能。一旦疑及 WD 的诊断,均应进一步检查以寻找证据来证实或排除 WD 的诊断。单靠某一项或几项实验室检查来确定诊断容易发生错误,所以需将患者的临床表现和多项检查指标结合起来统一考虑。

一、病理机制

铜是人体生命活动过程中的重要微量元素之一。正常人每日从食物摄入铜量为 2～5mg,从肠道吸收的铜约 5%与白蛋白疏松结合,易于游离(称直接反应铜),90%～95%在肝脏内与球蛋白结合构成铜蓝蛋白。铜蓝蛋白是血浆中主要的铜蛋白形式,具有氧化酶活性。铜在体内大部分都是以铜蛋白形式存在。大多数有酶活性的铜蛋白(即铜蓝蛋白酶)催化具有生理意义的反应。剩余的铜通过胆汁、大便、尿液和汗液排出体外。

WD 为常染色体隐性遗传性疾病。有证据表明,WD 是由于基因突变所致。WD 基因已准确定位于13q14.2－q14.3,该基因编码一种 P 型 ATP 酶转运体,其可能与金属离子转运有。WD 患者主要为铜代谢障碍。其病理表现为大量的铜沉积于组织,尤其是肝、脑、肾和角膜等。WD 患者铜代谢的障碍和铜在体内异常沉积的确切机制至今尚不清楚,一般认为本病可能与肝脏内铜蓝蛋白的合成障碍,铜转运受阻:溶酶体缺陷,肝脏清除铜的能力降低,胆道排铜减少:患者体内的直接反应铜易于分离并沉积于组织以及组织蛋白对铜亲和力异常增高等因素有关。

大量沉积于组织的铜对组织细胞具有毒性。肝是身体储存铜的重要器官,因此 WD 患者肝脏最先受累,肝细胞可发生炎性细胞浸润、脂肪和结缔组织增加或肝细胞变性、坏死或呈小叶性肝硬化。肝小叶因含铜量不等而呈红棕色至黄色。在脑部的病理改变以壳核变性最明显,显示皱缩,色素沉着,其次为苍白球及尾核。严重者基底核可软化形成空洞,约 10%的 WD 患者大脑皮质和白质也可受累。镜检可见变性区内胶质细胞显著增生,神经元减少。眼角膜铜沉积形成角膜色素环(K-F 环)。铜在肾脏的沉积主要损坏近端肾小管及肾小球,引起肾功能异常。继发于肝硬化可引起门静脉高压的一系列表现。骨骼和心脏等也可有改变。

由于铜在各组织中的蓄积过程与所致的临床表现密切相关。Deiss 将发病过程分为几个阶段,对认识本病的病理过程及解释临床症状有很大的帮助。

Ⅰ期:肝铜蓄积期,肝组织中铜量逐渐增加。该期自出生之日起可持续5年以上,患者呈正铜平衡,临床上无症状。40%患者尿铜排泄量可在正常范围内,但肝铜浓度远较有神经症状者为高。由于肝细胞坏死,肝组织纤维增生,故该期之末可发生无症状性肝硬化或隐源性肝硬化。

Ⅱ期:肝铜饱和释放期,铜从肝中释放出来。其又可分为Ⅱ_A、Ⅱ_B期。

Ⅱ_A期:溶血发作,肝细胞中铜蓄积增多,肝细胞破坏,铜进入血液中,铜对红细胞毒性作用,致使发生反复发作性溶血性贫血。

Ⅱ_B期:患者因铜的转移困难而发生急、慢性肝功能衰竭。

Ⅲ期:脑铜蓄积期,铜在脑组织中沉积,但无明显神经症状。K-F环多见,尿铜排泄量增高。

Ⅳ期:神经症状期。出现典型的3种症状,K-F环,肝硬化,锥体外系障碍。此时血清铜、铜蓝蛋白降低,尿铜显著增高。

Ⅴ期:终末期或治疗后的铜平衡期。经恰当治疗铜代谢又趋于平衡,症状和体征逐渐消失。如终止治疗或不治疗,患者终将死亡。

以上5个分期并非是每个WD患者都必须经历的循环病程,可因患者、治疗等的因素影响而不经历其中某些病期,各期之间也可互相转变,造成多种多样临床上的表现。

二、治疗

在整个人群中WD的患病率为1/40000,基因携带者(杂合子)为100个人中有1个。WD的预后与治疗早晚有关。因此对于每一位WD患者,一经确定诊断,无论有无临床表现,均应考虑立即进行治疗。在症状出现之前开始治疗,纠正患者铜代谢异常就可以防止体内过多的铜对身体组织造成损害,在很大程度上阻止症状出现。对于有症状的WD患者,治疗可以分为2个阶段:早期治疗和维持期治疗。早期治疗是及时地采取积极有效的治疗措施,将体内过多的铜控制在毒性阈值以下,以防止铜对身体组织造成损害。维持期治疗是在此时期内防止铜在体内再次蓄积,以免再次造成组织损害和出现临床症状。治疗开始越早越好,治疗需终身维持,突然中断常可引起暴发性肝衰竭。

WD的治疗目的是降低体内铜水平,防止铜在体内的蓄积。所以一方面是减少和控制铜的摄入,另一方面是促进体内铜的排除,常采用的方法有以下几种。

(一)常规治疗方法

1.改善饮用水质　国内《生活饮用水水质标准(GB5749-85)》对生活用水中的含铜量的要求是每升1mg。而成人每日平均需水量为2~3L。因此开始驱铜治疗的WD患者应该食用去离子化或蒸馏水,以减少铜的摄入量。

2.低铜饮食　开始治疗的WD患者应该避免食用含铜丰富的食品,如动物肝脏、贝壳、螺类、可可、坚果仁、豆类、蘑菇、巧克力等,以减少铜的摄入。

(二)药物治疗

目前临床上使用促进铜排泄的药物有以下几种:青霉胺、锌剂、三乙撑四胺(曲恩汀)、四硫钼酸铵等。

1.青霉胺　采用青霉胺治疗WD有效。青霉胺用于WD的治疗已有了40多年的历史,多数患者取得了良好的治疗效果。至今,青霉胺仍然被公认为是治疗WD的首选药物,适用于各种类型患者的早期治疗和维持期治疗。青霉胺是通过络合作用治疗本病。青霉胺本身能络合肝和其他组织中的铜,降低蛋白与铜的亲和力。这种被动员出来的铜经小便排出体外。青霉胺除能促进体内排出铜外,还能降低铜的毒性。

其可与铜形成无毒的青霉胺-铜复合物,具有解毒作用。青霉胺还可诱导肝脏合成更多的金属硫蛋白(MT),使得在肝脏沉积的有毒铜与 MT 结合形成无毒性的复合物。该药可用于各种类型 WD 患者的治疗,常用治疗剂量为 $1\sim2g/d$,分 $2\sim4$ 次口服。青霉胺应与食物分开服用,至少在餐前 1h 或餐后 2h 服用。治疗初期,该剂量的青霉胺可以引起大量地排出铜尿,每天排铜量可达几毫克。用青霉胺 1g,可使尿铜排出约 2mg。通常经 $4\sim6$ 个月治疗,这种大量排铜尿的作用会逐渐下降。当 24h 尿铜量 $\leqslant500\mu g$,血中非铜蓝蛋白铜 $25\mu g/dl$,体内的铜浓度降至毒性阈值以下,组织就可开始修复,肝功能损害会逐渐恢复正常。此时应该考虑进行维持期治疗,维持量一般是 1g/d,长期服用。青霉胺用于维持期治疗,能有效地防止再次出现铜中毒,但青霉胺的严重不良反应又妨碍了其长期使用。

青霉胺用于 WD 的早期治疗起效快,但毒性大。治疗初期常出现药物过敏反应和神经症状加重。$20\%\sim30\%$ 的患者出现药物过敏反应。过敏反应多发生于用药治疗数天至 1 个月内,常见有皮疹、发热、舌炎、关节痛、恶心呕吐、食欲缺乏、白细胞减少、血小板减少、血管神经性水肿等。一旦发生过敏反应,应立即停用青霉胺。待反应完全消失后,再次给予小剂量青霉胺 $125\sim250mg/d$ 重新开始治疗,于数周内加至足量。也可在服用青霉胺的同时加服泼尼松 $30\sim40mg/d$,在无过敏反应发生后,于 $2\sim3$ 周内逐渐将泼尼松减量直至停药。或者将青霉胺从非常小的剂量开始治疗,缓慢加量直到出现耐受性。$10\%\sim50\%$ 有神经症状的 WD 患者在开始青霉胺治疗方案后 2 周~2 个月内可出现症状加重。在开始治疗时对这种情况应有一定的思想准备。有人给 25 例有神经症状的 WD 患者开始青霉胺治疗后,其中 13 例出现了症状加重,6 例患者始终未能恢复到治疗前状态。在神经症状恶化的同时 MRI 检查证实,脑部有新的损害出现。这种情况的发生,可能是青霉胺的治疗诱发了体内铜的重新分布,肝中蓄积的大量铜释放入血,引起脑内铜含量增加所致。如果患者已用常规剂量开始治疗,在治疗中出现症状恶化,可减量,以后再酌情加量,但应坚持服用青霉胺。少数患者即使是调整治疗方案,有些损害也很难逆转,甚至有些无症状的 WD 患者会出现神经系统损害。为了避免这种情况的发生,有人主张治疗应从小剂量开始,缓慢加量。治疗时所使用驱铜剂的剂量足以产生每天排尿铜至少 1mg/d,以不要超过 2mg/d 为宜。

长期使用青霉胺作为维持期治疗。不良反应的发生率可高达 62%,其中 $10\%\sim30\%$ 的患者被迫停药。最为严重的不良反应是影响了免疫系统和结缔组织,可发生许多自身免疫性疾病,其中一些疾病是致命的。不良反应包括:骨髓抑制、再生障碍性贫血、系统性红斑狼疮、Goodpasture 综合征、皮肤病、多动脉炎、重症肌无力、肾病综合征、蛋白尿、视神经炎、视网膜出血等。其中肾脏损害最常见,蛋白尿可占患者的 $5\%\sim10\%$。严重的不良反应最终迫使患者不得不改用其他药物。

青霉胺是一种抗维生素 B_6 的代谢产物,可引起维生素 B_6 缺乏。为避免并发视神经炎,一般合用维生素 B_6。青霉胺是一种络合剂,还可导致体内许多微量元素缺乏,尤其是青霉胺增加尿锌的排出,常造成体内严重缺锌,故每日需加服锌 15mg。青霉胺的许多毒性作用常出现在疾病治疗的后期,可能是由于体内高水平的铜对青霉胺的毒性有部分保护作用,以后随着疾病治疗铜水平的下降,青霉胺的这种毒性作用就显现出来了。因此,青霉胺用于 WD 维持期的治疗最大困难是它的毒性作用。

2.曲恩汀　曲恩汀也是一种口服的络合剂。其作用机制与青霉胺相同,能动员身体不同组织中的铜,增加尿铜的大量排出而起治疗作用。但在曲恩汀治疗期间可引起血清游离铜浓度升高。曲恩汀使用剂量和服用方法同青霉胺,其治疗效果如青霉胺一样有效。但各个患者的剂量应根据其临床效果进行调整。曲恩汀可用于各种类型 WD 患者的早期治疗和维持期治疗。曲恩汀的毒性较青霉胺低,适用于不能耐受青霉胺治疗者。尤其是对于严重的肝脏疾病型 WD 患者的早期治疗,由于青霉胺毒性大,可采用曲恩汀和锌剂联合治疗 $4\sim6$ 个月后,再以锌剂维持治疗。对于新诊断的 WD 患者,在使用曲恩汀治疗后会出现大量地排铜尿,尿铜减少的速度较青霉胺更快。随着体内大量铜的排出,患者临床表现改善。在使用曲恩汀治疗过程中,也需随时监测尿铜和血清非铜蓝蛋白铜的变化。曲恩汀毒性低,但国内尚无人使用,临床经验少。主要不良反应有骨髓抑制、肾毒性、皮肤黏膜损害、粒幼贫血,有引起蛋白尿的报道。

3.锌制剂　治疗 WD 的锌剂不是络合剂。而是利用理化性质相似的元素间有相互拮抗作用,故采用大量的锌可抑制铜在肠道中的吸收。锌可诱导肠黏膜细胞合成金属硫蛋白。金属硫蛋白对铜的亲和力大于对锌的亲和力,因而进入肠黏膜细胞的铜更容易与金属硫蛋白生成一种复合物,这种状态下的铜不能被吸收,滞留于肠黏膜细胞内,于 6d 后随脱落的肠黏膜细胞经粪便一起排出体外,增加了铜在大便中的排出。锌不仅可以减少食物中铜的摄入,还可以阻断在唾液和胃液分泌中铜的再吸收,因此造成轻度负铜平衡。在肝、肾等组织中,锌剂也可以诱导合成具有保护作用的金属硫蛋白。金属硫蛋白与这些组织中的铜相结合,以减轻铜的毒性。临床上常使用的锌剂有硫酸锌和乙酸锌。治疗剂量为硫酸锌 200mg,1 日 3 次;乙酸锌折合成锌量 50mg,日 3 次。每日剂量以多次服用较 1 次性服用的效果好,每次服用药物应与食品和饮料分开,间隔至少 1h,以避免这些食物干扰锌剂的治疗效果。锌剂治疗 WD 安全有效,可用于 WD 患者的早期治疗和维持期治疗。锌剂的毒性低,但起效缓慢。经锌剂治疗的患者需 6～8 个月才能达到降低血铜浓度于中毒阈值以下。因此锌剂多用于症状前患者的治疗,妊娠患者的治疗,不能耐受青霉胺或青霉胺治疗效果不理想患者的治疗,以及维持期的长期治疗。停用锌剂,阻滞铜摄取的作用仍能持续大约 11d,故短时间停药不影响疗效。锌剂毒性低,安全有效,作为 WD 维持期的长期治疗较好。长期服用锌剂治疗不仅能够控制已降低的铜水平,而且能防止临床症状的再发。为了维持治疗效果,应该对服用锌剂的患者进行监测定时作神经病学检查,肝肾功能,血浆非铜蓝蛋白铜,24h 尿铜,24h 尿锌等检查。治疗初期尿铜排出多,随治疗时间延长尿铜的排出减少。锌剂治疗期间,24h 尿铜水平可以作为反应尿铜下降和身体铜情况的指标,从 24h 尿锌水平可以了解患者服药情况。常规治疗剂量情况下 24h 尿锌水平平均 3.5mg,至少不少于 2mg。低于这一水平就表示患者没有坚持服药,同时患者的 24h 尿铜和血浆非铜蓝蛋白铜会升高。

锌剂的毒性很低,耐受性好。最常见的不良反应是头痛、胃不适,大剂量锌剂可引起腹泻、低钙、黄疸、贫血等。乙酸锌的胃肠道不良反应较硫酸锌轻。如果将药物在饭后 1h 服用就可克服胃肠道反应。此外,在治疗开始的前几个月锌可引起血淀粉酶和脂酶升高,男性患者 HDL 胆固醇减少以及淋巴细胞有丝分裂减少。锌剂可引起男性患者 HDL 和总胆固醇同时减少,但不引起总胆固醇与 HDL 胆固醇比值的显著改变。女性患者的总胆固醇减少,但 HDL 胆固醇却无减少。对于锌剂是否会引起免疫抑制,目前尚无临床证据。长期服用时应监测肝功能和胰酶。

锌剂可用作 WD 的早期治疗,但是在治疗了相当长的时间后,有些症状前患者有可能出现症状,有症状的患者病情可以进一步加重,甚至患者的肝铜并不减少而是继续升高。使用青霉胺治疗也可有类似情况发生。因此,肝铜不适合作为反映疗效好坏的指标。产生这一现象的原因,可能是锌剂或青霉胺诱导肝脏合成了 MT 后,只是与肝细胞中沉积的铜结合形成一种无毒的复合物,其治疗作用不是驱铜而是对肝铜的解毒。

4.四硫钼酸铵　四硫钼酸铵通过竞争机制抑制食物中铜的吸收以及内源性分泌铜的重吸收;结合体内过多的铜,与铜和白蛋白形成复合物,无法被细胞摄取,排出增加;减少肝铜和肝脏金属硫蛋白含量,也能减少含铜酶内铜的含量。四硫钼酸铵与铜形成复合物,以复合物的形式逐渐地被排入胆汁及血中。四硫钼酸铵治疗很少引起进一步或不可逆的神经系统症状恶化,也不会因停药而发生分离造成血铜浓度反跳性增高。四硫钼酸铵初始剂量为 20mg,3 次/d,进餐时服用;剂量可增加至 100mg,3 次/d,餐间服用。用药后很快建立铜的负平衡,用药 2 周可使铜的毒性损害停止,8 周效果显著。过量的钼有一定毒性,故不能用四硫钼酸铵作维持期治疗。四硫钼酸铵有骨髓抑制和损害骨骼的不良反应。

WD 的治疗是终身的,因此要求患者要长期坚持服药,否则以前的治疗将前功尽弃。WD 患者在开始治疗以后,神经症状的改善通常要在体内铜的水平降至毒性阈值以下 6 个月后才开始,恢复到最佳水平要在治疗 1~2 年后才能达到。在整个病程中,患者的神经症状存在与否不能作为治疗的指南。同时应清楚地认识到,肝铜的清除是不完全的,即使在治疗数年后肝铜的含量仍然可能很高。而且无论患者在治疗开始前有无症状,即使是患者已经病愈 10 年以上,如果停止进行维持期治疗几月至几年,患者都可能突然发生临床症状恶化,因急性肝炎和肝功能衰竭而死亡。所以,坚持终生治疗对 WD 患者是非常重要的。

(三)血液透析

血液透析多用于重症或终末期 WD 患者。血液透析可在短时间内使患者体内游离铜的水平降低,清除其他毒性物质,为患者争取肝移植治疗的时间。

(赵　婷)

第八节　重金属代谢障碍疾病

许多金属元素是人体不可或缺的物质,按需求大小分为宏量金属元素和微量金属元素。宏量金属元素有钙、钾、钠和镁,微量金属元素有锰、铁、钴、铜、锌、钼、钒、铬、锡等。必须的宏量元素和微量元素的含量不足或过量都会影响人体的健康。目前发现的遗传性重金属代谢疾病主要涉及钙、铁、锌和铜这四种金属元素,病种繁多。锌代谢障碍(肠病性肢端皮炎症)主要表现为皮肤症状,故不列在本表中;甲状旁腺相关的一系列疾病的神经科表现不是最主要症状,且神经科表现与低钙血症有关,形式相近,如肢体麻木、搐搦、偶尔癫痫等。

金属代谢障碍疾病的机制复杂,有些病种属于金属本身代谢链障碍,如铜蓝蛋白缺乏、铁蛋白缺乏、甲状旁腺激素或受体异常等;有些则是继发于其他疾病,如泛酸激酶缺乏、局部组织坏死等;多数疾病已找到致病基因,有些只知道遗传模式,如 Fahr 病;在已找到致病基因的病种里,有些是明确的单基因病,如肝豆状核变性,其致病基因是 ATP7B;而有些则是一种基因能造成多种疾病,如 ATP7A 基因缺陷可导致门克斯病、枕骨角综合征和 ATP7A 相关的远端运动神经病。

一、铜代谢障碍疾病

(一)肝豆状核变性

肝豆状核变性(HLD)亦称 Wilson 病(WD),是一种常染色体隐性遗传性代谢病,因 Wilson 在 1912 年首次报道而得名。Wilson 将该病描述为"进行性豆状核变性合并肝硬化的一种家族性神经系统疾病"。1913 年,Rumpell 发现 WD 患者的肝和脑中含有大量的铜。之前,Westphal(1883)、Strumpell(1898)和 Gower(1906)已经报道类似疾病,命名为"假性硬化症"。1920 年,Hall 和 Spielmyer 对 Westphal 和 Strumpell 报道的病例进行了肝脏和脑组织的切片检查,发现"假性硬化症"就是 Wilson 所描述的 Wilson 病。1948 年,Mandelbrote 偶然发现 WD 患者尿铜排出量增加,肌内注射二巯基丙醇后,尿铜排出更多。1952 年,Scheinberg 及 Gitlin 发现 WD 患者血清铜蓝蛋白显著减少。1956 年,Walshe 首次应用青霉胺治疗本病,使其预后大为改观,成为少数几种可有效治疗的遗传病之一。1985 年,有学者采用限制性片段长度多态性(RFLP)分析方法发现 WD 的致病基因定位于 13 号染色体长臂(13q)的酯酶 D 位点,1991 年进一步定位于 13q14.3。1993 年,WD 的致病基因 ATP7B 被克隆,对 WD 患者进行 ATP7B 基因突变筛查可明确诊断。

【流行病学】

通常认为 WD 的全球发病率约为 1/30000,致病基因携带者频率为 1/90。但是各项研究表明亚洲国家 WD 的发病率和携带者频率可能更高。韩国发病率估计在 1/3000～1/30000 左右,香港发病率约为 1/5400,台湾地区携带者频率为 3%,大陆小范围地区进行的流行病学调查得出的发病率为 0.6/10000～1/10000。

【病因和发病机制】

目前认为 WD 是 ATP7B 基因突变造成铜代谢异常的单基因遗传病。

铜是人体内一种必须的微量元素,是许多含铜酶类的重要辅助因子,但过量的铜会氧化蛋白质和膜脂质,与蛋白质和核酸结合并产生自由基,引起中毒。正常人体内存在着有效的代谢机制来维持铜代谢平衡,运载铜到所需处,同时防止游离的铜离子沉积。正常人每日自饮食中摄取铜量约为 2～5mg,自肠道吸收的铜经过门静脉进入肝脏,其中一部分铜进入胆汁,由胆管排泄回到肠道,并且不再重吸收,由粪便排出;另有少量的铜进入血液,与铜蓝蛋白、清蛋白以及巨球蛋白结合,极少量未结合的铜(2%～5%)称为"游离铜",血液中的铜被运送到各器官或者由尿液排出体内。

近 20 年来,WD 发病机制的研究进展较快。以往有多种发病机制假说,如胃肠道铜吸收过多、铜蓝蛋白的结构异常或合成缺陷、金属蛋白酶(MT)异常、胆道排铜障碍、溶酶体缺陷等。但随着 ATP7B 基因的克隆,以上假说已经被部分或全部否定。

ATP7B 基因位于 13q14.3,共有 21 个外显子,编码一种铜转运 P 型 ATP 酶,ATP7B 蛋白 N-末端有 6 个铜结合位点,能结合铜离子,此酶参与铜跨膜转运的代谢过程。以肝细胞为例,当肝细胞内铜含量升高时,ATP7B 蛋白可将内质网内的铜以内体小泡的形式转移到细胞质,然后通过两条途径将铜排出细胞:①融合进入胆汁颗粒,通过胆汁分泌到胆道;②ATP7B 蛋白将铜转运到铜蓝蛋白上,铜蓝蛋白再分泌进入血液。WD 患者由于 ATP7B 基因突变,铜不能被分泌到胆汁,也不能与铜蓝蛋白结合进入血液,所以淤积在肝细胞内造成肝脏损伤。缺铜的铜蓝蛋白虽然也可以分泌进入血液,但由于没有和铜结合,进入血液后迅速被降解,造成 WD 患者血清铜蓝蛋白水平降低。铜淤积同样也以发生在其他器官,如脑部、肾脏、角膜等。过量铜造成机体损害的具体机制尚不明确,一般认为与过量铜产生的氧自由基有关。大量的实验证据证明体内铜过量时,产生的氧自由基可破坏脂类、蛋白、核酸、线粒体和细胞膜。

近年来,国内外学者对不同种族的 WD 患者进行了大量的基因突变研究,截至 2011 年底,已发现了 500 多种突变形式,以点突变为主,除了极少数为高频突变热点外,大部分为低频散在分布;以复合杂合突变为主,纯合突变少见。不同种族人群的基因突变热点不同,His1069Gln 突变是高加索人群的热点突变,频率高达 10%～70%;Arg778Leu 突变是我国及其他东亚人群的热点突变,频率达到 13%～40%。

【病理】

神经系统的主要病理变化发生在豆状核与尾状核,其中以壳核最明显,大脑皮层、黑质、齿状核等处亦可累及。壳核最早发生变性,然后病变范围逐渐扩大到其他结构。具有神经精神症状的患者,脑的外表正常,而切面则见壳核皱缩,岛叶皮层内陷,壳核及尾状核色素沉着加深,严重者基底节可形成空洞。镜下病理表现有神经元变性和数目减少,星形胶质细胞显著增生,局部发生软化甚至形成空洞。有时在丘脑底核、苍白球、丘脑及黑质等处可发现核大并具有细小颗粒细胞质的 Opalski 细胞。脑皮质的改变以额叶最多见,该区细胞体及纤维减少或消失,呈脱髓鞘及海绵样改变,但胶质细胞则增生。

肝脏早期病理表现为脂肪增生和炎症,以后为肝硬化改变。肝脏通常缩小、质地坚硬、表面有结节,属大结节性肝硬化,红氨酸染色镜检可见黑褐色铜颗粒沉着。脾脏可肿大充血。角膜后弹力层切片镜检可见有细小的金黄色铜颗粒,由铜的沉积所引起。

【临床表现】

WD 起病隐匿,渐进发展,临床表现复杂多样,常易误诊。

临床上主要表现为进行性加重的肝脏损害、神经症状、精神症状、肾脏损害及角膜色素环等。肝脏损害常早于神经精神症状,如持续性或一过性血清转氨酶增高、急性或慢性肝炎、肝硬化(代偿或失代偿)和暴发性肝衰竭(伴或不伴溶血性贫血),部分患者皮肤黝黑,并出现不明原因的牙龈出血或皮肤出血点。本书着重阐述神经和精神症状。

1.神经症状　最常见的首发症状是震颤,其次是口咽部症状,如流涎、构音障碍和吞咽困难等。整个病程中最多见、最突出的也是以上症状。印度国家精神神经研究所统计的 307 名患者中最常见的症状是震颤(31.6%)和构音障碍(15.6%);Leinweber 等调查的 107 例患者中,最常见的症状是上肢姿位性震颤(37.4%),延髓肌受累症状如流涎(31.8%)、吞咽困难(25.2%)和构音障碍(31.8%)等也十分显著。值得注意的是 WD 患者的震颤通常是运动性震颤,而不是帕金森病的静止性震颤。Leinweber 等的研究表明 WD 患者上肢姿位性震颤最多见(37.4%),而静止性震颤相对较少(11.2%),故有一定鉴别意义。口咽部症状在 WD 患者中表现得十分突出,患者口唇常常无法合拢,加之咽喉肌群肌张力增高,吞咽困难,所以流涎现象严重;舌肌强直时则引起构音障碍和吞咽困难;有些患者面部表情肌张力增高,可出现不自主的傻笑。Leinweber 等报道的其他常见症状(大于 20%)还有肌张力障碍、书写困难、步态异常、共济失调、自主神经功能紊乱、记忆力下降、注意力障碍和敌对情绪等。肌张力障碍是本病较严重的临床表现,常在病程中、晚期出现,起初多局限于一个肢体,然后扩展至四肢及躯干。强直持久存在者则出现异常姿势,可有痉挛性斜颈,脊柱可侧凸或后凸,双上肢内收内旋,手指徐动,足跖内翻,步态异常,重者则丧失行动能力。癫痫的发生率不高,约为 6%。舞蹈样动作少见。有些学者将神经症状分成几个亚型,如:①假性硬化型:表现为震颤和共济失调;②肌张力障碍型:表现为构音障碍、吞咽困难、不自主傻笑、书写困难、步态和姿势异常等;③帕金森综合征型:表现为少动和肌肉僵直;④舞蹈手足徐动型:表现为舞蹈样或手足徐动样动作,相对少见;但实际上这些亚型常有重叠。

2.精神症状　早期可有性格改变,人格障碍多见,常见有精神亢奋、坐立不安、脾气暴躁、易怒,可因小事或无故与人激烈争执甚至打人,有些患者表现出回避型人格障碍,自我隔绝,除了至亲之外,没有好朋友或知心人,对他人也丝毫不关心,对周围环境缺乏兴趣,不愿意参加社会活动或工作。情感障碍相当多见,常无故哭笑,且不能自制。后期可发生幻觉等器质性精神病的症状。部分患者出现记忆认知功能减退、学习成绩下降以致退学等。

3.角膜 K-F 环　1902 年,眼科医师 Kayser 和 Freischer 发现假性硬化症患者有角膜异常,K-F 环是角膜周围铜沉积所导致的铁锈色圆环,是 WD 的特征性表现。高加索人种 K-F 环较易分辨,一般肉眼就能看出,而中国人虹膜颜色深,有时较难看清,需要借助裂隙灯观察。K-F 环形成有一定次序,开始出现在角膜上缘,然后出现在下缘,最后两侧也出现形成一个环。K-F 环很少在 7 岁前出现;95% 以上有神经症状的患者都有 K-F 环;单纯肝型患者可以没有 K-F 环。K-F 环应该与老年环及高胆固醇血症的角膜环鉴别。极少数情况下,K-F 环可见于胆汁淤积、原发性胆汁性肝硬化和隐源性肝硬化患者。

除肝脏损害和神经精神症状外,肾脏损害、骨关节肌肉损害也较常见。肾脏损害主要表现为血尿、蛋白尿和管型尿等;骨关节肌肉损害表现为关节酸痛、X 型腿或 O 型腿等,关节酸痛发生率高达 40% 以上。

【临床分型】

WD 按起病年龄可分为少年型(<16 岁起病)、青年型(16～20 岁起病)和晚发型(>20 岁起病);按起病缓急分为急性、亚急性和慢性。更常见的是根据临床表现和起病年龄来分类。

1.亚临床型　症状前个体,患者无任何临床症状,部分患者可能有轻微的肝功能异常。

2.临床表现型　包括以下几个类型。

(1)Wilson型:这是最经典的类型。多在儿童、少年时期出现肌张力障碍型的神经系统表现,如书写困难、构音障碍、吞咽困难、步态和姿势异常、不自主傻笑等,若治疗不及时,预后差。追问病史,患者常在婴幼儿或儿童时期曾有一过性的肝损病史,经对症治疗迅速好转。极少数患者可出现兴奋、欣快或缄默不语等精神症状。

(2)肝型:只有肝脏损害表现,无神经精神系统症状及其他症状,各个年龄段都可能发病。

(3)脑型:以神经精神系统症状为主,多在青、中年时期起病,如假性硬化型和帕金森综合征型;少数在儿童或少年时期起病,如舞蹈手足徐动型;伴或不伴精神症状。肝功能一般正常,但腹部B超常提示有结节样肝硬化,伴或不伴脾肿大。

(4)肾型:多在幼儿或儿童时期发病,只有肾脏损害表现,如肉眼血尿、镜检血尿和蛋白尿等。

(5)骨-肌型:多在儿童或少年时期发病,表现为关节酸痛、X型腿或O型腿等,常被误诊而行骨关节矫正术。

(6)混合型:各个年龄段均可发病,同时出现超过一个系统的症状。肝脑混合型最常见,同时出现肝损害症状和神经精神症状;少见的有肝肾混合型、肾脑混合型等。

【实验室检查】

1.与铜代谢有关的检查

(1)血清铜蓝蛋白(CP):正常为 $0.2\sim0.5g/L$,WD患者 $<0.2g/L$ 。但CP下降未必就是WD,以下情况也可能造成CP降低:小于2岁的幼儿,20%的WD基因携带者,各类急慢性肝炎、重症肝病、慢性严重消耗性疾病,肾病综合征和营养不良等。根据国内学者已往的经验,WD患者CP一般小于 $0.08g/L$,而上述情况患者仅轻度下降。此外,WD患者在某种情况下CP也可正常,如妊娠期、接受雌激素治疗、伴甲状腺功能亢进和伴类风湿关节炎以及肝移植术后。

(2)总血清铜(包括结合铜与游离铜):正常 $11\sim24mmol/L$,患者 $<10mmol/L$ 。

(3)血清非铜蓝蛋白结合铜:正常 $<150\mu g/L$,患者 $>250\mu g/L$ 。

(4)24h尿铜:正常 $<100\mu g/24h$,患者 $\geqslant100\mu g/24h$;服用青霉胺后患者尿铜会进一步增加。

(5)肝铜量:正常 $<40\sim55\mu g/g$ (肝干重),患者 $>250\mu g/g$ (肝干重)。

2.其他检查

(1)肝功能:转氨酶、总胆红素增高,清蛋白降低;有严重肝损时可出现凝血时间延长。

(2)肾功能:常出现尿素氮增高。

(3)白细胞:伴有脾功能亢进者可见白细胞、血小板和红细胞降低。

(4)尿常规:可有红细胞及管型增多,尿蛋白增高。

3.B超和影像学检查　颅脑CT的主要表现有基底节区低密度、脑萎缩和脑室扩大等。颅脑MRI比CT特异性高,主要表现为双侧对称性豆状核(尤其壳核)、尾状核T1W低信号和T2W高信号,常伴中脑、脑桥或丘脑受累,小脑和大脑皮质偶可累及,其他还有不同程度的脑沟增宽、脑室扩大等。肝脏B超常显示肝实质光点增粗甚至结节状改变;肝脏MRI主要表现为网格状改变,提示肝硬化。

4.基因检查　近年来,随着测序技术的普及和检测成本的降低,对临床疑诊WD患者进行ATP7B基因全长编码区测序已成为可能。ATP7B基因的R778L突变是我国及日本、韩国等亚洲国家频率最高的突变点,其他高频突变点还有P992L和T935M,三者占我国患者所有突变的60%左右。对WD的亲属尤其是一级亲属应进行筛查,包括病史、体检、实验室检查等,尽可能做ATP7B基因突变检测。

【诊断与鉴别诊断】

1.诊断标准　①有肝损害、肾损害、神经精神症状等临床表现;②肉眼或裂隙灯下见到角膜K-F环;

③血清 CP<0.2g/L 及 24h 尿铜>100μg;④ATP7B 基因突变筛查检出纯合突变或两种杂合突变。

同时具备上述①+②+③点或①+④点均可确诊为 WD 患者,不需要进一步检查。

2.鉴别诊断　主要与下列疾病相鉴别。

(1)急慢性肝炎和肝硬化:肝型 WD 易与这些疾病混淆,但肝型 WD 血清 CP 降低明显,24h 尿铜增高明显,有时需要进行 ATP7B 基因突变筛查才能鉴别。

(2)肌张力障碍和手足徐动症:儿童或少年时期起病的 WD 易与肌张力障碍或手足徐动症混淆,但后者以肌强直及舞蹈指划动作为特征,无肝脏损害,常为先天性,出生后不久即起病,症状有时可停止进展,血清 CP 和颅脑 MRI 一般正常。

(3)帕金森病和原发性震颤:假性硬化型和帕金森综合征型 WD 易与这些疾病混淆,但这类 WD 患者一般在裂隙灯下能见到角膜 K-F 环,颅脑 MRI 也有典型的 WD 样改变。

(4)家族性纹状体变性疾病:如 Hallervorden-Spatz 病,多在儿童期起病,出现进行性强直、强哭强笑、构音障碍、痴呆等,颅脑 MRI 有老虎眼征可资鉴别。

另外,儿童期的亚急性硬化性全脑炎及弥漫性轴索性脑炎(Schilder 病),也可出现不随意运动及肌强直,亦需鉴别。其他原因引起的精神异常、类风湿关节炎、肾炎等也应注意鉴别。

【预防】

WD 是少数几种可以预防和治疗的遗传性疾病。尽量避免食用含铜高的食物,如动物内脏及血制品、贝壳类及甲壳类海产品、菌菇类、坚果类、豆类、玉米和麦子等粗粮、巧克力和部分调味品(黑胡椒、咖喱粉和肉桂等);烹煮食物的汤汁因含铜量较高,也应避免食用;避免使用铜制餐具;家用自来水应避免使用铜制水管。本病是常染色体隐性遗传病,应杜绝近亲结婚;WD 患者的婚育对象最好行 ATP7B 基因突变筛查;若已生育一个 WD 患儿,再生育时建议行产前基因检测。

【治疗】

1.螯合剂治疗　最早用于治疗 WD 的螯合剂是二巯基丙醇(BAL),后来使用的有 D-青霉胺(PCA)、曲恩汀、乙二胺四乙酸(EDTA)、二巯丙磺酸钠(DMPS)、二巯丁二酸钠(Na-DMS)和二巯丁二酸(DMSA),其中青霉胺和曲恩汀是 FDA 批准的一线用药。与 D-青霉胺相比,曲恩汀的不良反应小,但对神经症状的改善作用略逊色。

(1)D-青霉胺:青霉胺分子带有二巯基,能有效螯合铜离子,通过肾脏将铜排出体外。但是其治疗 WD 的机制并不仅限于此,有报道称青霉胺能诱导细胞内金属硫蛋白(MT)的生成。MT 富含巯基,能螯合游离的铜离子,有解毒作用。

青霉胺在肠道吸收的方式特殊,通过双硫键与肠道细胞膜结合后被细胞吞入。口服青霉胺能迅速从肠道吸收,可能由于肝肠循环的关系,血药浓度呈现双峰样曲线。青霉胺宜空腹服用,有研究表明进餐时服用青霉胺,青霉胺的吸收率可减低 50%。被肠道吸收后,80%的青霉胺与血浆蛋白结合,未结合的青霉胺分子结合成二聚体,极少有游离的青霉胺分子存在。80%的青霉胺通过肾脏排泄,排泄的半衰期约为1.7~7h。

青霉胺的成人用量一般为 750~1000mg/d 左右,儿童为 600~800mg/d 左右。服药时间应在餐前 1h或餐后 2h 或睡前服,同时注意不要与锌剂混服。肝型 WD 患者服用青霉胺,肝功能、黄疸和腹水常在 2~6个月内好转。而 10%~50%的神经型 WD 患者在服用青霉胺一段时间后,神经症状反而加重,因此建议此类患者服用青霉胺应小剂量(31.25~93.75mg/d)开始。用药期间应随访 24h 尿铜水平,用药早期 24h 尿铜可超过 1000μg,维持期间一般为 200~500μg/24h。当低于 200μg/24h 时青霉胺可以减量甚至停药,但若患者依从性不佳漏服青霉胺时,24h 尿铜也可低于 200μg。

青霉胺不良反应比较大,使用前应做青霉素皮试。早期不良反应(1～3周内)有恶心、纳差、皮疹、发热、淋巴结肿大、血细胞降低和过敏反应等,并能诱发包括红斑狼疮在内的多种自身免疫性疾病。青霉胺可螯合维生素 B_6,因此服药期间应注意补充维生素 B_6。

(2)曲恩汀:曲恩汀是 FDA 批准的另一种一线用药,但国内目前没有销售。

曲恩汀与青霉胺同属螯合剂,但结构不同,它不含二巯基。铜与曲恩汀的四个氨基酸的氨基结合成为稳定的环状物,从肾脏排泄。曲恩汀的药代动力学数据不全,曲恩汀肠道吸收能力差,吸收后容易被代谢为较弱的螯合剂乙酰曲恩汀,通过增加曲恩汀的用量能弥补此缺陷。曲恩汀不良反应小,用药初期神经症状恶化极少,不易引起过敏和血常规改变,当 WD 患者不耐受青霉胺时,可用曲恩汀替代治疗。常规用量为 750～1500mg/d,分 2～3 次服用。儿童用量尚不明确,通常用量为 20mg/(kg·d)。曲恩汀一般在餐前 1h 或餐后 2h 或睡前服用。曲恩汀高温环境下不稳定,故在热带地区应注意低温保存。

(3)二巯丁二酸钠、二巯丁二酸和二巯丙磺酸钠:这三种药物均具有两个巯基,在体内能与游离铜结合成毒性较小的硫醇化合物,从尿排泄。推荐用于有轻一中度肝损害症状和神经及精神症状的 WD 患者,尤其 DMSA 可替代青霉胺用于过敏患者作长期口服维持;或与青霉胺交替服用,减轻长期服用青霉胺的不良反应及长期用药后的衰减作用。

2.锌制剂　锌制剂治疗 WD 的机制推测是诱导肠黏膜细胞内的 MT 合成。MT 对铜的亲和力大于锌,铜与金属巯蛋白结合后滞留在肠黏膜细胞内,随细胞的脱落经肠道排出体外,除了食物中的铜,唾液和肠道本身也分泌铜,因此锌剂治疗可导致负铜平衡。锌剂也能使肝脏细胞内 MT 合成增加,减少游离的铜离子,有保护肝脏的作用。另外锌剂还能阻止脂质过氧化而增加体内的谷胱甘肽,逆转 WD 患者体内的氧化型与还原型谷胱甘肽的失衡。

常用的锌制剂有甘氨酸锌、吡啶甲酸锌、葡萄糖酸锌、枸橼酸锌、醋酸锌和硫酸锌等。前五种锌剂为有机螯合锌,吸收率较高。甘氨酸锌是目前吸收最好的锌剂,其次是吡啶甲酸锌。硫酸锌是无机盐,吸收差,且肠道刺激性大。不同锌剂实际含锌元素量不同,通常国内标识的是每片药片重量,不是元素锌含量,用药时需注意鉴别。甘氨酸锌实际含锌量为 30%,枸橼酸锌为 33%,吡啶甲酸锌为 21%,葡萄糖酸锌为 14.3%,硫酸锌为 23%,醋酸锌为 30%。目前国内常用的锌制剂是葡萄糖酸锌。

成人的推荐剂量为 150mg/d(以锌元素计),分 3 次服;5 岁以下 50mg/d,分 2 次服;5～15 岁 75mg/d,分 3 次服。为避免食物影响锌的吸收,最好在餐前 1h 或餐后 1h 服药,尽量少食粗纤维以及含多量植物酸的食物,因可干扰锌的吸收。另外,锌制剂与驱铜药物的服药时间需间隔 2h。

锌剂主要用于症状前患者、儿童不典型 WD、妊娠患者、不能耐受青霉胺治疗者以及各型 WD 患者的维持治疗。锌剂对 WD 的疗效确切,主要不良反应是胃肠道的刺激。锌剂缺点是起效较慢(4～6 个月起效),严重病例不宜作为首选。

3.特殊情况下的用药选择

(1)无症状患者:单独使用锌制剂或合并使用青霉胺可预防症状出现。小于 3 岁的症状前患儿推荐单独使用锌制剂。

(2)维持治疗:驱铜治疗 1～5 年后,如患者症状趋于稳定,24h 尿铜持续在 200μg/d 以下,此时可考虑螯合剂减量或单独使用锌剂。

(3)怀孕和哺乳期的妇女:怀孕期的妇女应坚持治疗,中断治疗可能导致急性肝功能衰竭。怀孕期间,锌剂的用量不必变化,但螯合剂用量应减至最低限度(平时用量的 25%～50%)。特别是准备剖腹产的孕妇在产前 3 个月内应减药,防止伤口愈合不良。服用青霉胺的妇女不应哺乳。曲恩汀和锌剂对哺乳妇女的影响尚不明确。

（4）失代偿性肝硬化：对于失代偿性肝硬化，近年来认为应联合应用螯合剂和锌剂。两者间隔 2h 给药，每日给药 3～4 次，3～6 个月后，可改为单药治疗。如果用药无效应考虑肝移植。

（5）急性肝功能衰竭：WD 患者急性肝功能衰竭十分凶险，应给予肝移植。在一时找不到肝源的情况下，应采用血浆置换、血液过滤等应急方案保护肾脏免遭损害。

4.对症治疗

（1）震颤：静止性且幅度较小的震颤，首选苯海索，每次 1mg，每日 2 次开始，渐加至每次 2mg，每日 3 次，如症状缓解不明显，可加用复方多巴类制剂。以意向性或姿势性震颤为主，尤其是粗大震颤者，首选氯硝西泮，每次 0.5mg，每日 1 次或每日 2 次，逐渐加量，每次不超过 2mg，每日 3 次。

（2）肌张力障碍：轻者可单用苯海索，帕金森综合征者可用复方多巴制剂，从小剂量起，渐加至有效量。也可单用或合用多巴胺受体激动剂，如吡贝地尔，每次 50mg，每日 1～2 次。以扭转痉挛、强直或痉挛性斜颈为主者，除上述药物外，还可选用氯硝西泮等，也可选用巴氯芬片，每次 5mg，每日 2 次开始，可逐渐加至每次 10～20mg，每日 3 次；或乙哌立松每次 50mg，每日 3 次，儿童酌减。经上述治疗无效的局限性肌张力障碍并造成肢体畸形者可试用局部注射 A 型肉毒毒素。

（3）舞蹈样动作和手足徐动症：可选用氯硝西泮；对无明显肌张力增高者也可用小剂量氟哌啶醇，逐渐增量，合用苯海索。

（4）精神症状：可选用奋乃静或利培酮等，配用苯海索。对严重躁狂者可选用氯氮平或奥氮平。对淡漠、抑郁的患者可用抗抑郁药物。

5.肝移植　肝移植比较肯定的适应证是急性肝功能衰竭和用药无效的肝功能失代偿。据统计，肝移植后的一年生存期为 79%～87%，能度过早期阶段的患者生存期很长。

（二）门克斯病

早在 1937 年有人发现铜缺乏可以导致哺乳动物发生脱髓鞘疾病。澳大利亚部分地区的土壤里因为缺乏铜元素，所以当地怀孕的母羊常常娩出羊毛松脆、步态不稳的小羊，病理发现病羊脑内有脱髓鞘和空洞等异常情况。1972 年，Danks 发现人类中也有类似的疾病，患者的血清铜和铜蓝蛋白水平降低，从而确定了铜缺乏与该疾病的联系。然而，Danks 回顾文献后发现他并不是首先报道这种疾病的人，早在 1962 年，Menkes 等学者就已经记录了这种疾病的临床表现，并发现这种疾病有 X 连锁遗传的倾向，只是当时没有将疾病与铜代谢联系起来。因此，Danks 将该病命名为 Menkes 卷毛症，即门克斯病（Menkes 病）。1993 年，Menkes 病的致病基因被克隆。

【发病机制】

Menkes 病的致病基因是 ATP7A，定位于 Xq13.3，包含 23 个外显子，编码 1500 个氨基酸的 ATP7A 蛋白。目前已经发现多种 ATP7A 基因突变，其中小片段缺失或插入占 22%，无义突变占 18%，剪接连接突变占 18%，大片段缺失占 17% 和错义突变占 17%。有研究发现在外显子 7～10 的这段范围内（700 多 bp，占整个基因的 15%），集中了 43 种不同的突变（占 34%），而错义突变主要集中在基因的 3′ 端。

ATP7A 蛋白是铜转运蛋白，负责将肠道细胞吸收的铜转运至血液，变异的 ATP7A 分子转运铜的能力只有正常分子的 0～17%，导致大量铜滞留在肠道细胞内，而血液和其他脏器铜过低。变异 ATP7A 分子的错误折叠和转运也可能与发病有关。铜是机体许多酶发挥活性所必须的元素，Menkes 病的临床表现与铜蛋白酶活性降低或丧失有关。

人体重要的铜蛋白酶有赖氨酰氧化酶、酪氨酸酶、多巴胺 β 羟化酶和肽基甘氨酸 α 酰胺化酶等。赖氨酰氧化酶能够催化细胞外基质蛋白（如胶原和弹性蛋白）交叉连接，对组织的稳固和修复具有重要作用，其活性降低会导致皮肤松弛、关节过曲、骨骼和血管畸形等症状；酪氨酸酶是合成黑色素必须的酶，体内缺乏铜的时候,酶活性降低,黑色素合成障碍,导致皮肤和毛发颜色变浅;多巴胺 β 羟化酶也是一个铜蛋白酶,与重要的神经递质去甲肾上腺素合成有关,酶活性丧失导致血浆和脑脊液中去甲肾上腺素水平下降,并造成神经损害;肽基甘氨酸 α 酰胺化酶也是铜蛋白酶,有脱去甘氨酸残基上羧基的作用,许多神经内分泌肽前体存在甘氨酸残基,必须脱羧后才有生物学效应,酰胺化酶活性降低,导致许多功能肽无法合成,如胃泌素、胆囊收缩素、促糖皮质激素释放素、促甲状腺激素释放素、降钙素、血管紧张素、神经肽 Y 和下丘脑腺苷环化酶激活肽等。

【临床表现和自然病程】

Menkes 病是 X 染色体隐性遗传疾病,发病率 0.7/10 万。患者均为男性,刚出生时除少部分患儿有早产、巨颅、低体温、低血糖和黄疸等异常情况外,多数患儿是正常的,症状直到 2～3 个月龄时才出现。主要神经症状为发育迟滞及退化、喂养困难、肌张力低下和癫痫等,有研究表明大于 2 个月龄的患儿中,93% 的存在癫痫和脑电图异常,部分患儿有视神经萎缩。如果治疗不及时,神经异常表现会越来越明显,数月后可出现脑萎缩、脑血管扭曲和硬膜下血肿等。其他特征性表现有皮肤松弛、肉赘(颈项部、腋窝比较明显)、关节过曲、毛发脱色和卷曲。通过盆腔超声检查,发现几乎所有较大龄患儿存在膀胱憩室。影像学检查可见颅骨(骨缝)、长骨(骨骺)和肋骨成骨不良。其他症状还有胃肠道息肉、肺气肿、动脉瘤和颈部肿块(扩张的颈内静脉)。未经治疗的 Menkes 病患者多数只能活到 2～3 岁。

【辅助检查】

血清铜和血清铜蓝蛋白下降是诊断的重要依据,但正常新生儿在 2 周龄前血清铜水平也很低,因此早期无法辨别患儿还是正常儿。其他血液检查可发现低血糖和去甲肾上腺素水平下降。患者小肠及肾脏细胞铜离子增加,肝细胞中铜离子减少,毛发在显微镜下可以看到头发沿着发根 180° 扭转,呈串珠样毛发等。对于有家族史的患者可行基因检查。

【治疗】

本病需要尽早诊断和治疗,否则预后很差。

早期静脉补充铜元素能有效延长患儿寿命,减少癫痫发作,甚至神经发育能够正常。用于治疗 Menkes 病的铜复合物包括氯化铜、葡萄糖酸铜、组氨酸铜和硫酸铜。补充铜元素对 ATP7A 功能没有完全丧失的患者效果较好,ATP7A 的活性只要能达到正常分子的 5%～10%,治疗就可有满意效果。

(三)枕骨角综合征

枕骨角综合征是 Menkes 病的轻症型,极其罕见,自然病程不详。致病基因也是 ATP7A,多数情况下是由于外显子跳跃剪切或错误剪切导致体内错误的 ATP7A 蛋白增多所致,而正常 ATP7A 蛋白所占比例下降。少数情况下是由于 ATP7A 基因的错义突变和移码突变所致,变异的 ATP7A 的分子活性仅为野生型的 20%～30%。该病因铜缺乏导致胶原生成障碍,所以曾被归类为 Ehlers-Danlos 综合征 9 型。Ehlers-Danlos 综合征是一种遗传性胶原蛋白病,临床表现以皮肤松弛、关节过曲等为主,9 型的特征为 X 显性遗传,伴有铜代谢异常,但自从 ATP7A 基因被发现后,这个病很少再被提及。

枕骨角综合征发病年龄在 3～10 岁间,患者均为男性,和 Menkes 病一样,本病也有皮肤、毛发、结缔组织及骨骼改变,特征性的表现是双侧斜方肌和胸锁乳突肌在枕骨上的肌腱附着点出现局部钙化,形成犄角样形状,因此得名。神经科症状较轻,常见有轻度的肌无力、自主神经功能紊乱等。实验室检查提示血清铜、铜蓝蛋白、血浆和脑脊液儿茶酚胺水平降低。本病治疗的经验相当少,补充铜元素可能有效。自主神经功能障碍通过补充左旋苏氨酸-3,4-二羟苯丙丝氨酸得到改善。

(四)ATP7A 相关的远端运动神经病

本病是新近发现的与 ATP7A 基因相关的疾病,主要累及周围神经,症状与 Charcot-Marie-Tooth2 型

(CMT2)接近。致病基因为 ATP7A,目前仅报道了 2 个家系,分别携带 T9941 和 P1386S 错义突变,突变位丁跨膜区或邻近跨膜区,导致分子转运障碍,具体机制并不清楚。虽然都是 ATP7A 基因相关疾病,但与 Menkes 病及枕骨角综合征的发病机制可能并不一样。ATP7A 相关的远端运动神经病没有中枢神经系统表现,没有皮肤、毛发和关节的改变,也没有血清铜、儿茶酚胺下降等异常情况。而 Menkes 病及枕骨角综合征的患者没有周围神经损害或肌电图异常。

本病症状类似于 CMT2,主要表现为进行性远端周围神经病,感觉神经也可累及。最初表现为肢体远端肌无力和肌萎缩,下肢病变早于上肢,触觉和震动觉有减退,深反射常消失。手足常有畸形,如高弓足和鼓槌趾等。多数患者发病年龄在 10～35 岁间。肌电图显示运动神经波幅降低,而传导速度基本正常,提示本病为轴索病变,而非脱髓鞘病变。目前尚无证据证实补充铜元素能改善该病症状。

二、铁代谢障碍疾病

(一)Hallervorden-Spatz 病

Hallervorden-Spatz 病是一种以进行性锥体外系障碍和痴呆为特征性表现的罕见的铁代谢障碍疾病,常在儿童期或青春期起病,成年起病者也有报道。Hallervorden 和 Spatz 于 1922 年首次报道这种以脑内铁沉积为典型表现的神经变性疾病,因而得名。近年来的文献认为采用"伴脑内铁沉积神经退行性病变(NBIA)1 型"这一称呼更为恰当。Hallervorden-Spatz 病可有家族史,也可为散发。有家族史者,遗传形式通常为染色体隐性遗传,大多数病例携带 PANK2 基因突变。PANK2 基因编码泛酸激酶,故有学者认为带有 PANK2 基因变异的病例应该独立命名为"泛酸激酶相关的神经退行性病变(PKAN)"。

本病属罕见病,发病率约为 1.5/10 万,多呈进行性恶化,一般在儿童或青春期起病,20 岁到 40 岁之间死亡,病程约为 10～12 年。

【发病机制】

本病确切的发病机制尚未明确。早期假说有神经黑色素累积理论和半胱氨酸双加氧酶缺乏理论。神经黑色素是脂褐质过氧化的产物,具有毒性;半胱氨酸双加氧酶活性降低可以导致基底节区半胱氨酸无法代谢,而半胱氨酸因为含有巯基团,有螯合铁离子的作用,所以导致了异常脑内铁沉积。

近年来,定位于 20p13 的 PANK2 基因突变被认为是导致本病的根本原因,多数患者带有该基因突变。辅酶 A 是维持线粒体功能重要的物质,PANK2 基因编码泛酸激酶,该酶存在于线粒体中,是调控辅酶 A 生成的关键酶。在合成辅酶 A 的过程中,需要泛酸和半胱氨酸的参与,泛酸需要经泛酸激酶催化形成 4-磷酸泛酸后,才能和半胱氨酸结合形成辅酶 A,如果泛酸激酶活性下降,辅酶 A 无法合成,并且半胱氨酸得不到充分利用,大量半胱氨酸螯合了铁离子沉积在基底节,从而导致本病发生。

【病理】

大体病理改变包括特征性的苍白球和黑质铁锈色改变,可能是铁沉积所致。其他还有广泛的脑萎缩。微观病理表现包括苍白球和黑质神经元脱失、神经纤维脱髓鞘和胶质增生;严重者可呈海绵样改变,在苍白球和黑质中广泛分布球状小体(含空泡而肿胀的神经轴索);铁锈色色素沉着,含铁的脂褐质及神经黑色素沉着;病程较长者可见神经纤维缠结和 Lewy 小体。

【临床表现】

本病临床表现差异很大,多在儿童和青少年时期起病,以缓慢进展的强直、少动、肌张力障碍、锥体束征、痴呆、色素性视网膜炎为主要临床表现,可有视神经盘萎缩。

2003 年,SusanJ 根据 PANK2 基因变异情况,将 123 例患者分为纯合突变组、杂合突变组和无突变组。

纯合突变组的临床表现最经典,常在 6 岁之内起病,常见的临床表现有步态异常、构音障碍、肢体强直、肌张力障碍、舞蹈样动作和震颤等锥体外系表现,其中大部分患者存在肌张力障碍(87%)。视网膜变性也是常见症状(68%),但视神经萎缩很少(3%)。锥体运动障碍(25%)和痴呆(29%)相对少见,癫痫仅个案报道,该组病程通常小于 15 年。杂合突变组的发病年龄约在 13～14 岁,锥体外系运动障碍也是主要表现,但程度较轻,且病程较长,视网膜变性也较少见(20%),这组病例中言语障碍(如构音障碍和重复言语)较突出,精神症状如人格改变、强迫、抑郁等也较纯合突变组多(33%)。无突变组的临床表现与纯合突变组没有明显区别。神经体检主要是锥体外系和锥体系的运动损害表现。如肌肉强直、肌张力障碍、舞蹈样动作、折刀样肌强直、腱反射亢进等。

【辅助检查】

常规和生化检查没有特异变化。

CT 检查对诊断帮助不大,有时可见到基底节低信号和脑萎缩,基底节钙化也有过报道。MRI 检查有诊断价值,典型的 Hallervorden-Spatz 病在 T2W 上可见双侧苍白球前内侧区域高信号,伴以周围的低信号,称为"虎眼征"。研究发现高信号区病理表现为胶质增生、脱髓鞘、神经元脱失和轴索水肿,而低信号区病理表现为铁的沉积。"虎眼征"往往出现在携带有 PANK2 基因突变的患者中,无突变者仅有苍白球低信号,没有"虎眼征"。59Fe 标记的铁盐如枸橼酸亚铁,静脉注射后 SPECT 显像,基底节区聚集增加,比正常人消退延迟,有一定诊断参考价值。

骨髓巨噬细胞和周围血淋巴细胞的 Gemsa-Wright 染色中可找到海蓝色组织细胞。这种细胞在 340nm 波长的显微镜下,见光中有 PAS 阳性的荧光物质,有诊断意义。

【诊断标准】

Swaiman KF 等提出的诊断标准要求:患者必须满足全部必备条件,至少要满足两项佐证条件,不存在排除标准中的项目。

1.必备条件　①20 岁之前起病;②症状进行性加重;③存在锥体外系运动障碍,必须满足肌张力障碍、肌肉强直和舞蹈样动作中至少 2 项。

2.佐证条件　①皮质脊髓束受累;②进行性智力下降;③视网膜色素病变和(或)视神经萎缩;④癫痫;⑤符合常染色体隐性遗传规律;⑥MRI 发现基底节区低信号;⑦血液淋巴细胞中有异常胞质体和(或)骨髓中存在海蓝色组织细胞。

3.排除标准　①铜蓝蛋白水平异常和(或)铜代谢障碍;②神经元蜡样质脂褐素沉积病,表现为严重的视觉损害和难以控制的癫痫;③癫痫症状特别突出;④视觉损害比其他症状先出现;⑤有亨廷顿舞蹈病和(或)其他常染色体显性遗传的神经科疾病;⑥有尾状核萎缩的影像学表现;⑦氨基己糖苷酶 A 缺乏症;⑧单唾液酸四己糖神经节苷脂-1(GM-1)半乳糖苷酶缺乏;⑨非进行性恶化的病程;⑩无锥体外系表现。

【治疗】

本病没有特效治疗方法。铁离子螯合剂甲磺酸去铁胺效果没有得到证实。根据本病的发病机制,有学者提出泛酸可能有效,但未经实践证实。目前主要是对症治疗,具体如下。

1.肌张力障碍　左旋多巴和溴隐亭可略微改善肌张力障碍,罗匹尼罗(国内目前没有)和普拉克索也可试用;当多巴制剂无效时可试用抗胆碱能制剂如苯海索,但效果短暂;肉毒素注射可用于受累特别严重的一块或数块肌肉;立体定向苍白球和双侧丘脑毁损术偶可用于严重的肌张力患者,可缓解部分症状;鞘内巴氯芬注射曾被用于顽固性肌张力障碍,但最终被认为无效。

2.震颤　多巴制剂对震颤效果良好,也可使用抗胆碱能药物。

3.流涎和构音障碍　比较棘手,唾液过多可以使用溴甲东莨菪碱和苯海索,语言康复训练对部分患者有效,严重吞咽困难者应进行胃造瘘手术。

4.痴呆　目前无有效治疗方法。

(二)伴脑内铁沉积神经退行性病变 2A 型

本病是常染色体隐性遗传病,通常在 2 岁之内发病,临床表现与 Hallervorden-Spatz 病(NBIA 1)相似,因病理见苍白球区域有过量的铁沉积,故命名为 NBIA 2A 型。本病又因发病年龄小,且存在轴索水肿和中枢神经系统球状小体沉积,因此又称为婴儿神经轴索萎缩(INAD)。NBIA 2A 曾被认为是 Hallervorden-Spatz 病的严重型,但近年来随着致病基因 PLA2G6 的发现,已将其列为独立的疾病。

【发病机制及病理】

2006 年,Morgan 等发现多数 NBIA 2A 患者带有 PLA2G6 基因突变,但基因突变的致病机制未明确。主要病理表现为轴索水肿和球状小体沉积,与 Hallervorden-Spatz 病有一定类似,但其分布更广泛。这些改变不仅存在于中枢神经系统,同时也存在于外周神经。另外苍白球可见过量铁沉积。

【临床及影像学表现】

本病极为罕见。1954 年,Seitelberger 首先报道这种以脑内脂质沉积为特征性表现的变性脑病,至今仅报道过 150 余例。本病通常在 2 岁前起病,很少能存活到 10 岁以后。临床表现以锥体运动障碍为主,如痉挛性截瘫、反射活跃等,其他表现有视觉损害、智力发育迟滞、周围神经损害和癫痫等。部分患者有面部畸形,如额前凸、斜视、小鼻、宽嘴、小颌等。

颅脑 MRIT2 相可见小脑萎缩、小脑皮层高信号、黑质和苍白球信号减低,但没有"虎眼征"。肌电图提示慢性失神经改变。脑电图检查可见高幅快波。

【治疗】

本病缺乏有效治疗方法,对症治疗方法可参照 Hallervorden-Spatz 病。

(三)伴脑内铁沉积神经退行性病变 2B 型

NBIA 2B 与 NBIA 2A 都是由于 PLA2G6 基因突变所致,与 NBIA 2A 的区别在于发病时间较晚,起病年龄在 2 岁以后,病程较长,可存活至 20 多岁。主要临床表现有步态异常、语言发育迟缓和视神经萎缩等。其他包括截瘫、眼震、癫痫、肌张力下降和构音障碍等。颅脑 MRI 表现同 NBIA 2A。PLA2G6 基因突变导致本病,有研究发现 NBIA 2A 型的突变多为纯合型突变,而 NBIA 2B 型多为杂合型突变。由于 NBIA 2A 和 NBIA 2B 的致病基因相同,Kurian 认为两者可以合并为一种病,命名为"PLA2G6 相关的神经退行性疾病"。目前缺乏有效治疗方法,对症治疗方法可参照 Hallervorden-Spatz 病。

(四)伴脑内铁沉积神经退行性病变 3 型

2001 年,Curtis 等报道了一种症状上类似于亨廷顿病或帕金森病的晚发性显性遗传疾病,但不存在亨廷顿病相关的基因突变。本病属于极罕见病,目前仅在英国、法国和日本有家系报道。本病约在 40 岁到 50 岁之间发病,表现为锥体外系运动异常,如舞蹈样动作、肌张力障碍、肌强直等。其中舞蹈症最多见(50%),其次为下肢肌张力障碍(42.5%)。多数患者认知功能和精神情况正常或轻度影响,借此可与亨廷顿病鉴别。颅脑 MRI 平扫可见基底节区空洞或囊性改变。实验室检查发现血清铁蛋白异常降低,而病理活检可见脑内铁蛋白和铁异常沉积,故命名为 NBIA3 型。本病的基因突变位于 FTL 基因,该基因编码铁蛋白的轻链。变异的铁蛋白结合铁的能力较差,铁离子容易从蛋白上脱离而沉积在中枢神经系统中,导致细胞损害。有报道发现部分患者虽然携带该基因突变,且伴有血清铁蛋白降低和 MRI 相应改变,但不出现临床症状。本病无有效治疗方法,短期金属螯合剂治疗已证实无效。

(五)无铜蓝蛋白血症

无铜蓝蛋白血症是一种成人起病的伴有脑内铁沉积的神经退行性病变,为常染色体隐性遗传病,主要表现有贫血、视网膜退变、糖尿病和多种神经症状。本病为罕见病,迄今仅报道了 56 例病例,发病率估计为 $1/100$ 万～$1/120$ 万。无铜蓝蛋白血症的神经症状有共济失调、不自主运动(如眼睑痉挛、鬼脸、面部颈部肌张力障碍、震颤和舞蹈)、抑郁和认知功能障碍。非神经症状有视网膜变性、糖尿病和贫血。CP 基因突变是导致本病的原因,该基因编码铜蓝蛋白,变异的铜蓝蛋白缺乏亚铁氧化酶的活性,故无法将 Fe^{2+} 氧化为 Fe^{3+},Fe^{2+} 无法被机体利用,则沉积在各脏器中。实验室检查可发现血清铜蓝蛋白水平低或缺乏,血清铜和铁的水平低下,而血清和肝脏铁蛋白的浓度升高。颅脑 MRI 可见脑内(纹状体、丘脑和齿状核)和肝脏 T1W 及 T2W 相低信号,提示有铁沉积。治疗上可使用铁螯合剂如去铁酮、去铁胺等,能改善糖尿病和神经症状。口服维生素 E 和锌剂可防止组织损伤。由于心脏异常铁沉积可导致心力衰竭,患者常在 60 岁左右死亡。

三、钙代谢障碍疾病

(一)Farh 病

Farh 病又称为家族性特发性纹状体苍白球钙化症。发病率不详,迄今报道的病例数少于 200 例,国内蒋雨平等(1983)首先予以报道。

【发病机制和病理】

本病为常染色体显性遗传,致病基因尚不明确。病理上见两侧大脑基底节(尾状核和豆状核)、两侧小脑齿状核,以及大脑深部白质(内囊和放射冠)、小脑深部白质、下丘脑外侧、视丘等处有散在的钙化灶。由于酸性黏多糖沉积在胶质细胞内或细胞外周区域,形成非钙性圆圈体,主要分布在血管周围,最后侵入血管壁。以后发生羟磷灰石的钙盐沉积。基底节钙化是本病造成的结果,少量的铁也随之沉积,病因不明。

【临床表现】

本病男女比例约为 2：1,颅内钙化多在 20 岁时就出现,但临床表现通常在 40 岁后才出现,主要表现为进行性运动障碍,如帕金森样、舞蹈样表现,肌张力障碍,震颤,手足徐动和面部痉挛等,癫痫常见。还可有共济失调、记忆力障碍、人格行为改变及痴呆等症状。常见首发症状有动作笨拙、疲劳、步态不稳、言语含糊、吞咽困难和肌肉痉挛等。

【辅助检查】

CT 是诊断本病的主要手段,双侧对称的钙化,钙化区域包括基底节、齿状核、丘脑和脑白质。患者儿童期生长发育正常,脑电图、神经传导速度和视觉诱发电位一般正常。脑干听力诱发电位可有轻度异常。

【诊断】

本病为排他性诊断,必须除外甲状旁腺功能减退、线粒体脑肌病、一氧化碳中毒、铅中毒、Cockayne 综合征、AIDS 病脑病、放疗后、甲氨蝶呤治疗后、结节性硬化症等许多原因。有病因可寻的基底节钙化不应诊断为 Fahr 病。

【治疗】

本病没有特殊的治疗方法。可试用血小板凝集抑制剂或脑血管扩张剂,如复方阿魏酸钠胶囊(利脉胶囊)、桂利嗪、尼莫地平等。用美多巴治疗帕金森表现,用硫必利或氟哌啶醇治疗舞蹈症状。由于病例少,预后不详。

(二)Cockayne 综合征

Cockayne 综合征是一种常染色体隐性遗传的多系统遗传病。主要表现有身材矮小、早老、光敏感、进行性神经功能异常和智力障碍。欧洲每年的发病率为 $1/20$ 万。Cockayne 综合征有 3 种亚型,严重程度和起病年龄各异。经典的 1 型在 1 岁前起病,2 型和 3 型略晚,表型较轻。常见症状有发育不良、智障、小脑共济失调、肢体痉挛、周围神经脱髓鞘病、视网膜色素变性、白内障、感音性耳聋和牙齿畸形。本病是由于细胞 DNA 修复机制异常导致的。紫外线可诱导 DNA 突变,正常情况下细胞可通过与转录偶联的 DNA 修复机制进行修复,而本病患者的细胞缺乏这种功能。本病突变致病基因为定位于 10q11 的 ERCC6 和定位于 5q12.1 的 ERCC8。头颅 CT 可见尾状核钙化。治疗以对症为主,包括理疗、防紫外线等。1 型常于 20 岁前死亡。

(三)Aicardi-Goutieres 综合征

Aicardi-Goutieres 综合征(AGS)是一种以亚急性脑病为特征的遗传性异常钙沉积的疾病。钙主要沉积在基底节区,伴有脑白质病变和脑脊液淋巴细胞增多。目前只有 120 例报道。患者出生时一般正常,数天到数个月后出现严重的亚急性脑病表现,如喂养困难、易激惹和神经发育迟滞等,伴有癫痫(53%)、肢体远端冻疮样皮疹(43%)和无菌性发热(40%)。症状在持续数个月后可趋于稳定。遗传方式主要为常染色体隐性遗传。确定的致病基因有 4 个,分别为 TREX1,编码 $3' \rightarrow 5'$ 外切酶;RNASEH2A,RNASEH2B 和 RNASEH2C,编码核糖核酸酶的 H_2 亚基。TREX1 基因突变(占所有病例的 25%)、RNASEH2C 基因突变(占 14%)和 RNASEH2A 基因突变(占 4%)造成的临床表型较重,RNASEH2B 基因突变(占 41%)导致的表型较轻。基底节和脑白质的钙沉积、以额颞叶为主的囊状脑白质病变以及皮层—皮层下脑萎缩是本病的主要诊断依据。其他表现还有胼胝体、脑干和小脑萎缩。发病早期,干扰素-α(IFN-α)水平和脑脊液淋巴细胞增多常见,后期恢复正常。本病没有有效治疗方法,多数患者在 10 岁前死亡。

(四)碳酸酐酶Ⅱ缺陷症

碳酸酐酶Ⅱ(CAⅡ)缺陷症是常染色体隐性遗传病。迄今报道了 50 例。本病的临床表现三联征包括:骨硬化、肾小管酸中毒和颅内钙化。本病的骨病表现除了骨硬化外,还有骨折、生长发育障碍和智力障碍等。致病基因为 CAⅡ,编码碳酸酐酶Ⅱ。治疗主要为全身碱化治疗。

(秦 伟)

第十三章　神经系统发育异常性疾病

第一节　颅底凹陷症

【病因】

1.原发性　与遗传因素有关(常见)。

2.继发性　因畸形性骨炎(Paget 病)、佝偻病、骨软化症、成骨不全、类风湿关节炎和甲状旁腺功能亢进等原因而致病。

【病理】

以枕骨大孔为中心,颅底组织内陷,寰椎向颅内陷入,枢椎齿突向前、向上突出进入枕骨大孔,枕骨大孔前后径缩短,颅后窝腔变狭小。随年龄增大、头部活动增多、轻微头颈外伤等可使枕骨大孔区域的筋膜、韧带、硬脑膜、蛛网膜等增厚、粘连,使延髓、小脑、后组脑神经、颈神经及高位颈髓等受到压迫或牵拉,影响椎动脉的血液供应,构成上颈段脊髓、延髓、小脑的功能障碍而产生症状。若脑脊液循环受阻,还可形成阻塞性脑积水,颅内压增高,甚至因小脑扁桃体疝而死亡。

【临床表现】

本病多见于青壮年,进展缓慢,常进行性加重。病情轻者可有颈部及后枕部疼痛、活动受限、颈项缩短及后发际低,重者多于成年后方出现症状。

1.后组脑神经损害　构音障碍、吞咽困难、声音嘶哑、舌肌萎缩、言语不清等。

2.延髓和(或)高位颈髓损害　四肢乏力或瘫痪、锥体束征阳性、感觉障碍、吞咽及呼吸困难等。

3.小脑损害　眼球震颤、小脑性共济失调等。

4.颈神经根损害　颈项疼痛、上肢麻木无为、肌萎缩、腱反射减低或消失等。

5.椎动脉供血不足　头晕、视物旋转、呕吐等。

6.脑脊液循环障碍　颅内压增高表现如头痛、呕吐、视盘水肿等。

【影像检查】

1.X 线摄片　为本病最重要的诊断依据。可见枕骨大孔边缘内翻、枢椎齿状突上移。常用测量方法如下。

(1)硬腭-枕骨大孔线:颅骨侧位片上,由硬腭后缘至枕骨大孔后缘连线。齿状突高出此线 3mm 以上即可诊断。

(2)硬腭-枕骨线:颅骨侧位片上,由硬腭后缘至枕骨最低点连线。齿状突高出此线 6mm 以上即可诊断。

(3)二腹肌线:颅骨正位片上,两侧二腹肌沟之间连线。齿状突尖与此线距离<10cm 即可诊断。

(4)乳突尖线:颅骨正位片上,两侧乳突尖之间连线。齿状突尖超过此线即可诊断。

(5)硬腭-寰椎角:颅骨侧位片上,硬腭平面与寰椎平面之间的夹角。>13°即可诊断。

(6)枕骨大孔-斜坡角:颅骨侧位片上,枕骨大孔前后缘连线与斜坡之间的夹角。>120°～130°即可诊断。

(7)外耳孔高度指数:颅骨侧位片上,外耳孔中心点到枕骨大孔前后缘之间连线的垂直距离。<13mm即可诊断。

2.CT 检查　脑室造影 CT 检查可显示脑室大小、导水管是否通畅、枕大池改变、小脑扁桃体疝等。

3.MRI 检查　是本病最好的诊断方法。不仅可显示骨结构异常,还可清楚地看到导水管、第四脑室及脑干改变,小脑扁桃体下疝的程度及颈髓受压情况。

【诊断】

根据临床症状、体征,颅骨 X 线摄片、CT、MRI 检查等可明确诊断。但需与颈椎病、脊髓空洞症、肌萎缩侧索硬化、枕骨大孔区及上颈段脊髓肿瘤相鉴别。

【治疗】

1.无明显神经系统症状和体征者一般无需治疗,但要防止头颈部外伤及剧烈地旋转活动。

2.病情较重且进展明显者可手术治疗,解除压迫,扩大颅后窝容积,重建脑脊液循环通路。

(代　杰)

第二节　先天性脑积水

【流行病学】

年发病率为 4/10 万～10/10 万。可发生于任何年龄,但多见于婴幼儿。通常把先天性脑积水称为婴儿脑积水。

【病因】

1.交通性脑积水　指脑室系统与蛛网膜下腔是相通的,由于脑脊液分泌过多或吸收障碍引起的脑积水。或脑脊液仅能流到脊髓蛛网膜下腔,而不能到达脑表面蛛网膜下腔或脑蛛网膜颗粒。

(1)脑脊液吸收障碍:常因脑膜炎、蛛网膜下腔出血等使蛛网膜发生粘连引起。

(2)脑池发育不良和静脉闭塞。

(3)脑脊液分泌过多:可因脉络丛增生、脉络丛乳头状瘤引起。

2.阻塞性脑积水　指由于脑室系统内某一通道发生完全或部分的闭锁和阻塞,使脑脊液循环通路阻塞,出现梗阻以上脑室系统扩大所引起的脑积水。

(1)先天性畸形:如中脑导水管狭窄及闭塞、小脑扁桃体下疝及第四脑室中孔或侧孔闭锁、枕大池被先天性畸形所阻塞等。

(2)炎症粘连:化脓性、结核性或其他类型的脑膜炎,蛛网膜下腔出血等均可导致粘连,使脑脊液循环通路受阻。

(3)颅内占位性病变:如肿瘤、寄生虫、囊肿等阻塞脑脊液循环通路。

【病理变化】

由于脑脊液循环障碍,脑脊液不断增多,脑室逐渐扩大、脑实质变形、脑沟变浅、脑回平坦。胼胝体、锥体束、基底核、四叠体、脉络丛等可因长期受压而萎缩。第三脑室扩大,压迫视神经和脑垂体。透明隔及大脑皮质均可能破溃而使脑室与蛛网膜下腔穿通。

【临床表现】

主要表现为在婴儿出生数周到数月内,头颅快速进行性增大,前囟门扩大且张力高,头皮静脉怒张,颅缝分离,头形变圆,额顶部凸出。颅骨变薄,甚至透明,叩诊可出现破壶音。患儿头发稀少,额颞部呈现怒张的静脉,双眼球下旋,上部巩膜时常暴露,眼球下半部沉落到下眼睑下方,称"落日征",是脑积水特有的体征。患儿精神萎靡、嗜睡或烦躁不安,头部因增大过重始终不能上抬。由于颅缝未闭,头颅不断增大,因此颅内压增高症状一般不明显,若进展迅速的颅内压增高患儿,可出现头痛、呕吐等症状。尽管脑实质萎缩已达到相当程度,但患儿神经的功能往往还保持较好,呼吸、脉搏、吞咽运动等延髓功能可无异常,但晚期可出现视觉、嗅觉障碍,外展神经麻痹,抽搐发作,痉挛性瘫痪,去大脑强直,眼球震颤、斜视,表情呆滞,智能发育不全等。

【辅助检查】

1.头围测量　正常新生儿周径(额、枕)为 33～35cm,出生后 6 个月头围每月增加 1.2～1.3cm;在本症中可为正常的 2～3 倍。头围测量一般测 3 个径,即①周径,为最大头围,自眉间至枕外粗隆间;②前后径,自眉间沿矢状线至枕外粗隆;③横径,两耳孔经前囟连线。

2.头颅 X 线平片　颅腔扩大,颅骨变薄,板障结构稀少甚至完全消失,血管沟浅或不见,脑回压迹可能加深,颅缝分离,前囟增宽,颅与面比例明显增大。

3.头颅 CT 或 MRI 检查　显示脑室扩大程度,区别交通性与梗阻性脑积水,以及显示梗阻性脑积水的梗阻部位。尤以 MRI 检查更为清晰。

4.放射性核素检查　对了解脑室系统及蛛网膜下腔有无阻塞极有帮助。

【诊断】

根据婴儿出生后头围快速增长及特殊头型、破壶音、落日征不难诊断。CT 和 MRI 检查可证实脑积水,发现畸形结构及脑室系统梗阻部位。

【治疗】

1.手术　先天性脑积水治疗应手术解除阻塞,可采用大脑导水管成形术或扩张术、第四脑室正中孔切开或成形术;枕大孔先天畸形可行颅后窝及上颈椎板切除减压术;脑脊液分流术常用侧脑室腹腔、侧脑室颈内静脉、侧脑室心房分流术等。

2.药物治疗　可暂时减少 CSF 分泌或增加机体水分排出,首选醋酸酰胺;蛛网膜粘连可试用泼尼松口服等。

（代　杰）

第三节　脑性瘫痪

【流行病学】

大多发生于婴幼儿,又称婴儿脑瘫,年发病率:国外为 150/10 万,我国为 180/10 万～400/10 万。

【病因】

本病为多种因素所致,一般认为主要发生在围生期,包括遗传性因素和获得性。

1.出生前因素　如妊娠早期病毒感染、妊娠毒血症和放射线照射等。

2.围生期病因　早产是重要的确定的病因,以及脐带绕颈、胎盘早剥、前置胎盘、羊水堵塞、胎粪吸入等导致胎儿脑缺氧,难产或过期婴儿产程过长,产钳损伤和颅内出血及核黄疸。

3.出生后病因　如各种感染、外伤、中毒、颅内出血和严重窒息等。病因不明者可能与遗传有关。

【病理变化】

本病主要有两类特殊病理损害。

1.出血性　如室管膜下出血或脑室内出血,多见于未成熟儿(妊娠不足32周),可能因此期脑血管较脆弱,血管神经发育不完善,脑血流调节能力较差所致。

2.缺血性　如脑白质软化、皮质萎缩或萎缩性脑叶硬化等,多见于缺氧窒息婴儿。

【临床表现】

脑性瘫痪临床表现复杂多样,严重者出生后即有征象,多数病例在数月后家人试图扶起病儿站立时发现。国外通用的病因分型包括:①早产儿基质出血;②缺血、缺氧性脑病(Litter病);③进展运动性异常。

1.早产儿基质(室管膜下)出血　孕龄20～35周低体重早产儿生后数日可出现呼吸窘迫,伴发绀、吸吮不能,可见囟门膨出及血性脑脊液,常于数日内死亡。CT可确诊。剖检可见两侧半球室管膜下细胞母基质各有一血泊,为豆纹、脉络膜及Heubner回返动脉供血区。轻症存活患儿出现脑性双侧瘫痪及智能障碍,约1/3的病例发生脑室旁(皮质支于深穿支分水岭区)白质软化,如出现阻塞性脑积水需行脑室分流术;吲哚美辛、止血敏及生后3d内肌内注射维生素E可减少脑室旁出血发病率。

2.脑性痉挛性双侧瘫　Litter最早(1862年)提出缺氧-缺血性产伤(脑病)的概念,后称Litter病。脑性瘫痪包括截瘫、双侧瘫、四肢瘫、偏瘫和假性球麻痹等类型,双侧瘫是下肢较重的四肢瘫,脑性痉挛性双侧瘫病儿扶立时双侧足尖着地伴内收痉挛,呈剪刀步态和内翻马蹄足,几岁后才能行走;轻者可见腱反射亢进及病理征。①轻度:最初24h症状明显,表现易惊、肢体及下颌颤抖,称紧张不安婴儿;Moro下限反应,肌张力正常,腱反射灵敏,前囟柔软,EEG正常,可完全恢复。②中度:表现嗜睡、迟钝和肌张力低下,运动正常,48～72h后恢复或恶化,若伴抽搐、脑水肿、低钠血症或肝损伤提示预后不良。③重度:生后即昏迷,呼吸不规则,需机械通气维持,生后12h内发生惊厥,肌张力低下,Moro反射无反应,吸吮力弱,光反射和眼球运动存在。中至重度患儿如及时纠正呼吸功能不全和代谢异常仍可望存活,可能遗留锥体系、锥体外系和小脑损伤体征及精神发育迟滞。

3.进展性运动异常

(1)婴儿偏瘫、截瘫和四肢瘫:①先天性婴儿偏瘫。婴儿及儿童早期出现。②后天性婴儿偏瘫。3～18个月的正常婴儿常以痫性发作起病,发作后出现严重偏瘫,伴或不伴失语。③四肢瘫。较少见,多为双侧脑病变。④截瘫。多因脑或脊柱病变,如先天性囊肿、肿瘤和脊柱纵裂等。

(2)先天性和后天性锥体外系综合征:脑性痉挛性双侧瘫常逐渐变为先天性锥体外系综合征,可因产期严重缺氧及核黄疸所致。①先天性舞蹈手足徐动症:常见双侧手足徐动症,生后数月或数年出现,可见舞蹈、肌张力障碍、共济失调性震颤、肌阵挛和半身颤搐等。轻症患儿易误诊为多动症。②核黄疸:继发于Rh与ABO血型不相容或肝脏葡萄醛酸转移酶缺乏的成红细胞增多症,血清胆红素高于250mg/L时具有中枢神经系统毒性作用,可导致神经症状。酸中毒、缺氧及低体重婴儿易患病。轻症生后24～36h出现黄疸和肝脾大,4d后黄疸渐退,不产生明显神经症状。重症生后或数小时出现黄疸并急骤加重,肝脾及心脏肿大,黏膜和皮肤点状出血;3～5d婴儿变得倦怠、吸吮无力、呼吸困难、呕吐、昏睡、肌强直和抽搐发作,可伴舞蹈、手足徐动、肌张力障碍或痉挛性瘫等,多在数日至2周内死亡;存活者遗留精神发育迟滞、耳聋和肌张力低,不能坐、立和行走。

(3)先天性共济失调:患儿无瘫痪,小脑功能缺损导致坐姿及动作不稳、步态笨拙和经常跌倒(共济失调性脑性瘫痪),CT和MRI可见小脑萎缩。

（4）先天性迟缓性瘫痪：表现吞咽和构音困难、下颌反射亢进，不自主哭笑，伴核上性眼肌麻痹、面瘫和肢体痉挛性瘫等。

【诊断】

1.本病缺乏特异性诊断指标，主要依靠临床诊断　我国小儿脑性瘫痪会议（1988）诊断标准是：①婴儿期内出现中枢性瘫痪；②可伴智力低下、惊厥、行为异常、感知障碍及其他异常；③需除外进行性疾病所致的中枢性瘫痪及正常小儿一过性运动发育落后。

2.高度提示脑性瘫痪的临床表现　①早产儿，低体重儿，出生时及新生儿严重缺氧、惊厥、颅内出血和核黄疸等；②精神发育迟滞、情绪不稳和易惊，运动发育迟滞、肌张力增高及痉挛典型表现；③锥体外系症状伴双侧耳聋和上视麻痹。

【治疗】

脑性瘫痪尚无有效的病因治疗，目前主要采取物理疗法、康复训练和药物治疗等适当措施帮助患儿获得最大程度的功能改善。痉挛、运动过多、手足徐动、肌张力障碍及共济失调等可采用康复训练配合药物治疗，必要时手术治疗。

1.物理疗法及康复训练　包括：①完善的护理、充足的营养和良好的卫生；②长期坚持科学的智能、语言和技能训练；③采用物理疗法、体疗和按摩等促使肌肉松弛，改善下肢运动功能、步态和姿势；④手指作业治疗有利于进食、穿衣、写字等与生活自理有关的动作训练；⑤支具和矫正器可帮助控制无目的动作，改善姿势和防止畸形。

2.药物治疗　疗效较局限，副作用较大。①下肢痉挛影响活动可以试用氯苯氨丁酸，自小剂量开始，成人 5mg，2/d 口服，5d 后改为 3/d，以后每隔 3~5d 增加 5mg，可用 20~30mg/d 维持；儿童初始剂量 0.75~1.5mg/(kg·d)，此药也可鞘内注射；不良反应有嗜睡、恶心、眩晕、呼吸抑制，偶有尿潴留；或用安坦，有中枢抗胆碱能作用，2~4mg 口服，3/d；或用氯硝西泮，成人首次剂量 3mg，静脉注射，数分钟奏效，半衰期 22~32h，有呼吸及心脏抑制作用。②震颤可试用苯海拉明。③运动过多可试用氟哌啶醇、地西泮和丙戊酸钠。④伴发癫痫应给予抗癫痫药。⑤核黄疸：治疗重症病人出生即出现黄疸、呕吐、昏睡、总胆红素迅速上升及血红蛋白下降等，应交换输血，必要时多次输血，降低血清非结合胆红素水平，保护神经系统；血清白蛋白可促进胆红素结合，紫外线照射可促进间接胆红素转化。

3.手术治疗　①选择性脊神经后根切断术：是纤维外科技术与电生理技术结合，选择性切断脊神经后根部分与肌牵张反射有关的 Ⅰa 类肌梭传入纤维，减少调节肌张力与姿势反射的 γ 环路中周围兴奋性传入，纠正皮质病变使下行抑制受损导致的肢体痉挛状态；脑性瘫痪痉挛型如无严重系统疾病、脊柱畸形及尿便障碍，可首选 SPR 加康复训练，3~10 岁时施行为宜；患儿术前应有一定的行走能力、智力接近正常，术后坚持系统的康复训练也是治疗成功的基本条件。②矫形外科手术：适用于内收痉挛、肌腱挛缩和内翻马蹄足等，可松解痉挛软组织、恢复肌力平衡及稳定关节。

（刘美玲）

第四节　脊柱裂

【流行病学】

脊柱裂在宫内发病率可能高达 10% 以上，并经常伴有其他严重的神经系统畸形，同时可发生早期流产和死胎，因而脊柱裂患儿占成活新生儿的 1/50000~1/30000。

【病因】

确切的病因不清,但广泛的观点是:胚胎神经管闭合不全或神经管闭合后由于某种原因又重新裂开。

【病理变化】

脊柱裂可以是广泛的神经管不融合,称之为完全性脊柱裂或脊柱全裂;也可以是部分性脊柱裂。完全性脊柱裂多为死胎,临床意义不大。部分性脊柱裂有以下几种类型。

1.隐性脊柱裂　最为多见,约占成活新生儿的1/1000,多见于腰骶部,有一个或数个椎板闭合不全,椎管内容物不膨出。可以没有任何外部表现,多在摄片时偶尔发现。偶尔腰骶部皮肤有色素沉着,皮肤呈脐形陷窝,毛发过度生长或有皮肤脂肪垫。有时上述结构由一条纤维索通过椎板裂隙附着于硬脊膜、神经根,甚至脊髓,使脊髓固定在椎管上,限制了脊髓在发育中的上移,并可伴发脊髓内胶质增生甚或中央管扩大,产生脊髓受损症状(脊髓牵系综合征)。隐性脊柱裂本身症状很少,也许有些腰痛和遗尿与此相关。皮肤潜毛窦和皮样囊肿有可能导致脑膜炎的反复发作。

2.脊膜膨出　多见于腰部和腰骶部;也可发生于其他部位。硬脊膜经椎板缺损向外膨出达皮下,与皮肤共同组成中线上的囊肿样肿块,其中充满脑脊液。或仅覆盖一薄层表皮,脊髓与神经根的位置可正常或与椎管粘连,神经根可进入膨出囊并与之粘连。

3.脊膜脊髓膨出　比脊膜膨出少见。脊柱裂缺损较大,除脑脊液进入膨出囊外,脊髓亦进入膨出囊。膨出囊基底较宽广,囊表面的覆盖皮肤菲薄、色黯,光照不很透光。有时皮肤透明,透过皮肤可见血管、神经根和脊髓。

4.脂肪脊膜膨出和脂肪脊膜脊髓膨出　在膨出囊内伴发脂肪囊。

5.脊膜脊髓囊肿膨出　脊膜脊髓膨出伴发局部的脊髓中央管扩大畸形(脊髓积水)。后者形如髓内囊肿,可一起突入膨出囊内。

6.脊髓外翻　是部分性脊柱裂中最严重的一种。脊髓中央管裂开直达体表,形成一个暴露的肉芽面,经常有脑脊液溢出。

7.脊柱前裂　是一种罕见的脊柱裂类型。脊膜向前膨出进入体腔。

【临床表现】

绝大多数隐性脊柱裂终生不产生症状,仅由于其他原因在X线摄片时被偶然发现。少数患者有遗尿或轻度尿失禁。也有可能是腰痛的原因之一。个别隐性脊柱裂和所有的膨出患者可有不同程度的下列神经损害症状。

1.腰骶部畸形　产生有关节段的神经损害,小腿和足部肌肉呈现对称的松弛性瘫痪和萎缩;膝部以上肌肉功能受累者比较少见;踝反射大都消失。足部、会阴部和下肢后侧的皮肤可有感觉缺失,痛觉和温度觉的障碍比较明显。患者有不同程度的尿失禁。下肢并有各种营养性和自主神经功能障碍,如皮肤温度下降、青紫、水肿、溃疡、慢性骨髓炎及足部畸形。有些患儿在出生时并无明显的神经症状,而在生长期间因膨出囊对脊髓和神经根的牵拉或是牵系综合征的影响使神经损害渐趋加重。

2.颈段的畸形　产生上肢的松弛性瘫痪、肌肉萎缩、神经营养障碍和下肢痉挛性瘫痪。上述症状可能在出生时即已存在,或在生长期逐渐发生。高位颈段畸形则可出现小脑性共济失调和痉挛性四肢瘫。

3.其他　膨出囊容易溃破感染,导致脑膜炎。上皮窦也可引起细菌性脑膜炎的反复发作。脊柱裂时常伴发其他先天性畸形,如脑积水、颅骨裂、裂唇和裂腭等。

【诊断】

脊膜膨出诊断不难。背侧沿正中线囊性肿块,或多或少的透光,啼哭时更饱满等,可作为与其他肿块鉴别的要点。X线摄片可发现骨性缺损,CT及MRI已取代脊髓造影,为脊柱裂和脊膜膨出提供可靠的诊断依据。

【治疗】

不伴有神经症状的隐性脊柱裂无需手术,脊膜膨出和神经症状不太严重的其他类型膨出,应尽早进行手术治疗。手术原则是分离脊髓和神经根的粘连,使神经组织纳回椎管腔,切除膨出的囊,并加固椎管的薄弱点。同时术中应特别注意切断绷紧的终丝,以使脊髓充分放松。如因故推迟手术,对囊壁需慎加保护,防止破溃和污染。骶部的上皮窦道必须切除,以消除颅内感染的通道。

（秦　伟）

第五节　脑发育不全

一、小头畸形

人的头颅分为脑颅和面颅两个部分,小头畸形又称狭颅症,是指人的脑颅部分较同龄正常人的平均大小明显为小的病理情况。用尺带测量婴儿脑颅的周径,新生儿的平均值为34cm,出生后5个月的婴儿为40～42cm,1周岁时可达42～46cm,2周岁时可达46～48cm,6～7岁的学龄儿童应达50～52cm,16岁长足的儿童应达到成人的头围水平,为54～58cm。如患者的头围小于同龄人平均头围下3个标准差时,小头畸形的诊断标准成立。因此,如接近成人的长足儿童如头围≤42cm,则小头畸形的诊断基本可以确定。

小头畸形分为原发性和继发性。原发性小头畸形指妊娠期间,脑组织发育明显小于孕周的正常值;继发性小头畸形指脑组织在孕期发育正常,而出生后发育受限导致小于正常。目前的研究认为原发性小头畸形是因神经元产生时分裂减少致数目减少;继发性小头畸形是指在神经元分化过程中其足突连接和树突数目的减少所致。前者多发生在孕32周前(神经元发生主要在胎龄21周时),表现为神经细胞的减少;而后者发生在出生后(突触连接和髓鞘的形成发生在出生后),表现为神经元突触连接减少或神经元数目正常而其活性降低。

【病因】

1.非遗传因素　小头畸形的主要原因是由于脑在围产期受到有害因素的影响,使脑的发育受阻。脑的发育增长使脑颅在颅缝处不断增长。当脑的发育迟缓或停止,脑颅的生长也减慢或停止,颅缝就早期闭合,形成小头畸形。有这种疾患的小儿,头顶小而尖,故有人又称之为尖头畸形。产前期母体的病毒、弓形虫感染,酒精、药物、一氧化碳等中毒,贫血,营养不良,损伤,先兆流产等均可不同程度地影响胎儿脑的发育。在分娩过程中由于各种原因引起的难产、产程延长造成婴儿缺氧、窒息,也是造成婴儿脑发育障碍的常见原因。另外,在婴儿期(一般指3～6个月以内)的严重脑部感染、窒息、严重颅脑损伤等亦可导致脑的发育不全而使脑颅生长停止。以上各种原因所造成的小头畸形都伴有智能的发育障碍,并出现脑瘫情况。

2.遗传因素　还有一种小头畸形是由于遗传基因所决定的。这是一种常染色体隐性遗传病,患儿出生时表现为头围明显减小和智力障碍,而无其他神经生物学异常。脑扫描显示整个脑减小,影响严重的主要为大脑皮质。近年来的研究发现,由于纤维细胞生长因子受体3基因(FGFR3)的突变,能使脯氨酸转化为精氨酸。这一变化可促使颅冠状缝的早期闭合,从而形成多种颅狭窄症,如斜头畸形、短头畸形,甚至全颅狭窄症等。由于脑颅的狭小使正常发育中的脑受到很大的限制,故这类患者除了小头畸形外都有颅内压增高,而患者的智力发育中的脑受到很大的限制,故这类患者除了小头畸形外都有颅内压增高,而患者的智力发育不全的症状则不明显,应与脑发育不全性小头畸形严格鉴别。

【治疗】

小头畸形,以手术治疗为主,目的在扩大颅腔,解除颅内高压,使受压的脑组织及脑神经得到发育和生长。手术治疗主要有两种方式:一是切除过早闭合的骨缝,再造新的骨缝;二是切除大块骨质以达到减压和有利于脑的发育。手术越早越好,出生后 6 个月以内手术者预后较好,一旦出视神经萎缩和智能障碍,即使施行手术,神经功能不易恢复。

二、呆小症

呆小症有地方性和散发性两类。

地方性呆小病见于地方性甲状腺肿流行区,由于地方上的土壤和水源缺乏碘,母体缺碘,供应胎儿的碘缺乏,导致婴儿甲状腺发育不全和激素合成不足。此型甲状腺功能减退对迅速生长的胎儿神经系统,特别是大脑发育,危害极大,以不可逆性神经系统损害为特征。

散发性呆小病见于全国各地,病因不明,可能有以下原因:①甲状腺发育不全或缺如:患儿甲状腺本身生长发育的缺陷;母体在妊娠期患某种自身免疫性甲状腺疾病,血清中存在抗甲状腺抗体,通过胎盘后可破坏胎儿部分或全部甲状腺;妊娠期服用致甲状腺肿物质,阻碍了胎儿甲状腺的发育和激素合成;偶尔亦可见于婴儿的遗传性原发性甲状腺功能不足,主要由于婴儿体内有促甲状腺素(TSH)抗体生成阻碍了 TSH 对甲状腺内受体的结合,使婴儿不能合成甲状腺素所致。②甲状腺素合成障碍。

呆小症可在出生后数周至数月发病,由于大脑和骨骼的生长发育受阻,逐渐出现体格及智能发育迟缓。正常的竖颈、抬头、坐起、站立、行走、语言等功能发育里程碑明显推迟,并伴有精神呆板、动作迟钝、表情淡漠、哭声干哑、皮温降低、毛发稀少、面部浮肿、腹部凸起,有时可见脐疝等。常有听力下降,严重者可出现聋哑。放射学检查可见骨骼骨化明显滞后。

诊断主要依靠上述临床症状和实验室检查。实验室常规检测甲状腺功能及血内碘含量常可正常,对诊断帮助不大。患者面部皮肤较粗、舌大、便秘及神经精神学方面的缺陷常发生较晚,智力发育程度轻重不等。

由于脑的发育在出生后数周内至关重要,如一旦确诊,必须立即开始治疗,治疗愈早,疗效愈好。同时治疗可根据血液化验结果采取针对性补充替代疗法。

三、巨脑症

巨脑症为一少见的家族性或散发疾病,指初生时婴儿的头部较正常幼儿为大。脑的体积及重量都超过正常幼儿,其脑重为 1500～2850g,智商可能正常,但可有发育迟缓、停滞,肌张力低下,常分为原发性与继发性两类。

原发性指不伴有其他病变,脑回结构复杂,脑灰质和白质过度发育、增厚,其内含有神经元数增多,但脑室大小正常。

继发性指由于某些进行性疾病所引起的脑膨大,如脑白质海绵状变性、脑弥漫性胶质母细胞瘤病、结节硬化病、异染色性白质营养不良、脑类脂质沉积病等。

患儿头围增长速度增快,头颅外形很像先天性脑积水,有前囟宽大,经久不闭。常有脑积水表现(额骨隆起,囟门塌陷,"落日征",头皮静脉充盈)。X 线头颅平片中也不见颅内压增高迹象。头颅 CT 无脑室扩大,脑 MRI 图像示脑回机构复杂,但脑室不大。患儿躯体及智力发育迟缓,抬头、站立、行走、言语均出现较迟,视力常有减退,半数以上伴有癫痫。较少见的尚有单侧大脑半球巨大而另一侧正常,兼有对侧肢体增大。

本病需与先天性脑积水症鉴别。患者的躯体及智力发育迟缓无特殊治疗方法,癫痫可用抗癫痫药物控制。如药物治疗效果不佳,则可考虑作胼胝体前部切断术,术后继续抗癫痫药治疗。

四、核黄疸

早在 1904 年,Schmofl 对因重症黄疸而死亡的新生儿进行尸解就发现其脑基底核被黄染,并首次命名为核黄疸,该词即为神经核被黄染之意。此种黄染物质经分析确定为未结合胆红素,它能导致神经细胞的中毒性病变,故又称"胆红素脑病"。本病一般以早产儿多见,在我国和东南亚地区亦常见于足月婴儿之中。由于本病患儿体质较弱又伴有多种脏器的严重功能紊乱,本病的病死率很高,幸存者中 75%～90% 患有严重的神经系统后遗症,是人类听力障碍、视觉异常和智能落后的重要原因,严重威胁新生儿的生命和健康。因而,核黄疸的预防、诊断、治疗始终是全球儿科、妇幼保健和神经科关注的焦点。

【发病机制】

胆红素脑病患儿的整个中枢神经系统均有胆红素浸润,但不同部位病变轻重不一。最明显处是脑基底核,呈鲜亮黄色或深黄色;其他部位如海马沟、视丘、视丘下核、苍白球、壳核、顶核、尾状核、脑室核、小脑小叶和脊髓前角等均呈淡黄色;小脑、延脑、大脑半球的白质和灰质也可受影响,但相对较轻;镜下病理改变常以神经元细胞线粒体肿胀、苍白最明显。

1.新生儿临床特点与血清胆红素浓度 胎儿循环系统所拥有的红细胞和血红蛋白比出生后所需要者为多,因而出生后红细胞破坏速度加快,胆红素产量增加,主要为未结合胆红素。未结合胆红素为脂溶性,对神经系统有特殊亲和力,能通过血脑屏障作用于脑细胞引发脑损伤及中毒性脑病。单纯高未结合胆红素血症对健康新生儿并不会引发核黄疸,除非该新生儿处于窒息状态,尤其当处于某些病理状态下,如未成熟儿或低出生体重儿、母婴血型(Rh、ABO)不合等溶血病、败血症、低血糖症或高渗血症、高碳酸血症、低氧血症等病理状态下,此时胆红素能大量通过血脑屏障进入脑内,与含有磷脂成分的神经细胞膜结合,引起脑神经细胞的损害。

临床上,以总胆红素水平及未结合胆红素水平作为胆红素脑病的危险因素来指导新生儿高胆红素血症的防治,一般认为血总胆红素为 $342\mu mol/L$ 是临界浓度,超过这一浓度即认为是病理性的。

2.未结合胆红素与血清清蛋白结合状态 未结合胆红素在血浆中主要以与清蛋白结合胆红素形式存在,仅有很少部分以游离胆红素形式存在。由于血清清蛋白具有与胆红素结合的能力,使未结合胆红素量下降,从而可以保护脑细胞免受胆红素的毒性作用。当清蛋白与胆红素结合力降低,如低出生体重儿、低氧血症、低血容量、高渗血症、高热、高碳酸血症等病理状态下时,或当游离脂肪酸、水杨酸、磺胺类、头孢类及呋塞咪等能与胆红素竞争和清蛋白结合的竞争性物在体内增多时,均可影响清蛋白胆红素结合力,导致体内游离胆红素水平增高。国外有学者认为游离胆红素>$20.0\mu mol/L$ 是发生胆红素脑病的危险临界值。

3.血脑屏障 胆红素脑病的发生取决于脑内胆红素水平,脑内胆红素含量不仅与血浆胆红素浓度相关,更取决于血脑屏障功能状态。成人的血脑屏障能阻止胆红素的进入,新生儿血脑屏障也有相对的防御能力,但在未成熟儿,新生儿缺氧、脱水、高热、高渗血症、高碳酸血症和败血症等病理状态下,血脑屏障开放,此时不仅游离胆红素可以通过血脑屏障,清蛋白结合胆红素复合物也可通过血脑屏障,脑内胆红素含量急剧上升,易引起胆红素脑病的发生。

4.脑细胞功能状态和能量代谢水平　未结合胆红素对脑细胞有毒性作用,以对最活跃神经细胞影响最大。基底核神经细胞在新生儿期,在生理及生化代谢方面最活跃,耗氧量及能量需要均最大,故基底核最易受损。游离胆红素抑制脑组织对氧的利用,影响细胞的氧化作用。胆红素进入脑细胞后可能使脑细胞的线粒体氧化的偶联作用脱节(解偶联作用),因此脑细胞的能量产生受到抑制,使脑细胞损害。

【临床表现】

胆红素脑病多见于出生后4～10d,最早可于出生后1～2d内出现神经症状。新生儿出生后不久即出现黄疸,轻者24～36h出现黄疸,肝、脾肿大,黄疸进行性加重,初期无明显神经症状,严重者在出生时或数小时后出现黄疸,肝、脾、心脏扩大,伴有水肿和贫血,并可有黏膜和皮肤的点状出血。重度黄疸者出生后1～2d即可出现神经系统症状,轻症者可见精神萎靡、吸乳无力、呕吐及嗜睡等,有时肌张力低下,此时如经及时治疗,可以完全恢复。如黄疸持续加重,则神经症状也可加重,可见哭声高尖,两眼凝视或上翻,四肢张力增强,两手握拳,双臂伸直与外展,或角弓反张,甚至发生呼吸衰竭而死亡,此时即使治疗存活,往往留有智能障碍和锥体外系征象,如舞蹈样动作、肌张力强直等,部分并有痉挛性瘫痪,听力减退和(或)癫痫发作。

Van Praagh将进行性出现的神经症状分为4期,即警告期、痉挛期、恢复期和后遗症期,第1～3期出现在新生儿期,第4期则在新生儿期以后出现。

1期(警告期):持续约12～24h,属于早期,表现为骨骼肌张力减退,嗜睡,吸吮反射减弱或拒乳,精神萎靡,呕吐,可伴有发热和黄疸突然加重,若及时治疗可完全恢复。个别暴发性胆红素脑病,可在本期发生呼吸衰竭和全身肌肉松弛而死亡。

2期(痉挛期):持续时间约12～24h,一般不超过48h,预后差。主要临床特点是痉挛、角弓反张和发热,还可出现硬肿、鼻腔流出血性泡沫,并发弥散性血管内凝血或中枢性呼吸衰竭而死亡。一般以痉挛的出现作为进入第Ⅱ期的特征。

3期(恢复期):持续时间约2周,如能度过前两期,大多始于出生后第一周末开始抽搐渐渐减轻而后完全消失,随即吸吮力和对外界反应渐渐恢复,继而呼吸好转。

4期(后遗症期):此期约于病后1个月或更晚出现,一般持续终身,对各种治疗均无效。主要表现为相对持久性或持续终身锥体外系异常,是胆红素脑病后遗症的特征,主要表现为:手足徐动,眼球运动障碍,听觉障碍,牙釉质发育不全。此外,还有流涎、抽搐、抬头乏力、智力低下等表现。

【治疗】

对新生儿病理性黄疸必须及早治疗,以防止其发展成核黄疸。治疗中应避免用与胆红素有竞争清蛋白的药物,常用的治疗方法如下。

1.药物疗法　如苯巴比妥和尼可刹米等能激活葡萄糖醛酰转移酶,使未结合胆红素转化成结合胆红素,并能改善毛细胆管的通透性,有利胆作用。此两种药物以口服为佳.因这样可较优先进入肝脏,有利于激活肝脏的酶系活性,使未结合胆红素较快转化为结合胆红素而从胆道排出。

2.光照疗法　蓝光照射治疗能降低血清胆红素。

3.输注清蛋白或血浆　可减少游离胆红素。

4.及时治疗窒息、低血糖、酸中毒和感染　可减少未结合胆红素发展成胆红素脑病的危险性。

5.换血疗法　对严重的高胆红素血症要进行换血疗法,以挽救患儿生命。

6.其他　对于新生儿病理性黄疸引起的核黄疸目前无特殊治疗,根据各期表现给予对症治疗,后遗症期可指导早期干预智能和运动发育。

五、先天性胼胝体发育不良

人脑分成左右两个半球,胼胝体是联系大脑两半球间最大、最主要的有髓神经纤维的集合体,它是从原始终板发生的前脑联合之一,连接着两侧大脑半球,并形成侧脑室的顶。胼胝体形成于胚胎的第12~20周,许多因素会导致胼胝体的发育受到影响,所产生的结果便是所谓的胼胝体发育不良。因胼胝体的发育是从膝部至压部,多表现为胼胝体前部发育而压部缺如,进而导致第三脑室扩大和侧脑室分离。

【病因】

胚胎第7~10周时,终板背侧普遍性增厚,其上方形成联合,后者诱导大脑半球轴突从一侧向另一侧生长,形成胼胝体。胚胎74d时可在胚胎上见到最早的胼胝体纤维,到115d胼胝体在形态上成熟。如果联合不能诱导轴突从大脑半球一侧越过中线到达对侧大脑半球,则胼胝体就不能形成。胼胝体分为嘴部、膝部、体部和压部4个部分,其发育顺序由前向后,正好与其成熟顺序相反。胚胎早期的宫内感染、缺血等原因可使大脑前部发育失常,而发生胼胝体缺失,晚期病变可使胼胝体压部发育不良。常首先累及体部和膝部,也可同时累及膝部和压部,但单独累及膝部的较少,仅见于前脑无裂畸形。也有学者认为胼胝体发育不良,是由于胼胝体形成的前驱阶段受损,并非发生于胼胝体形成期。

怀孕时母体酒精中毒或糖尿病,胎儿本身罹患某些代谢性疾病、染色体异常、Aicardi综合征及怀孕初期胎儿的脑部受到感染等因素均与胼胝体发育不良相关。

【病理】

胼胝体发育不良可为完全或部分缺如,最常见的是胼胝体和海马连合完全性发育不良,而前连合保留。在胼胝体所保留的纤维束中,只有Probst束,这是向前后方向投射,不越过中线的纤维束。第三脑室顶向背侧抬高,室间孔明显扩大,使第三脑室和侧脑室形成一个"蝙蝠"形囊腔,侧脑室后角向中间方向扩大。

胼胝体发育不全或缺失合并其他脑发育畸形,包括小脑回、脑裂畸形、透明隔缺如、视神经萎缩、脑穿通畸形、脑积水、脑膨出、嗅脑缺如、脑裂畸形、脑回过多症、半球间裂囊肿、脑萎缩以及半球间脂肪瘤和胼胝体脂肪瘤等。

【诊断】

其临床症状、体征与合并的其他脑畸形有关,因为先天性胼胝体发育不全或缺如的本身一般不产生症状。在成人患者中,用复杂的心理测定检查方法,可发现两半球间的信息传递有轻微障碍。新生儿或婴幼儿患者可表现为球形头、眼距过宽和巨脑畸形,多在怀疑脑积水行CT和MRI检查时,才发现有胼胝体发育不良或缺如的特征性影像。可出现智力轻度低下或轻度视觉障碍或交叉触觉定位障碍,严重者可出现精神发育迟缓和癫痫。因脑积水可发生颅内压增高。婴儿常呈痉挛状态及锥体束征。

【治疗】

已经存在的胼胝体发育不良目前无特殊治疗,治疗主要针对伴随发生的癫痫等对症治疗。

（秦　伟）

第十四章　神经肌肉疾病

第一节　肌营养不良症

肌营养不良症(MD)是指一类与基因有关的肌肉进行性变性疾病。病因为基因异常,绝大多数肌营养不良症的基因定位及基因产物都已阐明。病理改变为肌纤维变性与缺失。临床上以迪谢内肌营养不良症(DMD)及强直性肌营养不良症最常见。肌营养不良症的共同的临床表现为缓慢起病进行性加重的肌肉无力和萎缩,但不同类型的肌营养不良症的起病年龄、发展速度、受累肌肉部位及合并表现有所差异。迪谢内肌营养不良症一般在5岁左右出现症状,10岁后失去行走能力,20岁后死亡。肌无力可累及全身骨骼肌,但以肢体近端为重,也出现最早。可出现Gower征、鸭步、小腿肌肉假性肥大、智能低下及脊柱畸形。并常累及心脏,出现各种心律失常。贝克肌营养不良症(BMD)发病年龄较晚(平均11岁),进展慢,25～30岁失去行走能力,40岁后死亡。智能正常,心脏受累少见。Emery-Dreifuss肌营养不良症主要表现为上臂、肩及腿前部肌肉无力和萎缩,早期便有肌挛缩(肘部肌挛缩具有特征性),并常有心脏并发症。强直性肌营养不良症为多系统疾病,大多数为10～40岁发病,病程进展缓慢。主要临床表现为骨骼肌无力、萎缩及强直,并有平滑肌无力、心肌损害及非肌肉组织损害(白内障、内分泌紊乱、秃头、失听、智能低下等)。眼咽肌营养不良症发病年龄晚(常于45岁后),主要表现为眼肌及咽部肌肉的无力。面肩肱肌营养不良症发病年龄一般为6～20岁,进展比较缓慢,主要表现为面肌及肩部肌肉的无力和萎缩。肢带肌营养不良症多为10～30岁发病,进展缓慢。常以下肢近端无力为首发表现,数年后出现上肢近端无力,最后出现四肢远端无力。

一、诊断

根据病史、临床表现,并结合血清肌酸激酶(CK)增高及肌电图表现,临床诊断一般比较容易(表14-1)。但肯定诊断需进行基因或基因产物检查。如检查发现有抗肌营养不良基因缺失或复制突变,或肌肉免疫组化发现肌细胞膜缺乏抗肌营养不良蛋白并基因测序发现有基因突变,便可肯定迪谢内肌营养不良症。

表 14-1　不同类型肌营养不良症的特征性表现

种类	临床表现	血 CK	肌电图	肌活检	基因检查
DMD 及 BMD		增高(50倍)		异常	dystrophin 基因缺乏
Emery-Dreifuss MD	早期肌挛缩				emenn 基因缺陷
	房性停顿				

续表

种类	临床表现	血 CK	肌电图	肌活检	基因检查
强直性 MD	肌强直、白内障		肌强直		CTC 或 CCTC 重复
眼咽 MD				包涵体	

二、发病机制

肌营养不良症属于基因性肌病,常与肌肉结构蛋白异常有关。与 DMD 及 BMD 有关的基因位于染色体 Xp21 的短臂上,有 250 万以上的碱基对和 79 个外显子或编码区。大约 2/3 患者存在基因片段的缺失或重复(可检测出),其他患者可能是因点突变太小,用标准技术不能检测到。基因缺失最常 m 现在外显子 43~52(特别是 44~49)。如缺失的基因位于阅读框架内,则肌肉中缺乏 dystrophin,临床表现为重型即 DMD;如缺失的基因位于阅读框架外,则肌肉中 dys-trophin 减少,临床表现为轻型即 BMD。

三、治疗

目前,肌营养不良症仍缺乏特效的治疗方法,多数患者以支持治疗为主。有下列方法可选用。

(一)药物治疗

1.皮质类固醇 泼尼松是目前唯一的在 MD 的药物干预中证明有效的药物,其机制尚不完全清楚,可能与抗炎、稳定细胞膜、减少肌肉分解代谢、延迟肌肉凋亡及抑制生长等作用有关。

1989 年,一项大样本随机双盲试验发现 DMD 患者应用泼尼松 0.75mg/(kg·d),连续 6 个月,在 1 个月便可起效,在 3 个月左右达高峰,可维持 6 个月以上。可延缓 DMD 的进展,使患者维持运动功能的时间较未治疗者延长 30%~35%。1995 年又发现小剂量泼尼松[0.35mg/(kg·d),连用 6 个月]对 DMD 及 BMD 均有效。2011 年的随机双盲试验发现 DMD 患者应用泼尼松周末疗法[5mg/(kg·d),周六及周日应用,持续 1 年],其疗效及不良反应与泼尼松每日疗法[0.75mg/(kg·d)]无差异,而体重指数较小。

2000 年进行的多中心随机双盲试验表明,合成类固醇地夫可特在改善 DMD 的运动功能方面具有与泼尼松相同的治疗效果,但不良反应较少,主要是可增加白内障的发生率。用法为每天 0.9mg/kg,连续治疗 1 年。

对尚可行走的 DMD 患者皮质类固醇的最佳开始治疗时间还没有共识性指南。如患者的运动功能正处于增长者(尤其是 2 岁内)不推荐应用,2 岁以上的患者如其运动功能已不再增长或已开始衰减,便应给予皮质类固醇治疗。

2.同化类固醇 睾酮及其他雄激素类固醇具有同化作用,能促进肌肉生长。促进肌肉生长的确切机制并不清楚,可能是通过增强 IGF-1 效果或增加 IGF-1 产生来介导。

(1)睾酮:强直性肌营养不良伴有肾上腺雄激素水平的低下,其肌无力及肌萎缩可能部分与缺乏肌肉的同化作用有关。1989 年发现睾酮每周 3mg/kg,持续 12 个月可使肌肉体积明显增加,但肌力无明显增加。

(2)双氢表雄酮:属于肾上腺雄激素。1998 年一项研究发现强直性肌营养不良患者给予双氢表雄酮硫酸盐 200mg/d,8 周可明显改善肌力及日常活动,停药后疗效可维持 4 周,对肌强直及心脏传导异常的疗效更明显。此治疗作用与雄激素无关。

(3)氧甲氢龙:是一种合成睾酮衍生物。1997 年的一项初步研究发现 0.1mg/(kg·d)3 个月能改善

DMD 肌力,效果与泼尼松相当。2001 年对 51 例 DMD 患者进行的随机双盲对照试验发现,口服氧甲氢龙 0.1mg/(kg·d)6 个月对肌力评分无明显改善作用,但可改善定量肌肉试验,延缓疾病进展,且无不良反应。

但目前的研究均未显示同化类固醇对 DMD 有肯定性效果,不推荐应用于 DMD 患者。

3.生长激素(GH)及胰岛素样生长因子(IGF)　GH 可诱导肝产生 IGF-1,GH 及 IGF 对肌肉具有同化作用。

(1)生长激素:强直性肌营养不良患者 GH 释放异常,导致肌肉蛋白合成损害。1993 年发现强直性肌营养不良患者用重组人 GH 治疗 16 周可明显改善肌肉体积及蛋白合成率,但对肌力无明显改善。

(2)IGF-1:强直性肌营养不良的一个突出的代谢异常是胰岛素抵抗,并与肌肉蛋白合成减少有关。1995 年进行的一项小样本研究发现重组人 IGF-1(5mg/d,连用 4 个月)可改善强直性肌营养不良患者的胰岛素抵抗及肌肉体积,肌力及功能无好转。但进一步的分析发现,剂量>70μg/kg 的治疗患者的肌力及功能明显改善,构音障碍、睡眠过多、视力减退及肠道功能也改善。

4.β-肾上腺能药物拟　β_2 药物对肌肉的代谢和功能具有作用,包括卫星细胞的增生、增加肌肉蛋白产生及抑制肌肉蛋白分解。2001 年,对 84 例面肩肱 MD 患者进行的沙丁胺醇随机双盲安慰剂对照试验发现,沙丁胺醇低剂量(8mg,bid)及高剂量(16mg,bid)治疗 1 年对患者的总体肌力和功能并无改善作用,但均可改善握力,高剂量还可增加肌肉体积。不良反应有肌肉痛性痉挛、震颤、失眠及神经质,均可耐受。

5.肌酸　肌酸是正常机体所需要的一种物质,肌酸在肌肉内被转化为磷肌酸,以 ATP 形式提供能量。肌酸可增强短时间的高强度运动,但对耐力运动无益。2001 年对 36 例 MD 患者(12 例为面肩肱性 MD,10 例为 BMD,8 例为 DMD,6 例为缺乏 sarcoglycan 的肢带性 MD)进行的双盲对照试验发现口服肌酸(成人剂量为 10g/d,儿童为 5g/d)8 周对肌力及日常生活活动有轻度改善作用。

6.肌强直的药物治疗　强直性肌营养不良症的肌强直治疗首选苯妥英钠,剂量为 5mg/(kg·d)口服。苯妥英钠对肌强直症状有较好效果,且心脏不良反应较其他药物少。其他可选择的药物有:普鲁卡因胺,剂量为 50mg/(kg·d)(分 3~4 次口服);奎宁 5~10mg/(kg·d)(分 6 次口服)。

目前无文献或专家推荐对肌营养不良症患者补充辅酶 Q₁₀、肉碱、氨基酸、抗炎或抗氧化剂。

(二)物理治疗

物理治疗的目的是尽可能保持关节松弛,主要针对 DMD 患者。在病程早期,髂胫带肌肉及跟腱挛缩是影响患者行走的主要问题;疾病后期,肘、腕及手指挛缩又影响患者的功能。通过关节的被动活动,可预防或延缓肌肉挛缩。发病后早期即开始每天进行物理治疗,可预防肌肉挛缩的发生。夜间还应使用塑料夹板,以维持足的功能位。

(三)支撑物

恰当地使用支撑物可让儿童推迟 2 年左右才失去站立或行走能力。患者不能站立或行走的主要因素是股四头肌无力。使用长腿支撑物(膝-脚支具)可稳定膝部,防止膝部屈曲,帮助患儿站立。支撑物可选用塑料或金属材料,塑料材料较轻,但稳定性不如金属材料。如配合使用高帮鞋,其稳定效果更好。

使用支撑物的指征:当膝伸肌不能使膝关节对抗重力而伸直时便是应用支撑物的适应证。

(四)手术

有肌肉挛缩、关节畸形(包括脊柱畸形)者可考虑重建手术(矫形手术),手术后常需配合使用支撑物。否则,其重建手术的意义不大。

(五)并发症的处理

1.呼吸并发症的处理　DMD 患者在疾病后期可出现呼吸储备降低及夜间(睡眠)通气不足。睡眠通气不足是呼吸肌无力、快眼动睡眠相关性低氧血症及阻塞性呼吸暂停所致,患者可出现白天思睡、头痛、恶心及疲乏,在轻度肺部感染时出现呼吸衰竭。如在此时不对患者进行处理,患者的存活期不到 1 年,延长生命的方法是气管切开给予机械通气或夜间鼻罩式间歇性正压通气;因后者无创,并发症少,故优于前者。有作者报道,夜间鼻罩式间歇性正压通气可使有睡眠通气不足的 DMD 患者 1 年生存率达 85%,5 年生存率达 73%。

2.心脏并发症的处理 肌营养不良症可累及心脏,出现心肌病、传导阻滞及肺心病。DMD 常出现心脏受累,是患者的一个死亡原因。

有心肌病症状者需请心脏病专家来进行评价,治疗药物有利尿剂、血管紧张素转换酶抑制剂及 β 受体阻滞剂,有慢性心力衰竭的严重心肌病患者可能需要心脏移植。Emery-Dreifuss 肌营养不良症患者出现传导阻滞大多发生于 30 岁前,如不治疗可发生突然死亡。有传导阻滞的患者应进行 Holter 心电图监测,必要时需安心脏起搏器。

(六)营养支持

肌营养不良症患者可能因咀嚼及吞咽肌无力,出现咀嚼及吞咽困难,容易出现胃食管反流及吸入性肺炎。处理上可给予改变食物的性状(增加黏稠度),选用恰当的进食体位,安置鼻饲管,严重者可行胃造瘘术或胃底折叠术。

(七)一般治疗

肌营养不良症患者应避免肥胖,否则会影响其活动能力。采用高纤维饮食,并保证足够的液体摄入量,以减少便秘,并可使呼吸道分泌物稀薄。有便秘者可给予轻泻剂或灌肠,有胃食管反流者可给予抗酸剂(质子泵抑制剂或 H_2 受体拮抗剂)、促动力药及硫糖铝。

卧床患者应防止周围性水肿,将肢体抬高,加强肢体活动,低盐饮食,必要时可用利尿剂。有水肿者应先检查有无心脏病及呼吸衰竭,尽可能避免应用可引起水肿的药物(β 受体阻滞剂、非类固醇抗炎药及钙通道阻滞剂)。

对患者还应给予心理社会方面的辅导治疗。

四、预防

由于肌营养不良症缺乏特效的治疗方法,其预防显得更加重要。携带有异常基因的母亲可考虑不要孩子或进行产前诊断。取羊膜细胞或绒毛膜绒毛活检便可对胎儿进行产前诊断。

(赵 婷)

第二节 通道病

通道病是由于离子通道异常所引起的一组疾病。离子通道是一种存在于膜上的糖蛋白,在控制离子通过细胞膜及细胞室间转移中起着重要作用,因此如离子通道发生突变可产.生致命性后果或间歇性症状。

目前,骨骼肌和中枢神经系统通道病的离子通道、基因及染色体均已确定(表 14-2,表 14-3)。此处介绍骨骼肌通道病。

表 14-2　骨骼肌电压门控通道病

疾病	离子通道	基因	染色体
先天性肌强直	氯通道	CLCN1	7q
高钾性周期性瘫痪	钠通道	SCN4A	17q
先天性副肌强直			
钾加重性肌强直			
低钾性周期性瘫痪	钙通道(L型)	CACNAIS	lq
恶性高热			
Andersen 综合征	钾通道	KCNJ2	17q
恶性高热	理阿诺碱钙通道	RYRI	19q
中央核病			

表 14-3　中枢神经系统电压门控通道病

疾病	离子通道	基因	染色体
发作性共济失调 1 型	钾通道	KCNA1	12p
良性家族性新生儿惊厥	钾通道	KCNQ2	20q
		KCNQ3	8q
发作性共济失调 2 型	钙通道(P/Q 型)	CACNAIA	19p
家族性偏瘫性偏头痛			
脊髓小脑性共济失调 6 型			
伴发热抽搐的全面性癫痫	钠通道	SCNIB	19q
		SCNIA	2q

一、钙通道病(家族性低钾性周期性瘫痪)

(一)概述

家族性低钾性周期性瘫痪是以反复发作的骨骼肌弛缓性瘫痪为特征的一种疾病,发作时伴有血清钾含量的降低。常累及的肌肉是四肢肌肉及颈屈肌,尤其是下肢近端肌肉。吞咽肌、面肌及呼吸肌很少受累,眼外肌及括约肌不受影响。瘫痪严重时,腱反射消失。每次发作持续数小时到 1 天。其发作和恢复均较突然,但遗留的轻度无力恢复较慢,有时甚至会持久存在。

(二)诊断

根据急性发作的肢体弛缓性瘫痪及血清钾浓度降低、补钾后症状迅速好转,便可诊断。散发者需除外其他可引起低血钾的疾病,如甲亢、原发性醛固酮增多症及肾小管酸中毒。

(三)发病机制

家族性低钾性周期性瘫痪为常染色体显性遗传,其基因位于染色体 lq31-q32 编码骨骼肌二氢吡啶敏感性电压门控钙通道(L 型)的 α_1 亚单位。大多数患者为 CACNAIS 基因突变,有 3 种突变(R528H,R1239H,R1239G);少数患者为 SCN4A 突变,有 4 种突变(R672S,R672H,R672G,R669H)。绝大多数突变是组氨酸代替了精氨酸。CACNAIS 基因突变使 ATP 敏感性钾通道活动降低,导致细胞内钾积聚,肌细胞膜去极化及细胞外低钾。

(四)治疗

瘫痪发作时首选氯化钾口服。给予5～10g钾口服,如1h后症状无改善可重复给予。不能口服者可静脉补钾。在进行补钾之前需确定患者的肾功能正常。也可给予乙酰唑胺0.125g,一次口服。

预防发作可给予乙酰唑胺(0.25～0.5g,tid)。此药为碳酸酐酶抑制剂,可产生轻度代谢性酸中毒,使钾自细胞内转移至细胞外;乙酰唑胺还可通过减少胰岛素释放及开放ATP敏感性钾通道,使细胞外钾离子浓度增加。其不良反应有手指刺麻感及肾结石形成倾向,并可出现过敏反应。另一种碳酸酐酶抑制剂双氯非那胺(25～50mg,tid)也有效。乙酰唑胺和双氯非那胺均经随机双盲试验证实有效。氨苯碟啶或螺内酯(100mg/d,不应与氯化钾同时应用)具有保钾作用,可作为辅助药物。长期补钾并不能预防发作,因此不推荐。

另外,患者应采用低钠、低糖饮食;避免诱发因素,如剧烈活动及高糖饮食。

二、氯通道病(先天性肌强直)

(一)概述

先天性肌强直可为常染色体显性遗传(Thomsen病)或隐性遗传(Becker全身性肌强直),都伴有氯通道的异常。隐性遗传者在临床上更常见,发病年龄常为4～12岁(显性遗传为婴幼儿)。临床表现为患者在休息时肌肉僵硬,开始活动时困难,典型表现为自坐位起立困难。显性遗传患者的肌肉强直多见于面部和上肢,隐性遗传患者的肌肉强直多见于下肢,并有短暂性或进行性肌无力。反复活动后,肌肉可放松,肌力恢复正常。全身肌肉均可出现强直,但以肢体肌肉最明显。

(二)诊断

先天性肌强直的诊断依据家族史、临床表现、肌电图有明显的肌强直而无肌营养不良的表现。肌活检缺乏2B型纤维。

(三)发病机制

先天性肌强直为骨骼肌电压门控氯通道异常,其CLCN1基因位于染色体7q35。CLCN1基因突变已报道的有50多种,涉及23个外显子。氯通道异常致氯传导障碍,使横小管内的钾离子浓度增高,去极化增强,钠通道激活,导致膜重复放电,产生临床和肌电图上的肌强直。

(四)治疗

1.药物治疗 在理论上讲,开放氯通道的药物是理想的治疗药物,但目前尚缺乏这类药物,钠通道阻滞剂仍是主要的治疗药物。

首选慢心律,它是目前唯一的经随机对照试验证明有效的药物,部分患者可获得戏剧性缓解。成人的起始剂量为100～150mg,bid,逐渐增加到每天600～1200mg(分3次);儿童起始剂量为1～8mg/kg,tid。在开始应用慢心律前,应作ECG以除外房室传导阻滞,在每次增加剂量前也应检查ECG,并应定期监测血清药物浓度用。儿童及老年人有发生心脏传导阻滞的危险,应特别注意。

慢心律可抑制美托洛尔及茶碱的代谢,而酶诱导剂可降低慢心律的血浆水平。

慢心律的短期不良反应有上腹部不适,震颤,头痛;没有不可逆的长期不良反应。

无效者可选用苯妥英钠(300mg/d)、卡马西平(400～1200mg/d)、奎宁(0.2～1.0g/d)、普鲁卡因胺(125～500mg/d)等老药,在用药中要注意其不良反应,奎宁的不良反应主要为耳鸣和恶心,普鲁卡因胺的不良反应主要有焦虑和狼疮样反应。乙酰唑胺对氯通道病基本无效。

2.避免诱发因素　包括避免受凉,排除甲状腺功能低下,在药物治疗高血压时避免应用普萘洛尔及 HMGCoA 还原酶抑制剂。

三、钠通道病

(一)概述

钠通道异常可引起高钾性周期性瘫痪、钾加重性肌强直及先天性副肌强直。

高钾性周期性瘫痪的发病年龄为青少年或青年,主要临床表现为发作性全身(有时为局限性)无力,持续 30min 至数小时。常在运动后休息时、紧张时或遇冷后发作。常伴有肌强直(常累及面、眼、舌及手肌)。

先天性副肌强直的发病年龄可早到出生后数天,突出症状为肌肉僵硬、强直。无力轻,其无力常由冷诱发。反复活动后肌强直加重是副肌强直的特点。

过去称为波动性肌强直、持久性肌强直及乙酰唑胺敏感性肌强直,现均称为钾加重性肌强直,其症状由摄入钾或运动后休息所诱发。

(二)诊断

高钾性周期性瘫痪的诊断依据发作性无力及发作时血清钾的增高。先天性副肌强直的诊断依据临床表现、肌电图有肌强直、受冷时强直电位发放加重、并有自发电位出现及复合肌肉动作电位波幅降低(可与先天性肌强直鉴别)。钾敏感性周期性瘫痪的诊断需依据基因检测。

(三)发病机制

为染色体 17q 上的钠通道 α 亚单位(SCN4A 基因)突变引起。高钾性周期性瘫痪两个常见的突变为 Ⅱ 区 S5 及 Ⅳ 区 S6,导致钠通道的慢失活受损。Ⅲ～Ⅳ 区间的连接突变则引起肌强直,可伴有或不伴有无力,其钠通道的慢失活不受损害。先天性副肌强直为 Ⅳ 区(D4/S4)突变。钾加重性肌强直为钠通道基因外显子 22 及 14 异常所致。

钠通道异常致钠的流动受损,细胞内钠浓度增高,细胞外钾浓度增高,引起持续性去极化。

(四)治疗

首先应避免诱发因素。高钾性周期性瘫痪及钾加重性肌强直应采用定量糖类、低钾饮食,避免剧烈活动。高钾性周期性瘫痪及先天性副肌强直应尽量减少对冷的接触,先天性副肌强直还应排除甲状腺毒症。

高钾性周期性瘫痪发作时,症状一般较轻,且持续时间短暂,不需治疗。患者常通过吃糖、巧克力或喝甜牛奶来消除发作。药物治疗首选葡萄糖 100g 口服或乙酰唑胺 0.125g 口服。如无力较重,可静脉注射葡萄糖酸钙 1～2g。噻嗪类利尿剂(如氢氯噻嗪)或吸入 β-肾上腺能药(常用沙丁胺醇)也有效,后者的作用机制可能是通过刺激 Na^+-K^+ 泵,使进入肌纤维的血清钾和钠减少。有时,静脉给予氯化钠也能消除发作。血清钾较高者可静脉给予葡萄糖加胰岛素。维持治疗及预防发作可采用双氯非那胺和乙酰唑胺,氢氯噻嗪也有效,但作用机制不清楚。最近的随机对照试验结果表明双氯非那胺对高钾性周期性瘫痪及先天性肌强直发作的预防均有效。

钠通道阻断剂慢心律对先天性副肌强直有较好效果,其剂量及用法见氯通道病。由于长期服药的费用及可能出现的不良反应,推荐在可能出现症状的环境下短期服用。但肌强直症状严重者需长期服药。乙酰唑胺可改善钾加重性肌强直的症状,对部分先天性副肌强直患者也有效。

关于氢氯噻嗪及乙酰唑胺的用法和注意事项见表 14-4。

表 14-4　双氢克尿噻及乙酰唑胺的用法和注意事项

	氢氯噻嗪	乙酰唑胺
用于	高钾性周期性瘫痪或重叠有先天性副肌强直,钾加重性肌强直	高钾型或低钾型周期性瘫痪 先天性副肌强直,钾加重性肌强直
成人剂量	起始 25mg/d(最大 75mg/d)	起始 125mg/d(最大 1000mg/d,分 2~3 次)
儿童剂量	2.5mg/(kg·d)(分 2 次)	4~16mg/(kg·d)
用药前检查	血清电解质及肾功能	血清电解质及肾功能,并尽可能行肾超声检查
短期不良反应	低钠、低钾血症,高血糖,高血脂,痛风,体位性低血压,胃肠道不适	无力加重、疲乏、抑郁,感觉异常,味觉障碍,体重减轻,恶病质
长期不良反应	可能增加胆结石的发生率	肾钙化,儿童可能出现生长迟缓
慎用情况	肝、肾或心功能不全,糖尿病	肾或肝功能衰竭,肾上腺功能低下,糖尿病
药物相互作用	避免与地高辛或 β 受体阻滞剂合用	避免与阿司匹林合用
监测	定期电解质检查	定期电解质检查,每年行肾超声检查

钠通道病患者在全麻时应避免使用去极化肌松剂(琥珀酰胆碱类),因可引起下颌肌肉强直,导致插管困难。手术时应保持患者的身体温暖,静脉输液应避免含钾量多的液体。局麻和腰麻没有特别的危险。

四、钾通道病

目前认为,仅 Andersen 综合征属于钾通道病。Andersen 综合征是 70 年代才首先报道的家族性罕见病,特征表现为周期性瘫痪、室性心律失常及体形异常。周期性瘫痪可为高钾型或低钾型,典型者为钾诱发发作。室性心律失常可无临床症状,心电图为双向性室性心动过速和 QT 间期延长。体形异常表现为指(趾)弯曲或并指(趾),下颌骨发育不全,五官距离过远,低耳。

现已明确,Andersen 综合征为 17q 上的 KCNJ2 基因突变所致。

治疗:室性心律失常应用丙咪嗪可能有效,也可安置置入式除颤器。瘫痪发作时对乙酰唑胺无反应,噻嗪类利尿剂可加重症状。有报道双氯非那胺或间羟异丁肾上腺素(拟 β₂ 肾上腺能药)对瘫痪发作有效。

(彭　彬)

第三节　代谢性肌病

一、概述

代谢性肌病是指因酶缺乏或其功能丧失致代谢通路受阻而引起的肌肉疾病。其发病年龄及病情轻重不一,不同的生化缺陷可以出现相同的临床表现,而单一的代谢缺陷又可引起多种多样的临床表现。部分疾病除有肌肉损害外,其他器官系统也可受累。

许多先天性代谢损害者常见表现为肌无力及肌张力低下,原发性能量代谢疾病患者(包括许多糖代谢疾病、脂肪酸氧化疾病及线粒体电子传递缺陷疾病)其肌病特别突出。代谢性肌病患者可诱发危及生命的横纹肌溶解。

代谢性肌病的诊断依靠:①病史。起病年龄,肌无力分布及过程;有无多系统受累;生长发育情况:家族史情况。②体格检查。包括内科及神经系统。③常规实验室检查。血肌酸激酶(CK)、乳酸、乳酸与丙酮酸的比值,肌电图及神经传导速度。④特殊检查。尿有机酸分析,血浆总肉碱及游离肉碱水平,血浆酰基肉碱、游离肉碱比值,尿、血浆及组织液酰基肉碱测定,空腹血浆自由脂肪酸含量。⑤磁共振及光谱学检查。可了解脑部(特别是基底核)有无异常、脑乳酸含量,无创检测氧化磷酸化代谢。⑥诱发试验。前臂缺血运动试验,动态运动试验,延长饥饿试验。⑦肌肉活检。开放式肌肉活检可获得足够的组织标本,优于针吸活检。⑧分子检测。可明确诊断。

二、糖代谢疾病(糖原病)

糖原病是由在糖原代谢或糖酵解过程中的酶缺乏所引起的遗传性疾病,按其发现的顺序用罗马数字排列。糖原病Ⅰ型和Ⅵ型不影响肌肉;Ⅱ型是唯一的溶酶体糖原病,导致糖原沉积,无能量代谢损害。除糖原病Ⅸ型为X连锁隐性遗传外,其余的糖原病为常染色体隐性遗传。

(一)各型糖原病的基因、缺乏酶及主要

临床症状　见表14-5。

表 14-5　糖原病

类型	基因	缺乏酶	主要临床症状
Ⅱ型	17q25.2-25.3	酸性麦芽糖酶	婴儿型:软婴儿,心肝增大,2岁前死亡 少年型:进行性肌无力,在十几岁死亡 成人型:肌病,30%出现呼吸衰竭
Ⅲ型	1p21	脱支酶	婴儿型:良性肝增大,肝损害突出,低血糖 成人型:进行性肌无力,心肌病
Ⅳ型	3p12	分支酶	先天性肝损害,多在4岁前死于肝昏迷;临床变异型为"成人多葡聚糖体病"(伴痴呆和运动神经元缺失的晚发性神经变性病)
Ⅴ型	11q13	肌磷酸化酶	运动有关的肌无力和肌痛,50%有发作性横纹肌溶解伴肌红蛋白尿,30%有持久性肌无力,25%有肾衰
Ⅶ型	12q13.3	磷酸果糖激酶	同Ⅴ型,但横纹肌溶解、肌红蛋白尿及肾衰少见
Ⅷ型	16q12-13	磷酸化酶b激酶	可表现为X染色体性肝病,常染色体隐性肝肌病,伴运动相关症状的纯肌病
Ⅸ型	Xq13	磷酸甘油酸激酶	癫痫发作,智能衰退,溶血性贫血;少数有运动有关的肌肉症状
X型	7p13-p12.3	磷酸甘油酸变位酶	运动有关的肌无力和肌痛,肌红蛋白尿
Ⅺ型	11p15.4	乳酸脱氢酶	同X型
Ⅻ型	16q22-24	醛缩酶A	罕见,表现为近端肌病及发作性运动不耐受

在肌红蛋白尿发作间期,血清CK为轻到中度增高,有横纹肌溶解者CK显著增高。前臂缺血运动试验显示静脉血乳酸不增高(Ⅱ、Ⅳ、Ⅷ型为正常)。肌电图常为肌病性损害。肌活检典型表现为空泡性肌病改变。

（二）治疗

循证医学推荐见表 14-6。

表 14-6　循证医学推荐的治疗方法及推荐级别

治疗方法	推荐级别
维持正常血糖	
分支酶缺乏	A（推荐使用的证据强）
高蛋白饮食	
McArdle 病，Pompe 病	C（推荐使用的证据弱或不推荐使用）
补充支链氨基酸	
McArdle 病	D（不推荐使用的证据中等）
补充维生素 B_6	
McArdle 病	B（推荐使用的证据中等）
运动前进食糖类	
McArdle 病	B
Tarul 病	D
酶替代治疗	
Pompe 病	A

1.酶替代治疗　离体及在体研究已显示对 Ⅱ 型糖原病给予酶替代治疗是可行的。动物实验发现，Ⅱ 型糖原病小鼠静脉内给予 α-糖苷酶可纠正酸性 α-糖苷酶的缺乏及心肌、骨骼肌内过度的糖原降解，并改善组织形态。2001 年国外作者报道，4 例酸性麦芽糖酶缺乏的婴儿给予重组入酸性 α-糖苷酶可使酸性 α-糖苷酶正常化，改善运动及心脏功能。

2.饮食　口服葡萄糖或果糖等单糖及高脂肪饮食被临床证明均无效。高蛋白饮食对 Ⅱ、Ⅲ、Ⅳ 型糖原病的结果不肯定。对 Ⅲ 型糖原病患者推荐给予小量多餐并夜间补充葡萄糖以避免低血糖。

3.其他代谢治疗　2000 年，对 9 例 Ⅴ 型糖原病患者的双盲安慰剂对照交叉研究显示口服肌酸对症状有改善作用，另一研究发现口服丙氨酸对 5 例晚发性 Ⅱ 型糖原病患者可降低休息时能量消耗及蛋白降解。

4.物理治疗　在体力活动中，应避免在缺氧条件下的短时剧烈活动，有氧训练具有治疗价值。在运动前口服葡萄糖或果糖或注射高血糖素可改善 Ⅴ 型糖原病的运动耐受，但可加重 Ⅶ 型糖原病的运动耐受。

5.肝移植　Ⅰ、Ⅲ 及 Ⅳ 型糖原病可能伴有严重的肝病，可能发生肝功能衰竭或肝细胞癌，可考虑肝移植。1999 年，Matem 等报道了 13 例因进行性肝硬化而行肝移植的 Ⅳ 型糖原病患者，术后第 1 年内有 3 例死亡，余 10 例随访 13.5 年无神经肌肉或心脏表现。

6.基因治疗　动物实验发现，通过腺病毒载体将所缺乏的酶引入糖原病动物体内，可恢复其酶活性，为糖原病的基因治疗带来了希望。

7.对症治疗　有心肌病及呼吸、肾功能障碍者应给予相应的处理。有横纹肌溶解者应人监护室，注意纠正高钾血症。

类固醇、高血糖素及核糖对糖原病无效，不推荐应用。

三、脂代谢疾病

脂代谢疾病包括肉毒碱循环障碍(肉毒碱缺乏、肉毒碱棕榈酰转移酶Ⅰ或Ⅱ缺乏)及脂肪酸氧化障碍(β-氧化酶缺乏),均为常染色体隐性遗传。

(一)肉毒碱缺乏

肉毒碱在肌纤维的脂肪酸代谢中起着重要作用。肌肉肉毒碱缺乏表现为进行性无痛性近端肌无力,有时伴有心肌病,发病年龄为2~50岁。罕有运动不耐受。

原发性系统性肉毒碱缺乏可导致肌病、心肌病、肝病及代谢危象(小儿出现呕吐、嗜睡、低血糖及高氨血症)。心肌病是突出表现及未治疗者的主要死亡原因。

继发性肉毒碱缺乏可以是其他代谢性疾病的结果(如β-氧化酶缺乏或线粒体疾病),也可以因为肾漏出过多、慢性血液透析、胃肠外营养、丙戊酸或匹氨西林治疗者。

辅助检查发现血CK正常或轻度增高;肌电图为肌源性损害;心电图提示双室肥大或传导异常;肌活检显示肌纤维有脂质沉积。系统性肉毒碱缺乏者血中总肉毒碱及游离肉毒碱含量显著降低。

肯定诊断需肌肉生化测定证实肉毒碱缺乏。

治疗:①饮食调节。A级推荐(推荐使用的证据强)。采用低脂、高糖饮食及避免禁食,主要是减少长链脂肪酸的摄入量,而给予中链甘油三酯。②补充肉毒碱。A级推荐。左旋肉毒碱每天2~4g分次口服,婴儿和儿童剂量为100mg/(kg·d)。可改善心肌病,增加肌力,消除代谢危象。肉毒碱一般无明显不良反应,仅少数患者有恶心反应。③部分患者对泼尼松、心得安或大剂量核黄素(维生素B_2,100mg/d)有效。

(二)肉毒碱棕榈酰转移酶缺乏

肉毒碱棕榈酰转移酶缺乏是肌红蛋白尿最常见的原因,定位于1号染色体。男性多于女性。肉毒碱棕榈酰转移酶参与线粒体内脂肪酸的转移,其缺陷可引起自由脂肪酸利用障碍,而自由脂肪酸是长时间运动的主要能量来源。

临床表现为低强度长时间运动后出现肌肉疼痛及痛性痉挛,可伴有肌红蛋白尿,严重者可有呼吸衰竭。禁食可加重症状,甚至诱发发作。

肌红蛋白尿发作时检查可发现有肌痛、痛性痉挛及无力,发作间歇期正常。

辅助检查可发现运动后血CK增高,前臂活动后血乳酸及氨呈正常升高;肌活检组织学正常,生化检测有酶缺乏。

治疗:A级推荐为饮食调节及肉毒碱补充。给予足够的葡萄糖供应以避免脂肪分解。在新生儿期及急性发作时,可静脉滴注或鼻饲葡萄糖。严重患者可给予左旋肉毒碱。采用高糖及低脂饮食,运动前或运动中服用糖类可适当增加对活动的耐受性。在空腹时应避免活动。如有肌红蛋白尿出现,患者应住院监测肾功能,避免任何活动,直到CK及肾功能恢复正常。

(三)脂肪酸氧化障碍

线粒体内脂肪酸氧化缺陷在临床上不易与肉毒碱循环缺陷鉴别,但有一些特别的临床表现。

1. 短链酰基辅酶A脱氢酶(SCAD)缺乏　此患者在新生儿期间就可出现代谢性酸中毒、呕吐及喂养困难,随后出现生长发育延迟、癫痫发作及严重骨骼肌肌病。区别于其他脂肪酸氧化缺陷的特征性表现为高酮性(其他为低酮、低血糖性),尿中含有过量乙基丙二酸和甲基琥珀酸。

2. 多酰基辅酶A脱氢酶缺乏(MADD,戊二酸尿症Ⅱ型)　新生儿型特征表现为显著肌张力低下、肝大、低血糖、代谢性酸中毒及汗脚味,可伴有面形异常及先天性异常,新生儿期后可出现快速进行性心肌病:成人型表现为肌病及运动后肌痛,并可有呕吐、低血糖或肝大,尿有机酸分析有过量乙基丙二酸和脂肪酸。

3.三功能/长链 3-羟酰基辅酶 A 脱氢酶(LCHAD)缺乏　此型常表现为低酮性低血糖伴肝功能异常,婴儿期常发生突发死亡。与其他脂肪酸氧化障碍相比,心肌病更常见、更严重。首发表现常为肌张力低下,随后出现进行性肌病,常有周围性感觉运动性神经病及色素性眼底病。

治疗:①饮食调节。避免长时间禁食最重要。采用高糖、低脂饮食,补充脂溶性维生素及少量脂肪酸。禁食时可给予未煮的玉米类淀粉饮料。长链脂肪酸代谢障碍者可应用中链甘油三酯油,但禁用于中链脂肪酸代谢障碍者。②药物治疗。补充肉毒碱对脂肪酸代谢障碍者存在争议。维生素 B_2(100mg/d)对多酰基辅酶 A 脱氢酶缺乏患者及部分短链酰基辅酶 A 脱氢酶缺乏患者可能有益。③运动锻炼。避免长时间运动以减少急性横纹肌溶解风险。运动前进食玉米类淀粉饮料可改善运动耐受。④急性失代偿的治疗。急性失代偿发作时,首先静脉给予葡萄糖[$8\sim10\mathrm{mg/(kg \cdot min)}$],以维持正常血糖,并关闭脂肪酸氧化。应同时给予胰岛素,以避免高血糖加重酸中毒。一旦病情稳定,血氨降至正常,可通过静脉或鼻胃管给予自由氨基酸[$\mathrm{lg/(kg \cdot 24h)}$]。恢复后给予高糖、低脂饮食。⑤麻醉。外科手术前避免长时间禁食,术中及术后早期应给予持续葡萄糖输注。⑥药物间及药物与代谢间相互作用。药物可诱发急性横纹肌溶解。阿司匹林可引起瑞氏综合征,需禁忌使用。丙戊酸可干扰脂肪酸代谢,长期应用可引起肉毒碱减少。

四、嘌呤代谢疾病(肌腺苷酸脱氨酶缺乏)

肌腺苷酸脱氨酶是嘌呤核苷循环中的一种酶,使单磷酸腺苷(AMP)脱氨变成单磷酸肌苷(IMP)及氨。肌腺苷酸脱氨酶缺乏为常染色体隐性遗传,基因位于染色体 1p13-21。肌腺苷酸脱氨酶缺乏在肌活检中占 $1\%\sim2\%$,是最常见的肌肉代谢疾病。大多数患者无症状或有其他神经肌肉疾病,只有少数患者有活动后肌痛,罕见有肌红蛋白尿。半数患者血清 CK 轻度增高。如前臂缺血运动试验显示血氨无增高,而乳酸正常增高,则提示诊断。

对肌腺苷酸脱氨酶缺乏患者没有有效的治疗方法。最好的治疗方法为避免剧烈活动。临床症状严重者可试用右旋核糖(50g/d),有个例报道显示木糖醇对肌腺苷酸脱氨酶缺乏患者有益。

(白　雪)

第四节　线粒体疾病

线粒体是人体细胞内重要的细胞器,基本功能是氧化可利用的底物合成腺苷三磷酸(ATP),为细胞功能活动提供能量。因此,线粒体的结构和功能异常可导致细胞整个能量代谢过程紊乱,所有依赖于氧化代谢过程的组织细胞都有可能由于线粒体异常而受到影响,累及器官、系统产生相应的临床症状。不同组织器官由于线粒体异常而导致表现各异的临床综合征均属线粒体疾病。神经细胞和肌细胞含线粒体丰富,代谢过程活跃,容易受到线粒体异常的影响而发生结构和功能的病理性改变。线粒体结构和功能异常而导致的肌肉疾病称为线粒体肌病,如同时累及代谢活跃的脑组织,则称为线粒体脑肌病。

由于肌肉和脑组织高度依赖氧化代谢过程,无论是核 DNA(nDNA)、线粒体 DNA(mtDNA)缺陷或nDNA-mtDNA 信号联系障碍所致的线粒体功能异常均可能导致肌肉和脑组织同时受累,并常合并其他器官、系统的功能障碍。

一、线粒体肌病

按临床特点大致可分为以下几组：

（一）婴儿线粒体肌病

为常染色体隐性遗传。表现为全身肌无力、呼吸困难，而眼外肌和面肌通常不受累，特别是如果同时伴发肾功能损害，即应考虑线粒体肌病的诊断。进一步实验室检查发现乳酸血症（多有乳酸与丙酮酸比值升高），肌活检发现线粒体异常聚集，即可确定诊断。

临床上可分为三种。

1.致命性婴儿线粒体肌病，存在细胞色素 C 氧化酶（COX）缺陷。是由于 nDNA 异常引起肌肉特异性 COX 亚单位 Ⅶa、b 缺陷。患者呈进行性恶化，多在出生后 1 年内死于呼吸衰竭。

2.良性婴儿线粒体肌病，存在可复性 COX 缺陷。是由于 nDNA 异常引起的肌肉特异性 COX 亚单位 Ⅱ 和 Ⅶa、b 缺陷。在出生后数周到数月内病情较重，能自发缓解，在 2～3 岁时恢复正常，乳酸血症的减轻与临床症状缓解平行，重复肌肉活检组化染色显示数量不断增加的肌纤维中 COX 活性恢复。

3.致命性婴儿线粒体肌病，存在 mtDNA 减少。mtDNA 部分缺失的肌病患者比 mtDNA 严重缺失的肌病患者发病稍晚，进展也较慢。约在 1 岁发病，表现躯干和肢体无力，逐渐累及呼吸肌，3 岁左右死亡。血乳酸测定可以正常。早期肌活检显示非特异性改变，当发生严重肌无力后肌活检可见破碎红纤维（RRF）。

（二）少年和成人线粒体肌病

为常染色体隐性遗传。常先表现为运动不耐受、易疲劳，后出现持续肌无力，以近端肌无力为主，也可累及呼吸肌，但眼外肌和面肌通常不受累。静息时血乳酸水平可高于正常，轻度活动后过度升高。肌活检显示 RRF。磷-31 磁共振频谱分析对于确定诊断以及监测病情进展和治疗反应很有价值，可测定细胞内 pH 和磷酸肌酸（PCr）/无机磷（Pi）比值。线粒体肌病患者 PCr/Pi 比值有如下变化：静息时低于正常比值；活动时与正常比较过度降低：活动后恢复到基础水平比正常慢。已发现本组疾病患者存在复合物 Ⅰ、复合物 Ⅲ 和复合体 Ⅳ 缺陷。

（三）慢性进行性眼外肌麻痹

慢性进行性眼外肌麻痹（CPEO）可见于各种年龄，好发于儿童和成年早期。表现逐渐加重的眼外肌麻痹，可同时存在上睑下垂，常无复视，部分合并近端肌无力。血乳酸增高。肌肉活检发现 RRF 可证实诊断。

假如患者为散发病例，则最可能的病因是单发 mtDNA 缺失。如家族史阳性并提示为常染色体显性遗传，患者可能存在多发 mtDNA 缺失。患者可能同时存在其他症状，如白内障、听力丧失和抑郁，预后很差。假如家族史阳性并提示为母系遗传，很可能是由 mtDNA 的第 3243 核苷酸点突变所致。患者常存在其他系统损害表现，如听力丧失、癫痫发作或小脑体征。

二、线粒体脑肌病

有些症状和体征可见于多种线粒体脑肌病临床综合征，如矮身材、感音性耳聋、痴呆、肾小管性酸中毒、糖尿病和甲状旁腺功能低下等均可见于 Keams-Sayre 综合征（KSS）、肌阵挛性癫痫合并破碎红纤维（MERRF）和线粒体脑肌病、乳酸血症合并卒中样发作（MELAS）等综合征。

（一）Kearns-Sayre 综合征

本综合征呈散发性，由固定的三联征组成：①20 岁以前发病。②进行性眼外肌麻痹。③视网膜色素变性。此外至少应有下列症状之一，心脏传导阻滞、共济失调、脑脊液蛋白含量超过 1.0g/L。病情呈进行性恶化，预后差。心脏传导阻滞可导致猝死，起搏器可延长生命。肌活检发现 RRF，组化染色显示 COX 阴性。生化分析常发现含 mtDNA 编码亚单位的呼吸链复合物多处缺陷，但生化分析结果正常不能排除诊断。Southern 印迹杂交表明单发 mtDNA 缺失。大多数患者血细胞检测即可发现 mtDNA 的缺失，但如血细胞检测阴性须做肌活检进一步确诊。CT 或 MRI 可见弥散性脑白质稀疏、基底核钙化。

（二）肌阵挛性癫痫合并破碎红纤维

常在 10～30 岁发病，临床特征是：①肌阵挛或肌阵挛性癫痫；②共济失调；③有 RRF 的肌病。可有耳聋，痴呆，神经病，视神经萎缩，多发性脂肪瘤，白内障及卒中样发作。在受累家系中可能仅有少数成员表现出典型的临床症状，而其他母系亲属仅表现部分症状，甚或完全无症状。MERRF 患者通常存在乳酸血症。肌活检发现 RRF，组化染色显示 COX 阴性。肌组织的生化分析可发现呼吸链复合体的部分损害，特别是 COX。大多数患者是由于 mtDNA 的 tRNALys 基因位点 A8344G 点突变。血细胞中可检出突变。CT 和 MRI 可显示小脑萎缩和大脑白质病变。

（三）线粒体脑肌病、乳酸血症合并卒中样发作

10 岁前发育正常，10～40 岁发病。本综合征诊断要点为：①卒中，常有偏瘫和偏盲，可由 CT 或 MRI 证实。②乳酸血症和（或）RRF。③至少具备下述两项以上症状，局部或全身性癫痫发作、痴呆、反复发作头痛或呕吐。肌活检发现许多 RRF 为 COX 阳性，另一特点为肌肉内血管 SDH 染色高活性。大部分患者为 mtDNA 的 tRNALeu(UUR) 基因位点 A3243G 点突变。与 MERRF 情况相似，许多 MELAS 患者的母系亲属仅有很轻的症状表现或完全无症状。多能在血细胞中检出血 tDNA 突变。CT 或 MRI 可见局部病灶和基底核钙化。

（四）视网膜色素变性共济失调性周围神经病

视网膜色素变性共济失调性周围神经病（NARP）多在 3 岁左右发病，临床表现为视网膜色素变性、共济失调、精神发育迟滞、抽搐发作、四肢近端肌无力和感觉性周围神经病等不同症状的组合。肌肉活检无 RRF。母系遗传。存在 mtDNA 的 ATPase 亚单位 6 基因位点 T8993G 点突变。

（五）Leigh 综合征

Leigh 综合征，即亚急性坏死性脑脊髓病，好发于婴儿和儿童，罕见于成人。主要临床表现为精神运动性迟缓、喂食困难、共济失调、视神经萎缩、眼肌麻痹、眼球震颤、肌张力低下、锥体束征和呼吸异常等。脑部病理改变为双侧对称性的脑干灰质核团、基底核、丘脑和视神经损害，CT 或 MRI 可显示病变。多有乳酸血症。肌活检无 RRF，肌组织往往正常或仅有非特异性改变。分子病理改变主要有 3 种：丙酮酸脱氢酶复合物缺陷，COX 缺陷，mtDNA 的 ATPase 亚单位 6 基因位点 T8993G 点突变。第 1 种为常染色体隐性或 X-连锁隐性遗传，第 2 种为常染色体隐性遗传，第 3 种为母系遗传。生化分析对于第 1、2 种患者的诊断有价值。CT 或 MRI 可见双侧对称性的基底核、丘脑、导水管周围灰质和小脑损害。

（六）Laber 遗传性视神经病

Laber 遗传性视神经病（LHON）好发年龄为 20～24 岁，男性多于女性。临床表现为突发无痛性双侧视力减退甚至丧失，少数病例先一眼发病，数周后另一眼也发病。多为球后视神经损害，可见黄斑区水肿和视网膜小血管病变。本病以视神经损害为主，较少伴有其他系统损害。母系遗传。继 1988 年发现 mtDNA 第 11778 核苷酸点突变后，已发现 mtDNA 的多个部位突变。

线粒体疾病往往累及多器官、多系统，临床表现形式多样，症状复杂，诊断较困难。需依靠临床表现、

家族遗传史、实验室检查(血乳酸、血清及脑脊液乳酸与丙酮酸比值)、影像学检查、肌肉活检、生化分析(线粒体酶分析)及分子遗传学检查。

三、治疗

目前尚没有一个有用的可改变线粒体疾病的治疗。下列的治疗方法可试用:

(一)药物治疗

虽然许多非盲研究及个例报道显示,辅酶 Q_{10}、肌酸、二氯乙酸、半胱氨酸、二甲基甘氨酸或辅酶 Q_{10}、肌酸和硫辛酸联合治疗对线粒体疾病有效,但双盲安慰剂对照的研究均未显示对临床疾病终点有效。

1.辅酶 Q_{10}　辅酶 Q_{10} 是呼吸链中将电子由复合物 Ⅰ、Ⅱ 转移至复合物 Ⅲ 的成分。虽然目前尚没有一个严格的对照性研究显示辅酶 Q_{10} 对线粒体疾病有明显效果,但过去的许多报道显示辅酶 Q_{10}[300mg/d 或 2mg/(kg·d)]对线粒体疾病有益。

2.肌酸　肌酸在能量代谢的调节中起重要作用。肌肉和脑中的肌酸含量最高。CK 通过催化肌酸及磷肌酸的磷酸化使 ATP 再合成。补充肌酸(10~20g/d)4~6d 便可使肌肉中的肌酸及磷肌酸含量增加 20%左右,使无氧活动的最大能量释放增加 20%。临床实验证实,给予肌酸 4~10g/d,连续 7~14d,可增加 MELAS 的活动力量,改善各种肌肉病的肌力。对其他线粒体疾病的效果不肯定。

3.维生素　维生素 B_1 及 α-硫辛酸是丙酮酸脱氢酶的辅助因子,可改善丙酮酸脱氢酶缺乏者的乳酸中毒。琥珀酸可直接转移电子到复合物 Ⅱ,维生素 B_2、维生素 C 及维生素 K 是电子接受者,均可改善呼吸链的电子转移。由于缺乏对照研究,这些维生素对线粒体疾病的作用难以判断。其应用剂量为:维生素 B_1 为 100~300mg/d,α-硫辛酸为 600mg/d,琥珀酸为 6g/d,维生素 B_2 为 25~300mg/d,维生素 C 为 2~3g/d,维生素 K 为 60~150mg/d。

4.二氯乙酸(DCA)　DCA 是丙酮酸脱氢酶磷酸化过程的特异性强效抑制剂,使丙酮酸脱氢酶处于去磷酸化的活性状态。DCA 可改善丙酮酸脱氢酶缺乏及其他能量代谢疾病的乳酸中毒。目前对 11 例各种线粒体疾病患者进行的唯一的双盲试验显示,DCA 可明显减少血乳酸、丙酮酸及丙氨酸含量,并显著改善磁共振光谱参数。DCA 的不良反应是其可引起周围神经病,需与维生素 B_1 联合应用。

5.肉毒碱　国外作者报道,48 例各种线粒体疾病中有 21 例存在肉毒碱缺乏,补充肉毒碱后病情改善。

6.抗癫痫药　哪种抗癫痫药对线粒体疾病的癫痫发作最适合,目前尚无研究报道。丙戊酸因可导致血清肉毒碱减少、β-氧化抑制、氧化磷酸化及脂质沉积者的线粒体的超微结构异常,并可加重线粒体疾病患者的癫痫发作,而线粒体疾病又增加丙戊酸诱发的肝衰竭。因此,应禁用丙戊酸。其他的抗癫痫药(如卡马西平)可用于线粒体疾病的癫痫发作治疗。

7.皮质类固醇　有个例报道皮质类固醇对 MERRF、MEIAS 有一定的改善作用,其机制不清楚,也缺乏对照性试验。

8.胆碱酯酶抑制剂　小剂量溴化吡啶斯的明对部分患者的肌肉症状有轻微的改善作用。

(二)基因治疗

与 mtDNA 有关的线粒体疾病预后差,又不适合其他治疗方法,是今后基因治疗的适应证。但目前尚限于实验研究。转入基因治疗的问题在于转运至线粒体困难,新的基因治疗是纠正缺陷基因。

(三)一般治疗

1.物理治疗　一项开放性的试验显示,在活动平板上进行的 8 周有氧训练可明显改善有氧代谢能力、安静和活动时的心率、血乳酸及 ADP 的恢复。但其训练应密切监测,并个体化,其强度应为低限,不要超过其安全上限。

2.起搏器　KSS 或 CPEO 叠加患者早期安置心脏起搏器可挽救生命。

3.呼吸功能　需注意的是,所有的线粒体疾病患者都有可能发生呼吸功能的减退,特别是在麻醉、呼吸感染或应用镇静药物时。

4.外科治疗　KSS 及 CPEO 患者的睑下垂可影响视力,如上睑遮盖了瞳孔,可进行外科手术缩短提上睑肌。大多数眼肌轻度麻痹的患者不出现复视,因此一般不需要进行斜视手术。严重的吞咽困难者可采取环咽肌切断术或环咽肌注射肉毒毒素。

5.其他治疗　有肌阵挛、卒中或其他症状者应给予相应的治疗,有内分泌异常者应请内分泌专家给予治疗。

（白　雪）

第五节　炎性肌病

炎性肌病是一组诊断标准、预后及治疗方案不同的获得性肌肉疾病。分为如下几类。

1.特发性肌炎综合征又称特发性炎症性肌病,包括多发性肌炎、皮肌炎及包涵体肌炎。

2.伴胶原性疾病的重叠综合征。

3.伴其他系统性疾病的肌炎。

4.由感染原引起的炎症性肌病。

一、特发性肌炎综合征

特发性肌炎综合征是一组病因不清累及横纹肌的疾病,主要表现为四肢对称性无力及血清肌酶增高。其中以多发性肌炎及皮肌炎多见,包涵体肌炎比较少见。由于多发性肌炎与皮肌炎的临床表现、发病机制和治疗基本相同,此处只述及多发性肌炎及皮肌炎,而将包涵体肌炎放在后面单独介绍。

多发性肌炎及皮肌炎可发生于任何年龄及性别,但多见于 30～60 岁及女性。亚急性起病。常最先出现肢体近端无力,并可累及颈肌、咽喉肌、食管肌及躯干肌。50％以上的患者有肌肉或关节疼痛。25％患者可累及四肢远端的肌肉,面肌及咀嚼肌罕有累及,眼肌不受累。肌无力一般为对称性,可伴有肌肉压痛、肌肉萎缩及腱反射减弱。

50％以上的患者合并有心脏异常,多数表现为心电图轻度异常,少数出现严重心律失常、心包炎、心肌病或心衰。

皮肌炎患者的皮肤损害常在肌无力前出现,并在数周内逐渐进展。皮肤损害表现为局限性或弥漫性红斑、斑丘疹、脱落性湿疹皮炎或表皮脱落性皮炎。特征性皮肤表现为眼睑、鼻梁、颊、前额及指甲周围皮肤呈淡紫色改变。

皮肌炎患者(主要是少年患者)可出现皮肤或小肠溃疡,在疾病后期可出现皮下钙化。

重叠综合征的肌炎可与结缔组织病同时发生或在结缔组织病后数年发生,其肌无力及肌萎缩较单纯多发性肌炎明显。

多发性肌炎及皮肌炎可合并有肿瘤,40 岁以上的患者合并肿瘤的概率更高,皮肌炎合并肿瘤的概率为 6％～45％,高于多发性肌炎。在合并肿瘤的多发性肌炎或皮肌炎患者中,约有半数患者的多发性肌炎或皮肌炎发生于肿瘤出现临床表现前,有时发生于肿瘤前 1~2 年。

(一)诊断

多发性肌炎及皮肌炎的诊断可参考的诊断标准,见表 14-7。

表 14-7　多发性肌炎及皮肌炎的诊断标准

项目	多发性肌炎		皮肌炎	
	肯定	可能	肯定	轻度或早期
肌力	肌病性无力[a]	肌病性无力[a]	肌病性无力[a]	轻度肌无力
肌电图	肌源性损害	肌源性损害	肌源性损害	肌源性损害或非特异性
肌酶	升高(50 倍)	升高(50 倍)	升高(50 倍)	升高(10 倍)或正常
肌活检	炎症性肌病表现	非特异性或缺乏原发性炎症表现	血管周围和肌束周围炎性细胞浸润,束周萎缩和纤维破坏有诊断性(即使无炎性细胞浸润)	非特异性或诊断性

　　a:近端重于远端,不累及眼肌及面肌,亚急性起病,快速进展,无神经肌病家族史,无内分泌病,无药物或毒物接触。

　　诊断多发性肌炎后需寻找有无结缔组织病及肿瘤,40 岁以上患者尤其要注意有无肿瘤。并需除外原因明确的炎症性肌病或皮肌炎。

(二)病因及发病机制

　　多发性肌炎及皮肌炎的病因不清楚。虽然部分患者病前有感染,但感染因子与多发性肌炎的关系尚未被证实。

　　多发性肌炎及皮肌炎的发病机制与自身免疫机制有关,有研究提示皮肌炎主要由体液免疫介导,而多发性肌炎主要由 T 淋巴细胞介导。

　　有许多研究报道 HLA 单体型与肌炎的亚组有关,多发性肌炎与 HLA-B8 及 HLA-DR3 有关,少年皮肌炎与 HLA-B8、HLA-DR3 及 HLA-DQA1 有关。

(三)治疗

　　多发性肌炎的治疗目标是改善患者的日常活动功能和肌力。判断治疗效果以肌力为主要指标,以肌酶为辅助指标。因肌力改善均伴有肌酶降低,而免疫抑制治疗一般都会使肌酶含量降低,但肌酶降低不一定伴有肌力的好转。

　　1.免疫抑制治疗　多发性肌炎的治疗主要为免疫抑制治疗,目前很少有经过随机对照试验评估的治疗方法,仅静脉内免疫球蛋白治疗(IVIg)是经随机对照试验证明对皮肌炎有效的治疗方法。一般来说,皮肌炎对治疗的反应好于多发性肌炎。皮质类固醇是一线药物,IVIg 也可作为一线药物或皮质类固醇无效时选择。

　　(1)皮质类固醇:为首选药,常用大剂量泼尼松口服,每天 1mg/kg(最大剂量为 100mg),明显起效后缓慢减量(每 2~3 周减 5mg)。减到每天 60mg 后,如病情继续改善而无严重不良反应,则暂时维持此剂量,直到病情不再改善或肌力已达正常或接近正常,再缓慢减量(每周减 5mg),减到每天 15mg 后,每周减 2.5mg,直到维持疗效的最小剂量,并需维持较长时间(1 年以上)。如在减量过程中病情加重,其泼尼松剂量需返回到上一剂量。过早停药可导致复发,再治疗效果差。有研究发现在疾病早期用甲泼尼龙冲击可防止复发,疗效优于泼尼松。对病情严重及急性者,静脉应用甲泼尼龙可快速控制病情。甲泼尼龙的剂量在成人为 0.5~1.0g/d,在儿童为 30mg/(kg·d),连续应用 3~5 天。

　　在大剂量泼尼松治疗期间,患者应采用低盐、高钾饮食,并给予 H_2 受体阻滞剂及钙剂,防止消化道出血及骨质疏松。

如大剂量泼尼松连续治疗3个月病情无改善,则可认为皮质类固醇无效,需改用其他药物治疗。

长时间应用皮质类固醇的患者如无力加重,而肌酶及肌电图无变化,应怀疑类固醇肌病,如将类固醇剂量减小后无力得到改善则可确定。发生类固醇肌病后,应将类固醇剂量减到维持水平,并注意观察肌酶的变化。如肌酶升高,并有病情恶化,需重新开始大剂量皮质类固醇治疗。

皮质类固醇的不良反应及处理:①"满月"脸及脂肪分布异常,应给予严格的热量控制;②脂溶作用所致的高脂血症,脂肪肝,肝酶升高;③糖尿病,应给予低糖饮食;④儿童生长迟缓,采用隔日疗法可减小此不良反应;⑤月经紊乱;⑥水肿及高血压,患者应给予低盐饮食;⑦骨质疏松,尤其是绝经后妇女,需给予维生素D(每周5000u)及钙(每天1g);⑧胃肠道不良反应,餐后服用泼尼松,并给予抗酸剂可消除此反应;⑨皮肤改变,包括痤疮、瘀斑、面部多毛及皮纹;⑩白内障,少见有青光眼,需经常进行眼睛的检查;另外,还可出现中枢神经系统症状,如失眠、兴奋等,常在大剂量时出现,减量后常可消失。

(2)免疫抑制剂:皮质类固醇治疗无效者可改用或者加用硫唑嘌呤或甲氨蝶呤(二线药),并对类固醇抵抗的间质性肺炎有较好效果。

在开始硫唑嘌呤治疗前,应先检查患者的全血细胞计数(包括血小板)和肝功能。硫唑嘌呤宜从小剂量开始(50mg/d),逐渐增加剂量,有效剂量一般为3~5mg/kg。由于硫唑嘌呤至少需要2~3个月才能起效。因此,开始治疗时常和泼尼松联合应用。在应用硫唑嘌呤期间,应密切监测血象和肝功能,如白细胞数量低于$4.0 \times 10^9/L$或血小板低于$150 \times 10^{12}/L$,则需暂时减小剂量或停止治疗。由于皮质类固醇可升高白细胞总数,故在硫唑嘌呤和皮质类固醇联合治疗时,白细胞数量的底线为$6.0 \sim 8.0 \times 10^9/L$。在治疗初,血象监测应每周2次,剂量稳定后改为每周1次,1月后改为每月1次。肝功能监测为每月1次。

硫唑嘌呤出现严重不良反应的概率相对较低,在长期应用硫唑嘌呤治疗的患者,其常见的不良反应有(按发生率从高至低排列):可逆性骨髓抑制、胃肠道反应、感染、短暂性肝功能异常(肝酶增高)。最严重的并发症是发生肾淋巴瘤,发生率为1%。

硫唑嘌呤不宜与别嘌呤合用。由于别嘌呤可抑制黄嘌呤氧化酶,从而抑制硫唑嘌呤转化为6-硫尿酸,导致硫唑嘌呤蓄积,容易发生骨髓抑制。因此,如确实需要硫唑嘌呤与别嘌呤合用,硫唑嘌呤的剂量应为常规剂量的1/4,并密切监测白细胞数量。

如硫唑嘌呤无效或有禁忌证者可用甲氨蝶呤,开始剂量为每周0.4mg/kg,静脉滴注(20~60min滴完),2~3周后将剂量增加到0.8mg/kg。甲氨蝶呤也可口服,剂量为每周7.5~20mg。一般为3个月起效。起效后每2~3周静脉滴注1次,达到最佳效果后每月静滴一次,维持10~24个月。甲氨蝶呤的主要不良反应为胃肠道反应、白细胞减少、肝功能损害、脱发、皮疹、口腔溃疡;其他不良反应有骨质疏松、胃炎、高尿酸血症。

(3)静脉内免疫球蛋白:首次2g/kg(分5天静脉滴注),以后1g/kg,每月1次。静脉内免疫球蛋白治疗对有吞咽障碍者及皮肌炎患者的效果较佳。因皮质类固醇对生长及性发育有影响,儿童多发性肌炎及皮肌炎可首选静脉内免疫球蛋白治疗。

(4)其他免疫抑制剂:如上述治疗方法无效,可考虑霉酚酸酯、环孢菌素或环磷酰胺。虽然这些免疫抑制剂对类固醇抵抗的间质性肺炎也有较好效果,但支持对多发性肌炎及皮肌炎有效的资料较少。

霉酚酸酯的剂量为1g,bid;环磷酰胺的剂量为每月$0.5 \sim 1mg/m^2$,静脉注射。环磷酰胺的主要不良反应为胃肠道反应、脱发、肝损害、白细胞减少和出血性膀胱炎。

环孢菌素的剂量为150mg,bid,其有效血药浓度为100~250ng/ml。一般为2~12周起效。环孢菌素的不良反应有肾功能损害(剂量依赖性)、血压增高、多毛症、脑病、胃肠道反应、牙龈增生及震颤。

血浆交换已被证明对多发性肌炎的治疗无效。

2.物理治疗　多发性肌炎患者在急性期应卧床休息,病情改善后,对无力肢体的物理治疗(按摩、肢体活动等)也需进行。适当的肌力训练(包括对抗性训练及有氧训练)对病情有一定的改善作用,活动量以患者不感到疲劳为标准。

3.难治性多发性肌炎的治疗　难治性多发性肌炎是指对皮质类固醇、静脉内免疫球蛋白及单一免疫抑制剂治疗无效者。根据目前的研究报道,对这类患者可选用下列方法。

(1)甲氨蝶呤加硫唑嘌呤:用法为:第 1 个月甲氨蝶呤每周 7.5mg 口服,硫唑嘌呤每天 50mg 口服;第 2 个月甲氨蝶呤每周 15mg,硫唑嘌呤每天 100mg;第 3～6 个月:甲氨蝶呤每周 22.5～25mg,硫唑嘌呤每天 150mg。有个例报道发现甲氨蝶呤加环孢菌素[3mg/(kg・d)]对难治性多发性肌炎也有效。

(2)甲氨蝶呤加甲酰四氢叶酸:先静脉给予甲氨蝶呤 500mg/m^2,24h 后口服甲酰四氢叶酸 50mg/m^2,q6h×4 次,此两种药物每 2 周应用 1 次,连续 6 个月。

(3)氟达拉滨:1999 年的初步研究发现,抗肿瘤药氟达拉滨对免疫抑制剂无效的难治性多发性肌炎及皮肌炎具有较好疗效,有效率达 72.7%。其用法为 20mg/(m^2・d)×3d,每月 1 次,连续应用 6 个月。

(4)他克莫司:他克莫司是一种抗排斥反应药物,能抑制 CD_4^+ T 辅助细胞的激活。1999 年发现对多种免疫抑制剂无效的多发性肌炎患者应用他克莫司后,所有患者肌力均有改善,半数以上患者肌力恢复正常,并伴有 CK 明显下降及肌肉外症状(发热、关节炎和间质性肺病)的改善。他克莫司对自身抗体(如抗Jo-1 抗体)阳性的多发性肌炎患者的治疗效果较好。用法为每天 0.075mg/kg,分 2 次口服,疗程一般为 1年。该药不良反应少,主要为贫血、血压增高及男性乳腺发育,个别患者发生急性高血压及肾功能损害。

(5)单克隆抗体:有病例报道单克隆抗体 Rituximab 对难治性特发性炎性肌病有效。

4.并发症的治疗

(1)间质性肺炎:多发性肌炎最常见的并发症就是非特异性间质性肺炎。患者可出现咳嗽、呼吸困难及发热等肺部症状,胸片或 CT 表现为肺基底部不规则的线性阴影,可有融合。抗生素治疗无效。一般先给予泼尼松(40～60mg/d)治疗,病情较重者可先静脉给予甲泼尼龙。如无效,则改用免疫抑制剂治疗或联合治疗。可以采用泼尼松与甲氨蝶呤(7.5mg/周)或环孢菌素(200mg/d)合用,也可以应用环磷酰胺(静脉滴注)加环孢素。进展性间质性肺炎可静脉应用环磷酰胺(0.5g/m^2,4 周 1 次,连用 9 次)。有报道显示,伴CK 增高的间质性肺炎对皮质类固醇有反应的可能性较大,而无 CK 增高的间质性肺炎常对皮质类固醇无反应,需改用免疫抑制剂。难治性多发性肌炎合并间质性肺炎需用他克莫司。

(2)钙质沉着:是皮肌炎的一个症状。对已经存在的钙质沉着尚无消除方法,对治疗有反应的患者将不再发生新的钙质沉着。有报道显示硫氮卓酮对合并的皮下和肌肉间的钙质沉着有较好的抑制作用。

(3)皮肤病变:皮肌炎患者合并的皮疹及皮肤溃疡等皮肤病变对小剂量静脉内免疫球蛋白治疗有良好反应。用法为:0.1g/(kg・d)×5d 或 0.5g/(kg・d)×2d,每月 1 次。

(4)吞咽障碍:多发性肌炎累及食管是一种严重并发症,也提示预后不好。有报道显示合并吞咽障碍者对静脉内免疫球蛋白治疗有良好反应。用法为:1g/(kg・d)×2d,每月 1 次,连续 6 个月。

5.预后　20%左右的患者可完全恢复,另有约 20%患者得到长期缓解。恢复程度与发病速度、病情及病程有关,急性起病、病程短者治疗效果好,慢性病程及有肌萎缩者治疗效果差。皮肌炎对治疗的反应效果较单纯多发性肌炎好。合并有肿瘤、有心脏受累、年老患者及治疗延迟者的预后差。多发性肌炎的 5 年死亡率为 20%左右,儿童皮肌炎、伴发结缔组织病或肿瘤者的死亡率更高。

二、包涵体肌炎

包涵体肌炎与多发性肌炎一样,也属于炎性肌病。包涵体肌炎在临床、血清学、肌电图,甚至在组织病理方面都与多发性肌炎相似,其发病机制被认为与 T 淋巴细胞介导的细胞毒性反应有关。因此,包涵体肌炎与多发性肌炎在临床上很难鉴别。2001 年全国神经肌肉疾病专题研讨会制定的包涵体肌炎诊断标准如下。

(一)临床特点

1.疾病持续超过 6 个月。

2.年龄大于 30 岁。

3.肌无力累及四肢的近端肌和远端肌,以肱二头肌、肱三头肌、髂腰肌、股四头肌及胫前肌最常受到累及。

4.病程进展缓慢,无缓解复发,平均 6 年内进展到不能行走。

(二)实验室特点

1.血清 CK 不高于正常上限的 12 倍。

2.肌肉活检:①炎性细胞主要出现在肌内衣,单核细胞进入未坏死肌纤维内为特点。②边缘空泡。③细胞间类淀粉物质沉积(荧光显微镜检查)或电镜检查发现胞质内或核内 15～18nm 的管丝物质。④出现 RRF。

3.肌电图检查符合炎性肌肉病特点,可发现自发电位,长短时程可以混合存在。

肯定的包涵体肌炎:肌肉活检出现所有的包涵体肌炎的病理特点(①～④)。当肌肉活检符合诊断时,其他临床和实验室特点可有可无。

可能的包涵体肌炎:肌肉活检仅有①表现,有典型的临床(4 条均具备)和实验室(1 和 3)特点。

(三)治疗

包涵体肌炎的治疗困难,多数患者对各种治疗药物。病例报道有效的治疗方法有:泼尼松隔日疗法,静脉内免疫球蛋白治疗,环戊丙酸高酮(150mg/w,肌内注射),霉酚酸酯等,对包涵体肌炎有一定疗效。有严重大腿肌肉无力者应使用自锁式膝关节支架,防止跌倒。

(代　杰)

第六节　重症肌无力

重症肌无力(MG)是一种获得性的 T 淋巴细胞依赖性自身免疫性疾病,累及神经肌肉接头信息传递导致骨骼肌无力及疲劳。其原因未明,可能与胸腺异常或病毒感染有关。抗骨骼肌乙酰胆碱受体抗体(AChR-ab)导致运动终板上乙酰胆碱受体(AChR)破坏或封闭,是 MG 的主要病理生理过程,补体也参与运动终板的破坏。本病并不少见,估计我国的患病率为 5/100000。

一、病史及体征

1.**年龄**　所有年龄组人群均可受累,我国主要发病年龄高峰为 1～5 岁,第二高峰出现在 20～40 岁。西方国家报道的发病年龄高峰女性为 30～40 岁,男性为 40～50 岁。

2.**性别**　我国女性发病比男性稍多,两者比例为(1.01～1.5):1。

3.**家族史**　绝大部分病例为散发。少部分患者有家族史,但缺乏典型的单基因遗传特征。单卵双生子的发病一致率为 40%～80%。新生儿的母亲如患病可能出现一过性 MG 症状,为新生儿从胎盘获得的少量自身抗体所致,但随着抗体滴度的衰减,症状逐渐恢复。

4.**起病及诱因**　大部分患者无明显诱因。部分患者在使用抗生素、感染或预防接种后起病。

5.症状特点及受累肌肉　MG 特征性症状为受累骨骼肌的无力及异常疲劳。骨骼肌无力的分布具有一定特征性。眼外肌最常受累,往往表现为单眼或双眼部分性眼肌麻痹、复视、上睑下垂及斜视等,重者双侧眼球固定但瞳孔正常。表情肌和咀嚼肌也较常受累,表现为肌病面容、眼轮匝肌及咀嚼肌无力。咽喉肌受累出现构音及吞咽困难,可产生误吸或吸入性肺炎。颈肌无力常引起抬头或竖颈困难。肢带肌及躯干无力主要导致全身疲劳及完成日常工作困难,但很少导致卧床不起或肢体完全瘫痪。呼吸肌无力会导致换气无力及咳痰困难,重者导致呼吸麻痹、换气障碍而危及生命(肌无力危象)。上述无力症状往往在休息或睡眠后明显减轻,劳累后明显加重,呈现特征性的"晨轻暮重"现象(病理性疲劳)。这种症状的波动在疾病病程早几年比较明显。呼吸肌受累的患者常常并发呼吸道感染。患者无肌肉疼痛或感觉异常。

6.骨骼肌无力的演变　通常肌无力首先影响眼外肌,继而顺序累及面肌、咀嚼肌、咽喉部肌肉、躯干及肢体肌肉。我国单纯眼肌型起病者约占 60%,后期约 90%的患者有眼外肌受累。单独影响肢体肌肉的病例不到 10%。

7.体征　可发现多种受累骨骼肌无力的体征如上睑下垂、斜视、眼球固定、肌病面容、球麻痹或肢体无力等。肌萎缩少见。腱反射往往保留。无肌肉压痛,感觉正常。

8.其他　少部分患者可能有心肌、肠道及括约肌受累。

9.肌无力危象　呼吸道感染、过度劳累、用药不当(如使用影响神经肌肉接头信息传递的抗生素、Mg^{2+}、肾上腺皮质激素等)或各种应急等可导致呼吸肌无力急剧加重、显著影响换气功能而危及生命。5%~15%的 MG 患者会发生肌无力危象。

10.自然病程　大部分病例呈缓慢波动性进展病程。另外,少部分患者在短时间内快速发展而出现肌无力危象。少部分患者症状相对稳定无进展,或获得长时间缓解。眼肌型发展为全身型的具体模式尚不清楚,有报道部分眼肌型患者(约 15%)可在数年内发展为全身型 MG。总体死亡率为 4%~10%,死亡原因往往为严重并发症。

11.伴发病　胸腺异常(胸腺瘤及胸腺增生)的发病率约为 75%,甲亢的发生率为 3%~5%,并发其他自身免疫性疾病(如风湿性关节炎、硬皮病或狼疮)也显著增高。

二、辅助检查

1.免疫性检查　AChR-ab 测定为诊断本病较为特征性的检查,约 85%的患者中 AChR-ab 滴度升高。一般而言,单纯眼肌受累患者的阳性率较低,滴度也相对较低,而重者及全身型患者滴度升高较为明显。抗体滴度对群体而言与疾病的严重程度并不严格相关,但对个体而言,治疗所致的抗体滴度下降则与症状严重程度的波动明显相关。约 15%患者 AChR-ab 滴度并不升高,称"血清阴性 MG"。近来发现这类所谓阴性患者 MuSK 抗体滴度升高,并且发现该抗体与重症难治性 MG 相关。抗横纹肌抗体可作为 40 岁以下患者胸腺瘤的筛选指标。

2.药物学试验　有两种药物试验可以选用,试验时需评估易于观察的症状如上睑下垂、眼肌麻痹或咳嗽困难等。成人使用硫酸新斯的明 1~1.5mg 及阿托品 0.5mg 肌内注射,症状在 15~20min 内显著改善为阳性。或静脉注射剂量为 10mg。方法为首先注射 2mg,观察约 60s 症状明显改善则为阳性,若无反应则注入剩余的 8mg,症状在 3~5min 内显著改善为阳性。建议同时准备阿托品 0.6mg 以备急需。部分 Tensilon 试验阴性患者对硫酸新斯的明反应良好。判断结果时需注意其他神经肌肉疾病也可能出现弱阳性结果。在做这两种药物试验之前,要确认患者没有严重心脏疾病、青光眼及哮喘等。

3.电生理检查　试验前需停用胆碱酯酶抑制剂至少 24h。重复神经刺激(RNS)可发现其特征性的递减波型(递减＞10％～15％)，尤其在 2～3Hz 的低频刺激更有意义，阳性率 45％～65％。注意约 10％的患者会出现电位的急剧递减，可使用一个剂量的 Tensilon 进行进一步试验来逆转这种电位衰减。单纤维肌电图显示同一运动单位内各肌纤维间的电位差异增大而纤维密度正常，敏感性为 100％，而且这一改变不受胆碱酯酶抑制剂应用的影响。

4.胸腺异常的探查 胸部 X 线平片、CT 及 MRI 均可用于探查胸腺异常，其中以 MRI 敏感性及特异性最高。因胸部平片敏感性低，CT 应作为所有患者的常规检查。儿童可能存在胸腺肥大，而发现成人胸腺增大需高度怀疑为胸腺瘤。

5.其他伴发病的探查 其他自身免疫性疾病(如 Craves 病或结缔组织疾病等)的存在可通过试验检查证实。

6.肺功能检查 对于有呼吸肌受累的患者，可测定肺活量评估其呼吸肌受累的程度。有研究发现反复测定肺活量并不是预测或决定是否需要机械通气的良好指标，因为 MG 的病程受众多因素影响(如感染、治疗、并发症、应急及心理因素等)。

三、鉴别诊断

1.其他原凶所致眼外肌麻痹 神经源性眼肌麻痹往往符合神经损害的分布，而且症状同定，没有波动性。动眼神经病变时有瞳孔散大。肌源性损害的常见原因包括线粒体肌病和眼咽型肌营养不良。症状往往隐袭起病，缓慢进展，症状无波动。对药物试验反应不明显。必要时进行头部影像学检查或肌肉活检。

2.其他原因所致球麻痹 常见原因有多发性周围神经损害、多发性肌炎及延髓病变等。它们缺乏对药物试验的明确反应。多发性肌炎有显著酶谱升高。延髓病变往往有长索受损的体征，以及神经影像学能够提供病损证据。

3.Eatom-Lambert 肌无力综合征 以肢带肌受累为主，少部分患者有眼外肌麻痹。特征为运动后症状减轻，腱反射减低或消失。此外，患者还有口干及性功能障碍等自主神经受累的表现。肌无力对 Tensilon 或硫酸新斯的明试验反应差。RNS 示特征性的递增波型。约 70％患者血清中存在抗 Ca^{2+} 通道的抗体。大部分患者可发现恶性肿瘤。

4.甲状腺功能亢进性肌病 甲亢可导致眼外肌及肢带肌无力及易疲劳。眼外肌麻痹时往往有突眼(Graves 眼病)。肢带肌受累时往往有肌肉酸痛及消瘦。甲状腺功能测定能明确诊断。注意 MG 合并甲亢的情况。

5.抑郁症 抑郁症患者的动力缺乏及易疲劳可能与轻度全身型 MG 相似。抑郁症患者虽动力缺乏，但能完成日常活动，体格检查肌力受损不明显，用抗抑郁治疗效果较好。MG 患者存在明显的日常活动能力受限，体格检查示肌力减退，肌无力对药物试验反应良好，RNS 示典型的递减波型。

6.球麻痹 以咽部肌肉受累为主要或为唯一症状的 MG 患者，需与其他原因所致球麻痹、癔症、破伤风和食管疾病进行鉴别。

四、病因

MG 病因不明。研究认为胸腺异常或病毒感染是触发免疫异常的最初原因。

1.胸腺异常 大部分患者有胸腺异常，而且切除胸腺后症状显著好转。该假说认为在胸腺的某些异常细胞如肌样细胞中表达 AChR，在发育过程中为针对 AChR 的自身免疫细胞识别了这些异常表达的 AChR

而出现免疫反应、产生 AChR-ab,进而攻击骨骼肌 AChR 而发病。这些针对 AChR 的免疫异常细胞离开胸腺进入血液循环继续发挥病理作用,同时免疫记忆细胞可长期存在于胸腺及外周循环中。最近有证据表明 MG 患者外周血中针对 AChR 的病理性 T 淋巴细胞来自于胸腺。这些发现可以解释为什么 MG 的免疫异常会长期存在,而且胸腺切除后仍持续不愈。但有研究发现 MG 患者胸腺组织 AChR 亚单位的表达与正常人群胸腺组织 AChR 的表达并无不同之处。

2.病毒感染　该假说认为外源性病毒感染可能通过分子模拟机制触发了针对 AChR 的免疫反应。已发现单纯疱疹病毒(HSV)的蛋白质中有一段氨基酸序列与 AChR 的一段序列高度相似。机体产生针对 HSV 的免疫反应错误地攻击了骨骼肌 AChR 而发病。此外,人类免疫缺陷病毒(HIV)、丙型肝炎病毒及人类嗜 T 淋巴细胞性病毒 I 型(HTLV21)或 Epstein-Barr 病毒感染也被认为与 MG 的发病有关。同时也有实验研究表明流感病毒或埃可病毒感染能损害健康人的神经一肌肉接头信号传递。

3.青霉胺　被证实可导致获得性自身免疫性 MG。

4.加重 MG 症状的常用药物　抗生素(如氨基糖苷类、红霉素、喹诺酮类及阿莫西林)、β_2 受体拮抗剂(如普萘洛尔)、锂盐、镁离子、普鲁卡因酰胺、异搏定、喹宁、氯喹、泼尼松、镇静安眠药及神经-肌肉接头阻滞剂等。

五、发病机制

20 世纪 70 年代以来大量的研究证实了自身免疫反应在 MG 发病中的作用。AChR-ab 的产生是关键性的病理生理环节。自身抗体的产生是 T 淋巴细胞依赖性的,针对 AChR 抗原位点 T 淋巴细胞克隆的激活、增殖是重要的上游环节,HLA-II 基因多态性也可能决定个体的敏感性。尽管 AChR-ab 可能是多克隆性的,但主要克隆是针对 AChRα 链主要免疫原区(MIR)的。这些自身抗体主要与 AChRα 链结合导致后者降解加速、神经递质结合位点被封闭,同时补体也被激活导致运动终板的破坏。最终,运动终板上有效 AChR 的数量显著减少,以及终板皱褶的破坏和简单化,使神经肌肉接头信息传递的安全系数明显降低,从而导致肌无力及病理性疲劳。然而,其他机制也可能导致 MC 的发生,如 MuSK 抗体等。

可见,MG 应该是一组免疫异质性特征的神经肌肉接头传递障碍性疾病,进一步明确其中的发病机制实施个性化治疗,是下一步临床 T 作者努力的方向。

六、治疗

(一)胆碱酯酶抑制剂(AchEI)治疗

自 20 世纪 30 年代该药问世以来,已成功治疗和抢救了众多的 MG 患者,成为对症治疗 MC 的有效药物,但不能从根本上改变 MG 的免疫病理学过程。长期应用此类药物会加重神经肌肉接头处的病理改变,表现为对这类药物的敏感性降低、需求量增加,并且不良反应也更为明显。常用的有溴吡斯的明,每次 60～120mg,每日 3～4 次,应从小剂量开始。注射剂有新斯的明、普鲁斯的明,应用于诊断试验及严重吞咽困难和肌无力危象患者。新斯的明每次 1～1.5mg＋阿托品 0.5mg 肌内注射。

(二)胸腺切除术

胸腺病变在 MG 的发病中起重要的作用。70%～80% 的 MG 患者伴胸腺病变,胸腺切除术可使患者获得较好的远期效果,故胸腺切除是目前推荐的治疗 MG 重要手段之一,但 AChR-ab 阴性而 MuSK-ab 阳性的患者不推荐胸腺切除。重症、年老、年幼及体弱患者耐受手术创伤的能力差,其术后病情恶化率和近期死亡率较高,因此,围手术期管理非常重要。围手术期管理的目的是尽量控制症状,降低术后发生危象的风险。主要适应证包括胸腺瘤及非瘤的全身型 MG 患者,目前也有学者认为该方法对难治性眼肌型也有疗效。虽然本治疗并不能完全使患者彻底恢复,但能改善大部分患者的生活质量,减轻症状。若是恶性胸腺瘤,适当进行放射治疗有助于控制肿瘤。

(三)肾上腺皮质激素治疗

肾上腺皮质激素(以下简称激素)是公认的治疗 MC 的常规药物。其常用给药方法有以下几种。

1.大剂量冲击、逐渐减量维持疗法　即甲泼尼龙 1000mg 静脉滴注,每日 1 次,连用 3d;随后地塞米松 20mg,静脉滴注,每日 1 次,连用 7～10d;继用泼尼松 100mg,每日顿服 1 次,以后每周减 2 次,每次减 10mg,直到每天 40mg;而后每周减 1 次,每次减 5mg,直到完全停药。

2.中剂量冲击、小剂量维持疗法　①地塞米松中剂量冲击、泼尼松小剂量维持疗法适用于延髓肌型、全身型和各类 MG 危象患者。成人地塞米松 20mg 静脉滴注,每日 1 次,连用 5～7d;地塞米松 10mg 静脉滴注,每日 1 次,连用 10～14d,同时应用 AchEI 和相应的抗生素;随后改为泼尼松每日 30mg,早晨顿服,连服 2 周;后改为每日 20mg,1～3 个月后改为每日 5mg,维持 1 年后停药。②泼尼松中剂量冲击、小剂量维持疗法。这种方法主要在门诊采用,适用于眼肌型、较轻的延髓肌型和全身型 MG 患者。开始剂量成人为 1mg/(kg·d),儿童为 1.0～1.5mg/(kg·d),顿服或分 3 次口服;1 周后成人 40mg/d,连服 2 周后改为 30mg/d;以后每周减 5mg,至 5～7.5mg/d(儿童 2.5～5mg/d),维持 1 年。对一般体质较弱或对激素有顾虑的患者,上述剂量还可以减半。有感染征象者加用适当抗生素,同时口服氯化钾。

3.小剂量长程维持疗法　此疗法适用于年老体弱,或者有高血压等老年疾病的患者。

(四)免疫抑制剂治疗

此类药物适用于伴肺结核、溃疡病和糖尿病的 MG 患者;胸腺切除术后及血浆交换后症状有反复的 MG 患者;长期应用激素效果越来越差和对激素有依赖的 MG 患者。

1.环磷酰胺　能破坏细胞内 DNA、抑制 RNA 的合成,因抑制免疫活性细胞的分泌、增殖,对 B 淋巴细胞尤为显著,对体液和细胞免疫均有作用。使用方法各不相同。常用方法包括小剂量脉冲疗法及大剂量冲击疗法。小剂量脉冲使用方法是环磷酰胺 200mg＋维生素 B₆ 100mg＋5% 葡萄糖或生理盐水 500ml 静脉滴注,每日 1 次,连用 5d。每 1～3 月重复使用。不良反应有胃肠道反应、脱发、肝损害、出血性膀胱炎、白细胞减少和血小板减少。大剂量冲击方法也可试用于难治性病例。

2.硫唑嘌呤　通过抑制 DNA 和 RNA 合成,主要抑制 T 淋巴细胞功能,对 B 淋巴细胞功能也有较弱的抑制作用。每日 1～3mg/kg,分 3 次口服,疗程 1～3 年。不良反应同环磷酰胺,但对生殖腺抑制作用较轻微。

3.环孢素 2A　可能通过抑制 IL-2 的释放或抑制 IL-2 受体来抑制 T 辅助细胞和毒性细胞,可使 AchRab 滴度下降。每日 6mg/kg,12 个月为 1 个疗程。主要不良反应为肾毒性,但在减药或停药后可恢复。恶性胸腺瘤患者不推荐使用该治疗。

4.FK506,又名他克莫司　有较强大的抗活性 T 淋巴细胞增殖效应,是因为它干扰了 IL-2 的产生。FK506 的起始剂量为 0.1mg/(kg·d),分 2 次口服,直到患者的血浆浓度达到 7～8ng/ml,泼尼松可逐渐减量,直到最终完全停药。治疗时间为 4～20 个月,平均 12 个月。不良反应较少,少数患者可出现血压、血脂升高和消化道出血。

(五)血浆交换疗法

血浆交换疗法主要用于 MC 危象患者的抢救和胸腺瘤切除术术前准备。方法为将患者血浆分离抽出,同时补人健康人血浆、白蛋白和晶体溶液,每周 1～2 次,一般 3～5 次往往显示出较好效果。严格按照操作规程,采取必要的防治措施,本疗法一般是安全的,但由于该方法费用较昂贵,必须严格掌握适应证。

(六)免疫吸附疗法

免疫吸附疗法适用于全身型 MC 和危象患者。该疗法是将患者血浆中的致病抗体经吸附泵特异性吸附后,将血浆和其他血液成分重新回输给患者的一种治疗方法。

(七)淋巴细胞交换疗法

淋巴细胞交换疗法是定期用正常人血淋巴细胞来交换患者血淋巴细胞,以去除产生乙酰胆碱受体抗体的 B 淋巴细胞及其相应的辅助与诱导 T 淋巴细胞。

(八)大剂量丙种球蛋白静脉滴注疗法

目前认为 IVIg 治疗危重和难治性 MG 的有效方法。方法为每次 0.2g/d,连用 5d,每周 1 次。5~7 天开始显效,疗效维持 3~4 周。IVIg 的主要不良反应包括头痛、过敏等。心肾功能不全、IgA 缺乏为适应证。

(九)造血干细胞移植疗法

已有个案报道造血干细胞移植治疗难治性 MG,但其疗效和安全性仍需进一步论证。

(十)单克隆抗体疗法

Rituximab 商品名美罗华,是针对 B 淋巴细胞 CD_{20} 的单克隆抗体。有较多的小规模报道认为 Rituximab 对 MuSK-ab 阳性的难治性 MC 有效。其可能的不良反应为进行性多灶性白质脑病。

(十一)辅助疗法

1.极化液(不含镁) 由于长期应用 AChEI,使神经一肌肉接头处发生退行性病变,极化液可使终板功能恢复,使乙酰胆碱 2 胆碱酯酶系统的代谢功能恢复。方法为成人每次 10%葡萄糖 1000ml＋10%氯化钾 30ml＋胰岛素 12~16U,静脉滴注,每日 1 次,可连用 14d。

2.胸腺肽注射液 有小规模报道认为胸腺肽能调节 MC 患者的免疫异常,有助于 MC 症状的稳定。

3.中医中药据国内文献报道及治疗 MG 的专方和验方统计,共用药物有 170 多种,用药概率最多的是黄芪。其疗效尚需进一步论证。

七、危象的抢救

肌无力危象,是多种原因导致的急行呼吸肌麻痹、使患者换气功能严重受损而危及生命的危急状态。常见诱因是感染、疲劳、应急、不适当使用药物或手术等。临床征象为呼吸费力、咳嗽咳痰无力、氧饱和度下降、大汗及心律增快等。血气分析可协助诊断。

MG 危象抢救的主要措施包括快速开发气道辅助通气、干涸疗法、去除诱因、治疗并发症及免疫治疗等。如果初步判断为过度疲劳或溴化吡啶斯的明用药不够所致,可肌内注射新斯的明 1~1.5mg 或静脉缓慢注射 0.5mg(成人),然后密切观察并准备行气管插管及辅助通气。如果诱因为感染、手术或其他药物,需立即插管进行辅助通气。插管方法最好经鼻腔插管,这样可以维持大概 2 周而不需进行气管切开。也有报道认为无创性呼吸通气(BiPAP)能有效缓解 MG 危象,并且能减少肺部并发症。在保证安全有效的通气情况下停用所有 AChEI 药物(干涸疗法)经过 2~3d 后再次从小剂量开始使用 AChEl 药物,以恢复 AChR 对药物的敏感性。其他治疗包括使用抗生素控制肺部感染、保护重要器官的功能、鼻饲保证营养供给及使用极化液等。IVIg 或血浆交换有助于尽早脱离呼吸机。激素或免疫抑制剂能调节免疫功能,巩固疗效。一般经过 1~2 周的治疗,大部分患者能脱离呼吸机。待危象缓解后,需进行免疫调节治疗或胸腺切除等,以维持疗效。发生危象后,其死亡率是增加的。死亡原因包括心脏异常、肺栓塞或重症呼吸机相关性肺炎等。同时,发生危象后,再次发生危象的概率也是增加的,故应尽量避免人为因素诱发危象。

(李晓霞)

第七节　先天性肌无力综合征

先天性肌无力综合征(CMS)是由于突触前、突触或突触后缺陷所致的一组异质性遗传性疾病。其缺陷包括:乙酰胆碱进入突触囊泡的合成或包装、乙酰胆碱释放、乙酰胆碱引起突触后去极化的效力。

一、分类

CMS 的分类如下。

(一)突触前缺陷
胆碱乙酰转移酶缺乏(CMS 伴发作性呼吸暂停)。

突触囊泡缺乏伴释放减少。

类 Lambert-Eaton 综合征。

其他突触前缺陷。

(二)突触缺陷
终板乙酰胆碱酯酶缺乏。

(三)突触后缺陷
通道异常伴或不伴乙酰胆碱受体缺乏。

乙酰胆碱受体缺陷伴或不伴轻度通道异常。

缔合蛋白缺陷。

网格蛋白缺陷。

突触后慢通道 CMS 为显性遗传所致的不同乙酰胆碱受体亚单位功能获得性突变,其他 CMS 为隐性遗传所致的终板特异性蛋白功能丧失性突变。

典型的 CMS 临床上表现为婴儿或幼儿开始出现肌无力症状,运动功能发育正常或延迟,有时病情可进展至成人。有些类型的 CMS 患者的肌无力症状轻,但可突然加重,甚至出现呼吸无力发作。其肌无力仅累及骨骼肌,不累及心肌和平滑肌。血清抗乙酰胆碱受体抗体或抗 Musk 抗体阴性。慢通道综合征可在 10～30 岁发病。胆碱乙酰转移酶缺乏所致的 CMS 症状为发作性。

二、诊断

(一)典型患者
婴幼儿期发病的眼肌、延髓肌及肢体肌疲劳性无力。

有家族史。

肌电图检查 2～3Hz 刺激有降低反应。

抗乙酰胆碱受体抗体阴性。

(二)非典型患者
少数 CMS 起病年龄延迟。

缺乏家族史。

所有肌肉肌电图无异常或间断性异常。

无力局限于特定的肌肉。

(三)提示特征性诊断的线索

1.终板乙酰胆碱酯酶缺乏　重复复合肌肉动作电位;对胆碱酯酶抑制剂无反应;瞳孔光反应延迟。

2.慢通道 CMS　重复复合肌肉动作电位;大多数患者其颈、腕及指伸肌选择性严重受累;显性遗传。

3.终板胆碱乙酰转移酶缺乏(CMS 伴发作性呼吸暂停)　反复呼吸暂停发作,自发性或伴发热、呕吐、兴奋;发作间期没有或有程度不同的肌无力,眼球运动不受影响;10Hz 刺激 5min 出现明显的复合肌肉动作电位降低,随后缓慢恢复,休息时 2Hz 刺激肌电图无降低,10Hz 刺激 5min 后降低出现,然后缓慢消失。

对 CMS 患者进行相关的基因检测(包括产前),目前临床上已可应用。

在诊断 CMS 时,新生儿、婴儿及儿童患者需与下列疾病鉴别:脊肌萎缩、先天性肌病、先天性肌营养不良、婴儿强直性肌营养不良、线粒体肌病、婴儿肉毒中毒、自身免疫性重症肌无力;大龄患者需与下列疾病鉴别:运动神经元病、周围神经病、肢带型或面肩肱型肌营养不良、线粒体肌病、慢性疲劳综合征、自身免疫性重症肌无力。

三、治 疗

由于 CMS 有多种类型,同一药物对某一种 CMS 有效,对另一种 CMS 可能为禁忌。因此,在进行合理治疗前须明确诊断。

CMS 患者对乙酰胆碱的突触反应可增加或降低。突触反应降低者可应用增加乙酰胆碱激活受体数量的抗胆碱酯酶药或增加乙酰胆碱释放数量的 3,4-二氨基吡啶,因慢通道型分子缺陷者其突触反应增加,需应用奎尼丁,它是一种长效的乙酰胆碱受体通道开放的阻断剂,禁忌用于其他类型的 CMS,抗胆碱酯酶药及 3,4-二氨基吡啶对慢通道 CMS 也有害。

(一)药物治疗

1.胆碱乙酰转移酶缺乏(CMS 伴发作性呼吸暂停)　可预防性应用溴化吡啶斯的明。因呼吸暂停可突然发生,故患者应备有充气式抢救包及面罩。并教会患者肌内注射新斯的明。有条件在家中应安置呼吸暂停监测仪。

2.突触囊泡缺乏伴释放减少　对抗胆碱酯酶药有部分反应。因 3,4-二氨基吡啶可进一步减少突触囊泡的储备,故禁用。

3.类 Lambert-Eaton 综合征　对 3,4-二氨基吡啶应有反应,但有无效的个例报道。

4.终板乙酰胆碱酯酶缺乏　此病无满意的治疗药物。部分患者应用麻黄碱(25mg,每日 2～3 次)后有主观的改善。部分患者应用泼尼松隔日疗法可获得轻微改善,但也有无效或症状加重的报道。依赖呼吸器的严重患儿,间断性应用乙酰胆碱受体阻断剂阿曲库铵,可防止乙酰胆碱受体过度暴露于乙酰胆碱,使症状得到改善,暂时脱离呼吸器。

5.慢通道 CMS　奎尼丁可缩短通道开放时间,其作用与剂量呈依赖关系。成人用法为 200mg,tid,1周后逐渐加量,维持血清水平在 $2.5\mu g/ml(3～7.5\mu mol/L)$,血药浓度达到满意水平后可换用缓释剂。儿童剂量为每日 15～60mg/kg,分 4～6 次服用,缓释剂剂量为 10～15mg/kg,分 3 次服用。

奎尼丁不能用于其他类型的 CMS。不良反应有:胃肠道反应,高敏反应(发热、肝功能损害、溶血性贫血、粒细胞缺乏、血小板减少性紫癜、皮疹),心脏反应(房室传导阻滞、QT 间期延长、室性心律失常)。奎尼丁对细胞色素 P45011DA 有抑制作用,可损害某些药物的代谢(如可待因、三环类抗抑郁剂、抗心律失常药及地高辛),增强华法林的抗凝作用。维拉帕米、西咪替丁及尿碱化药可升高奎尼丁的血清水平。

不能耐受奎尼丁者可应用氟西丁,逐渐加量到每日 100mg。其效果及起效时间均不如奎尼丁。不良反应有恶心、神经质、失眠、性功能障碍,老年患者可能发生低钠血症。

6.快通道 CMS　溴化吡啶斯的明与 3,4-二氨基吡啶(每日 1mg/kg 分次服用)联合治疗对快通道 CMS 有较好效果,不伴终板乙酰胆碱受体缺乏者的效果更好。

7.乙酰胆碱受体缺陷伴或不伴轻度通道异常　大多数患者对抗胆碱酯酶药有不完全的反应,加用 3,4-二氨基吡啶(每日 1mg/kg 分次服用)对 1/3 患者可产生进一步的改善。3,4-二氨基吡啶可增加肌肉的耐力,减轻睑下垂,但眼外肌的反应较肢体肌肉差。部分患者持续治疗后其效果会降低。

(二)一般治疗

严重者有呼吸受累,吞咽障碍,进行性脊柱畸形。部分婴儿出生后不能呼吸,但数月后可逐渐脱离呼吸器;而后期发生呼吸麻痹者,开始仅在夜间需辅助呼吸,以后白天也需辅助呼吸。脊柱畸形需注意监测,如进行性发展且较严重,需进行矫正手术。手术最好选择在椎骨生长停止后少年早期进行。严重的吞咽障碍者需安置胃造瘘管。

早期诊断和治疗,可缓解或避免上述威胁生命的并发症。

(秦　伟)

第八节　僵人综合征

僵人综合征是一种神经系统慢性疾病,于 1956 年由 Moersch 和 Woltman 首先描述,临床上主要表现为躯干和(或)肢体的进行性肌肉强直、僵硬,伴发痛性痉挛。本病的发生率低,世界范围内公开报道的例数仅约 100 余例,但也可能是由于对本病的认识不足,导致漏诊和误诊的比例较高。SMS 发生于女性较多,平均发病年龄为 40 岁,也有在儿童期发病的报道。本病无种族和地域差别。地西泮可显著减轻 SMS 的肌肉强直和痉挛,免疫治疗对大多数病例有一定程度的改善,但不能完全消除症状。

一、SMS 的临床表现和诊断

(一)临床表现及分类

1.临床表现　典型 SMS 主要表现为轴性肌肉僵硬、强直,可继发脊柱畸形(如严重腰椎前凸),伴有痛性痉挛和肌肉异常肥厚。少数情况下,SMS 症状首先开始于一个肢体,然后经过数月或数年,再逐渐发展至躯干。由于躯干的僵直和疼痛,患者常有站立和行走困难,并且在突然的噪声、触碰或突然的运动等情况下,可诱发痛性痉挛。痉挛可导致更广泛的肌肉强直。肌肉强直使姿势反射消失,致患者容易跌倒。情感刺激和暴露于寒冷环境下易加重病情,而饮酒则可能减轻症状。体征除肌肉强直外,腱反射有时增强,偶尔可出现小脑体征和长束征。

本病起病隐匿,发展缓慢,通常要经过数月至数年症状逐渐进展,达到某一程度后(平台期)再维持一段很长的时间,但有的病例起病可较快。SMS 一般不会自发缓解,如无外部诱因亦不会白发性突然病情加剧。本病若未经治疗可逐渐加重,而即使经过积极治疗,许多患者仍会留有运动受限等后遗症。但绝大多数患者仍会保留行走能力,并且寿命不受影响。

2.分类 根据症状主要累及的部位和实验室检查,可将 SMS 分为典型 SMS(又称僵硬躯干综合征)、局灶性 SMS(又称僵硬肢体综合征)及副肿瘤性僵直(又称进行性脑脊髓炎伴强直)。副肿瘤性 SPS 占 5% 患者,表现为僵硬大多在颈及背,与典型 SPS 的分布不同,副肿瘤性 SPS 伴乳腺、结肠、肺、胸腺的恶性病及 Hodgkin 淋巴瘤,有时表现在肿瘤之前。可发生抗 GAD 自身抗体:应立即仔细检查并积极进行治疗。

较少的 SPS 变异包括:持久性局限性僵人或僵腿综合征、躯干共济失调小脑亚型、步态失调、构音障碍伴异常眼运动及急动性僵人综合征。

(二)实验室检查

1.肌电图(EMG) 对确诊有重要意义。典型 SMS 患者的病变部位(如腰部脊旁肌)可记录到持续性运动单位电位发放,其形态基本正常,约半数可累及肢带及无症状肢体近端。患者不能自主抑制电位发放,但地西泮可使之明显减轻甚至消失。局灶性 SMS 除在病变部位记录到持续性运动单位电位外,也有约 30% 波及躯干及其他无症状肢体,该持续性运动单位电位多呈节段性,约 2/3 患者可有反射性肌痉挛。其他电生理检查如体感诱发电位(SEP)及中枢运动传导时间(CMCT)均正常。

2.免疫学检查 大多数典型 SMS 患者可检出高滴度 GAD65 抗体,有些则为 GAD67 抗体,血清阳性率可达 90%~98%。非典型 SMS 的谷氨酸脱羧酶(GAD)抗体检出率较低,有报道仅为 15%。需注意的是,低滴度 GAD 抗体(<20nmol/L)在不伴 SMS 的糖尿病患者中检出率较高,亦可能出现于正常人中。偶尔高滴度 CAD 抗体也可在不伴 SMS 的多发性内分泌性自身免疫性疾病患者中检测出来。典型 SMS 患者常可出现其他组织特异性自身抗体阳性如抗胰岛细胞抗体、抗甲状腺抗体、抗胃壁细胞抗体及抗平滑肌抗体等,而非典型 SMS 患者此类抗体检测多为阴性。

3.脑脊液检查 常规检查正常,部分病例的脑脊液蛋白电泳可见寡克隆带,提示某种蛋白质的增高。

4.MRI 检查 基本正常,少数报道可见脑和颈髓 T_2WI 高信号。

(三)诊断

SMS 主要依靠临床诊断。中青年急性或慢性起病,持续性肌肉僵硬伴疼痛,肌力正常,无感觉障碍,肌松时肌电图显示持续性正常运动单位电位活动,地西泮注射后消失,排除其他肌强直性疾病者可考虑本病。血或脑脊液检出 GAD 抗体有助于确定诊断。

1.体轴肌肉僵硬,以腹肌及胸腰椎旁肌突出,导致固定的畸形(过度前凸)。

2.叠加痛性痉挛、由意料外噪声、情绪应激、触觉刺激所激发。

3.肌电图检查证明激动肌及拮抗肌有持续的运动单位活动。

4.无神经学或认知受损可解释僵硬。

5.血清 GAD65(或双载蛋白)自身抗体阳性(以免疫细胞化学、Westernblot 或放免法评定),对地西泮起反应。

【临床鉴别】

1.脊髓病:压迫性、缺血性、出血性及炎症(包括 MS 及感染病因)。

2.肌病:通道病、炎症、强直性肌营养不良、副肌强直。

3.神经病性:神经肌强直,Isaac 综合征。

4.帕金森病或帕金森叠加综合征(如 PsP、MSA)。

5.原发性侧束硬化。

6.肌张力不全(全身及局限)。

7.关节强硬脊柱炎。

8.神经阻断剂性恶性综合征、恶性高热及血清素综合征破伤风。

9.心因性疾病。

10.遗传性痉挛性截瘫。

11.白质营养不良。

12.药物诱导及中毒:单胺氧化酶抑制剂、吩噻嗪类、苯丙胺、CO。

【GAD自身抗体阳性相关疾病】

1.小脑共济失调。

2.癫痫。

3.边缘性脑炎。

4.MG。

5.肌阵挛。

6.神经肌强直。

7.Batten病。

二、SMS的发病机制和病理生理

本病的病因和发病机制尚不完全清楚,典型SMS多被认为是一种免疫介导的特殊的多发性内分泌性自身免疫性疾病。其发病机制倾向认为与患者体内产生谷氨酸脱羧酶(GAD)自身抗体有密切关系。理论上,GAD抗体可干扰中枢神经系统抑制性神经递质 γ-氨基丁酸(GABA)的产生,造成局部兴奋-抑制的平衡失调,从而引致相关临床症状。此假说已经体外试验证实。组织病理检查亦显示SMS患者脑和脊髓内的GABA减少;生理学研究则显示脑和脊髓内一些GABA能抑制环路受损。

较多报道认为SMS与恶性肿瘤,特别是乳腺及肺部癌症的关系密切。但有学者对23例患者的追踪报道中并未发现一例合并有恶性肿瘤。本病病程较长也提示在起病早期就合并潜在恶性肿瘤的可能性小。SMS患者常常有某些自身免疫性疾病的个人史和家族史,最常见的是Ⅰ型糖尿病。

三、SMS的治疗

SPS治疗是缓解症状和(或)调节基础错乱的免疫过程,由于SPS的少见性,使临床上难以募集足够的患者数,以供临床药物试验时的良好质量。因此限制治疗指导的质量。近30年提供了已经获得注重于不同选择及以近代临床实践为基础(表14-8)。多技术途径处理可起重要作用,包括理疗、职业治疗。

表 14-8　SPS的主要治疗选择

药物	作用	日剂量	不良反应
苯二氮卓,如地西泮、硝西泮	GABA_A 激动剂	地西泮 5~100mg(分剂) 硝西泮 1~6mg(分剂)	嗜睡、眩晕、构音不清、呼吸抑制
巴氯芬	CABA_B 激动剂	口服 5~60mg(分剂)鞘内 50~800μg/d	嗜睡、眩晕
抗癫痫药,如左乙拉西坦、加巴喷丁 其他选择,替扎尼定、硝苯海呋因、肉毒毒素	GABA 能性及其他作用	左乙拉西坦 2000mg 加巴喷丁 3600mg	不定

续表

药物	作用	日剂量	不良反应
调节免疫过程的药物			
IVIg	不完全清楚	2g/kg	输注反应包括过敏、血栓性事件、头痛、无菌性脑膜炎
PE	不完全清楚	5～6次/交换	低血压、出血、过敏反应、严重免疫抑制反应（Stevens-Johnson综合征）及进行性多灶白质脑病

（一）改善症状

肌肉松弛及其他药物如下。

1.苯二氮卓类　苯二氮卓类增强 GABA-依赖途径及兼有抗惊厥及抗焦虑，亦具明显肌肉松弛作用，成为 SPS 的基础治疗。地西泮仍为 SPS 症状处理的选用药物。随时间患者常需增加剂量。

2.其他　选择皮质类固醇、莫非替尔、环磷酰胺、环孢素、泰霉素。

（二）疾病修饰性免疫调节/免疫抑制

1.静脉注射免疫球蛋白　IVIg 为严重或违拗性 SPS 患者的最佳第二线治疗。其可明显改善僵硬、惊跳、功能状态及临床检查发现，大多数显示影像学及血清学改善。继后证明 IVIg 可改善 SPS 的生命质量，并改善 GAD 阳性僵肢变异患者的症状。一项随机双盲安慰剂对照交叉试验，证明每月 IVIg 治疗，可明显减轻僵硬，不用时亦稳定，当用安慰剂时则再加重，IVIg 治疗的患者的症状、日常生活活动能力改善，持续 6 周 1 年。GAD 自身抗体滴度亦在 IVIg 后下降。

一般认为 IVIg 相当安全，神经学家应知晓其常见及重要的不良反应，包括：即刻输注反应（轻到重），少数可因过敏而致命，典型的见于 IgA 缺乏的患者。因此，其属于相对禁用 IVIg。亦可发生皮肤反应、头痛、无菌性脑膜炎及肾小管性酸中毒。静脉血栓栓塞性疾病为一明显危险因素，特别在卧床不动者。动脉血栓形成可导致卒中、心肌梗死、肺栓塞或其他组织缺血性损害。

建议 Ivlg 用于 SPS 患者对地西泮及或巴氯芬反应不完全者。建议剂量为 2g/kg，2～5 日。

2.血浆交换　PE 与 IVIg 的效果尚有争论，20 年前 PE 首次成功应用，近代报告，某些患者的症状、血清学及电生理标志改善但无效者数相同，显示改善的患者可能其有益性是由于联合用药。迄今尚无报道关于 SPS 时 PE 的随机安慰剂对照试验。

3.利妥昔单抗　与多种自身免疫疾患一样，理论上病程应由利妥昔单抗减少成熟 B 淋巴细胞而改变，其趋化抗 CD_{20} 单抗可使身抗体，近证明利妥昔单抗对其他治疗违拗的 SPS 患者的症状、血清学缓解。

4.其他免疫调节剂　皮质类固醇常用于 SPS 患者，单药治疗或与其他治疗药物合用，使症状改善及自身抗体滴度降低。但从无一项质量好的临床试验以决定其在 SPS 的作用。其他免疫调节剂不一定有效，包括莫非替尔、硫唑嘌呤、环磷酰胺、环孢素、藤霉素及西洛利单抗。

（三）其他治疗选择

硝苯呋海因及替扎尼定已常规用于处理痉挛，包括 SPS。其常与其他肌松剂合用。硫加宾、加巴喷丁、及卡马西平均可有助于 SPS 症状。硫加宾罕用、由于其视野缩个的可能。左乙拉西坦可缓解症状及电生理发现。有助于 SPS 的僵肢变异（对一例对其他治疗策略违拗者）。肌内局部注射肉毒毒素 A 明显改善 SPS 的肌张力及痉挛，行走及疼痛。止痛剂仍为 SPS 治疗的重要部分。不过，阿片类虽可减轻强直的疼痛，但有时可加剧强直，特别是初用及加量时。

巴氯芬为一种 CABA-β 激动剂，常用以治疗痉挛，与苯二氮卓合用，大多数患者以口服巴氯芬维持。

有时需大剂量,可引起致残性认知不良反应。由于 CSF 生物利用度差,鞘内注射巴氯芬用于严重痉挛,可显著改善经典及其变异 SPS、进行性脑炎伴强直及肌阵挛的表现。

Silbert 等的鞘内巴氯芬双盲安慰剂对照试验(3 例),仅 1 例有主觉改善。3 例均有明显的电生理及肌肉僵硬表现评分改善的证据。

鞘内巴氯芬用于大剂量地西泮无效又不耐受不良反应患者,应用鞘内巴氯芬时临床医师必须注意,因药物转运中断可导致严重症状性戒断状态,甚至由于自主神经衰竭而致死,导致功能异常发生,可多到 40% 需鞘内注射设备的患者。

其他治疗:止痛剂、理疗、职业疗法。

(四)预后与展望

SPS 的病程为 6～28 年,症状起病到随访时或死亡,进展受若干因素所决定,包括:①最初呈现症状是否为经典 SPS。②属于僵人"叠加"范畴。③是否有伴随疾病,如 DM 或恶性病。经典性 SPS 常对治疗有良好反应,病情稳定,但阵发性自主神经性功能障碍或猝死见于 10% SPS 患者,自主神经性功能障碍是连续痉挛或突然停药的结果。虽 SPS 罕见,仍可引起明显的病残与死亡,其发病与重要卫生影响与疾病相关,包括 DM 及肿瘤,进一步探索 SPS 与 DM 的关系,应有助于预测及分类 DM,以改变其治疗并发症,预防相关致病。对于 SPS,应早期认识,接受神经科专科治疗,SPS 可严重致残,影响寿命,损害躯体及精神能力、致残导致生命质量下降、影响患者的受教育程度及收入。因此,较好理解疾病的自然史、机制及疾病随时进展的影响,治疗的长程效应,均需进一步研究发展。剂量以缓解症状,有时伴不良反应,某些患者需要及可能耐受极大剂量,但向上增加必须逐渐,一般替换其他治疗药剂,避免不幸效应。

（秦　伟）

第十五章　自主神经系统疾病

第一节　间脑病变

间脑由丘脑、丘脑底、下丘脑、膝状体及第三脑室周围结构所组成,是大脑皮质与各低级部位联系的重要结构。间脑病变包括与间脑有关的自主神经功能障碍、精神症状和躯体方面症状(如体重变化、水潴留、体温调节、睡眠-觉醒节律、性功能、皮肤色素等异常)。

【病因】

最主要的原因为肿瘤,如颅咽管瘤、垂体瘤或丘脑肿瘤的压迫。其次是感染(如脑膜炎、脑炎、结核、蛛网膜炎等)、损伤、中毒和血管疾病等。少数病因不明。

【病理变化】

间脑破坏的程度与症状不成比例。破坏第三脑室的底部达 1/4 可不发生任何症状,破坏下丘脑后部达 2/3 则可引起恶病质而死亡。反之,某些病人有较严重的自主神经、心血管系统、水代谢、睡眠-觉醒系统的功能紊乱,但不一定有严重的间脑破坏和组织学改变,或仅见轻度脑萎缩等。

【临床表现】

分为定位性症状和发作性症状两大方面。

1.定位性症状

(1)睡眠障碍:间脑病变的突出症状之一。下丘脑后部病变时,大部分病人即有嗜睡现象,但少数病人失眠。当下丘脑后区大脑脚受累时,则表现为发作性睡病和猝倒症等。常见的临床类型有以下几种。①发作性睡病:发作性不分场合的睡眠,持续数分钟至数小时,睡眠性质与正常人相似。②异常睡眠症:发作性睡眠过多,每次发作时可持续睡眠数天至数周,但睡眠发作期常可喊醒吃饭、小便等,饭后又睡。③发作性嗜睡—强食症(Klein-Levin 综合征):不可控制地出现发作性睡眠,每次睡眠持续数小时至数天,醒后暴饮暴食,食量数倍于常量,且极易饥饿。数月至数年反复发作一次。男性较多,病人多数肥胖,但无明显内分泌异常,成年后可自愈。

(2)体温调节障碍:①低热。一般维持于 37.3~37.8℃,很少达 39℃ 以上。②体温过低。下丘脑后侧部病变时产热机制减弱或消失,引起体温过低。③高热。下丘脑视前区急性病变时体温很快升高,甚至死亡后体温仍然很高。服解热药无效,体表冷敷及给氯丙嗪降温反应良好。脑桥或中脑血管性病变也可出现高热。

(3)尿崩症:下丘脑的病变损害视上核、室旁核或视上核-垂体束,均常发生抗利尿激素分泌过少,可引起尿崩症。各种年龄均可见,但以 10~20 岁为多,男性稍多于女性。起病可骤可缓,主要症状有口渴、多饮、多尿,每昼夜排尿总量常在 5~6L 以上,多至 10 余升。尿比重低(<1.006),但不含糖。病人有头痛、疲

乏、肌肉疼痛、体温降低或心动过速、体重减轻。久病者常因烦渴多饮,日夜不宁,发生失眠、焦虑、烦躁等神经精神症状。若下丘脑前部核群功能亢进,或双侧视交叉上核损害,偶尔发生少饮及少尿症。

(4)饥饿:较烦渴症状少见。轻度善饥症状见于激素治疗及少数精神分裂症病人。在强食症中,表现过分饥饿,伴周期性发作性睡眠过度等症状。双额叶病变时,偶亦发生善饥,表现贪食,吃不可食的东西,同时有视觉辨别功能丧失、攻击行为及性活动增加等症状。

(5)性功能和激素代谢障碍:表现为性欲减退,儿童有发育迟缓或早熟,青春期后女性则月经周期改变或闭经,男性则精子形成障碍甚至阳痿。可能为下丘脑脊髓纤维及下丘脑垂体纤维通过神经体液的调节紊乱所致。闭经-溢乳综合征的主要机制是催乳素分泌过多,高催乳素血症抑制下丘脑促性腺释放激素的分泌。常由肿瘤(垂体肿瘤等)、下丘脑与垂体功能障碍性或服用多巴胺受体拮抗药(硫代二苯胺、氟哌啶醇)等所致。因 17-酮类固醇类是许多肾上腺皮质激素和性激素的中间代谢产物,间脑病时激素代谢的改变以 17-酮类固醇类最明显。

(6)脂肪代谢障碍:肥胖是由于下丘脑后方病变累及腹内侧核或结节附近所致,常伴有性器官发育不良症,称肥胖性生殖不能性营养不良综合征。继发性者常为下丘脑部肿瘤或垂体腺瘤压迫下丘脑所致,其次为下丘脑部炎症;原发性者多为男性儿童,起病往往颇早,有肥胖和第二性征发育不良,但无垂体功能障碍。肥胖为逐渐进展性,后期表现极其明显,脂肪分布以面部、颈及躯干最著,其次为肢体的近端。皮肤细软,手指尖细,常伴有骨骼过长现象。消瘦在婴儿多见,往往因下丘脑肿瘤或其他病变如肿瘤破坏双侧视交叉上核、下丘脑外侧区或前方发生厌食症,吞咽不能,体重减轻。在成人有轻度体重下降,乏力,但极端恶病质常提示有垂体损害。垂体性恶病质的特征为体重减轻,厌食,皮肤萎缩,毛发脱落,肌肉软弱,怕冷,心跳缓慢,基础代谢率降低等。本征亦发生于急性垂体病变,如头颅外伤、肿瘤、垂体切除术后。垂体性恶病质反映垂体前叶促甲状腺素、促肾上腺皮质激素及促性腺激素的损失。

(7)糖、蛋白代谢及血液其他成分的改变:下丘脑受损时,血糖往往升高或降低。当下丘脑受急性损伤或刺激时,可产生高血糖,但血清及尿中酮体往往阴性。损伤下丘脑的前方近视交叉处或破坏室旁核时,能引起低血糖及增加胰岛素敏感性。蛋白质代谢障碍表现为血浆蛋白中白蛋白减低,球蛋白增高。血中钠含量一般都处于较低水平。也可以发生真性红细胞增多症,在无感染情况下也可出现中性粒细胞增多。

(8)胃十二指肠溃疡和出血:产生原理有两种意见,一种认为由于交感神经血管收缩纤维的麻痹,发生血管扩张,而导致黏膜出血;另一种认为是迷走神经活动过度的结果,使胃肠道肌肉发生收缩,引起局部缺血与溃疡形成。消化性溃疡常发生于副交感神经过度紧张的人。

(9)情绪改变:主要的精神症状包括兴奋、病理性哭笑、定向力障碍、幻觉及激怒等。

(10)自主神经功能症状:心血管方面的症状常是波动性的,血压大多偏低,或有位置性低血压,但较少有血压增高现象。下丘脑后方及腹内核病变或有刺激现象时,有血压升高、心率加快、呼吸加快,胃肠蠕动和分泌抑制,瞳孔扩大;下丘脑前方或灰结节区刺激性病变,则血压降低,心率减慢、胃肠蠕动及分泌增加、瞳孔缩小。若整个下丘脑有病变,则血压的改变更复杂、不稳,伴有心率、脉搏减慢,有时出现冠状动脉供血不足,呼吸浅而慢,两侧瞳孔大小不对称,偶可引起排尿障碍,常有心脏、胃肠、膀胱区不适感,因结肠功能紊乱,偶有大便结燥,便秘与腹泻交替出现的情况。

(11)其他:视觉障碍或弱视,视野向心性缩小,偶可有皮肤色素改变,毛发增生。如为肿瘤,尚有颅内压增高及其他的邻近结构受压的定位症状。如为感染者则有炎症反应等特征。

2.发作性症状　以间脑癫痫为主要表现,实际为下丘脑疾病所引起的阵发性自主神经系统功能紊乱综合征。前驱症状有情绪波动,食欲改变(增高或低下),头痛,打呵欠,恐惧不安和心前区不适。发作时面色潮红或苍白、流涎、流泪、多汗、畏寒、血压骤然升高、瞳孔散大或缩小、眼球突出、体温上升或下降,脉速、呼吸变慢,尿意感及各种内脏不适感,间或有意识障碍和精神改变等。发作后全身无力、嗜睡或伴有呃逆。每次发作持续数分钟到数小时。有的则突然出现昏迷,甚至心脏停搏而猝死。

【辅助检查】

1.脑脊液检查 除占位病变有压力增高及炎性病变有白细胞增多外,一般均属正常。

2.X线头颅正侧位摄片 偶有鞍上钙化点、蝶鞍扩大或后床突破坏情况,必要时行血管造影及CT脑扫描。

3.脑电图 可见14Hz的单向正相棘波或弥漫性异常,阵发性发放的、左右交替的高波幅放电。

【诊断】

由于诊断较难,必须注意详细询问病史,并结合神经系统检查及辅助检查,细致分析考虑。不要忽略详细的自主神经系统检查,如出汗试验、皮肤划痕试验、皮肤温度测定、眼心反射、直立和卧倒试验及药物肾上腺素试验等,以测定自主神经功能状况。脑电图的特征性改变有助于确诊。

必须强调,临床常发现下丘脑病理的改变很严重,而临床症状却不明显,亦有下丘脑病理改变不明显,而临床症状却很严重的。此外,在亚急性或慢性的病变中,自主神经系统具有较强的代偿作用。

【治疗】

1.病因治疗 肿瘤引起者应根据手术指征进行开颅切除或深部X线治疗。若为炎症,选用适当的抗生素、激素及中药等治疗。若系损伤和血管性病变所致,则应根据具体情况,采用手术、止血或一般支持治疗。非炎症性的慢性退行性下丘脑病变,一般以对症治疗、健脑和锻炼身体为主。

2.特殊治疗

(1)下丘脑病变:若以嗜睡现象为主者,则选用中枢兴奋药物口服,如苯丙胺、哌醋甲酯、氯酯醒等。

(2)尿崩症:采用抗利尿激素替代治疗。垂体后叶制剂常用者有下列三种。①垂体加压素:以鞣酸盐油剂(又名尿崩停注射剂)的作用时间为最长,每次肌肉注射0.5~1ml。②垂体后叶粉剂(尿崩停鼻烟剂):可由鼻道给药,成人每次30~40mg,作用时间6~8h。③氢氯噻嗪:主要用于对尿崩停类药物有抗药、过敏或不能耐受注射者。

(3)垂体前叶功能减退:补偿周围内分泌腺(肾上腺、甲状腺、性腺)分泌不足,用合并激素疗法。例如甲状腺制剂合并可的松适量口服,丙酸睾酮25mg每周1~3次肌肉注射,高蛋白饮食。若有电解质紊乱可考虑合用去氧皮质酮或甘草。

(4)间脑性癫痫发作:采用苯妥英钠、地西泮等口服治疗。

(5)精神症状:症状明显的病人可用氯丙嗪口服。但如有垂体功能低下的病例须注意出现危象。

(6)颅内压增高:脱水药,如氨苯蝶啶50mg,每日3次,口服,氢氯噻嗪25mg,每日3次口服;20%甘露醇250ml,静脉滴注等。

3.对症治疗 血压偶有升高,心率快,可给予适量降压药,必要时口服适量普萘洛尔。发热者可用中枢退热药物(阿司匹林、氯丙嗪)、苯巴比妥、地西泮、甲丙氨酯等,或物理降温。合并胃及十二指肠出血,可应用适量止血药,如止血敏及氨甲苯酸等。神经症状明显者,应采取综合治疗方法,首先要增强体质锻炼,如广播操、太极拳等,建立正常的生活制度,配合适当的休息,可适量服用珍合灵、脑复康或健脑合剂等。对失眠者晚间用适量催眠剂,白天也可适当用镇静药。头痛严重者可给予镇痛药。

(赵秋莲)

第二节　雷诺综合征

【流行病学】

雷诺综合征是指肢端动脉阵发性痉挛。雷诺综合征多见于女性，男、女发病比例约为 1∶10。发病年龄多在 20～30 岁，很少超过 40 岁。多见于北方寒冷的地区，好发于寒冷季节。

【病因】

病因不清。可能由于血管交感神经张力增高或组胺缺乏引起舒张血管张力下降导致肢端血管痉挛；由于病情常在月经期加重，在妊娠期减轻，有人认为本症可能与性腺功能有关。此外，许多疾病均可导致，如硬皮病、皮肌炎、红斑狼疮、类风湿、脉管炎等。寒冷刺激、情绪激动或精神紧张是主要的激发因素。其他诱因如感染、疲劳等。

【病理变化】

本病早期在指（趾）的动脉壁中一般并无病理发现。后期可见动脉内膜增生、中层纤维化、肢端末梢动脉分支管腔直径缩小等改变，有的管腔由于血栓形成及机化过程而逐渐闭塞，出现内皮营养改变、毛细血管过度扭曲、动脉痉挛性狭窄和静脉扩张充血等。血管造影示肢端血管显影差，指（趾）血管腔直径缩小。

【临床表现】

常于寒冷刺激或情绪激动等因素影响下发病，一般见于手指，也可见于足趾，偶可累及耳和鼻。症状发作呈对称性。

1.苍白期（缺血期）　由于小动脉强烈痉挛，手指皮色突然变为苍白，伴有局部发凉、出冷汗、麻木、针刺感和感觉减退。发作常从指尖开始，以后扩展至整个手指，甚至掌部。检查可有感觉障碍，每次发作时间和频度不等，持续数分钟至数小时。

2.青紫期（缺氧期）　由于组织缺血、缺氧后代谢产物致小静脉、毛细血管扩张，动脉痉挛有所缓解，手指皮色发紫，界限明确，受压时消失，且伴疼痛。延续数小时至数日，然后消退，或转入充血期。

3.潮红期（充血期）　动脉充血，皮肤温度上升，色泽先转潮红，以后恢复正常。部分病例晚期指尖可有溃疡或坏疽，肌肉及骨质轻度萎缩。

【辅助检查】

1.血液检查　应常规检查抗核抗体，类风湿因子，免疫球蛋白电泳，补体，抗天然 DNA 抗体，冷凝球蛋白等。

2.上肢神经传导速度　以发现可能存在的腕管综合征。

3.手部 X 线平片　有助于发现类风湿关节炎和手指钙化症。

4.手指动脉造影　必要时行上肢动脉造影，了解手指动脉情况。是一种损伤性的检查方法，而且比较复杂，因此，不宜作为常规检查。

【诊断】

根据起病年龄、性别、诱因，肢体远端相继出现苍白、青紫及潮红的皮肤改变，不难诊断本病。

【鉴别诊断】

①血栓闭塞性动脉炎：病程较长，不对称地发生于下肢，几乎均为男性患病，扪及足背动脉搏动微弱或消失可资鉴别。②硬皮病：雷诺现象可为其晚期并发症，此时硬皮病的皮肤和皮下组织改变已非常明显，常见于上臂、面部、胸部及颈部皮肤；雷诺病先有皮肤色泽改变，数年之后，皮肤才产生硬皮样变化。③遗

传性冷指症:暴露于寒冷后,手指出现苍白、发绀及麻木,病情很少进展,症状可改善或完全消失。④冻疮:表现红肿或青紫,局限于外露部,有灼热感或痛痒感,寒冷季节过后渐痊愈。

【治疗】

1.预防发作　应注意保暖,防止肢体受凉,戒烟,避免情绪激动。

2.原发病治疗　雷诺综合征治疗的最重要方面是针对原发病治疗。

3.药物疗法

(1)血管痉挛期治疗:①扩血管药物。如妥拉苏林 25~50mg,每日 4~6 次,饭后服用,肌肉注射、静脉或动脉内注射,剂量每次 25~50mg,每日 2~4 次;烟酸每次 100~200mg,每日 3 次,口服,或静脉滴注;罂粟碱 30~60mg,每日 3 次,口服,或 60~90mg 静脉滴注,每日 1 次,7~10 次为 1 个疗程。②钙拮抗药。维拉帕米每次 40~90mg,每日 3 次,口服,连用 2 周;尼莫地平每次 40mg,每日 3 次,口服,连用 2 周;硝苯地平每次 20mg,每日 3 次,口服。③儿茶酚胺耗竭剂。利血平 0.25mg,每日 3 次,口服,并合用利福平 0.1g,每日 3 次,口服;胍乙啶口服每次 5~10mg,每日 3 次。④局部用药:涂擦硝酸甘油软膏,每日 4~6 次,能明显减少雷诺综合征的发作次数,麻木和疼痛显著减轻。

(2)充血期治疗:主要是调整自主神经及中药治疗,常用 B 族维生素、小剂量甲状腺素、复方丹参注射液及毛冬青等中药制剂。

4.物理治疗　有条件时可做理疗,冷、热水交替治疗,光疗,直流电按摩等。

5.手术　外科疗法可采用交感神经切除术,适用于保守治疗无效、病情严重的病人。应用长效普鲁卡因阻滞有一定效果,尤其是对下肢雷诺综合征效果明显。

【预后】

预后不良,症状常反复发作,手术能改善者仅占 40%~60%,缓解时间不长,往往术后 2 年症状复发;对伴有结缔组织病的患者疗效不佳。

(秦　伟)

第三节　红斑性肢痛症

【流行病学】

红斑性肢痛症是一种少见的病因不明的阵发性血管扩张性周围自主神经疾病。由 Mitchell(1878)首先报道。本病多见于 20~40 岁青中年,男性多于女性。

【病因】

本病病因未明。可能与寒冷导致肢端毛细血管舒缩功能障碍有关。由于肢端小动脉扩张,血液流量显著增加,局部充血,血管内张力增高,压迫或刺激动脉及邻近神经末梢而产生剧烈疼痛。常因气温骤降受寒或长途行军等诱发。

【临床表现】

1.多见于中青年男女。症状以肢端,尤以双足最常见,表现足前部、足趾的红、肿、热、痛,疼痛为阵发性,非常剧烈,呈烧灼痛、针刺感,多在夜间发作或加重,通常持续数小时。

2.在温度较高的环境、长时间站立、行走或双足下垂均可引起或加剧疼痛,患者不愿穿袜或戴手套,因可导致疼痛加剧。喜欢将足置于被外,在冰冷的地面行走、用冷水浸足、将患肢抬高或休息均可缓解疼痛。

3.检查可发现患肢皮肤发红、皮温增高、血管扩张、轻度肿胀、多汗,轻压可使红色暂时消退,患肢足背动脉搏动正常。无运动、感觉及反射障碍。少数患者晚期可出现营养障碍,表现肢端皮肤与指甲变厚或溃破,甚至坏疽。

【诊断】

诊断主要根据患者在一定诱因下,出现阵发性红、肿、热、痛症状,在受热时疼痛加重,局部冷敷可使疼痛减轻等表现,注意排除局部感染性炎症。

【鉴别诊断】

肢端红、痛亦可伴发于骨髓增生性疾病,特别是真性红细胞增多症、血小板增多症或血管闭塞性脉管炎等;某些痛性多发性神经病如糖尿病性周围神经病也可有肢端红、痛表现,应注意鉴别。另外,使用麦角类多巴胺激动药治疗帕金森病也会出现此症状,需鉴别。

【治疗】

1.预防 寒冷季节,注意肢端保温,鞋袜保持干燥;长时间乘车、站立、哨卫、步行时,宜及时更换姿势,定期下车活动,可预防或减少发作,或减轻症状。

2.急性期 应卧床休息,抬高患肢,避免过热或抚摸等不良刺激;局部冷敷或将肢体置于冷水中以减轻疼痛。急性期后应避免任何引起血管扩张的局部刺激。

3.药物治疗 ①β受体阻滞药:每次普萘洛尔 20～40mg,每日 3 次,口服,可使大部分患者疼痛减轻,部分停止发作;但有低血压者禁用。②阿司匹林 0.3g,每日 1～2 次口服,可使症状减轻。③5-羟色胺拮抗药如二甲麦角新碱 2mg,每日 3 次。其他药物如口服利血平、氯丙嗪、利福平等可改善症状。骶管内神经阻滞及腰交感神经阻滞有较好疗效。

【预后】

本病常有缓解、复发,可呈慢性病程。大多预后良好,可自然康复。

（秦　伟）

第四节　自主性多汗症

【流行病学】

自主性多汗症是指不可控制地、过多地出汗。多汗症在年轻人中的发生率为 0.6%～1%,主要好发于手掌、足跖、腋部、头面部或面颊部。

【病因】

1.全身性多汗 可为异常的生理性反应,也可见于多种内科疾病如甲状腺功能亢进、糖尿病、高血压、更年期、肥胖症、风湿病、结核、慢性金属中毒等。服用荷尔蒙、感冒药降热、休克以及脑部病变导致体温调节中枢受刺激都会大量出汗。

2.局部多汗 可由于交感神经损伤或异常反应,乙酰胆碱分泌增多,导致小汗腺分泌过多的汗液。多半是精神抑郁或感动时发生。偏身出汗的情况常见于脑卒中、脑外伤、肿瘤、脑炎等患者。

【临床表现】

全身性多汗者皮肤表面常是湿润的,而且有阵发性出汗。局部多汗常见于手掌、足跖、腋下,其次为鼻尖、前额、阴部等,多在青少年时发病,患者常伴有末梢血液循环功能障碍,如手足皮肤湿冷、青紫或苍白、易生冻疮等。足部多汗由于汗液蒸发不畅,致足底表皮浸渍发白,常伴足臭。腋窝部及阴部多汗时,由于该部皮肤薄嫩,经常潮湿摩擦,易发生擦烂红斑,伴发毛囊炎、疖等。

【诊断】

根据临床病史、症状及客观检查，诊断不难。

【治疗】

1.保持精神愉快，情绪安定，避免紧张，忌食辛辣肥腻食物。

2.积极治疗原发病，如甲状腺功能亢进、风湿病、糖尿病、结核、慢性炎症及交感神经系统疾病。

3.口服抗胆碱能药、抗抑郁症药或镇静药等。如口服阿托品、东莨菪碱、山莨菪碱、樟柳碱，现有用地尔硫卓和可乐定等，也可口服多虑平等治疗。其不良反应如口干、嗜睡、恶心、眩晕、视物模糊、思维迟钝等使患者不能忍受，而且效果也不太好。

4.局部用药。最常用的外用药为10％～30％氯化铝无水乙醇溶液，5％～10％甲醛溶液，2％～10％戊二醛溶液，0.5％醋酸铅溶液，4％～5％鞣酸溶液等。以上药物治疗效果不明显，有的有刺激性，有的易使皮肤、衣服着色。用药前应先将腋部擦干，每晚睡前外搽，连续7d。掌跖多汗症的患者还可用5％明矾溶液或复方硫酸铜溶液浸泡；对足跖多汗者应勤换袜子，穿透气及吸水性好的鞋。近年来采用A型肉毒杆菌毒素局部注射，取得较好疗效。

5.物理治疗。用氯化铝等行电离子导入疗法，每周2～3次，非常费时，效果也不太满意。

6.外科手术治疗。最常行腋窝部软组织切除术，术后易留下瘢痕，影响上肢伸展活动，且术后易复发。腋窝皮下脂肪抽吸术，将脂肪抽吸的同时把大汗腺也抽吸掉，但效果也不确切。交感神经切断术，将胸2～4交感神经切断，可以立即止汗，但手术要经过胸部，有一定危险。

【预后】

该病如属于继发性多汗症，随原发病的治疗多可治愈。如属于先天性多汗症，多数较顽固，不易治愈，但是对身体健康影响不大。

（白　雪）

第五节　神经源性直立性低血压

【流行病学】

神经源性直立性低血压又称特发性直立性低血压，也称 Shy-Drager 综合征（SDS）。SDS 是一种少见的特发性多系统变性病，自主神经功能异常是其最具特征性的临床特点，还可有小脑性共济失调、帕金森综合征、锥体束征和肌肉萎缩等。本病多在中年（37～75 岁，平均 55 岁）后发病，男性为多，约占 65％。起病隐潜，可从数月至数年，长者可达 10 年以上。

【病因】

病因尚不清楚。可能是原发于中枢神经系统或周围自主神经系统的变性疾病，导致中枢或周围自主神经系统功能失调。

【病理变化】

病变可对称性地侵及壳核、苍白球、黑质、蓝斑核、小脑皮质、迷走神经背核、脊髓前角及中间外侧柱、交感神经节，以脊髓中间外侧柱及脑干色素核最明显。前者与直立性低血压有关。而其他损害导致自主神经、锥体外系、小脑系及锥体系、橄榄等损害，故亦称为多系统变性。有人把 SDS、橄榄桥小脑变性（OPCA）及纹状体黑质变性（SND）均归于一组原因不明的变性疾病——多系统萎缩，而主要症状有所不同。

【临床表现】

早期只有轻微的自主神经功能不全的症状,以后缓慢进展可出现以下症状。

1.直立性低血压 当站立或行走过久时,可出现头晕、视物模糊、一过性黑矇,甚至昏厥。亦可发生猝倒。发作突然,无心率变化,历时几秒或1~2min恢复。患者卧位时血压正常,也有高于正常者,直立时血压显著下降(收缩压下降超过50mmHg)。严重者,每当变换为直立性体位,血压即迅速下降并发生昏厥。发生直立性低血压的原因是由于自主神经中枢病变,阻断了压力感受器的反射弧所致,也有周围性自主神经功能的失调。

2.自主神经症状 最常见为阳痿,局部或全身发汗异常;括约肌障碍如尿频、尿急、尿潴留或失禁等,便秘或顽固腹泻。体温波动及Horner征,晚期可有呼吸障碍至呼吸骤停。

3.躯体神经症状 可有言语不清、眼球震颤,肢体共济失调等小脑体征;肢体强硬、活动少、面具脸、慌张步态、静止震颤等帕金森样症状;腱反射亢进、病理反射出现等锥体束征,其他还有脑神经麻痹、肌萎缩、痴呆、虹膜萎缩、声音嘶哑等神经损害体征。

4.体检 卧位至立位血压通常下降6.6kPa(50mmHg)以上。眼心反射、颈动脉窦反射及冷压试验均可无反应。发汗试验,无或少许。皮肤划痕试验减弱或消失,Valsalva动作试验在正常人出现血压升高,心率变慢,但SDS患者无反应。

【辅助检查】

1.脑脊液检查 正常。

2.膀胱测压 无张力型。

3.神经电生理 肌电图可见散在纤颤及束颤电位,下肢神经传导速度减低。

4.影像学检查 头颅CT常见小脑半球或蚓部及中脑、脑桥萎缩,相邻第四脑室扩大,有些皮质萎缩及侧脑室增大。

【诊断】

1.成年隐匿起病,进行性发展。

2.起身站立或久站后反复发生昏厥;测量卧位及直立位血压,每分钟1次,连续测定5~10min,如果直立位收缩压下降达40mmHg以上,并出现临床症状者,无其他引起血压降低的原因,并伴有阳痿、无汗及膀胱直肠功能障碍等。

3.病程中发生小脑及锥体外系类震颤麻痹及橄榄脑桥小脑萎缩的症状和体征。

4.除外其他可引起类似症状的疾病。

【鉴别诊断】

1.昏厥、颈静脉窦综合征。

2.神经系统疾病 如多发性神经病、帕金森病等。

3.内分泌代谢疾病 如肾上腺皮质功能减退、糖尿病等。

4.低血容量贫血。

5.药物 如安眠镇静药(氯丙嗪)、强利尿药(呋塞米)和降压药(呱乙啶)等。

【治疗】

治疗目的是缓解症状和提高生活质量,以综合治疗为主。

1.一般处理 包括卧床时可将头位稍高于下肢15°~20°,能促进肾上腺素的释放及刺激自主神经系统;从床上坐起或下地时动作要缓慢,坐起之前先活动双腿几秒钟;穿有弹性的紧身裤和弹力长袜以减少患者直立时静脉回流的淤积。

2.药物治疗

(1)作用于外周交感神经系统:如交感神经兴奋药麻黄素、新福林、利他林、恢压敏、苯丙胺等,效果不理想,且会引起卧位高血压。目前常用盐酸米多君,成人剂量为 2.5mg,早晚 2 次口服,可根据情况增至每日 3 次;也有的患者仅需 1.25mg(半片),每日 2 次,因其可增加外周动、静脉阻力而治疗本病有效。

(2)增加血容量的药物:9-α-氟氢可的松可产生水钠潴留以增加血容量。每日 0.1～1mg,以 0.1mg 小剂量开始,每日 1 次,渐增至每日 2 次,直至不出现直立性低血压或体重明显增加时减量维持。要注意有促发高血压的可能。

3.食物疗法　多食多种维生素,食盐疗法是普通饮食另加食盐 2～4g,每日 3 次,平均可提高直立血压 10～20mmHg。加强身体锻炼,如仰卧运动、太极拳等。

(白　雪)

第六节　反射性神经障碍

【流行病学】

反射性神经障碍症又名躯体性神经病。系由于富于交感神经的周围神经受轻微的损伤后反射性地引起该受累神经支配区及其支配区以外部位的严重神经功能障碍的一种疾病。

【病因及病理机制】

肢端轻微外伤可致此病;此外,精神因素、过度紧张在疾病的发生上亦有一定作用。

本病主要由于肢端轻微外伤,如刺伤、砸伤、割伤、震伤、针刺或穴位药物注射等,损及富于交感神经纤维的正中神经、桡神经、胫神经等周围神经,在伤处形成恒久的刺激灶,刺激了本体觉和深部痛觉纤维,并发出病理冲动,不断地传至脊髓,在脊髓相应的及邻近的节段形成病理性优势灶。当病理性优势灶波及脊髓前角,以抑制性为主时表现为反射性麻痹,以兴奋性为主时表现为反射性痉挛;病理性优势灶波及侧角自主神经中枢时,可有自主神经功能障碍。此种病理优势灶仅限于一侧脊髓时表现为同侧症状,若同时波及对侧脊髓节段时(泛化现象),则可表现为双侧症状,但常表现为原发一侧较重。

【临床表现】

本症临床表现特殊,肢端神经损伤轻微而病理反应重,神经受损范围小而神经功能障碍的范围大,远远超出受伤神经支配范围。

1.早期明显的自主神经功能障碍　常在伤后半小时至数小时内出现患肢严重肿胀、肤色发红、发绀或呈大理石纹样改变,有时可有水疱。皮温降低。后期伤部可有色素沉着及皮肤、指甲的营养性变。

2.严重的运动障碍　多表现为反射性瘫痪,亦可表现为反射性挛缩。较早出现伤肢肌肉萎缩,甚至波及整个患肢。肌肉对机械及电的刺激兴奋性增高。腱反射多亢进,亦可降低或消失。

3.伤部及其周围严重触压痛及运动性疼痛　伤时即可有伤部严重疼痛或同时向远端放射。客观检查可有套式感觉障碍(减退或过敏)。伤部及其周围触压痛及运动性疼痛。

【诊断】

根据临床表现特点诊断不难。但尚须与下述疾病相鉴别。自主神经功能障碍明显者应与红斑性肢痛、蜂窝织炎、过敏性皮炎等鉴别;运动障碍明显者应与周围神经损伤、癔症等鉴别;疼痛症状明显者应与灼性神经痛、肩手综合征等鉴别。

【治疗】

1.积极治疗伤肢刺激病灶　局部可行伤部透热疗法、碘离子或钙离子直流电导入、超高频电场治疗,以消除刺激灶。

2.神经阻滞　神经阻滞以降低交感神经的兴奋性和解除相应脊髓节段的优势病灶。上肢病变者可行同侧臂丛及颈交感神经节阻滞,下肢病变者可行骶管硬脊膜外及同侧腰交感神经干阻滞,以及相应脊髓节段的透热、普鲁卡因或钙离子导入等疗法。

3.手术　对顽固不愈病例,可行伤部手术探查、切除瘢痕和神经瘤、病灶侧交感神经节切除等。

4.其他　可采用神经干脉冲电流刺激、针刺及中药等治疗。

【预后】

发病后如若及时治疗.可在较短期内痊愈,预后良好。若未能及时治疗的严重病例,病程可迁延日久,顽固不愈,遗有较严重的运动和自主神经障碍。

（代　杰）

第七节　发作性睡病

【流行病学】

多见于儿童或青年期起病,男女发病率相似。部分患者可有脑炎或颅脑外伤史。

【发病机制】

发病机制不清,可能与脑干网状结构上行激活系统功能降低或脑桥尾侧网状核功能亢进有关。多数患者伴有猝倒症、睡眠麻痹、睡眠幻觉等其他症状,合称为发作性睡病四联症。

【临床表现】

发作性睡病是以不可抗拒的短期睡眠发作为特点的一种疾病。多数患者表现为发作性睡病四联症。

1.睡眠发作　患者经常处于觉醒水平低落状态,下午尤为明显,饭后或温暖环境中尤易发病,每次发作持续数秒至数小时,一般十几分钟,可唤醒。一日可发作多次。

2.猝倒症　约70%的患者可伴发猝倒症,尤易在情绪激动时发作,如欢笑、焦虑、恐惧等均可诱发。常突然发生短暂的全身性肌张力降低和运动抑制而跌倒或跪下,轻者可仅有肢体的软弱无力。

3.睡眠麻痹　20%～30%的患者有睡眠麻痹发作,常于睡醒后或入睡时发生。患者意识虽然清醒,但全身无力和不能活动,一般历时数秒钟至数分钟而恢复。

4.睡眠幻觉　约30%的患者有睡眠幻觉,常于入睡时发生。可有各种幻视、幻听,内容多数鲜明,多属不愉快的日常经历,也可与睡眠麻痹伴发。夜间睡眠常多梦和易醒。

【诊断】

根据短暂发作性不可抗拒的睡眠或伴有猝倒、睡眠麻痹、睡眠幻觉等典型症状,一般诊断不难。

【鉴别诊断】

1.昏厥　由于脑血液循环障碍所致短暂的一过性意识丧失。多有头晕、无力、恶心、眼前发黑等短暂先兆,继之意识丧失而昏倒。常伴有自主神经症状,如面色苍白、出冷汗、脉快微弱、血压降低,多持续几分钟。

2.癫痫失神发作　多见于儿童或少年,以意识障碍为主要症状,常突然意识丧失,瞪目直视,呆立不动,并不跌倒;或突然终止正在进行的动作,如持物落地,不能继续原有动作,历时数秒。脑电图可有 3Hz 的棘-慢综合波。

3.Kleine-Levin 综合征　又称周期性嗜睡与病理性饥饿综合征。通常见于男性少年,呈周期性发作

(间隔数周或数月),每次持续 3～10d,表现为嗜睡、贪食和行为异常。病因及发病机制尚不清楚,可能为间脑特别是丘脑下部功能异常或局灶性脑炎所致。

【治疗】

1.此类患者不宜从事高空、水下、驾驶和高压电器等危险工作,以防发生意外。

2.药物治疗。可选用苯丙胺 10～20mg,利他林 5～10mg,哌苯甲醇 2mg,苯甲酸钠咖啡因 1～3g,2～3/d。猝倒者可选用丙咪嗪 20～50mg,氯酯醒 0.2～0.4g,2～3/d 治疗。下午 4 时后尽量不服上述药物,以免影响夜间睡眠。

【预后】

一般预后尚好,通常持续多年后可缓解。疾病本身不直接引起严重后果,但由于发作性嗜睡可影响学习和工作。

(代　杰)

参考文献

1.王伟.神经内科疾病诊疗指南(第3版).北京:科学出版社,2013

2.吴江.神经病学.北京:人民卫生出版社,2013

3.于逢春.脑血管病与睡眠障碍.北京:人民军医出版社,2012

4.曾进胜.神经内科疾病临床诊断与治疗方案.北京:科学技术文献出版社,2011

5.郭力,王惠娟,宋秀娟.神经内科查房实录.北京:科学技术文献出版社,2013

6.张方祥.神经内科疾病基础与临床.北京:科学技术文献出版社,2012

7.陈康宁,李露斯.神经系统疾病鉴别诊断与治疗学(精).北京:人民军医出版社,2007

8.李进.神经内科速查.北京:人民军医出版社,2009

9.杨建芳,贾彩云,马晓丽.神经内科急危重症.北京:军事医学科学出版社,2012

10.许志强,徐伦山.神经内科临床速查手册.北京:人民军医出版社,2012

11.张德华.新编临床神经内科学.北京:科学技术文献出版社,2013

12.余永平,白彩琴,冯丙东.现代实用神经病学.天津:天津科学技术出版社,2011

13.张继振.最新临床实用神经内科学.上海:第二军医大学出版社,2013

14.赵雄飞.新编脑血管病治疗学.天津:天津科学技术出版社,2012

15.王新德.现代神经病学.北京:人民军医出版社,2008

16.张晓曼.脑血管病诊疗与进展.河南:河南科学技术出版社,2014

17.信卫平.脑血管病.北京:科学技术文献出版社,2013

18.刘鸣,谢鹏.神经内科学.北京:人民卫生出版社,2008

19.梁庆成,易芳,李进.神经内科速查.北京:人民军医出版社,2009

20.王翀.神经系统疾病诊疗手册.上海:第二军医大学出版社,2013

21.高义国.神经内科疾病诊疗学.吉林:吉林科学技术出版社,2012

22.乔建勇,武焕颖,韩广明,张海军,艾明华.脑血管疾病诊断与治疗.北京:北京科学技术出版社,2012

23.高旭光.简明神经病学.北京:人民卫生出版社,2008

24.袁云,黄一宁.神经内科.北京:北京科学技术出版社,2011

25.崔丽英.神经内科疾病临床诊疗思维.北京:人民卫生出版社,2011

26.万琪.神经内科疾病诊断流程与治疗策略.北京:科学出版社,2007

27.王春艳,李俊.神经内科200例住院眩晕患者的临床分析.世界最新医学信息文摘,2017,17(50):136

28.马文娟,杨佳.神经内科100例头晕患者病因分析.中国实用医药,2017,12(11):82-83

29.王珀,李月春.脑出血治疗进展.当代医学,2010,28:10-11

30.黄震华.缺血性脑卒中治疗进展.中国新药与临床杂志,2009,01:62-65

31.刘坤,宫建,杨静,于嵩.神经内科患者下呼吸道感染抗菌药物利用研究.中国公共卫生,2017,33

(03):425-428

32.高辉.浅析神经内科患者的疾病特征及分布规律.中国继续医学教育,2016,8(33):42-43

33.霍瑞峰,管翠玲,吕方园.神经内科昏迷患者临床诊断及治疗体会.临床医药文献电子杂志,2016,3(44):8751-8752

34.陈翔,李伟,侯义红.脊髓亚急性联合变性24例临床分析.基层医学论坛,2016,20(09):1165-1166

35.张丽,刘志民.硫辛酸治疗糖尿病周围神经病变患者的临床疗效分析.中国煤炭工业医学杂志,2015,18(10):1709-1711

36.高广明,孙广红,张迪,那方,马睿.神经内科老年住院患者用药分析.中国医院用药评价与分析,2015,15(07):948-951

37.曾晓鹏,曾令琼,傅培春.神经内科多重耐药菌感染变化分析及应对措施.重庆医学,2015,44(07):944-945+991

38.杨立云.神经内科癫痫病患者临床治疗体会.中国实用医药,2015,10(01):122-123

39.朱亚涛,白宏英.难治性癫痫治疗方法探讨.中国医学程,2014,03:191-192

40.王福亮.急性脑血管疾病心电图改变40例临床分析.内蒙古中医药,2014,33(32):66-67

41.顾俊,周云霞,杨海峰.神经内科住院患者疾病分析.北方药学,2014,11(10):122-124

42.黄荣,李香,陈文武.神经内科癫痫并发偏头痛患者79例临床特点观察.中外医疗,2014,33(07):68+70

43.韦春英,韩敏.帕金森病治疗进展.内科,2014,03:360-362

44.程伟.神经内科病房患者的用药分析.中国医药指南,2014,12(05):83-84

45.于生元.神经病理性疼痛.中国现代神经疾病杂志,2013,13(09):741-743

46.刘坤梅,莫燕,余晓秋.神经内科门诊685例老年眩晕患者的病因分析.泸州医学院学报,2013,36(03):268-269

47.马辉福,杨会会,何雄伟,何乐,陈纲,刘溶.提高缺血性脑血管疾病早期诊断率.中国卫生质量管理,2013,20(03):18-20

48.吴强,段慧玲,苏小盼.神经内科医院内感染调查分析及影响因素.现代预防医学,2012,39(04):902-904

49.孙厚亮,张晓君,孟超,田国红,杨庆林.1150例神经内科会诊病例分析.脑与神经疾病杂志,2011,19(03):197-200